U0199693

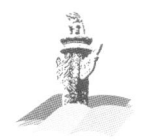

上册

国家出版基金项目

"十三五"国家重点图书出版规划项目

主编——黄志强　副主编——邹声泉　刘　荣

Huang Zhiqiang
Fubu Waike Shoushuxue

CTS K　湖南科学技术出版社

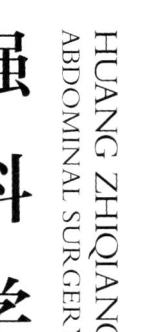

黄　志　强

腹　部　外　科

手　术　学

HUANG ZHIQIANG
ABDOMINAL SURGERY

图书在版编目（ＣＩＰ）数据

黄志强腹部外科手术学．上、下册 / 黄志强主编． — 长沙 :湖南科学技术出版社，2020.11
ISBN 978-7-5710-0753-9

Ⅰ．①黄… Ⅱ．①黄… Ⅲ．①腹腔疾病—外科手术Ⅳ．①R656

中国版本图书馆CIP数据核字(2020)第176464号

国家出版基金项目

"十三五"国家重点图书出版规划项目

黄志强腹部外科手术学　　上册

主　　编：黄志强
副 主 编：邹声泉　刘　荣
责任编辑：李　忠　王　李
出版发行：湖南科学技术出版社
社　　址：长沙市湘雅路276号
　　　　　http://www.hnstp.com
湖南科学技术出版社天猫旗舰店网址：
　　　　　http://hnkjcbs.tmall.com
邮购联系：本社直销科 0731-84375808
印　　刷：雅昌文化（集团）有限公司
　　　　　（印装质量问题请直接与本厂联系）
厂　　址：深圳市南山区深云路 19 号
邮　　编：518053
版　　次：2020 年 11 月第 1 版
印　　次：2020 年 11 月第 1 次印刷
开　　本：889mm×1194mm　1/16
印　　张：45
字　　数：1389 千字
书　　号：ISBN 978-7-5710-0753-9
定　　价：398.00 元（上、下册）

《黄志强腹部外科手术学》
编委会

主　编　黄志强　中国人民解放军总医院

副主编　邹声泉　华中科技大学同济医学院附属同济医院

　　　　　刘　荣　中国人民解放军总医院

委　员（按章顺序排序）

吴孟超　中国人民解放军海军军医大学东方肝胆外科医院

黄晓强　中国人民解放军总医院

陈永亮　中国人民解放军总医院

王先明　深圳市第二人民医院

秦　颖　深圳市第二人民医院

李　荣　中国人民解放军总医院

黎沾良　中国人民解放军总医院

陈知水　华中科技大学同济医学院附属同济医院

陈　栋　华中科技大学同济医学院附属同济医院

魏　来　华中科技大学同济医学院附属同济医院

陈　实　华中科技大学同济医学院附属同济医院

王　果　华中科技大学同济医学院附属同济医院

姜洪池　哈尔滨医科大学第一附属医院

孙华文　武汉大学人民医院

徐　峰　中南大学湘雅二医院

刘奎杰　中南大学湘雅二医院

姚宏亮　中南大学湘雅二医院

朱正纲　上海交通大学医学院附属瑞金医院

刘文韬　上海交通大学医学院附属瑞金医院

陈　凛　中国人民解放军总医院

郗洪庆　中国人民解放军总医院

胡俊波　华中科技大学同济医学院附属同济医院

孟荣贵　中国人民解放军海军军医大学第一附属医院

楼　征　中国人民解放军海军军医大学第一附属医院

钱　群　武汉大学中南医院

刘韦成　武汉大学中南医院

江从庆　武汉大学中南医院

华颂文　中南大学湘雅二医院

宋少柏　中国人民解放军总医院

冯玉泉　中国人民解放军总医院

陈孝平　华中科技大学同济医学院附属同济医院

董汉华　华中科技大学同济医学院附属同济医院

文　宇　中南大学湘雅二医院

彭淑牖　浙江大学医学院附属第二医院

牟一平　浙江省人民医院

郑光琪　四川大学华西医院

黄洁夫	清华大学医院管理研究院	
汪　谦	中山大学附属第一医院	
李成刚	中国人民解放军总医院	
顾树南	中国人民解放军联勤保障部队第九四〇医院	
龚连生	中南大学湘雅医院	
王渊璟	中南大学湘雅医院	
杨　镇	华中科技大学同济医学院附属同济医院	
叶启发	华中科技大学同济医学院附属同济医院	
朱继业	北京大学人民医院	
倪彦彬	北京大学人民医院	
蔡景修	中国人民解放军陆军军医大学第一附属医院	
王　宇	北京友谊医院	
郭　伟	北京友谊医院	
汪　栋	北京友谊医院	
徐　泽	湖北中医药大学	
汪忠镐	首都医科大学宣武医院	
舒　畅	中国医学科学院阜外医院	
左　石	贵州医科大学附属医院	
周　军	中南大学湘雅医院	
姚和祥	中国人民解放军联勤保障部队第九〇〇医院	
邹忠东	中国人民解放军联勤保障部队第九〇〇医院	
刘浔阳	中南大学湘雅三医院	
罗宏武	中南大学湘雅三医院	
王许安	上海交通大学医学院附属仁济医院	
黄从云	汕头大学医学院附属粤北人民医院	
杨东山	惠州市中心人民医院	
石景森	西安交通大学第一附属医院	
孙学军	西安交通大学第一附属医院	
曹利平	浙江大学医学院附属邵逸夫医院	
陈勇军	华中科技大学同济医学院附属同济医院	
郑民华	上海交通大学医学院附属瑞金医院	
马君俊	上海交通大学医学院附属瑞金医院	
钟守先	北京协和医院	
陈福真	复旦大学附属中山医院	
梁发启	中国人民解放军总医院	
蒋彦永	中国人民解放军总医院	
李　鑫	中南大学湘雅二医院	
贾宝庆	中国人民解放军总医院	
李　鹏	中国人民解放军总医院	

秘　书　王燕生　中国人民解放军总医院
　　　　　徐立宁　中国人民解放军总医院

前　　言

外科，拉丁文叫作 chirurgia，其字源来自希腊文 cheir（手）和 ergon（工作），含意是把动手的工作看作是外科的特点，也就是外科离不开手术操作。著名的外科学家莱克塞尔（Lexer）曾经强调，外科学是一门科学、技术和艺术的综合。也就是说，外科学家不但要有科学的思维，还需要掌握熟练的操作，并且要操作得很精巧，犹如一个雕刻家雕刻出一个精美的艺术品一样。所以，一个外科医师必须具有将手和脑的工作高度结合的能力，用精湛的操作技术来完成各种手术，以达到最佳的效果。

外科医师进入人体体腔内进行手术当以腹腔手术为最早。毕罗（Billroth）于 1881 年成功地施行了第一例胃癌切除术，朗根布赫（Langenbueh）于 1882 年率先施行了第一例胆囊切除术，而博斯曼（Bozeman）于 1882 年切除了第一例巨大胰腺囊肿。这些记载肯定了腹部手术已有 140 年左右的历史，腹部外科学是外科学中历史最长的专业。在这长长的 140 年左右时间里，腹部外科手术不断地在发展、在创新，不仅对腹部各脏器的病变采取了手术治疗，还对各种手术设计了不同式式，在实践中遴选出最佳的式式进行手术治疗。特别是近几十年来，随着现代科技的迅猛发展，它增加了很多崭新的内容，开拓了全新的领域，并在许多方面取得了突破性的进展。但必须指出的是，在外科学不断地走向专科化的今天，普通外科（general surgery）仍然是临床外科学不可削弱的基础，它包含着临床外科医师所必须具备的基础知识和临床技能，随着外科学分科越来越细，全面的普通外科学知识也显得越来越重要，此种观点亦越来越被临床学家所重视。腹部外科学作为普通外科学的核心部分，因其包含着外科学中的绝大部分的基础内容，成为外科医师成长过程中不可或缺的要素。现代腹部外科学虽然并不是一门独立的专业，但正处于一个飞速发展的时期，它涉及的内容繁多，从简单的腹腔内脏器疾病的处理直至复杂的器官移植术，包含极为广泛的临床和基础理论方面的内容，而且在治疗观点上又随着时代进步而不断地发生变革。此种发展和变革过程可能随着时间的推移和时代的进步愈显突出。

传统的外科学是通过手术的方法来治疗疾病的科学，所以手术治疗在外科学中始终占有十分重要的地位，手术之于腹部外科学更属中心环节。外科医师若能做好某一项手术，便可以使众多的患者受益，但要做好一项手术往往并非易事，因为手术并非单纯是一种手技而是要有深厚的理论和实践的基础，是在千变万化的临床情况下的再创造过程。外科学发展的历史进程表明，外科学先驱者往往是注入了毕生的精力来设计、发展和完善某一项手术。近几十年来，我国外科学的开拓者在发展和完善外科手术学上倾注了大量心血，在实践中创造出具有明显的中国特色的外科学，在腹部外科学领域更显突出。每个外科医师在其毕生事业中都经历过从初学至成熟至有所发现、有所创造的过程，一个经验的取得往往是无数先驱不断试错、不断创新、不断积累的结果，所以外科手术学方面的经验更显得难能可贵。一项手术经验的获得凝聚着外科学先驱者的劳动与智慧，可以服务临床和造福大众，因而它是无价的，值得我们认真学习和继承创新。外科学是一门实践性很强的科学，不同学者可以通过不同的手术途径和方法去治疗同一疾病因而获得不同的经验，而同一手术方法亦会有各自技术上的不同特点。不同的手术经验历来便已存在并可以为他人提供互相借鉴的依据，因而并不是矛盾对立的，亦不是不必要的重复。

20 世纪后期以来，生物科学的迅速发展和高科技向医学领域的渗透，临床医学在观念、理论、实践各个层面均发生了深刻的变化。但是，传统的外科学经过多个世纪以来的经验积累，反复地验证和再认识，表明以往所取得的经验是经历过时间的检验，可以指导新的实践，多数的外科经验是可以传承并发展因而更充实而不是被代替。

《黄志强腹部外科手术学》的重点是总结 140 年以来腹部外科手术学的成就、发展和经验，全面系统而又深入拓展地介绍了经典术式、正在完善的手术和一些较为复杂的手术，可供外科同道温习和参阅。本书特别邀请了 70 多位国内专家、教授执笔，他（她）们多是该手术的始创者及其弟子或具有丰富的实践经验而活跃在临床医疗第一线。亦有些较为复杂的手术由不止一位作者执笔，这并不是单纯地重复而是使读者能从不同的侧面去领会和分析术中的问题，故与一般的外科手术学教材有不同之处。另外，本书在每一类型疾病手术治疗方法之前均概括地介绍了该病或某种手术方法在国内外当前发展的状况，使读者能更好地了解手术在治疗中的位置而不是单纯把手术学作为一个手法和步骤。理论的重要性是在于任何一种手术只有当它有正确的理论指导时才富有生命力，当然这并不排除实践经验的选择或是被新的方法所代替。

本书从选题策划到具体章节的安排都是在黄志强院士的亲自指导下完成的。黄志强院士去世后，为纪念和缅怀黄老，编委会一致同意将本书更名为《黄志强腹部外科手术学》。同时，本书的撰写和出版获得了我国著名外科学家、中国科学院院士吴孟超教授的热情指导，以及中国科学院院士、香港中文大学刘允怡教授和中国工程院院士黎介寿教授、中国工程院院士汤钊猷教授、大连医科大学杨春明教授的积极推荐，在此致以深切的谢意。

值此机会向参加本书编写的各位专家、教授和同仁们致谢，他（她）们历时数年、历经艰辛，在繁忙的医、教、研工作中为本书执笔，为我国外科学的传承和发展作出了最新的贡献。

《黄志强腹部外科手术学》编委会

目　录

上　册

第一篇　总　论

第二篇　　腹部器官移植术

第三篇　　胃肠道外科手术

第四篇　肝脏外科手术

第五篇 脾脏外科手术

第六篇 门静脉与肝静脉系统外科手术

下　册

第七篇　胆道外科手术

第八篇　腹腔镜手术

第十篇　腹部血管外科手术

第十一篇　机器人手术

第一篇　总　论

第一章　腹部外科手术的发展及展望

Evolution of Abdominal Operations：The past and the future

腹部外科在外科以至整个人体医学中的重要性首先在于腹部外科疾病（包括创伤）是最常见的，包括人体重要器官如肝胆、胰腺、胃肠道等疾病；其次，这些重要器官疾病的病理生理牵涉到许多外科基本问题，其手术又包含大量外科基本操作。因此，腹部外科及其手术学是外科学的基础，是外科各专科医师完成其训练过程中不可或缺的主要部分。腹部外科及其手术学的重要地位，在可见的将来还不可能有重大变化，腹部手术对外科医师心理素质、学识、经验、技术水平、临机应变的能力和责任心的要求则将越来越高。

黄志强院士指出"腹部外科是一门既成熟又年轻的学科"，同样也适用于腹部外科手术。由起步到成熟，腹部外科手术学有过一段漫长的经历。虽然 McDowell 在 1809 年已经成功地经腹部切口切除了巨大卵巢囊肿，但是直到 19 世纪 80 年代，腹腔对外科医师而言还几乎是禁区。外科先驱者们在实验和临床方面的不懈努力，其中特别应该提到的是 Lembert 1860 年前后在肠吻合方面所取得的研究成果，以及 Heidenhain 1870 年对胃生理的探索，终于使 Billroth 能在 1881 年成功地为胃癌合并幽门梗阻病人施行第一例胃切除手术，开创了腹部外科手术的新纪元。19 世纪 80 年代，Billroth 的胃部分切除手术、McBurney 的阑尾切除手术以及 Halsted、Bassini 的疝修补手术，不但推广了腹部外科手术的应用，而且确立了沿用至今的手术技术。

100 多年中，尽管基本的手术操作技术没有原则性的改变，但是现代精准医学、微创外科、快速康复、数字三维可视化、3D 打印等医学技术对人体生理以及疾病病理、病理生理的认识不断深化，加之麻醉和生命支持、监护各方面的进步，已经而且还将继续促成腹部外科及其手术学的发展和变革。今天的腹部手术在内容、范围和深度方面，都已经与 Billroth 的时代不可同日而语了。现代先进的医疗工业技术的发展更不断地为医学提供着新的手段，包括外科手术中的检查、诊断方法以及各种简化操作、缩短手术时间或减少手术创伤的微创腔镜和机器人外科的器械。

腹部外科手术已经失去其"神秘性"而被广泛应用。40 年前还是城市大医院的"专利"，现时则已成为大部分区、镇级医院都能施行的手术。腹部手术的广泛开展自然使许多危重、急症病人的病情得到及时控制，生命得到挽救，但也不可避免地由于手术指征掌握不当、手术方式选择欠妥或手术粗糙、操作失误带来一系列并发症或后遗症，甚至使再次手术成为必要。

由于快速康复医学的发展、麻醉以及围手术期监护、营养支持的进步，手术安全性与以前比较已有大幅提高，其结果是：①手术病例中老年病合并其他病的病人比例上升；②腹部肿瘤根治手术的范围有扩大化的趋势。以前被认为无手术可能性的癌症病人，今天已能经大范围地切除和淋巴清扫，甚至多个脏器的联合切除而得到治疗。

移植外科的发展，推动了现代腹部外科的发展。世界卫生组织（WHO）报告指示，至 2030 年将有 100 万病人死于肝癌。在中国，肝癌占癌症死亡原因第二位。据文献报道，近 5 年以来，肝癌肝移植例数约占肝移植总数的 36.8%。随着器官移植、生物大样本库和数字医学大数据等新技术的不断更新和发展，尤其是精准医学的应用，大大促进腹部肿瘤的免疫治疗理论和技术的发展，调控机体自身免疫微环境改善，有助于平衡肿瘤免疫与诱导移植免疫耐受，大大提高了移植外科的疗效，广大的肿瘤病人获益颇丰。

我们进入新世纪以来，医学发生了翻天覆地的变化，在循证医学基础上，看到了医学科学向规范方向不断前进。现代腹部外科的发展历程，鉴于解剖学、麻醉学、无菌技术的产生，以及控制感染、止血及镇痛、输血等关键技术的广泛应用。尤其是，微创理念和微创医学技术，诸如微创外科技能的普及与提高，以及机械人手术和远程医疗的广泛开展应用，既减轻了病人的痛苦，又降低了病人外科手术死亡率，还加速了康复医疗的广泛应用，成为现代外科学的经典与基石，大大推动了现代外科学的进步和发展。

回顾腹腔镜到机械人手术 30 年的发展历程，我们遵从循证医学原则，只是在外科治疗的方法和技术手段上，应用微创手术和机械人手术的技能方面的更新，对其治疗疾病的基本理念和基本原则没有根本的改变。

我国外科事业的发展已从以解剖形态学为基础的解剖性分型过渡到精准医学理念的分子原子分型，我们的外科的指导思想及思维模式也从解剖形态学上升到生物学和肿瘤学的水平去思考问题。随着科学技术发展，在生物医学、精准医疗及社会环境经济发展互相融合的新时代，医学微创化和微创外科的发展已成为腹部外科主旋律。

在手术操作方面，新型器械会使操作更简化、更省时，利用我国北斗卫星导航系统实现无人遥控的远程医疗。但是有一点可以肯定：不管腹部外科及其手术如何发展，腹部外科医师健全的心理素质和严密的逻辑思维、高度的责任心、丰富的学识和经验以及临机应变、冷静果断处理问题的能力始终是必要的。

〔吴孟超　邹声泉〕

第二章 切口愈合与腹部切口并发症的处理
Healing of Abdominal incision and Treatment of Its Complications

第一节 切口愈合的病理生理过程

组织的新鲜切口（包括腹部的手术切口），在经机械对合而无感染的情况下，创口的修复过程可以分为 4 个阶段（炎症期、分解期、增殖期和成熟期），每个阶段之间是有重叠的。各个过程若不能正常地进行，便可以影响切口的愈合和可能产生并发症。腹部外科手术中，最严重的而并不少见的并发症是切口裂开和其所带来的后果。

一、炎症期

自组织被切开开始，便激发局部组织的炎症性反应，亦即是组织的创伤与愈合过程的开始。由于组织细胞损伤，释放凝血致活酶（thromboplastin，因子Ⅱ）和表面因子（Hageman factor，因子Ⅻ）；肥大细胞释放组胺，致局部水肿，毛细血管渗出增加；血小板参与，形成局部的纤维蛋白凝块，起着黏合的作用。血小板的聚集，释放血小板因子，补体系统活化和中性白细胞的聚集，形成切口处的最初 24h 的炎症反应。

影响白细胞聚集于伤处的因素为：①来自白细胞的破坏；②前列腺素（PGE1，PGE2）；③激肽类。而聚集于伤处的血小板，至少释放 4 种生长因子，它们是：①血小板来源的生长因子（platelet-derived growth factor，PDGF）；②血小板来源的血管生长因子（platelet-derived angiogenesis factor，PDAF）；③血小板来源的表皮生长因子（platelet-derived epidermal growth factor，PDEGF）；④血小板因子（PF4）。至伤后第 2 天时，生长因子对组织的作用便显示出来。伤后 24 h 可见成纤维细胞，但为数较少；48 h 后，伤处便建立活跃的毛细血管循环，成纤维细胞数目随之增多。

伤后早期（24 h 之内），中性多核白细胞是伤处的主要炎症细胞，但它们对创伤的愈合并不起重要作用。24 h 之后，循环中的单核细胞便开始进入创伤处，成为组织巨噬细胞，在相对缺氧的微环境下，它们分泌血管生长因子和生长因子，因而巨噬细胞对创伤愈合有一定重要作用。实验动物经抗巨噬细胞血清处理后，创伤处无巨噬细胞，伤口内成纤维细胞的出现时间延迟，随后出现的均是未成熟的成纤维细胞，并且胶原纤维生成量减少，使伤口愈合受影响。

二、分解期

自伤后 48 h 开始，伤处进入组织分解阶段，伤处周围为一充血区，但在伤口内和死腔处则为相对的缺血、缺氧、酸性、缺乏葡萄糖的区域，当有坏死组织、异物、血块、死腔等时，则更为明显。伤后 48 h，伤处的中性白细胞数达到高峰，在酸性、缺氧的条件下，中性多核白细胞死亡、解体，释放出溶酶体水解酶，分解伤处的坏死组织、纤维蛋白块、血凝块、创缘的胶原组织。故切口两缘由于胶原分解活性增加，变得比较脆弱，缝合后易受割切。实验动物资料证明，筋膜切口两缘的胶原软弱的宽度为 5~7 mm，并且要持续大约 3 周的时间。胶原分解活动持续至伤后 6~10 d。

三、增殖期

约自伤后 4 d 时，伤口愈合进入积极的增殖阶段，此时伤口的创缘有大量的葡萄糖、黏多糖、糖蛋白的基质；血管周围的间质细胞分泌创伤愈合时所需要的基质并转移至伤处，合成胶原。新形成的纤维母细胞合成原胶原（procollagen），原胶原分泌至细胞外后，其前肽（propeptide）裂开，便成原胶原单位（tropo-collagen），按一定模式组成胶原纤维。伤后 4～6 d 时，伤口内出现纤细的胶原纤维；至第 8 天时，胶原纤维的数量，直径和长度均有增加；随着胶原纤维的成熟，伤口愈合的抗张力亦迅速增高，此阶段为 4～14 d。一般在伤后 2 周左右，纤维增殖达高峰；第 3 周后，伤处的结缔组织成熟、收缩、血管减少，伤口的抗张力亦逐步加强。因此，伤口愈合过程主要是胶原纤维的生成及成熟过程，任何因素影响此过程的顺利进行，均可影响伤口的愈合，并可出现并发症。

四、成熟期

伤口愈合的胶原成熟阶段是渐进的。新形成的胶原纤维与正常组织的胶原纤维在结构上不完全相同。正常皮肤有结构良好的粗大的胶原纤维网，扫描电子显微镜下，可见每一根粗纤维是由一束有横带的细纤维所组成；但伤口愈合时的胶原纤维则不同，在伤后 10 d 时，细的胶原纤维杂乱无章，随后细胶原纤维融合成不规则的块状，并不如正常结构的有规则排列。因此，瘢痕组织的抗张力性能不如正常组织，瘢痕组织并不能防止形成腹壁切口疝，筋膜上切口愈合至术后 1 年时，仍未能完全回复其原来的抗张力。伤口愈合的抗张力恢复是个缓慢过程，至术后 24 d 时，只能恢复至约相当于其最后抗张力强度的 25%；40～50 d 时，亦只能达正常的 50%。皮肤上的切口最后亦只能达到正常组织抗张力强度的 80%左右。伤口愈合早期时的抗张力主要是依靠缝线的支持。

炎性细胞在创口愈合过程中的作用：

1. 中性多核白细胞（PMN）：PMN 是伤处最早出现的炎性细胞，24 h 达高峰，其主要作用是吞噬清除伤口内的微生物，若为清洁的伤口，没有细菌感染时，PMN 在伤口内生存期较短，3 d 之后，其数目便迅速减少。PMN 与伤口愈合之间关系不大。

2. 巨噬细胞：巨噬细胞在创伤愈合时起着双重的作用，首先它接任 PMN，起着伤口内的主要的吞噬清除作用；随后，则调节介导伤口愈合的成纤维细胞的活动。故巨噬细胞与伤口愈合之间有密切关系。激活的巨噬细胞可从多方面影响伤口的愈合，包括成纤维细胞的增殖、合成和新生血管形成。其作用是通过分泌细胞因子，如转化生长因子 β（transforming growth factor-β，TGF-β），它的靶细胞主要是成纤维细胞；肿瘤坏死因子 α（tumor necrosis factor-α，TNF-α），它对创伤愈合的作用研究结果不一致，但其很强的致炎症和活化巨噬细胞作用同时增强形成新生毛细血管效应，是与创伤愈合有关；白介素-1（interleukin-1，IL-1），它参与各种炎症现象，对免疫系统起到调节作用，亦有证据认为其促进新生毛细血管生成。

3. 淋巴细胞：随巨噬细胞之后便是淋巴细胞进入伤部，至伤后 5～7 d 时，淋巴细胞的数目达到高峰。伤处的淋巴细胞（T 淋巴细胞）与巨噬细胞对创伤愈合起到重要的调节作用。增强 T 淋巴细胞功能的药物，如生长激素、维生素 A、精氨酸等，可以促进伤口愈合；而抑制 T 淋巴细胞活性的药物，如皮质激素、环孢素 A 等，亦抑制伤口愈合。淋巴细胞是通过其分泌的细胞因子对创伤的愈合和成纤维细胞活动起作用，但不同的 T 淋巴细胞亚型及其相互间调节对创伤愈合所起的作用，尚待进一步研究。

现代的研究表明整个伤口愈合的过程是由多种细胞因子（cytokines）在起着调控作用，不过各细胞因子分泌的时间不同和作用于靶细胞各异而对伤口愈合不同环节起到影响。在创伤愈合时，常提到一些生长因子（growth factors），其实生长因子亦属于细胞因子的范畴，不过其作用多是在组织增生上；细胞因子的作用范围则较广泛些，如人表皮生长因子（hEGF），在表皮的角细胞、层细胞和纤维细胞都有表皮生长因子受体（EGFR），调节胶原酶和胶原的合成。细胞因子可以起到内分泌（endocrine）作用，经血循环而作用于远隔的靶细胞；可以为旁分泌（paracrine），作用于局部处的邻近细胞；可以为自分泌（autocrine），即一个细胞的分泌作用于其自身；以及胞内分泌（intracrine），即不需要经过外分泌而是在细胞内经过内在联系而改变该细胞的功能。

创伤愈合时的生长因子主要有 8 种（表 2-1）。

表 2-1　　　　　　　　　　　　　　　创伤愈合的主要生长因子

名　称	来　源	作　用
PDGF	巨噬细胞，血小板，内皮细胞	刺激成纤维细胞及肌肉细胞化学趋化及增生，胶原合成，胶原酶活性，纤维联结蛋白合成
TGF-β	血小板，巨噬细胞，淋巴细胞	刺激成纤维细胞化学趋化及增生，胶原合成，糖蛋白合成，血管生成，伤口收缩
EGF	多源性	刺激上皮细胞化学趋化，成纤维细胞趋化及增生，内皮细胞增生
FGF	巨噬细胞，内皮细胞	刺激成纤维细胞增生，上皮细胞增生，内皮细胞增生，胶原合成，糖蛋白合成，纤维联结蛋白合成，血管生成，伤口收缩
TGF-α	巨噬细胞，血小板，角质细胞	同 EGF
IL-I	巨噬细胞	刺激炎性细胞化学趋化，上皮细胞化学趋化，成纤维细胞增生，胶原合成，胶原酶活性
TNF	巨噬细胞，淋巴细胞	刺激成纤维细胞增生，胶原合成，胶原酶活性，血管生成
IGF	成纤维细胞，肝细胞	刺激成纤维细胞增生，胶原合成，糖蛋白合成

（引自：O'Leary JP ed. The Physiologic Basis of Surgery，1996）

第二节　影响腹部切口愈合的因素

腹部切口的愈合过程障碍，受到全身性的和局部性因素的影响。腹部切口愈合障碍可能发生像腹部切口裂开和内脏脱出这样突出的并发症，对病人和对医师都是一项严重的事件，故一向受到临床上的高度重视。

一、全身性因素

常见的影响切口愈合的全身性因素有年老、贫血、低血浆蛋白、营养不良、维生素缺乏、疾病的影响（晚期恶性肿瘤、大量腹水、剧烈咳嗽）、药物影响（肾上腺皮质激素、抗癌化疗药物等）。

1. 蛋白质缺乏：蛋白质营养不良在外科病人中相当常见，可发生于蛋白质摄入量不足及总热量不足以致蛋白质作为燃料提供热量而被用掉，不能被身体利用。当血浆内白蛋白水平降低时，组织内蛋白质水平亦大为降低。蛋白质缺乏可使伤口愈合的潜伏期延长，胶原纤维生长延缓，排列杂乱，降低愈合伤口的抗张力强度。伤后 10～12 d 时，正常愈合的切口已有大量的胶原纤维，愈合接近成熟期，但在蛋白质营养缺乏的病人，此时在伤口内只有很多幼稚的成纤维细胞，而胶原纤维的数量很少。在蛋白质营养缺乏条件下，伤口愈合延缓，但是，若无感染等并发症，伤口最后仍然是可以完全愈合。不过当蛋白质缺乏时，身体的免疫功能受抑制，更容易发生创伤感染并发症，亦容易发生切口裂开。

2. 维生素 C 缺乏：维生素 C 缺乏在外科病人中甚为常见，术前的隐性维生素 C 缺乏，术后身体对维生素 C 的需要增加，若无特别补充，便可出现维生素 C 缺乏和其对创口愈合的影响。不过，当前外科病人术后常规给予维生素 C 每天 1000～2000 mg，一般可以预防维生素 C 缺乏。当有血浆维生素 C 水平降低时，腹部切口裂开的发生率明显增加。Crandon（1961）曾比较 172 例血浆中维生素 C 正常浓度与 115 例呈维生素 C 缺乏的病人，切口裂开的发生率分别为 1.7% 及 13.9%。维生素 C 缺乏使成纤维细胞增殖受阻，伤口内胶原生成受抑制，但若给以足够量的维生素 C，48 h 内伤口愈合情况便可以迅速改善。

3. 肾上腺皮质激素：术前 3 d 和术后 2 d 内使用大剂量肾上腺皮质激素时，可能会延迟伤口愈合过程。大剂量的皮质激素可以抑制创伤后初期的炎症反应、减轻炎症渗出、减少黏多糖的产生、抑制毛细血管的生发、直接抑制成纤维细胞的增殖，故皮质激素对伤口愈合反应的抑制是全面性的。不同的皮质激素制剂对伤口愈合的抑制作用有一定的差别。地塞米松较相等的抗炎症效应的可的松对伤口愈合的影响相对地较轻。

维生素 A 是合成黏多糖和硫酸化反应中的辅因子，维生素 A 缺乏时影响成纤维细胞合成胶原。使用治疗剂量的维生素 A，可以部分逆转皮质激素使用时对伤口愈合的抑制作用。

4. 其他因素：其他的全身性因素如糖尿病、梗阻性黄疸、锌缺乏、抗代谢和抗癌药物、术前使用抗生素、贫血、老龄等，均能影响伤口愈合的速度和抗张力强度。

二、局部性因素

1. 缺氧：伤口局部组织的氧供应与伤口愈合的关系密切，吸入高浓度氧增加伤口组织中的氧分压，可以提高伤口愈合的速度。创伤后，伤口内早期的炎症细胞和成纤维细胞的集结，使伤处对氧的需求增高，往往高出正常时该组织所能得到的氧供给，因而形成一个缺氧的环境。伤口组织的氧分压降低，PCO_2 升高，组织 pH 降低，形成一个缺氧、酸化的环境，若伤口内留有死腔，死腔内气体的 PO_2 可以下降至 0，此种情况，需约待至伤后第 4 天当有新的毛细血管长入时，才能得到改善。因而，当伤口内有大量的坏死组织、血凝块、异物、细菌感染时，则此过程还要延长。

缺氧对创伤愈合的影响是多方面的。早期时缺氧影响成纤维细胞的增殖；在胶原合成阶段，从氨基酸合成蛋白多糖需要 ATP 供能，能量来源最好是在有氧条件下生成，无氧葡萄糖酵解，使乳酸堆积，组织酸化；生成胶原纤维时羟化反应需要溶解的氧，当 PO_2 降低时，胶原合成的速度便受影响；PCO_2 升高亦抑制胶原合成。伤口内炎症细胞渗出进行吞噬细菌及消化细菌时，细胞的耗氧量增加，缺氧将阻碍这一过程的进行。

临床上常遇到的伤口缺氧的原因多与组织血液灌注障碍有关。例如持续的低血容量、组织低灌流、持续血管痉挛、血管收缩药物的应用、大量输液致组织间水肿等；又如一些原有疾病，如糖尿病的微细血管病变，局部供血障碍等。对伤口愈合来说，组织灌流比血红蛋白浓度更为重要。腹部手术时，腹壁切口原有的瘢痕组织对腹壁组织毛细血管灌流的影响，亦常成为腹部切口愈合不良、感染、裂开的原因。高压氧治疗对改善组织的氧供应有好处。

2. 切口感染：临床上腹部切口裂开常是发生在切口感染的基础上，据估计，平时约有 50％的切口裂开来源于感染。导致切口感染的因素很多，细菌污染是一方面，但内源性污染常是腹部切口感染的重要原因。预防切口感染常把希望寄托于预防性抗生素应用上，但事实上抗生素并不能取代良好的外科技术，包括对组织爱护、无菌操作、彻底止血、减少异物存留、解剖性修复等。过多的电灼、凝固组织在当前常是使切口组织液化、愈合不良、坏死、感染及切口裂开的原因。在某些腹部外科手术条件下，消化液外溢，纤维蛋白消化、溶解，常是致使切口裂开的原因。例如急性胰腺炎时的剖腹手术，切口裂开极为常见，与胰酶的消化作用有关。故实际上，腹部切口裂开常并不是一孤立性的问题，而是与疾病的背景紧密关联。

3. 腹部切口的缝合与缝线：腹部切口的缝合方法和缝合材料与切口愈合不良和切口裂开间有直接关系。详见第三节。

第三节　腹部切口的缝合与缝线

一、缝线

理想的缝线应是：①能维持足够的强度直至切口已完全愈合；②切口已完全愈合后，缝线应能自行消除，被组织吸收，不致因线结存在而使病人感到不适；③组织反应小，不易造成感染和促使炎症反应；④操作方便，成结牢靠，不容易松散。然而，实际上尚无此种理想的缝线。

腹部切口的抗张力主要是靠筋膜层的缝合，所用缝线有可吸收性的和不吸收的两类。羊肠线是传统的可吸收性缝线的代表。羊肠线在组织内因酶解而被吸收，所以引起强烈的组织炎症反应。2 号的普通肠线在组织中其张力只能维持 5 d，铬制肠线的张力亦只能维持 2～3 周，而大多数切口愈合在第 3 周时组织的抗张力只能达到其最后抗张力的 15% 左右，筋膜缝合后需要经 60～120 d 才能达到接近于正常的抗张力。当肠线被吸收后，腹部切口便得不到缝线的支持，可因较轻微的张力而致破裂。用肠线缝合筋膜时，切口感染和裂开的发生率都很高，因而当前已不再用肠线作为腹部切口缝合线。

自 20 世纪 70 年代早期，开始有合成的慢吸收的缝线，如聚交酯缝线（Vicryl）和聚乙醇酸缝线（Dexon），此等缝线在组织内被水水解（不像肠线那样被炎症细胞的蛋白酶分解），其分解过程比较一致，组织的反应轻，可以用于有感染的伤口。大量的临床和实验研究表明，Vicryl 在经 70 d 后已完全被吸收；Dexon 则需经 3～4 个月，而在组织内张力的降低则要快些，3 周后 Dexon 已不再保持其原有的抗张力，而 Vicryl 在 28 d 后其抗张力已经不到其原来的 10%。但是，在临床的使用上，此种慢吸收缝线缝合的切口，切口裂开率却较肠线者大大地降低，经大系列数量病例的观察，切口裂开发生率只为 0.5%～1.0%，说明其在预防早期的腹部切口裂开有肯定的作用（表 2-2）。

表 2-2   可吸收性缝线（A）

缝　线	材　料	体内抗张力	组织反应
普通肠线	羊或牛之肠胶原	7～10 d 失去，严重感染时，吸收快	中等
铬制肠线	羊或牛之肠胶原，经铬制	21～28 d 丧失	中等（较普通肠线反应小）
聚交酯缝线（Vicryl）	乙交酯和丙交酯的共聚物	2 周保留 60% 3 周保留 30%	轻
Polydioxanone（PDs）	聚酯聚合物	2 周保留 70% 4 周保留 50% 6 周保留 25%	轻
聚乙醇酸（Dexon "S"）	聚乙醇酸聚合物	3 周保留 45%	轻

腹部手术后，可能在晚期出现腹壁切口疝，腹壁膨出。当前的观念是将此种改变作为切口的晚期愈合不良（late dehiscence）。腹壁切口疝应认为是晚期的腹部切口裂开，其所不同的只是腹壁筋膜切口裂开，而皮肤切口则愈合良好。慢吸收的可吸收性缝线可能在其被吸收之后而筋膜切口愈合尚未恢复到足够的强度时，在应激力作用之下，可能发生筋膜的切口裂开，而使腹壁切口疝较为常见。一组前瞻性观察，比较大块聚乙醇酸（Polyglycolic Acid，Dexon）线与大块尼龙线缝合 1129 例开腹手术的后期腹壁切口疝发生率，Bucknall（1982）发现前者的切口疝（11.5%）明显高于后者（7.2%）。其他的一些观察亦有近似的结果。并且，用慢吸收性缝线缝合者，亦不排除伤口窦道的可能性。因而当前对一些有发生切口裂开的高危因素的病人，亦多不主张用慢吸收性缝线缝合筋膜切开层。

最常用的不吸收缝线是丝线，因其价廉、易得、打结牢靠、操作方便，故一直广被使用。其他的不吸收缝线尚有不锈钢丝、尼龙、聚丙烯、聚乙烯线等，其共同特点是抗张力可在组织中保存较长的时间，其中如不锈钢丝、聚丙烯和聚乙烯线可长期保存。除了丝线、棉线外，其他的缝线的组织反应都很轻，故可能用在有潜在感染的伤口（表 2-3）。

表 2 - 3 不吸收缝线（NA）

缝　线	材　料	体内抗张力	组织反应
丝线	真丝	3 周仍保留 45%	中等
棉线	长纤维棉	4 个月仍保留 50%	轻
		2 年仍保留 30%	
不锈钢丝	铁-镍-铬合金	长期	很轻
尼龙（Ethilon，Dermalon）	多酰胺聚合物	每年丧失 15%～25%	非常轻
聚丙烯（Prolene，Surgilene）	丙烯多聚体	长期	轻
聚乙烯 Terephthalate（Dacmn）	Polyester Polyethylene Terephthalate	长期	轻

　　不吸收缝线可分为单纤维的和多纤维编织的线，前者的组织反应性最轻，较少发生缝线感染、脓肿、窦道等并发症，但是成结易滑，使用起来不很顺手。多纤维编织的线典型的是常用的丝线，用丝线缝合时，缝线感染，窦道等并发症是较常见的。缝线感染与细菌附于缝线表面的能力有关，而缝线表面的构形往往起着重要的作用。多纤维编织的缝线，因在纤维之间有可容细菌藏匿附着的空隙，并且难于被身体的防卫机制消灭，抗菌药物效力亦难于到达，因而容易发生感染；一旦发生感染之后，形成经久不易的窦道，直至缝线结排出或被清除后为止，故在有感染的切口缝合时，不宜用丝线或多纤维编织线。

　　单纤维尼龙线和不锈钢丝线不引起明显的组织炎症细胞反应，只是被一薄层纤维组织包裹，用大块连续缝合（mass continuous suture）法缝合剖腹术切口时，腹部切口裂开发生率可<1.0%，甚至接近 0。但是这种缝线的缺点是常引起切口的不适感，有些需要后期时取出（如在皮下脂肪层较薄的病人），以及有时形成经久不愈的窦道（表 2 - 4）。

表 2 - 4 不同产品缝线的规格对照

不吸收线（国产）	丝　线（国产）	Mersilk（Ethicon）	不吸收线（国产）	丝　线（国产）	Mersilk（Ethicon）
10 - 0	—	10 - 0	3 - 0	4	2 - 0
9 - 0	—	9 - 0	2 - 0	—	2 - 0
8 - 0	—	7 - 0	1 - 0	7	1 - 0
7 - 0	5 - 0	6 - 0	1	10	1
6 - 0	3 - 0	5 - 0	2	—	2
5 - 0	1 - 0	4 - 0	3	—	3
4 - 0	1	3 - 0			

二、缝合方法

　　腹部手术时的正中切口最容易发生切口裂开，因筋膜缝合愈合较慢且为单层的筋膜缝合；腹直肌切口因受腹壁肌的两侧拉力作用，亦容易发生裂开。传统的腹部切口缝合一直是沿用由 Halsted 所主张的细致的分层解剖学对合。然而，近 20 年来由于对创伤愈合的了解加深，对缝合方法亦有新的认识。

　　切口在愈合过程中，切口两缘筋膜组织经历过胶原分解期，沿切口两旁的筋膜变得脆弱而易裂开，不容易承受缝线的牵拉力。此胶原分解的宽度为 0.3～0.7 cm。临床上的腹部切口裂开再次手术时，每发现为创缘一侧的筋膜撕裂开，而并非缝线的断裂。故切口裂开常是组织的原因。传统的"细致"的分层缝合法常因缝合处靠切缘过近，一般约为 0.5 cm，因而正好在胶原分解范围之内，不能承受腹部的较大的张力。据切口愈合的病理生理过程，缝合线应在离切口 1.0 cm 或更多一点，这样看起来略为"粗"一点，但能保持伤口缝合后的强度而不易裂开。

　　传统的腹部切口缝合是用间断缝合方法，其理由是：①减轻组织缺血；②一旦某一缝线断裂只是局部的裂开而不致全部裂开；③切口感染时可以只拆除少数几针缝线。间断缝合的明显缺点是：①增加手术时间；②过多遗留缝线结和异物。

近年的临床和实验研究导致另外的观点，即间断缝合时由于单是 1～2 针缝线承受腹部的张力，故较容易发生裂开；若用连续性缝合，各针缝线分担切口的张力，故切口裂开反而会较少些，而临床上亦未见到缝线本身的折断导致切口裂开。大量的临床观察表明，用单纤维的较粗的尼龙线、聚丙烯线、不锈钢丝的大块的连续缝合，可以极为显著地降低腹部切口裂开的发生率。一些临床上的前瞻性观察结果，用单纤维尼龙、聚丙烯、不锈钢丝的大块连续缝合剖腹切口时，切口裂开发生率可降低至 0～0.7%。不锈钢丝因不便操作和丝结刺激，一般已不用于组织缝合。因此，用于腹部正中切开的剖腹术切口筋膜缝合时，可以使用单纤维的尼龙或聚丙烯缝线的大块连续缝合。Wilson 提出缝合要宽，间距要窄，缝线长度约为切口长度的 4 倍。Fagniez（1985）在 3135 例腹正中切开用不吸收缝线缝合时，连续缝合的切口裂开率（0.6%）明显低于用间断缝合法者（2.0%）。

减张缝合（retention suture）是防止腹部切口裂开的有效措施，多用于有切口裂开可能的高危病人、感染性手术切口、腹部切口裂开的再次手术。减张缝线可用带针的不锈钢丝或单纤维尼龙线，其要点是进针距皮肤切缘 3～4 cm，通过腹壁肌层至腹膜外，筋膜层缝合的距离要宽于皮肤上的进针，以便收紧减张缝合时能封闭切口内的空隙。减张缝线拆除一般至术后 3 周左右。

第四节　腹部切口裂开

腹部切口裂开仍然是当前腹部外科手术值得重视的切口并发症，其发生率为 0.4%～3.0%。在 1977 年至 1985 年间的 10 份前瞻性观察报告共 5773 例剖腹术中，切口裂开的发生率为 1.3%。引发切口裂开的高危因素为 50 岁以上年龄的增长，局部循环不良，男性病人，原有肺部慢性疾病，全身营养不良。腹部切口的方式，手术种类、腹腔内疾病、感染均能影响腹部切口愈合和发生切口裂开（图 2-1）。

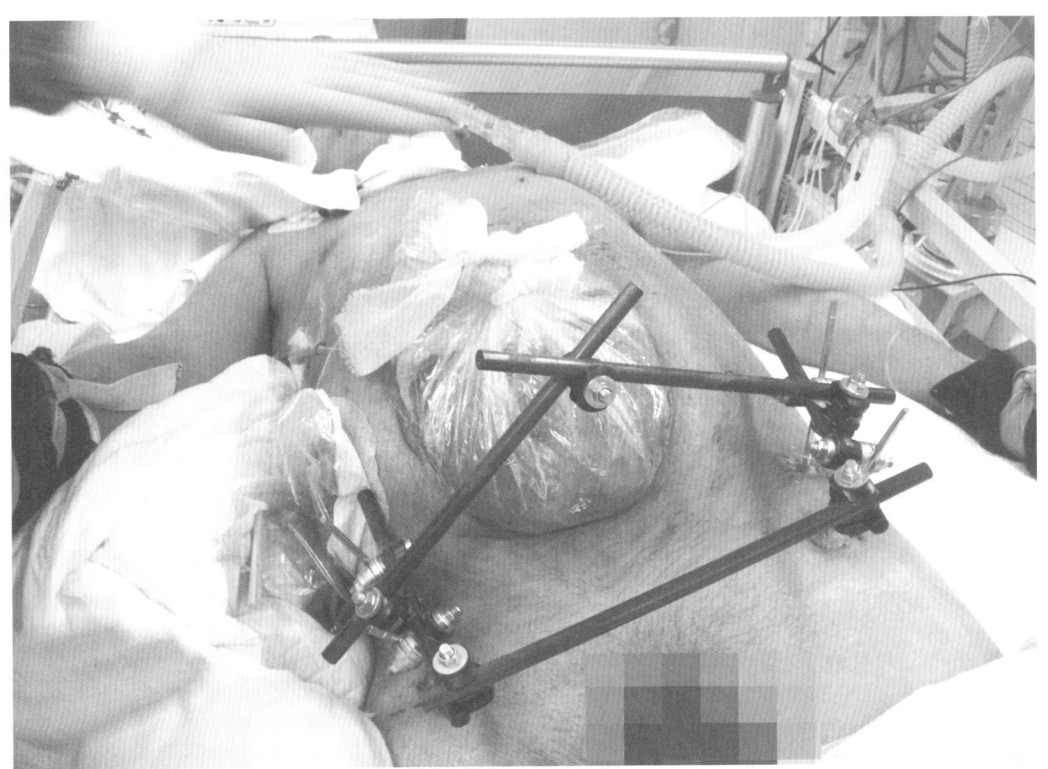

图 2-1　病人为青年男性，因外伤四肢受伤，骨盆骨折，腹腔出血；急诊开腹止血创伤处理后，腹部正中切口全层裂开，肠管外露

　　腹部切口裂开多发生在术后第1周时，若无腹腔内或切口感染，裂开多发生在一阵剧烈咳嗽或呕吐之后，从伤口有淡红色液体流出，浸湿敷料。若有全层切口裂开则见内脏脱出。所以当发现伤口处有多量淡红色液体流出时，应该诊断可能为切口裂开，并做好再次手术的术前准备。

　　在手术室内无菌操作下，以生理盐水清洗脱出的肠管，清除创口内的血凝块、坏死组织、线结等异物；检查创口及腹腔内是否有感染，胃肠液瘘；特别是胰腺手术后的腹部切口裂开并发症比较常见。若腹腔内有感染和积脓，脓肿引流应另经腹壁戳口引出。腹腔内用大量含抗生素生理盐水灌洗干净。

　　在无感染的腹部切口裂开，以合成的不吸收缝线缝合筋膜和一期缝合皮肤外加减张缝合是可行的；若有腹腔内感染或切口感染，则宜缝合筋膜层后，皮肤及皮下组织敞开，外加减张缝合。缝合方法宜以间断缝合为宜。

第五节　腹壁切口疝

　　腹壁切口疝是剖腹手术的后期切口并发症，切口疝可发生于切口裂开、感染、二期愈合的切口瘢痕；亦可以没有切口裂开的病史而出现在手术后若干时间，均应认为是由于筋膜切口缝合愈合不良和裂开所致。

　　腹壁切口疝的发生受多种因素的影响，有的是全身性的，而有的则是与切口本身有关的，其发生率尚难于确定，据估计可能发生于5%～10%的剖腹术病人。腹壁切口疝多见于肥胖的、中年以上的、腹部正中切口的病人。若曾经长时间的腹腔内手术、急症手术、再次手术、腹部有多数切口、腹肌松弛不够、缝合困难、切口内血肿、死腔、引流物经过切口、切口分层缝合、使用可吸收性缝线、创缘缝合组织过少、针距过宽、伤口缝合后张力过高、营养不良、感染、腹水、抗癌化学治疗或放射治疗后等许多因素，均与腹壁切口疝有关。约半数病人中，切口疝出现于手术后半年之内。腹壁切口疝的形成，均应考虑可能有感染因素存在，虽然临床上未见有脓肿形成。一般认为腹壁切口疝多见于腹部正中切口，但较少情况下亦见于斜切口和横切口，此时多发生于切口感染之后，经过主要切口放置腹腔内引流物是个常见原因。急性胰腺炎剖腹术后，由于胰酶对纤维蛋白的消化作用，不论是经横切口或直切口，几乎均发生切口裂开和后期的腹壁切口疝。手术后早期的切口裂开多与缝合的技术有关，如分层缝合时的进针距切缘太近和针距太宽；有时，在手术完毕拔除气管内插管时的刺激引起咳嗽、干呕时，切口的筋膜缝合处便可撕裂，发生手术后早期的切口疝。

　　切口疝可以是较小的圆形或椭圆形的腹壁肌肉及筋膜层的缺损，但亦可以很大，腹腔内的肠管大部突入至疝囊内，由于腹肌收缩，腹膜腔的容量便大为缩小，以致不能容纳全部突出的肠管，若勉强还纳及缝合疝口，可致急性腹内压力升高，影响呼吸、静脉流通，甚至引起急性呼吸循环衰竭。腹壁切口疝在腹内压力的持续作用之下，疝口有不断增大的趋向，疝口周围肌肉亦趋纤维化和软弱，缝合修补后，可因缝线割切、组织坏死等原因而致复发，故腹壁切口疝修复有时是一个很困难的手术，而复发率较高。若单纯用缝合修复的手术方法，手术后复发率可高达25%；而再次缝合修复者，则再复发率可增高至50%，因而长期以来外科医师在寻求一种能修补腹壁缺损的材料。以往曾经用过的有金属网、钽合金"纱布"、尼龙、Orlon、Dacron、Mersilene等人工合成材料织物等，但其缺点均是与组织不能很好相容而引起并发症，如外排、积液、感染等。

　　自1957年以后，出现聚丙烯织的网（Marlex网），使情况有明显改变。Marlex和Prolene网因有许多网眼，所以肉芽组织可以很快长入至网眼中而将织物固定，此种材料不引起组织反应、不易为细菌附着、能在组织内长期保持其张力、可根据手术需要随意剪裁、在有感染伤口中亦不影响创伤愈合。现在主要疝补片有二类；一类为人工生物材料补片，以聚合物（polymer）为基础核心，采用的聚合体为聚丙烯、聚酯和聚四氟乙烯；另一类为生物补片，以生物自然材料为基础。

　　Marlex网用于修复大的腹壁切口疝时，先将疝口周围的瘢痕组织切除，将一块剪裁合适的Marlex网与疝口周围的健康组织缝合，需要用单纤维的聚丙烯缝线（Prolene），因它能在组织中长期保存其张力。应注意用大网膜将小肠与 Marlex 网隔开，以避免因粘连、压迫形成肠瘘。皮下层放置封闭式负压吸引引流管经另外刺口引出，以避免皮下血清积存。

〔黄志强 黄晓强整理〕

参考文献

［1］黄志强. 腹部外科基础［M］. 北京：人民卫生出版社，1988：79.

［2］黄志强. 现代基础外科学［M］. 北京：人民军医出版社，1991：22.

［3］傅小兵. 生长因子与创伤修复［M］. 北京：人民军医出版社，1991：76.

［4］Bucknall T E，Cox P J，Ellis H. Burst abdomen and incisional hernia：A Prospective study of 1129 major laparotomies［J］. Br Med J，1982，284：931.

［5］Fagniez P L，Hay J M，Lacaine F，et al. Abdominal midline incision closure［J］. Arch Surg，1985，120：1351.

［6］Lawrence W T. Wound healing biology and its application to wound management［J］. In：O'Leary JP ed. The Physiologic Basis of Surgery. 2nd ed. Baltimore：Williams &. Wilkins，1996：126.

［7］Rubio P A. New technique for repairing large ventral incision hernia with Marlex mesh［J］. Surg Gynecol Obstet，1986，162：275.

［8］Wilson S E，Kitts D G，Williams R A. Reopemtion for abdominal wound dehiscence［J］. In：McQuarrie DG and Humphrey EW. Reoperative General Surgery. Mosby Year Book Inc，Boston，1992：467－479.

第三章　腹部手术的途径与剖腹术
Abdominal Incisions and Laparotomy

第一节　初次腹部手术切口的选择

选择和计划腹部手术切口是极其重要的一步。虽然在教科书中已有对多种典型的腹部手术切口的描述，实际上曾经使用过的腹部手术切口要比记载的多得多，说明在特殊的情况下需要特殊地考虑。一个计划得当的切口是手术成功的基本条件。

理想的腹部手术切口应该是：①距离需要处理的病变部位最近；②能得到最好的手术野；③对腹壁结构的损伤最轻；④愈合最牢固而且最少的切口并发症；⑤需要时切口应能随意延伸以应付额外的显露和紧急处理（如止血等）的需要；⑥切开、缝合最简便，术后疼痛最轻；⑦切口愈合瘢痕不影响美观。然而，当前尚无能符合全部要求的手术切口。所以在确定手术治疗方案时，应首先研究手术切口的设计。

腹前壁及外侧壁由多层肌肉及腱膜构成，各层肌肉的纤维走向互相交错，构成一富有弹性及收缩能力的整体结构，腹腔内各脏器在腹壁上的投影相当恒定，所以腹部手术切口的选择常是以脏器为中心，分为上腹部、中腹部和下腹部切口。从切口的样式，可以分为：①纵切口；②横切口（包括斜切口）；③复合切口。

一、纵切口

纵切口是腹部外科手术中最常用的切口，切口的延伸不受限制，可上自剑突下，下至耻骨联合上（图 3-1）。可用于腹腔内脏的各种类型手术和腹膜后大血管的手术。其中最常用的是腹正中（中线）切口。

中线切口有切开、缝合方便，出血少、省时、不破坏腹壁结构的优点，够长的中线切口可对腹内脏器一览无遗；对位于腹腔两侧的脏器，只要增加切口长度和充分的腹肌松弛的情况下，仍可以获得满意显露，故是腹部手术最常用的切口。以往在腹部切口缝合上，受 Halsted 的影响，多是按解剖学分层缝合，以及常使用可吸收性缝线，所以中线切口手术切口裂开和晚期的切口疝发生率较高。据估计，约 70% 的切口疝是发生在中线切口者。为了降低手术切口裂开发生率，所以有多种做在腹直肌上而不是切开腹白线的直切口，最常用的是旁正中切口或分离腹直肌的切口，意欲借腹直肌以缓冲腹壁切口的全层裂开，但并不是能经常达到预期的目的。

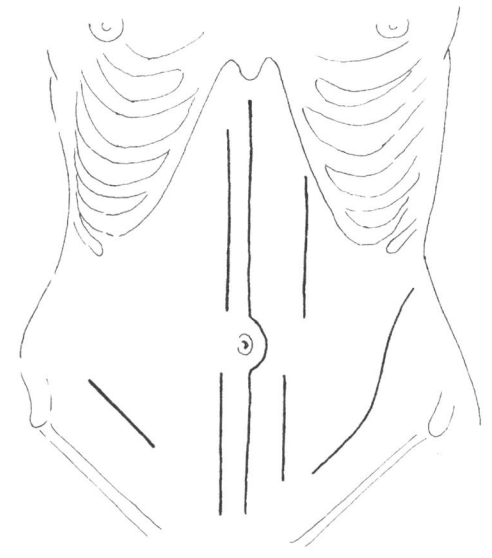

图 3-1　常用的腹部纵切口
（包括下腹部斜切口）

中线切开是要经过腹白线，白线（linea alba）是一窄带形的结缔组织，上起自胸骨剑突，下至耻骨联合，是由 3 个阔肌的腱膜在两侧腹直肌内缘之间交错编织而成，承受两侧腹壁肌肉的牵拉力和维持身体在直立状态时的平衡。筋膜的愈合和恢复其抗张力的过程较缓慢，术后 40～50 d 时，只能约恢复其抗张力的 50％，所以在整个过程中，均需要依靠缝线的支持。羊肠线类的可吸收性缝线过早消失其抗张力，故手术后切口裂开的发生率较高；而慢吸收的合成的可吸收性缝线，因不能长期保存其抗张力，故后期的腹壁切口疝的发生率较使用不锈钢丝的不吸收缝线缝合者为高。故当前已不再用吸收性缝线缝合腹壁切口筋膜层。吸收性缝线可用于皮下脂肪层。人工合成的大分子化合物单纤维聚丙烯（Prolene）缝线可在组织中长期保存其抗张力，不易为细菌附着，可在感染伤口中使用。使用 2 号聚丙烯线连续大块组织缝合筋膜层，可使腹中线剖腹术切口的术后裂开降低至最低限度甚至是 0。由于缝合材料和缝合方法的改进，克服了腹正中切口的缺点，故当前在择期性的腹部手术中，腹正中切口的使用又有增加。缝合方法改进包括：①聚丙烯缝线连续缝合；②距切缘 1～1.5 cm；③针距 0.4～0.5 cm。

然而，当手术涉及肝脏及肝内胆管手术，左、右侧上腹部的巨大肿瘤手术时，正中切口的显露仍嫌不足，常影响手术进行；急性胰腺炎的手术后切口裂开率极高，中线切口将形成巨大的腹壁切口疝；腹腔内感染时脓肿引流术的切口等，均应该根据实际情况，另选切口。

二、横（斜）切口

腹部的横（斜）切口一般是用于有明确目的性的择期性腹部手术（图 3-2），此等切口可沿肌肉纤维分开，可同时切断一侧或双侧的腹直肌。手术切口方向是与腹壁的血管、神经走向一致，与腹壁肌的牵引力平行，切开的组织层次较多，缝合后较牢靠，术后切口疼痛较轻，切口裂开发生率亦较低，除非合并有切口内血肿形成、切口感染、引流物通过切口等情况时。

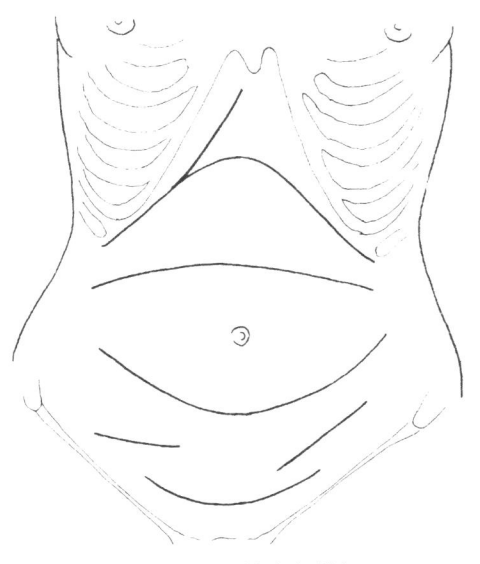

图 3-2 常用的腹部横切口

肝脏及胆道手术、胰腺手术、脾脏手术等，多采用上腹部的斜切口，或在横切口的基础上沿腹白线向上切开至剑突下方。双侧肋缘下斜切口或称"屋脊"切口，在强力的自动牵开器帮助下将肋缘向上前方牵开，可使膈下区得到良好显露，可以进行任何种类的肝脏手术，包括全肝切除术和原位肝移植术（图 3-3、图 3-4）。然而，右肝顶部和后方的肿瘤，当瘤体巨大时，亦常必要使用胸腹联合切开，特别是对第二肝门和肝旁静脉的处理，以增加手术的安全性（图 3-5）。

胆道手术的最常用切口是右肋缘下斜切口，切口的内端沿腹中线向上至剑突下便是 Koeher 切口，为了对肝门部获得较好显露，其内侧端需要切断腹白线至左侧。从左肋缘下至右侧腋中线的长的右肋缘下斜切口并切断肝圆韧带和镰状韧带，最适用于肝门部胆管手术，因其可以同时处理肝左外叶胆管的病变。对肝右叶的病变，肋缘下斜切口的后端应达右第 11 肋骨的前端，并应切断肝圆韧带和镰状韧带，病人的体位是取右侧抬高 30°～45°的斜卧位，右臂上抬固定于麻醉架上。对于右肝后段的手术，有时需要将切口后端延伸至右第 11 肋间，切开部分肋间肌，将右胸膜反折向后方推开，犹如施行右肾手术时的切口，才能有满意的结果。

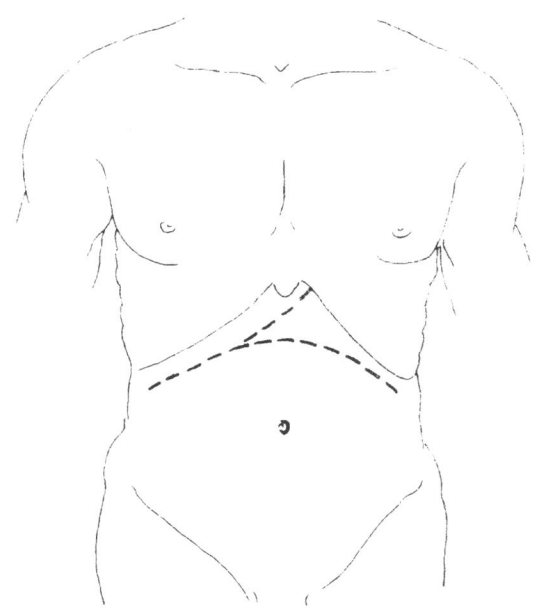

图 3-3　肝、胆、胰外科常用的腹部手术切口

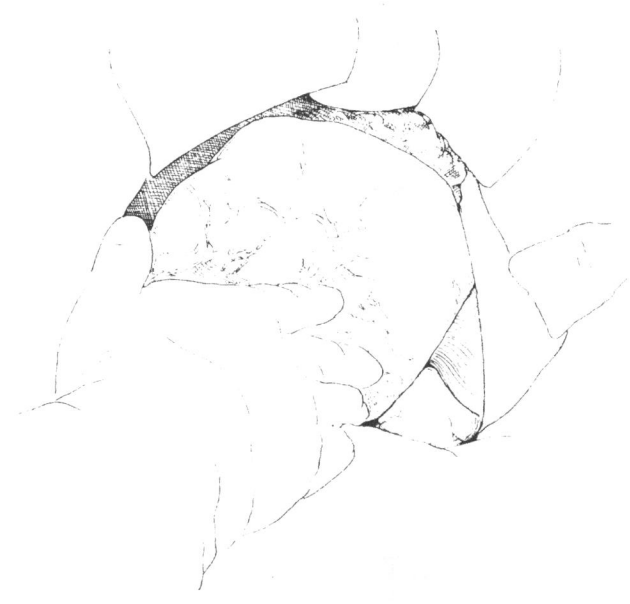

图 3-4　腹部切口时显露的肝右叶（肝右叶后侧已经游离）

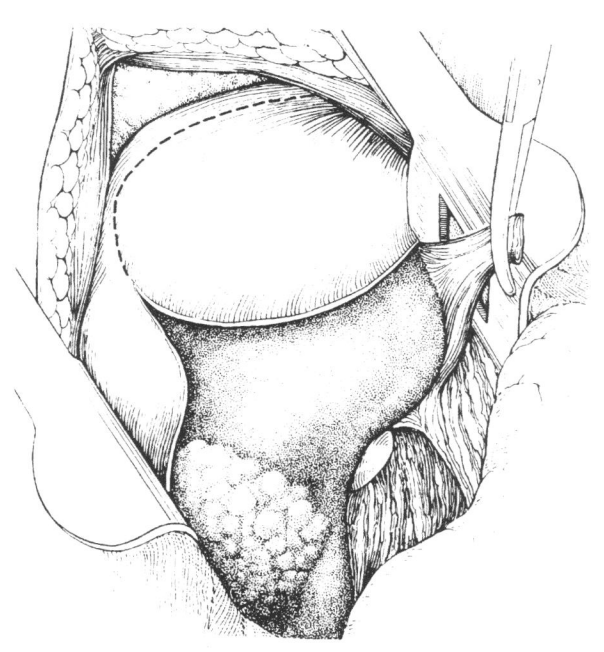

图 3-5　右侧胸腹联合切口，显露肝右叶及其肿瘤

　　右侧肝脏和高位的肝胆管疾病手术时，一个强有力的肋缘牵开器或框式牵开器是不可缺少的。此时，只有切开第 11 肋间的前端部分肌肉和筋膜、切断腹白线和部分左腹直肌腱膜时，才有可能将胸廓下口向前上方牵开，增加手术野空间。如果不切断腹白线和部分左侧腹直肌腱膜而单纯用机械强力牵引，则在老年病人可能会发生右侧的肋骨骨折，且显露也不够充分（图 3-6、图 3-7）。

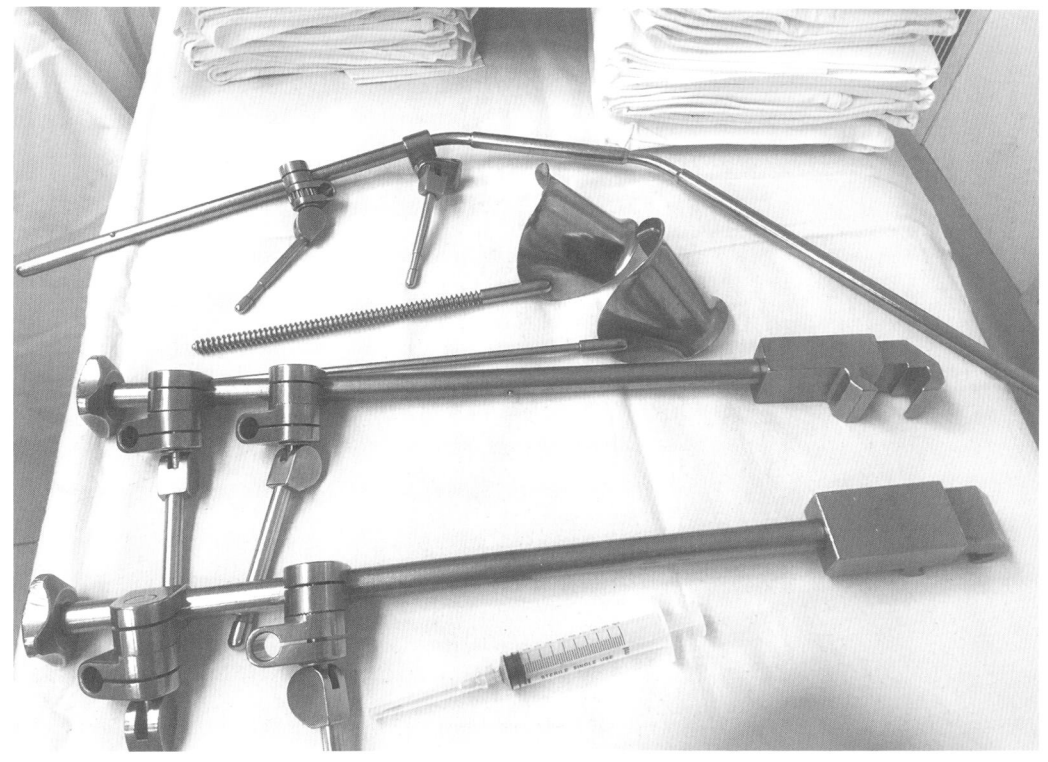

图 3-6 腹部外科手术常用的腹腔框架拉钩

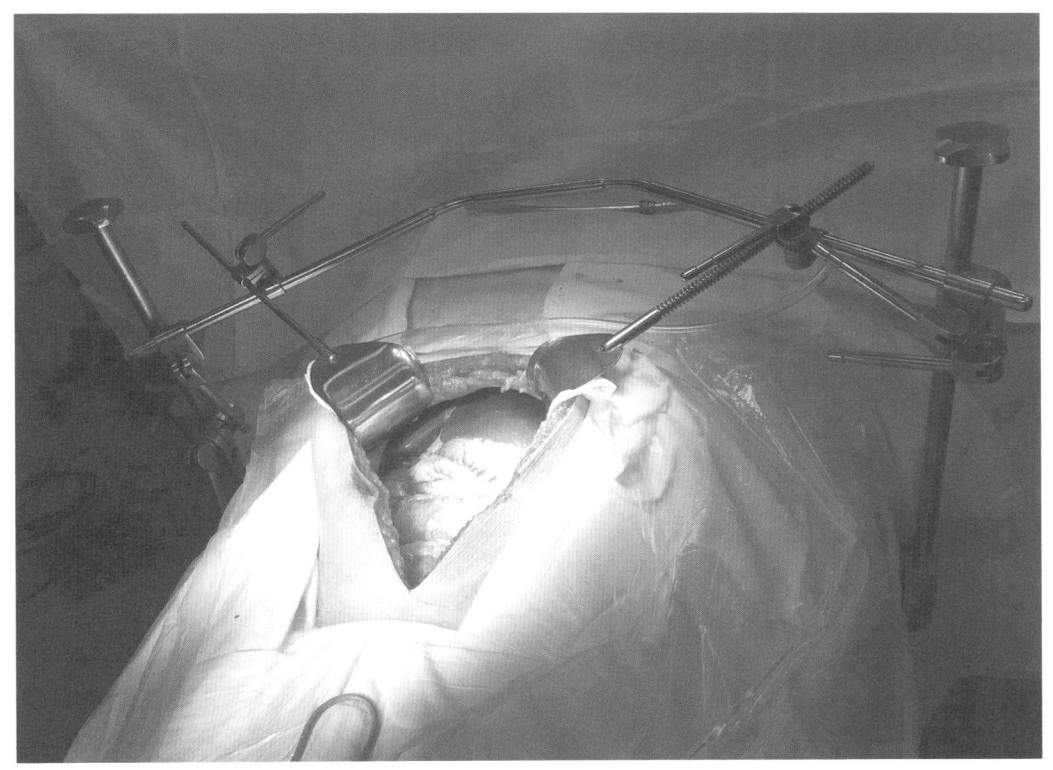

图 3-7 腹腔框架拉钩的手术中运用

用于肝脏手术的双侧肋缘下斜切口或"屋脊"切口,详见肝脏手术章节。

三、复合切口

遇有巨大的腹腔内肿物切除术时，常规的纵、横切口常难以获得良好显露，需要附加切口。最常用的复合切口是在正中切口的基础上向左或右腰部增加横向切口（图3-8）。胸腹联合切口亦是一复合的切口，经过胸、腹两个体腔，最常用于处理左或右上腹部的巨大肿物（图3-9）。有时，亦需要将胸腹联合切开，加上长的正中切口和向一侧延伸的横切口，组合成一复合的切口。例如在一巨大的肝右叶纤维板层状肝细胞癌的女性病人，极巨大的肿瘤将肝门结构推移至左侧腹部，所以切口的设计是一长的正中切口，中部向左腰部附加一横切口以显露和处理肝门结构，向右侧附加一经第8肋间的胸腹联合切口以切除肿瘤，此二附加切口与中线切口的交接不处于同一平面（图3-10），术后切口愈合良好，未发生切口并发症。

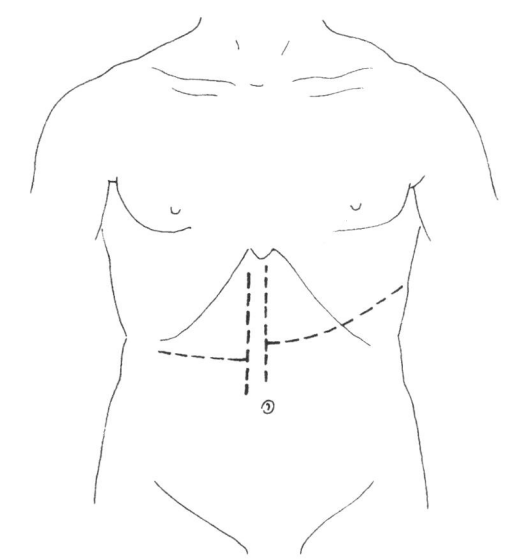

图3-8　在腹部直切口基础上的复合切口

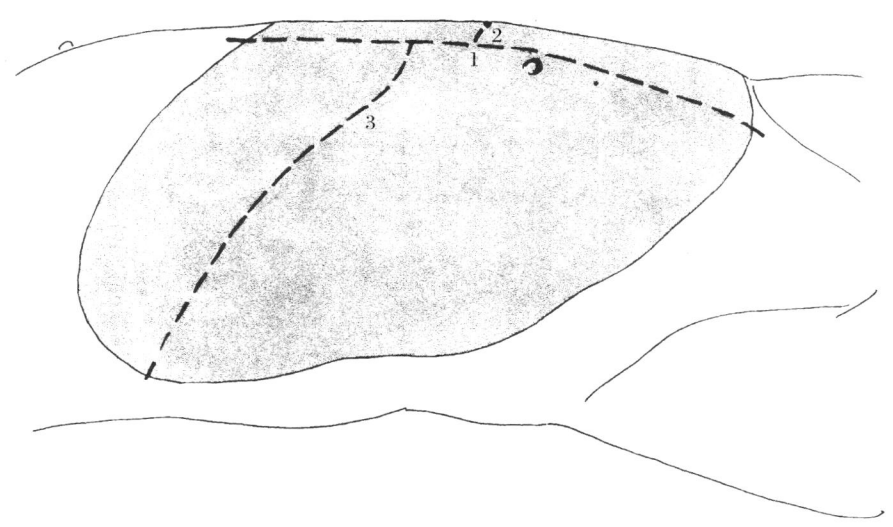

1. 腹正中切口自剑突下至耻骨上；**2.** 向左腰横切口；**3.** 右侧胸腹联合切口

图3-9　切除巨大的肝右叶纤维板层状肝细胞癌占据全部腹腔（网纹区）之复合型切口

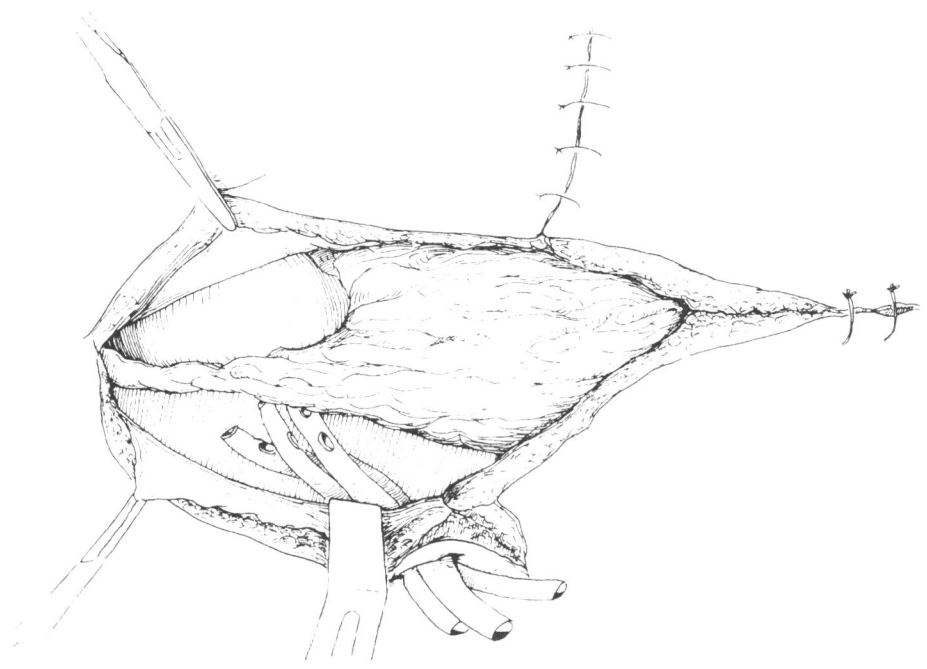

图 3 - 10　肝右三叶切除后切口缝合对拢

第二节　再次腹部手术的切口选择

再次腹部手术时切口选择的问题更为复杂，消化道、肝、胆和胰腺等脏器疾病均常需要进行再次或多次的手术；消化道手术中的胃切除术后的修正性手术、肠粘连梗阻的手术，而胆道的再次性手术更为常见。再次性手术与医院的性质和疾病类型在使用率上有明显不同。在基层医院如一级和二级医院中，再次手术病人占的比例要少些，而在三级以上医院和专科治疗中心则再次手术占的比例要高些。Krause 估计再次腹部手术占 1%～15%。胆道疾病的再次手术率较高并与地区间有明显差别。如俞天麟（1961）报道的兰州地区的 386 例胆道手术中，再次手术占 9%；马霄（1961）报道的 926 例胆道手术中，再次手术占 14.4%；357 例初次胆道手术病人，在 1～13 年的时间内，10.9% 的病人做了再次手术。中华外科学会胆道外科学组全国调查 4197 例肝内胆管结石手术病例，其中 37.14% 属于再次手术。急性胰腺炎时的再次手术则更是一特殊问题。

再次腹部手术切口受着许多因素的影响，如以往的手术、术后并发症、并发症的性质、距离初次手术的时间、再次手术的目的等。术后早期的再次手术多是治疗腹腔内感染和手术直接的并发症，手术一般力求简单、有效；后期时的再次手术则可能需要解决很复杂的问题。

腹部手术后 1 周之内，创口和腹腔内是纤维素性粘连，易在钝性分离下分开，表面有毛细血管性渗血，但稍加以纱垫压迫后，出血便可停止；出血处，宜多用高频电凝止血，避免伤口内遗留过多的丝线线结。此时的手术切口多是通过原来的腹壁切口。

腹部手术后 2～3 周时，腹腔内的炎症粘连虽然仍能分开，但不免引起较多的渗血，有的部位粘连较紧，并属纤维性的，需要锐性分离；腹腔内脏器由于炎性粘连，纠结成块，已难于做到全面的腹腔内探查，肠管因为粘连和炎症水肿，肠壁脆弱，容易发生浆肌层撕脱或肠穿孔。此时手术仍可通过原来的手术切口，但目的性要明确，术前要有明确的诊断和手术途径设计。若单纯为引流腹腔内脓肿，则可以经过影像学诊断定位后，选择距离脓肿最近的部位或另选切口进行。

再次剖腹手术时，脓肿引流不应通过主要手术切口。应选择距离脓肿最近的部位，另造口引流；伤口缝合可用单纤维的聚丙烯线、合成可吸收性线外加减张缝合，避免用粗丝线，因伤口感染和形成窦道的机会较高。

后期的再次剖腹手术可能是与首次手术有关或是要解决新的问题，但总的说来是手术比较复杂、手术范围比较广泛和受以往腹部手术的影响。后期的择期性再次剖腹手术除了术前对病变情况的充分评估之外，对于腹部切口的选择常需要根据不同情况而高度个体化，因此常属于非典型的手术切口，特别是在那些曾有多次手术和多次的手术切口并发症的病人。有的以往曾发生过切口感染、存有大的腹壁切口疝、腹壁的慢性引流窦道、引流管、肠造口等；有的在腹壁上已有多数的纵横交错的切口瘢痕，部分腹壁的血供不良、血流灌注压力低（图 3-11），局部组织愈合不良；有的病人曾接受过剂量不等的外放射治疗。此外，由于以往手术和疾病的病理改变，腹腔内脏器有位置和互相解剖关系上的改变等，均是设计再次腹部手术时需要考虑的重要因素。

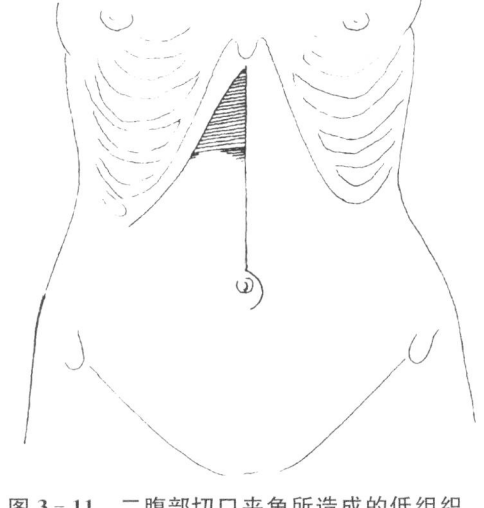

图 3-11　二腹部切口夹角所造成的低组织灌流区，容易导致切口愈合不良

腹部再次手术的切口选择，一般可以遵循以下的原则：

1. 距末次手术 3 个月左右者，因切口处粘连紧密，最好另做切口；距离 6 个月以上者，可以通过原切口手术。

2. 再次手术切口与原切口避免成尖角交叉或过于邻近的平行位置。

3. 避开腹壁切口疝、引流窦道、局部放射治疗瘢痕的所在。

4. 遇有合并门静脉高压症、腹壁静脉怒张者，忌通过原手术瘢痕切开，新切口应与原切口瘢痕成直角交叉或远离原切口瘢痕。

5. 腹部两旁的前外侧切口，在腹腔内分离时，遇到的困难可能较少。

6. 腹部再次手术后，切口感染率和切口裂开率均较一般情况下初次手术为高，应注意预防；凡通过原切口瘢痕手术时，均应该认为是一感染的切口。

胆道再次手术切口选择上有其本身的特殊问题，主要是因为肝脏可能有增大或萎缩、肝门有解剖学上移位等，故手术切口应加以相应的修正和设置，肝右叶萎缩性病变对手术的影响最大，故有时需要用低位的右侧胸腹联合切口以达到较好的显露（图 3-12～图 3-14）。

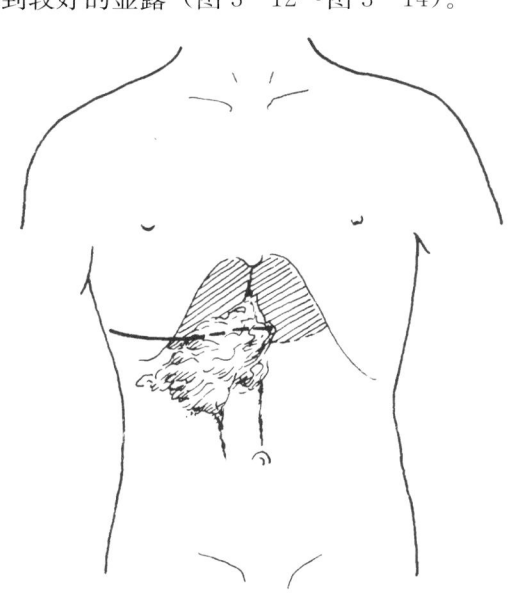

图 3-12　右肝萎缩，左肝增大，上腹部大块腹壁瘢痕化的胆道再次手术切口设计

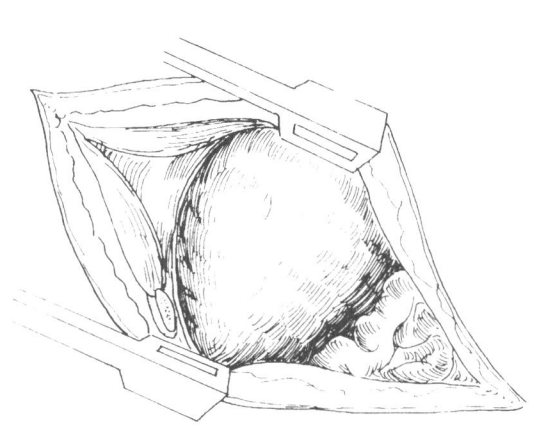

图 3-13 低位胸腹联合切开后见增大的肝左叶

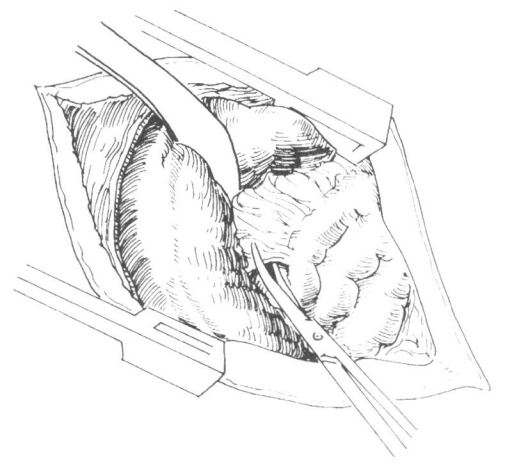

图 3-14 从右后方分离肺脏的粘连到达肝门

〔黄志强 黄晓强整理〕

参考文献

[1] Krause R. Re-intervention in abdominal surgery [J]. World J Surg, 1987, 11: 226.

[2] 俞天麟，王明才，陈文庆，等. 胆道再次手术 [J]. 中华外科杂志，1961，9：225.

[3] 马霄，黄志强，刘廷杰. 胆道疾患再次手术病例分析 [J]. 中华外科杂志，1961，9：220.

[4] 黄志强，黎鳌，张肇祥. 外科手术学 [M]. 2版. 北京：人民卫生出版社，1996. 687.

第四章　医用缝合线与伤口缝合技术

Surgical Sutures and Suturing Technique

第一节　医用缝合线

缝线是外科手术中最常见的缝合材料，早在公元前 2000 年就有文献记载人们使用线绳进行缝合，许多世纪以来人类在寻找新的更好的缝线材料上做了许多尝试，其真正的发展始于 19 世纪英国外科医生 Lister 提出缝线消毒概念之后，他大量采用了羊肠线和其他胶原材料制成的可吸收线，并提出使用铬盐处理后可延缓其被组织消化吸收过程。20 世纪初 Halsted 提出丝线较肠线有更多的优点，之后丝线很快便成为外科实践中最常用的缝合材料。随着科技的进步，近些年来医用缝合线的品种和质量有了飞速发展，目前临床工作中已有数十种适合不同需要的缝线。熟练掌握各种缝合线的特点及其使用方法，是现代外科医师的基本要求。

一、医用缝合线的质量要求

缝合线最主要的功能是给伤口以足够支持进而促进其愈合，并同时用于组织结扎和组织固定。尽管目前已有一些其他手段可替代部分缝合线的使用，如采用组织黏合剂、吻合器等，但是缝线仍是外科手术最常用到的不可或缺的器材。

理想的医用缝线材料应具备：①在创口愈合中能维持足够的强度，还应当能够伸长以便适应伤口水肿，并随伤口的愈合而恢复到原有的长度；②创口愈合后可自行降解吸收，不留下异物；③不产生组织炎性反应；④无刺激性和致癌性；⑤易于染色、灭菌消毒等处理；⑥易于打成安全牢固的结；⑦制作方便，价格低廉，能大量生产；⑧具有抗微生物作用并能促进创口愈合。目前尚无能同时满足上述各种要求的缝线，临床工作中使用的不同缝线具有不一样的理化特性，这就要求外科医师熟知各类缝线的特点，根据创口的具体情况选择合适的缝线材料及型号。

二、医用缝合线的分类

目前临床使用的缝合线种类繁多，可从型号、材料、结构等不同角度对其认识掌握。

1. 型号：根据缝合线的不同直径和抗张强度，世界各地对外科缝线型号的定义有所不同。在欧洲，缝线的型号是按照米制来编号，常见缝线由粗到细命名为 3.5、3.0、2.0、1.5……，其最小直径分别是 0.35 mm、0.30 mm、0.20 mm、0.15 mm……；按照美国的编号，这些线分别命名为 0、2-0、3-0、4-0……；而按照中国编号，则分别称为 7 号线、4 号线、1 号线、0 号线……，其对应关系如表4-1 所示：

表 4-1　　　　　　　　　　　　　　　　　缝合线的编号

欧洲（米制）编号	美国编号	中国编号	最小直径
4.0	1	10	0.40 mm
3.5	0	7	0.35 mm
3.0	2-0	4	0.30 mm

续表

欧洲（米制）编号	美国编号	中国编号	最小直径
2.0	3-0	1	0.20 mm
1.5	4-0	0	0.15 mm
1.0	5-0	3-0	0.10 mm
0.7	6-0		0.07 mm

2. 材料：缝合线按材料可分为不可吸收线和可吸收线两大类，如表4-2所示。

腹部外科常用的不可吸收线有丝线和普里林（Prolene）等。其中丝线又称蚕丝线或真丝线，由蚕丝蛋白做成，因其降解速度慢所以被归入不可吸收线，但理论上讲其在人体内1年左右张力即会完全消失。普里林的材料是聚丙烯，这是一种无毒耐热的材料（用聚丙烯做成的塑料餐盒可以直接放进微波炉加热），可长期维持张力，适用于缝合血管操作。

常用的可吸收线有快薇乔（Vicryl Rapid）、薇乔（Vicryl）、单乔（Monocryl）、德胜（Dexon）、普迪思（PDS-Ⅱ）等。薇乔和快薇乔都是羟基乙酸和乳酸的聚合物，由于快薇乔是将薇乔辐照处理后获得，其分子链较短，故其降解速度最快，适用于缝合生长愈合较快的组织，如会阴、皮肤、黏膜等部位，皮内缝合使用时可免于拆线。单乔是乙交酯和己内酯的聚合物，是人工合成的单股可吸收缝线，反应小、细菌不易附着，同时能平滑穿过组织，对组织的拖曳力极小，适用于皮下组织和皮肤缝合，美容效果好。德胜是羟基乙酸的聚合物，在体内的吸收过程中释放出的羟基乙酸，具有一定的消炎作用。普迪思是聚二氧杂环己酮的聚合物，在常见可吸收线中降解速度最慢，对组织损伤小，可长时间保持张力，同时不易被胆汁、胰液、肠液等消化液降解，特别适合于愈合较慢的组织及有碱性消化液残留的管腔缝合。常见的缝合线材料如表4-2所示：

表4-2 缝线的材料

分 类	缝 线	材 料
不可吸收	丝线	蚕丝蛋白
	普里林（Prolene）	聚丙烯
可吸收	快薇乔（Vicryl Rapid）	聚羟乙基聚乳酸910
	薇乔（Vicryl）	聚羟乙基聚乳酸910
	单乔（Monocryl）	聚乙交酯聚己内酯25
	德胜（Dexon）	聚羟基乙酸
	普迪思（PDS-Ⅱ）	聚二氧杂环己酮

需指出对于人体来说各种外科缝线都是异物，丝线的蚕丝蛋白作为一种异种蛋白，在人体内发生的组织反应较各类合成线为重，例如克罗恩病病人的肠吻合，同丝线相比，使用可吸收的薇乔线，由于局部组织反应轻且缝线存留时间短，可以减少术后吻合口局部并发症发生率。所以在选择组织深部不可拆除的缝线时，除对血管的结扎、缝合使用不可吸收的缝线（通常使用Prolene缝线）外，应该尽量选择可吸收线进行缝合，愈合较快的组织如肠管可以选择吸收时间较短的单乔、薇乔等，对于愈合较慢的腹白线等组织可以选择吸收较慢的普迪思进行缝合。各种可吸收缝线吸收特性如表4-3所示：

表4-3 可吸收缝线的吸收特性

可吸收缝线	抗张力强度维持（剩余50%强度时间）	吸收持续时间
快薇乔（Vicryl Rapid）	5天	6周
单乔（Monocryl）	2周	3~4个月

续表

可吸收缝线	抗张力强度维持（剩余50%强度时间）	吸收持续时间
薇乔（Vicryl）	3周	2～3个月
德胜（Dexon）	3周	2～3个月
普迪思（PDS-Ⅱ）	4周	6个月以上

此外，腹部外科还可能使用不锈钢的金属线进行腹壁减张缝合。金属线不仅能维持较大的张力，而且具有良好的塑形性，组织反应极小。对于需要高强度缝合的腹壁伤口，尤其是已有或很可能有感染的腹壁切口裂开后的再缝合是最为理想的缝合材料。腹腔镜外科手术时常用的钛夹、各种吻合器"钉"，也属于金属缝合材料范畴，目前已广泛应用于腹部外科手术中。

为提高缝线的抗菌能力，研究者除改良缝线本身的材料外，还对其表面涂层材料进行了探索。目前已应用于临床的有①抗菌缝线：通过熏蒸、涂层等工艺添加了三氯生抗菌剂的缝线，可有效抑制金黄色葡萄球菌、表皮葡萄球菌、大肠埃希菌和肺炎克雷伯杆菌的生长，降低手术部位感染发生率。国内外多个组织和协会均推荐使用含有三氯生的缝线来降低手术部位感染的风险。②药物洗脱缝线：与抗感染缝线的原理相似，即将特定的药物通过浸泡、静电纺丝等方法附于缝线上，进入体内的缝线在特定部位通过释放药物而发挥功能。目前，附有布比卡因等药物的缝线已被证明对延长痛觉消失时间等有显著效果，但在临床尚未广泛使用。

3. 结构：仔细观察丝线会发现它是由很多小纤维交织在一起构成的，这类线称为编织线，又称多股线、捻线，快薇乔、薇乔和德胜都属于编织线。而普迪思、单乔则由单一的一股构成，这样的线称为单股线或单纤维线。编织线的柔软性好，打结不易滑脱，所以通常打3个结就够了；而单股线的柔软性较差，打结容易滑脱，所以通常需打6个甚至8个结，剪线时线尾也应留长3 mm左右。但编织线的纤维之间会有缝隙，如果使用编织线缝合皮肤，这些缝隙可能因为消毒不彻底而成为细菌的藏匿之所，甚至可能形成脓头大小的小感染灶，称之为"灯芯效应"。此外编织线的表面不光滑，与组织的摩擦力较大，存留在血管内则容易形成血栓，故不应用于血管缝合。而单股线表面光滑，与组织摩擦力也小，所以缝合血管时多用普里林进行操作，此外使用皮内缝合时也可选择单股的普里林，以便切口愈合后将缝线整根抽出。各种缝线按结构分类见表4-4：

表4-4　　　　　　　　　　　　　　　　编织线与单股线的区别

分　类	不可吸收	可吸收	特　点
编织线	丝线	快薇乔（Vicryl Rapid） 薇乔（Vicryl） 德胜（Dexon）	柔韧性好，打结不易滑脱，通常3个结即可；与组织摩擦力较大；灯芯效应
单股线	普里林（Prolene）	普迪思（PDS-Ⅱ） 单乔（Monocryl）	柔韧性差，打结易滑脱，需6～8个结；与组织摩擦力小

近年来应用于临床实践的还有一种特殊结构的缝线——倒刺线，即在单股线上进行切割，以产生一个个的倒刺。倒刺线有单向和双向两种，如图4-1所示，其优点是不用打结，缝合一旦拉紧就不容易松脱，所以在不方便打结和提线的情况下具有巨大优势，在腹腔镜手术中应用较为广泛，比如腹腔镜下的胃肠道吻合，以及关闭系膜、筋膜时，使用倒刺线可以让缝合更加简便易行，缩短缝合时间。

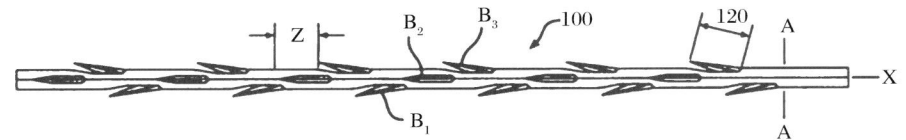

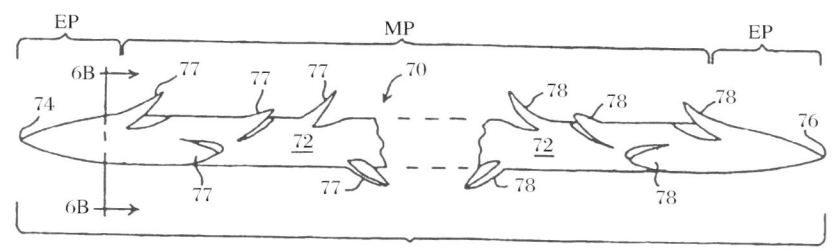

图 4-1　倒刺线示意图：单向（上），双向（下）

在单股线的基础上切割形成倒刺线相当于缩小了缝线的主干，势必影响缝线本身的抗张力强度。为了保证缝线本身的抗张力强度，一种新的制作倒刺线的方法就是在单纤维线的主干上另行添加倒刺，这就是所谓的鱼骨倒刺线，通常用于关闭筋膜等张力较大创口时，见图 4-2。

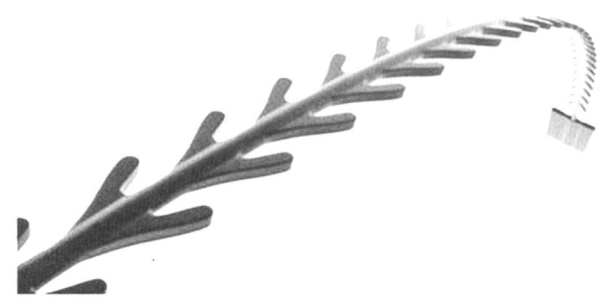

图 4-2　鱼骨倒刺线微观图

4. 缝针：为减少传统穿线缝针针尾对组织的损伤，"带针线"已经广泛应用于临床，缝针的长度、弧度、针型均有不同的规格，以便于外科医师进行不同部位缝合。既往的缝针由于技术限制，其直径往往大于缝线，从而增加了组织在术后出现渗漏的机会。防渗漏缝针技术将针线结合部的线拉细塞入针尾，针线以接近 1：1 比例装配，从而最大限度减小缝针损伤带来的渗血、渗液等情况。近年来出现的防刺伤针，通过选用 0.012 cm 的针尖设计，既能获得较好的穿刺性，又不易刺破手套，适用于特殊感染的手术，能够最大限度保护手术操作者。

随着科技的进步，过去几十年中外科缝合线的发展速度很快，可预计将来还会不断迭代更新，需指出缝合线包装上有许多有用的信息，如针长、弧度、针型、缝线型号、材料等均有标识，外科医师通过准确获取缝合包装内有用的信息，可熟悉掌握各类缝线特点，这对手术的顺利完成大有帮助。

第二节　伤口缝合技术

缝合（suture）是将已经切开或外伤断裂的组织、器官进行对合或重建，选择适当的缝合技术，可使伤口准确牢靠地对合，是确保良好愈合的基本条件。尽管已有多种吻合器、闭合器、钉合器等广泛应用于临床，但是缝合仍然是最重要、最基本的外科手术基本操作技术，所有外科医师均应熟练掌握。

一、伤口缝合技术的要求

一个理想的伤口缝合技术应做到如下几点。①对合良好：缝合应按组织的解剖层次分层进行，不要卷入或缝入其他组织，不留残腔，防止积液、积血及感染。缝合的创缘边距及针间距须均匀一致，既达到美观要求，又可确保受力及分担的张力均匀一致，不致于发生泄漏。②张力适当：结扎缝合线的松紧度应以切口边缘紧密相接为准，不宜过紧或过松。过紧造成卷曲、重叠甚至组织切割和缺血坏死；过松则遗留死腔，易形成血肿并招致感染。伤口有张力时应进行减张缝合，伤口如缺损过大，可考虑行转移皮瓣修复或皮片移植。③材料适宜：针对不同组织的生理特点，选用与缝合组织张力强度及愈合速度相匹配的缝合材料是外科缝合的重要原则。例如对于愈合缓慢的组织，如筋膜、肌腱，可选取抗张力强度高且维持时间长的可吸收缝合材料（如普迪思）；若为愈合迅速的组织，例如肝、小肠、肌肉、胃，应当使用可吸收缝合材料如可吸收缝线（薇乔、单乔）缝合；对于胆道系统，高浓度晶体溶液内的异物可能会引起沉淀和结石形成，因此应使用可吸收缝合材料（单乔、普迪思）；血管的吻合则选择相应型号的不可吸收单股无损伤针线（普里林）。

二、常用的缝合技术

缝合的方法很多，各类方法相互交叉，目前尚无统一的分类方法。按组织的对合关系分为单纯缝合、内翻缝合、外翻缝合 3 类；每一类中又按缝合时缝线的连续与否分为间断缝合和连续缝合两种；按缝线与缝合时组织间的位置关系分为水平缝合、垂直缝合；按缝合时的形态分为毯边缝合、荷包缝合、半荷包缝合、U 字缝合、8 字形缝合、T 字缝合、Y 形缝合等；另外还有用于特别目的所做的缝合，如减张缝合、皮内缝合等。临床常用的几种缝合技术介绍如下：

1. 单纯缝合：

（1）单纯间断缝合：又称结节缝合。进针和出针点离开创缘一定距离，保持针间距相等，打结在切口一侧，如图 4-3 所示。可用于皮肤、皮下组织、筋膜、黏膜、血管、神经、胃肠道缝合。优点：操作容易、迅速，应用范围广；个别缝线断裂，不致整个创面裂开；如果创口有感染可能，可将少数缝线拆除排液；对切口创缘血液循环影响较小，有利于创伤的愈合。缺点：需要较多时间，使用缝线较多。

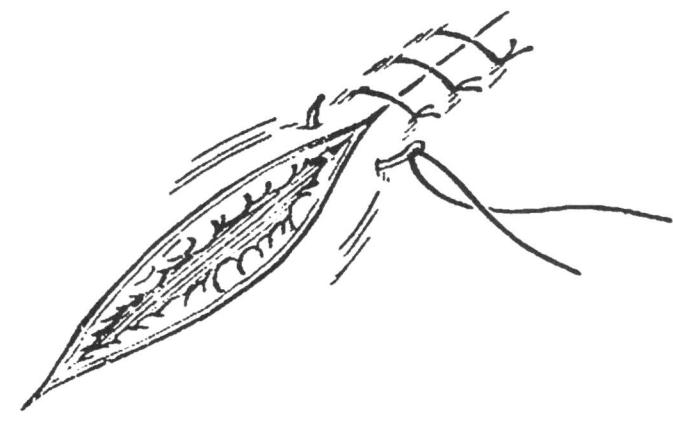

图 4-3　单纯间断缝合

（2）单纯连续缝合：用一条长的缝线自始至终连续地缝合一个创口，最后打结，第一针和打结操作同结节缝合，如图 4-4 所示。用于皮肤、皮下组织、筋膜、血管、胃肠道缝合。优点：节省缝线和时间，密闭性好。缺点：一处断裂，全部缝线拉脱，创口哆开。

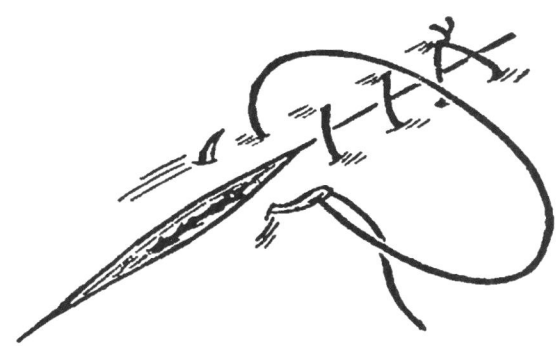

图 4-4　单纯连续缝合

（3）连续锁边缝合：缝合过程中每次将线交错，如图 4-5 所示。操作省时，止血效果好，多用于胃肠道断端的关闭，皮肤移植时缝合。

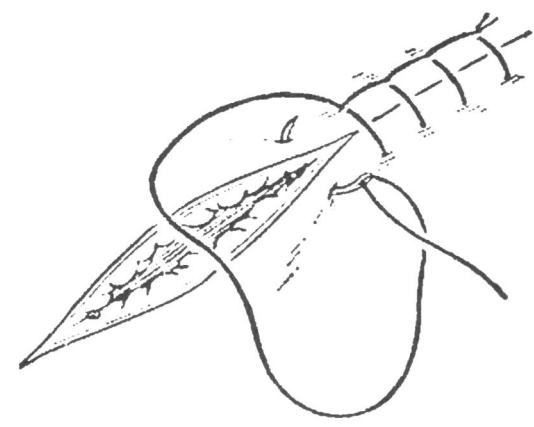

图 4-5 连续锁边缝合

（4）8 字形缝合：由两个间断缝合组成，缝扎牢固省时，如图 4-6 所示。

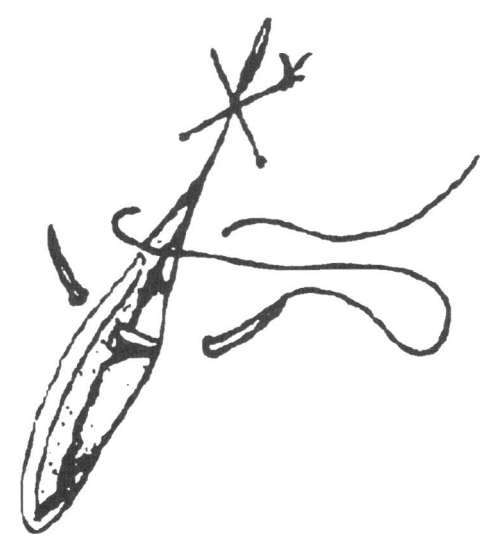

图 4-6 8 字形缝合

（5）贯穿缝合：又称缝扎法或缝合止血法，此法多用于钳夹的组织较多，单纯结扎有困难或线结容易脱落时，如图 4-7 所示。

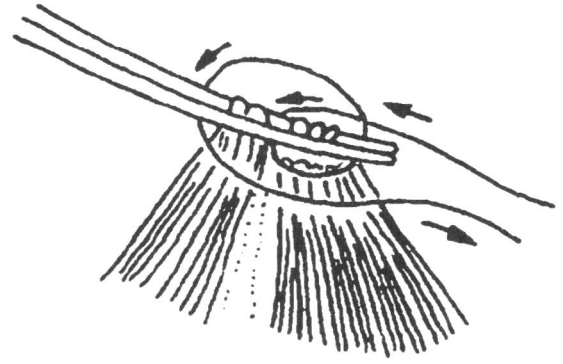

图 4-7 贯穿缝合

（6）压挤缝合（Gambee 法）：适用于肠管吻合的单层间断缝合法。缝针刺入浆膜、肌层、黏膜下层和黏膜层进入肠腔，在越过切口前，从肠腔再刺入黏膜到黏膜下层。越过切口，转向对侧，从黏膜下层刺入黏膜层进入肠腔，在同侧从黏膜层、黏膜下层、肌层到浆膜刺出肠表面，两端缝线拉紧、打结，如图 4-8 所示。缝合时应注意：①吻合口两侧要求等大，切缘断面直接全层充分对合且无张力。②针距 3～4 mm，边距 5 mm，浆肌层进针略宽于黏膜层，尽量避免一处多次进针。③结扎用力适中，以组织对合靠拢为原则，避免组织切割损伤或对合不良。国外多项研究表明单层缝合不增加肠吻合术后并发症，可提高手术效率。

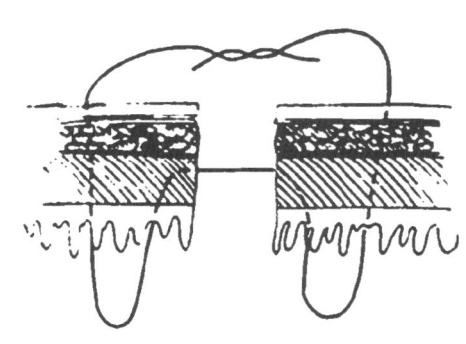
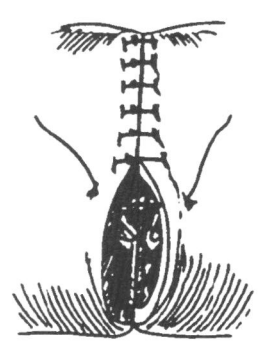

图 4-8　压挤缝合（Gambee 法）

2. 内翻缝合：多用于胃肠、子宫、膀胱等空腔器官的缝合。

（1）垂直褥式内翻缝合（Lembert 缝合）：在胃肠或肠吻合时，用以缝合浆膜肌层，如图 4-9 所示。分间断与连续两种，常用间断缝合法。Lembert 间断缝合法：缝线分别穿过切口两侧浆膜及肌层即行打结，使部分浆膜内翻对合，用于胃肠道的外层缝合。Lembert 连续缝合法：于切口一端开始，先做一浆膜肌层间断内翻缝合，再用同一缝线作浆膜肌层连续缝合至切口另一端。

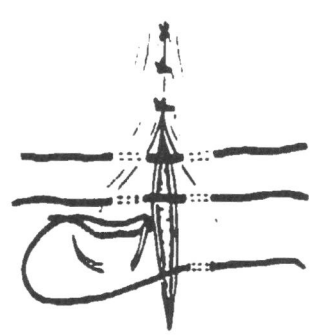
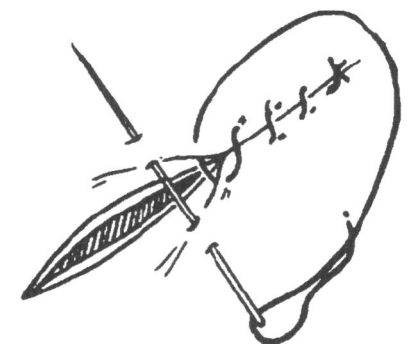

a. Lembert 间断缝合　　　　　　　　　　　　　b. Lembert 连续缝合

图 4-9　垂直褥式内翻缝合

（2）间断水平褥式内翻缝合（Halsted 缝合）：多用于胃肠道浆肌层缝合，如图 4-10 所示。

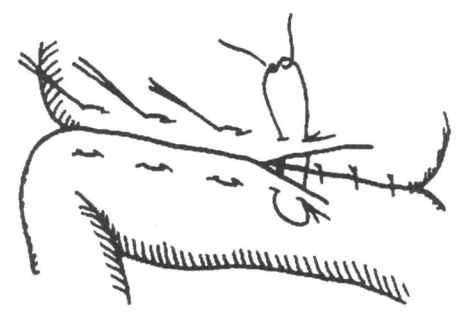

图 4-10　间断水平褥式内翻缝合（Halsted 缝合）

（3）连续水平褥式内翻缝合（Cushing 缝合）：于切口一端开始做一浆膜肌层间断内翻缝合，再用同一缝线平行于切口做浆膜肌层连续缝合至切口另一端，如图 4 - 11 所示。

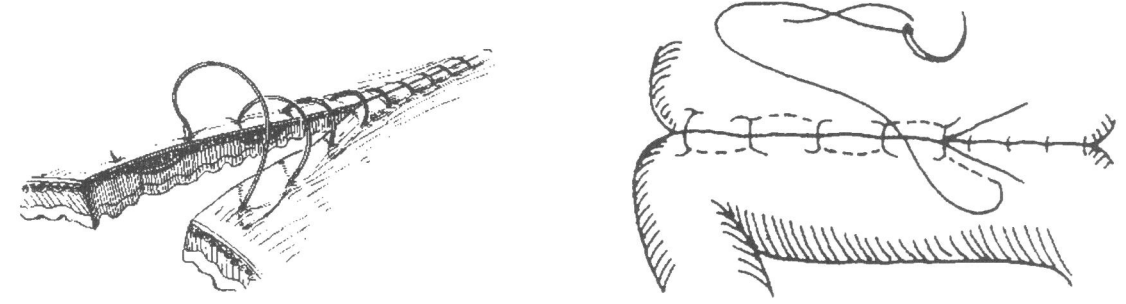

图 4 - 11　连续水平褥式内翻缝合（Cushing 缝合）

（4）康乃尔（Connel）缝合：缝合方法与 Cushing 类似，不同点在于缝针要贯穿全层组织，如图 4 -12 所示。多用于胃、肠、子宫壁缝合。

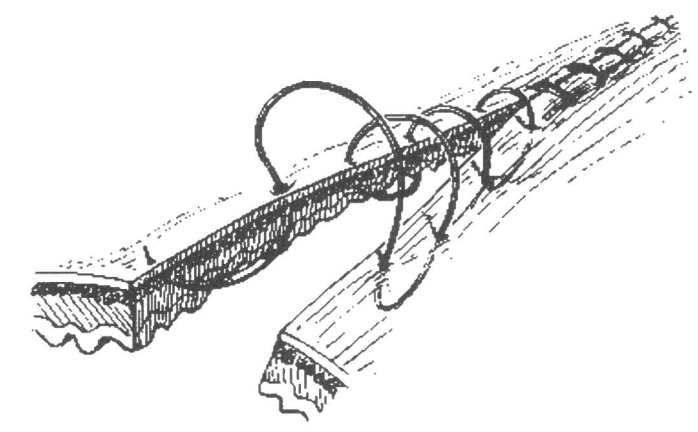

图 4 - 12　康乃尔（Connel）缝合

（5）荷包缝合：环状浆膜肌层连续缝合，如图 4 - 13 所示。应用较多，适用于胃肠道残端包埋缝合、空腔脏器引流管固定等。

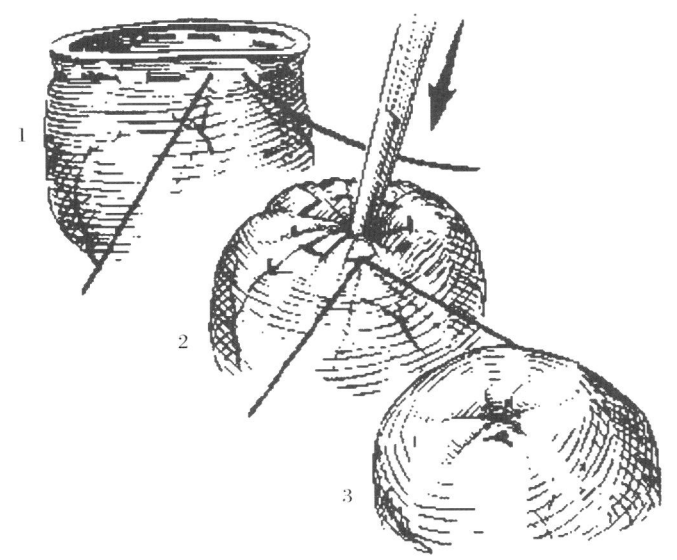

图 4 - 13　荷包缝合

3. 外翻缝合：

（1）间断垂直褥式缝合：针刺入皮肤，距创缘 8 mm，创缘相互对合，越过切口到对侧相应部位刺出皮肤，然后缝线在同侧距切口约 3 mm 刺入皮肤，越过切口到对侧距切口约 3 mm 刺出皮肤，与另一端缝线打结，如图 4 - 14 所示。优点：该缝合方法比水平褥式缝合具有较强的抗张力强度。对创缘的血液供应影响较小。缺点：缝合时，需要较多时间和较多的缝线。

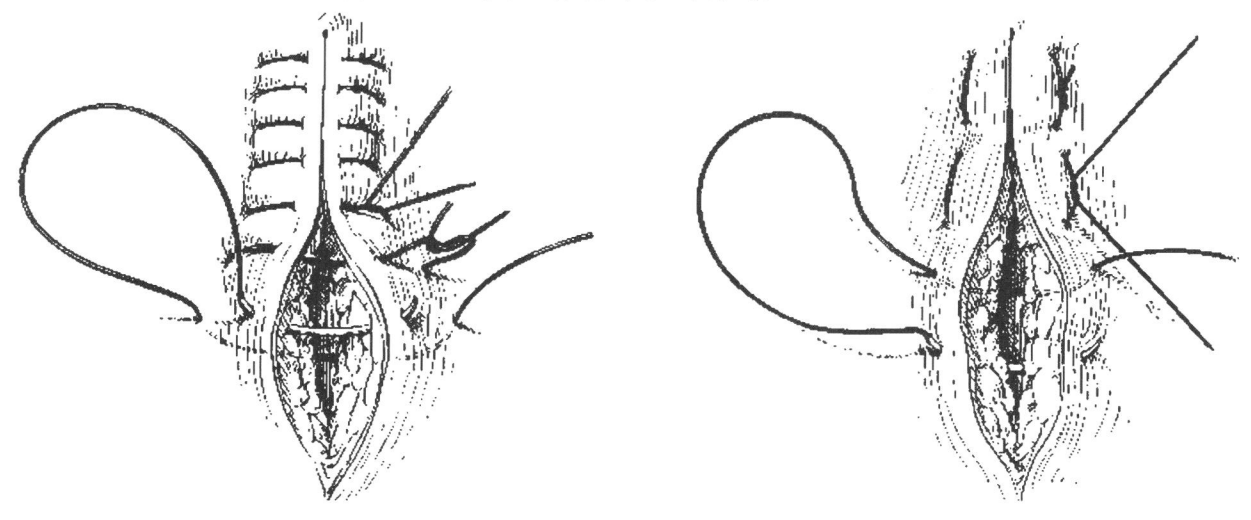

图 4 - 14　间断垂直褥式缝合　　　　　　　　　　　图 4 - 15　间断水平褥式缝合

（2）间断水平褥式缝合：针刺入皮肤，距创缘 3 mm，创缘相互对合，越过切口到对侧相应部位刺出皮肤，然后缝线与切口平行向前约 8 mm，再刺入皮肤，越过切口到对侧相应部位刺出皮肤，与另一端缝线打结，如图 4 - 15 所示。优点：节省缝线，操作速度较快。缺点：对创缘血液供应有一定影响。

（3）连续水平褥式外翻缝合：多用于血管壁吻合，如图 4 - 16 所示。

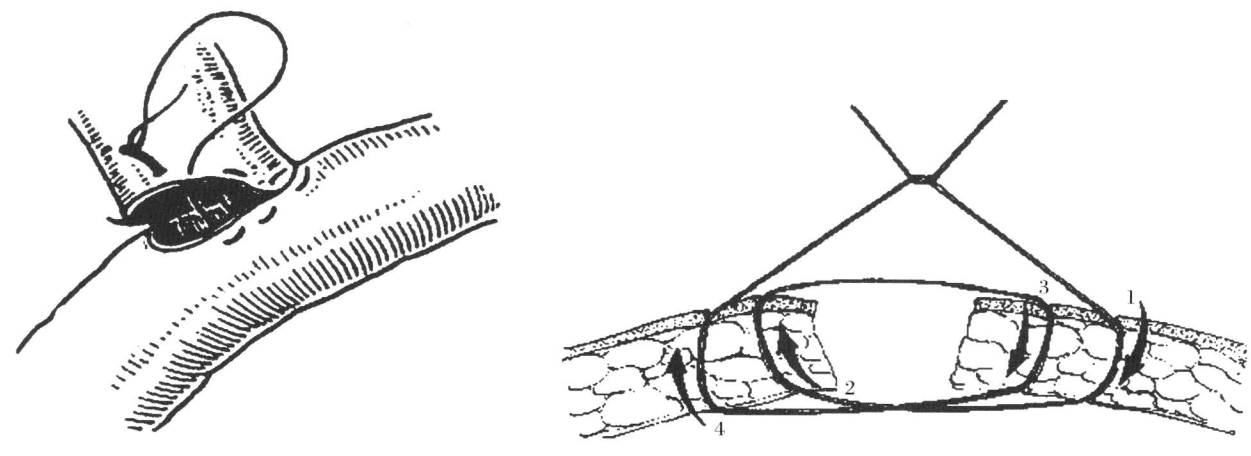

图 4 - 16　连续水平褥式外翻缝合　　　　　　　　　图 4 - 17　远近-近远缝合

（4）远近-近远缝合：如图 4 - 17 所示。优点：创缘对合良好。缺点：切口处有双重缝线，需要缝线数量较多。

4. 减张缝合：对于缝合处组织张力大，全身情况较差时，为防止切口裂开可采用此法，主要用于腹壁切口的减张。缝合线选用较粗的丝线或不锈钢丝，在距离创缘 2～2.5 cm 处进针，经过腹直肌后鞘与腹膜之间均由内向皮外出针，以保层次的准确性，亦可避免损伤脏器。缝合间距离 3～4 cm，所缝合的腹直肌鞘或筋膜应较皮肤稍宽，使其承受更多的切口张力，结扎前将缝线穿过一段橡皮管或纱布做的枕垫，以防皮肤被割裂，结扎时切勿过紧，以免影响血运，如图 4 - 18 所示。

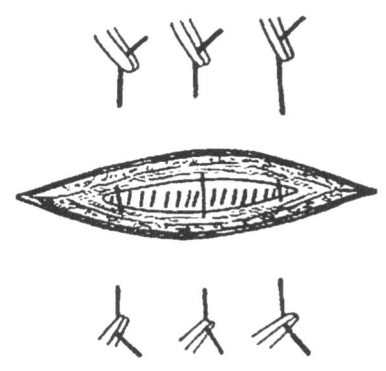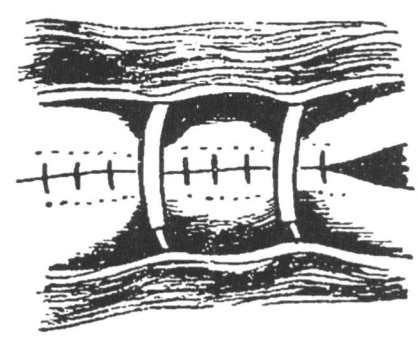

图 4-18 减张缝合

5. 皮内缝合：从切口的一端进针，然后交替经过两侧切口边缘的皮内穿过，一直缝到切口的另一端穿出，最后抽紧，两端可作蝴蝶结或纱布小球垫，如图 4-19 所示。常用于外露皮肤切口的缝合，如颈部甲状腺手术切口。其缝合的好坏与皮下组织缝合的密度、层次对合有关。如切口张力大，皮下缝合对拢欠佳，不应采用此法。此法缝合的优点是对合好，拆线早，愈合瘢痕小，美观。

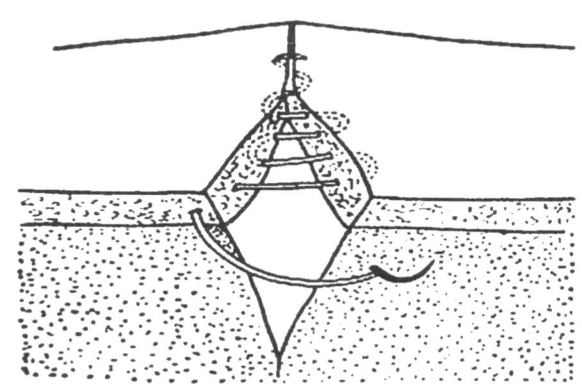

图 4-19 皮内缝合

6. 镜下缝合：近些年来，腹部外科领域中腹腔镜和机器人手术应用范围越来越广泛，尽管此类手术中吻合器的使用减少了缝合操作，但是镜下手工缝合仍然是确保手术顺利完成的最基本、最重要的技能。镜下缝合相比直视下缝合，其时视野不同、器械不同、缝线较短，但本质上讲，缝合的术式与开腹手术并无区别，需通过模拟器反复练习，跨越学习曲线后，才能熟练掌握技巧要点。

7. 其他闭合创口方法：随着技术的进步，除缝合法外，临床实践中已经出现了其他的一些闭合创口的方法，如吻合器，封闭器，医用粘胶，皮肤拉链等。

（1）皮钉：钉皮器的使用，不但节约了切口闭合时间，而且避免了缝线对皮肤的压痕，术后切口更为美观，近年来应用越来越广泛，如图 4-20 所示。钉合时使用止血钳或镊子协助外翻对拢皮缘有助于对合和防止皮肤内翻。

（2）皮肤胶带：可有效地对合伤口，但通常需要同时

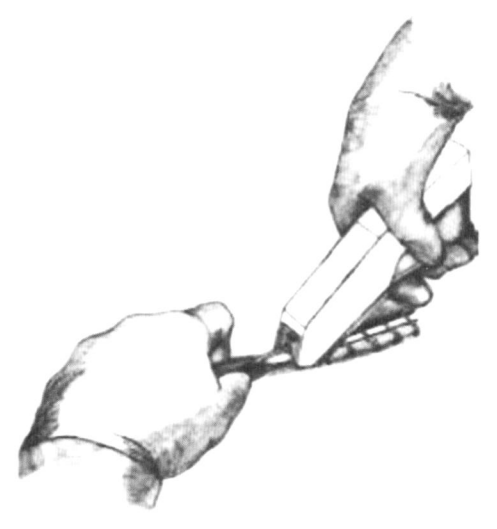

图 4-20 钉合皮肤切口

缝合真皮层，以减少张力、防止内翻，如图 4-21 所示。也可用于拆线后继续提供闭合伤口的外力。

图 4-21　皮肤胶带

（3）皮肤黏合剂：适合于无张力的、已由深层缝合提供张力的伤口，如甲状腺切口、腔镜手术后戳孔的闭合。注意本身没有外翻皮缘的功能，仍需要较深层次的缝线来提供外翻效果。

〔陈永亮〕

参考文献

[1] Moy R L，Waldman B，Hein D W. A review of sutures and suturing techniques [J]. J Dermatol Surg Oncol，1992，18（9）：785.

[2] Li Y，Kumar K N，Dabkowski J M，et al. New bactericidal surgical suture coating [J]. Langmuir，2012，28（33）：12134-12139.

[3] Bertrand B，Foletti J M，Bruneau S，et al. Comparison between Polyglactin 910 versus irradiated Polyglactin 910 for mucosal suture after wisdom teeth avulsion [J]. Rev Stomatol Chir Maxillofac Chir Orale，2013，114（2）：63-66.

[4] Berrfos-Torres S I，Umscheid C A，Bratzler D W，et al. Centers for disease ontral and prevention guideline for the prevention of surgical sete infection [J]. JAMA Surg，2017，152（8）：784-791.

[5] Gupta D，Sharma U，Chauhan S，et al. Improved outcomes of scar revision with use of polydioxanone suture in comparison to polyglactin 910：A randomized controlled trial [J]. J Plast Reconstr Aesthet Surg，2018：S1748681518301244.

[6] Kondrup J D，Qayyum A M. Closing the gap：Novel abdominal wound closure techniques [J]. Surg Technol Int，2018，32：25-31.

[7] 赵玉沛，张太平. 普通外科缝合技术的基本原则与缝合材料规范化使用 [J]. 中国实用外科杂志，2019，39（1）：3-5.

[8] 中华医学会外科学分会. 肝脏手术缝合技术与缝合材料选择中国专家共识（2018版）[J]. 中国实用外科杂志，2019，39（1）：11-14.

[9] 中华医学会外科学分会. 胆道手术缝合技术与缝合材料选择中国专家共识（2018版）[J]. 中国实用外科杂志，2019，39（1）：15-20.

[10] 中华医学会外科学分会. 胃肠外科手术缝合技术与缝合材料选择中国专家共识（2018版）[J]. 中国实用外科杂志，2019，39（1）：27-33.

[11] Goldenberg I. Catgut，silk，and silver—the story of surgical suture [J]. Surgery，1959，46：608.

[12] Moy R L，Waldman B，Hein D W. A review of sutures and suturing techniques [J]. J Dermatol Surg Oncol，1992，18（9）：785.

[13] 陈希哲，斯方杰. 可吸收手术缝线研究进展 [J]. 国外医学·创伤与外科基本问题分册，1995，11，16（4）：204.

[14] Jones T. The use of alloy steel wire in the closure of abdominal wounds [J]. Surg Gynecol Obstet，1972，74：1056.

［15］汪忠镐. 外科缝合材料进展［J］. 国外医学参考资料分册，1977，3：127.

［16］Rodeneaver G T，Nesbit W S，Edlich R F. Novafil：Adynamic suture for wound closure［J］. Am Surg，1986，204：193.

［17］Craig P H. A biologic comparison of polyglactin 910 and polyglycolic acid synthetic absorbable sutures［J］. Surg Gynecol obstet，1975，141：1.

［18］Katz A R. A new sythetic monofilament absorbable suture made from polytrimethylene carbonate［J］. Surg Gynecol Obstet，1985，161：213.

［19］聂旭光. 伤口处理的研究进展［J］. 国外医学·创伤与外科基本问题分册，1995，16（4）：208.

［20］Taube M，Porter R J，Lord P H. A combination of subcuticular suture and sterile micropore tape compared with conventional interupted suture for skin closure［J］. Ann Roy Coll Surg Engl，1983，65：164.

［21］戴植本. 纤维蛋白黏合剂的配制及临床应用［J］. 实用外科杂志，1987，7：118.

第五章　腹部外科引流术

Intraperitoneal Drainage

一、外科引流的历史与现状

外科引流的概念始于公元前 15 世纪，当时的医家观察到脓肿破溃引流后，病人的情况会随之而改善，经过数个世纪之后，逐步形成机械引流感染部位可预防脓肿发生的观念。但真正的外科引流是由 Hippocrates 和 Celsus 的描述用导管引流开始。Hippocrates 首先将引流管用于治疗脓胸，接着 Celsus 用引流管治疗腹水。Chassaignac（1859）首先推荐应用软质橡皮引流管；Kenrer（1882）首先介绍"烟卷"引流，目的是增加毛细管引流的面积和避免腹腔粘连。Penrose 又于 1890 年详细叙述烟卷引流的制作及其在腹腔内引流中的应用，故现今常称烟卷式引流为 Penrose 引流。Charles Bingham Penrose 是一位妇科教授，在 1897 年出版他的一本著作（*Textbook of Diseases of Women*）中介绍一种新的引流物是将用乳胶制成的阴茎套的尖端剪去后内填以纱布制成，因为只有少许纱布外露，故可以避免粘连和易于拔除，其中的纱布应在术后 2～3 d 时抽除。Kellog（1895）和 Heaton（1898）先后描述了现今使用的双套管引流（sump suction）的雏形。英国外科医师 Heaton 首先使用吸引引流（siphonl drain），当时是使用化学实验室里连接于自来水管上所产生的持续性负压；直至 1952 年才出现现代的密闭的持续负压吸引引流装置。

早年时妇科和外科尚未分开，外科医师经常做妇科的盆腔内肿瘤切除手术。美国外科医师 Mc Dowell（1809）在行首例卵巢良性肿瘤切除术时将卵巢蒂的结扎线留长经伤口引出体外。19 世纪时妇科学发展很快，同时认识到手术后早期的死亡率主要与血清和血液积存在盆腔内有关，因而要求得到更为有效的引流。Peaslee（1855）描述用一导尿管从盆腔经阴道引出作为引流和冲洗之用。法国的 Chassaignac（1869）首先使用一软质橡皮管引流。Koeberle 首先用玻璃管做腹腔引流。

腹腔引流是使用得最广泛而争议最多的项目。美国 Moss（1981）在一篇论文中写道：在美国每年应用 500 万次以上的外科引流，但对其有效性、指征和效果仍是悬而未决的争议。在 Lister 之前，腹部手术在关腹之前放入一根引流物普遍认为是需要的；甚至 Lister 在手术时亦放入橡皮管引流，若用于预防性，术后 24 h 拔除，若用于脓肿引流，则逐渐抽除直至脓腔闭合。当时认为引流物刺激（特别是像纱布类物品）可以逆转局部组织的淋巴液流动方向而使感染得到控制；Lawson Tait 的一句名言"当有疑问，引流（when in doubt，drain）"一直影响着以后的腹部外科。

Billroth 首先在胃肠道手术后行预防性腹腔引流，但是，Johann von Mikulicz 认为完全引流腹腔是不可能的，对有渗出的创面，他用填塞法；Mikulicz 填塞是由一层橡皮片包有一长条的纱布并常用碘酒浸过。Miles 在其首例经腹腔会阴联合直肠切除术（1908）使用此方法填塞会阴部伤口。相反地，Halsted 却相信细致的止血和缝合创面可以减少不必要的预防性引流，在有感染的伤口需要引流时，他用一片自然橡胶（gutta-percha——马来亚乳胶）铺上一层纱布然后卷成雪茄状的引流物。故 Halsted 的卷烟引流（cigarette drain）并不同于 Penrose 引流，虽然当前称为香烟引流的多是指前者。

腹腔引流并非是无害的，其合并症很多，有时很严重；同时，其引流效能亦受到怀疑。1905 年时，Yates 通过其经典的动物实验研究指出引流整个腹膜腔是不可能的，在弥漫性腹膜炎时，腹腔引流是无用的，引流在 6 h 内即被包裹失效，除非引流液很多而使这一失效时间推迟，制作引流物的材料应该刺激性小并应尽快拔除。John Yates 在美国外科学杂志上一篇文章中写道"在现代外科病理学中，可能没有比腹膜对引流物的反应特点的细节更需要透彻地了解，然而在一般的教师、医师、学生中却知道得很少"。根据实验的结果，Yates 提出腹腔内引流物放置后便立即被包围，任何的异物外均将形成粘连，不过其程度和致密度则决定于引流物的刺激性和放置的时间，因而引流物应该是最少刺激性的和应该最早地逐步拔除。这个观点可能代表了现代的观点。然而代表极端的观点却是 Hathaway 在第一次世界大战之后在英国医学杂志上所发表的论述"战争对外科的头等重要的影响是永远废除了引流管，引流管的时代已经过去，将来能见到它的将是在博物馆里"。这显然是过激的言辞，因为到了今天，腹腔引流仍然照样地是个没有休止的辩论议题。

腹腔引流在腹部外科历史上已取得它应有的地位，但与此同时，腹内引流所致的并发症亦不容忽视，除了机械性的和引起腹内粘连导致的并发症之外，引流到底是减少术后感染性并发症抑或是增加感染，便成为直至当前仍然存在争议的问题。如脾切除术后的引流和胆囊切除术后引流便是其中突出的例子。Hunter Robb 于 1891 年在美国 Johns Hopkins 医院首次提出对引流物的细菌学研究（当时多用有侧孔的玻璃管作为引流物），发现 44% 的培养中有细菌生长，Robb 强调对引流管要特意强加清洗。腹腔引流给细菌提供一双向的通道途径，引流过程中的细菌污染已成为必然的事实。

二、腹腔引流的种类与应用

腹腔引流主要分为两类：被动式引流（passive drains）和主动式引流（active drains）；前者是由于腹内压升高时使液体溢出，后者则是通过负压吸引装置将液体吸除。

1. 被动式引流：这是我国当前腹部外科中最常用的引流方式，最常用的引流物有 Penrose 引流、烟卷引流、乳胶管和硅橡胶材料的管状引流。被动式引流可以是开放的，引流管端直接与外界敷料接触或是封闭的，连接引流管至一密封的消毒容器，并可加以间断负压吸引。密闭的被动式引流可以推迟引流通道的细菌感染。

当使用腹腔被动式引流时（除用硅橡胶管外），在 24 h 内大网膜便迅速地将引流入口处包围隔开，48 h 后，引流管道便被完全包围，使其与主要腹膜腔隔开，故临床上常见到引流处有感染或脓液流出时，并不影响腹膜腔；游离腹腔内有腹水时，亦不经引流管排出。故一般的引流管并不能保持其长时间的有效引流作用。

用硅橡胶材料制成的管状 Penrose 引流物，可以用为密闭式或开放式的腹腔被动式引流，是最合适的引流材料，使用得亦最广泛；以其柔软而无刺激性，在符合外科原则下使用时，亦最少发生并发症。

被动式腹部引流受腹腔内压力变化的影响。上腹部因有横膈的呼吸活动，在不同的呼吸周期，上腹部压力亦随之改变。Overholt 观察到狗的腹腔内压力在上腹部是负值，并且在正常呼吸期间的变化很小。Drye 的研究发现术后病人在仰卧位时上、下腹的腹腔内压力相似，大约为 8 cmH_2O（0.78 kPa）；但在直立位时，下腹的腹腔内压增加至 3 倍而上腹则基本不变，而且两点的垂直距离越大，压力差也越大，故腹腔内压是呈动态性改变，当有咳嗽、呕吐动作时，腹腔内压可升高至 10 倍。基于被动式引流的有效性是在于腹腔内压与外界压力差的梯度，因而引发对最常用于胆囊切除术时的腹腔内引流以何种引流最佳和是否需要引流的研究和争议。

由于上腹部腹腔内压有时是负值，理论上胆囊切除术后肝下区引流最好是用负压吸引的主动式引流，不少作者是有这种主张。但是，实际上和实验性研究结果提示，腹腔内负压吸引引流却更快地被大网膜堵塞而失效，被动式引流反而得到较好的效果。手术中向腹腔内肝下区注入 99mTc 标记的红细胞时，被动式引流可以得到更好的引流效果；从静脉内注注入 99mTc HIDA 显示约有 45% 的胆囊切除术病人有胆汁分泌至肝下区，这些放射性物质可从被动式引流流出或沿主动吸引管的周围溢出，说明被动式引流更为有效。

下腹部腹腔内压力受膈肌活动的影响较少，腹腔内充满小肠而无一个腔隙，故最适宜于用软质的 Penrose 被动引流。实验研究证明腹腔内引流时主动式引流的效率是与负压吸引值成反比，即负压吸引越高，越早地引流管孔被小肠和网膜堵塞，引流效率越低，并且越能产生对肠壁的损伤。至于对盆腔引流则以低压的负压吸引更为合适。

2. 封闭式吸引引流：封闭式吸引引流最常用于预防性目的。最初时此种引流方法是整形外科用于皮瓣下引流以预防液体存积。封闭式吸引引流用于经腹腔会阴直肠切除术时可降低感染率和减少会阴部窦道的发生；亦有不少作者认为在胆囊切除术时，使用封闭式吸引引流的伤口感染率低于用开放的Penrose引流，然而，Penrose引流亦可以使其成为封闭式的以减少细菌污染，但在这方面未见作出比较（图 5-1）。

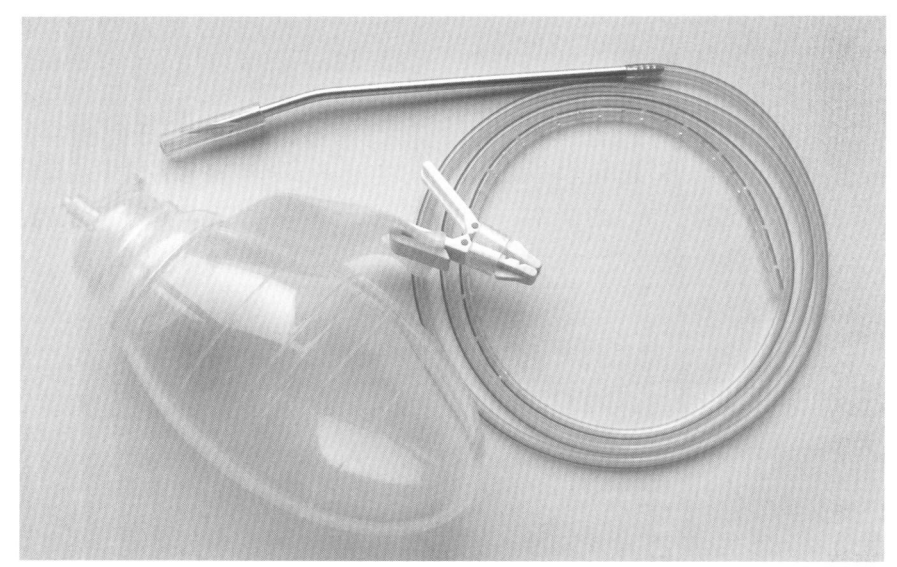

图 5-1   常用的封闭式腹腔引流管，有微负压引流的效果。在应用时，因为是硅胶材质，
不能在引流管上任意剪孔，不然容易在腹腔中折断

3. 双套管吸引引流：排水坑式的引流（sump drain）又称双套管吸引引流（简称双套管引流）是欲达到比被动式引流更完全、有效而防止其侧孔被堵塞的引流装置，引流管选择管壁不宜太硬以避免对组织的压迫坏死，又不宜过软以致在吸引时萎陷。引流管连接一进气小孔和内置一吸引管，故成双腔；有时亦可再增加一灌注管而成三腔管。进气管上一般设置一细菌过滤器，以减少空气中细菌污染。可以用持续灌洗和连续吸引，应避免用过强的负压，以刚能将灌注的液体抽除为度，避免过强抽吸时增加空气中细菌污染，常用的负压吸引在 $80\sim120$ mmHg（$10.7\sim16.0$ kPa）。持续负压吸引时将抽出液体量减去灌洗的液体量可计算出引流量。

双套管吸引引流对有大量的漏出如胃肠道瘘及坏死组织如急性坏死性胰腺炎、脓肿腔等引流有较显著效果。

三、腹部外科引流注意事项

引流虽然是腹部外科中最常用的措施，然而也是最容易出现失误的环节，有时可因在某一细节上的疏忽，造成极严重的后果（图 5-2）。

1. 腹部引流原则上必须经过腹壁上另一刺口放置，引流物不得经过主要切口，以免发生切口感染和裂开，涉及胰腺的手术时更为重要。

2. 腹壁上引流刺口不宜过小，应能通过一手指；一般引流物应成双，以便在通过腹壁时尚留有空隙，往往腹腔内的液体是从引流管间的空隙流出。引流管一般在 48 h 后便常被堵塞。遇有大量腹水流失时，可拔除一根引流管和将余下一根引流管的周围软组织和皮肤缝紧，以停止腹水外漏。

3. 单根的腹腔引流管容易因管腔堵塞和周围腹壁肌肉收缩而呈现无引流液的假象，腹腔内可能有出血、胆汁积存等情况而无外溢，血液凝块堵塞是最常遇到的问题；此时可发现引流管内和其周围有少许血凝块，用一导管放置引流管内可抽出血凝块。因而腹内情况判断应结合病人的临床表现进行分析。

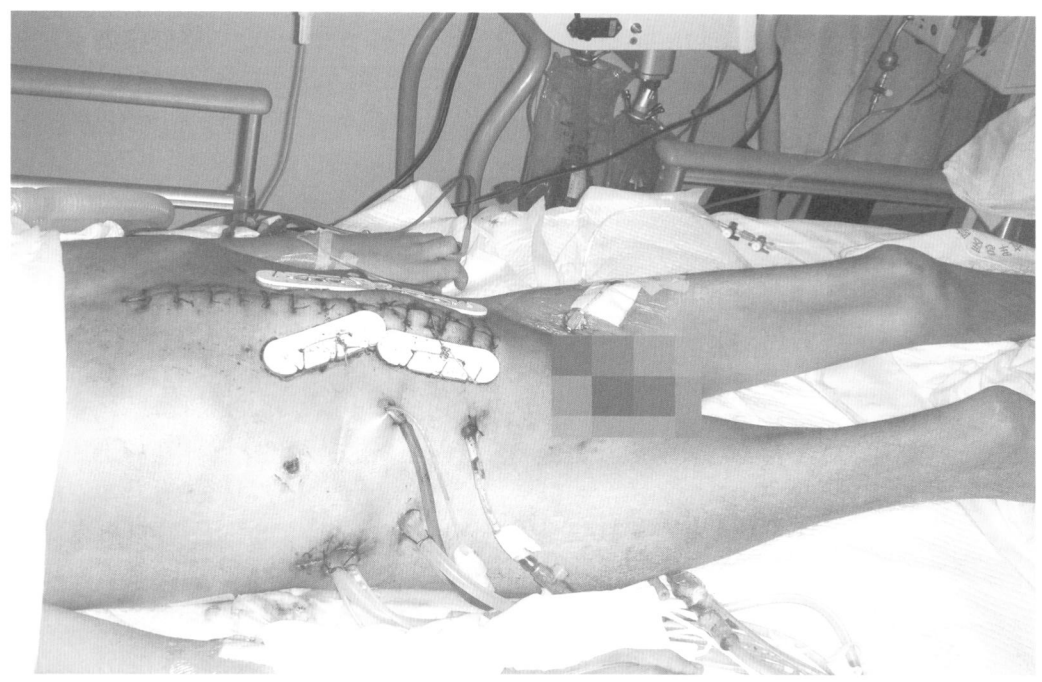

图 5-2 重大手术后，引流管的管理是非常重要的，注意引流管的数量、位置和引流液的性状

4. 腹内引流物放置的部位极为重要，引流应邻近缝合或吻合部，但切忌与吻合部直接接触，以免影响愈合反而产生瘘；引流管应从最近的腹壁以直路引出。引流管以不吸收缝线与腹壁皮肤妥为固定，可能时，引流管尖端应有一不透 X 线的标志，以指示管尖的位置。

5. 硬质引流管应以网膜将其与小肠隔开，避免可能因压迫成瘘。

6. 若为负压吸引引流，则用单管，管周不留空隙。

7. 引流管可于引流停止 24 h 后拔除。若用于腹腔内脓肿引流，引流管则需逐渐退出，待脓腔闭合后拔除。

8. 引流若为预防性目的如预防发生吻合口瘘等，则应待 7～10 d 之后才拔除，因为绝大多数的瘘是发生在这段时间内。

9. 引流管放置 10～14 d 时可形成一上皮化瘘道，需要时可更换引流管；置换新的引流管时，应注意新管放入的深度和是否到位。

10. 引流管在位并不等于安全的保证，应该根据临床全面分析，1 周内做腹部和有关部位超声检查常属必要，有时需向引流管内注入造影剂做 CT 检查。

〔黄志强 黄晓强整理〕

参考文献

［1］裘华德. 腹部外科引流［J］. 普外临床，1988，4：250.

［2］王训颖. 关于腹部外科引流的争议［J］. 中国实用外科杂志，1995，7：20.

［3］Levy M. Intraperitoneal drainage［J］. Am J Surg，1984，147：309.

［4］van der Linden W，Kempi V，Gedda S. A radionuclide study on the effectiveness of drainage after elective cholecystectomy［J］. Ann Surg，1981，193：155.

［5］Robinson J O. Surgical drainage：An historical perspective［J］. Brit J Surg，1986，73：422.

第六章　腹部外科病人的营养支持

Nutritional Support of Abdominal Surgical Patients

　　腹部脏器外科疾病和腹部外科手术后面临的首要问题往往是营养的维持。肠道外营养的安全应用，使腹部外科手术治疗发生了革命性改变，以往许多腹部外科病人，不是死于疾病本身，而是死于饥饿和消耗。

　　腹部外科病人中，慢性营养不良很常见，因为腹部脏器的疾病，往往影响对营养物质的摄取、消化和吸收，同时增加耗损；腹部手术病人术后总是有一段时间不能进食或摄入量不足，造成一定的急性营养缺乏。营养不良症一般可分成：①蛋白质及热量营养不良（marasmus），表现为消瘦、体重下降、恶病质（cachexia）；②蛋白质营养不良而热量摄入足够（kwashiorkor），在成年人称为蛋白质能量营养不良（protein energy malnutrition，PEM），此时可能无显著体重下降，病人甚至显得肥胖，但有蛋白质营养不良时所造成的种种生理功能障碍；③以上两种的混合型，既有总热量的摄入不足，又有明显的蛋白质营养不良。蛋白质营养不良在腹部外科病人中更为重要。

　　解决腹部外科病人的营养缺乏，经肠道外途径提供营养补给，即完全肠外营养（total parenteral nutrition，TPN），是一划时代贡献。腹部外科手术后，经胃肠道供给常是不可能的，或因代谢率太高，胃肠道不能承担这过高的需求。在高代谢率情况下，单纯输入 $5\%\sim10\%$ 的葡萄糖液是不能满足身体需要的，若从周围静脉内输入大量的高渗葡萄糖溶液，将迅速导致静脉内膜炎及静脉血栓形成。1949 年 H. C. Meng（孟宪章）等首先在实验犬的上腔静脉内放置静脉导管，连续输入水解蛋白、脂肪乳剂、糖类、维生素、电解质、微量元素及水。1959 年 Moore 等从上腔静脉导管内输入高渗葡萄糖溶液、水解蛋白和脂肪乳剂。1965 年 Dudrick 证明长期完全静脉内营养是可行的。近年来由于中心静脉插管输液技术上的进步，突破了输液途径上的困难，加以静脉内输入的结晶氨基酸混合液和脂肪乳剂制备的完善，TPN 得以广泛地应用于临床。

　　肠道外营养途径虽然是一非常有效的支持手段，但它毕竟不是生理的途径，会引起一系列的生理紊乱甚至严重的并发症，故需要遵循一定的准则，它不能代替经肠道内营养的生理途径，只要在可能条件下，应尽快恢复肠道内营养的生理途径。

一、营养状况的评估

　　外科病人患有营养不良者甚为常见，特别是腹部外科病人，但事实上常未被足够重视；蛋白质能量营养不良（PEM）在外科病人中更为重要，因它影响身体抗感染能力和伤口愈合，更易发生术后并发症并有更高的死亡率。

　　体重下降，特别是患病后近期的体重下降，是反映营养状况的一项重要指标。体重下降的程度及其与术后并发症率增高的关系虽然尚缺乏一个统一的尺度，但一般均同意显著体重减轻者是指比病前降低 $\geqslant10\%$ 的体重，而体重减轻 $10\%\sim20\%$ 者，通常伴有身体的功能异常和不良的临床后果，因而体重下降 10% 以上时可以定为显著的体重减轻和有营养不良。在摄入量不足的情况下，身体内的营养储备很快消耗，在疾病、创伤、感染、术后等应激状态下时，则消耗得更快。所以一般均认为若营养摄入严重受限 $\geqslant7$ d 时，则有发展成为营养不良的危险。

　　常用于检测病人营养状态的客观指标是：在体格检查上测得包括身高、体重、三头肌处皮肤皱褶厚度、上臂中部周径，其所得数值与正常人数据相比，当＜正常 60% 者为严重营养不良；$60\%\sim75\%$ 者为中度营养不良；＞75% 为轻度或无营养不良。在检验数据上包括肌酐-体重指数（creatinine-weight index）、血清白蛋白、运铁蛋白、前白蛋白、视黄醇结合蛋白的水平。免疫指标上包括细胞介导的皮肤延迟过敏反应，淋巴细胞总数。据这些指标，加以量化，求得预后性营养指数（prognostic nutritional index，PNI），当 PNI≤40% 时为低危、PNI 40%～50% 时为中度、PNI≥50% 则属于有手术后并发症或有死亡风险的高危病人。PNI 的计算按以下公式：

PNI（%）=158－16.6（白蛋白，g/dL）－0.78（三头肌皮肤厚度，mm）－0.2（运铁蛋白，mg/dL）－5.8（缓迟皮肤过敏试验——分 3 级，0 级为无反应，1 级为反应区直径＜5 mm，2 级为反应区直径＞5 mm）。经过临床上的前瞻性观察，PNI 与胃肠道手术后并发症发生率有相关关系。就单项指标而言，血清白蛋白水平与手术后并发症的相关性最为密切。

因此，腹部外科病人若有：①病后体重下降＞10%；②＞1 周时间的进食受限制；③术后 1 周不能恢复正常进食；④血清白蛋白＜35 g/L（3.5 g/dL）；⑤PNI 显示有营养不良。手术前后应给以营养支持。

术前 7～10 d 的营养支持治疗，可望病人的营养不良情况得到一定的改善，降低术后并发症的发生。然而，营养支持并不能推延外科紧急处理，如在腹腔内感染、脓肿的营养不良的病人，不可能等候营养支持改善营养状况之后才施行手术，而是手术引流脓灶、控制感染、降低高代谢率之后营养支持才能起作用。

二、饥饿与高代谢

腹部外科手术病人，皆经历饥饿与创伤的高代谢阶段，如果发生并发症，高代谢状态将持续。

1. 饥饿的代谢效应：没有创伤时的饥饿代谢，主要是胰高血糖素升高、胰岛素水平下降，无葡萄糖自门静脉血流进入肝脏，刺激肝糖原分解及糖异生以提高血中葡萄糖水平，供给生命器官（大脑和红细胞更需要利用葡萄糖为能源）；蛋白质分解增快以提供成糖氨基酸及糖异生，而体蛋白质合成减少，以节约能源；三酰甘油从身体的脂肪库里被动员出来以提供游离脂肪酸和甘油，肝脏利用脂肪酸合成酮体，作为其他器官供能的燃料，而甘油则是糖异生的底物，最后，脑组织亦可利用酮体为燃料，因而减少蛋白质分解提供糖异生的底物。故在无创伤应激的饥饿情况下，组织细胞对营养素的利用是正常的，基础代谢率降低，呼吸商约为 0.7，说明主要是由脂肪氧化提供能源。

2. 应激状态下代谢：与单纯饥饿相反，在创伤（包括手术）、出血、休克、感染等应激状态下，引起种种介质和细胞因子释放，升高基础代谢率，加速糖类、蛋白质和脂肪的消耗。在介质作用的情况下，糖异生明显加快而周围组织利用葡萄糖的能力下降，糖异生的底物包括来自骨骼肌分解的氨基酸、乳酸盐、甘油；和单纯饥饿时不同，此时虽然给以外源性葡萄糖，亦不能抑制糖异生的进行。

脂肪的分解代谢是显著的并释放出游离脂肪酸和甘油，与单纯饥饿不同的是在高代谢时酮体生成受到明显抑制，可能与胰岛素水平升高有关。

全身的蛋白质分解代谢明显增加，虽然此时蛋白质合成速度也增加，但不能代偿分解代谢，故处于蛋白质分解代谢状态，临床上表现为骨骼肌迅速消耗、尿中尿素氮升高。蛋白质分解给肝脏代谢提供底物，但支链氨基酸主要是在周围组织中被利用，故血浆氨基酸谱的改变为低支链氨基酸，而芳香族氨基酸、甲硫氨酸、苏氨酸、丙氨酸、谷氨酸及成糖氨基酸水平升高。在高代谢情况下，周围组织利用氨基酸受抑制。肝脏摄取氨基酸及合成蛋白质，因而，在创伤后合成急性时相蛋白（acute-phase protein）增加，而其他蛋白如白蛋白合成减少；在伤处、炎症区白细胞的摄取氨基酸增加，因而体内的蛋白质得以重新分配。高代谢期体内的分解代谢不会因提供外源性氨基酸而受抑制或停止进行，但提供外源性氨基酸可以刺激蛋白质合成，并且其间有量的关系。因而，高代谢状态下的代谢支持应是提供更多的底物，刺激蛋白质合成，使整个过程是在高分解、高合成的状态下运转，结果减少身体组织结构的消耗。

单纯的饥饿状态下的营养补充和应激状态下的代谢支持是按不同的原则进行：①饥饿时营养物质按需要补充以恢复正常代谢；②应激状态下高代谢的代谢支持是维持高分解高合成的高转换状态。

Cerra 提出的不同应激水平条件下营养物质的需要量可供参考（表 6-1）。

表 6-1   不同应激水平下营养物质需要量的估计

营养物质	应激水平			
	饥　饿	轻	创伤（早期）	感染（后期）
非蛋白热卡：氮（kcal[1]/gN）	150：1	100：1	100：1	80：1
氨基酸 [g/（kg·d）]	11.5	2	2.0～2.5	
总非蛋白热卡 [kcal/（kg·d）]	25	25	30	35
总热卡 [kcal/（kg·d）]	28	32	40	50
营养素成分热卡比值				
氨基酸（%）	15	20	25	30
葡萄糖（%）	60	50	40	40
脂肪（%）	25	30	35	*

〔1〕有高甘油三酯血症；1 kcal＝4.184 kJ。

（引自：Cerra F B. Manual of Critical Care [M]. St Louis：CV Mosby CO，1987：140）

三、腹部外科手术病人的营养补给

饥饿状态下的营养补充一般是依照非蛋白质热量与每克氮的比例为 150：1（1 g N＝6.25 g 蛋白质；1 g N＝7.5 g 氨基酸；0.8 g 蛋白质＝1.0 g 氨基酸）。因而约为每千克体重每天约需 25 kcal 非蛋白质热量和 1 g 蛋白质。非蛋白质热量不能全部由葡萄糖提供，以避免发生高糖并发症，葡萄糖的输入速度应在身体对葡萄糖代谢的速率范围内，即最大不能超过 5 mg/（kg·min），其余部分的热量应以脂肪乳剂提供，一般约 25% 的热量由脂肪乳剂来提供。脂肪乳剂除提供热量外，亦提供身体需要的必需脂肪酸。

腹部手术之后，代谢支持需要根据创伤应激的程度来调节。简单估计方法是根据每天从尿中排出的氮的量（单纯饥饿＜15 g/d；择期手术 5～10 g/d；多发性创伤 10～15 g/d；感染＞15 g/d）来估算。在手术后高代谢状态下，应增加氨基酸的补给份额，常需 2 倍于正常，即达 2.0 g/（kg·d），以减轻体内蛋白质的分解消耗，同时亦略提高非蛋白热量的供给，一般达 125.52～146.44 kJ/kg。此时身体所需的部分热量是由氨基酸在体内代谢提供。因而调整氨基酸的配方可以有利于身体的利用和合成蛋白质，主要方面是增加能被周围组织利用的支链氨基酸的比例，可以增至占氨基酸总量的 40%～50%（平衡氨基酸溶液中，支链氨基酸只约占 20%），同时降低成糖氨基酸（甘氨酸）和芳香族氨基酸的比率。术后非蛋白热量的提供不能全用葡萄糖，脂肪应约占 30% 的比率。

此外，尚要同时提供所需要的水分、电解质、多种维生素、微量元素。

腹部外科手术多与胃肠道有关，或在一定时间内影响胃肠功能，更加上胃肠道本来的病变，故营养补给多是采用静脉内输注的肠外营养（TPN）途径。与肠内营养比较，TPN 在腹部手术后早期有更多的优点，但亦有一定的缺点，特别是长期使用时。

TPN 时营养素进入体内的途径是非生理性的，不像肠内营养时首先从门静脉经肝脏而后及全身，在相同条件下，口服葡萄糖被肝脏的摄取率远高于从静脉内注射的葡萄糖；同样，口服氨基酸时肝脏合成蛋白质的效率亦远高于从静脉内注射的氨基酸。因为氨基酸、葡萄糖等从静脉内注射时，很大的一部分首先是被分配到肌肉、脂肪等周围组织，而经肠道吸收的营养物质则首先经过肝脏。经肠道营养是维持小肠黏膜结构和功能上完整性的必要因素，在长时间用 TPN 下，胃肠道质量下降、肠黏膜厚度减少，蛋白质含量、DNA 及二糖酶活性降低，肠黏膜的免疫屏障受损，易导致肠内细菌移位等。因此，在腹部外科手术后，有可能时应及早恢复肠内营养；在情况复杂的病人，可以在手术时放置肠内营养导管，以便及时恢复或部分恢复肠内营养。

当前已有多种肠外及肠内营养液的配方，以便根据病情及不同需要时选用。由于肠外营养的制剂和设备均比较方便，临床上又出现泛用的倾向；即是不问可能收到什么样的效果，在手术前后均用上 TPN。目前，TPN 的费用仍然是较昂贵的，因而有必要了解在什么情况下手术前后使用 TPN 最为有效。

一些临床研究根据预后性营养指数（PNI）标准的对照分析，得出结论是在只有轻度营养不良的病人，术前 TPN 组与对照组比较，并不减少术后并发症率；在中度营养不良者，术前 TPN 虽可以减少术后并发症，但与对照组比较尚无统计学意义；只是在有重度营养不良的病人，术前 TPN 在降低术后并发症，严重感染和死亡率方面，较对照组有明显的差别。Soeters 对围手术期营养支持的临床随机研究亦指出在有体重丢失 10% 以上的重度营养不良和手术时失血>500 mL 的病人中，营养支持可以显著减少术后的严重并发症。另外的一些临床研究报告亦得到相似的结论。

因此，围手术期营养支持宜用于以下情况：

1. 术前 7 d 以上不能进食或体重下降>10%。

2. 术前营养支持 7～10 d。

3. 术中失血>500 mL 或术后 1 周不能恢复饮食。

4. 术后脏器功能稳定后开始营养支持。

四、并发症的预防

腹部外科手术病人，在 TPN 支持下，可能出现并发症，应予避免。肠内营养支持时，亦可能发生代谢的并发症，但机会要少些。

1. 葡萄糖应用：葡萄糖应用上可能引起高血糖、反应性低血糖、呼吸功能障碍、肝细胞脂肪沉积等主要不良反应。在高代谢状态下，因常合并有胰岛素抵抗和周围组织利用葡萄糖受抑制，若以葡萄糖为单一能源时，可出现高血糖症；高血糖引起的容质性利尿（高渗透性利尿），可发生脱水和高渗透压而出现高渗性昏迷（hyperosmolar coma）。因而葡萄糖应均匀地输注，单位时间内输入量不能超过葡萄糖在体内的最大氧化速率，即 5 mg/（kg·min）。在高代谢状态时，不能单用葡萄糖提供非蛋白热量，而要用脂肪乳剂来提供 40%～50% 的非蛋白热量。在输注高渗葡萄糖液过程中，若突然停止输入或换用不含糖的液体时，因血浆中胰岛素水平升高，在无外源性葡萄糖输入时，可发生危险的低血糖症。故在终止 TPN 之前，应每天渐减葡萄糖用量，经过 1～2 d 后才终止 TPN 则比较安全。大量输注葡萄糖，可发生肝细胞脂肪沉积、肝糖原累积、肝细胞肿胀，影响肝功能和出现淤疸。葡萄糖用量一般每天宜在 200～250 g 以内，葡萄糖在体内氧化代谢产生较多的 CO_2（糖类的呼吸商为 1.0），CO_2 需要从肺排出，当原有肺功能不全及在严重创伤、感染、高代谢状态下，可以诱发呼吸衰竭。脂肪在体内氧化时，产生较少的 CO_2，呼吸商为 0.7，故应以脂肪乳剂提供部分非蛋白热量，病情严重者，脂肪提供的热量可占非蛋白质热量的 60%。

2. 脂肪乳剂：单独以葡萄糖提供肠外营养的非蛋白质能源时有许多弊端，从 20 世纪 50 年代开始人们便寻求能为临床上使用以提供能源的脂肪乳剂，经过长时间的和大量的研究探索，随后制成的以大豆油为原料和卵磷脂为乳化剂的 Intralipid 应用于临床，可提供能量和必需脂肪酸。

目前已有多种商品脂肪乳剂供临床上使用，一般均是用豆油为原料，以卵磷脂或大豆磷脂为乳化剂，脂肪滴的大小接近于人体的乳糜粒，脂肪粒进入体内后，很快便被载脂蛋白所附着，这些附着载脂蛋白的脂肪粒便经过与自然的乳糜微粒相同的途径进行代谢，微粒中的三酰甘油分解为甘油及游离脂肪酸。

大豆油是用以生产脂肪乳剂的主要成分，豆油含有约 85% 的不饱和脂肪酸，其中亚油酸便是最重要的一种，输注脂肪乳剂可提供必需的脂肪酸（豆油内含亚油酸 54%，油酸 26%，棕榈酸 9%，亚麻酸 8%，硬脂酸 3%）。亚油酸和亚麻酸是身体的必需营养脂肪酸，通过它们可以合成体内的其他脂肪酸，包括前列腺素的前体花生四烯酸。创伤及术后病人对亚油酸的需要增加。在以葡萄糖为能源的肠外营养下，由于高葡萄糖和胰岛素抑制身体脂肪的分解，在持续 1 周的 TPN 而缺乏外源性脂肪供给时，便可以出现亚油酸缺乏症，血浆中亚油酸水平明显降低。每天 500 mL 的 10% 脂肪乳剂输注，除了提供热量之外，可防止发生必需营养脂肪酸缺乏。

　　脂肪的用量一般是占非蛋白质热卡的30%～50%，用10%或20%的脂肪乳剂，可与一天量的营养素混合于一大的输液袋内，以恒速从静脉内持续滴注，开始输注时速率应慢，持续输注5～8 h，成年人10% 500 mL/d，或脂肪1 g/kg体重。开始输注时若有不良反应，应减慢输入速率或停止使用。

　　国内常使用的是一种长链的脂肪乳剂例如Intralipid（长链三酰甘油，LCT）。脂肪酸在体内乳化分解时，首先在线粒体外活化为脂肪酰辅酶A，其进一步氧化的酶系统存在线粒体内，当跨过线粒体膜时，需要肉毒碱为载体，所以长链的脂肪乳剂供能时仍需要消耗身体的一部分蛋白质。长链脂肪乳剂的长时间使用，可发现血脂水平升高，网状内皮系统内脂肪粒储存，影响免疫功能。20世纪70年代开始研究一种中链的三酰甘油（MCT），含碳原子数6～12个，由于其碳原子链较短，在线粒体外活化后，可以直接通过线粒体膜进行氧化而不需要肉毒碱为载体，因而在体内的氧化速率较快，不在网状内皮系统中储存，不明显干扰免疫功能。但是中链的脂肪乳剂不含营养必需脂肪酸，故现时临床上所使用的是长链脂肪和中链脂肪（MCT/LCT）各占等份的脂肪乳剂以补充能源，补充必需脂肪酸和提高身体的利用率。

　　脂肪乳剂在TPN时的使用应注意输注速率、用量、不良反应（约发生于1%的病人）和"脂肪过载"的症状发生（表现为高脂血症、发热、脂肪浸润、器官功能障碍、昏迷）。

　　3. 氨基酸制剂：在20世纪40年代，Elman便提出蛋白水解产物氨基酸从静脉内输入人体的报告，实为肠外营养的开始；20世纪50年代时Lidstrom证明酪蛋白水解产物从静脉内输入和与从门静脉途径吸收在体内的代谢完全相同。最先用于静脉内蛋白质营养补充的是水解蛋白，常用的是从酪蛋白经酸水解或动物血的纤维蛋白经酶解制成，水解蛋白能维持正氮平衡。但是，水解蛋白的明显缺点是：①氨基酸组成并不理想，亦不能据病情的需要而改变；②各批产品的成分并不一致；③含较高的甘氨酸和游离氨；④有些成品含过高的肽，它不能被利用而从尿中排出；⑤病人可感到水解蛋白的不良气味，影响食欲，有时有发热、过敏、面红、恶心等反应。故目前一般已不再用水解蛋白为TPN的供氮原料。

　　氨基酸是合成蛋白质的基本构件，现已有各种高纯度的氨基酸结晶，再按不同的模式配制成各类氨基酸溶液，以供肠道外营养使用。在蛋白质的生物合成过程中，需要近20种氨基酸，对成人营养，其中有8种为必需氨基酸（异亮氨酸、亮氨酸、赖氨酸、甲硫氨酸、苯丙氨酸、苏氨酸、色氨酸、缬氨酸），这些氨基酸是在体内完全不能合成或合成速率不足需要，故必须外源供给。输入的氨基酸结晶混合液中，必须同时存在全部必需氨基酸，才能在体内有效地合成蛋白质；否则，若缺乏某一必需氨基酸时，则其余的氨基酸便被脱氨处理，不能合成蛋白质。另外，身体代谢首先是满足能量的需求，输注氨基酸时，每1 g N应同时伴有627.6～836.8 kJ的非蛋白质热量，氨基酸才能被有效地用于合成蛋白质，否则，输注的氨基酸将被用于提供热能而非合成，这是非常不经济的。因为100 g葡萄糖所能产生的热量，需要用160 g氨基酸来提供，并且所产生的氨和尿素的排泄，亦加重身体负担。

　　除了8种必需营养氨基酸外，尚有L-精氨酸和L-组氨酸在身体内的合成速率很慢，而在一些疾病情况下也很需要，故属于半必需氨基酸，也应包含在营养液内。此外，尚有在某些疾病条件下出现某些氨基酸的缺乏的，这些氨基酸也应该包括在治疗的营养液内，并称为"条件必需氨基酸"，如组氨酸、丝氨酸、精氨酸、牛磺酸、半胱氨酸、酪氨酸、谷氨酰胺。氨基酸营养液并不是含越多的氨基酸越好，重要的是各氨基酸间的比率和氨基酸组成的一定模式，如按鸡蛋蛋白模式、人乳模式等。商品的氨基酸溶液含有10～20种的氨基酸，必需及非必需（E/N）氨基酸的比值多为1：1至1：3之间。然而，此种复合的氨基酸液并不等于平衡的氨基酸液，因其中有一些重要的氨基酸组成是欠缺的。

　　谷氨酰胺是体内最丰富的蛋白质氨基酸，它占骨骼肌氨基酸池的60%以上，它是血液中最高浓度的氨基酸。谷氨酰胺是胃肠道细胞的重要燃料，是维持胃肠道结构与功能完整的不可缺少的物质；同时，谷氨酰胺在体内各种组织中转运氮源，参与调节肌肉内蛋白质的平衡，它亦是体内的快速分裂细胞（尤其是免疫细胞）的燃料；维持细胞内谷氨酰胺浓度可以防止肌肉蛋白的分解。在创伤应激、感染、重大手术的情况下，体内谷氨酰胺水平下降，肌肉细胞内谷氨酰胺水平降低，故谷氨酰胺是外科手术病人的条件必需氨基酸。

由于谷氨酰胺的低水溶性和在热消毒及长时间储存时的不稳定性，一般商品的复合氨基酸溶液中均不含谷氨酰胺。在长时间 TPN 支持下，可发生小肠黏膜萎缩、小肠通透性增高、肠壁的免疫细胞群减少、肠内细菌和内毒素移位，因肠道的防卫功能受削弱、破坏而升高，可导致全身脓毒症（sepsis）和多器官功能不全（MOD）。若在氨基酸液中加入谷氨酰胺则可以逆转此改变，提高肌肉的蛋白质合成。当前尚没有谷氨酰胺强化的商品复方氨基酸液。正在研究的是用合成的谷氨酰胺双肽（丙氨酰-L-谷氨酰胺和甘氨酰-L-谷氨酰胺），合成的双肽是一短肽，易溶于水且稳定性好，输入体内后迅速为细胞内、外的双肽水解酶水解释放出氨基酸以供身体利用，其效果和输注谷氨酰胺相同。术后补充谷氨酰胺双肽（每天 20 g 相当于 13 g 的谷氨酰胺）可使氮平衡得到明显改善，降低手术后感染率。恶性肿瘤细胞消耗谷氨酰胺，此类病人有谷氨酰胺降低，补充谷氨酰胺可使身体代谢恢复平衡，但对肿瘤细胞增生的影响如何，尚未定论。

由于 TPN 营养液中不含谷氨酰胺，而在食物中含有大量的谷氨酰胺，所以术后宜尽早恢复肠内营养或部分肠内营养（肠内营养剂含有谷氨酰胺），营养物质通过胃肠道，刺激分泌胃肠道激素，亦有助于维护胃肠道的正常结构与功能。

在重症的腹部外科病人，需要提高氨基酸输入量，特别当有肝脏功能障碍时，血浆氨基酸谱发生改变，支链氨基酸比率下降，芳香族氨基酸比率升高，故需要用支链氨基酸强化的复合氨基酸液或增加输入支链氨基酸液，以给周围组织提供能源（图6-1、图6-2）。

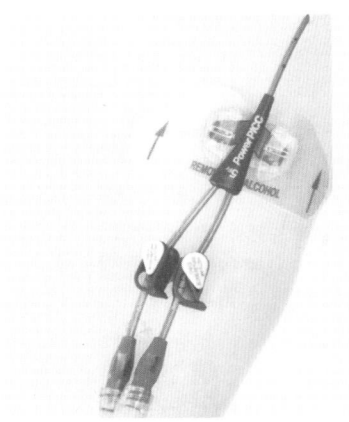

图 6-1 现在大量应用 PICC 技术，多通过肘部贵要静脉，导管一直插至上腔静脉，对于高糖、脂肪乳输入有很好的耐受，通道可长时间保留

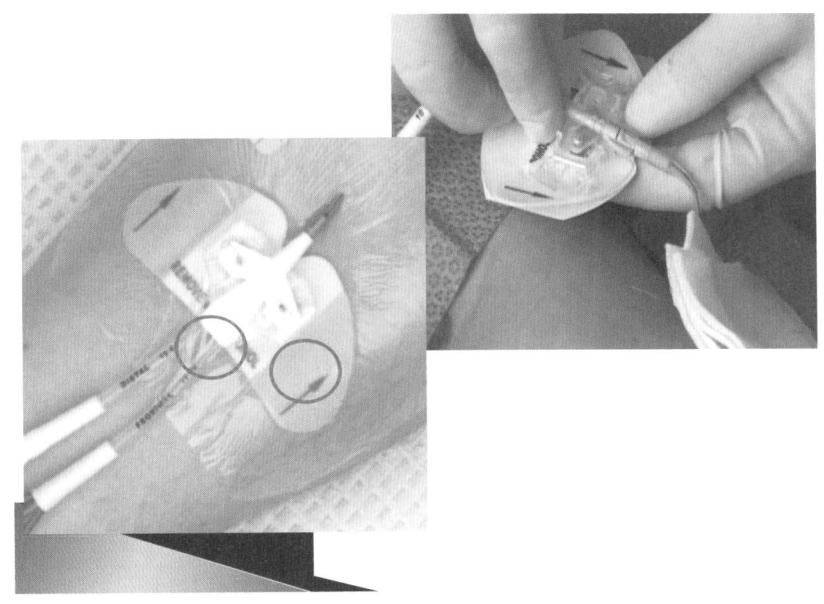

图 6-2 进行 PICC 的操作

4. 导管感染：是 TPN 时最常见的严重并发症，特别是易发生在重症病人而又需要较长时间的肠外营养者，此类病人或因病情严重，或因腹部手术后出现了并发症。有时，导管感染在一病区内呈现"流行性"。TPN 病人相继出现导管感染发热，而导管尖端的细菌培养均生长同一种细菌，说明在无菌护理技术上存在一明显的漏洞。TPN 时导管感染的细菌来源可发生在各个环节，如穿刺置管、营养液的配

制、利用导管作多种输注途径、导管及周围皮肤的无菌护理等缺陷。因此需要经常性强调 TPN 的无菌护理。使用"三合一"或"全合一"的输液袋可以简化输液的环节和减少细菌污染的机会，并且可使营养素能均匀地输入，有利于身体对其利用。

5. 技术性并发症：主要发生在穿刺置管时的技术失误。

〔黄志强　黄晓强整理〕

参考文献

［1］Mullen J N. Reduction of operative morbidity and mortality by combined preoperative and postoperative nutritional support［J］. Ann Surg，1980，192：604.

［2］Soeters P B. 围手术期营养支持：一个随机的临床研究［J］. 何桂珍，译. 中国临床营养杂志，1993，1：52.

［3］顾倬云. 外科病人的营养支持［M］//黄志强. 现代基础外科学. 北京：人民军医出版社，1992：131.

［4］黄志强. 腹部外科基础［M］. 北京：人民卫生出版社，1988：63.

［5］张宏伟，吴肇汉，黄德骧. 谷氨酰胺对消化道的特殊营养作用［J］. 中国实用外科杂志，1995，15：359.

［6］Furst P，Steble P. 静脉氨基酸溶液是否不平衡［J］. 贾勇，刘跃武，译. 中国临床营养杂志，1996，4：99.

［7］Soeters P B. 谷氨酰胺与胃肠道完整性维护［J］. 戚勇，译. 中国临床营养杂志，1994，2：99.

［8］Dudrick S J，Wilmore D W，Vars H M，et al. Long-term parenteral nutrition with growth and development and positive nitrogen balance［J］. Surgery，1968，64：134.

［9］Moore F A，Feliciano D V，Andrassy R J，et al. Early enteral feeding compared with parenteral，reduces postoperative septic complications：the result of a meta-analysis［J］. Ann Surg，1992，216：172.

［10］Deitch E A，Ma W J，Ma L，et al. Protein malnutrition predisposes to inflammatory-induced gut-origin septicstates［J］. Ann Surg，1990，211：560.

［11］Alverdy J，Chi H S，Sheldon G F. The effect of parenteral nutrition on gastrointestinal immunity：the importance of enteral stimulation［J］. Ann Surg，1985，202：681.

［12］Shou J，Lappin J，Minnard E A，et al. Total parenteral nutrition，bacterial translocation and host immune function［J］. Am J Surg，1994，167：145.

第七章　老年腹部外科病人的术前评估

Preoperative Evaluation of Aged Patients in Abdominal Surgery

医疗卫生事业的发展，使更多的老龄病人能接受充分的治疗，人口老龄化的趋向，在腹部外科中60 岁以上的老人施行手术者亦日趋增多，故对老年病人的术前评估和做到准备充分，以降低术后的并发症率和死亡率，实属必要。老年病人多伴有多种退行性疾病，手术的范围常较广泛，急症手术者亦增多，在一般情况下，对术前的评估多仍是由外科医师实施，因而在围手术期处理上，应加以特别注意。

老龄化对身体各系统器官功能的影响并不是一样的，对不同器官功能的评估需要分别进行。

第一节　呼吸系统

60 岁以上的老年病人，术后肺部并发症是最常见的并发症，特别是在上腹部施行手术时。据估计，在普通外科病人中，有 $12\%\sim46\%$ 术后发生肺部并发症，并且肺部并发症常是死亡的重要原因。导致老年病人腹部术后容易发生肺部并发症的因素是：①虽然在无明显的呼吸道疾病的情况下，呼吸系统的生理功能和其代偿能力亦随着年龄增长而下降；②老年病人更常有急性和慢性的呼吸道疾病，如慢性支气管炎、肺气肿，慢性吸烟亦常是影响术后肺并发症的因素；③老年病人的腹部手术常是急症手术或伴有感染及体质的严重消耗而术前准备的时间短促，手术的范围广泛。

年龄因素对呼吸功能的影响可归纳为 3 个方面：

1. 肺实质的改变包括弥散能力降低、肺弹性下降及通气/灌流不均衡性增加。

2. 呼吸肌力量减弱。

3. 胸廓顺应性降低。

以上这些因素均使老年病人腹部手术后易发生呼吸道并发症，所有的腹部手术后均会发生某些低氧血症，而在年老病人则情况更加严重。慢性肺部疾病会使老龄时的呼吸生理改变加重，特别是在那些吸烟者和虽然已经戒烟者。据估计，75 岁的少量及中等量吸烟的男性病人，其最大肺活量（FVC）和 1秒用力呼气容量（FEV1.0）平均约丧失 1 L，而最高呼气流速（PEFR）平均约降低 100 L/min。麻醉和腹部手术对年轻和年老病人的术后呼吸功能改变均起到相应的影响，但以在老年病人更为严重；手术切口越靠近膈肌者，其影响也越大。腹部手术后第 1 天时，肺活量（VC）可降低 $25\%\sim50\%$；功能性残气容量（FRC）降低 $10\%\sim25\%$；在术后不久，FVC、FEV1.0、PEFR 可降低 $10\%\sim75\%$，肺泡-动脉血氧浓度差可有中等度增加，小气道的关闭容量（closing capacity，CC）升高，易于发生肺不张。以上这些呼吸功能障碍均在年老病人更为严重，这是老年病人在腹部手术后更易发生呼吸并发症的基本原因。而术后的呼吸变浅、频率增快、胸廓运动减弱、止痛和镇静药的使用等，会使情况更为加重。

通常所指的术后肺部或呼吸并发症多与肺不张有关，术后肺不张包括发生于气道的不同平面阻塞的结果，故有：

1. 微小肺不张（microatelectasis），胸片正常。

2. 小叶肺不张（miliary atelectasis），胸片接近正常。

3. 盆状肺不张（plate-like atelectasis），常为膈上的带状阴影。

4. 肺段不张，多首见于低部位置。

5. 肺叶不张，甚至一侧肺不张。

老年病人的术后呼吸并发症多是从肺不张开始，小气道关闭以致其后的肺泡内气体被吸收而肺泡萎陷是首先的原因，引起小气道关闭的主要原因是：①气道关闭容量（CC）升高；②换气不足，特别是缺乏用力的深吸气。正常人在用力呼气终末时，小气道也开始关闭，当小气道开始关闭时的肺容量（lung volume）便称为关闭容量（CC）。在手术后，小气道关闭可发生在正常的浅呼吸的情况下，即是气道关闭容量＞功能性残气容量（CC＞FRC），当 FRC-CC 为负值时，发生肺不张的危险性便很大。手术后的体位、疼痛、麻醉效应、手术切口、肥胖病人、镇静止痛药等均能降低 FRC，而老年、吸烟、慢性支气管炎、肺气肿等内在原因，均升高 CC。因而从预防发生术后肺不张出发，主要的措施应是连续的深吸气活动。

引发腹部手术后呼吸并发症和高危因素主要有：

1. 年龄。

2. 吸烟史。

3. 肥胖。

4. 住院前体力活动状况。

5. 肺部原有疾病。

6. 病人在术后合作的程度。

以上这些情况，加上手术部位和手术种类的因素，常可以提示术后呼吸并发症的可能性而需要在术前对呼吸功能行进一步评估。呼吸功能检查需要特殊的仪器设备和专业技术人员，所以不可能做到每一60 岁以上的病人都做术前肺功能分析，亦没有这种必要，但在以下的情况时，则甚需要上腹部手术：

1. 有重度吸烟史的病人。

2. 身体肥胖。

3. 70 岁以上的老年病人。

4. 有呼吸系统疾病的病史。

重大的上腹部手术涉及膈肌和膈下区时，如肝脏手术，术前的呼吸功能分析是非常必要的。

在呼吸实验室里，可通过复杂的呼吸生理仪器检测大量的呼吸功能参数，但在腹部外科时，需要测定的应是简单的但经证实有一定意义的，其中可考虑：

1. 1 秒用力呼气容量（FEV1.0）。

2. FEV1.0/FVC。

3. 最大呼气速率（MEFR）。

4. 动脉血气体分析。

一般认为 FEV1.0 有一定的预测术后呼吸并发症的作用，若＜2 L，便认为不正常；FEV1.0/FVC 若＜60％时便不正常，若＜35％～40％者，则肺部并发症机会大为增加；MEFR 以 200 L/min 为分界线，小于此数字者则呼吸并发症概率升高。Seymour 等用多变数分析 65 岁以上的普通外科手术病人，得出影响术后并发症者的因素依次为：切口位置、吸烟、慢性呼吸系疾病。术前病人的动脉血气体分析，若 $PaCO_2$＞6.0 kPa（45 mmHg），则术后发生并发症的危险很高。

老年病人的术后呼吸并发症应着重在预防。择期手术者，手术前应禁吸烟 2 个月以上；治疗肺部感染；增加活动量；呼吸系理疗等。在术后，针对肺不张是并发症的主要方面，所以要做到深吸气以保持肺泡通畅，最简单的是帮助病人做最大的深吸气并屏气约 2 s，如此反复多次地做，配合翻身、拍背、鼓励咳嗽动作等。

用器械方法达到增加吸气的方法，以前曾用过间断正压呼吸（intermittent positive pressure breathing，IPPB），但此等器械是定压的，当在老年、肺部疾病、肺不张的情况下，呼吸道阻力升高，故达不到保持肺泡膨胀的目的，临床试验亦未能证明其有效，故现已很少使用。现在使用的是扶助呼吸，定量吸入空气（500～1000 mL）以保持肺膨胀，可用口罩实施。对于有发生呼吸并发症的高危病人，手术最好是在气管内插管、全身麻醉下施行，术后保留气管内导管，连接呼吸机，行呼气终末正压（positive endexpiratory pressure，PEPP）呼吸或连续正压（continuous positive airway pressure，

CPAP）呼吸 24 h，然后才拔除气管内导管。这样最能防止发生呼吸并发症，特别适用于做上腹部广泛手术的老年病人。

术后对呼吸道的护理、抗生素预防和治疗感染、气道湿化、祛痰药、帮助咳嗽等措施亦是不可少的。

第二节　心血管系统

心血管系统手术后并发症与呼吸系统的并发症同样是老年腹部外科手术病人的术后严重并发症和有相当的死亡率，不过，心血管疾病的问题比较复杂，通常外科医师亦较多地注意到心血管并发症的问题，因而较多地取得内科医师和麻醉科医师的配合。

老年心脏病病人，在腹部手术过程中，受到麻醉和手术创伤的双重影响。手术创伤和麻醉均使心肌的需求增加，然而在老年和心血管疾病时又限制心肌的血供，而在手术后的情况也相同，这是心脏并发症发生的基本原因。外科病人常遇见的心脏病的难题是：心肌梗死（包括陈旧性的心肌梗死）、冠状动脉供血不足、高血压等。

有新近心肌梗死的病人，不宜安排择期性的腹部外科手术，这已达成一致性的意见。有新近心肌梗死的病人施行非心脏手术时，再发生心肌梗死的机会数倍于对照者，而一旦再发生梗死，病死率高达50%～70%。一些报道指出，若术前 3 个月内曾有急性心肌梗死的病人，非心脏手术的术后再发生心肌梗死的发生率约为 30%；若待至 3～6 个月行手术者，再发心肌梗死可下降至 15%；若在 6 个月之后才行手术，则再梗死率在 5% 左右。因而在有新近的心肌梗死的病人，应避免施行手术，除非是必须而且是救命的，在此种情况下，应充分估计心脏并发症的危险性。

陈旧性心肌梗死（发生在 6 个月以上）的病人，术后的再梗死发生率也升高，可升高至 5% 左右，并且其他的心血管并发症发生率也明显升高。因而对有陈旧性心肌梗死的腹部外科病人，术前应做好充分估计和准备。

表现有心力衰竭的病人，表明其心脏的储备功能非常有限，在麻醉和创伤增加心脏负荷的情况下，极易发生严重的后果，不宜安排择期性的手术；即使心力衰竭症状在用利尿、强心药等治疗下得到缓解，但其心脏的代偿能力仍然较差，需要有一段治疗和稳定的时期。

冠心病或泛称为缺血性心脏病（ischaemic heart disease）是老年腹部外科病人最常伴发的心脏病，它包括心绞痛、陈旧性心肌梗死、异常心电图等表现。从一些较大系列的临床观察资料，提示病人于术前有缺血性心脏病表现者，术后的并发症率和死亡率可升高 2～3 倍。不稳定心绞痛是严重预后的征兆。一些作者认为顽固的、夜间发作的或强烈的心绞痛，在引起术后心肌梗死上，其严重性有如新近发生的心肌梗死；稳定的心绞痛的预后则较好，虽然有些研究认为其可以增加术后的心脏原因的死亡率，但未得到进一步验证。比较集中的意见是术前的稳定性心绞痛应该认为是一个高危因素，但其严重性不及充血性心力衰竭、心律失常、陈旧的心肌梗死、脑血管意外的病史，或有明显的心电图不正常的表现者。有些老年病人，在心电图上表现有心肌缺血，但从来没有心绞痛症状，此等病人，在完善的围手术期处理下，亦可安全施行一般的腹部外科手术。

当病人有以下情况时，应缓行择期性手术：

1. 有心力衰竭的临床表现。
2. 近期内曾发生心肌梗死。
3. 有明显的冠状动脉供血不足症状。
4. 心肌炎。
5. 明显的异常心率。

对有心绞痛的病人，应注意：

1. 心脏病症状逐步加重。
2. 有休息时心绞痛。

3. 属于不稳定型心绞痛。

4. 有无新近的心肌梗死。

对有明显的心脏病的老年病人，术前应征求内科专科医师的意见，并在术中和术后协同观察处理。

术前对病人心脏问题危险性的评估，可参考 Goldman 的心脏危险指数（Cardiac Risk Index）和美国麻醉学医师协会（American Society of Anesthetists）的体格（Physical Status）分级，一般称为 ASA 计分（ASA Score）。Goldman（1978）等人对 1001 例＞40 岁的病人进行非心脏手术的术前心脏指标和术后的心脏并发症（指非致死性但有威胁性命的心脏并发症）和心脏死亡两项结果的关系，得出 9 项有独立意义的指标，并将其按重要性记分，共为 53 分，根据心脏危险指数（CRI），可将病人分成 4 级；Ⅰ级积分为 0～5 分；Ⅱ级为 6～12 分；Ⅲ级为 13～25 分；Ⅳ级为＞26 分。结果，全组共有 19 例心脏死亡病人，13 例均是发生在Ⅲ级和Ⅳ级的 148 例病人中。Goldman 的 CRI 见表 7-1。ASA 记分是当前常用的对病人身体状况的分级方法，一般说来，CRI 与 ASA 分级间有一定的相关性，但 CRI 对术前预测心脏死亡较为准确，而 ASA 则在术前预测非心脏死亡较为准确（表 7-2）。另外，美国纽约心脏学会（New York Heart Association，NYHA）的心脏功能分级中，属于Ⅲ、Ⅳ级者的手术危险性便较大（表 7-3）。

表 7-1　　　　　　　　　　　　　心脏病病人非心脏手术时危险因素的估算

因　素	点　数
1. 年龄＞70 岁	5
2. 6 个月之内曾有心肌梗死	10
3. S3 奔马声或颈静脉充盈	11
4. 明显的主动脉瓣狭窄	3
5. 术前 EKG 有窦性或房性前期收缩以外的异常节律	7
6. 术前任何时间曾有室性早搏＞5 次/min	7
7. 一般内科情况：	
$PaO_2 < 8.0$ kPa（60 mmHg）或 $PaCO_2 > 6.7$ kPa（50 mmHg）	
$K^+ < 3.0$ mmol/L 或 $HCO_3 < 20$ mmol/L（mEq/L）	3
BUN＞17.9 mmol/L（50 mg/dL）或 Cr＞0.3 mmol/L（3 mg/dL）	
SGOT↑	
8. 手术部位：腹腔内、胸腔内、主动脉	3
9. 急症手术	4
总　计	53

（引自：Goldman L，et al.）

表 7-2　　　　　　　　　　　　　美国麻醉医师协会（ASA）的体格分级

级　别	体力状况
1 级	正常健康人
2 级	有轻度全身性疾病
3 级	有重度全身性疾病但未致残
4 级	有致残性全身疾病，经常危及生命
5 级	垂危病人，无论手术与否，将在 24 h 内死亡

表 7-3　　　　　　　　　　　　　美国纽约心脏学会（NYHA）的心功能分级

级 别	功能状况
Ⅰ级	活动不受限制，预期死亡率最低
Ⅱ级	能无困难地走三个街区和爬楼梯，死亡率较低
Ⅲ级	不能中途不停止地爬楼梯和走三个街区
Ⅳ级	在休息时亦有症状，手术危险性较大

需要注意的是用体能作为分级的标准时，有的病人（如老年的女性病人），因经常在家中不活动的情况下，会使分级带来困难。

高血压是老年腹部外科病人中常见的伴发病，若病人的一般情况良好、病情稳定、无心脏冠状动脉病变或心力衰竭、肾功能正常时，并不增加手术危险性，亦不要求将血压降低至正常时才施行手术；若舒张期血压>14.7 kPa（110 mmHg）时，可在术前一段时间用药物进行治疗。在已经进行抗高血压药物治疗的病人，可以继续使用药物至术前。高血压病人进行手术时，应注意保持血压的平稳，不要有较大的波动，应避免使用高位的硬膜外阻滞，气管内插管、全身麻醉、充分给氧，可使手术较为安全。

心脏病病人的心脏并发症或心脏死亡，可能不是发生在麻醉下手术过程中，而是常发生在术后 3 d内，其原因是手术后的应激反应、疼痛、高代谢，增加心脏负荷和需氧，术后感染、肺并发症造成的低血容量、低血压、缺氧等因素，均能导致发生心脏并发症和严重的后果。因而在术后处理上，要力求使经过平稳，减少激惹因素，预防呼吸并发症，并取得与内科医师配合，严密观察病情。

第三节　肾脏功能与水及电解质平衡

维持水与电解质平衡是老年腹部手术病人的重要问题，不少的老年人在术前已有一定程度肾功能障碍，但临床上未必有所表现。肾脏功能改变：①肾小球滤过率（GFR）；②浓缩尿液的能力；③内环境稳定自身调节的能力，这三方面与外科手术关系密切。健康成年人 GFR 约为 100 mL/min，而在 70 岁以上的人，GFR<50 mL/min，估计自 40 岁以后，每 10 年 GFR 下降 4~8 mL/min。当 GFR<50 mL/min时，一些从肾排泄的药物在体内滞留，一些有潜在肾毒性的药物（特别是抗生素）应避免使用，因而给手术后处理带来新的问题。因此，对 60 岁以上的腹部外科病人住院后，应例行血尿素氮（BUN）和血清肌酐测定，以估计病人的内生肌酐清除率，估算方法可根据 Gault 和 Cockcroft 公式（1975），此公式简单，适合临床使用，虽然不是很准确。

$$肌酐清除率（mL/min）=\frac{(140-年龄)\times 体重（kg）\times 1.2}{血清肌酐（\mu mol/L）}$$

GFR 与血尿素和肌酐之间关系并非均是恒定的，因为在疾病和术后有许多因素影响体内尿素和肌酐的生成。若估计 GFR<40 mL/min 时，需要做一正规的 24 h 肌酐清除率检测。

急性肾衰竭（ARF）在一般择期性腹部手术后较为少见，但是，在梗阻性黄疸的老年病人手术和一些腹部急症（如急性腹膜炎、急性坏死性胰腺炎、肠坏死）手术后，ARF 仍是较常见的严重并发症，并有很高的死亡率。引起术后 ARF 的高危因素有：①原有的肾脏疾病；②老年；③低血容量；④低血压；⑤缺氧；⑥梗阻性黄疸手术；⑦血管造影剂肾毒性；⑧肾毒性抗生素。

在多种原因所致的 ARF，都存在一定的低循环血容量和肾脏低灌流的影响，所以避免脱水和增加肾流灌量和尿量，都有肯定的保护作用；抗生素作用是直接毒性作用，引起急性肾小管坏死（ATN），病理上有如低血容量休克时的肾小管坏死，在老年病人中应避免使用（如第一代头孢菌素、庆大霉素、四环素、妥布霉素）。氨基糖苷类抗生素对治疗腹腔内感染有较好的效果（如丁胺卡那霉素），临床常乐于使用，因而若需使用时，应注意剂量和经常监测血液中抗生素浓度。氨曲南有与丁胺卡那霉素相同的抗菌谱但无其肾毒性和耳毒性，可用为代替，但药物价格较昂贵。

甘露醇现在已广泛用于预防手术后急性肾衰竭，特别是在梗阻性黄疸的手术病人。甘露醇输入后，引起短时间的扩张血浆容量，提高血浆渗透压，使细胞内水分转移到细胞外，增加肾脏血流量，引起溶质性利尿排出水分。临床上梗阻性黄疸病人从麻醉后开始，持续滴注甘露醇（20％溶液 125～250 mL），配合术中输入大量的平衡盐溶液以维持在持续的利尿状态下，可以有效地预防重度梗阻性黄疸病人术后发生急性肾衰竭。但是，甘露醇以其高渗透压效应，亦不宜作为所有的老年腹部外科手术时常规治疗。

与老年腹部外科病人肾功能状态密切相关的是术中和术后液体的补给问题。从前认为老年人的心血管系统情况脆弱，更多的是注意避免大量液体负荷，因而有可能造成低循环容量及其并发症。老年人的液体量补充不足，常表现为少尿；但若原有肾功能障碍时，低容量的情况下可能不一定都有少尿（肾小管浓缩功能障碍），因而不能单纯以尿量为指标。在补充液体时应注意观察和记录尿量、血尿素氮、体位性血压变化、神志状态等。

老年病人的术后液体补给的原则总的说来和一般病人相同：

1. 补充术前的液体丧失。
2. 补充日常需要的液体量。
3. 补充因手术、疾病、并发症、引流等的额外液体丧失量。

老年人的日常液体需要量可能与年轻病人有一定的差别。Seymour 提出根据 Olson 和 Moore 的体液计算方法，即液体、热量、电解质的需要量，不是根据体重而是根据瘦体重（去脂体重，lean body mass，因脂肪不含水和电解质）。后者与细胞内水分的关系非常密切。Moore 等设计出直线图以便于从年龄和体重求得总体水量（total body water），男性要比女性高，因女性的脂肪多；体重轻的比体重重的总水量相对地多。根据总水量计算水、热卡、蛋白质、电解质代谢的需要为每升的细胞内液（老年人的细胞内液约占总水量的 50％）需要：

水	100 mL	Na	3 mmol
热量	100 kcal[①]	K	2 mmol
蛋白质	3 g		

为简便计算，体重 40～80 kg 范围内的 65～85 岁的老年人，其细胞内液量可作如下计算：

男性细胞内液量＝25％～30％体重

女性细胞内液量＝20％～25％体重

因此，以计算的细胞内液量（L）×代谢需要量便可得到估计的每天的液体维持量。例如：一例 80 岁的体重 40 kg 的女性病人，其细胞内液应是 10 kg（25％体重），每天维持量计算：

水分＝100 mL×10＝1000 mL

能量＝100 kcal×10＝1000 kcal

蛋白质＝3 g×10＝30 g

Na＝3 mmol×10＝30 mmol

K＝2 mmol×10＝20 mmol

（根据 Seymour，1986）

当老年病人腹部手术后出现少尿（指 24 h 尿量＜500 mL 或 1 h 尿量＜20 mL）时，应密切注意去寻找其原因，因可能是肾衰竭的先兆。在排除尿路梗阻和技术性因素之后，最常见的原因是补液不足所致的低容量状态。进一步的处理可以根据：①尿液的检测；②中心静脉压监察下的液体负荷试验。

肾前性少尿时，尿渗透度＞500 mosm/kg；尿钠＜20 mEq/L；尿/血浆尿素比值＞8；尿/血浆肌酐比值＞40。肾性少尿时，尿渗透度＜350 mosm/kg；尿钠＞40 mmol/L；尿/血浆尿素比值＜3；尿/血浆肌酐比值＜20。但是有时临床上检测结果并不是那样明确。

---

① 1 kcal＝4.184 kJ。

　　若病人无心力衰竭症状时，可以通过中心静脉插管液体负荷测定中心静脉压（CVP）以了解有无低循环容量。快速输入一定量液体（200 mL 液体 2 min 内输入）后，CVP 可能出现 3 种情况：

　　1. CVP 上升 2～3 cm，15～20 min 恢复——正常血容量。

　　2. CVP 上升 2～3 cm，5 min 内便复原——低血容量。

　　3. CVP 上升＞3 cm，并持续——高血容量。

　　此试验应该在密切观察下小心地施行，并可根据 CVP 调节输液量。

　　当有液体量不足和少尿时，不宜用呋塞米利尿。

　　老年腹部外科病人，因疾病的原因，营养不良，常有低钾和低钠血症，术后非电解质溶液（如 5% 葡萄糖液等）的补充，每天宜在 2000 mL 之内，以免发生低钠、低钾血症，其余的体液丧失，均应以等渗氯化钠溶液或平衡盐溶液补充。

第四节　深静脉血栓形成与肺动脉栓塞

　　术后来源于深静脉血栓形成的肺动脉栓塞在我国虽较少见，但其真实的发生率因诊断不易，不好估计。临床经验提示有时腹部手术似乎经过平稳，而病人于术后早期突然死于肺动脉的大块栓塞；有的病人正在准备出院时却突然因肺动脉栓塞死亡。血液的高凝状态和年龄增加，使术后深静脉血栓形成的发生率增加。腹腔镜手术时因使用人工气腹，增加腹腔内压力，增加下肢深静脉血栓形成的机会，故在国外于手术过程中用弹性袜或绷带包扎双下肢视为常规，但在国内尚未有这项规定，但实际上亦曾遇见手术后发生大块肺动脉梗死的例子，故亦需要给予同样重视。

　　普通外科老年病人术后的深静脉血栓形成（DVT）和肺动脉梗死（PE）的机会升高。深静脉血栓形成的发生率在国外是较高的，用特殊的检查方法（^{125}I 纤维蛋白原扫描或静脉造影）发现普通外科手术后的病人中，DVT 在 71 岁以上的病人中高达 65%，较中年病人的发生率高 2 倍。肺动脉梗死的发生率虽较低，40 岁以上的普通外科手术病人为 2%～3%，而致死性的肺动脉梗死为 0.1%～0.8%；若单就老年病人而言，则其发生率会高得多，因为在所有的肺动脉梗死病人，绝大部分发生在 50 岁以上的病人。在国内尚缺乏术后肺梗死的系统资料，但在老年病人和具有高危因素者，围手术期间应注意预防。

　　术后 DVT 和 PE 的高危因素有：

　　1. 老年。

　　2. 以往 DVT 和 PE 病史，下肢静脉曲张。

　　3. 术后制动。

　　4. 肥胖。

　　5. 恶性肿瘤。

　　6. 髋关节手术、盆腔手术。

　　7. 口服雌激素制剂。

　　8. 红细胞增多症、血液高凝状态、血浓缩。

　　9. 腹内压升高。

　　术后深静脉血栓形成多开始于小腿部静脉，局限性的远端 DVT 多无严重后果，但扩展到大腿以上的股静脉和髂股静脉血栓形成时，则发生肺梗死的机会大增。疾病早期，可无明显症状，诊断困难，重要的是预防。在高危手术病人，常用的预防措施有：

　　1. 皮下注射肝素：肝素 5000 U 皮下注射，手术开始前 2 h，随后，每天 2 次，用 1 周。

　　2. 小腿加压间断充气长袜。

　　3. 特制松紧袜，压力在踝部及小腿，大腿则无压力，以免妨碍静脉血回流。

　　4. 弹力绷带包扎。

5. 低分子量右旋糖酐每天 500 mL 静脉滴注，丹参注射液亦可使用，虽然尚无肯定的报道。

6. 口服小剂量阿司匹林、双嘧达莫。

以上措施可以根据病人的情况，组合使用。术后，应根据手术的具体情况，早做下肢、小腿肌肉的收缩活动，避免静脉血停滞。床旁多普勒超声检查，可提示下肢深静脉的通畅情况。

第五节　老年腹部外科病人的营养不良症

腹部外科中的老年病人，入院时常有明显的营养不良症，特别是那些慢性肝病、胆道梗阻、胰腺疾病、胃肠道肿瘤的病人，因其直接影响营养物质的摄取、消化、吸收。除疾病本身外，老年病人的偏食习惯，也会造成慢性的营养不良。蛋白质热量营养不良在老年外科病人更值得注意，因为此等病人外表上可能并不消瘦，有时反而显得肥胖。

慢性营养不良可使术后并发症率升高、死亡率增加，术后感染率增加，均与营养不良状况下身体的免疫功能降低有关。术前营养支持 7～10 d 的时间，可望对病人的免疫功能状况有一定改善。关于营养支持的问题，已在本书第六章中叙述。

〔黄志强　黄晓强整理〕

参考文献

［1］王士雯. 老年外科中的内科问题［M］//黄志强. 基础外科学. 北京：人民军医出版社，1991：241.

［2］Seymour G. Medical Assessment of the Elderly Surgical Patient［J］. Croom Helm，1986：24.

［3］Goldman L. Multiple index of cardiac risk in noncardiac surgical procedures［J］. N Engl J Med，1977，297：845.

第八章 腹外疝手术

Operation of Abdominal External Hernia

第一节 腹外疝手术的历史变迁与近现代进展

一、历史变迁

腹外疝手术的历史变迁可视为外科学的沿革。在这一领域，许多著名的解剖学家和外科学家的名字镌刻在疝外科发展的里程碑上，他们对开拓和发展疝外科起到了巨大推动作用。在中世纪已有对疝手术治疗的记载，但那时的手术方法是很原始的。18 世纪，疝的解剖和治疗知识有了一定的发展，Percival Pott 驳斥了很多与疝的病因有关的旧理论，以及根据这些理论而提出的治疗方法。他可能是第一个提出疝的先天性起源论者。从 19 世纪初期开始，腹股沟区的解剖和腹股沟疝的病理解剖得到了较为详尽研究。1801 年，Pieter Camper 描绘了用他的名字命名的以脂肪组织为主的皮下组织浅层筋膜（Camper 筋膜）。1821 年，Antonio Scarpa 描写了以膜样组织为主的皮下组织深层筋膜（Scarpa 筋膜），他还首先对滑疝进行了介绍。1827 年，Astley Cooper 出版了《腹部疝的解剖学和外科治疗》专著，对腹股沟区的解剖进行较为完整的描述，包括腹横筋膜、腹内环、腹股沟管，由腹横筋膜形成的股鞘以及耻骨梳韧带等，至今耻骨梳韧带仍称 Cooper 韧带。Cooper 对腹股沟斜疝和直疝的发生提出了明确概念。另外，Franz Kaspar Hesselbach 于 1814 年曾描述了以他的名字命名的腹股沟三角（Hesselbach 三角）。虽然这个时期对腹股沟区的解剖研究较多，但却很少涉及治疗问题。当时治疗疝的原则是对可复性疝一般不做手术，只使用疝带或绷带压迫；有的人甚至采用硬化剂注射或在腹股沟管的深面或浅面从体外穿入缝线或插入直针，使之造成炎症以期治愈；手术只限于绞窄性疝，目的只是为了挽救生命而处理坏死的肠管，根本谈不上疝的修补。

随着 19 世纪中期出现了麻醉、止血和无菌技术后，疝外科手术很快得到了迅速发展。各种术式不断涌现，1877 年 Vincenz Czerny 首先描写了疝手术的步骤，包括在外环结扎和切除疝囊，缝合围绕于精索的环脚以缩小疝环的口径。Herny O. Marcy 于 1871 年报道了腹横筋膜的重要性和利用该筋膜修补内环的作用。可惜当时并未引起人们重视。Edoardo Bassini 在 1884 年提出将精索移位和重建腹股沟管后壁的技术，包括高位结扎疝囊，在精索后方将腹内斜肌和联合腱与腹股沟韧带缝合以加强腹股沟管后壁，置精索于腹内斜肌与腹外斜肌腱膜之间，该式式称 Bassini 修补法，一直沿用至今。与此同时，William S. Halsted 开展了一种与 Bassini 相似的手术，即在其基础上再将精索移位于腹外斜肌腱膜之上，以双重加强腹股沟管后壁，称为 Halsted Ⅰ式手术。Wyllys E. Andrews 则提出将精索置于重叠的腹外斜肌腱膜内、外叶之间（称 Andrews 修补法）。由于加强腹股沟管后壁的手术有时可并发睾丸萎缩及鞘膜积液，为此 1899 年 Alexander H. Ferguson 主张置精索于正常解剖位置，在精索前方将腹内斜肌下缘和联合腱与腹股沟韧带缝合以加强腹股沟管前壁，此式式称 Ferguson 手术，适用于儿童和青少年。Halsted 于 1893 年还提出不移位精索而增加腹外斜肌腱膜重叠的方法（即 Halsted Ⅱ式手术），也就是Ferguson-Andrews 手术，前者强调置精索于正常解剖位置，而后者则着重重叠腹外斜肌腱膜。1898 年，Georg Lotheissen 首先介绍了用 Cooper 韧带进行疝修补术，Chester B. McVay 在 1948 年从解剖学上完善了这种手术，并加以推广。此法是将联合腱和腹横肌腱膜弓缝合于耻骨梳韧带上，以加强腹股沟管的后内侧壁，该式式称为 McVay 修补术。

　　认识腹股沟管后壁在疝的病因和对疝修补的重要性比较晚。1922 年 P. W. Harrison 提出疝发生与局部腹横筋膜的薄弱、缺陷关系密切的新概念，他是利用腹横筋膜修补最有力的倡导者。以往人们对腹横筋膜层形成的髂耻束认识不够。Hesselbach 曾在 1814 年予以叙述，于 1836 年由 Thomson 作了详细描写，故髂耻束又称 Thomson 韧带。20 世纪 60 年代以后，Griffith，Madden，Nyhus 和 Glassow 等均强调腹横筋膜层的修补，并应用髂耻束这一结构。虽然他们的具体操作方法有所不同，但对腹横筋膜层在疝修补术中的重要作用有一致的认识。

二、近代进展

　　近 20 余年来，随着对腹股沟区的解剖结构、生理功能和疝的病理生理学的进一步深入研究，形成了以下新的解剖、生理、病理概念。

　　（一）复杂的立体解剖结构概念

　　腹股沟区的解剖结构复杂性主要体现在以下几个方面：

　　1. 解剖层次多，由深层至浅层依次为腹膜、腹膜外脂肪、腹横筋膜、腹横肌、腹内斜肌、腹外斜肌腱膜、无名筋膜、皮下深筋膜（Scarpa 筋膜）和浅筋膜（Camper 筋膜）、皮肤。

　　2. 有的层次不完整，如腹内斜肌的肌肉纤维在腹股沟区上部中止，形成弓形缘。

　　3. 腹壁的深层组织的下部最终通过各种韧带或腱膜结构止于或附着于骨盆的骨性结构，如髂前上棘、耻骨梳、耻骨结节等。由于骨盆的形状不规则，各部位高低、深浅不一，相应的韧带或腱膜的解剖位置不可能保持在同一平面。

　　4. 各层次组织本身有其解剖附件，各层次之间又有移行的解剖联系。如腹外斜肌腱膜在耻骨结节与髂前上棘之间折叠为腹股沟韧带。该韧带的耻骨结节端向深部呈 90° 翻转为腔隙韧带，状如三角形，其低边向外侧延续，附着于耻骨梳上形成耻骨梳韧带。而腹横筋膜有其特殊的解剖附件，重要的有腹横筋膜悬带（sling），它以半环状增厚位于内环内侧缘，向上延长为上脚，向下位于髂耻束之上称下脚，由于其介于腹股沟内、外侧凹之间，故亦称凹间韧带。另一重要结构为髂耻束（iliopulic tract），是腹横筋膜在腹股沟韧带深面增厚而形成的一束结缔组织，外侧附着于髂前上棘，向内与髂耻弓相连。

　　5. 有腹股沟管通过，该管实际为一由外向内、由上向下、由深向浅的斜行裂隙，是精索走行的通道。精索不是垂直而是斜行穿过腹壁各层，加以各层之中有的又有欠缺，所以既非管状又无完整的管壁，难以构成解剖上的管状实体。由于以上原因，在根据腹股沟区的解剖进行修补术时，应有立体的解剖概念，单纯从解剖的平面理解容易导致错误。

　　（二）有效的生理防御功能概念

　　腹股沟管是正常的解剖弱点，本身即具备形成斜疝的解剖条件，但人体具备的生理防御功能可有效地防止斜疝的形成。腹股沟区解剖学的缺陷由腹内斜肌和腹横肌收缩，产生两种防卫功能来弥补。

　　1. 凹间韧带的括约肌样作用：在腹壁运动或腹压增高时，腹内斜肌和腹横肌收缩将凹间韧带拉紧向外上提起，扣紧内环抵抗增高的腹压，防止肠管、大网膜等向外突出。

　　2. 弓状下缘的掩闭器功能：正常时腹内斜肌和腹横肌在腹股沟管上形成凸沟上的弓状缘与相应的腹股沟韧带之间有 0.5～1.5 cm 的间隙，肌肉收缩时，弓状缘向腹股沟韧带侧拉平，向髂耻束和腹股沟韧带靠拢，掩闭裂隙，有利于腹股沟管的上、下壁覆盖精索而加强腹股沟管前壁。上述二种功能对防止腹股沟疝发生有重要作用。如果凹间韧带、髂耻束松弛，腹内斜肌和腹横肌发育不良没有构成完整的弓状缘腱膜，肌肉萎缩，收缩力甚微，将导致括约肌样作用和掩闭功能减弱或丧失，为腹股沟疝的发生敞开了大门。在疝修补手术时，如局部的解剖未发生不可逆性破坏，则不宜只考虑机械性的修补缺损，应尽可能再造正常解剖，恢复正常的生理防卫功能。

　　（三）动态的病理解剖成因概念

　　腹股沟管是胚胎时期睾丸下降过程中在腹股沟区形成的裂隙，斜疝的形成也循同一途径，故斜疝 90% 以上发生于男性。了解睾丸下降的动态过程，有助于认清斜疝的病理解剖成因。在胚胎早期，睾丸位于腹膜后第 2～第 3 腰椎水平，以后逐渐下降，紧靠睾丸的腹膜也一同下降，形成鞘膜突。胚胎 7 个月左右下降至阴囊。最先通过的是最内层的腹横筋膜，实际上并非穿透，而是顶出，并形成精索内筋膜。腹横筋膜上的开口即为内环，它只有从腹壁后侧始能看到，由前向后看，内环则为精索内筋膜所掩盖。睾丸通过的第二层腹壁为腹内斜肌，在腹股沟区腹内斜肌成为弓状缘，睾丸于弓状缘下方通过，带下一部分腹内斜肌纤维成为包绕在精索内筋膜外面的提睾肌，但提睾肌深面并不很完整。最后穿过腹外斜肌腱膜时，和穿过腹横筋膜时一样，形成外环及精索外筋膜。鞘膜突在出生后，除阴囊部分成为睾丸固有鞘膜外，精索内的鞘膜即闭锁，遗留一纤维带。如不闭锁或近端闭锁不全，则成为先天性疝囊。即使完全闭锁，也容易在内环处形成新的疝囊。总之疝囊必然与精索并行，由精索内筋膜及提睾肌包绕。1906 年 Roussell 曾提出著名的先天性疝囊学说，认为所有斜疝的发生都是由于有先天性疝囊存在。此论点虽有失偏颇，但先天性疝囊的存在无疑是斜疝发生的最重要因素。另外，腹股沟区肌肉腱膜组织先天性或后天性的薄弱、生理性防卫功能低下也是重要的发病原因。从疝发生的动态病理解剖成因可以看出，腹横筋膜是防止疝发生的第一道屏障，所以疝发生后，腹横筋膜的病理解剖变化最先出现，也最严重，应作为修补的重点层次。

根据上述理论基础，近代疝修补术的观点有了显著的转变，与传统的 Bassini，Halsted，McVay 或 Ferguson 等加强腹股沟管后壁或前壁的修补方法进行比较，主要有如下明显区别：

1. 传统的腹股沟区解剖研究偏重于腹壁的前侧观，由腹壁的浅层至深层进行解剖，逆疝发生的病理生理过程探讨其解剖结构变化（逆向解剖观）；近代则更重视腹壁解剖的后侧观，由腹壁的深层向浅层逐层解剖，顺疝发生的病理生理过程观察其结构改变，并研究各层结构之间的相互解剖联系（顺向解剖观）。

2. 传统疝手术只强调腹壁缺损在投影上的修补，而忽略了解剖层次，将修补术的重点放在加强腹股沟管前、后壁上，特别是利用所谓联合肌腱和腹股沟韧带进行修补；近代疝手术则着重于按解剖层次进行修补，使疝的病理解剖恢复为正常解剖，将修补术的重点置于腹横筋膜层及其附件的加强方面。

3. 传统疝修补术的目的只考虑机械地封闭疝突出的通道；近代疝修补术则考虑了机体本身的生理性防卫机制，以尽量恢复腹股沟区的正常生理功能来达到治疗目的。

因此，合理的腹股沟疝修补手术应该达到高位结扎疝囊、按解剖层次进行修补、纠正病理解剖变化、争取恢复腹股沟区的正常生理功能这四个要求。从 20 世纪 70 年代以来，人们在疝手术新的观点指导下，研究创造、挖掘、改良了许多新手术方法，其中较为著名的有 Shouldice 手术、Madden 手术、Ponka 改良 Bassini 手术以及由 Griffith 挖掘并不断加以推广的 Marcy 手术等。这些手术的共同点都将修补的重点放在对腹横筋膜层及其附件的加强，并尽量恢复其正常生理功能。

三、现代腹外疝手术的进展

（一）修补材料在疝修补术中的应用

小的腹外疝可以用适当的修补方法关闭缺损区域，大的缺损可以采用腹壁缺损成形术，即利用自身的组织移植到缺损部位达到修补的目的。但传统修补术中将不同组织强行缝合，张力大，不易愈合，术后易复发，并发症多，近现代疝修补术观点的转变使得消除修补组织张力，加强缺损区域腹壁强度成为努力的方向，因此人工疝修补材料应运而生，逐渐被接受推广并越来越流行。

1. 疝修补材料的历史：1900 年，德国医师 Goepel 和 Witzel 首先使用银丝网进行疝修补，以此拉开了人工材料在疝修补术中应用的序幕。1948 年，Douglas 和 Throckmorton 使用钽金属网进行疝修补。1952 年，Babcock 开始将不锈钢网应用于临床。金属材料的应用在近代疝手术发展中发挥过一定作用，但由于边缘多刺，容易损伤周围组织以及其组织相容性差、容易折断、易被腐蚀的特性，金属材料在疝修补材料发展过程中逐渐被淘汰。从 20 世纪 50 年代开始，非金属材料的人工疝补片开始登上历史舞台，并引领潮流至今。聚酯补片是第一个被较为广泛使用的非金属材质疝补片，它于 1954 年在美国首次应用。此后越来越多的人工合成材料进入市场并被广泛应用于临床，包括了聚丙烯材料、膨化聚四氟乙烯材料、可吸收材料、复合材料等。理想的疝修补使用生物材料应有以下特征：①良好的组织相容性；②化学性质稳定；③不应引起炎症和外源性移植物反应；④无致癌性；⑤不产生过敏；⑥能抵抗机械张力及扭曲；⑦可被随意裁剪；⑧可被消毒；⑨不受组织液影响而引起物理变化。尽管疝修补材料经过半个多世纪的发展，但迄今为止同时满足上述特征的理想疝修补材料仍未出现。聚酯补片最早在法国用于开放腹外疝修补术，其柔韧性好，能紧密贴附在腹壁缺损处，强度大，抗机械扭曲力强，可高温消毒及随意裁剪，价格便宜，但抗感染能力差，炎症及植入物反应重。聚丙烯补片是目前腹股沟疝中最常用的补片。1958 年，Usher 首次将聚丙烯补片 Marlex 用于疝修补术。聚丙烯材料网片比较粗糙，刺激纤维组织增生作用明显，网孔大，易被纤维组织穿过，与组织愈合牢靠，抗感染能力和抗张力强，化学性质稳定，可耐高温，可随意裁剪，价格便宜，但由于网片粗糙，炎症及异物反应比较重，后期容易形成疤痕导致补片挛缩，病人异物感较明显，影响舒适性。近年来，为了改善炎症及异物反应，在修补缺损同时提高腹壁顺应性，聚丙烯补片推陈出新，陆续推出轻质补片。轻质补片具有柔软、超薄、大网孔特点，保留了重质补片优点同时提高了病人舒适性，且不增加术后复发率，但价格较贵。膨化聚四氟乙烯补片（e-PTFE）在 20 世纪 80 年代开始应用于临床，这种补片突出的特点是柔软，组织相容性及柔韧性非常好，舒适性高，且与腹腔脏器接触时不易形成粘连，可以放入腹腔与内脏接触，几乎不产生炎症及异物反应。但这种补片与组织之间是包裹性愈合，不是嵌入式愈合，因此组织不能长入，吞噬细胞亦不能通过，故其不能耐受感染和污染，且价格昂贵。可吸收补片主要成分是聚羟基乙酸，由于其可降解吸收的特性，使得可吸收补片不能作为疝修补的永久性修补材料，适用范围小，通常在腹壁缺损存在污染需分期修补时作为临时修补材料，或者短时间内多次腹部手术合并严重腹腔感染及腹腔高压时作为临时关腹的材料。复合补片是结合不同材料的特性，取长补短，应用人工复合技术制作的复合材料补片，其中比较有代表性的是聚丙烯和可吸收材料结合的补片及聚丙烯与 e-PTFE 材料相结合的补片。聚丙烯和可吸收材料结合的补片在保留聚丙烯材料抗感染、抗张力等优点的同时，由于可吸收材料的加入，减少了聚丙烯材料的用量，从而减小炎症及异物反应。聚丙烯与 e-PTFE 材料相结合的补片则兼顾了聚丙烯材料与组织的嵌入式愈合和 e-PTFE 材料的防粘连特点，补片分腹壁和内脏的接触面，广泛应用于腹壁疝修补术中。

种类繁多不断更迭的各种修补材料，总是在克服旧产品一些不足的同时又带来新的问题，目前仍无公认的最理想人工疝修补材料，外科医师要结合病人年龄、病情、需求、经济能力进行充分个体化评估后再决定使用何种材料的补片，这样才能达到最满意的疗效。

2. 内置网片修补术的演变：传统疝修补术只考虑机械地封闭疝突出的通道，忽略了解剖层次，因此带来了复发率高、舒适性低、并发症多等诸多弊端，近代疝手术则着重按解剖层次修补，并将修补重点放在腹横筋膜的加强，因此应用人工疝修补材料加固腹横筋膜的内置网片修补术开始崭露头角。内置网片疝修补术始于 20 世纪 30 年代，但适合的修补材料的缺乏限制了手术的发展，直至 20 世纪 70 年代，这项技术才进入高速发展期，陆续有学者提出多种手术方式，包括 Rutkow 式、Millikan 式、Lichtenstein 式、Stoppa 式、Modified Kugel 式、Gilbert 式等。这些术式的差异主要体现在解剖层面和补片覆盖范围。Rutkow 术和 Millikan 术是利用网塞修补缺损的疝环，再将一张平片放置在腹外斜肌腱膜和腹横筋膜之间以加固腹股沟管后壁，Millikan 术是 Rutkow 术的改进，两者区别在于前者在将疝囊游离至腹膜外脂肪后继续游离腹膜前间隙，并将网塞置入腹膜前间隙固定，后者只是将网塞固定在缺损的边缘；这两种术式操作简单快捷，但存在后壁修复不全、网塞增加异物感及网塞死腔增加感染等缺点；Lichtenstein 手术是在腹外斜肌腱膜与腹横筋膜之间放置平片，其覆盖范围比网塞修补术中的平片覆盖范围更大，该术式步骤少，操作简单、修复完全，术后感染率、复发率低，异物感小，是目前最常用的腹股沟疝修补术之一；Stoppa 手术是在腹膜前间隙放置巨大平片以覆盖整个肌耻骨孔，此术式修补范围广，补片放置位置深，异物感不明显，补片不易移位，感染率低，但操作复杂，对技术要求高；Modified Kugel 式是将带有记忆弹力环的补片放置在腹膜前间隙，利用记忆弹力环和定位带使补片自动张开，展平，保证补片平贴腹膜前间隙，其优缺点和 Stoppa 手术相似；Gilbert 术式以"工"

字形补片加平片修补加强肌耻骨孔及加强疝环和腹股沟管后壁，该术式特点是肌耻骨孔得以加强同时，腹股沟管后壁得到"工"字形补片的上片和平片的双重加固、抗张力强、复发率低，但操作相对复杂，对技术要求较高。

综上所述，近代疝手术观点的转变为网片修补术提供了理论依据，人工疝修补材料的出现使网片修补术得以实施。与此同时，疝手术观点的转变和术式的更新不断对疝修补材料提出更高的要求，促使疝修补材料的不断更新发展。

（二）腹外疝修补手术入路的改变：腹腔镜腹外疝修补术

传统的腹外疝手术及大部分的开放网片疝修补术都是逆向解剖的，即按照与疝发生的病理生理过程相反的方向进行操作，也就是所谓的前入路，从皮肤开始切入，进入到要求的组织层面进行手术修补。毫无疑问在前入路手术中，病人腹股沟区的结构和功能在接受治疗的同时，其完好的部分必然受到医源性的损伤破坏；Kugel 术式和 Stoppa 手术是少数后入路的开放性疝修补术，后入路手术是顺向解剖的，即按照与疝发生的病理生理过程相同方向进行操作，既达到修复腹壁缺损的目的，又避免了对腹股沟区浅层的破坏，但开放性的后入路手术在游离腹膜前间隙时无法做到直视下操作，增加了手术的难度和不确定性，而腹腔镜下的疝修补术完美地解决了这个问题。

最开始的腹腔镜疝手术并不能算"修补术"，仅仅只是在腹腔镜下用金属夹子夹闭内环口，并没有针对腹股沟管的薄弱或缺损进行修补，术后复发率极高。此后，还有学者提出疝囊填塞加网片修补的手术方法，即腹腔镜下打开腹膜，用聚丙烯网片卷缩后填塞于疝内环口内，另外再用一平片覆盖腹股沟区，不加固定，这个类似后入路的腹腔镜 Rutkow 手术，术后复发率依然居高不下。随着研究的深入，人们意识到网塞并不能起到修补的作用，平片覆盖范围不足导致腹股沟区薄弱区域修复不全才是复发的关键，随后这一方法被加以改进，去除网塞、加大网片面积，逐渐发展为腹腔镜经腹膜前疝修补的方法（transabdominal preperitoneal repair，TAPP）。1990 年 Schultz 等报道的这种腹腔镜下后入路的腹膜前疝修补术，切口远离修补区域，几乎没有补片及切口感染的风险；直视下操作，视野更清晰，补片放置到位，避免修复不全；后入路顺向解剖，使得腹股沟管浅层至腹横筋膜等结构完好不受破坏，很快被广为接受并取得了很好的手术效果，并由此陆续出现其他新的术式。1991 年，Fitzgibbons 开始尝试通过腹腔镜将网片放入腹腔后，用网片直接覆盖疝环口及周围区域加以固定，并将其命名为腹腔内网片修补术（Intraperitoneal Onlay Mesh，IPOM）。这种术式无需解剖腹膜前间隙，组织创伤小，操作简便，技术要求较低，但网片昂贵且易于移位，复发率较高；网片直接接触内脏，有内脏粘连并引起肠穿孔、腹腔脓肿等风险；TAPP 和 IPOM 术式由于进入腹腔，相比其他疝修补术增加了引起肠粘连的风险，1992 年 McKernan 和 Felix 等利用腹腔镜器械在腹膜前间隙建立操作空间，将网片置于腹股沟区缺损区，这种完全在腹膜外操作的修补方式称为腔镜完全腹膜外腹股沟疝修补术（Totally extraperitoneal laparoscopic hernioplasty，TEP），该术式避免了腹腔干扰及肠粘连的发生，是目前腹腔镜腹股沟疝修补术理论上的最佳手术。但其操作空间狭小且不易建立，解剖结构不易辨认，技术要求高，术中如不慎分破腹膜，操作难度将加大，部分病人需改行 TAPP。此外，还有腹腔镜下疝环缝扎术，相当于开放手术中的疝囊高位结扎，仅适用于儿童病人或不适合一期修补的病人临时关闭疝环。

四、展望

100 年前 Bassini 依托解剖学基础创立划时代的疝修补术，经过几代外科专家学者不断长期探索研究，疝外科在解剖学、生理学、病理学及手术学等方面均取得长足进展，并日趋完善。正如 Nyhus 精辟的概括，近代腹股沟疝修补术经历了三次高潮，即应用腱膜与筋膜的折叠缝合修补；应用人工合成材料的补片或网片的修补；目前又再兴起的通过腹膜前间隙途径修补法。但目前仍有一些问题存在争议，尚有许多问题有待解决，疝手术修补的历史最后篇章尚未写到，仍需进一步不断探索、改进，才能对疝外科的病理生理、解剖以及手术方面有新的突破和创新。

第二节　腹股沟疝手术

一、腹股沟区的局部解剖与疝的发病机制

（一）腹股沟区的局部解剖

　　腹股沟区为下腹部两侧的三角形区域，其内侧界为腹直肌外缘，上界为髂前上棘至腹直肌外缘的水平线，下界为腹股沟韧带。此处为腹前壁的薄弱区域，其原因有：①腹外斜肌在此处移行为较薄的腱膜；②腹内斜肌与腹横肌在腹股沟韧带内侧 1/2～2/3 处，不附着于腹股沟韧带而成为游离缘；③有精索或子宫圆韧带通过腹股沟管而形成潜在性裂隙；④站立位时，腹股沟区所承受的腹内压力比平卧时高3 倍。由于以上解剖与生理上的特点，腹外疝多发生于此区。

　　1. 腹股沟区的解剖层次：在腹股沟区中间部位用一针自皮肤穿入至腹膜，则有下述诸层次（图8-1）：

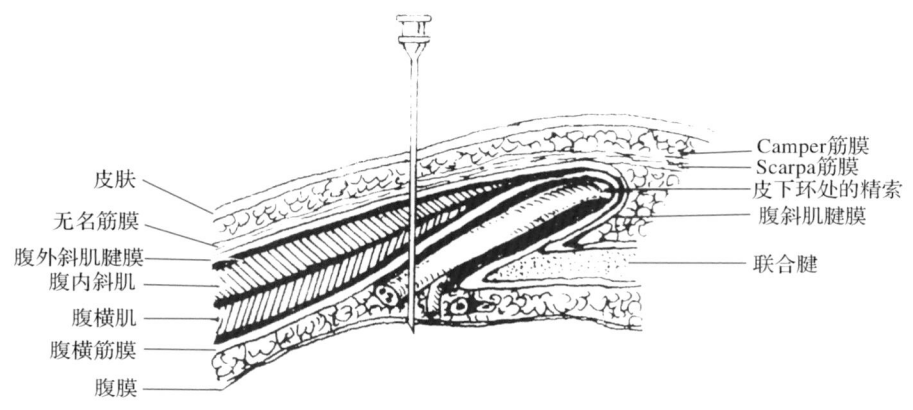

图 8-1　腹股沟区的解剖

　　（1）皮肤：在腹股沟区皮肤上具有较重要临床意义的表面标志有髂前上棘、耻骨结节、腹直肌外缘和腹股沟韧带等，体表投影有腹股沟管内口（内环）——腹股沟韧带中点上方 2 cm 处；外口（外环）——耻骨结节外上方 2 cm 处；腹壁下动脉——腹股沟韧带中、内 1/3 的交点与脐的连线。

　　（2）皮下组织：分为浅、深两层，即以脂肪组织为主的浅层筋膜（Camper 筋膜）和以膜样组织为主的深层筋膜（Scarpa 筋膜）。

　　（3）无名筋膜（innominate fascia）：是覆盖在腹外斜肌表面的一层独立的筋膜，它将腹外斜肌与皮下组织相隔开。外环处的脚间纤维就是腹股沟区低位的筋膜所形成。

　　（4）腹外斜肌腱膜：是腹前壁三层肌肉腱膜层的最外层。在腹股沟区，腹外斜肌腱膜向中线行至腹直肌外缘，和腹内斜肌、腹横肌一起融合成腹直肌前鞘；在髂前上棘至耻骨结节间向后上反折成为腹股沟韧带；韧带内侧的一小部分纤维继续向下、后并向外转折形成腔隙韧带（陷窝韧带）；自腔隙韧带再向外侧延续，附着于耻骨梳上，形成耻骨梳韧带（Cooper 韧带）。这三根韧带对疝修补术有重要意义（图8-2）。腹外斜肌腱膜向内下伸至耻骨体和耻骨结节，并在其间形成一个三角形裂口，有精索或圆韧带通过，此即腹股沟管外环（或皮下环）（图8-3）。在腱膜深面与腹内斜肌之间有髂腹下神经及髂腹股沟神经通过。

　　（5）精索或圆韧带：位于腹壁最中间，自腹股沟管内通过。

　　（6）腹内斜肌和腹横肌：腹内斜肌在此区起自腹股沟韧带的外侧 1/2，肌纤维向内下走行，其下缘呈弓状越过精索的前方、上方，在精索内后侧止于耻骨结节。腹横肌在此区起自腹股韧带的外侧 1/3，其下缘也呈弓状越过精索的上方，在精索内后侧与腹内斜肌融合而形成腹股沟镰（或称联合腱），也止于耻骨结节。

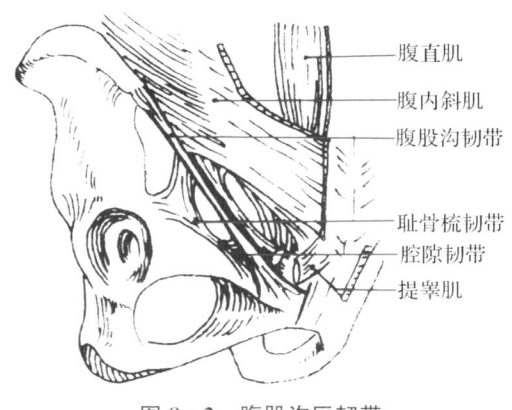

图 8-2 腹股沟区韧带

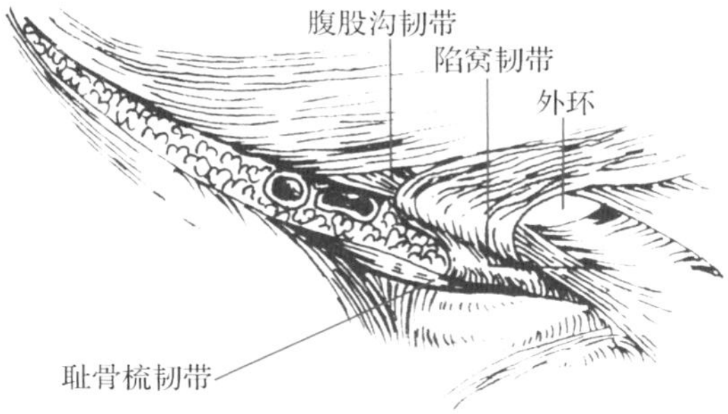

图 8-3 腹股沟管外环

（7）腹横筋膜：在腹横肌深面，为一层独立的筋膜，将腹横肌与腹膜外脂肪隔开。腹横筋膜下面部分的外侧 1/2 附着于腹股沟韧带，内侧 1/2 附着于耻骨梳韧带。在腹股沟中点上方 2 cm 处，腹壁下动脉外侧，腹横筋膜有一卵圆形裂隙，即为腹股沟管内环（或腹环）。腹横筋膜由此向下包绕精索，成为精索内筋膜。内环内侧的横筋膜组织较增厚，称为凹间韧带（图 8-4）。腹横筋膜在腹股沟韧带深面增厚形成一束结缔组织结构，外侧附着于髂前上棘，向内与耻骨结节相连，称为髂耻束，也即 Thomson韧带（图 8-5）。在腹股沟内侧 1/2，腹横筋膜还覆盖着股动、静脉，并在腹股沟韧带后方伴随这些血管下行至股部。

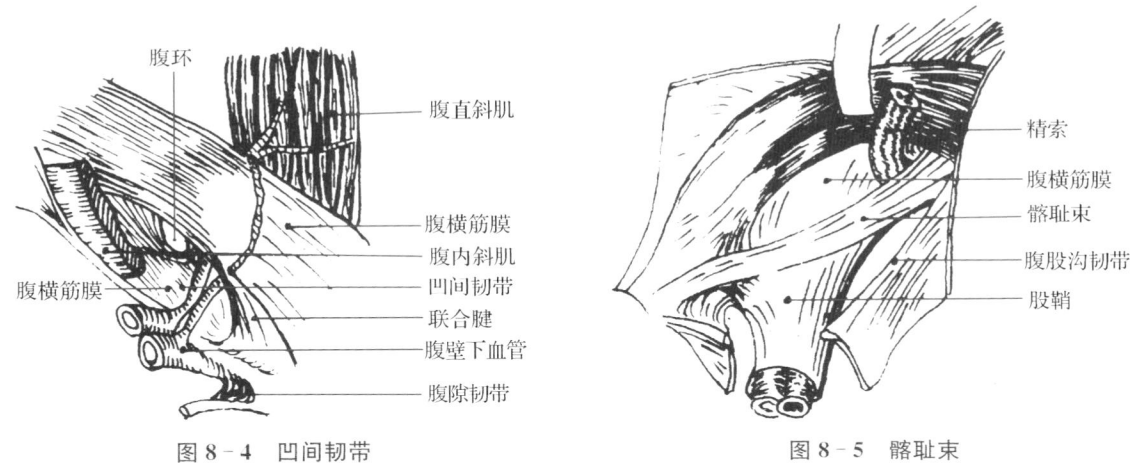

图 8-4 凹间韧带

图 8-5 髂耻束

（8）腹膜外脂肪和壁层腹膜。

2. 腹股沟管的解剖：腹股沟管位于腹股沟韧带内上方，为一个由外向内、由上向下、由深向浅的斜行裂隙，大体相当于腹内斜肌、腹横肌弓状下缘与腹股沟韧带之间的空隙，成人管长 4～5 cm。腹股沟管由内、外二口和前、后、上、下四壁构成（图 8-6）。内口即内环，是腹横筋膜的卵圆形裂隙；外口即外环，是腹外斜肌腱膜的三角形裂隙，它们的大小一般可容一指尖。腹股沟管的前壁有皮肤、皮下组织和腹外斜肌腱膜，但外侧 1/3 部分尚有腹内斜肌覆盖；管的后壁为腹膜和腹横筋膜，其内侧 1/3 尚有腹股沟镰；上壁为腹内斜肌、腹横肌的弓状下缘；下壁为腹股沟韧带和腔隙韧带。腹股沟管内有精索（或子宫圆韧带）通过。精索主要由输精管和供应睾丸血液的精索动、静脉所组成，其表面有多层被膜包绕。由于精索在胚胎期随睾丸从内环逐步经腹股沟管外环而推向阴囊，所以包绕它的各层被膜也就大体与腹壁各层筋膜、肌肉相当；精索外筋膜相当于腹外斜肌，提睾肌相当于腹内斜肌和腹横肌，精索内筋膜相当于腹横筋膜（图 8-7）。

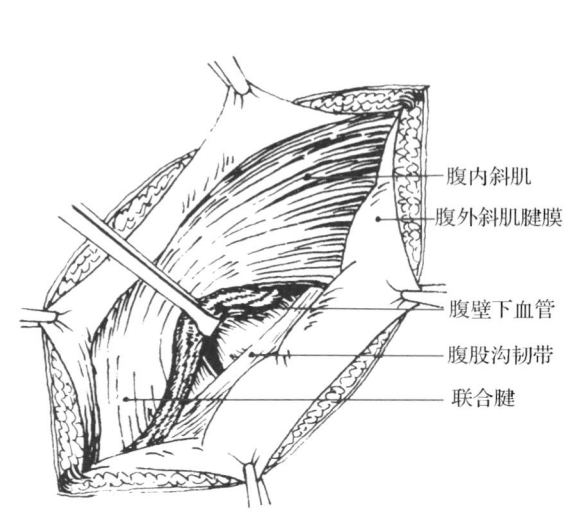

图 8-6 腹股沟管

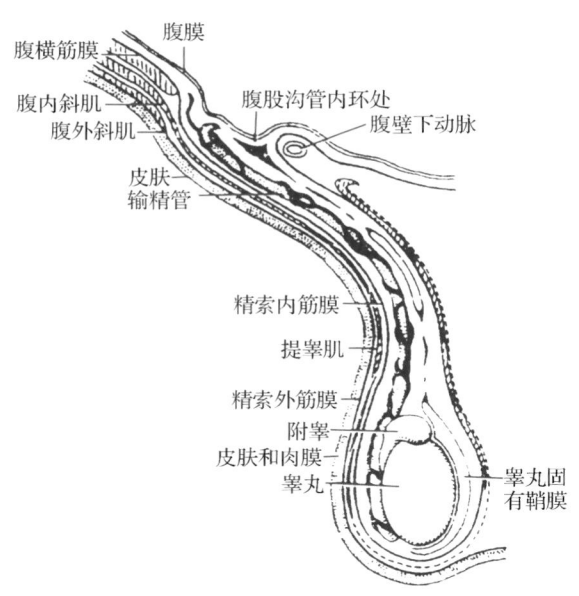

图 8-7 腹股沟区腹壁和阴囊层次

3. 腹股沟三角（Hesselbach 三角）：腹壁下动脉在腹股沟韧带的深面，起于髂外动脉，向内上方斜行于腹膜外脂肪中，经内环的内侧缘至腹直肌后鞘的半环线处，位于腹直肌的深面。腹股沟三角由腹壁下动脉构成外侧边，腹直肌外缘构成内侧边，腹股沟韧带构成底边。此三角区域腹壁缺乏完整的腹肌覆盖，且腹横筋膜又比周围部分为薄，腹股沟直疝即在此由后向前突出，故称直疝三角（图 8-8）。直疝三角与腹股沟管内环之间有腹壁下动脉和凹间韧带相隔。

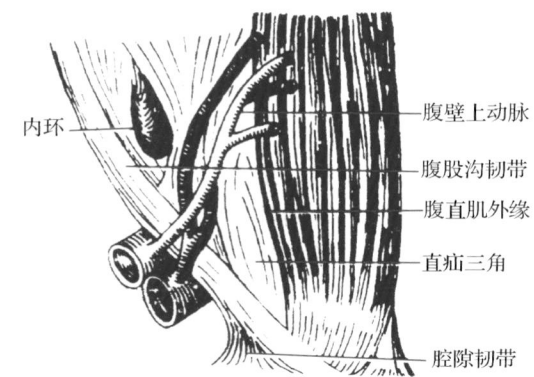

图 8-8 腹股沟三角（直疝三角）

（二）疝的发病机制

腹股沟斜疝有先天性斜疝和后天性斜疝两种：

1. 先天性斜疝是由于在胚胎早期，睾丸位于腹膜后第2～第3腰椎旁，以后逐渐下降，同时在未来的腹股沟管内环处带动腹膜、腹横筋膜以及各肌肉经腹股沟管逐渐下移，并推动皮肤而形成阴囊。随之下移的腹膜形成一鞘突，睾丸则紧贴在其后壁。鞘突下段在婴儿出生后不久成为睾丸固有鞘膜，其余部分即自行萎缩闭锁而遗留一纤维索带（图 8-9）。如不闭锁，未闭的鞘突就成为先天性斜疝的疝囊（图8-10）。右侧睾丸下降比左侧略晚，鞘突闭锁也较迟，故右侧腹股沟疝较多。

2. 后天性斜疝（图 8-11）的发生主要与腹股沟区解剖缺损有关。腹横肌和腹内斜肌发育不全对发

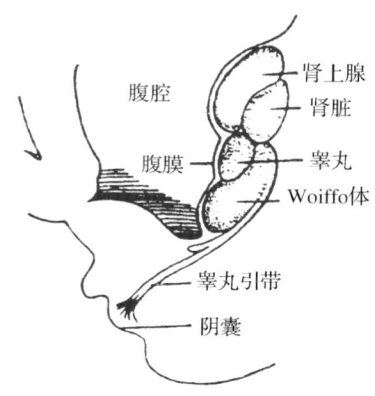

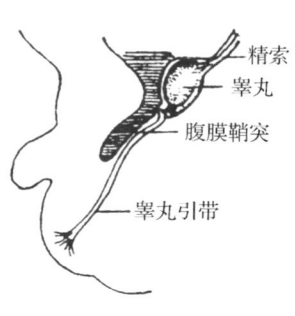

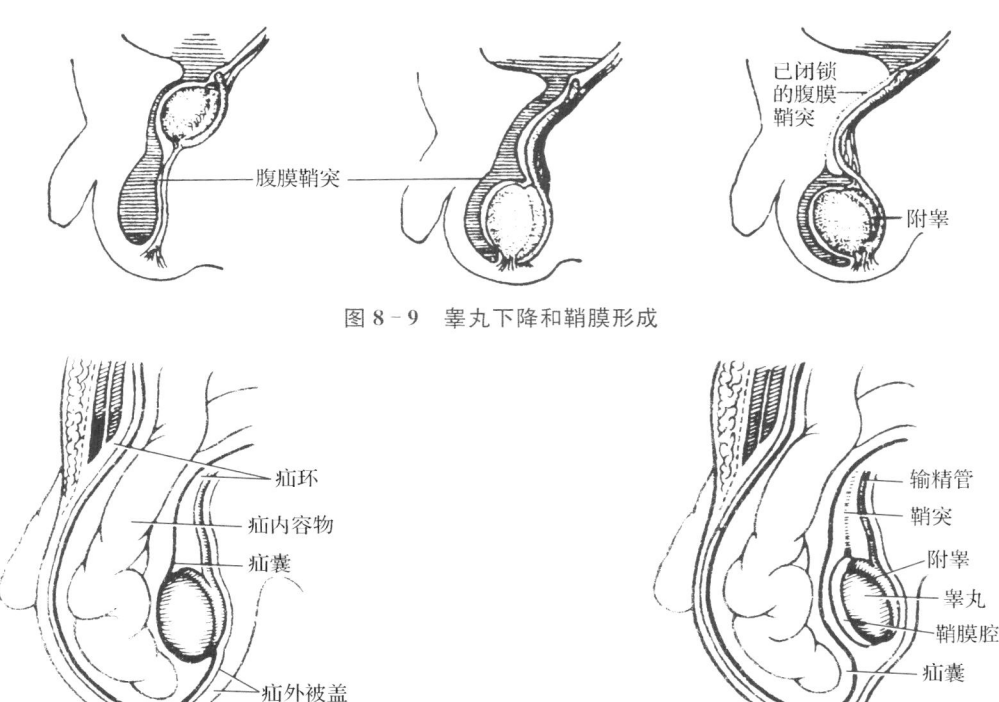

图 8-9 睾丸下降和鞘膜形成

图 8-10 先天性腹股沟斜疝

图 8-11 后天性腹股沟斜疝

病也起着重要作用。正常情况下，腹内斜肌和腹横肌的收缩可把凹间韧带牵向上外方，而在腹内斜肌深面关闭了腹股沟管内环。如腹内斜肌或腹横肌发育不全，这一保护性的括约肌样关闭功能就不能发挥作用而容易引起疝的发生。另外，腹内斜肌收缩时，可将弓状下缘拉直而向腹股沟韧带靠拢，有利于覆盖精索并加强腹股沟管前壁。故在腹内斜肌弓状下缘发育不全或位置偏高时，使这一掩闭器样防御功能丧失，而容易导致疝（特别是直疝）发生。很多复发性疝的发生与此也有关系。

二、经典腹股沟疝修补术

（一）腹股沟斜疝修补术

腹股沟斜疝是最常见的外科疾病，其发病率约占全部腹外疝的 90%，占腹股沟疝的 95%，男女发病率之比为 15：1，右侧较左侧多见。治疗疝的手术方法很多，一般比较容易掌握，但如果处理不当，将导致术后复发，给病人带来更大的痛苦。因此必须熟悉局部解剖结构，理解各式手术方法的原理，正确选择合理的术式，认真掌握手术技术要点，以减少手术并发症，降低术后复发率，提高手术治疗效果。

【适应证】腹股沟斜疝的早期手术效果好，复发率低，因此，对易复性疝和难复性疝均应及早手术，以免历时过久使腹股沟区组织结构更加薄弱，容易造成术后复发。

【禁忌证】下列情况者不宜施行手术或暂缓施行手术：

1. 1 岁以内的婴儿，若疝较小，无嵌顿或绞窄者（因腹肌可随躯体生长逐渐强壮，疝有自行痊愈的可能）。

2. 腹内压增高因素未经治疗解除者。如慢性支气管炎咳嗽不能控制；顽固性便秘、排便困难；前列腺增生、排尿困难；各种原因的腹水、气腹未愈期间和妊娠期间。

3. 伴有其他系统严重疾病，全身情况差不适于手术者。如严重心力衰竭、晚期恶性肿瘤、糖尿病等。

4. 手术部位和全身有感染病灶者。

【术前准备】

1. 手术前 1 h 排尿，使膀胱空虚，必要时留置导尿管，以免手术时误伤膀胱。

2. 巨大疝需卧床 3 d，回纳疝的内容物，使局部组织松弛，利于手术后愈合。

3. 特殊的巨大疝，腹腔内容物有很大一部分长期降入疝囊，突出腹外。如果估计术中不易将内容物完全回纳，术前可作气腹，以扩大腹腔。一般 4～6 次，每次相隔 3～5 d，每次注气量以达到病人稍感不适为宜。

【麻醉与体位】 局部麻醉（以下简称局麻）、硬膜外阻滞、腰麻或全身麻醉。取仰卧位。床脚稍抬高，两腿略分开，微屈髋，使肌肉、韧带松弛，便于疝内容物回纳。

临床常用局麻，其方法有：

1. 局部浸润麻醉：以大量低浓度局麻药，如 0.25％普鲁卡因或 0.125％布比卡因直接做切口组织逐层浸润，先浸润，后切开，使组织间产生较大张力，借以加速渗入神经组织内。因在切割组织时大部分药液可自创面流出，故无药物逾量中毒之虑。

2. Braun 区域阻滞麻醉：为在腹股沟区做一菱形区域阻滞法。麻醉成功的关键在于阻滞好髂腹下、髂腹股沟、生殖股神经生殖支和第 11、第 12 肋间神经（图 8 - 12），在髂前上棘内侧两横指处，取 A 点用 0.5％普鲁卡因溶液做皮丘，其次在外环的内上侧为 B 点作第二皮丘（图 8 - 13）。首先将针头于 A 点皮丘上稍偏向髂骨翼刺入，穿过腹外斜肌、腹内斜肌及腹横肌直至针尖触及髂骨为止，再缓缓边退针边注入麻醉药。当针退至皮下浅筋膜时，针尖方向略转向外侧，重新刺入。这样反复数次，使麻醉药呈扇形浸润，然后沿图 8 - 13 所示 C 和 D 方向在腹股沟管两侧的腹外斜肌腱膜下作浸润，以阻滞生殖股神经的生殖支和分布于精索与睾丸的交感神经纤维。其次，将外环处精索提起，将针头从 B 点皮丘刺入，于精索两侧垂直刺至耻骨，注入局麻药以阻滞阴囊部神经小支。再沿 E 和 F 方向在精索两侧注入局麻药，进一步阻滞生殖股神经和精索、睾丸的交感神经。以切口为对角线，沿实线方向作皮内、皮下菱形浸润。在手术中当切开腹外斜肌腱及剥离疝囊周围组织前，如麻醉不确切，可在腱膜下及疝囊上再注射一些局麻药，一般总用药量为 80～100 mL。

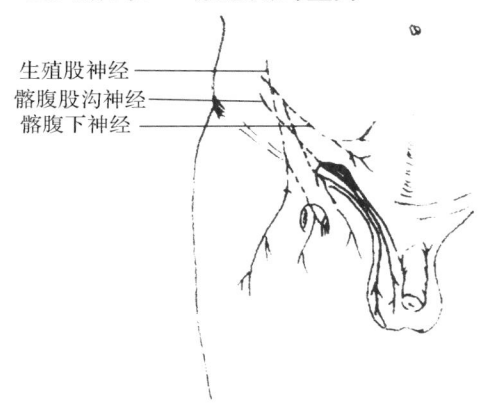

图 8 - 12 腹股沟区神经

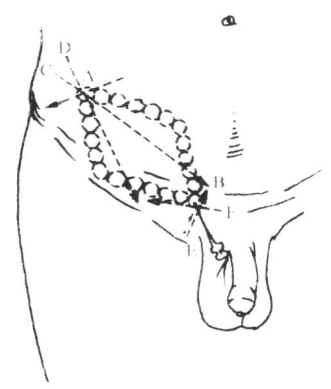

图 8 - 13 腹股沟疝局麻方法

3. Flanagan 区域阻滞加局部浸润麻醉：在髂前上棘内上方二横指，做区域性注药（如图 8 - 13 所示 Braun 法）。在耻骨结节和腹股沟外环内侧区浸润。在腹股沟韧带的下方，股动脉搏动的外侧，做皮丘后向腹股沟韧带浅面扇形浸润，以麻醉髂腹股沟神经向上的越界支。在腹股沟韧带中点上方 2 cm 做皮丘，针头向内环刺入，穿过腹外斜肌腱膜（有阻力突然消失感），在疝囊颈的周围注射，以麻醉精索外神经和分布于精索、睾丸的交感神经纤维。沿切口线做皮内、皮下浸润，必要时在疝囊和精索间再做少许浸润，并在切开的疝囊内注入 5 mL，则麻醉更完善。

【手术步骤】 腹股沟斜疝的手术操作有 3 个基本要点：①高位结扎疝囊；②修补内环和腹横筋膜；③修补腹股沟管以增强腹股沟区的抵抗力。

1. 高位结扎疝囊：

（1）切口选择：一般均采用斜切口。在腹股沟韧带上方 2 cm 处作与之平行斜切口，下端至耻骨棘上缘，上端应超过腹股沟韧带中点（内环投影处）2～3 cm（图 8 - 14），以利腹股沟管内环的充分显露。

（2）切开和显露腹股沟管：切开皮肤、皮下组织和筋膜后，即可显露出腹外斜肌腱膜及外环；钝性分离将皮下脂肪组织及筋膜等从腹外斜肌腱膜上推开，内达腹直肌前鞘，外至腹股沟韧带。在脂肪层多可见到 2～3 支腹壁浅静脉，应予以钳夹、切断、结扎。在外环上 3 cm，内环与外环的联线上作一小切口，以组织剪在腱膜下潜行分离，然后顺腱纤维方向上、下剪开（图 8 - 15），注意保护行走于腹外斜肌腱膜深面的髂腹下神经和髂腹股沟神经（图 8 - 16）。提起腹外斜肌腱膜，在其深面进行分离，内上达腹横肌腱膜弓或联合腱，外下至腹股沟韧带，显露腹股沟韧带的反折部分。

（3）寻找、游离、切开疝囊：腹股沟管前壁打开后，显露出精索，髂腹股沟神经即附着于精索，应注意加以保护。顺肌纤维方向将提睾肌及精索内筋膜纵形切开（图 8 - 17）。于精索前内侧可见灰白色光滑的疝囊，其与周围组织一般不发生粘连，容易辨认。如有粘连或疝囊很小不易识别时，嘱病人咳嗽以增加腹压，使疝囊隆起或有疝内容物滑出即可证实疝囊。术者与助手各以有齿镊提起疝囊，在两镊子之间用刀小心切开（图 8 - 18）。注意勿误伤疝内容物。疝内容物多为肠管、大网膜等。

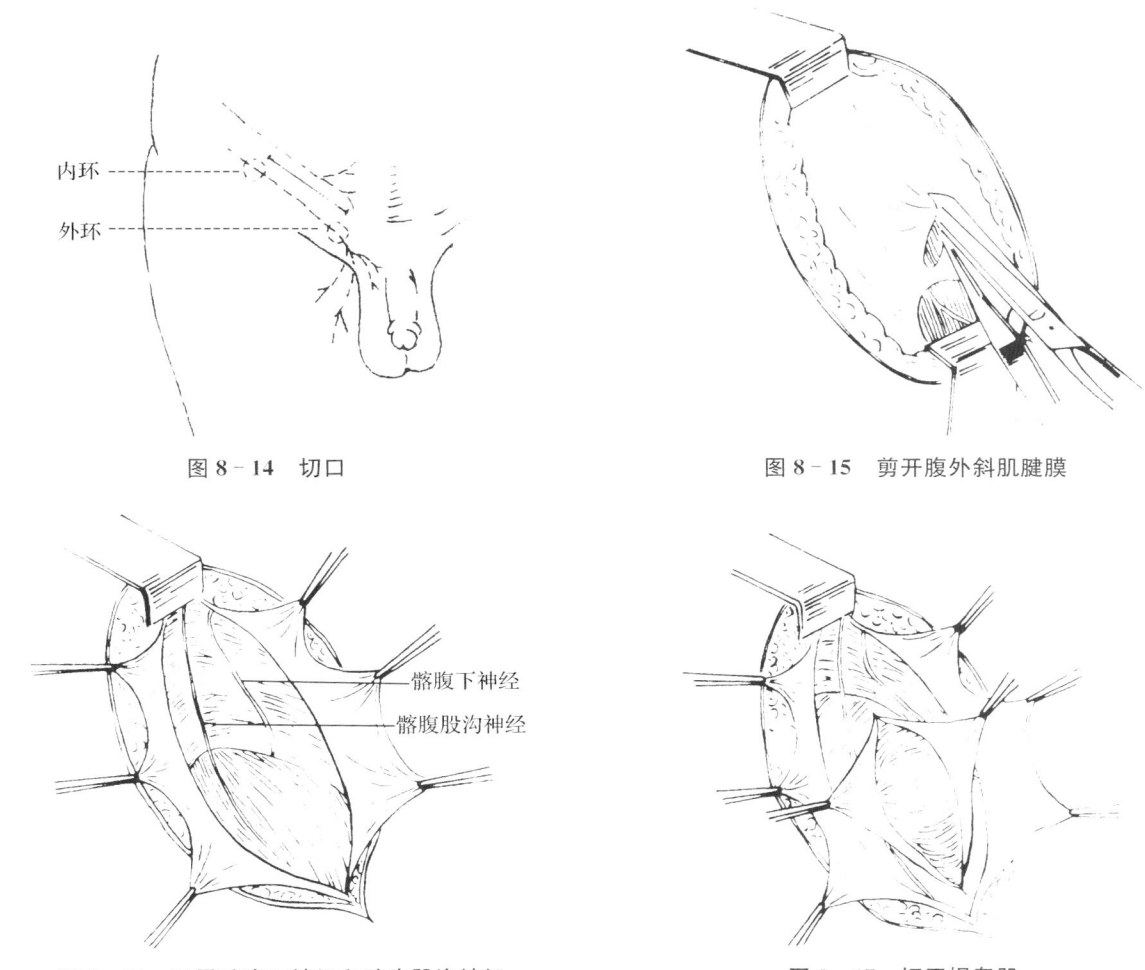

图 8 - 14　切口　　　　　　　　　　　　　　图 8 - 15　剪开腹外斜肌腱膜

图 8 - 16　显露髂腹下神经和髂腹股沟神经　　　图 8 - 17　切开提睾肌

（4）探查腹股沟区的病理变化：全面准确了解腹股沟区的病理变化，是决定下一步手术方法的基础。探查必须明确以下情况：①是否为斜疝；②是否为滑疝；③有无直疝或股疝同时并存；④内环扩大程度；⑤腹股沟三角区腹横筋膜是否易被顶出，肌肉强度如何。

（5）游离疝囊，行疝囊高位结扎：探查明确后，以左示指伸入疝囊内顶住疝囊壁，右示指裹以生理盐水纱布，将贴附于疝囊周围的精索组织以及脂肪组织轻轻推开，直至疝囊颈部（图 8-19），其标志为在疝囊颈处见到有腹膜前脂肪。游离疝囊时要随时注意止血。回纳疝内容物，如大网膜与疝囊紧密粘连不易分离，可将其粘连部分切除。

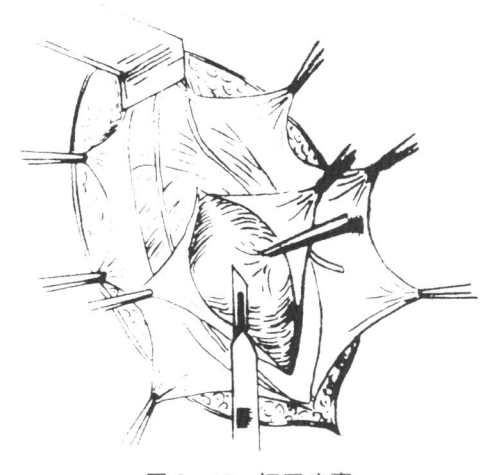

图 8-18　切开疝囊

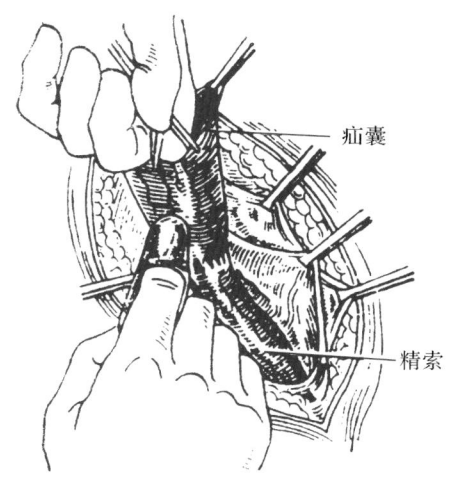

图 8-19　剥离疝囊

　　根据疝囊颈大小，可选择以下方法高位结扎疝囊。①8 字形贯穿缝扎法：适用于疝囊颈较狭小者，用 4 号丝线作 8 字形贯穿缝扎即可（图 8-20）。②内荷包缝合法：适用于疝囊颈较大者，可用 4 号丝线作内荷包缝合结扎（图 8-21）。作内荷包缝合时应注意疝囊内面的每针距离要小，疝囊外面的每针距离要大（图 8-22），反之，将造成疝囊颈不能完全结扎（图 8-23），易导致术后复发。③连续缝合法：

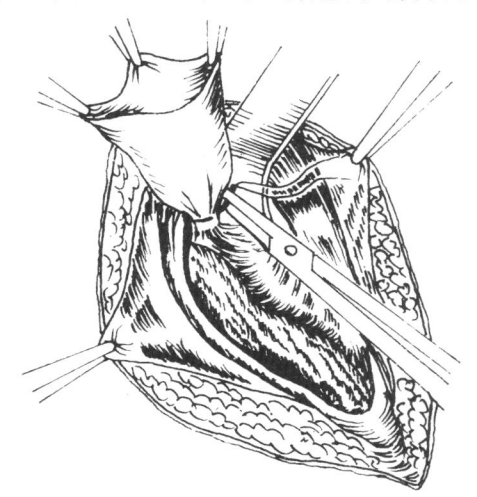

图 8-20　8 字形贯穿缝扎疝囊颈

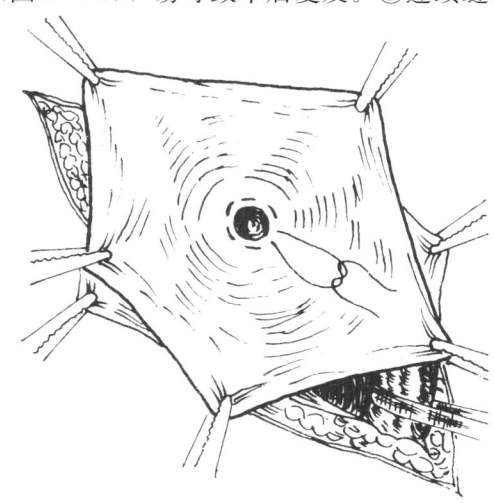

图 8-21　内荷包缝合疝囊颈

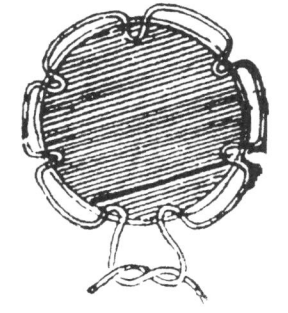

图 8-22　正确的内荷包缝合

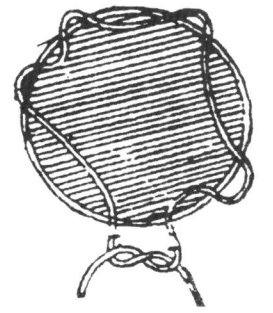

图 8-23　错误的内荷包缝合

适用于疝囊颈很大者，在切断疝囊后，将残留的疝囊颈用 4 号丝线作连续缝合闭锁（图 8-24）。疝囊高位结扎位置一定要在疝囊颈的高位，否则，会遗留部分疝囊颈，成为术后复发的条件。另外，应在直视下结扎疝囊颈以免将疝内容物缝合结扎在内。

疝囊颈结扎后在距结扎线 0.5 cm 处切断疝囊，疝囊颈残端即缩回至腹内斜肌深面。一般不主张将残端悬吊在腹内斜肌上，以免腹肌运动时，缝线被牵引脱落。另外，悬吊缝合时也易伤及髂腹下神经。

远端残留的疝囊可根据具体情况作如下处理：①疝囊较小，容易剥离时，应将其剥除，彻底止血；②如疝囊大已降入阴囊内，可不必完全剥离，将其切缘彻底止血，断

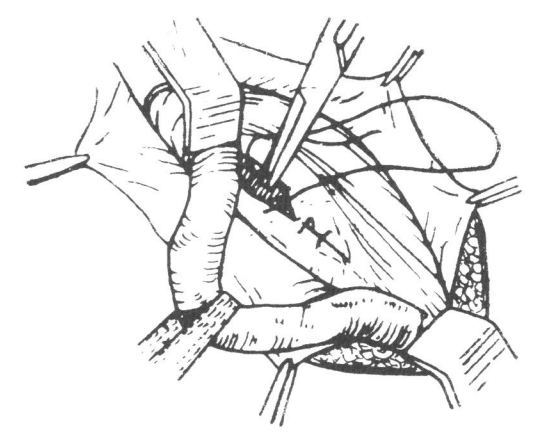

图 8-24 连续缝合疝囊颈

端也不宜缝合闭死。日后如囊内有分泌液，可从疝囊断端流出被组织吸收，一般不致积液形成鞘膜积液样改变。另外还可将疝囊底翻出，在底部切除长 1.5～2.0 cm 的疝囊壁一块，并向左右剥离 1.0～2.0 cm。将此游离缘向外翻转，用 1 号丝线固定，再将疝囊送回阴囊内（图 8-25）。若有分泌液可从开孔处流出，被组织吸收。

（6）游离精索：如需作内环修补或腹股沟管后壁增强修补时，在处理疝囊后，即将精索自筋膜床上完全分离。近端游离至内环处，远端至阴囊口，并穿过一纱布条牵引精索。

2. 修补内环和腹横筋膜：在儿童、青少年早期斜疝，仅有内环轻度增大，腹股沟区的肌肉、腱膜组织均完整而有力者，可不行腹股沟管前、后壁修补，仅修补内环和腹横筋膜即可。

[修补步骤]提起精索，切断靠近内环处的提睾肌，显露内环的边缘。用 4 号丝线自内环底部向上，将内环的内缘及外缘的腹横筋膜作间断缝合，一般缝合 2～3 针，重建后的内环能容示指尖通过即可（图 8-26），切勿过紧，以免压迫精索。如果外缘过于薄弱或不明显时，可将内缘与腹股沟韧带深面的髂耻束缝合。此步骤是防止疝修补术后复发的关键之一，必须认真处理。修补时应注意防止损伤腹壁下动脉和股静脉。在女性病人可将圆韧带切除，以利封闭内环。

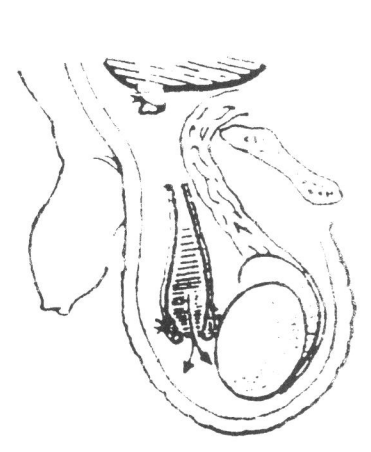

图 8-25 疝囊底开放引流

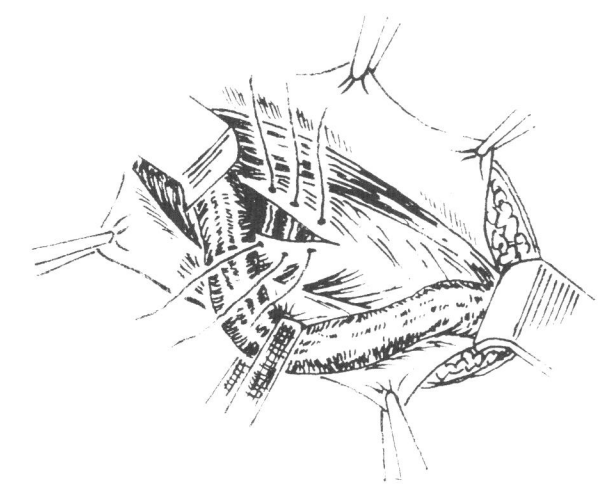

图 8-26 缝合修补内环

3. 修补腹股沟管前、后壁：修补和加强腹股沟管的方法很多，通常有加强腹股沟管前壁和后壁两类手术，但迄今尚无适用于各种情况的术式，因此，必须根据病人的具体情况加以选择。

（1）福格森（Ferguson）修补法：此法是在精索前方将腹内斜肌下缘和联合腱缝至腹股沟韧带上，借以消灭腹内斜肌弓状下缘与腹股沟韧带之间的空隙，增强腹股沟管前壁。主要适用于儿童、青少年

疝，腹横筋膜无显著缺损，腹股沟管后壁尚健全的斜疝和一般直疝。

[修补步骤] 将精索复位，先缝合提睾肌（图8-27a），再用7号丝线于精索前将腹内斜肌下缘和联合腱间断与腹股沟韧带缝合，一般缝合3～4针即可（图8-27b）。再缝合腹外斜肌腱膜，重建外环，通过精索勿过紧或过松（图8-27c）。

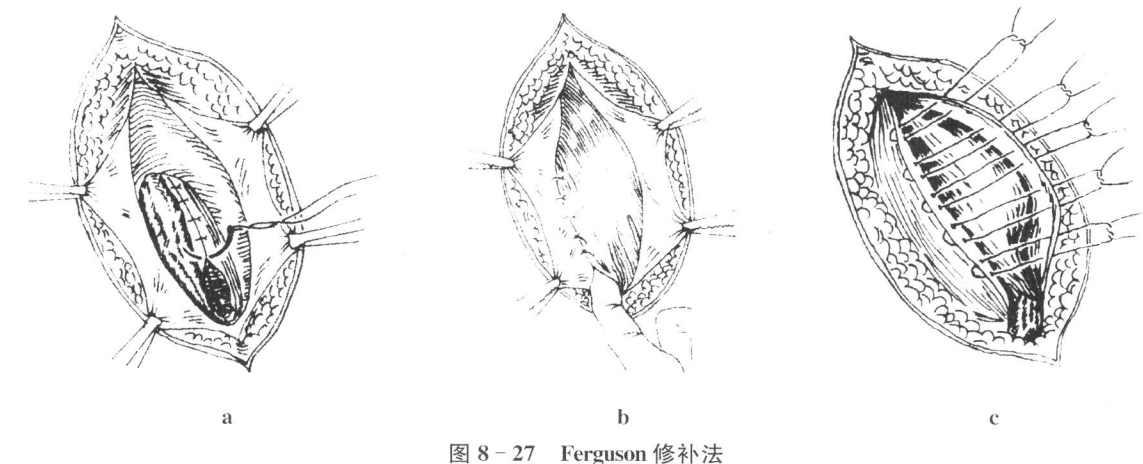

a   b   c

图8-27 Ferguson 修补法

（2）巴西尼（Bassini）修补法：此法是在精索的后方将腹内斜肌下缘和联合腱缝至腹股沟韧带上，置精索于腹内斜肌与腹外斜肌腱膜之间，增强腹股沟管后壁。主要适用于青壮年疝或老年人较小的疝，腹横筋膜缺损、腹股沟管后壁薄弱者。

[修补步骤] 将已切开的提睾肌及精索筋膜结节缝合。牵开精索，在其后方，用7号丝线将联合腱和腹横肌腱膜弓与腹股沟韧带由下内向上外结节缝合4～5针，各缝线暂不结扎（图8-28a）。第一针缝线，要将联合腱和腱膜弓最内侧部连同腔隙韧带一同缝合于腹股沟韧带，也要将耻骨结节附近的骨膜缝合在内，以免在下角处遗留空隙。每一缝针通过联合腱和腱膜弓及腹股沟韧带时勿在同一平面上，以免拉裂腱纤维与韧带。针穿过腹股沟韧带时，应注意针尖勿过深，以免伤及腹股沟韧带下的股血管。缝合完毕后，自内向外将缝线逐一结扎，然后再检查内环的位置，大小是否恢复正常状态，以免过紧或过松，以刚能容纳示指尖大小为宜。

将精索复位，再将腹外斜肌腱膜于精索前方作间断缝合（图8-28b），注意勿将髂腹下神经缝合在内。重建的外环也要缝得松紧适宜，使精索通过的孔道能容纳示指尖为宜（图8-28c）。

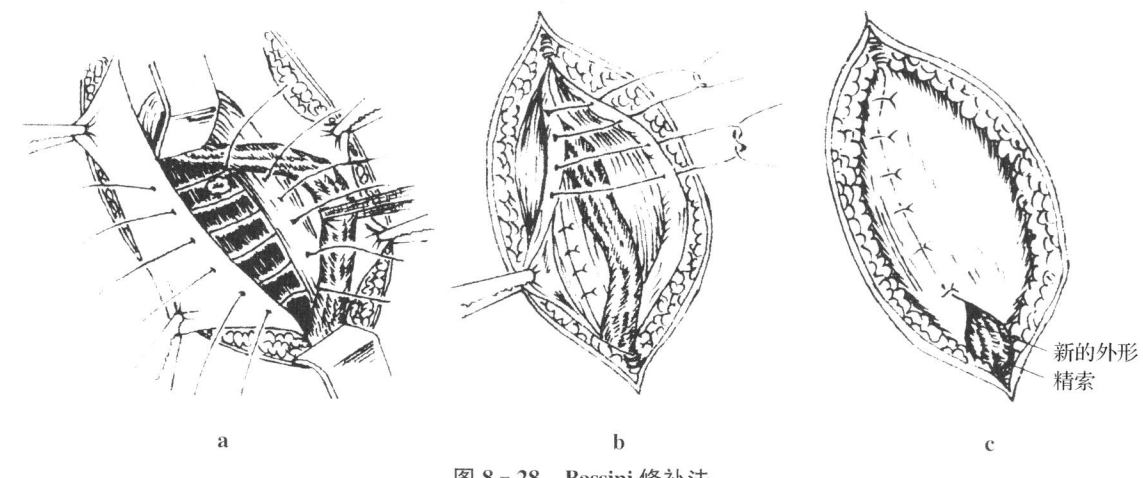

新的外形
精索

a   b   c

图8-28 Bassini 修补法

（3）哈斯特德（Halsted）修补法：此法是在巴西尼修补法的基础上，再将腹外斜肌腱膜内外两叶在精索后方间断重叠缝合，置精索于腹外斜肌腱膜与皮下组织之间，外环的位置被移到内环的同一平面，腹股沟原来的倾斜方向也随之消失。其内侧靠近耻骨的部位则得到了充分加强。适用于腹股沟管后壁缺损较明显的老年斜疝（也适合于直疝，混合性疝及复发性疝）。

［修补步骤］将精索牵出切口，修补先由腹股沟内侧开始，首先将联合腱和腹横肌腱膜弓与腹股沟韧带由下内向上外结节缝合 4～5 针（同 Bassini 法）（图 8-29a），然后再在精索后方将腹外斜肌腱膜的内、外两叶间断重叠缝合（图 8-29b）。去掉牵引精索的纱布条，将精索置于腱膜浅面，检查内、外环大小适中情况。

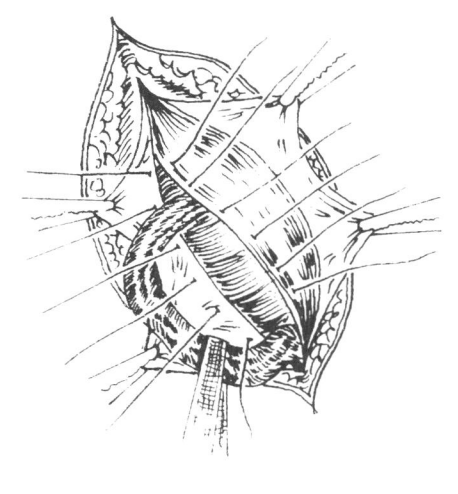
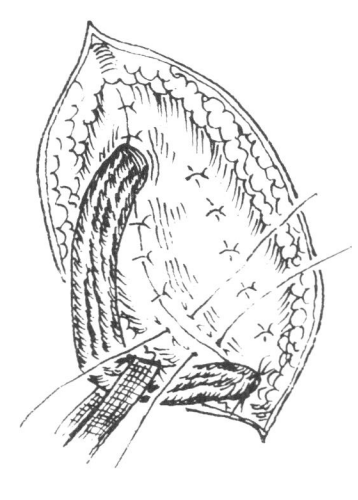

a   b

图 8-29　Halsted 修补法

（4）安德鲁斯（Andrews）修补法：此法是在巴西尼修补法的基础上，再将腹外斜肌腱膜的内侧叶与腹股沟韧带相缝合，将精索置于其上，然后再将腹外斜肌腱膜的外侧叶覆盖在精索上，并与其内侧叶缝合，置精索于腹外斜肌腱膜的内、外叶之间。适用于疝囊较大或腹壁组织退化明显的老年病人。

［修补步骤］首先将联合腱和腹横肌腱膜弓与腹股沟韧带用 7 号丝线结节缝合 4～5 针（同 Bassini 法），然后在精索后方再将腹外斜肌腱膜的内侧叶与腹股沟韧带结节缝合 4～5 针，置精索于腹外斜肌腱膜的内侧叶之上，图 8-30a 最后将腹外斜肌腱膜的外侧叶覆盖在精索上，并与内侧叶间断缝合 4～5 针（图 8-30b），检查重建的外环口大小。

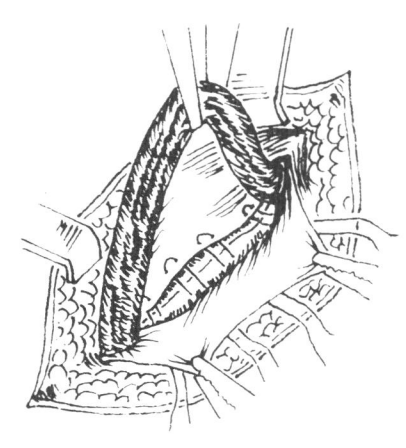
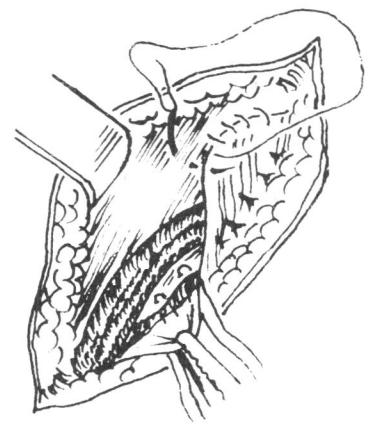

a   b

图 8-30　Andrews 修补法

（5）马克威（McVay）修补法：此法是将联合腱和腹横肌腱膜弓缝合于耻骨梳韧带上，以加强腹股沟管的后壁。主要适用于腹股沟区出现明显缺损，青壮年巨大疝或老年人较大疝（也适用于复发性疝、直疝、股疝）等。

［修补步骤］

1）显露耻骨梳韧带：提起精索，用拉钩将切口下缘及腹股沟韧带强力拉开，显露其深面的腹横筋膜。钝性分离腹横筋膜，内侧至腔隙韧带，外侧至股静脉。用示指隔着腹横筋膜摸到耻骨上支，在其上切开腹横筋膜，用手指伸入切口内直接摸到耻骨上支上缘（即耻骨梳）。沿耻骨支滑行剥离，即可清楚显露耻骨梳韧带。如此时见到闭孔静脉的小分支通过，须予以结扎。否则，损伤后不易止血。

2）修补腹股沟管后壁：显露耻骨梳韧带后，用左手示指沿耻骨梳韧带向外滑动，触及股动脉搏动后确定股静脉位置（股静脉在股动脉内侧），将示指固定于该处保护股动、静脉。充分显露扩大术野，用 7 号丝线将联合腱和腹横肌腱膜弓与耻骨梳韧带间断缝合 3～5 针（图 8-31），从最外侧开始向内侧缝合，最内侧一针应将联合腱缝于腔隙韧带上。然后，自内向外将缝线逐一结扎，应使联合腱和腹横肌腱膜弓与耻骨梳韧带紧密接触。检查股静脉外侧部，如有薄弱区，可将腹横筋膜与股血管外侧行结节缝合予以加强。

3）缝合腹外斜肌腱膜：由于耻骨梳韧带位置较深，与联合腱缝合后，在其浅面容易形成三角形的凹陷。为了防止出现死腔，可将腹外斜肌腱膜内侧叶缝于腹股沟韧带上，外侧叶再与内侧叶重叠缝合，而将精索置于内外侧叶之间。

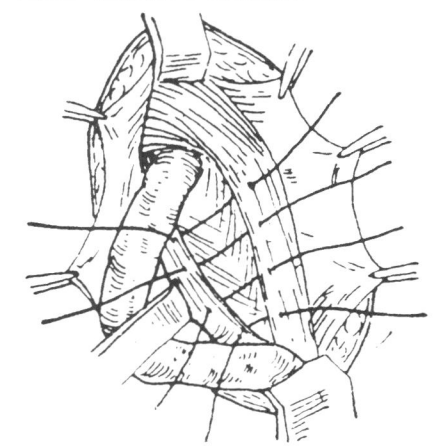

图 8-31　McVay 修补法

（6）马西（Marcy）修补法：早在 1871 年 Marcy 首先报道了腹横筋膜的重要性并设计了该式式，主要包括加强腹股沟管底并强调常规地显露和修补内环。当时未引起人们注意。直到 20 世纪 70 年代 Griffith 对 Marcy 术式作了深入研究，并加以推广。

［修补步骤］

1）显露内环：拉钩牵开弓状下缘，显露内环口突出的精索基部。环形切开提睾肌，继续牵引精索可见到内环口处的环形纤维及其向下移行的精索内筋膜，在移行部将其环形切断，即可清楚显露内环口的边缘。

2）探查：将手指伸向内环口内可顺利进入腹膜前间隙，分开腹壁下动、静脉与腹膜之间的纤维粘连，向内侧将其推开。在内环口上外侧找到疝囊后切开，伸指入腹腔探查内环口周围、直疝三角区及股管，了解有无异常。在疝颈部切断疝囊并行高位结扎，近侧残端缩回腹膜前间隙。

3）修补内环：将精索牵向外侧，把内环口内下侧的腹横筋膜边缘连同其附件结构（包括凹间韧带、髂耻束）间断缝合，一般用 4 号丝线缝合 3～5 针（图 8-32），修补后的内环以能通过止血钳尖端为限。其余方法同 Bassini 修补法。

（7）舒尔迪斯（Shouldice）修补法：又称加拿大疝成形术（Canadian hernioplasty）。该术式集 Marcy 和 McVay 二式的优点。其要点为完全切断提睾肌和该肌血管以显露

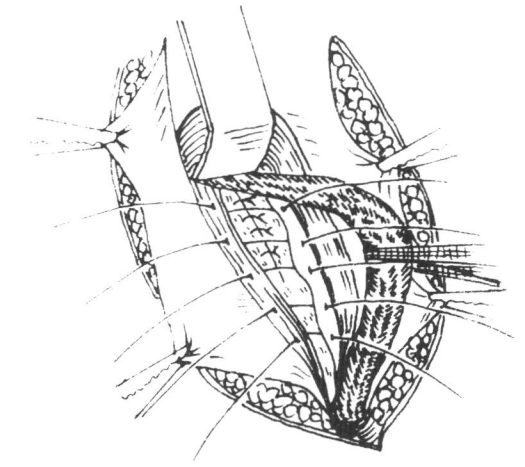

图 8-32　Marcy 修补法

和修补内环；彻底切开腹股沟管底，以探清腹壁深层的腹横筋膜层的完整性，并按解剖层次进行修补缝合。

［修补步骤］

1）显露内环：同 Marcy 法，但提睾肌应从内环至外环全层切开。

2）游离切开腹横筋膜：从内环内下缘伸指入腹膜前间隙，推开腹壁下血管及脂肪组织以游离直疝三角区的腹横筋膜，即腹股沟管底。从内环内下缘切开腹横筋膜达耻骨结节（图 8 - 33），仔细探查深部结构，包括股管是否有潜在间隙。

3）按解剖层次重建腹股沟管：一般缝合 4 层，第一层从耻骨结节开始，用平行连续缝合法将腹横筋膜下叶边缘缝合到上叶瓣深面上部筋膜融合增厚部分，包括腹直肌鞘外缘，直达内环口（图 8 - 34）。重新修补内环，仅容精索通过。第二层把腹横筋膜上叶下缘缝到下叶瓣的前面；第三层把腹内斜肌弓状缘缝至腹股沟韧带深面；第四层用双重折叠缝合法置精索于两层腹外斜肌腱膜之间，至此完成了腹股沟管的重建。

（8）成形术：巨大疝可以造成腹股沟管后壁的严重缺损，联合腱显著萎缩，无法用作修补时，可用合成纤维网、真皮片、阔筋膜等成形修补，即将这些移植物缝合于腹横肌腱膜弓与腹股沟韧带之间，也可应用同侧的腹直肌前鞘翻转修补。该法取材容易，操作方便，具体方法见复发性腹股沟疝的手术。

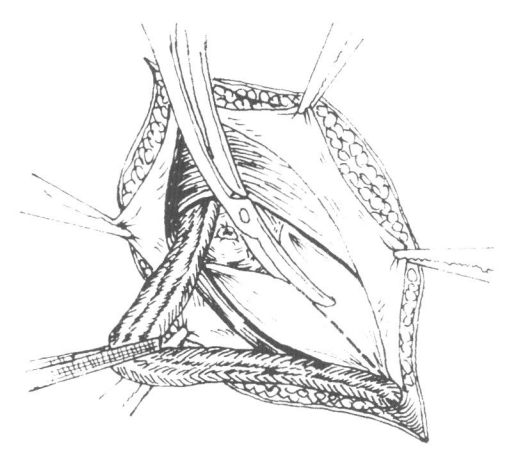 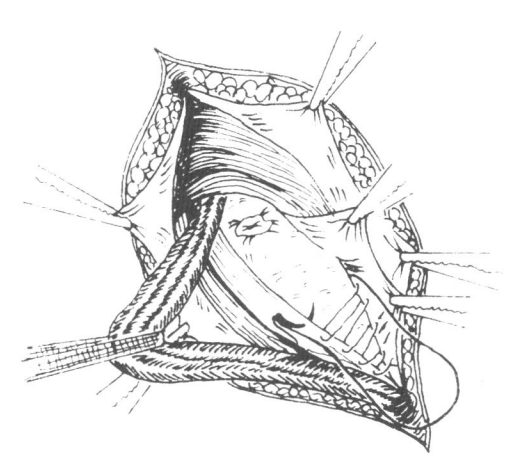

图 8 - 33　在内环上方切开腹横筋膜　　　　　　图 8 - 34　重建腹股沟管第一层缝合

4. 缝合切口：间断缝合皮下组织和皮肤。

【特殊情况下的手术处理】

1. 寻找疝囊困难时的处理：有时在手术中不易找到疝囊，发生这种情况可能有两种原因：①疝囊过小，寻找困难；②可能为滑疝。遇到这种情况时不要强行切开探查，以免损伤精索和滑出肠管、膀胱等脏器。可在内环上 2～3 cm 处分开腹内斜肌与腹横肌，然后再切开腹膜，从腹腔内向下探查，这样比盲目寻找既容易又安全。

2. 腹股沟斜疝合并直疝处理：腹股沟斜疝有少数合并直疝（图 8 - 35），又称马鞍疝。当切开斜疝疝囊，伸进示指进行探查，如发现直疝同时存在，根据疝囊大小不同分别按下述方法处理：

（1）Hoguet 法：适用于直疝疝囊较小者。用手指经斜疝疝囊在腹腔内抵住前腹壁，将腹横筋膜和腹膜前脂肪组织同腹膜分离，腹壁下动脉也同时分离出。向外侧牵引斜疝疝囊内侧壁，同时把腹壁下动脉牵向内侧，这样就可以把直疝的疝囊向外牵引至与斜疝疝囊合二为一，使两个疝囊共同的囊颈都在腹壁下动脉的外侧伸出（图 8 - 36）。然后再行疝囊高位结扎，内环、腹横筋膜和腹股沟管的修补根据病人具体情况施行。

（2）Callander 法：适用于直疝疝囊较大或其内侧壁与膀胱有粘连者。先用手指从切开的一个疝囊口伸入腹腔内抵住前腹壁，触到腹壁下动脉的位置后，分开腹横筋膜把血管游离出并予以结扎切断。将腹横筋膜自内环口沿腹股沟管后壁向内侧切开到直疝疝囊的部位，并将膀胱自直疝疝囊的内侧分离出，

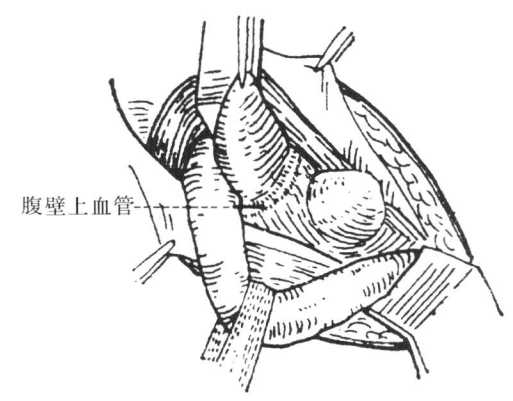

图 8-35　斜疝合并直疝

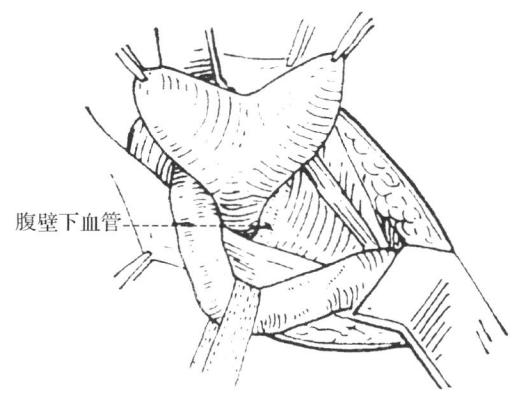

图 8-36　Hoguet 修补法

使它重新回复到耻骨上的正常位置。这样两个疝囊和其间的腹膜就可以完全暴露出。将斜疝疝囊的切口向内侧横向延长至直疝疝囊，就形成了一个普通的横切口，切除多余疝囊，用连续缝合法缝闭切口，这样就完成了两个疝囊的切除和高位结扎（图 8-37）。以后的修补方法根据具体情况选用合适的术式。

3. 腹股沟斜疝合并股疝的处理：斜疝合并股疝时，首先将斜疝疝囊提起，将精索（或子宫圆韧带）向上拉开，切开腹横筋膜，在股疝疝囊内的示指引导下剥离疝囊，并将其由腹壁下血管的外侧提出，与斜疝疝囊一并高位结扎。以后的修补方法按常规选用适宜术式。

4. 腹股沟斜疝合并精索或睾丸鞘膜积液的处理：腹股沟斜疝常与精索或睾丸鞘膜积液同时存在。在进行疝手术的同时，将精索或睾丸鞘膜作切除或翻转术即可。如遇交通性鞘膜积液误诊为疝，可按疝囊高位结扎处理，不需修补。

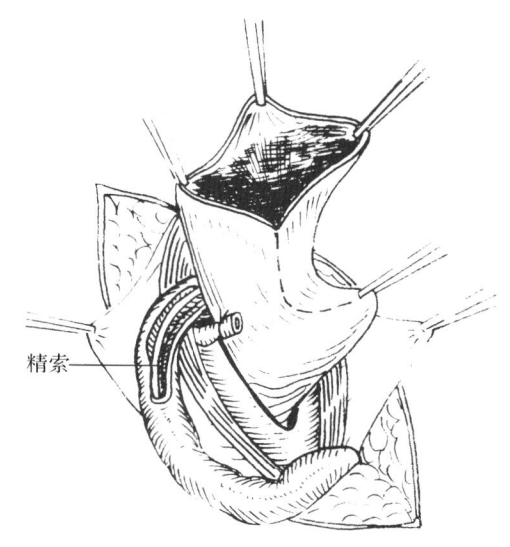

图 8-37　Callander 修补法

5. 腹股沟斜疝合并睾丸下降不全的处理：睾丸如位于皮下环的外侧上方，一般在分离精索与周围组织的粘连后，可将其拉至阴囊内固定。

6. 女性腹股沟斜疝的处理：手术较男性简单。在女性腹股沟管通过的是子宫圆韧带。其病理特点是疝囊与子宫圆韧带粘连紧密，所以在处理疝囊时，不须将其互相分离，可与疝囊颈同时高位结扎后切断。子宫圆韧带的近端缝合固定于腹内斜肌深面；远端可与疝囊一并切除，或固定于耻骨结节骨膜。因腹股沟管已无内容物通过，修补时将腹股沟管缝合闭锁即可。常将联合腱与腹横筋膜一并结节缝合于腹股沟韧带上，以增强薄弱部位。

7. 双侧性疝处理：若病人身体情况较好，疝手术对机体侵袭不大，对双侧疝可同时进行手术。

【术后处理】

1. 体位：取平卧位，膝部用小枕头垫起，使髋部微屈，以缓和缝合的张力，促进愈合，并减少切口的不适和疼痛。

2. 预防血肿：术后腹股沟区应用沙袋压迫 24 h，并用丁字带托起阴囊。如发生血肿，较小的可行局部热敷；较大且有波动者，可在严密无菌条件下，用粗针头抽出积血，再行局部压迫；如血肿发展很快，穿刺后又迅速增大，应立即拆开切口，重新止血。

3. 防止腹内压增高：术后腹内压增高是造成疝早期复发的重要因素，所以首先要防治上呼吸道感染，避免咳嗽；其次是注意通便，以免大便干燥，用力排便造成复发。术前可清洁洗肠或服用轻缓泻药。

4. 严防感染：疝修补术为无菌手术，发生感染是疝复发的重要原因之一。因此，必须高度重视防治感染。除在术中注意无菌操作外，术后也应注意保护切口，防止污染。如发生感染，应立即进行抗感染治疗。形成脓肿应早期引流，以免皮下感染向深部扩展，影响愈合。

5. 残余疝囊积液的处理：远端疝囊未剥除的病人，有极少数可能发生残余疝囊积液。首先应穿刺抽液，有时需要反复多次。无效时，需再次手术。

6. 休息与劳动力恢复：卧床时间的长短，需根据疝大小，腹壁缺损程度和修补的方法，以及病人身体条件等综合考虑决定。现在一般认为，病人术后尽早下床活动，可减少术后早期并发症的发生。术后 3 周开始轻工作，2 个月后做轻体力劳动，3 个月后恢复正常体力劳动。对于修补较困难或有并发症者，应根据情况延长休息与恢复劳动的时间。

【手术并发症、预防与处理】

1. 各种组织结构损伤的预防和处理：

(1) 神经损伤：常见损伤的神经为髂腹下和髂腹股沟神经，多为解剖分离时切断损伤和修补缝合时误扎。神经损伤能引起术后切口处疼痛和局部肌肉萎缩，使腹股沟管近端的肌肉功能丧失，易造成疝复发。

1) 预防：熟悉神经的解剖走向，在切开腹外斜肌腱膜和提睾肌时应特别注意误伤；修补腹股沟管前应将神经分离后推向上方加以保护。

2) 处理：神经被缝扎后可引起剧烈疼痛，可先行局部封闭，用 2% 普鲁卡因溶液 10 mL 在髂前上棘内侧两横指处扇形注入，既可止痛，又可明确诊断。如果封闭注射无效，则可在髂前上棘平面上切一小口，找出神经主干加以切除，即可达到完全的持久止痛。

(2) 精索损伤：精索一般与疝囊紧密接触，尤其在病程长，使用疝带的病人或局部注射过硬化剂的病人疝囊与周围组织常发生粘连，在剥离疝囊时易损伤输精管及精索血管，可引起继发性不育或睾丸萎缩。

1) 预防：在切开、切断和结扎疝囊时一定要先将精索分离，游离时应紧贴疝囊，以免损伤精索和血管。

2) 处理：小血管损伤可结扎止血，但应注意勿结扎睾丸动脉。输精管被切断，在青壮年应立即吻合；老年人可将其断端涂碘酊、乙醇消毒后结扎。

(3) 肠管损伤：切开疝囊时可发生肠管损伤。

1) 预防：在易复发性疝首先要回纳疝内容物入腹腔后，再提起疝囊切开。在难复性疝因疝内容物往往与囊壁粘连，回纳困难，可嘱病人咳嗽，见疝内容物在囊内滑动处即为无粘连区，可由此处切开。

2) 处理：肠管一旦损伤，可按损伤程度作相应处理。仅浆肌层破裂则行浆肌层缝合。肠壁全层切破时，应立即保护切口，将污染物拭去，用 4-0 号丝线双层缝合肠壁，再将其送回腹腔。

(4) 膀胱损伤：术中在剥离与缝合结扎疝囊时偶可误伤膀胱（多见于滑疝），如未发现可造成严重后果，表现为术后局部因尿外渗而致的肿胀、感染和血尿等。

1) 预防：在剥离疝囊内侧时，如遇到不明的脂肪或肌肉组织，首先应想到为膀胱的可能，必须谨慎处理。如果识别困难，应试行穿刺或置入导尿管进一步证实，然后再仔细分离，切勿损伤膀胱。

2) 处理：如果术中错误地造成膀胱破裂，应立即予以修补，内层用羊肠线作不透过黏膜的缝合，外层用丝线缝合，术后置导尿管 7 d。此外，如果发生膀胱被误缝或刺破，术后出现血尿，则应仔细检查。如果出血不止，应重新拆开手术切口进行检查和止血处理。

(5) 股血管损伤：在行腹股沟管修补时有可能损伤在腹股沟韧带下通过的股动、静脉造成术中大出血。一般股静脉较股动脉容易损伤。

1) 预防：在利用腹股沟韧带、耻骨梳韧带、髂耻束等结构行修补术前，必须先用手指摸到股动脉搏动，确定股动、静脉位置后加以保护，注意在此位置缝合时进针的方向和深度。

2）处理：如果误缝股血管，即可见在缝合处有大量血液涌出。此时应立即将缝线抽出，用手指压迫出血部位 3～5 min，一般均可止血。切忌见有出血仍结扎缝线，以致撕破血管壁，造成大出血。

如经指压后仍出血不止，可将腹股沟韧带向下牵拉，或将其切断，以充分显露股血管。找到破口处，用 5 - 0 号丝线缝合修补。

2．疝复发：是腹股沟疝修补手术最常见和主要的并发症，此并发症的出现不仅使病人得不到治愈，而且还增加了再次手术的复杂性和病人的痛苦。据国内外多家医院统计，第一次疝手术后复发率一般为 7%～10%，而复发疝修补术后再复发率高达 20%。因此，争取降低第一次手术的复发是十分必要的。疝复发的原因是多方面的，但不外是手术适应证和手术时机掌握不当、手术技术失误和术式本身的缺陷三大类。

【预防】

1．正确掌握手术适应证：因早期疝的继发病理变化不严重，手术成功率高，故应早期发现，早期诊断，早期手术治疗。

2．把握适宜的手术时机：腹内压增高是腹股沟疝发生的基本原因之一，如果对引起腹内压增高的因素如慢性咳嗽、便秘、排尿困难、腹水、妊娠等未解除时，则不宜施行手术。

3．正确掌握疝修补术的各种手术技术，如准确辨认解剖结构，避免张力缝合，不要遗漏同时并存的疝，仔细止血，防治感染等。

4．选择合理术式：必须根据病人和疝本身的具体情况来选择最合适的手术方法。

有关处理详见复发性腹股沟疝的手术。

【手术经验与有关问题讨论】

1．必须熟悉腹股沟区的解剖生理知识：腹股沟疝是解剖缺陷性疾病，手术的目的是修补或纠正解剖缺陷，恢复正常生理功能，因此外科医师只有掌握了腹股沟区的解剖、生理和疝的病理解剖知识，才能成功地施行手术。我们在临床工作中经常遇见复发疝再次手术探查时未见前次修补的痕迹，或发现遗漏合并疝等情况，说明手术医师的解剖知识不足，以致手术处理欠妥。腹股沟疝手术的要点是解剖层次必须清楚，由浅入深，层次分明，了解各层次的名称、位置、走向和构成，并有目的地予以显露，尤其是对腹横筋膜及其各附件结构的解剖更应熟悉。应该知道，"疝手术是一种正确的解剖知识和手术技巧的完善结合"。

2．真正做到疝囊高位结扎：必须明确所谓高位结扎是指在疝囊颈部以上，即内环部位以上结扎。一般在疝囊颈部的内侧囊壁，因疝内容物磨损，多呈环状增厚，可作为标志。但有时由于纤维性粘连造成疝囊呈多囊形或分叉形（图 8 - 38），可能将疝囊与疝囊之间的狭窄部位误认为疝囊颈而结扎，导致手术失败。因此，必须先将疝内容物完全回纳腹腔，剥离疝囊直达内环，看清腹膜前脂肪后，再在疝囊

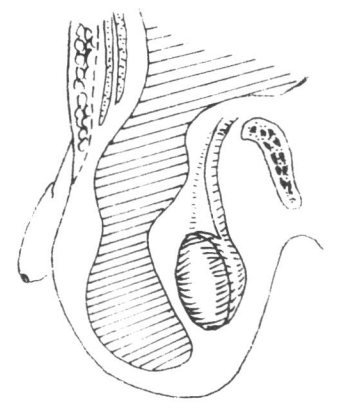 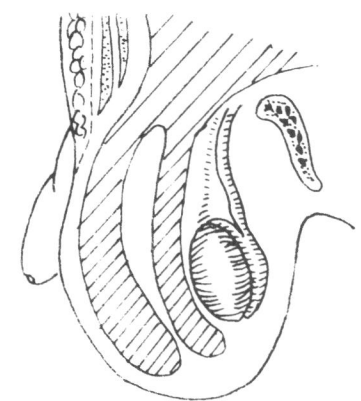

a. 多囊形   b. 分叉形

图 8 - 38　疝囊呈多囊形或分叉形

颈行高位结扎。另需注意的是应将疝囊颈部与周围组织充分游离，结扎后可使其残端完全回缩至内环之上。

3. 重视内环和腹横筋膜的修补：随着对腹股沟区解剖、生理、病理研究的不断深入，腹横筋膜层作为防止疝发生的第一道防线的重要作用已被人们广泛接受。近代疝手术修补的重点从以往注重腹股沟管的加强转移到了对腹横筋膜层和内环的加强修补。内环是腹横筋膜层因疝囊突出而最先出现病理变化的解剖结构，早期往往是唯一的病理解剖变化。因此，修补扩大的内环是目前疝修补术中必不可少的重要步骤，注意必须清楚显露内环，才能进行完善修补。如果内环明显扩大或腹横筋膜层已有明显缺损时，可行 Shouldice 法修补。注意此层修补的解剖层次。

4. 避免张力缝合：加强腹股沟管的传统术式如 Bassini 法、Halsted 法，尤其是 McVay 法均存在张力缝合问题。如果缝合张力过大，容易撕裂腱膜或韧带组织，组织之间不能紧密接触而影响愈合，或缝合处组织坏死而愈合不良。减少张力的方法是沿腹直肌外缘做足够长度的减张切口，而这一点往往被忽视。

5. 腱组织间缝合要确实：腱组织间的愈合比较牢固，所以在修补时，一定要确实地使腱与韧带紧密接触。应避免用腹内斜肌作为修补薄弱区的上瓣。

6. 切开腹外斜肌腱膜的位置要适当：如考虑作腹外斜肌腱重叠缝合时（Andrews 修补法或 McVay 修补法），切口位置要稍偏高一些，以保留较多的外侧叶，便于重叠缝合。

7. 如何合理地选择修补术式：一种合理的疝修补手术方法应能达到消除病理解剖变化，重建正常解剖层次，争取恢复或改善生理功能，并能杜绝术中并发症和防止术后复发。目前治疗疝的手术方法达81 种之多，但没有一种方法适合所有的同一种疝的病人，因此必须根据病人和疝局部的具体情况以及各种手术方法的原理进行合理选择。一般原则如下：

（1）儿童腹股沟斜疝一般均为先天性，只需高位结扎疝囊即可。

（2）年轻人较小的斜疝，如内环有扩大，应行内环修补（Marcy 修补法），无需加强腹股沟管后壁。必要时可行加强前壁的 Ferguson 修补法。

（3）成人较大的斜疝，除内环明显扩大外，并有腹股沟管后壁的薄弱，需重点修补和加强腹横筋膜层。手术要点为高位疝囊结扎，完善的内环修补，可靠的腹横筋膜加强。可选用 Shouldice 修补法，或在腹横筋膜层修补基础上，采用 Bassini 修补法、Andrews 修补法等。

（4）巨大斜疝或老年人的直疝，腹横筋膜层过于薄弱或有巨大缺损，一般采用 McVay 修补法、Halsted 修补法，应注意无张力缝合。必要时可行成形术，采用自体筋膜或人工替代物予以成形修补。

（二）腹股沟直疝修补术

腹股沟直疝临床上较斜疝少见，多发生于老年人，手术后复发率大大高于斜疝。直疝是由 Hesselbach 三角突出，不经过内环，疝颈多宽大，多由腹壁薄弱引起。手术的关键是加强薄弱的腹壁。

【适应证、禁忌证、术前准备、麻醉与体位】与腹股沟斜疝的手术相同。

【手术步骤】腹股沟直疝修补术的手术操作基本要点是通过修补薄弱的腹横筋膜层和腹股沟管以加强其内侧后壁的薄弱部分。

1. 切口、切开腹外斜肌腱膜：与腹股沟斜疝的手术相同。

2. 分离与处理疝囊：游离精索，将其向下牵拉，即可见到自腹股沟管后壁膨出的灰白色、呈半球状的疝囊，其颈部宽大（图 8-39）。有时疝囊不明显，而仅在腹股沟管后壁见腹横筋膜

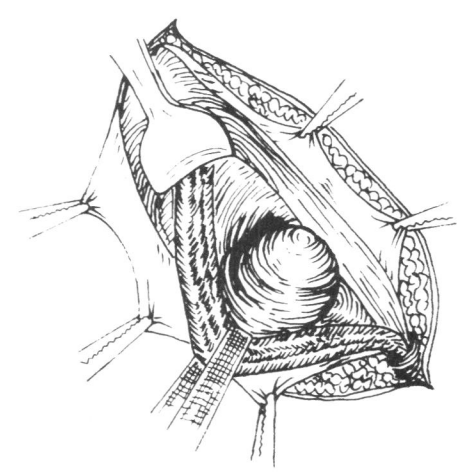

图 8-39　显露直疝

向前呈弥漫的隆起。分开腹横筋膜，剥离疝囊至疝囊颈，此时要注意防止损伤其内侧的膀胱和其外侧的腹壁下血管。打开疝囊，回纳内容物，在疝囊颈两侧各缝一支持线。向疝囊内伸入两手指将其撑开，用剪刀剪至疝囊颈，沿疝囊颈切除疝囊（图8-40）。拉紧支持线，将疝囊颈行U形缝合（图8-41）。也可行连续缝合（图8-42）。如果疝囊较小时，可仅将疝囊隆起处作2～3个荷包缝合（图8-43），并将其向内翻入，由远至近逐一结扎荷包缝合线，即可将疝囊埋入（图8-44、图8-45）。

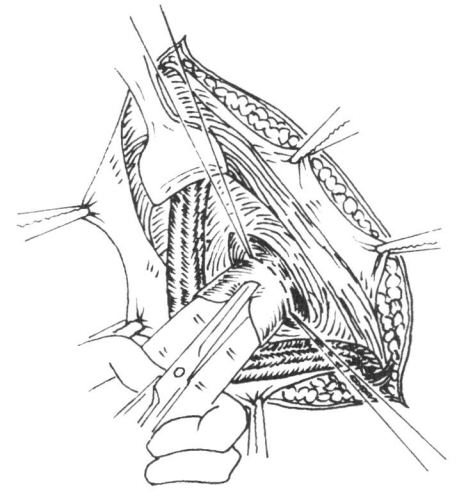

图8-40　剪开疝囊

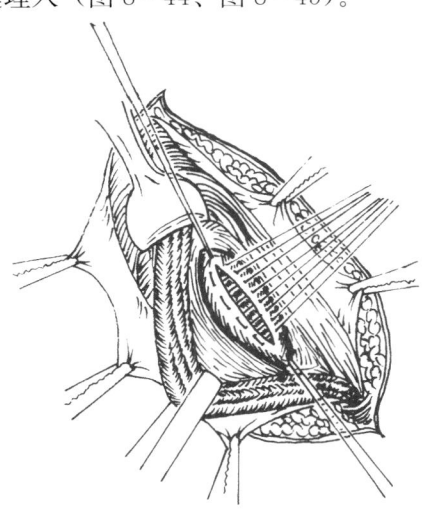

图8-41　疝囊颈行U形缝合

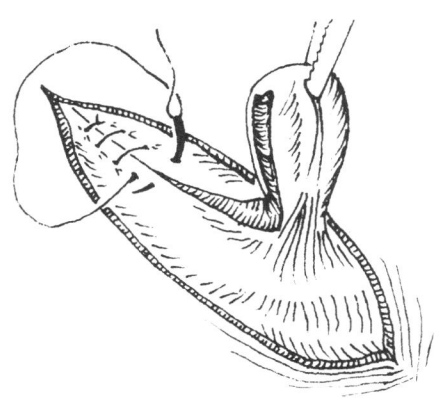

图8-42　疝囊颈行连续缝合

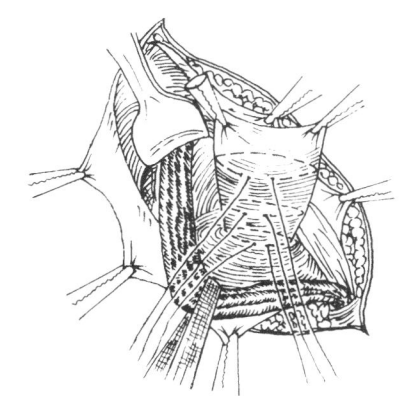

图8-43　行荷包缝合

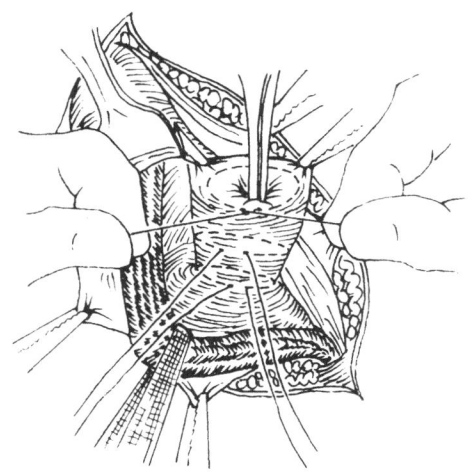

图8-44　结扎荷包缝合线

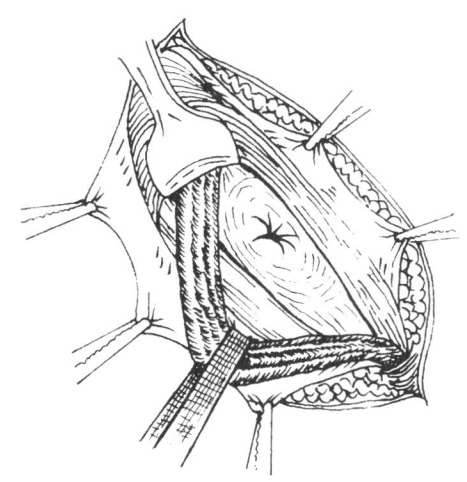

图8-45　埋入疝囊

3. 修补腹股沟管后壁：先将腹横筋膜作结节缝合，再按具体情况选择巴西尼、哈斯特德、安德鲁斯、马克威修补法进行修补，其具体手术操作方法见斜疝的手术。

对于腹横筋膜缺损明显者，可采用下面两种方法予以修补。

（1）瑞恩霍夫-华伦（Rienhoff-Warren）修补法：疝囊高位结扎后，在腹直肌前鞘上作一纵行的松弛切口，自耻骨联合处向上 6～7 cm，略加分离，然后再将联合腱的内侧部分，包括腹直肌鞘的外缘，缝合到腹股沟韧带的斜面上，腹内斜肌的外侧纤维同样可以与腹股沟韧带缝合（图 8 - 46）。这样整个腹股沟区就得到初步加强。精索移位的位置可按巴西尼或哈斯特德法处理。

（2）哈斯特德-伯格（Halsted-Berger）修补法：在腹直肌前鞘上作一弧形切口，做成一个腱膜瓣，然后将其翻转并缝合到腹股沟韧带上，以加强 Hesselbach 三角区（图 8 - 47）。

4. 缝合切口：间断缝合皮下组织和皮肤。

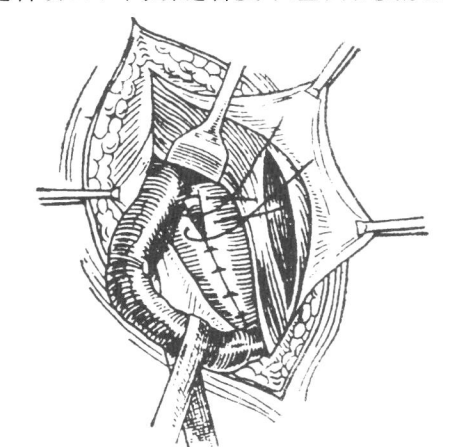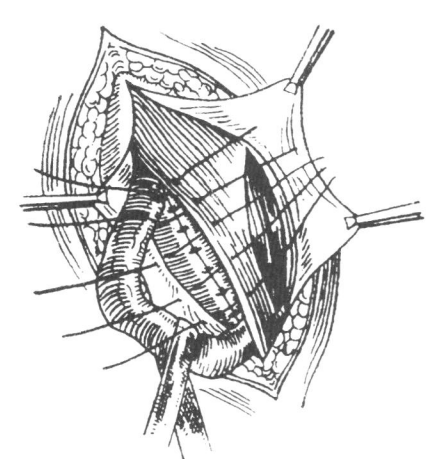

图 8 - 46　Rienhoff-Warren 修补法

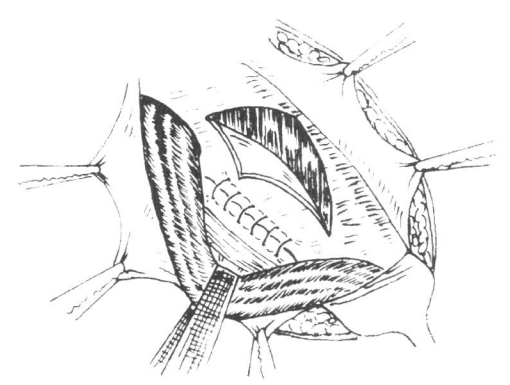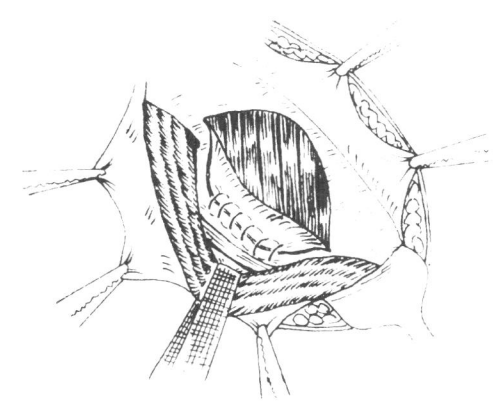

图 8 - 47　Halsted-Berger 修补法

【特殊情况下的手术处理】

1. 对于老年的复发性直疝以及年龄大，腹壁肌肉明显薄弱者，可考虑同时作睾丸切除（术前应与病人说明），修补时使腹股沟管完全闭锁，对防止术后复发有一定效果。

2. 如腹股沟管后壁缺损较大，直接修补困难者，可采用移植物（阔筋膜、合成纤维网等）行成形术，以增强后壁。

【术后处理】 与腹股沟斜疝手术相同，但卧床时间应适当延长至 5～7 d。

（三）小儿腹股沟疝修补术

婴幼儿腹股沟疝均为先天性斜疝，一般无局部肌力薄弱改变。故手术要点是高位结扎疝囊，从内环处关闭腹膜鞘突，通常不必修补腹股沟管。一般出生 6 个月即可手术。

【**麻醉与体位**】一般用全身麻醉，较大儿童也可用基础麻醉加局部浸润麻醉。取仰卧位。

【**手术步骤**】

1. 经腹股沟入路：

（1）切口：于患侧耻骨上皮肤自然皱襞处作横切口，其外缘稍低于髂前上棘（图 8-48），切开皮肤和皮下组织，钝性分离显露出腹外斜肌腱膜。

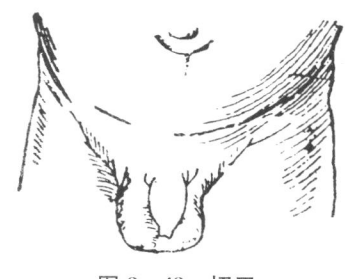

图 8-48　切口

（2）疝囊的显露与高位结扎：将切口下端向下牵拉，找到腹股沟管外环的内、外脚，不必切开外环，轻轻剥离外环下的薄层脂肪组织，显露提睾肌并加以切开（图 8-49a），钝性分离找出疝囊（图 8-49b）。在婴幼儿，疝囊为透明薄膜，牵拉剥离时不可用力，否则易撕裂。剥离疝囊，将其切开，以止血钳提起，再继续向内环分离疝囊使与周围组织完全分离，直到露出腹膜前脂肪，即于该处在直视下以丝线行 8 字形贯穿缝合结扎疝囊颈（图 8-50）。距结扎处远端 0.5 cm 切断疝囊，近端疝囊颈即缩向内环。再剥出疝囊远端，如疝囊较大或有粘连，可将其保留一部分。

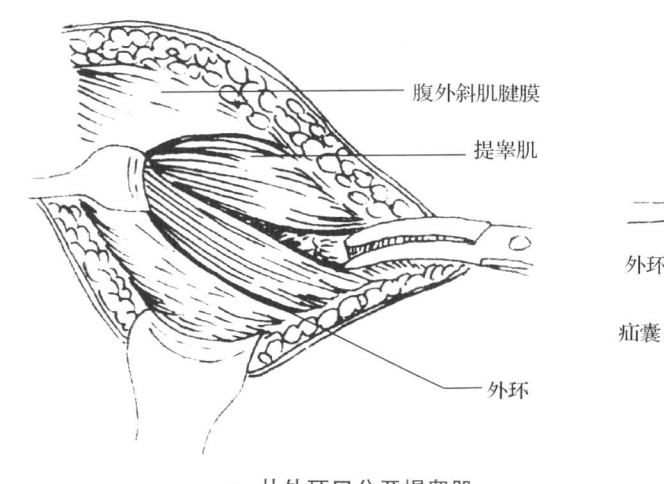

a. 从外环口分开提睾肌

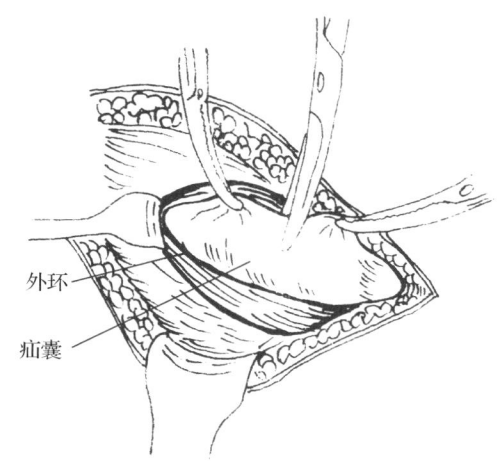

b. 显露疝囊

图 8-49　疝囊的显露

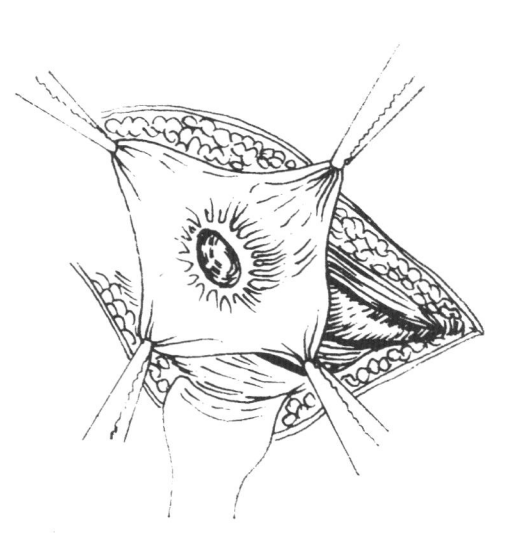

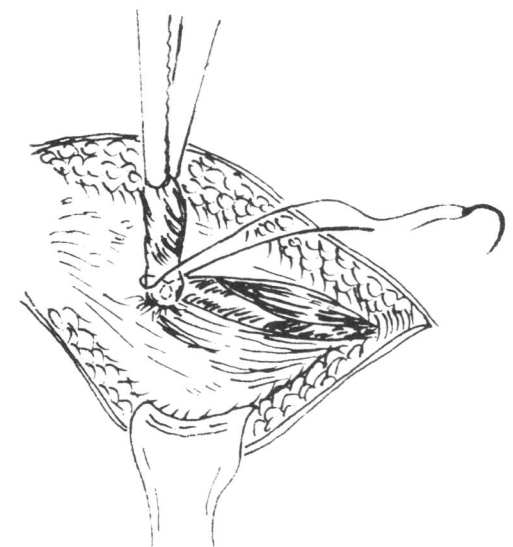

图 8-50　高位结扎疝囊颈

（3）缝合切口：彻底止血后，按层次缝合切口。

2. 经腹部入路：

（1）切口：采用下腹部自然横纹切口，或在腹股沟中点外上一横指处作横切口，长 2～3 cm（图8-51）。切开皮肤、皮下组织，钝性剥离，清晰地显露出腹外斜肌腱膜。横行切开腹外斜肌腱膜，沿肌纤维方向分开腹横肌，即可显露出腹膜。

（2）寻找内口：横行切开腹膜，将腹膜切口的上、下缘各用止血钳牵开。进入腹腔后，提起腹膜切口下缘，向下牵拉，即可显露疝囊内口（图8-52）。

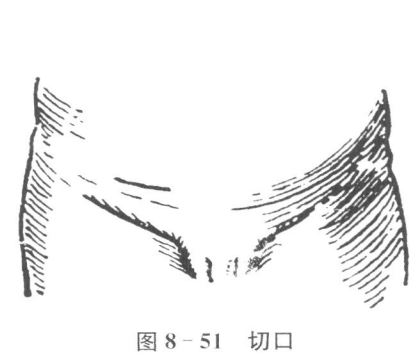

图 8-51　切口

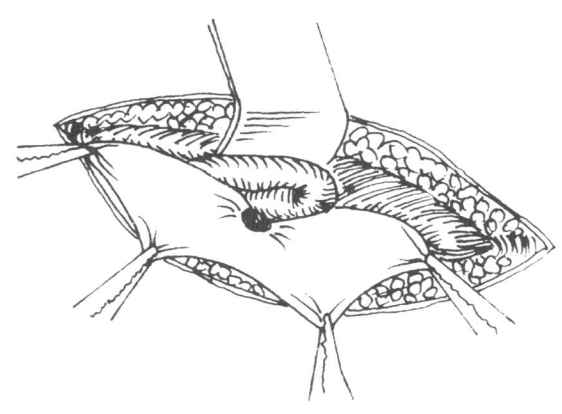

图 8-52　显露疝囊内口

（3）回纳疝内容物：寻找到内口后，如有疝内容物，可轻轻牵回腹腔复位。如疝内容物被嵌顿，不要勉强牵拉，可剪开疝囊颈前壁，扩大内口，而后将疝内容物牵引复位，观察疝内容物有无坏死，根据具体情况作相应处理。

（4）修补鞘状突：用血管钳轻轻提起疝囊内口的后缘，使精索血管与被提起的疝囊内口后缘分离，以免将其损伤（图8-53）。再将内口的后缘与腹膜切口上缘用 4 号丝线作连续缝合，关闭腹腔。这样将疝囊内口和鞘状突置于腹腔外（图8-54）。

（5）缝合切口：逐层缝合腹外斜肌腱膜，皮下组织和皮肤。

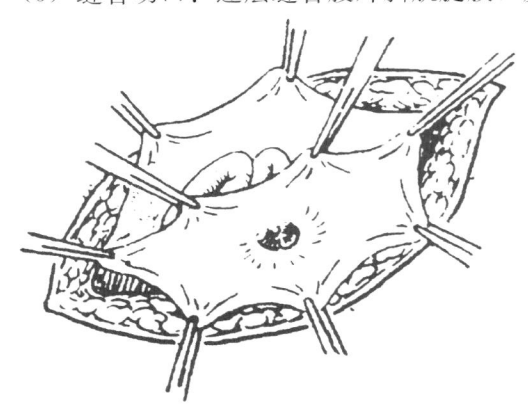

图 8-53　提起疝囊内口后缘

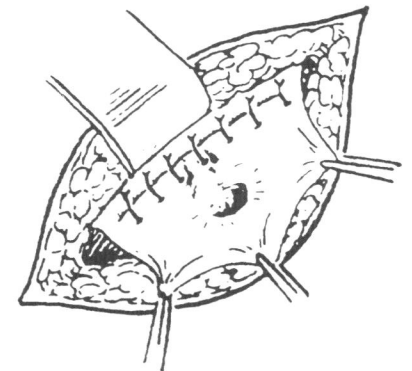

图 8-54　缝合内口后缘及腹膜切口上缘

【特殊情况下的手术处理】

1. 巨大型腹股沟疝：因疝内容物的扩张作用使腹股沟管特别是外环扩张增大变薄，失去常态造成巨大疝。此种情况必须在疝囊高位结扎基础上采用加强腹股沟管前壁、缩小外环的修补术（福格森法），才能达到根治目的。

2. 女孩疝：手术方法与男孩相同，但疝囊后壁有子宫圆韧带紧密附着，无法分离。可将圆韧带与疝壁一并向上分离达腹膜外脂肪，横断疝囊颈后行高位结扎。

3. 双侧疝：可采用两侧对称性切口，一次完成疝囊高位结扎术。

【术后处理】 婴幼儿术后注意切口勿被尿液污染，敷料上用塑料薄膜覆盖，周围用胶布封闭。其他处理与一般斜疝手术相同。

（四）绞窄性腹股沟疝的手术

绞窄性腹股沟疝是常见的外科急腹症，也是肠梗阻的重要原因之一。如不及时处理，可危及生命，需紧急手术治疗。

【适应证】 腹股沟疝一旦发生嵌顿或绞窄，均应行急诊手术。

【术前准备】 腹股沟疝发生嵌顿或绞窄，如疝内容物为肠管，即可出现肠梗阻的病理变化，应按肠梗阻手术前准备处理（参阅肠梗阻手术章节），术前置导尿管排空膀胱。

【麻醉与体位】 一般多采用硬膜外阻滞，对病情较重者，也可用局部浸润麻醉，小儿多用全身麻醉。取仰卧位。

【手术步骤】

1. 切口：同腹股沟斜疝切口，如嵌顿的疝块较大，可适当延长切口。由于疝内容物嵌顿，压迫腹股沟管前壁，使其各层组织变薄。切开皮肤、皮下组织时，注意勿切得过深，以免损伤疝内容物。先由切口上端开始逐层加深，显露腹外斜肌腱膜，沿腱膜向下端分离达外环。如该处不是绞窄环，则应将腱膜沿其走行切开至内环。注意勿用力挤压，以免疝内容物在切开疝囊前回纳腹腔。

2. 切开疝囊、解除绞窄：将切开的腹外斜肌腱膜拉开，即可显露疝囊（图 8-55），分离疝囊至绞窄环处。斜疝绞窄环，多位于内环。切开疝囊前保护切口，以防含细菌的囊内渗液污染。提起疝囊，用刀切一小口（图 8-56），注意切勿损伤膨胀的肠管，吸出囊内渗液。然后用血管钳挑起疝囊前壁用剪刀剪开，直至狭窄处。再用弯血管钳放置于绞窄环与疝内容物间，在内环上缘稍偏外侧，由内向外切开（图 8-57），以防损伤腹壁下血管。如松解仍不充分，可切断一部分腹内斜肌、腹横肌，使绞窄充分缓解。

3. 判断被绞窄的肠襻生存功能：绞窄环切开后，应将被绞窄的肠管拉出仔细检查，认真判断其生活力（图 8-58）。不仅只检查绞窄处远端的肠襻，近端的肠襻（在腹腔内者）也应提至腹腔外一段，予以详细检查。一般有下列 3 种情况：

（1）有生机肠襻：肠壁呈暗红色，浆膜有光泽，肠曲形状正常，有弹性，并有肠蠕动；可见到肠系膜和肠曲本身的动脉搏动。狭窄解除后，肠管很快恢复正常颜色。此种肠襻可送回腹腔。

（2）无生机肠襻：肠襻呈黑色或深紫色，光泽消失，外表混浊，肿胀及水肿，无弹性，肠蠕动消失，肠系膜血管无搏动。此种肠襻应切除。

（3）可疑肠襻：介于上述二者之间。肠襻色泽恢复缓慢仍呈紫色，光泽不正常，不能看到清楚的动脉搏动，肠管的形状不完全正常，无肠蠕动。此种情况可用以下方法进一步处理：①用 37 ℃～45 ℃温生理盐水纱布热敷肠襻，持续 15～20 min；②用 0.25% 普鲁卡因溶液作肠系膜封闭，以解除血管痉挛；③吸氧，加大血氧饱和度。经上述方法处理后，如肠壁转为红色，肠蠕动和血管搏动已恢复，即证明有生存功能。仍有可疑者，则按无生机肠襻处理。

4. 处理被绞窄的疝内容物：根据具体情况作下述处理。

（1）疝内容物生存功能恢复正常者，均可回纳腹腔。

（2）肠壁局部小块坏死或穿孔者，可作浆肌层包埋缝合或修补后浆肌层加固后送回腹腔。

（3）肠襻有广泛坏死者，应尽量争取做一期肠切除吻合术。如病人一般情况差或术中病情突然恶化，不能耐受肠切除者，可将坏死肠管暂时外置或行肠造瘘术。如作肠外置，应在坏死肠段近端插入橡皮管排出含有毒素的肠内容物。

（4）疝内容物如为大网膜、卵巢或输卵管等发生坏死，均应一并切除。

5. 处理疝囊和修补腹股沟管：回纳疝内容物后，行疝囊高位结扎。因疝囊多有炎症，剥离困难，故远侧疝囊不需处理。

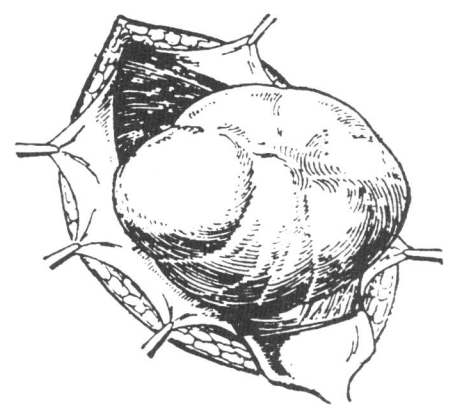

图 8-55 显露疝囊

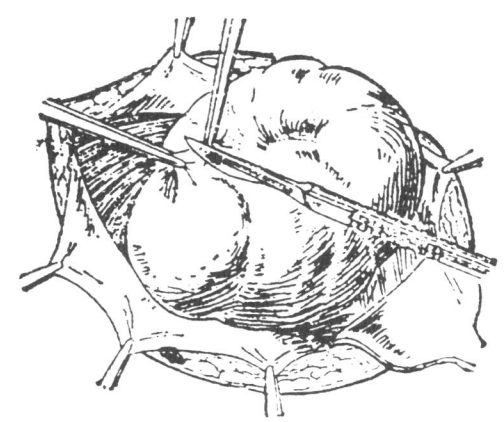

图 8-56 切开疝囊

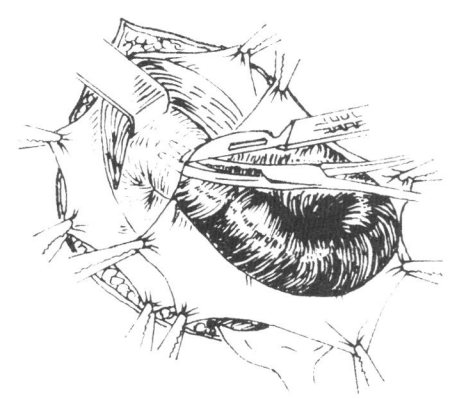

图 8-57 切开绞窄环

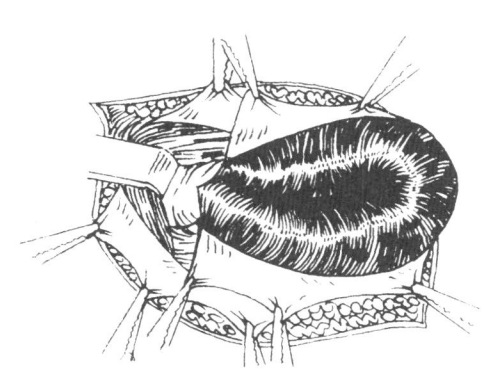

图 8-58 拉出绞窄肠襻

根据具体情况，决定腹股沟管的修补：①病人情况良好，局部污染不重，可考虑行修补术（具体方法详见斜疝手术）；②全身情况不佳，局部污染严重或已有炎症水肿者，不宜修补。缝合切口时，皮下放置橡皮膜引流即可；③婴幼儿仅做疝囊高位结扎，不做修补。

【特殊情况下的手术处理】

1. 如为腹股沟直疝嵌顿、绞窄。其绞窄环多在外环处，切开腹外斜肌腱膜时应沿其浅面向下端分离达外环，再继续向下分离，显露突出于外环的疝囊。在外环下 2～3 cm 处切开疝囊。然后用弯止血钳伸入外环与疝内容物之间，在两钳间切开绞窄环即可缓解绞窄。

2. 小儿疝囊较薄，嵌顿后组织水肿严重，剥离很困难，容易撕破。此种情况下可不继续分离，仅于其内环行内荷包缝合结扎即可。注意勿将周围的输精管、血管误扎。

3. 有时疝囊内嵌顿的肠管包含几个肠襻，呈"W"形。在疝囊内嵌顿的两个肠襻之间可有一段肠管隐藏在腹腔内，这种情况称逆行性嵌顿。如果发生绞窄，不仅疝囊内的肠襻可坏死，位于腹腔内的中间肠襻也可发生绞窄；有时甚至疝囊内的肠襻尚可，而腹腔内的肠襻已坏死。因此，如果术中发现有两个以上的肠襻被嵌顿时，必须在松解绞窄后，经内环由腹腔内牵出中间的肠襻进行仔细检查。

4. 在切开疝囊前肠襻自动回纳腹腔时，如疝囊内有血性或脓性渗出液，而又不能从内环找到病变肠段者，应另作切口进行剖腹探查。如为浆液性渗出液，估计肠襻无坏死者，可不必开腹探查。但术后应严密观察腹部情况。

【术后处理】绞窄性腹股沟疝病情相对较复杂，应根据手术处理方法不同，术后作相应的处理。

1. 疝内容物无坏死，回纳腹腔后同时做修补术者，按斜疝术后处理。

2. 对行肠切除、造瘘或肠外置等手术者，应根据各种手术要求进行术后处理。

3. 术前有明显肠梗阻改变者，需继续按肠梗阻术后处理。

4. 切口污染者，应给予抗生素，加强伤口换药处理，以预防感染。

（五）腹股沟滑动性疝修补术

滑动性疝是指部分位于腹膜外的器官（盲肠、升结肠、乙状结肠、降结肠、膀胱）经疝孔脱出并构成疝囊壁的一部分者。多见于病程较久的巨型腹股沟斜疝。术前滑疝与一般腹股沟斜疝很难鉴别，多在术中发现。如对滑疝特点认识不清，将导致处理失误，可损伤脏器，引起腹膜炎等严重的并发症。手术方法不当，术后复发率也很高。

腹股沟滑动性疝的手术关键是在处理疝囊时，首先要将脱出的内脏由疝囊分离，回纳腹腔，恢复疝囊的完整性以后，再按一般斜疝手术处理。

【手术步骤】

1. 腹腔外滑疝修补术（Bevan 法）：适用于较小的一般性滑疝。其手术步骤如下：

（1）切开腹外斜肌腱膜，暴露腹股沟管和疝囊：分离疝囊和精索与腹股沟斜疝手术相同。

（2）切开疝囊：应从疝囊的前面切开，以免损伤脱出的内脏。

（3）回纳脱出的内脏，修复疝囊：切开疝囊后，用止血钳拉开疝囊周边，充分显露脱出的内脏（图 8-59）。在距脱出内脏的边缘 1.5 cm 处，绕脏器两侧直至疝囊颈，将囊壁切开（图 8-60）。将脱出的脏器提起，在其后面将连带内脏两侧的疝囊边缘缝合，使内脏形成新的腹膜包盖（图 8-61），然后，再将疝囊后壁切口缝合（图 8-62）。最后，将游离的内脏回纳腹腔（图 8-63）。

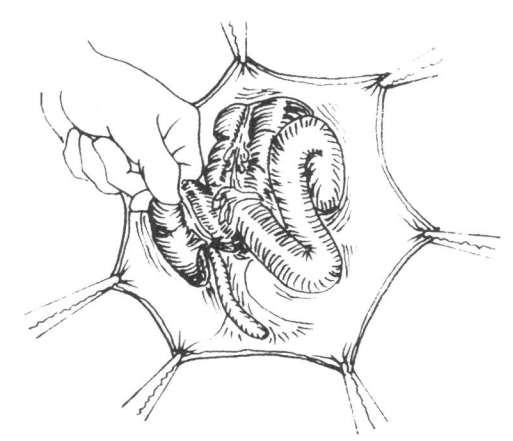
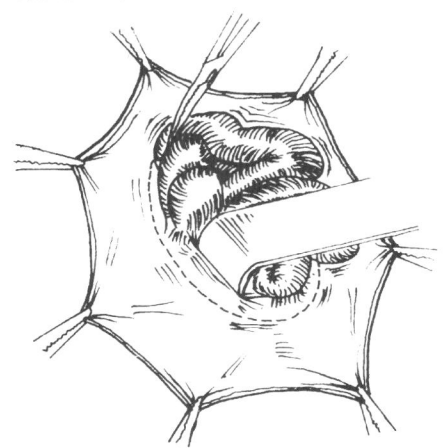

图 8-59 切开疝囊，显露脱出的内脏　　　　图 8-60 于内脏两侧剪开疝囊壁

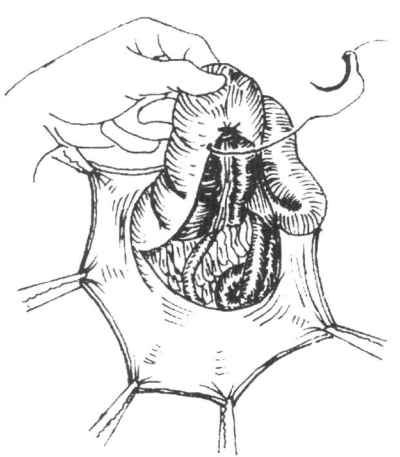

图 8-61 缝合内脏两侧的疝囊边缘

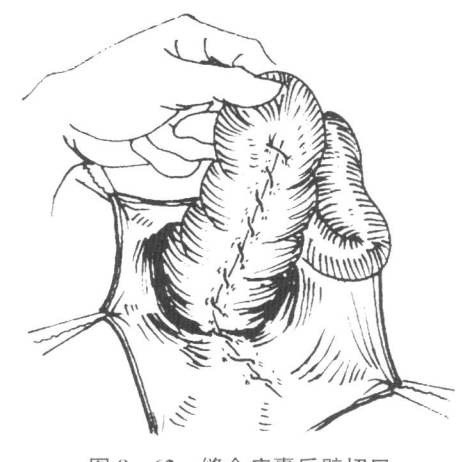

图 8-62 缝合疝囊后壁切口

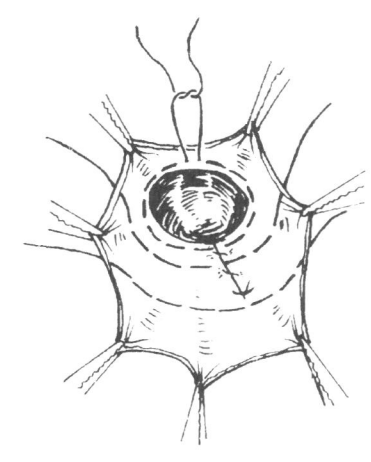

图 8-63 将内脏回纳腹腔

（4）疝囊高位结扎、腹股沟管后壁修补：与腹股沟斜疝手术相同（根据病人具体情况选择相应的术式）。

2. 腹腔内滑疝修补术（Laroque 法）：此法是滑动性疝修补术中比较理想的一种，适用于巨大滑疝及复发滑疝，尤其是疝内容物较难辨别或不易回纳者。腹腔内修补术的优点为操作方便，且不易损伤肠管，必要时还可将结肠固定于腹后壁。其手术步骤如下：

（1）切口与暴露疝囊：与腹股沟斜疝的手术切口相同，稍向外侧延长到髂前上棘高度。切开腹外斜肌腱膜，暴露腹股沟管与疝囊。

（2）切开与分离疝囊：找到疝囊后，先在疝囊前壁分离，在最高处（近内环处）切开疝囊，即可以看到滑出的内脏（盲肠或乙状结肠），将其与精索分离，直至内环上 1.0 cm 左右。

（3）打开腹腔：将切口上缘向上牵拉，在内环上 2～3 cm 处沿肌纤维方向钝性分离腹内斜肌与腹横肌直至腹膜（图 8-64），横行切开腹膜打开腹腔（图 8-65）。如果寻找疝囊困难或切开疝囊有可能损伤滑出的内脏时，可先行此操作步骤，由腹腔内向下寻找疝囊，既容易，又安全。

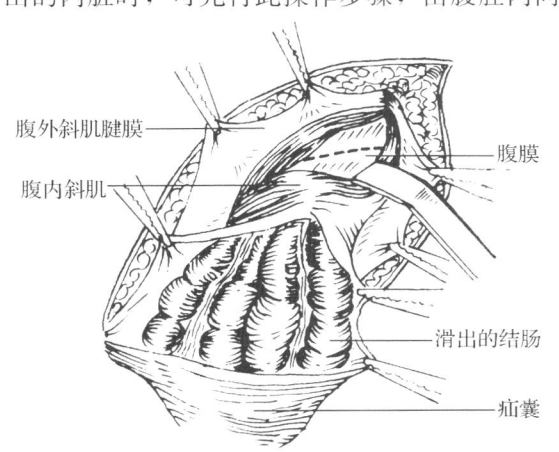

图 8-64 于内环上分离肌肉，显露腹膜

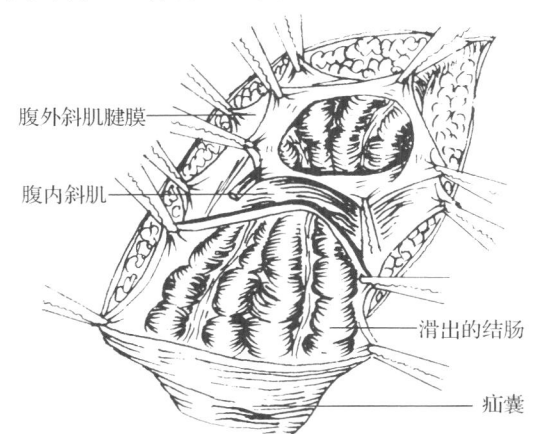

图 8-65 切开腹膜

（4）处理脱出的内脏与疝囊：打开腹腔后，用一弯止血钳由腹腔切口伸入腹股沟内环，夹住疝囊边缘向上牵拉，同时将疝囊与脱出的内脏由腹腔拉出（图 8-66），距脱出的内脏边缘 1.5 cm 处剪去疝囊壁，再将疝囊的两边缝合（图 8-67），将其送回腹腔（图 8-68），关闭腹膜切口（图 8-69）。

（5）修补腹横筋膜和腹股沟管后壁：与腹股沟斜疝手术相同。

【术中注意事项】

1. 滑疝脱出的内脏以盲肠为多见，阑尾经手术刺激易引起炎症，术中以将阑尾切除为宜。

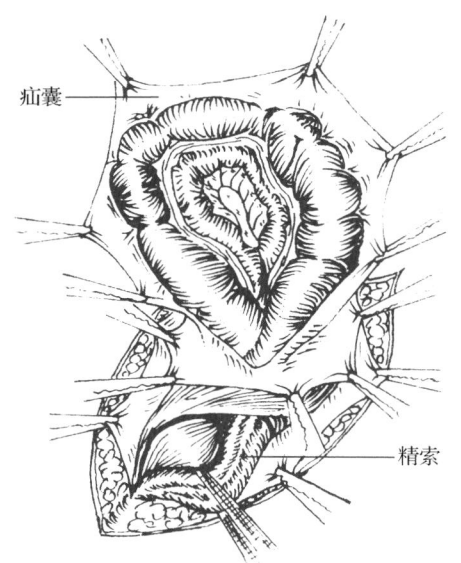

图 8-66　从腹腔切口拖出疝囊及内脏

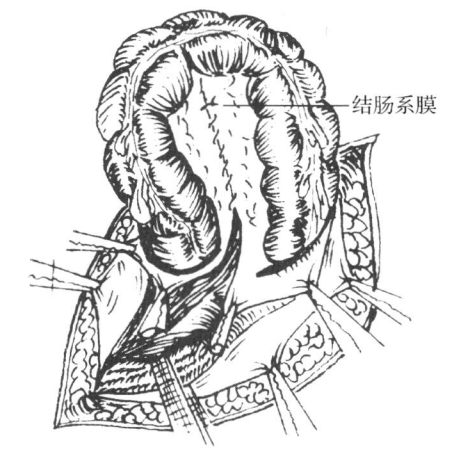

图 8-67　缝合疝囊的两边缘

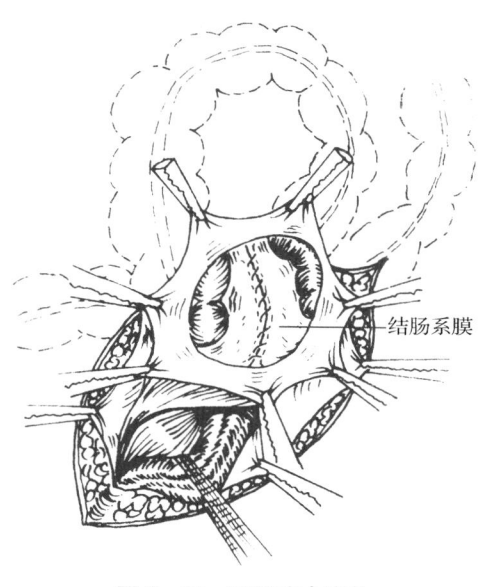

图 8-68　回纳疝内容物

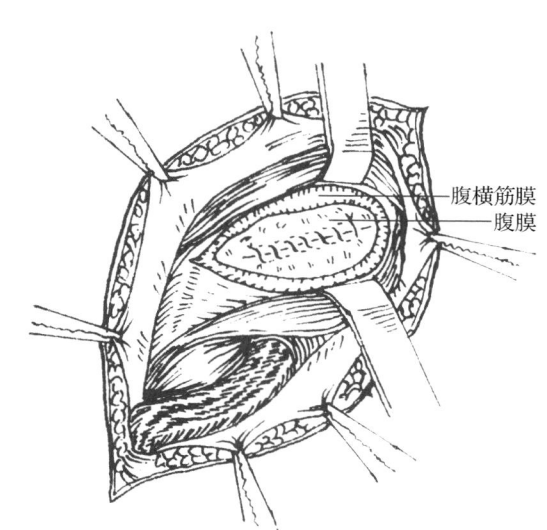

图 8-69　关闭腹膜切口

2. 滑疝的疝囊一定要剥离至内环以上。如分离不够，而将疝囊颈内翻，一定会在内环远侧残留部分疝囊，成为术后复发的因素。

3. 如脱出的内脏回纳腹腔困难，可将腹内斜肌与半月线交界处作纵形切开，使其与下方的腹股沟切口相通，即可将内脏回纳。切除疝囊后，缝合腹膜切口，再缝合切开的肌肉。

4. 注意术中仔细辨认，切勿将疝囊与肠管有粘连的腹股沟斜疝误作滑疝处理。

【术后处理】与腹股沟斜疝的手术相同。

（六）复发性腹股沟疝的手术

复发性腹股沟疝应行手术治疗。因术后复发率仍较高，故应特别慎重处理。

【术前准备】复发性疝，尤其是多次复发者，局部有广泛的瘢痕组织，解剖关系不清，疝囊不完整。对此，除按一般疝手术术前准备外，还必须详细了解前次手术情况，特别是修补术式，以利制定本次手术方案；同时还需找出其复发的原因，如慢性咳嗽、便秘、排尿困难等，应予以控制或解除后再做手术。

【麻醉与体位】局部麻醉因瘢痕组织效果不满意，宜采用硬膜外阻滞或腰麻。体位取仰卧位。

【手术步骤】

1. 切口：一般采用原切口，将前次手术瘢痕作梭形切除。由切口的外上端开始逐层切开，直至腹外斜肌腱膜。注意勿损伤被移植于皮下的精索。

2. 分离精索：由切口上端沿腹外斜肌腱膜向下端逐渐分离时，如见到精索，应将其细致分离后提起，再切开腹外斜肌腱膜；如精索在腱膜深层时，应切开腹外斜肌腱膜，找出精索，并仔细将其游离。

3. 游离并高位结扎疝囊：找到疝囊切开，将疝内容物回纳腹腔后，用示指探查内环，以确定有无其他疝及前次手术情况，决定手术修补方法。将左手示指置于疝囊内作为引导，逐渐向疝囊颈分离。由于疝囊与精索和周围组织往往粘连较紧，必要时可作锐性分离，但注意勿伤及输精管和精索血管。显露疝囊颈后行高位结扎。切除部分疝囊，远端疝囊不需切除。

4. 修补腹股沟管后壁：根据上次手术术式和腹股沟管局部的具体情况，可分别采用舒尔迪斯、马克威、哈斯特德等修补方法（详见斜疝手术）。如果局部组织缺损或薄弱明显，不宜采用修补术时，可考虑疝成形术。用同侧腹直肌前鞘后层向外下翻转成形，或利用移植物进行成形术。常用移植物有筋膜片、合成纤维网、真皮片或人造血管等。

【操作方法】

1. 结扎疝囊颈，修补内环后，将精索拉向外下，用小拉钩提起腹外斜肌腱膜内侧叶加以分离，显露腹直肌前鞘后层至正中线。在前鞘上根据腹股沟管后壁缺损的大小，如图8-70做直角切开。将前鞘分离并翻转向外下，于精索后方展开，松紧适当地缝合于腹股沟韧带上（图8-71）。腹直肌前鞘缺损部分不必特殊处理。

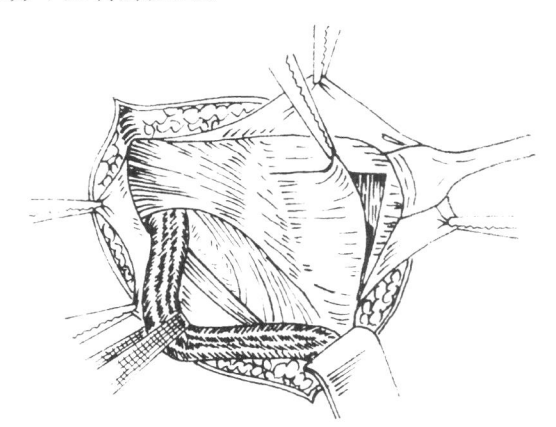 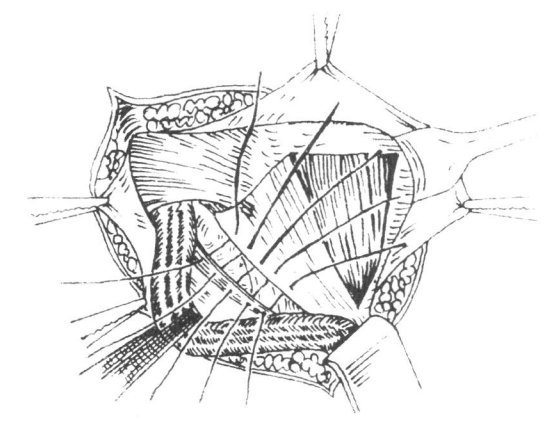

图8-70　切开腹直肌前鞘向下翻转　　　　　图8-71　将翻转的腹直肌前鞘与腹股沟韧带缝合

2. 根据腹股沟管后壁缺损面积的大小，自股外侧采取阔筋膜或用人工材料（如不锈钢丝网、丝织品、人造血管等）。将筋膜片或人工材料置于精索后面，在外上部分相当于内环部位的筋膜片纵行剪开一部分，在内环部绕过精索，互相交叉（图8-72），并间断缝合1~2针，使内环缩小，修复内环。筋膜片的下缘与腹股沟韧带行间断缝合，上缘在腹内斜肌和腹横肌的深面作U形缝合固定（图8-73）。然后再将腹内斜肌、腹横肌下缘在筋膜片前面，精索后面与腹股沟韧带缝合。间断缝合腹外斜肌腱膜。

3. 缝合切口：间断缝合皮下组织和皮肤。

【术后处理】与腹股沟斜疝相同，但卧床时间应适当延长。

【手术经验与有关问题讨论】

1. 复发性疝的原因：

（1）技术方面原因：①并存疝的遗漏；②未高位结扎疝囊；③异常解剖不恰当修补；④错误的缝合技术；⑤缝合材料选择错误；⑥术式选择不当；⑦局部伤口感染。这些技术方面的因素往往导致疝的早期复发，因此，对早期复发疝要着重从上次手术技术操作方面找出复发原因，并作相应补救处理。

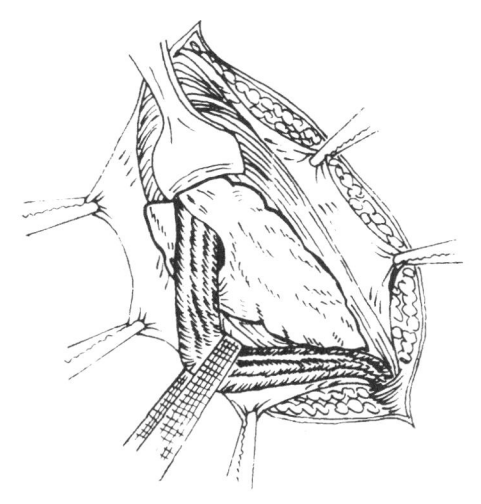

图 8-72　置筋膜片

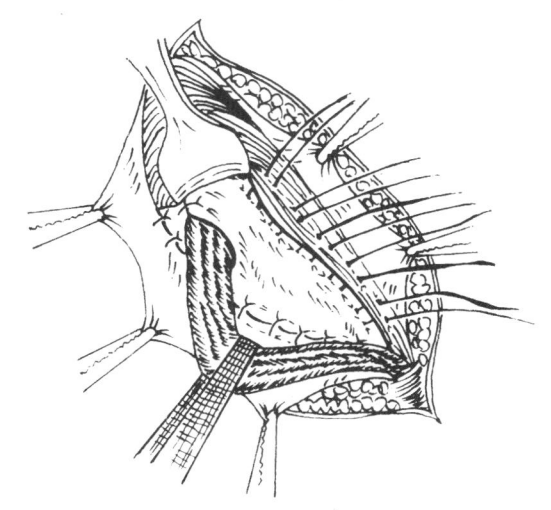

图 8-73　缝合筋膜片

（2）机体方面的原因：①存在腹内压增加的并存病（如慢性支气管炎、前列腺增生、便秘等）；②组织结构胶原代谢异常；③局部组织牵拉致邻近组织薄弱。这些机体方面的因素是晚期疝复发的原因，在再次手术时应尽量消除和改善这些因素。

2. 复发性疝的手术方法选择：根据复发性疝的发病原因和疝局部的具体情况进行正确选择。

（1）遗留疝、遗漏疝、新发疝：采用 Shouldice 或 McVay 手术进行再次修补。

（2）修补失败的真性复发疝：组织缺损小于 3 cm 者，行 Shouldice、McVay 手术进行修补；组织缺损大于 3 cm 者，应行成形术，可选用自体筋膜片或人工织品进行成形修补。

三、内置网片修补术

【适应证、禁忌证、术前准备、麻醉与体位】 同经典腹股沟疝手术。

【手术步骤】

（一）切口选择、切开显露腹股沟管、寻找并游离疝囊、游离精索

同经典腹股沟疝手术。

（二）修补腹横筋膜及腹股沟管后壁

1. Rutkow 术：该术式使用的修补材料是网塞＋平片。

（1）处理疝囊：如果是斜疝且疝囊较小，可完全游离至内环口；若疝囊较大，进入阴囊，可在腹股沟管中部显露疝囊，往近端游离至内环口，其标志是可见腹膜外脂肪，腹壁下血管在疝囊内侧。此时在疝囊中部完全离断，远端疝囊予以旷置，近端疝囊予以结扎或缝合，这里应注意斜疝疝囊是高位游离、低位结扎，否则无法将网塞顶入腹膜前间隙。如果是直疝，一般不做疝囊切开，切开疝囊基底边缘的腹横筋膜，腹膜前间隙稍作游离后直接将疝囊回纳腹腔。

（2）放置网塞（图 8-74）：根据疝环大小选择合适规格的网塞，以适度填充内环为宜，必要时可剪掉部分网瓣，将网塞锥缝合至斜疝疝囊结扎处或直疝疝囊顶

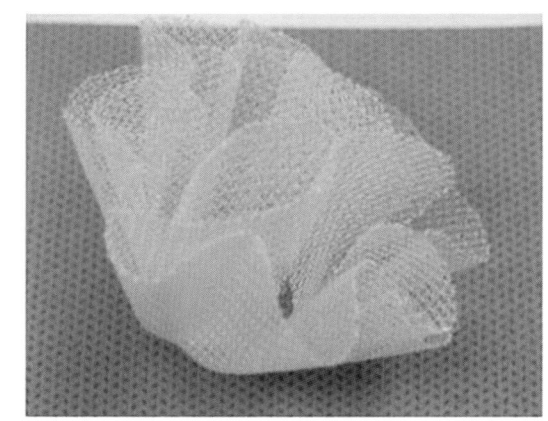

图 8-74　网塞

部，将疝囊顶入腹腔，网塞放置在腹膜前间隙，用可吸收线将网塞外瓣与疝环周围腹横筋膜或腹内斜肌、腹横肌及腹股沟韧带间断缝合数针（图 8-75～图 8-79）。

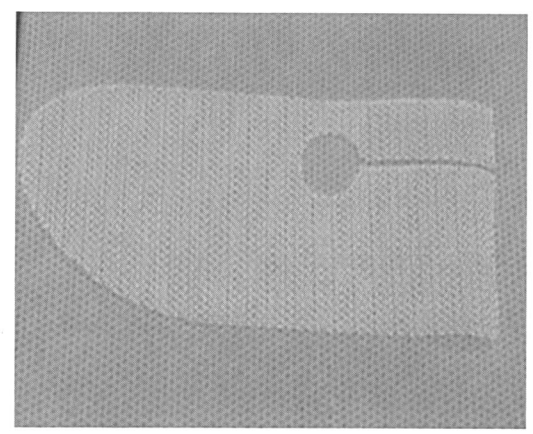

图 8-75 平片

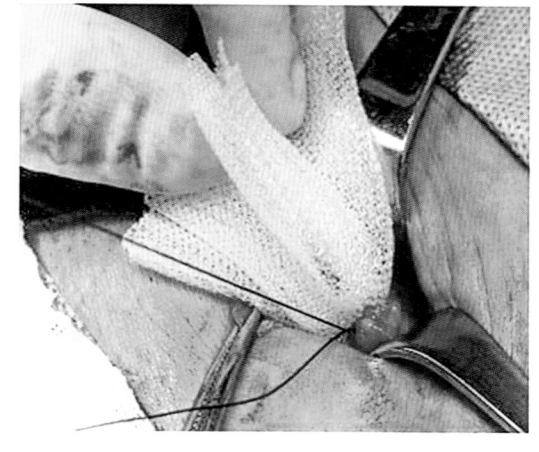

图 8-76 固定网塞锥

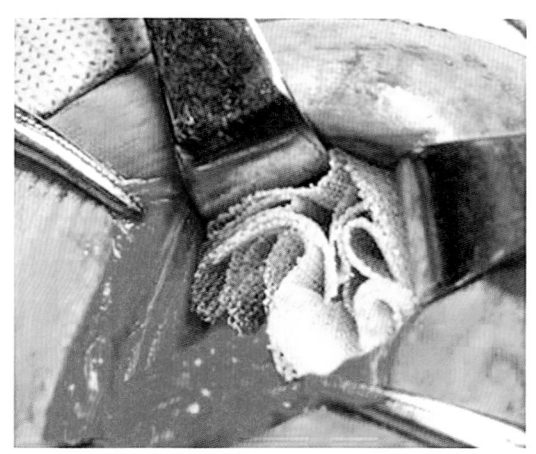

图 8-77 将网塞推至腹膜前间隙

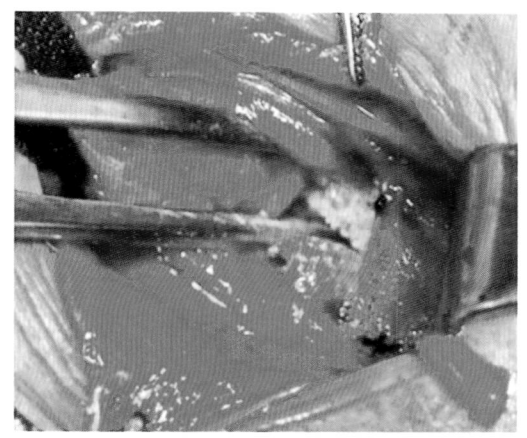

图 8-78 固定网塞外瓣

（3）放置平片：平片大多呈类等腰梯形，这个类等腰梯形的上底是圆弧形，使用时从平片的下底边的 1/3 处开始向弧形端剪开以便在内环处包绕精索，保留未剪开的长度必须比内环至耻骨结节距离大 1~2 cm 以便完全覆盖精索后方的薄弱区域。将剪开的平片放置在精索后方，剪开处在内环处包绕精索后呈燕尾交叉，覆盖交叉处缝合一针形成人工新内环，圆弧端超出耻骨结节 1~2 cm，剪开处上 2/3 覆盖弓状缘及联合腱，下 1/3 紧贴腹股沟韧带，充分展平补片后，用可吸收缝线分别在弓状缘、腹股沟韧带和耻骨结节内侧做 2~3 针缝合避免补片移位（图 8-80~图 8-83）。

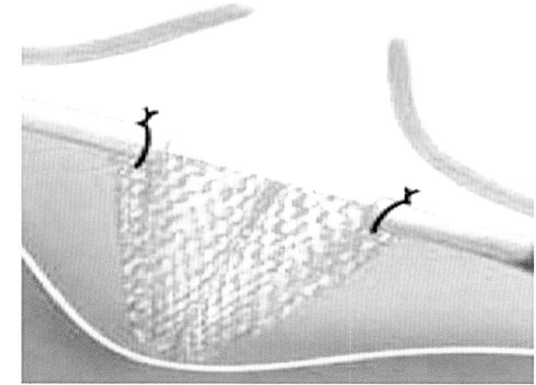

图 8-79 放置好的网塞示意图

2. Millikan 术：步骤与 Rutkow 相同，但比较强调腹膜前间隙分离，就是在疝囊高位游离至内环口后，切开内环周围腹横筋膜，进一步游离腹横筋膜后方的腹膜前间隙 5~6 cm，以便于网塞放置到位后其外瓣可以在腹膜前间隙展开修复缺损的疝环。

3. Lichtenstein 术：该术式是使用单张大平片修补腹股沟管后壁。

（1）处理疝囊：中小型斜疝疝囊无需结扎，完全游离至内环后将其翻转回纳入腹腔；巨大进入阴囊

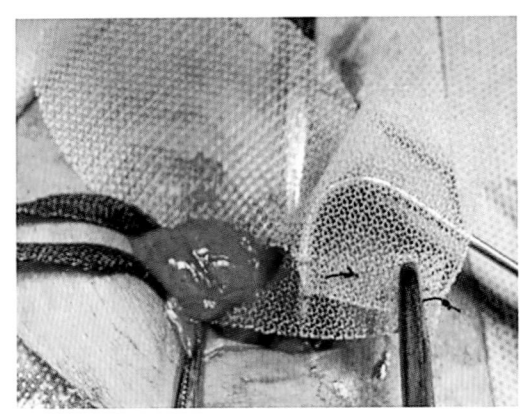

图 8 - 80　平片开口环绕精索

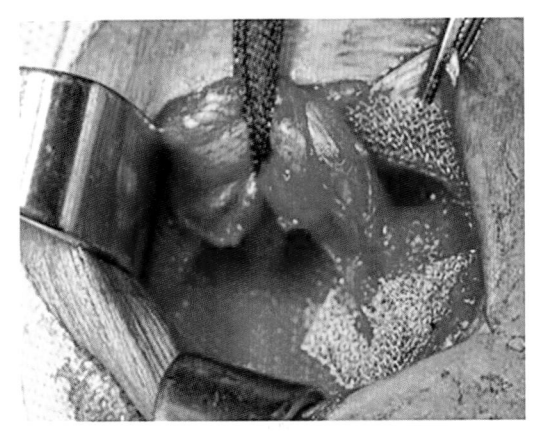

图 8 - 81　平片尾部呈燕尾状交叉覆盖内环

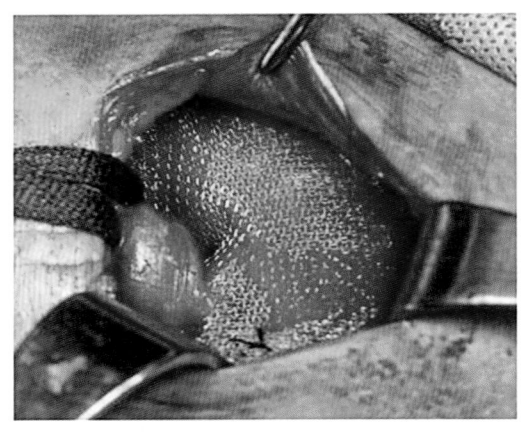

图 8 - 82　放置平片

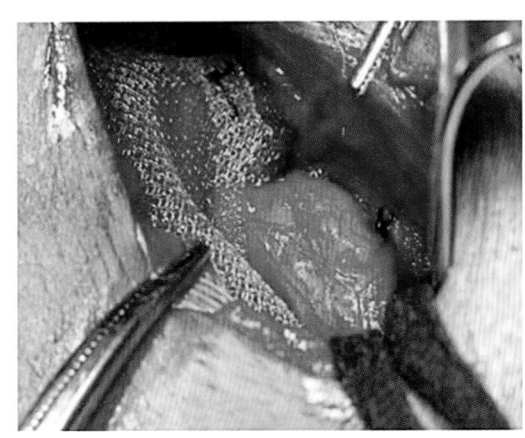

图 8 - 83　固定平片

的斜疝从疝囊中部开始向内环口游离，中部横断，远端旷置，近端结扎或缝合，巨大直疝在疝环处疝囊壁做荷包缝合，将疝囊内翻回纳入腹腔后收紧荷包，将疝囊固定在腹膜前间隙。

（2）放置网片：网片放置在精索后方，通常采用 7.5 cm×15 cm 平片，先根据腹股沟管后壁薄弱区大小裁剪平片，必须保证裁剪后的平片足以覆盖薄弱区以外 3～4 cm，然后将补片拟覆盖腹股沟管内侧的一端剪成圆弧形，圆弧形与腹股沟管内侧形状一致，确保平片放置后能充分展平。平片的外侧端剪开一裂口以包绕精索形成人工新内环，其裁剪和平片放置固定方法同 Rutkow 术。

4. M-Kugel：该术式使用的修补材料是自带记忆弹力环的网片加可选择性预裁剪的平片。

（1）游离腹膜前间隙：对于斜疝，在腹壁下血管靠近精索侧环形切开疝囊外的腹横筋膜至看见腹膜外脂肪，进入腹膜与腹横筋膜之间的腹膜前间隙，提起腹横筋膜和腹壁下血管，在其下的腹膜前间隙内放置 3～4 块盐水纱布，利用纱布朝不同方向的推、压、拨将腹横筋膜与壁层腹膜分离，必要时可以用手指扩大间隙，分离过程中要做到精索的去腹膜化，即将精索与腹膜分开，使其贴在腹壁的肌层上。腹膜前间隙的游离上至超过内环 1～2 cm，下至 Cooper 韧带，内至腹直肌外缘，外至髂腰肌，精索去腹膜化至看到输精管和精索血管分离。对于直疝，用电刀在疝囊的基底环形切开腹横筋膜进入腹膜前间隙，腹膜前间隙的游离同斜疝（图 8 - 84～图 8 - 89）。

（2）处理疝囊：与 Lichtenstein 术式相同。

（3）放置补片：提起腹横筋膜和腹壁下血管，将带记忆弹力环的网片卷折后用镊子夹持放置在腹横筋膜和腹壁下血管深面，网片的定位带留在外面，网片的内侧向耻骨结节，外侧向髂前上棘，松开镊子后，网片的记忆弹力环让网片自动弹开展平，拉紧网片的定位带使网片紧贴腹股沟管后壁，手指伸入定

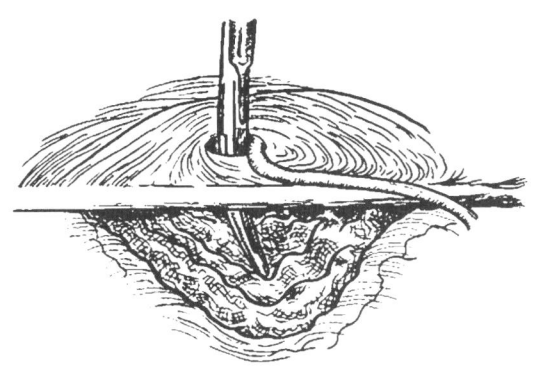

图 8-84 游离腹膜前间隙

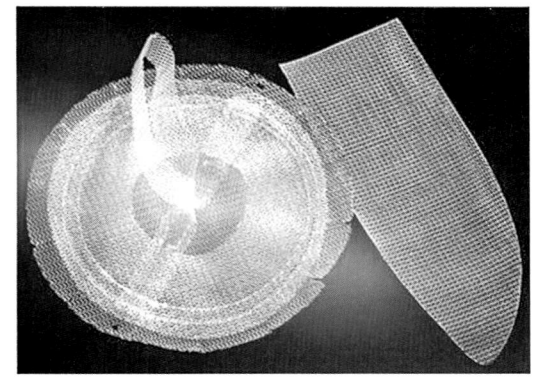

图 8-85 带记忆弹力环的网片及平片

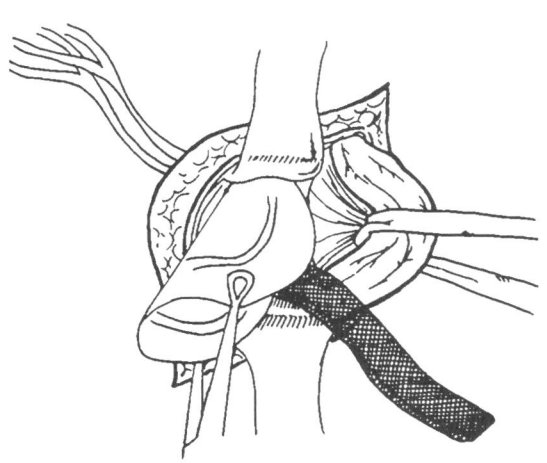

图 8-86 放置网片

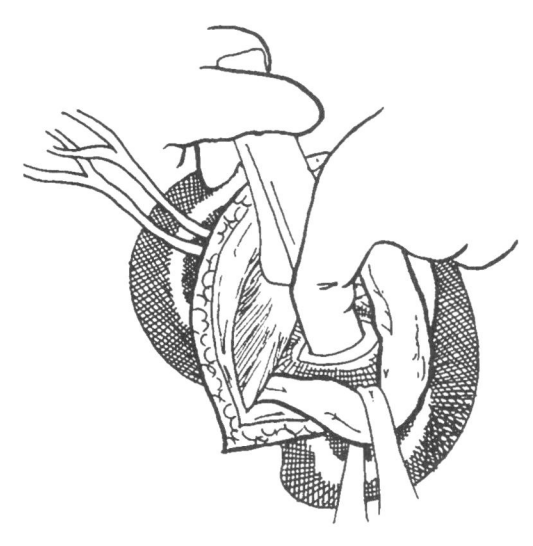

图 8-87 收紧定位带，展平网片

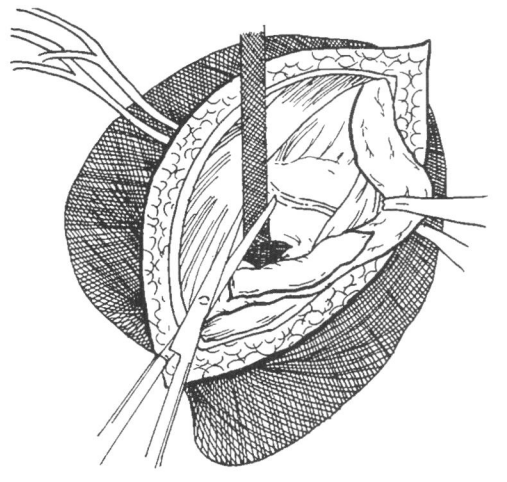

图 8-88 剪去多余定位带

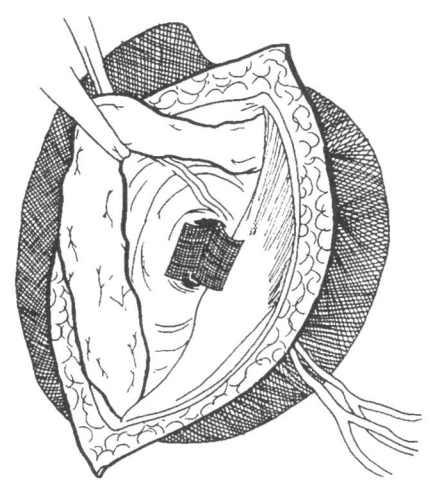

图 8-89 固定定位带

位指袋中环形滑动一周，确保网片平展贴附在腹膜前间隙且下缘超过 Cooper 韧带，将定位带剪断，两端分别与腹股沟韧带和弓状缘缝合，保持持续牵拉的作用，剪去多余的定位带。在精索后方腹横筋膜前方再放置可选择性预裁剪的平片，其裁剪和放置方法与 Rutkow 术式的平片放置相同。

5. Gilbert：该术式使用的修补材料是普里灵双侧修补装置（prolene hernia system，PHS）或超普疝装置（ultrapro hernia system，UHS），两者均是双层补片，中间用连接体将两层补片连成整体，不同之处在于 PHS 是由不可吸收的聚丙烯材料制成，局部炎症反应及异物感较明显，UHS 是在 PHS 基础上加以改进，加入可吸收材料，网片轻质、异物感小，更富弹性。

（1）游离腹膜前间隙：与 M-Kugel 术式相同。

（2）处理疝囊：与 Lichtenstein 术式相同。

（3）放置腹膜前疝修补装置：将疝装置上片沿长轴对折，用钳子夹住对折处及连接部，疝装置下片以钳子尖为中心叠成伞状后将下片推入腹膜前间隙，示指进入腹膜前间隙将下片展平，下片展平后将连接部及上片向前牵拉，使连接部刚好位于疝环处，如果疝环明显大于连接部，应将其间断缝合缩小至和连接部相匹配。上片放置在精索后方，下缘超出耻骨结节 2 cm，上缘超出内环达到腹横肌，补片在内环处剪开一裂口包绕精索，其裁剪及补片放置和固定同 Rutkow 术。

6. Stoppa：又称巨大补片加强内囊手术（GPRVS），是开放式后入路的疝修补术，通过正中纵切口或横切口进入腹膜前间隙，从腹横筋膜后方将疝囊拉回腹膜前间隙，并用一张巨大的补片置于疝囊为中心的腹膜前间隙，以达到修补肌耻骨孔的效果。

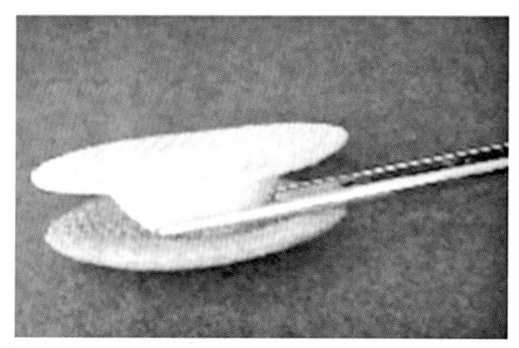

图 8-90 UHS 疝修补装置

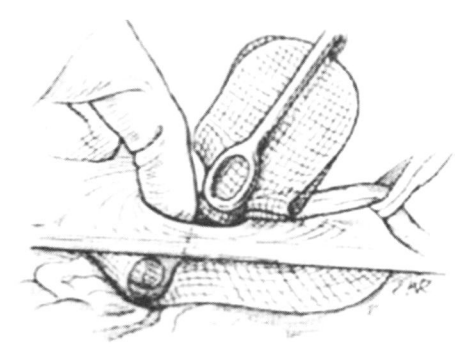

图 8-91 放置疝修补装置

（1）切口选择：耻骨联合上方 2 cm 横切口或耻骨联合与脐部连线纵切口，切开皮肤、皮下组织及腹白线，将腹直肌向外侧牵开。

（2）游离腹膜前间隙：切开腹横筋膜，沿其深面向外向下分离，显露腹壁下血管后将其游离并牵开，在腹横筋膜及腹壁下血管深面进入腹膜前间隙，下方游离至耻骨梳韧带下方 1 cm，显露耻骨联合，外侧游离至髂腰肌，显露整个肌耻骨孔。

（3）处理疝囊：直疝及斜疝疝囊分别在腹壁下血管内外侧，直疝疝囊可完全从腹壁上游离，斜疝疝囊与精索游离，精索必须去腹膜化，使其贴在腹壁的肌层上，中小斜疝疝囊可完全游离，若疝囊巨大，可在中部横断，远端旷置，近端结扎或缝合后继续游离至精索去腹膜后 6 cm。

（4）放置网片：充分游离腹膜前间隙后，将补片置入，覆盖整个肌耻骨孔，调整病人体位从平卧位改为头高脚低位，利用腹压使腹膜前间隙的补片紧贴腹横筋膜深面，补片内侧与腹直肌外缘间断缝合 1～2 针防止补片移位。

（5）缝合切口。

【术后处理】 同经典腹股沟疝修补术。

【手术经验与有关问题讨论】

1. 腹股沟盒和肌耻骨孔：Trabucco 在 1998 年提出腹股沟盒的概念，指腹股沟区腹外斜肌腱膜和腹横筋膜之间的解剖间隙，其长宽分别指髂前上棘至耻骨结节距离和腹直肌外缘至腹股沟韧带距离。在腹股沟疝修补术中有重要意义的通常是狭义上的腹股沟盒，其长宽分别指内环至耻骨结节距离和腹直肌外缘至腹股沟韧带距离，范围涵盖内环和直疝三角，因此加强腹股沟盒底面可以同时治疗斜疝和直疝；肌耻骨孔是法国医师 Fruchaud 在 1956 年提出的腹股沟区薄弱区域，其范围上界是腹内斜肌和腹横肌弓状下缘，下界是耻骨上支，内侧是腹直肌外缘，外侧是髂腰肌，范围涵盖髂耻束以上的内环和直疝三角以及髂耻束以下的股环，因此加强肌耻骨孔可以同时治疗斜疝、直疝和股疝。

2. 内置网片修补术分类及手术原理：内置网片修补术根据加强区域的不同大体可分为以下两大类：①加强腹股沟盒底面的手术，包括 Lichtenstein、Rutkow、Millikan 等术式，手术要点在于修补薄弱的腹股沟管后壁，其优点在于操作简单、快捷，对医师技术要求低，大部分甚至可以局部麻醉下手术，补片价格较低，适合基层医院开展；缺点在于对腹股沟区修补不够完全，无法治疗或预防股疝的发生。②加强肌耻骨孔的手术，包括 Kugel、M-Kugel、Gilbert、Stoppa 等术式，其手术要点在于加强腹膜前间隙，其优点在于对腹股沟区薄弱区域修复完全，适用于各种成人腹股沟疝；缺点在于操作复杂耗时，对医师技术要求较高，大部分需椎管内麻醉或全身麻醉，补片价格昂贵，基层医院开展难度大。

3. 疝囊高位游离、低位结扎：与经典腹股沟疝修补术在疝囊处理上要求高位结扎疝囊不同，内置网片修补术要求疝囊高位游离、低位结扎，所谓高位游离是指疝囊必须游离至腹膜外脂肪处，低位结扎是指在远离疝环处结扎（对于直疝及疝囊完全游离的中小型斜疝则无需结扎）。对于网塞手术，只有疝囊高位游离低位结扎才能保证网塞将疝囊内翻顶入腹腔后进入腹膜前间隙，对于加强肌耻骨孔的手术，只有疝囊高位游离后才能在疝囊颈处环周切开腹横筋膜进入腹膜前间隙进行进一步手术操作。

4. 重视腹膜前间隙的游离：腹膜前间隙又称 Bogros 间隙，是指脐部以下腹横筋膜与腹膜之间的空间，其外下方界限是两侧髂筋膜，该间隙是所有加强肌耻骨孔的疝修补术的主要操作和补片放置空间。按近现代疝外科观念，肌耻骨孔薄弱或缺损是导致各种成人腹股沟疝的主要原因，加强及修复肌耻骨孔是目前治疗和预防各种成人腹股沟疝的最有效方法。补片必须充分覆盖肌耻骨孔才能起到治疗和全面防御的作用，这就要求腹膜前间隙的游离范围必须超出肌耻骨孔的范围，通常需要分离出直径约 10 cm 的空间。疝囊颈是进入腹膜前间隙的突破口，疝囊颈周围的腹膜外脂肪是进入腹膜前间隙的标志，高位游离疝囊至腹膜外脂肪处，沿着疝囊颈周围环形切开腹横筋膜可进入腹膜前间隙，利用手指或盐水纱布填塞来充分游离腹膜前间隙直至分离到位。

5. 术式的选择：从治疗加全面防御的角度，加强肌耻骨孔的疝修补手术无疑是最佳选择，但此类手术受地区经济和医师技术限制较大；比较符合国情的做法是根据疝的分型来选择适合的术式。我国疝学组根据疝环大小、疝环周围腹横筋膜的坚实程度以及腹股沟管后壁完整程度将腹股沟疝分 4 型，Ⅰ 型的疝环直径<1.5 cm，疝环周围腹横筋膜有张力，腹股沟管后壁尚完整；Ⅱ 型疝环直径 1.5～3.0 cm，疝环周围腹横筋膜变薄，张力下降，腹股沟管后壁不完整；Ⅲ 型疝环直径>3 cm，疝环周围腹横筋膜无张力，腹股沟管后壁缺损；Ⅳ 型指复发疝。其中 Ⅰ 型和和疝环较小的 Ⅱ 型疝可以选择经济、技术难度低的 Lichtenstein 术；对于疝环较大但腹股沟管后壁尚未缺损的 Ⅱ 型疝可选择充填式的网塞手术；对于 Ⅲ 型疝，由于后壁缺损且疝环巨大，首选加强肌耻骨孔的疝修补术；对于 Ⅳ 型复发疝，应根据复发情况选择适合的手术方式，对于巨大复发疝、多次复发疝和腹股沟管后壁严重缺损的应首选巨大补片加强内囊手术 Stoppa；此外，老年女性股疝发病率高，推荐选择加强肌耻骨孔的术式。

6. 补片的选择：迄今仍无一种在价格、舒适性、抗感染、防复发等各方面都得到公认的完美补片。补片的选择首先应根据疝分型、病人年龄、性别、基础疾病等选择适合的手术方式，再根据手术方式结合病人的经济情况和对改善病情的要求选择适合的补片。

四、腹腔镜腹股沟疝修补术

随着现代科学技术发展，应用腹腔镜技术行疝修补术和疝成形术在临床上已取得较好的疗效。自 1989 年研制特制的金属钳和锚钉器具以来，已使这一技术得到推广应用。

（一）腹腔镜经腹腹膜前腹股沟疝修补术（TAPP）

【适应证】各种成人腹股沟疝，包括斜疝、直疝、股疝、难复性疝、滑疝，尤其适用于开放式手术术后复发疝和双侧疝。

【禁忌证】①心肺功能不全，无法耐受全身麻醉和气腹者；②多次腹腔内手术史，考虑腹腔粘连严重者；③全身感染或腹腔感染者；④各种原因引起腹压增加，且未经治疗解除者，包括中量以上腹水、顽固性便秘、妊娠期、前列腺增生排尿困难、慢性咳嗽未控制等。

【麻醉与体位】气管内插管，全身麻醉。头低足高 10°～15°平卧位。

【术者站位】术者位于患侧的对侧进行操作，助手位于患侧或头侧持镜。

【手术步骤】

1. 放置套管、建立气腹：通常在脐下 0.5～1.0 cm 做小切口，置入 10 mm 穿刺器作为观察孔，建立 CO_2 气腹，气腹压 12～15 mmHg，患侧腹直肌外侧平脐水平和对侧腹直肌外侧平脐或脐水平以下 0.5～1.0 cm 分别置入 5 mm 套管作为操作孔。双侧疝时两侧的套管应置于同时平脐或脐水平以下 0.5～1.0 cm 的位置（图 8-92）。

2. 切开腹膜：进入腹腔后先观察和确定解剖标志，包括脐正中皱襞、两侧脐内外侧皱襞，大部分病人在切开腹膜前还能清晰观察到腹壁下血管、输精管和精索血管，根据解剖标志和缺损部位确定疝类型（图 8-93），有无对侧疝、隐匿疝等。在疝环上方 1.5～2.0 cm 切开腹膜（图 8-94），内至脐内侧皱襞，外至同侧髂前上棘内上方，游离上、下缘的腹膜瓣，进入腹膜前间隙。

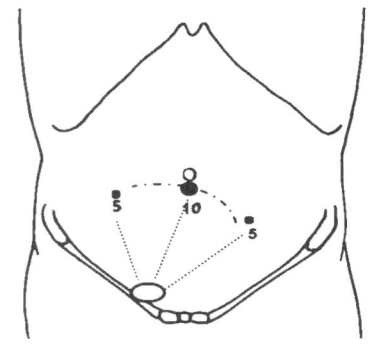

图 8-92　穿刺器位置

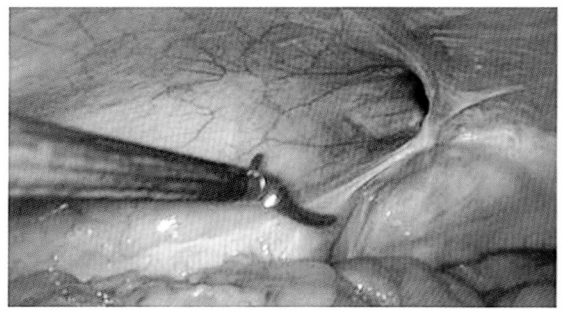

图 8-93　确定疝类型

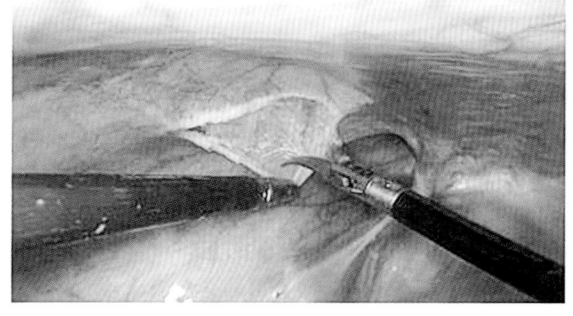

图 8-94　切开腹膜

3. 分离腹膜前间隙：腹膜前间隙在腹膜与腹横筋膜之间，为一疏松无血管间隙，包括了位于中间的耻骨后膀胱前间隙（Retzius 间隙）和两侧的腹股沟间隙（Bogros 间隙），单侧疝只需游离膀胱前间隙和患侧腹股沟间隙，将腹膜向下牵拉，沿着腹膜前疏松组织进入中间的膀胱前间隙直至见到患侧耻骨梳韧带，往外侧游离腹股沟间隙直至同侧髂耻束（图 8-95）。

4. 分离疝囊（图 8-96）：

（1）斜疝：腔镜下看斜疝疝囊位于腹壁下血管外侧，输精管和精索血管前方，左手持钳在靠近疝环口

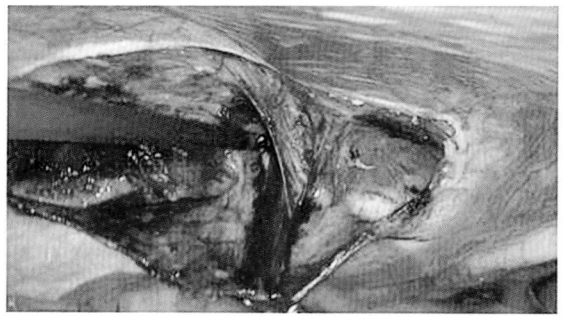

图 8-95　分离腹膜前间隙

处提起疝囊，向下牵拉，右手向上及两侧分离疝囊与周围粘连，如分离困难，需将精索内筋膜切开，在此筋膜下方分离，直至找到疝囊与精索的附着线，电刀沿着附着线切开，将疝囊与精索分离，疝囊无需结扎（图 8-97）。如果遇到巨大疝或粘连紧密的复发疝，疝囊无法完全游离或与精索界限不清楚，可在疝囊表面切开，切至两侧时，用分离钳挑起疝囊后壁，将其与输精管及精索血管分开后再继续切开，直至将疝囊横断，横断的疝囊可结扎，如不结扎，最后在关闭腹膜时需缝合关闭横断的疝囊，避免外露的补片与肠管形成粘连。

（2）直疝：直疝疝囊位于腹壁下血管内侧，因为未附着于精索，因此分离较简单，只需将疝囊和腹

膜前脂肪组织从疝环中全部回纳，疝囊无需横断及结扎。

（3）股疝：处理原则同直疝。

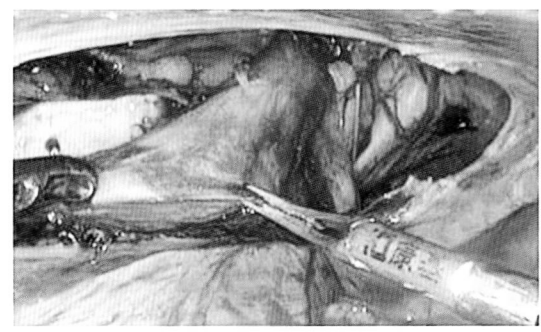
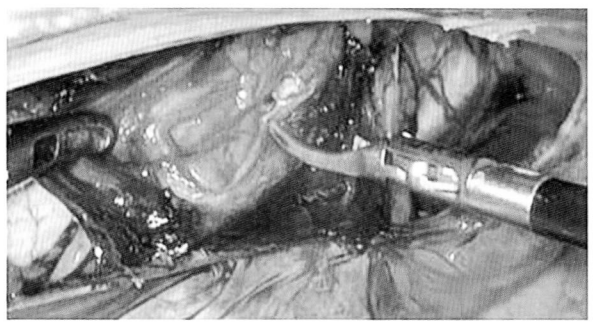

图 8-96 分离疝囊   图 8-97 分离疝囊与精索粘连

5. 游离精索：不仅仅指将疝囊与精索分离，而且要求将疝囊与精索从内环口处向下游离至少分离 6 cm，这一步称为"精索腹壁化"（perietalization of spermatic cord）（图 8-98），其目的是为了补片从精索与疝囊连接处的腹膜反折线开始能平整地平铺在精索前方并覆盖内环、股环及直疝三角。

6. 放置补片及固定：补片卷曲后经观察孔放入腹腔，平铺在游离出来的腹膜前间隙，覆盖整个肌耻骨孔，其上缘至少超出缺损 2 cm 并同时覆盖内环、股环和直疝三角，下缘平精索腹壁化后的腹膜反折线，内侧经膀胱前间隙至耻骨联合，外侧经腹股沟间隙至髂前上棘内上方，整张补片要求平整不能卷曲，下缘务必紧贴腹膜反折线防治疝囊经补片下方突出引起复发

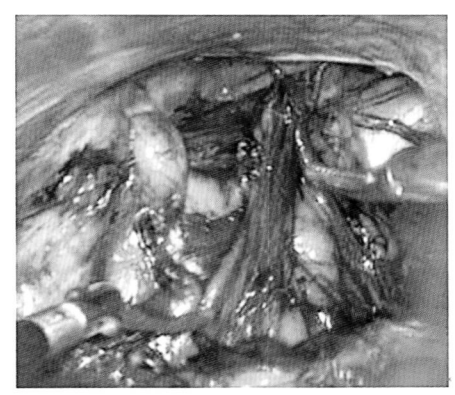

图 8-98 精索腹壁化

（图 8-99）。因为补片覆盖整个肌耻骨孔，因此补片在腹膜前间隙中几乎没有移位的空间，对于Ⅰ型及Ⅱ型疝或选用自带微钩的"免缝合自固定补片"者无需固定，对于疝环较大的Ⅲ型疝可以选用钉枪、缝合或纤维蛋白胶水固定。

7. 缝合腹膜：一般用单根薇乔线连续缝合来关闭腹膜，缝合时针距不可太大，注意腹膜关闭是否紧密、横断的疝囊是否关闭，以免肠管通过破损的腹膜与补片发生粘连（图 8-100）。

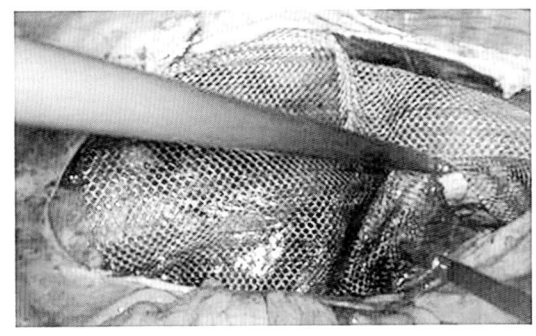
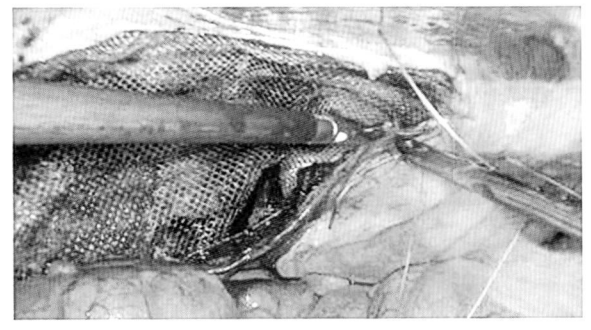

图 8-99 放置补片   图 8-100 缝合腹膜

8. 缝合切口。

【术后处理】同经典腹股沟疝修补术。术后 6 h 恢复半流质饮食，24 h 恢复普食。术后第一天就可以下床活动，术后 24 h 可出院。

【手术经验与有关问题讨论】

1. 两个间隙：腹膜前间隙是腹腔镜疝修补术放置补片的位置，包括了中间的膀胱前间隙（Retzuis

间隙）和两侧的腹股沟间隙（Bogros 间隙）。腔镜下进入腹膜前间隙比开放手术简单明了，在疝环上方切开腹膜，通过牵拉腹膜，让 CO_2 气体通过腹膜切开处进入腹膜前，利用气压将腹膜与腹横筋膜之间的腹膜前间隙分开。牵拉腹膜，向疝环内侧分离进入膀胱前间隙，直至见到白色的耻骨梳韧带；向疝环外侧分离进入腹股沟间隙直至见到髂耻束。双侧疝时应使两侧的腹膜前间隙相通，双侧补片的内侧在耻骨联合处交叉重叠。

2. 三个危险区：腔镜下切开腹膜后可以清楚见到输精管、精索血管分叉形成三角，底边是腹膜反折线，髂血管在此三角中穿行，如损伤可造成大出血，因此称为危险三角；危险三角外侧，精索血管、髂耻束和腹膜反折线共同构成的三角称为疼痛三角，里面有神经穿行，如在此区域固定补片可导致术后顽固性疼痛；髂内外血管在跨越耻骨处形成血管吻合环，如损伤血管弓，血管回缩到耻骨后方，止血困难，可导致出血性休克，此处称为"死冠"。

3. 切开腹膜：切开腹膜时向内不超过脐内侧皱襞，避免损伤膀胱；中间切开分离内环处腹膜时避免损伤腹壁下血管；向外侧达髂前上棘内上方，将腹膜下瓣向外下牵拉，将腹膜前间隙继续向外侧游离至髂前上棘，行右侧腹股沟疝手术时避免将腹膜切开至髂前上棘，否则由于腹膜切开处太靠外侧，缝合腹膜时针尾容易顶住外侧腹壁，这会给缝合腹膜第一针进针造成一定困难。

4. 游离疝囊：直疝和股疝疝囊容易游离，斜疝疝囊与输精管及精索血管被精索内筋膜共同包裹，给游离疝囊带来困难，操作要点在于准确切开精索内筋膜。游离疝囊前先分辨疝囊、输精管和精索血管，提起疝囊，在其表面将精索内筋膜切开，在其深面向两侧和下方游离疝囊，将疝囊与精索血管及输精管分离。较小的疝囊可完全游离，疝囊较大、复发疝或粘连严重者，不可强求完全游离，可横断疝囊，远端旷置，近端疝囊可结扎或关闭腹膜时一并缝合。

5. 游离精索：疝囊与输精管及精索血管分离后，精索的游离并不困难，关键在于动作轻柔，避免损伤精索血管，且输精管和精索血管的游离必须达到距离内环 6 cm，否则补片没有足够的空间平铺，造成补片层叠，如将补片裁剪过小，又不足以覆盖整个肌耻骨孔，无法达到防止新发疝及疝复发的目的。

6. 补片固定：用纤维蛋白胶水固定相对安全，通常在腹膜反折线、耻骨梳韧带及疝环上缘至少 2 cm 处喷胶水固定，但要避免将胶水喷洒到腹腔引起肠粘连；使用钉枪或缝合固定补片，通常固定在耻骨梳韧带、腹直肌、联合腱，不可在危险三角、疼痛三角及死亡冠区域固定以免引起大出血及术后顽固性疼痛。

（二）腹腔镜完全腹膜外腹股沟疝修补术（TEP）

【适应证】 各种成人腹股沟斜疝、直疝和股疝。

【禁忌证】 ①心肺功能不全，无法耐受全身麻醉和气腹者；②各种原因引起腹压增加，且未经治疗解除者；③嵌顿疝不排除疝内容物绞窄者；④有下腹手术史、开放性疝手术术后复发、巨大阴囊疝、难复性或嵌顿疝慎用。

【麻醉与体位】 同 TAPP。

【术者站位】 同 TAPP。

【手术步骤】

1. 放置套管：

（1）中线位：第一套管选用 10 mm 或 12 mm 穿刺器作为观察孔，在脐下 0.5～1.0 cm 偏患侧（双侧疝则在正中）做纵向或横向切口，分离皮下组织，暴露腹直肌前鞘，切开前鞘，暴露腹直肌，用拉钩将腹直肌向患侧拉开，显露后方腹直肌后鞘，用卵圆钳扩大此间隙，置入 10 mm 或 12 mm 套管，充入 CO_2，压力 11～13 mmHg。第二和第三套管均选用 5 mm 套管，放置部位在脐与耻骨联合连线上 1/3 和下 1/3 处。此法操作简单，有腹直肌后鞘阻隔，穿刺不易穿破腹膜，是目前最常用的方法，但三个套管在一直线上，器械容易互相干扰，增加操作难度（图 8-101、图 8-102）。

（2）中侧位：第一、第二套管放置位置同中线位，放置第三套管前先游离患侧腹膜前间隙，再在患侧腹直肌外缘脐下水平做小切口放置第三套管，此法器械干扰比中线位小，但仅适用单侧疝，且放置第三套管前需单手操作游离腹膜前间隙。

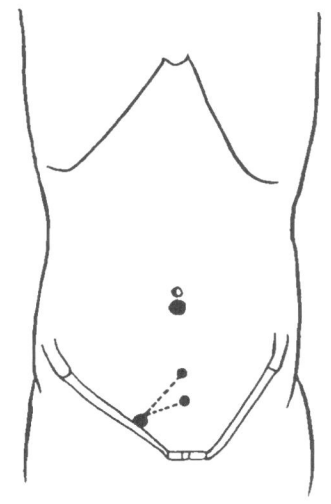

图 8‐101 中线位穿刺器位置

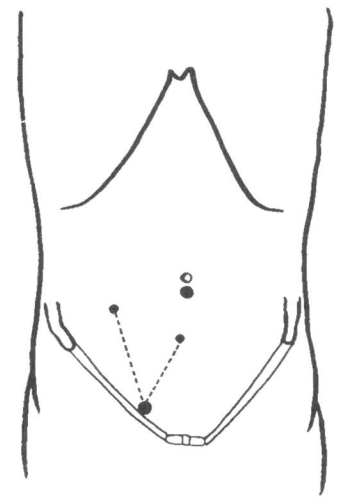

图 8‐102 中侧位穿刺器位置

（3）双侧位：第一套管放置位置同中线位，第二、第三套管位置对称分布，分别在双侧腹直肌外侧脐下水平。在放置第一套管充入 CO_2 后，拔出套管，用手指经穿刺孔伸入腹膜前间隙进行初步分离，在手指引导下放置第二和第三套管。此法器械干扰最小，但需非直视下对腹膜前间隙进行初步游离（图 8‐103）。

2. 建立操作空间：可以用球囊扩张器、手指分离或镜推法分离，球囊扩张器费用高，国内应用少。手指分离主要在双侧位置套管时应用，由于是非直视分离，且受手指触感所限，有时会引起浅层小血管出血。镜推法是目前最常用的方法，在放置第二套管前用镜头对准耻骨联合方向，沿着网状疏松组织向前和外侧推进，利用镜头指引方向，利用 CO_2 气压扩大游离的空间，在放置第二、第三套管后，就可以利用器械继续分离扩大操作空间（图 8‐104）。

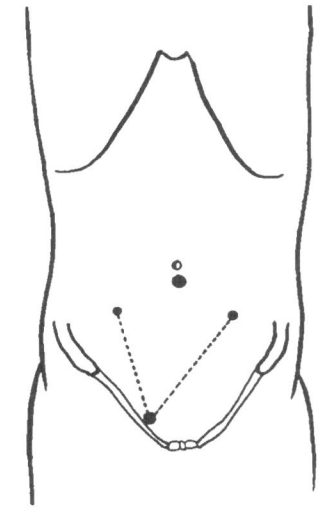

图 8‐103 双侧位穿刺器位置

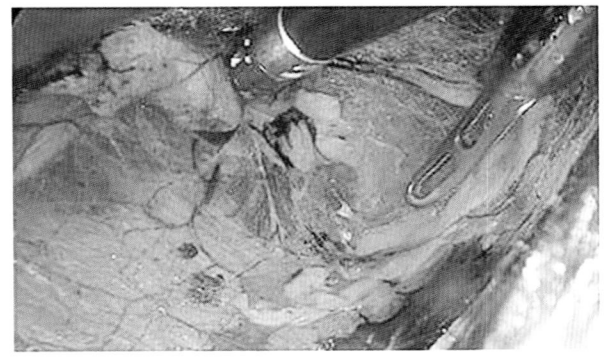

图 8‐104 建立操作空间

3. 分离腹膜前间隙：在应用镜推法建立操作空间的时候，随着镜头的推进，沿着网状疏松组织，镜头可以直接触碰到正下方的耻骨联合，此时就已进入膀胱前间隙，再稍稍分离周围的疏松组织，就可见到白色的耻骨联合和耻骨梳韧带，此时再从内侧逐渐向外侧分离，边分离边辨认腹壁下血管与疝囊，确定疝类型，此时不要急于分离疝囊，而是越过疝囊及腹壁下血管继续向外下游离，直至髂前上棘和腹膜反折线（图 8-105、图 8-106）。

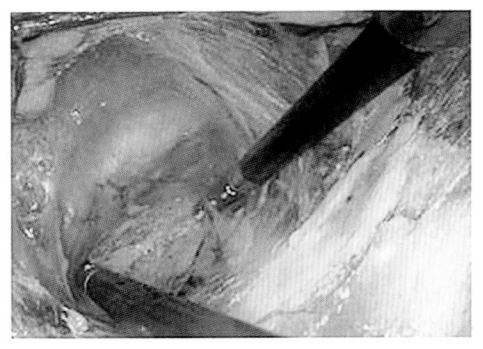

图 8-105 分离膀胱前间隙

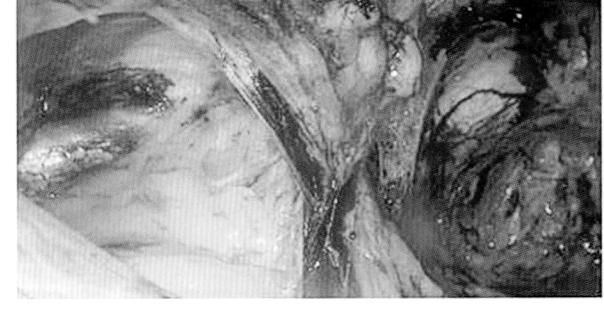

图 8-106 分离腹股沟前间隙

4. 分离疝囊（图 8-107）：同 TAPP。

5. 游离精索：同 TAPP。

6. 放置补片及固定：同 TAPP。

7. 缝合切口。

【术后处理】 同 TAPP。

【手术经验与有关问题讨论】

1. 穿刺孔漏气：穿刺孔切开过大时容易漏气，多见于手指法建立操作空间，为了便于操作或在肥胖病人为了便于暴露腹直肌后鞘而扩大切口，漏气时不仅操作空间变小了，腹膜随着漏气在底面上下起伏，大大增加手术难度，此时应缝合缩小穿刺孔以减少或消除漏气。

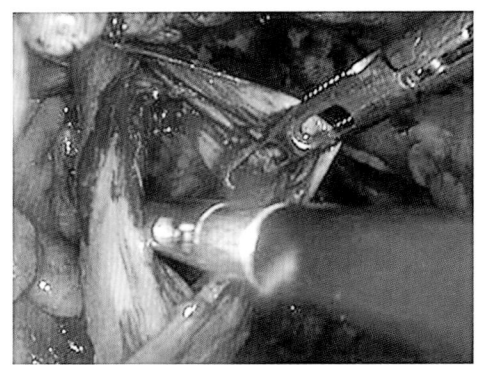

图 8-107 分离疝囊

2. 腹膜破损：疝囊粘连严重或疝囊较大，游离面较大时，容易导致腹膜破损，气体逸入腹腔，使腹膜上下起伏，操作空间缩小，操作难度加大，此时可在脐孔处穿入气腹针持续放气，如果破损腹膜可被夹闭并提起，可在其底部用套扎器套扎破损腹膜，如果破损较大，通过上述方式无法解决的及时中转 TAPP。

3. 避免补片卷曲：补片放置固定好，在释放 CO_2 气体前确认游离下来的疝囊在补片后方，同时用器械将补片下缘压住，在直视下释放气体，避免补片卷曲及移位至腹膜反折线后方引起复发，如阴囊积气明显，注意释放阴囊内气体。

4. 进腹检查：初学者可在操作结束后将第一套管穿刺进入腹腔，检查补片放置情况、有无腹膜破损补片外露情况以及有无疝内容物损伤等情况。

5. 其他注意事项同 TAPP。

（三）腹腔内补片植入术（IPOM）

【适应证】 同 TAPP。

【禁忌证】 同 TAPP。

【麻醉与体位】 同 TAPP。

【手术步骤】

1. 放置套管、建立气腹：同 TAPP。

2. 探查腹腔：进入腹腔后先观察和确定缺损部位、腹壁下血管、输精管和精索血管，根据解剖标志和缺损部位确定疝类型，有无对侧疝、隐匿疝等，如为难复性疝、嵌顿疝、滑疝则回纳疝内容物（图 8-108）。

3. 放置并固定补片：注意补片光滑面向腹腔，完全覆盖疝环并超出边缘 3~5 cm，固定补片多使用钉枪，钉距 1~1.5 cm，内侧可与耻骨梳韧带及耻骨结节钉合固定，避免在危险三角、疼痛三角及死亡冠钉合以免引起出血及顽固性疼痛（图 8-109）。

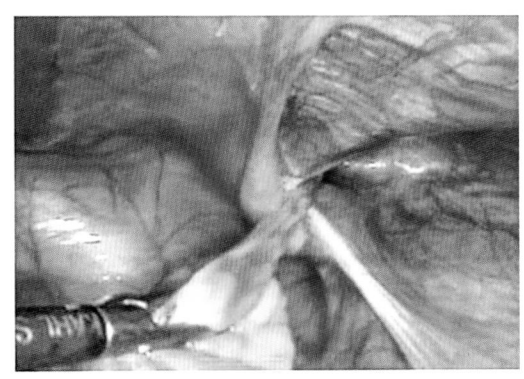

图 8－108　确定疝类型

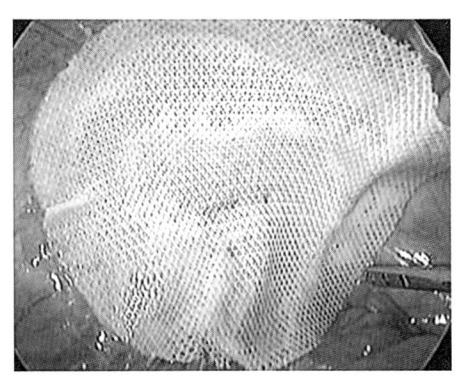

图 8－109　放置并固定补片

4. 缝合切口。

【术后处理】同 TAPP。

【手术经验与有关问题讨论】IPOM 不需解剖腹膜前间隙，组织创伤小，操作简便，技术要求较低，仅经腹腔镜直接将补片放置于腹膜内面覆盖缺损。但由于补片置于腹腔内，因而有肠粘连梗阻的风险，且补片在腹腔内有脱落的可能，复发率相比 TAPP 和 TEP 高，此外补片及钉枪价格昂贵。

（四）腹腔镜腹股沟疝疝囊高位结扎术

【适应证】儿童腹股沟疝、绞窄性腹股沟疝不宜一期行疝修补术者。

【禁忌证】无法耐受全麻和气腹者。

【术前准备】同开放疝囊高位结扎术。

【麻醉与体位】同 TAPP。

【手术步骤】

1. 套扎法：此法经腹腔操作，套管放置位置同 TAPP，镜下提起疝囊远端，内翻疝囊，用套扎器套扎内翻的疝囊根部，由于没有进行疝囊精细分离，男性患儿有误扎精索可能，因此仅适用女性。

2. 缝合法：此法也是经腹腔入路，套管位置同套扎法，镜下将疝环进行缝合，具体可采用 Z 字缝合、间断缝合、连续缝合或荷包缝合，此法对镜下缝合技术要求较高。

3. 腹腔镜辅助下经皮体外缝合打结术：此法有单孔法和双孔法，单孔仅有观察孔，双孔则在腹直肌外侧脐下水平戳孔作为操作孔，在患侧内环体表投影处做 2 mm 小切口，用疝钩针带线经皮穿刺至腹膜前，在腔镜监视下，围绕疝环在腹膜前潜行内半圈后刺穿腹膜，拔出钩针，线尾留在腹腔内，钩针再次从内环体表投影切口处穿刺，同法围绕疝环在腹膜前潜行外半圈后刺穿腹膜，将留在腹腔的线尾带出体外，体外打结结扎疝囊（图 8－110、图 8－111）。双孔法比单孔法多了操作孔，可以用抓钳提起腹膜协助缝合及牵拉线尾便于钩针勾住线尾带出体外。

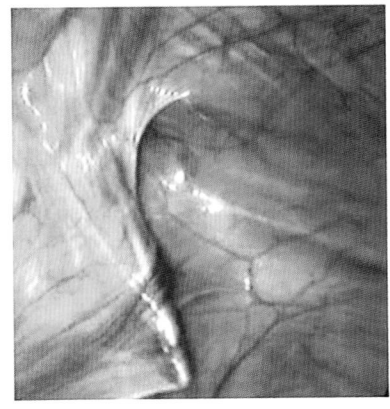

图 8－110　腹膜外带线绕疝环潜行内半圈

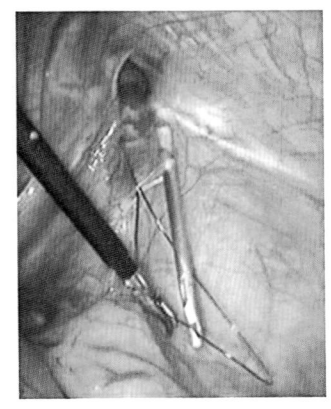

图 8－111　潜行外半圈带出线尾

【术后处理】同 TAPP。

第三节　股疝修补术

一、股管的局部解剖

股管位于股静脉内侧，腹股沟韧带与耻骨之间，是一个狭长的漏斗形间隙，被髂耻韧带分为两部分，长 1～1.5 cm，内含脂肪、疏松结缔组织和淋巴结。外侧为肌腔隙，有髂腰肌及神经等通过；内侧为血管腔隙，从外向内依次有股动脉、股静脉、股管等。股管有上、下两口。上口为股环，直径约 1.25 cm，有股环隔膜覆盖；股环前界为腹股沟韧带，后界为耻骨梳韧带，外界为股静脉（隔以股鞘），内界为腔隙韧带（陷窝韧带）（图 8-112）。股管下口为卵圆窝，为阔筋膜上的一个薄弱部分，覆有一层薄膜，称筛状板。它位于腹股沟韧带内侧端的下方，下肢大隐静脉在此处穿过筛状板进入股静脉。

与股环相对的腹膜，被内脏推向下方进入股管，至卵圆窝突出于皮下形成股疝（图 8-113）。大型股疝可随腹壁浅筋膜深层反折向上。疝内容物以大网膜为最多见，小肠次之，有时可能为结肠、膀胱、阑尾或子宫附件等。股环的四周除外界为股静脉，其他均为韧带所形成。因此在股疝发生后，易受周围韧带的压迫而发生嵌顿或绞窄。

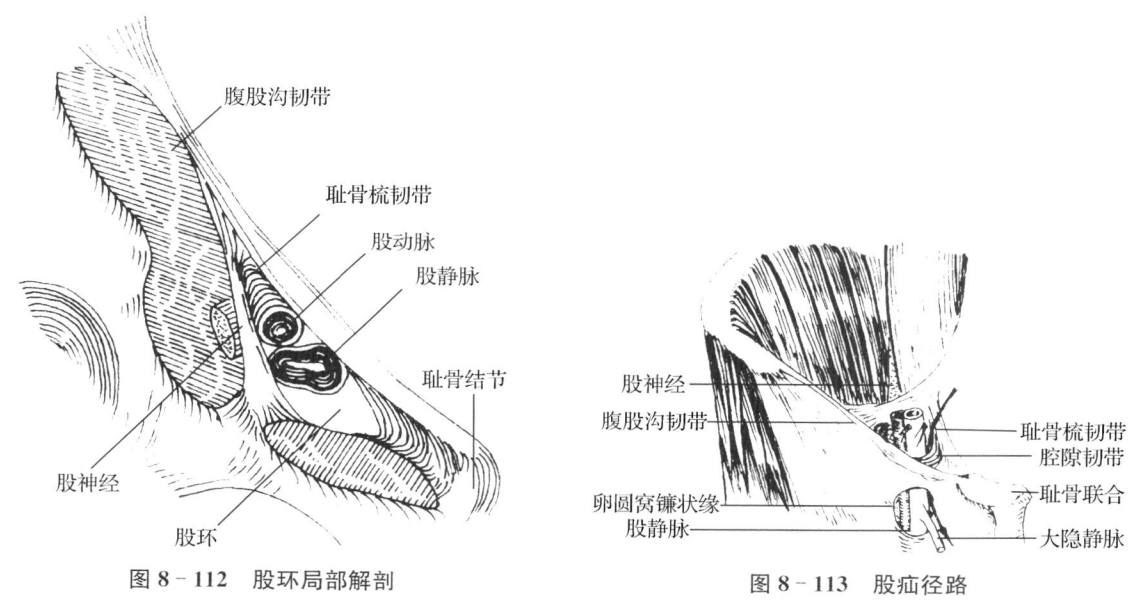

图 8-112　股环局部解剖　　　　　　　图 8-113　股疝径路

在腔隙韧带的深面，常有异常的闭孔动脉存在。闭孔动脉一般来自髂内动脉，但有时由腹壁下动脉分出，经腔隙韧带的深面和边缘走向闭孔（图 8-114）。在股疝手术中，如疝内容物回纳困难，需切开腔隙韧带，以扩大股环，但应注意勿损伤此动脉。

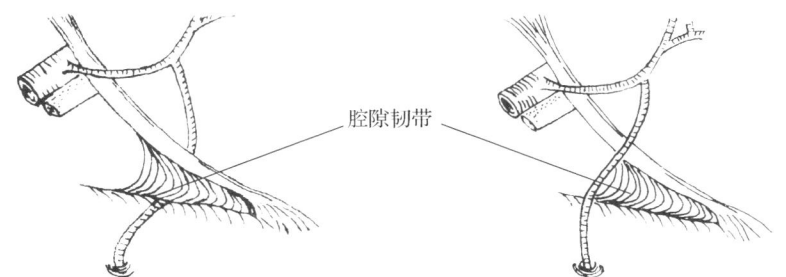

图 8 - 114 变异闭扎动脉

二、经典股疝修补术

【适应证】股疝发生嵌顿绞窄机会多，故一经发现，明确诊断，即应早期手术治疗。一旦发生绞窄，应紧急手术。

【术前准备】同腹股沟斜疝的手术。

【麻醉与体位】以局部麻醉为最常用，且比较安全。也可用硬膜外阻滞、腰麻或全身麻醉。取仰卧位。

局部麻醉方法：采用四点麻醉法（图 8 - 115），A、B 点的选择与注射方法同腹股沟斜疝麻醉法，C、D 点选择在疝块的外侧和下方，主要是作筋膜和疝囊周围的浸润麻醉。在 C 点向深部刺入时，要注意勿损伤股血管。最后在 D 点范围内作皮下浸润麻醉。

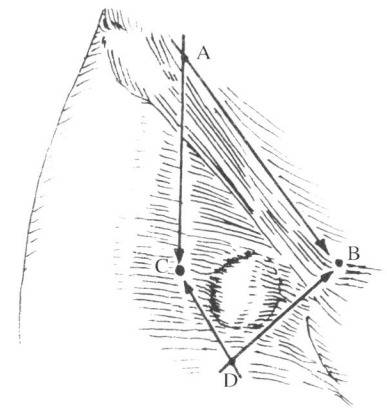

图 8 - 115 股疝局部麻醉

【手术步骤】

1. 经腹股沟入路：

（1）切口、切开腹外斜肌腱膜：与腹股沟斜疝的手术相同。

（2）显露疝囊：切开腹外斜肌腱膜后，将子宫圆韧带（或精索）、腹内斜肌、腹横肌及联合肌腱向内上方牵开，显露腹股沟管的后壁。在腹壁下动脉的内侧，沿皮肤切口方向切开腹横筋膜（图 8 - 116），清除腹膜前脂肪组织，即可在股环处找到疝囊（图 8 - 117）。分离疝囊颈并向上轻轻提拉，同时用另一手自卵圆窝经股管向上推送，将进入股管中的疝囊全部提至切口内（图 8 - 118）。如疝囊周围粘连不能提出时，须先分离粘连而后再提。如股环过紧影响回纳，可在直视下切断内侧的腔隙韧带，切断此韧带时需注意勿损伤异位的闭孔动脉。

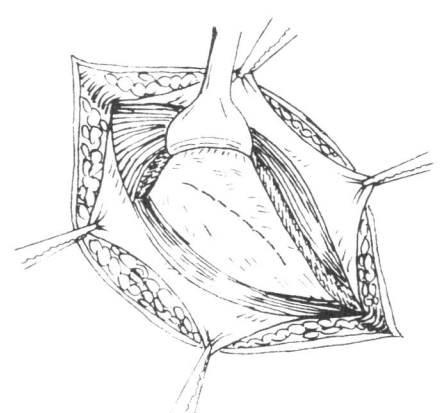

图 8 - 116 切开腹横筋膜

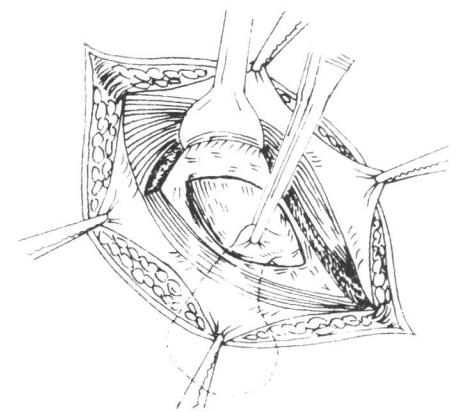

图 8 - 117 显露疝囊颈

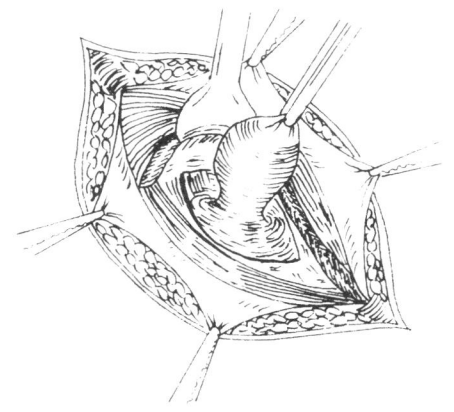

图 8 - 118 显露疝囊底

（3）处理疝囊：在疝囊底部或其前壁切开，检查疝内容物，如无粘连即可将内容物回纳腹腔（图 8-119）。但有时大网膜增厚或发生粘连，应予切除，彻底止血后回纳腹腔。

（4）疝囊高位结扎：通过股环用止血钳将疝囊向上拉至腹股沟管，根据疝囊颈的大小，行高位贯穿缝合结扎或内荷包缝合结扎，然后切除多余的疝囊。

（5）修补股环：疝囊处理完毕后结节缝合腹横筋膜，不要留有孔隙，以免日后形成直疝。修补股环可采用以下 3 种方法：①马克威修补法；②将联合腱、耻骨梳韧带及腹股沟韧带一并缝合（图 8-120）；③腹股沟韧带缝合于耻骨梳韧带（图 8-121）。采用上述 3 种方法修补时，一定要用左手示指保护股静脉，以免损伤。一般缝合 2～4 针，由外向内依次结扎。

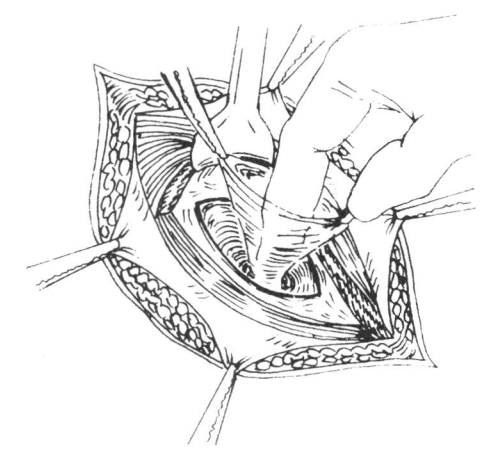

图 8-119　将疝囊提至腹股沟管

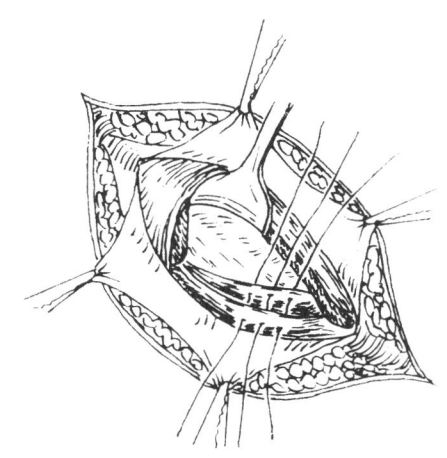

图 8-120　缝合联合腱、耻骨梳韧带及腹股沟韧带

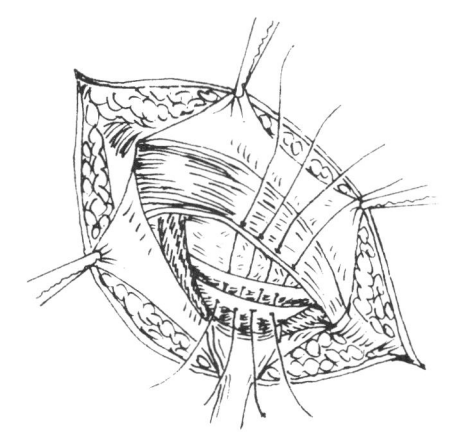

图 8-121　缝合耻骨梳韧带与腹股沟韧带

（6）缝合切口：将子宫圆韧带（或精索）置于原位，再依层缝合腹外斜肌腱膜、皮下组织和皮肤。

2. 经股部入路：

（1）切口：于股动脉内侧自腹股沟韧带上方 3 cm 处开始，经疝块表面纵行向下切开 6～7 cm。

（2）显露疝囊：切开皮肤和浅、深筋膜即到达卵圆窝处筛筋膜，将其分开即可显露疝囊。将疝囊与周围组织分离，注意勿损伤股静脉与大隐静脉（图 8-122），向下牵拉疝囊，切断包围于疝囊颈的纤维索状物，直至显露疝囊颈以上的腹膜为止。然后，将附着于腹股沟韧带、腔隙韧带与耻骨筋膜上的脂肪组织清除，以备修补。

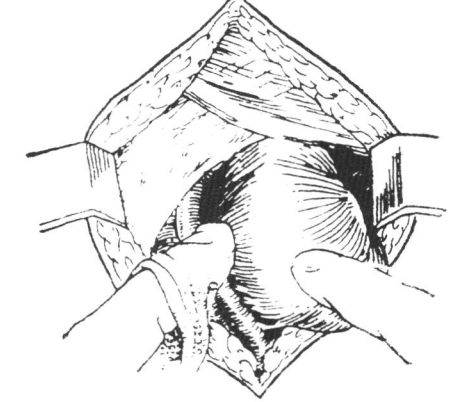

图 8-122　分离疝囊

（3）处理疝囊：在前壁切开疝囊，检查疝内容物，将其回纳腹腔。如果疝囊颈狭窄影响回纳时，可将其切开。

（4）疝囊高位结扎：将疝囊尽量向下牵拉，在腹膜突出的最高处贯穿缝合结扎（图 8-123）。切除多余疝囊，其残端即缩回不见。如不回缩，则将其推向股环上方。

（5）修补股环：首先用手指将股静脉向外侧推开加以保护，然后用 7 号丝线在腹股沟韧带上 1.0 cm 处进针，针穿过韧带。再缝合腔隙韧带与耻骨梳韧带 2～3 针（图 8-124），缝合完毕后，依次结扎缝线，关闭股环（图 8－125）。再结节缝合镰状韧带与耻骨筋膜，闭锁股管（图 8－126）。

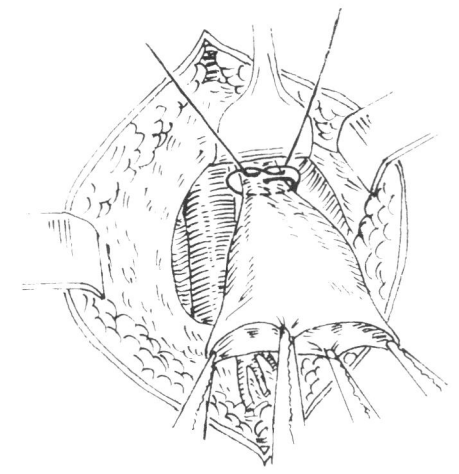

图 8－123 高位贯穿缝合疝囊颈

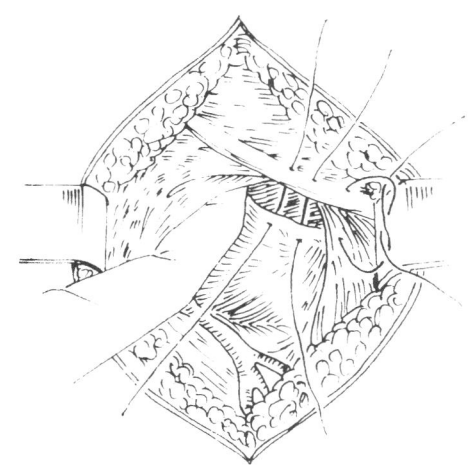

图 8－124 缝合腹股沟韧带与腔隙韧带、耻骨梳韧带

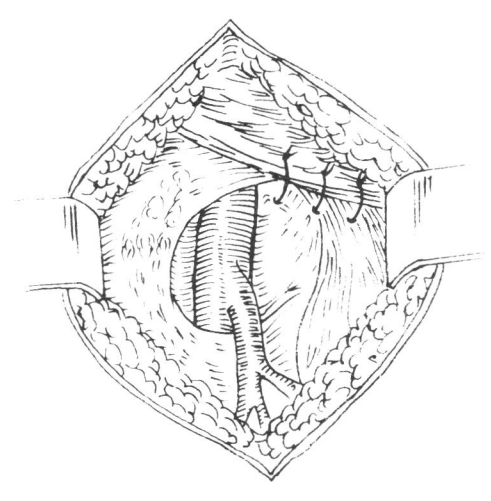

图 8－125 关闭股环

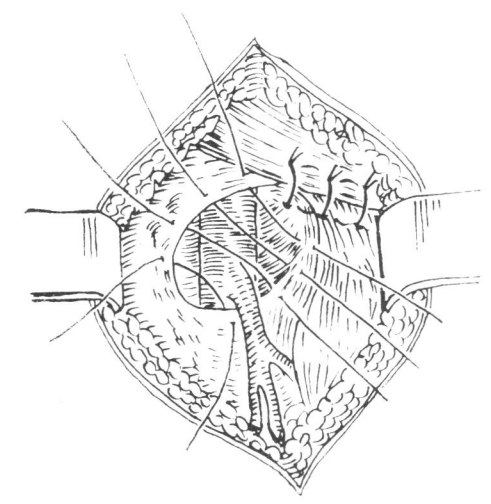

图 8－126 闭锁股管

（6）缝合切口：按层缝合皮下组织和皮肤，勿留死腔。

【特殊情况下的手术处理】

1．巨大股疝或嵌顿性股疝，从腹股沟韧带上斜切口显露不满意时，可补加纵切口，使切口成“T”形（图 8－127）。

2．股疝内容物不易通过股环时，均不应用力牵拉以免撕破肠管，必要时可切断腔隙韧带或腹股沟韧带（图 8－128）。如切断腹股沟韧带，修补股环时用 7 号丝线将腹股沟韧带作 8 字形缝合。

3．修补股环时，无论用何种方法，其最外一针要距股静脉 1.0 cm，结扎后要注意检查是否压迫股静脉。

4．绞窄性股疝的处理原则与绞窄性斜疝相同。

【术后处理】同腹股沟斜疝的手术。

【手术经验与有关问题讨论】

1．两种修补术式的比较：经腹股沟入路的股疝修补术是一种比较理想的术式，其主要优点为：①术野显露良好；②能达到高位结扎疝囊颈的目的；③可进行满意的修补，以利提高疗效；④疝绞窄时便于扩大或切断绞窄环，操作方便、安全。主要适用于较大型或绞窄性股疝。经股部入路的股疝修补术，虽然有操作简单、局部组织损伤较少、术后恢复快等优点，但手术野显露较差，致使疝囊高位结扎

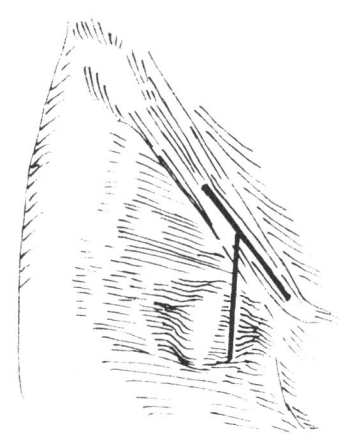

图 8－127 "Ⅰ"形切口

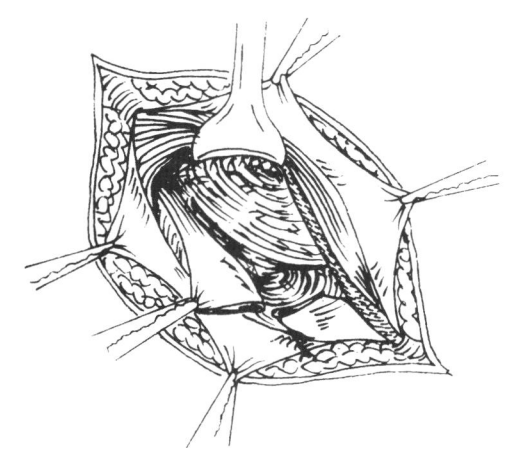

图 8－128 切断腹股沟韧带

较困难，也不能满意地修补、闭锁股环，仅适用于小型股疝或病情危急者。临床应用中要根据病人具体情况加以正确选择。

2. 股环修补方法的选择：有效地关闭股环是股疝修补术成功的关键。其方法较多，如马克威修补法，将联合腱、耻骨梳韧带及腹股沟韧带一并缝合法和将腹股沟韧带缝合于耻骨梳韧带上等。前二种方法不仅能关闭股环，而且还能加强腹股沟管后壁，适用于老年人或腹股沟管壁薄弱者，能有效地预防术后直疝的发生。术者应根据具体情况加以选择。

三、内置网片修补术

【适应证、禁忌证、术前准备、麻醉与体位】 同经典股疝修补手术。

【手术步骤】

1. 切口选择、切开显露股管、寻找并游离疝囊同经典股疝手术。

2. 放置网塞：没有嵌顿的股疝可不切开疝囊，嵌顿疝则切开疝囊，根据疝囊内容血运情况决定手术方式。疝内容物缺血坏死的按绞窄性疝处理。疝内容物血运良好的则回纳入腹腔，在疝囊远端缝扎疝囊，疝囊内翻经股管回纳腹腔，根据疝环大小选择合适规格的网塞，适度填充即可，必要时可剪掉部分网瓣，将网塞锥填塞入股管内，用可吸收线将网塞外瓣与疝环上缘的腹股沟韧带、下缘的耻骨肌筋膜和内侧的凹陷韧带间断缝合数针，疝环外侧为股血管，此处不予缝合固定补片，以免损伤血管引起大出血。股疝病因主要是联合肌腱及陷窝韧带发育不全或变薄，导致股环宽大松弛，网塞填充足以修复松弛的股环，不需要在网塞浅面再放置平片。

3. 缝合切口。

【术后处理】 同经典腹股沟疝修补术。

四、腹腔镜股疝修补术

TAPP、TEP、IPOM 均可用于股疝修补，其疝囊游离及处理同腹股沟直疝，具体手术经过见腹腔镜腹股沟疝修补术。

第四节　脐疝修补术

脐为腹壁的最迟闭合处。脐带脱落后，由腹白线形成的脐环自行闭锁，局部形成致密的筋膜板，称为脐筋膜。由于脐部无脂肪组织，皮肤、筋膜和腹膜直接相连，是腹壁薄弱处之一，为疝的好发部位。脐疝可发生在儿童和成人，前者多为脐环未能闭锁之故，后者是未完全闭锁的脐环逐渐扩大的结果。

一、开放脐疝修补术

【适应证】

1.2 岁以上儿童，脐环直径大于 2.0 cm，自行闭合机会较少，宜做修补手术。

2. 成年人脐疝应早期手术。

3. 脐疝发生嵌顿需紧急手术。

【术前准备】 与腹股沟斜疝的术前准备相同。

【麻醉与体位】 成年人脐疝可采用局部麻醉。如疝较大，估计修补有困难者，可采用硬膜外阻滞或腰麻；小儿脐疝一般用全身麻醉。取仰卧位。

【手术步骤】

1. 婴儿及儿童脐疝修补术（Gross 修补法）：

（1）切口：在疝块基底下缘作半弧形切口（图 8-129），直达腹直肌前鞘，将皮瓣向上翻转，注意勿损伤疝囊。

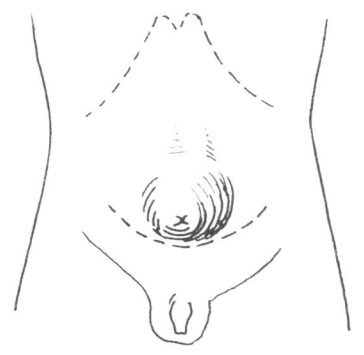
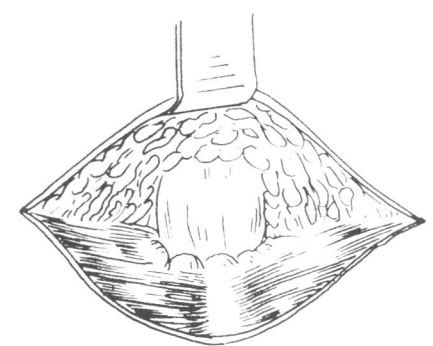

图 8-129　半弧形切口　　　　　　　图 8-130　显露疝囊与疝囊颈

（2）切除疝囊：向内分离出疝囊颈及其周围的筋膜，清除脂肪组织（图 8-130）。切开疝囊，将疝内容物回纳入腹腔（图 8-131）。如有肠管或大网膜与疝囊粘连，行分离或切除。于疝囊颈处作贯穿缝合结扎（图 8-132），或作横行的连续缝合。然后切除多余疝囊。

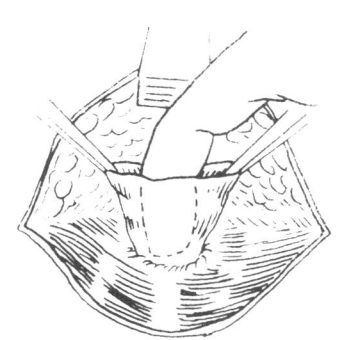
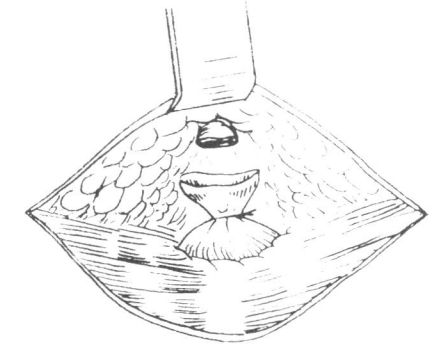

图 8-131　回纳疝内容物　　　　　　图 8-132　结扎疝囊颈

（3）修补脐环：将构成疝环的筋膜与腹膜分离，用 4 号丝线作横向的褥式缝合，以闭锁此筋膜的裂口。如脐环较大，致两侧的腹直肌鞘分离较开者，则将两侧的腹直肌鞘用丝线纵向相互缝合（图 8-133），即可将脐环闭锁。

（4）缝合切口：将脐孔的皮瓣复位，缝合皮下组织和皮肤。

2. 成人脐疝修补术：

（1）脐疝的横切口修补术（Mayo 修补法）：

1) 切口：在疝的基底部作一个横向的梭形切口（图8-134），切开皮肤与皮下组织，由切口的两端加深切口，分离脂肪层直达腹直肌前鞘。然后沿前鞘向内分离，充分显露疝囊颈。此时可将切开的皮肤和疝块向上提起（图8-135）。注意此步骤最好先从切口的上缘开始，至暴露出腹直肌前鞘后再沿着前鞘的筋膜层向下、向四周分离，这样可减少伤及疝囊及其疝内容物的机会。

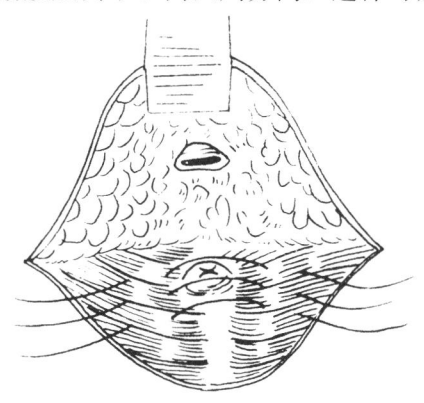

图8-133 修补脐环

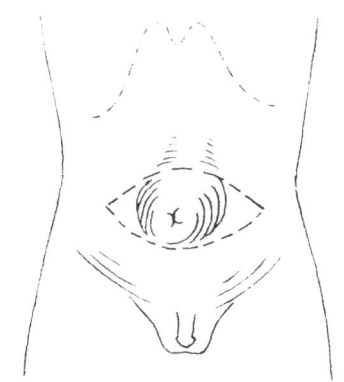

图8-134 梭形切口

2) 切除疝囊：分离疝环和疝囊的颈部后，小心切开疝囊颈部（此处粘连一般比疝囊底部少），然后用剪刀将其扩大。如疝囊较大，切开后伸入手指，以便撑开疝囊，沿疝囊颈将其剪开（图8-136）。检查疝内容物，如无粘连，可将其回纳入腹腔；如肠管粘连于疝囊底，则将其分离后回纳腹腔；如为大网膜粘连，可分离切断，将疝囊及周围组织一并切除（图8-137）。

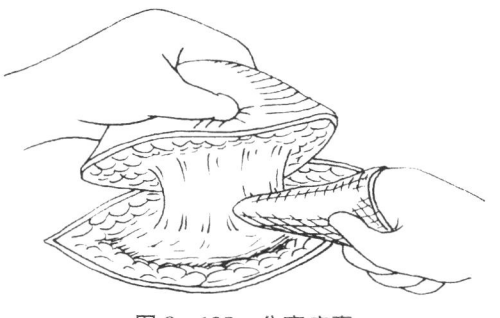

图8-135 分离疝囊

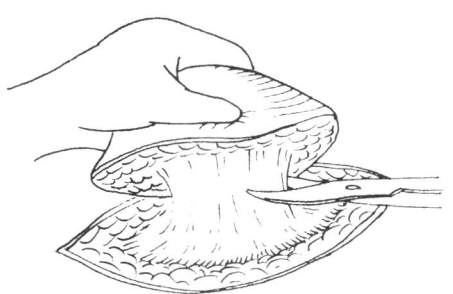

图8-136 剪开疝囊

3) 处理疝囊颈：如疝囊颈较小，可作贯穿缝合结扎，如疝囊颈较大，用血管钳提起腹膜，在筋膜下充分游离后，在无张力情况下，用丝线作横行结节缝合（图8-138）。

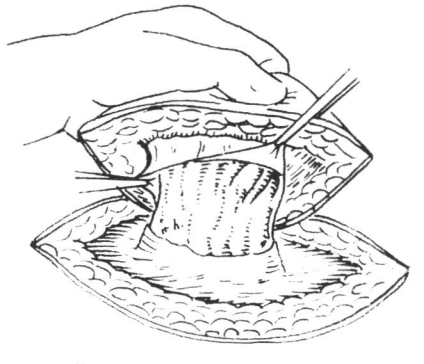

图8-137 分离疝内容物

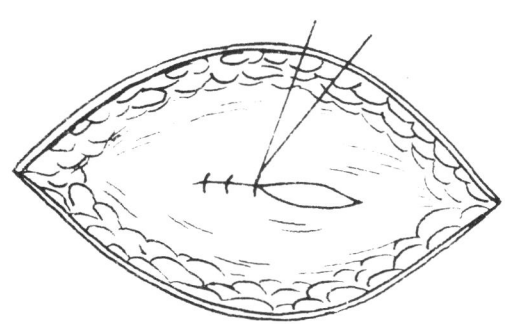

图8-138 关闭疝囊颈

4) 修补脐环：在疝环的两侧向外将腹直肌前鞘横行切开一部分。然后，将腹直肌前鞘下叶用横行的褥式缝合于上叶深面，一般上、下叶重叠3～4 cm，缝合4～5针即可（图8-139）。再将上叶边缘缝合于下叶浅面（图 8-140），上、下叶重叠处不留死腔。

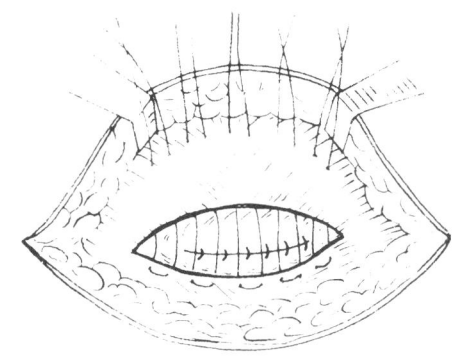

图 8-139 作褥式重叠缝合

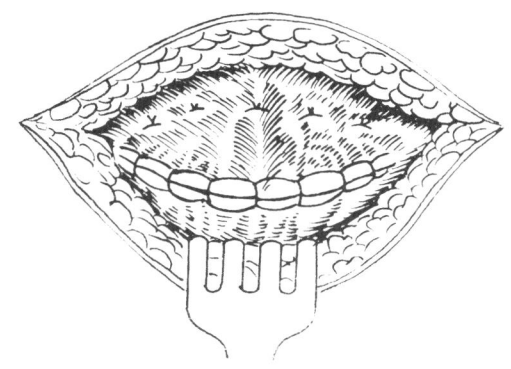

图 8-140 将上叶边缘缝合于下叶浅面

5）缝合切口：最后缝合皮下组织和皮肤，一般不需放引流。

（2）脐疝的直切口修补术（Blake 修补法）：如果脐疝兼有两侧腹直肌的广阔分离者，则直切口修补术较横切口修补术更为有效。

1）切口：沿脐旁作纵向的梭形皮肤切口（图 8-141）。切开皮肤与皮下组织，分离脂肪层直达腹直肌前鞘，暴露疝囊。

2）切除疝囊：在疝囊颈部作一切口，伸一指至疝囊中探查疝内容物与疝壁粘连情况，然后按 Mayo 法适当处理疝内容物，将疝囊连同黏着的皮肤和皮下组织一并切除（图 8-142、图 8-143）。

3）修补脐环：将腹直肌鞘的内缘按照切口的长短切去一条边缘，直至两侧的腹直肌及其前后的筋膜都各自分开，然后将两侧的创缘分层予以缝合，腹膜、腹横筋膜和腹直肌后鞘合并作为一层，用丝线相互重叠缝合，腹直肌在中线予以单纯缝合，前鞘又相互重叠缝合。筋膜的重叠需有 2~3 cm 距离（图 8-144）。

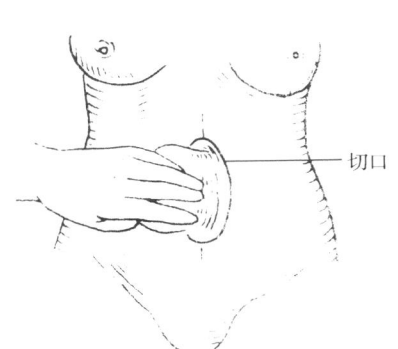

图 8-141 切口

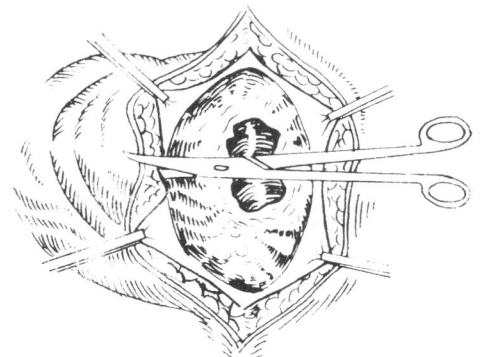

图 8-142 游离疝囊

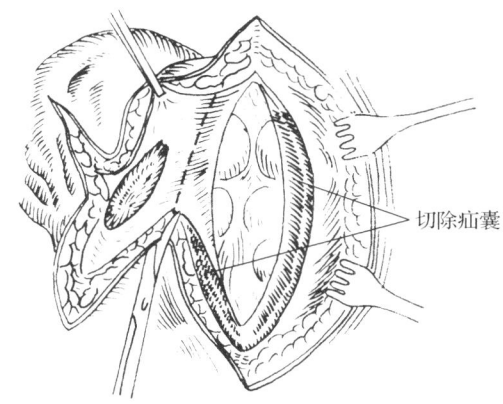

图 8-143 切除疝囊

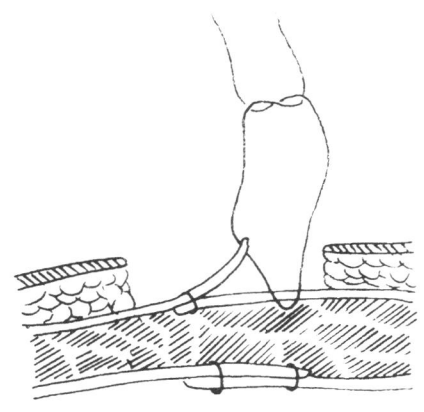

图 8-144 重叠缝合关闭脐环

4）缝合切口：分层缝合皮下组织和皮肤。

（3）内置平片修补术：

1）腹直肌鞘前修补法（Onlay）：①切口、显露疝囊、游离并切除多余疝囊、缝合腹膜同 Blake 修补法。②放置补片，此法补片放置在皮下组织与腹直肌前鞘之间（图 8-145）。切除疝囊、缝合腹膜后，在皮下组织与腹直肌前鞘之间游离出足够的空间，至少超出疝环边缘 3～4 cm，腹直肌前鞘重叠缝合，将补片裁剪成适合的大小后平铺在腹直肌前鞘前方，周围间断缝合将补片固定在腹直肌前鞘。③逐层缝合切口。

2）腹直肌鞘后修补法（Sublay）：①切口、显露疝囊、游离并切除多余疝囊、缝合腹膜同 Blake 修补法。②放置补片，此法补片放置在腹直肌后鞘与腹膜之间（图 8-146），牵开腹直肌，在腹直肌后鞘与腹膜之间游离出足够的空间，至少超出疝环边缘 3～4 cm，将补片裁剪成适合的大小后平铺在腹直肌后鞘后方，分别在 6、12 点将补片与白线贯穿缝合，在 3、9 点将补片与腹直肌鞘贯穿缝合，再在补片四角各缝合一针加固。③放置引流，腹直肌前鞘重叠缝合，逐层缝合切口。

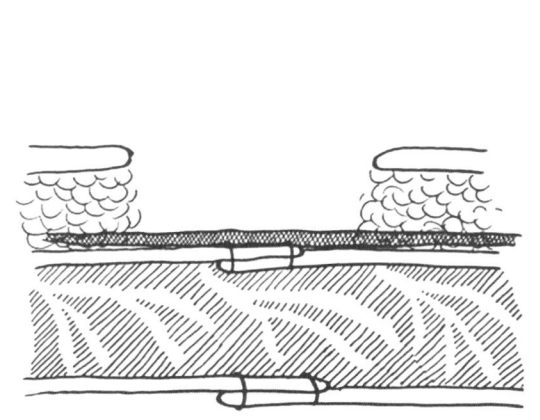

图 8-145　补片放置在皮下组织与腹直肌前鞘之间

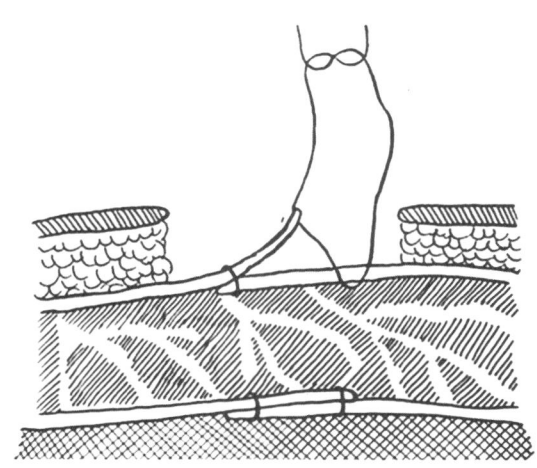

图 8-146　补片放置在腹直肌后鞘与腹膜之间

3）脐环充填式无张力疝修补术（plug mesh hernia repair，PMHR）：①脐下半弧形绕脐切口，分离疝囊同 Mayo 法，如无嵌顿无需打开疝囊，将疝囊还纳。②放置并固定补片，放置方法同腹股沟疝 Rutkow 术。根据脐环大小适当裁剪网塞，将网塞置入脐环并缝合固定，然后沿脐环的四周游离腹直肌后鞘与腹膜间隙，在此间隙网塞前方置入网片并铺平，网片超出脐环周围 2～4 cm。分别在 6、12 点将补片与白线贯穿缝合，在 3、9 点将补片与腹直肌鞘贯穿缝合，平片中央缝合 1 针将网塞和平片缝合以消除两者间隙并防止移位。如果脐环≤3 cm，可以使用超普网塞修补，具体方法同腹股沟疝 Gilbert 术式，但由于超普网塞的下片直径只有 5 cm，因此不适用于疝环较大的脐疝。③腹直肌前鞘重叠缝合，逐层缝合切口。

【术后处理】术后加用腹带，缓解腹壁张力，术后 7～10 d 拆线。

二、腹腔镜下脐疝修补术

【适应证】成人脐疝、嵌顿性脐疝。

【禁忌证】①心肺功能不全，无法耐受全身麻醉和气腹者；②多次腹腔内手术史，考虑腹腔粘连严重者；③全身感染或腹腔感染者；④各种原因引起腹压增加，且未经治疗解除者。

【术前准备】测量疝环大小并用标记笔标记；常规导尿；腹胀者胃肠减压；便秘者术前口服电解质散清洁肠道；老年病人术前常规肺功能检查，其余准备同腹股沟疝。

【麻醉与体位】气管内插管全身麻醉，仰卧位。

【手术步骤】

1. 放置套管、建立气腹：在远离脐一侧腋中线平脐作为观察孔位置，观察孔居中，两个操作孔在观察孔和脐环的同心切线上，各孔之间相距至少5 cm，观察孔10 mm，操作孔分别为10 mm和5 mm，建立人工气腹，气腹压力设定为10～12 mmHg。

2. 探查腹腔：探查疝环大小，腹腔粘连情况，对难复性或嵌顿疝予以回纳疝内容物，判断血运情况（图8-147、图8-148）。

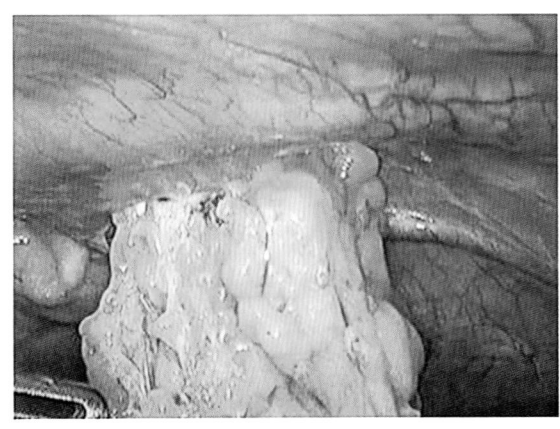

图8-147 探查腹腔

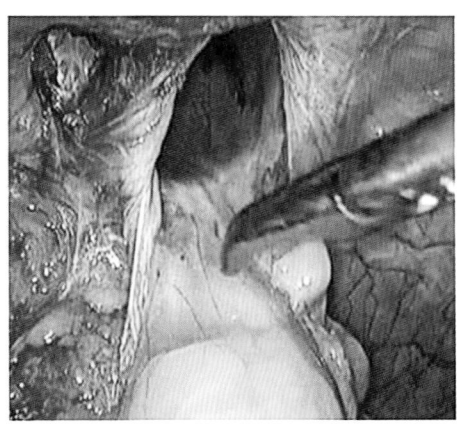

图8-148 回纳疝内容物

3. 关闭疝环：在疝环体表投影一侧做数个（根据疝环大小，一般3～5个）2 mm小切口，用疝钩针带线穿刺入腹腔内疝环一侧，钩针退出体外，线尾留在腹腔，钩针再从原部位穿刺入腹腔内疝环另一侧，将线尾带出体外，体外收紧缝线打结关闭疝环（图8-149～图8-151）。

4. 放置并固定补片：根据疝环大小选择补片，至少超出疝环边缘5 cm。将补片四边中点分别用线缝合，线尾对齐后打结，暂时不剪线，以便引出体外固定打结用。补片卷曲后经10 mm套管送入腹腔，光滑面朝向腹腔，粘连面紧贴腹壁，在补片四角的体表投影处做2 mm小切口，以钩针刺入腹腔，将补片四角的2根缝合线分别引出体外在皮下打结固定，悬吊补片于腹壁上，用钉枪在补片周围再加固，将补片与腹壁钉合（图8-152～图8-154）。

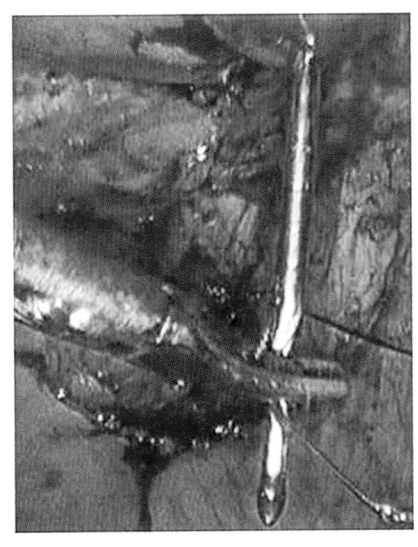

图8-149 钩针带线

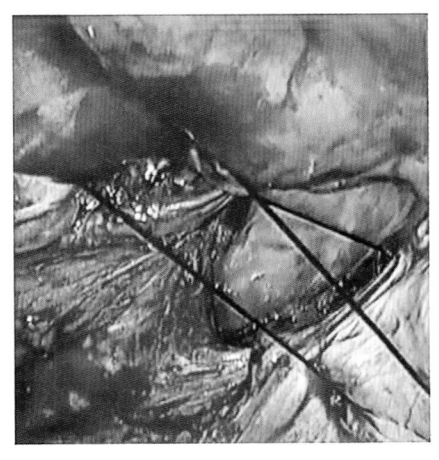

图8-150 缝合疝环

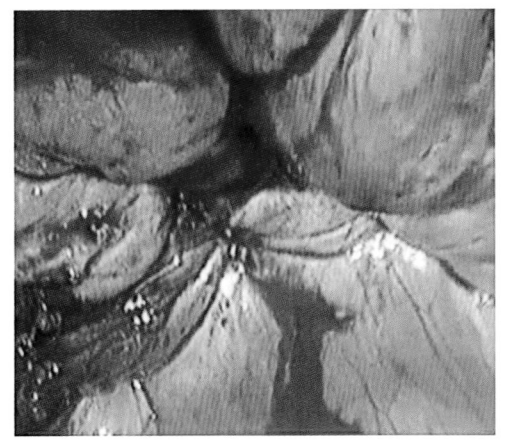

图 8－151　收紧缝线关闭疝环

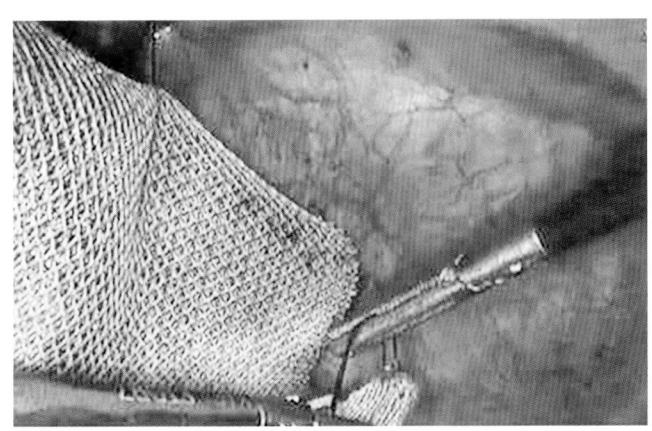

图 8－152　放置补片

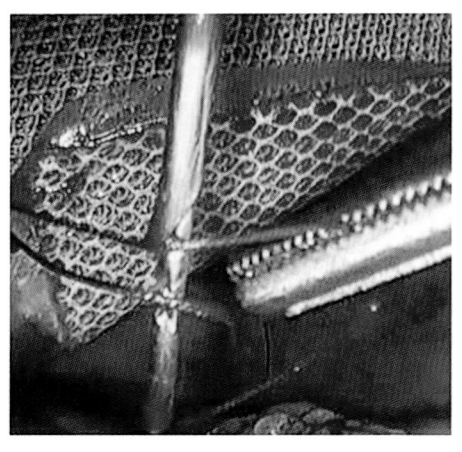

图 8－153　悬吊补片

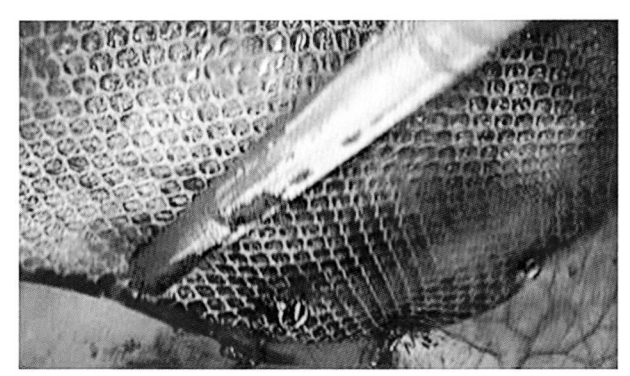

图 8－154　固定补片

5. 缝合切口。

【术后处理】常规术后腹带加压包扎，一般卧床 2～3 d，预防性应用抗生素 1～3 d，术后 24 h 可进食流质，48 h 恢复正常饮食，一般于术后 7～10 d 拆线。

第五节　切口疝修补术

腹壁切口疝多因切口感染，手术时肌肉、腱膜缝合不完全，手术时伤及腹壁神经致肌肉发生萎缩、腹内压增高等因素所致。疝的外层为皮下组织和皮肤，疝囊为壁层腹膜，大多数不完整，故脱出的内容物易与周围组织粘连，手术时注意不要误伤。疝囊颈一般较大，疝的周围肌肉、腱膜多完好，因此多能利用原组织修补。

除老年病人、患恶性肿瘤体弱不能耐受手术者，或疝比较小而又能复位者可用非手术疗法外，其余均应尽早施行手术。手术越晚，疝越增大，对手术修补不利。嵌顿绞窄者应急症手术治疗。

一、开放切口疝修补术

【术前准备】

1. 术前要控制产生腹内压增加的因素，以免术后复发。

2. 加强腹壁肌肉的锻炼，增强腹肌的强度，以提高手术成功率。

【麻醉与体位】为使腹肌松弛，多用硬膜外阻滞，也可用全身麻醉合并使用肌肉松弛药。取仰卧位。

【手术步骤】以腹直肌切口疝为例。

1. 切口：沿切口瘢痕周围的健康皮肤作梭形切口（图 8 - 155a）。切开皮肤和皮下组织，在切口上、下端加深切开达筋膜层。分离腹直肌鞘和肌肉的边缘，剥离至疝囊颈，清除周围脂肪组织，显露疝囊颈（图 8 - 155b）。

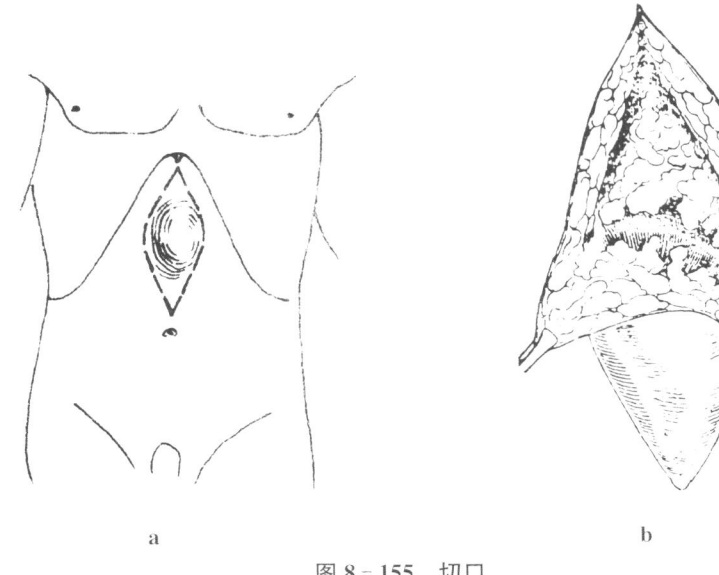

a   b

图 8 - 155 切口

2. 切除疝囊：于疝囊颈处切开疝囊，检查疝内容物。如与疝囊或其周围组织有粘连，应将其仔细分离，注意防止损伤脏器的浆膜。如为大网膜粘连，将粘连部分与疝囊一并切除，再将游离的疝内容物回纳腹脏。多余的疝囊与粘连在一起的皮下组织和皮肤一并切除（图 8 - 156）。

3. 缝合疝囊颈：将疝囊颈周围腹膜游离 2 cm，结节缝合，闭锁疝囊颈（图 8 - 157）。

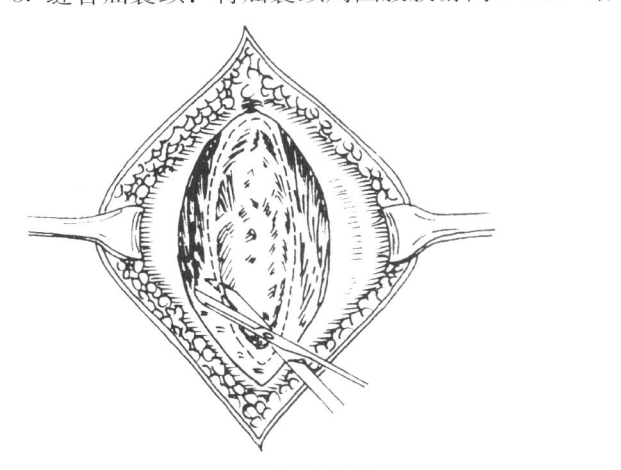

图 8 - 156 切除疝囊

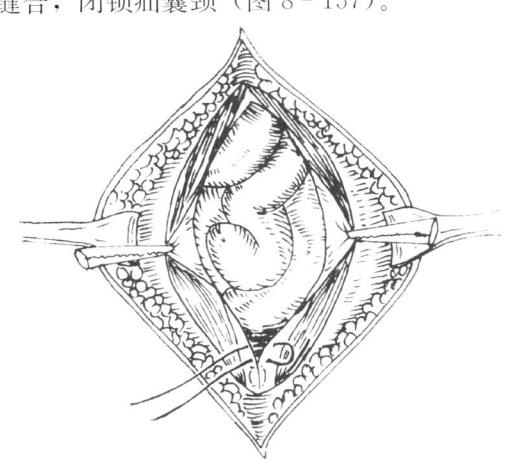

图 8 - 157 闭锁疝囊颈

4. 修补疝环：修补疝环的式式，需根据疝环局部的具体情况加以选用。

（1）腹壁修补术（Madden 法）：适用于疝环局部肌肉和腱膜完好的中、小型切口疝。首先彻底清除疝周围瘢痕组织，清晰显露各层腱膜与肌肉，和在第一次剖腹手术时一样，按解剖层次采用无张力的分层缝合修补。

（2）重叠修补术：适用于肌肉和腱膜较薄弱的大型切口疝。基本原理与 Mayo 脐疝修补术一致。以下介绍两种常用方法。①Cattel 法：疝囊口边缘的组织层次不清者，可采用 Cattel 的分层缝合法。首先将疝囊颈予以缝合——第一层缝合（图8-158），再在疝囊切口缘行第二层缝合（图8-159）；切开两侧腹直前鞘边缘后，行间断缝合——第三层缝合，使其翻转成为腹直肌后鞘（图8-160）；间断缝合腹直肌——第四层缝合后，再将腹直肌前鞘间断缝合——第五层缝合（图8-161）。②Maingot"龙骨手术"：该术式由于广泛将疝囊和腹直肌腱膜内翻，最后在某些方面像一条船的"龙骨"而命名。适用于大型切口疝的修补。首先关闭疝囊颈后，将疝环周围筋膜作结节内翻缝合，根据局部具体情况，作2～3层结节内翻缝合，最后将腹直肌前鞘作连续垂直褥式缝合（Cushing缝合法）。

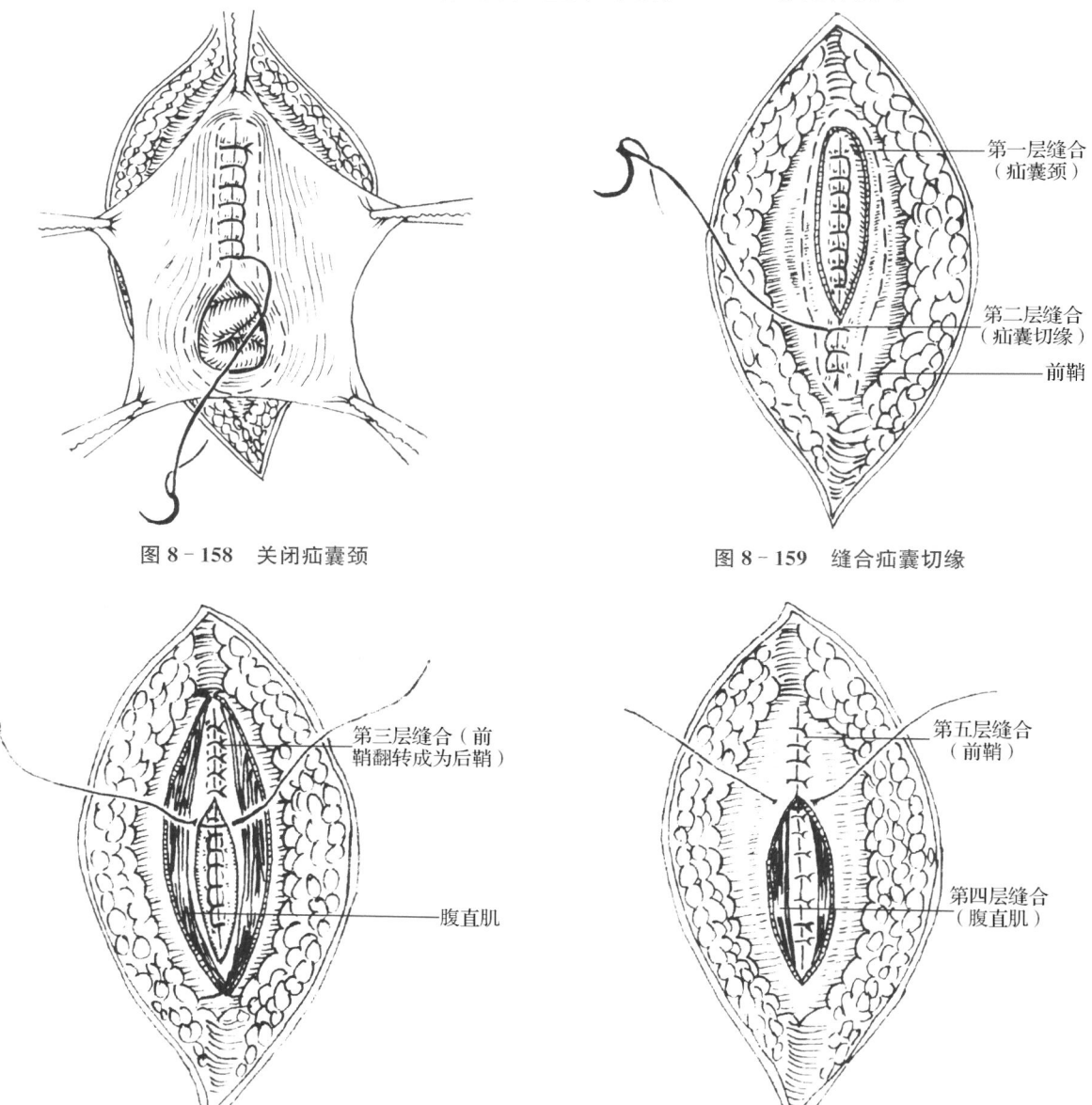

图8-158　关闭疝囊颈

图8-159　缝合疝囊切缘

第一层缝合（疝囊颈）

第二层缝合（疝囊切缘）

前鞘

第三层缝合（前鞘翻转成为后鞘）

腹直肌

图8-160　缝合腹直肌内侧前鞘并翻转成后鞘

第五层缝合（前鞘）

第四层缝合（腹直肌）

图8-161　缝合腹直肌及外侧前鞘

（3）成形术：适用于肌肉和腱膜缺损较大，无法行修补者。修补材料可用阔筋膜、真皮片、合成纤维网等（参见复发性腹股沟疝的手术）。

（4）内置网片修补术：腹壁缺损最大径≥4 cm推荐使用人工疝补片加强修补。

1）腹壁肌肉前放置（Onlay）：补片放置在皮下组织与腹直肌前鞘之间，具体步骤参照脐疝的onlay内置网片修补术。

2）腹壁肌肉后（腹膜前间隙）放置（Sublay）：补片放置在腹直肌后鞘与腹膜之间，具体步骤参照脐疝的 Sublay 内置网片修补术。

5. 缝合切口：分层缝合皮下组织和皮肤。

【术后处理】

1. 术后加用腹带，以缓解腹壁张力。

2. 卧床 5～7 d，7～10 d 后拆线。

3. 适当延长恢复体力劳动时间。

二、腹腔镜下切口疝修补术

【术前准备】巨大疝需将疝内容物回纳后用腹带加压包扎，进行不少于两周的腹腔扩容训练；术前测量疝环大小并用标记笔标记；老年及中重度肥胖病人术前常规心肺功能检查，其余准备同开放切口疝修补术。

【麻醉与体位】同脐疝手术。

【手术步骤】

1. 放置套管、建立气腹：套管位置根据疝部位及大小决定，无固定定式，一般在远离疝环至少 5 cm 以上侧腹壁置 10 mm 套管作为观察孔，建立气腹，再选择合适部位 2 个 5 mm 套管为主、副操作孔。

2. 松解腹腔粘连：锐性分离肠管、网膜等与疝囊的粘连，术中如发现肠管损伤，应立即予以缝合修补，如无肠内容物溢出，可继续补片修补；反之，则单纯行腹壁缺损缝合。

3. 缝合疝环：可以在镜下用 PDS 缝线直接缝合疝囊，或在疝环体表投影一侧做数个（根据疝环大小，一般 3～5 个）2 mm 小切口，用疝钩针带线穿刺入腹腔内疝环一侧，钩针退出体外，线尾留在腹腔，钩针再从原部位穿刺入腹腔内疝环另一侧，将线尾带出体外，体外收紧缝线打结关闭疝环（参照腹腔镜下脐疝修补术）。

4. 放置并固定补片：同腹腔镜下脐疝修补术。

5. 缝合切口。

三、杂交技术

杂交技术是开放性手术和腹腔镜手术结合行切口疝修补的技术。其基本步骤包括：先腔镜下松解腹腔粘连，再开腹切除疝囊，在腹腔内以疝环为中心放置补片，光滑面朝向腹腔，粘连面向切口，间断缝合疝囊颈，缝合时注意每一针都将疝囊与补片中线缝合在一起，使补片能悬吊在腹壁上，逐层缝合切口，最后在腹腔镜下用钉枪将补片周围与腹壁钉合。

第六节 白线疝修补术

白线疝是一种少见的腹外疝，约占各种疝的 1%。男性较女性多见（男女发病率之比为 5∶1）。由于上腹部白线较下腹部宽（一般为 1.25～2.5 cm），故白线疝绝大部分发生在剑突与脐之间的腹正中线上，又称上腹疝。白线由两侧腹直肌鞘的纤维交叉成网，其间有空隙存在，为神经和血管穿透之处。在腹内压增高的情况下，腹膜外脂肪组织可从这些小孔穿过至皮下组织，同时带出其下方的腹膜及腹内组织（通常是大网膜），逐渐形成白线疝。

有明显症状的白线疝应行手术治疗；而疝块较小又无明显症状的白线疝则不必手术。其术前准备与切口疝相同。

一、开放白线疝修补术

【麻醉与体位】多用局部麻醉；如需行成形术者，可采用硬膜外阻滞或腰麻。取仰卧位。

【手术步骤】该手术要点是一般只限于切除突出的脂肪，修补白线的缺损。

1. 切口选择：一般采用纵形切口，其优点为可广泛暴露腹白线，不仅能探查多发性上腹疝，还能进行腹内探查。也可用横切口，但限制了上、下白线的探查。

2. 剥离疝囊：切开皮下组织后，显露疝囊并加以剥离，切断附着在疝囊上的纤维带，将疝囊从腹白线内的裂孔边缘分离出来，让残端回缩或将其推入腹膜外间隙。如疝囊较大，则应将其切除，探查上下腹白线是否还有缺损，然后予以高位结扎。

3. 修补腹白线：根据白线缺损及病人体型和腹肌等具体情况，采用以下方法予以修补。

（1）单纯纵形或横形缝合法：适用于较小的单处白线缺损。

清除脂肪后，用 7 号丝线按纵行或横行方向简单地缝合白线边缘，尽量多带些边缘组织，以加强其缝合强度。

（2）纵形重叠成形缝合法：适用于腹白线明显薄弱或有多处白线缺损者。

纵行延长疝的裂孔，将发现的白线缺损处相连，在双侧腹直肌前鞘上各作一纵形切口（图 8-162a、图 8-162b），并将其内侧翻转制成前鞘瓣（图 8-162c），然后将此瓣重叠缝合（图 8-162d）。

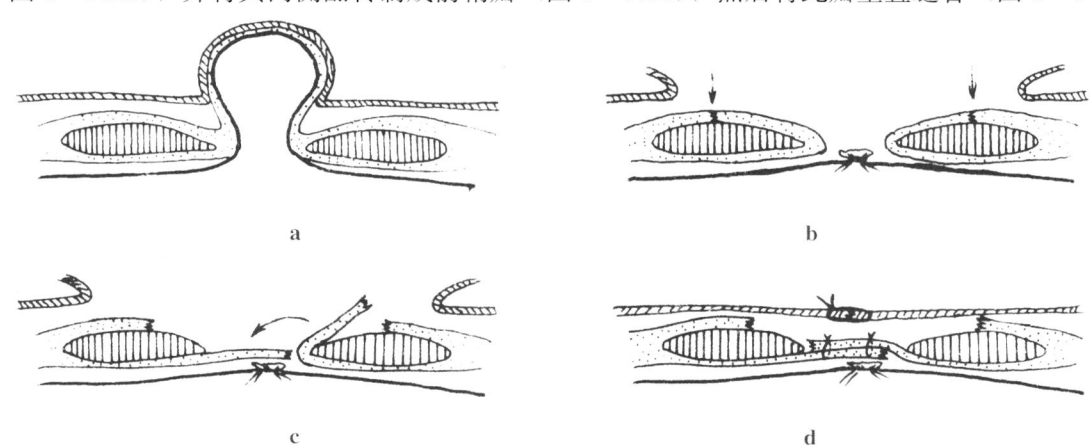

图 8-162　纵形重叠成形缝合法

（3）纵形大块关闭缝合法：适用于腹白线普遍薄弱的肥胖病人。

处理疝囊后，探查发现腹直肌分离相当宽，并伴有腹白线伸长变薄，应延长切口上至剑突，下至脐孔，然后切开自脐至剑突的腹白线全程，用 7 号丝线间断缝合包括腹白线和腹直肌前后鞘内侧部分，边距至少 1 cm（图 8-163）。如果张力较大，则可作双侧腹直肌前鞘的减张切口（图 8-164）。

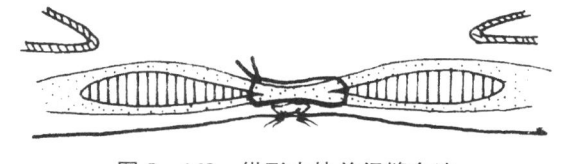

图 8-163　纵形大块关闭缝合法

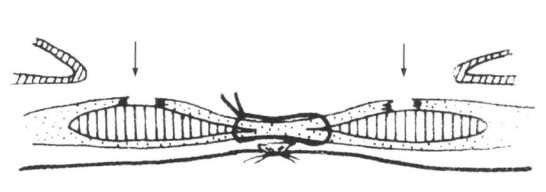

a. 横切面

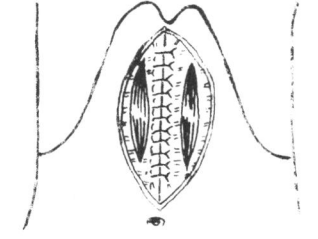

b. 冠状切面

图 8-164　双侧腹直肌前鞘减张切口

（4）内置平片修补法：参照脐疝内置平片修补术。

【术后处理】

1. 术后加用腹带，以缓解腹壁张力。

2.7～10 d 拆线。

二、腹腔镜白线疝修补术

参照腹腔镜下脐疝修补术。

第七节　造口旁疝修补术

造口旁疝是一种特殊类型的腹壁疝，是腹腔内容物通过肠造口形成的腹壁缺损，从造口肠管旁突出形成的体表异常隆起。造口旁疝危险因素分病人本身因素和手术因素两类，病人本身因素和其他腹外疝一样，包括了腹壁张力降低和腹内压升高，其中比较特殊的是女性是作为造口旁疝独立的高危因素；手术因素是肠造口人为因素造成腹壁缺损，这与肠造口位置、类型及造口肠管管径大小有关。结肠造口术后发生造口旁疝的概率大于回肠造口，腹直肌旁造口发生造口旁疝概率大于经腹直肌造口；腹腔内造口发生造口旁疝概率大于腹膜外造口。对于早期症状轻微或者年老体弱、全身状况差、晚期肿瘤病人，可用造口腹带缓解症状，延缓其发展，对于造口狭窄、对造口位置不满意、巨大造口旁疝影响生活、造口旁嵌顿疝等需手术治疗，手术分开放式手术和腹腔镜手术。

一、开放修补术式

【术前准备】 巨大疝需将疝内容物回纳后用造口腹带加压包扎进行腹腔扩容训练；常规导尿；腹胀者胃肠减压；术前口服电解质散清洁肠道；老年及中重度肥胖病人术前常规心肺功能检查；术前预防性使用抗生素，其余准备同开放切口疝修补术。

【麻醉与体位】 椎管内麻醉或气管内插管全身麻醉，取仰卧位。

【手术步骤】

1. 传统缝合修补术：适用于疝环较小、局部肌肉和腱膜完好且拒绝放置补片的病人。首先恢复局部解剖层次，沿原造口边缘做梭形切口，切开皮肤、皮下组织，找到造口旁疝疝囊，分离疝囊与周围组织形成的瘢痕组织，清晰显露疝环及哆开的造口旁各层腱膜及肌肉，切除多余的疝囊后按解剖层次分层缝合修补。此术式操作简单，并发症少，但复发率高。

2. 原位造口疝修补术：

（1）Onlay：切口、游离疝囊、显露腹壁缺损各层组织同传统缝合修补术，切除多余的疝囊，将剩余的疝囊壁间断缝合关闭，剩余步骤同脐疝腹直肌鞘前修补法，将补片放置在皮下组织与腹直肌前鞘之间，根据造口肠襻直径在补片适合位置剪一个圆孔，正好通过肠襻。

（2）Sublay：切口、游离疝囊、显露腹壁缺损各层组织同传统缝合修补术，切除多余的疝囊，将剩余的疝囊壁间断缝合关闭，剩余步骤同脐疝腹直肌鞘后修补法，将补片放置在腹直肌后鞘与腹膜之间，根据造口肠襻直径在补片适合位置剪一个圆孔，正好通过肠襻。

（3）IPOM：沿着疝环纵轴旁开 3～5 cm 做切口，或沿着疝环做梭形切口，以保证足够的补片覆盖距离，切开皮肤、皮下组织，游离疝囊、显露腹壁缺损各层组织，根据疝环大小，选择合适的补片。根据造口肠襻直径在补片适合位置剪一个圆孔，正好通过肠襻。将补片放入腹腔，补片防粘连面（膨体聚四氟乙烯）面对腹腔脏器，粘连面（聚丙烯）面对腹膜，通过已裁剪的孔将补片套在肠襻上，补片长径部分覆盖缺损。孔的四周与造口肠管浆膜间断缝合，补片四周间断缝合将其悬吊在腹壁上，或使用钉枪固定。在补片上方放置负压引流，缝合切口。

3. 造口移位、造口旁疝修补术：在原造口的内侧旁正中或正中切口入腹，或沿着造口做梭形切口入腹部，分离粘连，游离疝囊及造口近端的肠襻，将原造口移位，在原造口处进行修补，具体可采用 Onlay、Sublay 或 IPOM 术式，最后在腹部的其他部位再造口。此法文献报道复发率较单纯缝合低，但是新建造口区域可能再次出现造口旁疝，原来造口旁疝位置有发生切口疝的风险。

4. 造口回纳加原位疝修补术：仅适用于非永久性造口病人，沿着造口做梭形切口，分离疝囊、造口肠襻，显露腹壁各层组织，将造口肠襻及疝囊游离，造口肠襻与远端肠管残端修剪后行吻合，再原位行疝修补术，具体可采用 Onlay、Sublay 或 IPOM 术式。

【术后处理】 同切口疝术后处理。

二、腹腔镜修补术式

术前准备、麻醉与体位及术后处理同开放式修补术。

1. Keyhole 术式：在远离造口一侧放置套管，各孔之间相距至少 5 cm，观察孔 10 mm，另外 2～3 个操作孔，建立人工气腹。腹腔镜下分离粘连，回纳疝内容物，根据造口肠襻直径选用合适的中间带孔的补片，环套造口肠襻，补片的固定参照腹腔镜脐疝修补术，用缝线悬吊及钉枪固定。此法由于补片中央带孔，相当于只是把原来的疝环缩小，并未消除疝发生的隐患，复发率较高（图 8 - 165、图 8 - 166）。

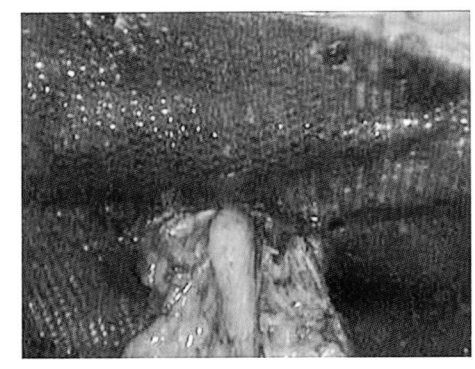

图 8 - 165　补片围绕造口

2. Sugarbaker 术式：与 Keyhole 法不同之处在于使用不带孔的大补片覆盖疝环及肠管。补片至少超过疝环边缘 3～5 cm，造口肠管潜行于腹膜与补片之间的隧道中，从造口肠襻缺损一侧的补片边缘进入腹腔，补片固定同 Keyhole 法。此法覆盖范围广，充分加强了腹壁造口处薄弱区域，复发率较 Keyhole 术式低，但有因补片与造口肠襻粘连导致肠襻狭窄的风险，且造口肠襻紧贴腹壁从补片边缘进入腹腔，容易局部成角引起梗阻。

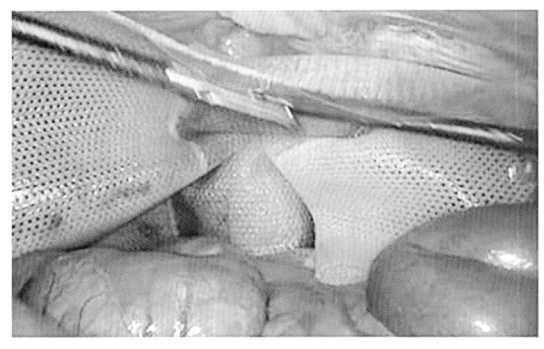
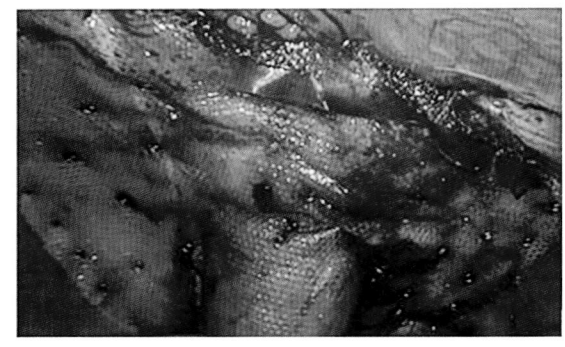

图 8 - 166　补片覆盖造口

3. Sandwich 术式：三明治法，为上述两种术式的结合，即在 Keyhole 术式补片的下面用 Sugarbaker 法固定一张更大的补片。

第八节　腰疝修补术

腰疝是由于先天或后天因素引起侧后壁腹壁薄弱缺损，腹压增加时腹腔内脏器通过腰部间隙突出体表的一种罕见的疝，国内外文献报道仅 300 余例。腰部解剖范围上至第 12 肋骨下缘，下至髂嵴，内至竖脊肌，外至腹外斜肌，腰部的薄弱区域包括两个三角间隙：①腰上三角间隙（Grynfeltt-Lesshaft triangle）是第 12 肋和下后锯肌下缘、竖脊肌外缘、腹内斜肌围成的三角间隙，其底为腹横筋膜，顶部为腹外斜肌和背阔肌。②腰下三角间隙（Petit triangle），是背阔肌外缘、腹外斜肌和髂嵴围成，底为腹内斜肌，顶部为浅筋膜。成人腰部有多重肌肉屏障且腰部肌肉通常比较发达，腰部的筋膜坚韧，因此腰疝发病率很低。腰疝的病因分先天性和后天性因素，先天性因素指腰背部肌肉和筋膜发育不良引起；后天性因素包括原发性和继发性，原发性腰疝与高龄、肥胖、极低体重、慢性消耗性疾病等因素引起的肌萎缩以及慢性肺部疾病等因素引起的腹压增高有关；继发性腰疝则与腰部外伤、手术创伤及各种感染、劳损引起的腰部肌肉屏障破坏有关。腰疝比较罕见，目前对其自然病程缺乏确切描述，对其治疗方法无统一标准，腰疝属于腹外疝的一种，具备腹外疝的一般特点：体表薄弱或缺损导致内脏异常突出体表并伴有相应症状，并有引起嵌顿或绞窄的可能，因此主张如无手术禁忌，应接受手术治疗，手术无固定术式，大体分为开放式和腹腔镜手术，其术前准备和术后处理同脐疝修补术。

一、开放疝修补术

1. 利用自体组织修补：适用于疝环较小、腰部肌肉和筋膜完好且拒绝放置补片的病人。通常采用椎管内或全身麻醉，在疝环所在腰部间隙做斜切口，逐层切开，找到疝囊，疝囊高位游离并结扎，将腹横肌筋膜作重叠缝合，并将腰背部肌肉拉拢做叠瓦状缝合以加强缺损区域。如疝环较大，病人又拒绝放置补片，可以采用转移肌皮瓣修补缺损区域，此法操作较复杂，损伤较大，且转移的组织瓣存在缺血萎缩致疝复发的风险。

2. 利用人工合成材料修补：平片法在腹膜和腹横筋膜之间放置平片，将平片周边和腹横筋膜间断缝合固定，也有报道在髂骨上打孔固定补片；网塞法则在高位游离疝囊后低位结扎，用网塞将疝囊顶入腹腔，网塞与疝环周围缝合固定，网塞浅面再放置平片并与腹横筋膜缝合固定。

二、腹腔镜疝修补术

1. 经腹腹腔镜腰疝修补术：病人全身麻醉，取半侧卧位，患侧抬高 45°，脐部放置 10 mm 套管作为观察孔，建立气腹，脐上和脐下各放置 5 mm 套管作为操作孔，各孔之间距离大于 5 cm，根据术中情况再决定是否增加操作孔、镜下显露疝缺损区域，回纳疝内容物，游离缺损区域，上至肋缘，下至耻骨梳韧带，游离出足够大的区域放置平片，分离过程中注意保护腹膜后的器官和血管神经。测量缺损的大小并选择合适大小的补片，补片要求覆盖疝环周围至少 4～5 cm 范围，补片防粘连面（膨体聚四氟乙烯）面对腹腔脏器，粘连面（聚丙烯）面对腹膜，补片的固定采用缝合或钉枪固定，由于腰上三角间隙上缘和腰下三角间隙下缘均为骨性结构，给补片固定带来一定困难，可以通过在髂骨上打孔固定或选用自固定补片修补。

2. 腹膜外腹腔镜腰疝修补术：此法不适用于嵌顿疝不排除疝内容物绞窄者，对于难复性疝或嵌顿疝慎用。在患侧腋中线髂嵴至第 12 肋下缘中点做小切口，分离至腹膜层，用手指或球囊扩张器分离操作空间，以此切口放置套管作为观察孔，在观察孔上下各放置 5 mm 套管作为操作孔，镜下游离出足够的空间，将补片放置在腹膜和腹横筋膜之间并固定。

〔王先明　秦　颖〕

参考文献

[1] 吴阶平，裘法祖. 黄家驷外科学 [M]. 北京：人民卫生出版社，1986：1345.

[2] 沈魁，何三光. 实用普通外科手术学 [M]. 沈阳：辽宁教育出版社，1989：123.

[3] 梅恩各忒 R. 腹部外科手术学 [M]. 湖南省外科学会，译. 长沙：湖南科学技术出版社，1987.

[4] 何三光. 中国外科专家经验文集 [M]. 沈阳：沈阳出版社，1993.

[5] 黄筵庭. 腹股沟疝修补术的近代观点 [J]. 普外临床，1987，2：241.

[6] 黄筵庭. 有关近代腹股沟疝修补的一些问题 [J]. 实用外科杂志，1989，9：145.

[7] 龚建平，邹声泉. 复发性腹股沟疝外科治疗的进展 [J]. 实用外科杂志，1992，12：147.

[8] 徐少明. 腹股沟疝的发病机制及其临床意义 [J]. 实用外科杂志，1992，12：117.

[9] 刘承训. 腹横筋膜在腹股沟疝修补中的应用 [J]. 普外临床，1988，3：142.

[10] 陈孝平，戴植本. 复发性腹股沟疝的再次手术 [J]. 普外临床，1988，3：149.

[11] 陈杰，杨硕. 疝修补材料的发展历程 [J]. 中华消化外科杂志，2015，14 (10)：816 - 817.

[12] 陈双，唐健雄. 腹壁切口疝诊疗指南（2014 年版）[J]. 中华外科杂志，2014，52 (7)：485 - 488.

[13] 陈革，唐健雄. 造口旁疝的诊断和治疗 [J]. 中国实用外科杂志，2008，28 (12)：1068 - 1069.

[14] Jacob B P，Ramshaw B. SAGES 疝外科手册 [M]. 唐健雄，译. 上海：上海科学技术出版社，2016.

[15] KARL A，ZUCKER. SURGICAL LAPAROSCOPY 腹腔镜外科学 [M]. 2 版. 胡三元，译. 济南：山东科学技术出版社，2006.

[16] Nyhus L M. Hernia [M]. Philadelphia：Lippincott，1978：163 - 178.

[17] Devlin M B. Management of Abdominal Hernia [M]. London：Butterworth Co，1988：106.

[18] Ponka J L. Hernias of the Abdominal Wall [M]. Philadelphia：WB Saunders Co，1980：18.

[19] Way L W. Current Surgical Diagnosis and Treatment [M]. Califonia：LMP. 1983. 670.

[20] McVay C B. Inguinal and femoral hernioplasty [J]. Surg Gymecol Obstet，1949，88：473.

[21] Skanadabakis JE. Surgical anotomy of the inguinal area [J]. World J Surg，1989，13：490.

[22] Griffith C A. The Marcy repair revisited [J]. Surg Clin North Am，1984，64：215.

[23] Bendavid R. New techniques in hernia repair [J]. World J Surg，1989，13：522.

[24] Nyhus L M. The recurrent groin hernia：therapeutic solutions [J]. World J Surg，1989，13：541.

[25] Nyhus L M. The preperitoneal approach and prosthetic buttress repair for recurrent hernia：the evolution of a technique [J]. Ann Surg，1988，208：733.

[26] Shulman A G. The "plug" repair of 1402 recurrent inguinal hernia [J]. Arch Surg，1990，125：265.

[27] Deysine M. Must we specialize herniorrhaphy for better results? [J]. Am J Surg，1990，160：239.

[28] Read R C. The centrenary of Bassini's contribution to inguinal herniorrhaphy [J]. Am J Surg，1987，153：324.

[29] Read R C. Inguinal herniation 1777—1977 [J]. Am J Surg，1984，64：185.

第九章　腹腔镜在急腹症中的应用

Application of Laparoscopy in Acute Abdomen

一、概述

急腹症指以急性腹痛为主要特征的综合症状，为急诊科、普通外科常见的临床疾病，其具有起病迅速、病因复杂、病情危重等特点，临床救治上需及时明确诊断并行相关手术治疗，否则将导致误诊、误治，甚至危及病人生命。

随着微创技术的飞速发展，腹腔镜作为腹部微创技术，现在已广泛运用于外科各领域，其适用范围也在随着技术和理论的进步而不断地扩大。其创伤小以及恢复快的特点使其现在已成为急腹症诊断和治疗中的一种常用手段。相比传统的开腹手术治疗来说，腹腔镜微创手术不仅减少了病人的痛苦，也降低了并发症发生的概率，在减少创伤的同时能够快速准确地诊断病人腹部的病变位置、判断病因，并给予相应的治疗方案。

腹腔镜（全腔镜技术或腔镜辅助技术）手术目前几乎可以用于普外科所有的手术之中，比如胃、肝脏、胰腺、结直肠等消化道恶性肿瘤的根治性治疗，急性阑尾炎，腹膜炎，空腔脏器穿孔的诊断及治疗等，而且可用于未知原因的疑难、复杂腹部疼痛检查，有助于定性诊断及治疗。探查术是一种诊断方法，但同时具有治疗的作用，过去主要是采取开腹探查术来明确普外科急腹症的病因。有学者通过观察发现，临床中有 $10\%\sim15\%$ 的开腹探查术是不必要的，在病因不明的时候如何减少不必要的开腹探查术，是现代普外科医师有待解决的重要问题，而腹腔镜技术能够有效解决这一问题。有学者通过实践发现，腹腔镜探查术在普外科急腹症中的诊断准率高达 90% 以上，这说明了腹腔镜探查术在急腹症中具有较高的诊断准确率。

腹腔镜探查术并不等同于腹腔镜手术，其是一种处理策略，通过腹腔镜探查术，可进一步明确诊断急腹症，决定是否进行手术，是选择腹腔镜还是开腹手术。腹腔镜探查术具有较好的灵活性，经验丰富的医师可通过腹腔镜手术快速诊断，决策下一步处理计划。

二、腹腔镜治疗急腹症的适应证与禁忌证

1. 适应证：目前，腹腔镜技术在外科急腹症中的适应证：①能耐受全身麻醉，无麻醉禁忌证；②无严重心肺等器官功能疾病，能耐受气腹者；③经术前检查和化验不能明确术前诊断，但有急腹症相关的消化道症状，并且具有明确的腹膜炎体征，需要行急诊手术。具体到疾病而言，急性阑尾炎、急性胆囊炎和消化性溃疡穿孔都优先考虑腹腔镜急诊手术，而在肠憩室炎穿孔、肠梗阻和腹部创伤中的使用还存在争议，对于不明原因穿孔不能完全除外肿瘤破裂穿孔的病人，以及有过腹部外伤手术史的病人，也需要严格掌握适应证。

2. 禁忌证：①生命体征不稳定，呈感染中毒性休克者；②有严重心肺等器官功能疾病、不能耐受气腹者；③有严重出血倾向者。此外，因粪便污染腹腔而引起的弥漫性腹膜炎一般被认为是相对禁忌证。另外，考虑到需要尽量避免感染灶漏诊情况的发生，术中应该在各个位置探查整个腹腔，所以，腹腔镜技术的熟练度不足是腹腔镜急诊手术的绝对禁忌。

三、腹腔镜在治疗急腹症的具体应用

1. 急性阑尾炎：作为最常见的急腹症之一，绝大多数病人术前能够明确诊断，但实际上阑尾炎也

有着较高的术前误诊率，常有病人在被诊断为阑尾炎后却在手术中发现其腹部症状是其他疾病导致。传统的阑尾切除手术较腹腔镜阑尾切除手术存在手术切口相对大、切口容易感染、难以进行腹腔全面探查、腹壁瘢痕不美观、恢复相对慢等劣势。腹腔镜阑尾切除手术通过单孔、2～3孔微创方式，可以充分探查腹腔情况，明确传统开腹手术难以发现的包括结肠占位、憩室炎、盆腔炎等非阑尾病变引起的相似的右下腹疼痛病因。提高诊断准确率及治疗效率。腹腔镜下处理阑尾系膜血管（超声刀切闭或外科夹夹闭）及阑尾根部（外科夹夹闭、切割闭合器离断、荷包或8字线缝合）安全性与开腹手术并无统计学差异。术后病人疼痛评分低、恢复快、切口感染率低、腹壁瘢痕小且美观。

2. 急性胆囊性：由于腹腔镜手术的各种优点，腹腔镜胆囊切除术目前已成为急性胆囊炎的标准治疗措施。只是目前在手术时间截点上仍存在争议，传统观点认为，72 h为急性胆囊炎行腹腔镜胆囊切除术（LC）的手术时机截点，超过72 h后应尽可能给予药物保守治疗，待炎症消退后再择期手术。但近年来国内外学者对此持不同意见，国内外部分研究结果表明，急性胆囊炎发病3 d以内和3 d之后行LC术，两组病人在术后住院时间、手术时间及并发症发生率上并无差异；虽然随着病程的进展3 d之后再行LC治疗的病人中转开腹率和术中出血量有所上升，但总体来说LC仍然是安全可行的。所以即使急性胆囊炎发病时间超过72 h，也可尽早行LC术。究竟何时为最佳手术时机的截点，值得进一步探讨。

3. 消化道穿孔：腹腔镜手术在消化道穿孔中愈发地发挥其独有的优势作用。传统的开腹手术存在手术切口长、创伤大、恢复慢等问题，且术中常常因视野显露不充分、腹腔冲洗不彻底而延长手术切口、增加术后腹腔感染风险。腹腔镜手术则弥补了开腹手术的缺点。通过微创技术，清晰的视野让我们更充分直观地探查明确腹腔中穿孔部位、腹腔感染情况，减少感染灶漏诊的发生。同时，随着腔镜下缝合等技术的熟练掌握及使用，镜下的缝合修补变得不再困难。腹腔冲洗是穿孔治疗的另一重要步骤。通过冲洗达到清除腹腔感染、减少术后全身感染及炎症反应。术中的冲洗必须彻底。我们的经验是术中使用大量温生理盐水冲洗腹腔，自穿孔部位开始，逆时针至肝脏上下方、右结肠旁沟、盆腔、左膈下、左结肠旁沟、盆腔、右结肠旁沟，边冲洗边吸取冲洗液污染物，最后再检查冲洗肠间隙积液及污染物，这样能更彻底地冲洗腹腔，利于术后恢复及减少腹腔感染的发生。但是，对于一些穿孔时间长、腹腔感染严重、腹腔广泛渗出并粘连、肠管扩张明显的病人，腹腔镜治疗存在一定的不足。因为组织水肿严重可能导致镜下缝合的不确切甚至撕裂，严重的腹腔感染增加了镜下冲洗的时间和难度，腹腔的粘连增加了探查的难度，肠管扩张严重可能导致穿刺的副损伤发生。因此，腹腔镜微创技术在6小时内新发穿孔、空腹穿孔或腹腔污染及感染不严重者治疗更为有效。对于穿孔直径过大，怀疑肿瘤穿孔，以及血流动力学不稳定的严重感染病人，应考虑及时中转开腹或直接行开腹手术。

4. 肠梗阻：急性肠梗阻是外科中常见的急症，应用腹腔镜治疗急性肠梗阻需严格把握适应证，因为梗阻发生后导致的肠管胀气会使术野变窄，操作空间变小，从而在建立气腹及操作过程中，肠管的附带损伤的发生原概率也会升高。一般而言，经保守治疗可缓解的反复发作的肠梗阻、起病时无明显的肠绞窄表现、既往无明确的手术外伤史尤其是上腹部、肠管胀气不严重的病人，可考虑使用腹腔镜探查及手术治疗。对于那些肠管胀气严重，已考虑有肠穿孔、肠坏死，以及既往有过明确的手术外伤史导致腹腔广泛粘连的病人，直接行开腹手术为更好的选择。

5. 腹部创伤：对于那些病情较为稳定的腹部外伤病人，腹腔镜探查可以充分评估腹膜的完整性，并且可以避免阴性的剖腹探查结果。对于胸腹联合伤的病人，因为膈肌损伤临床上和影像学检查中通常都不典型，腹腔镜探查对于诊断胸腹联合伤造成的膈肌损伤也具有一定意义。对于钝器伤而言，因为病人常会在伤处形成血肿，且影像学检查更具指导意义，目前更推荐采取剖腹探查。因外伤导致腹腔广泛出血的病人，如病情需要也推荐直接行开放性手术。

综上，对于外科急腹症而言，腹腔镜技术不仅是手术治疗方式，也是重要的检查手段。其创伤小、恢复快、并发症少等特点相比于传统手术具有明显的优势，在具备适应证的情况下，应作为首选。

〔李　荣〕

第十章 腹部损伤的一般处理

General Management of Abdominal Trauma

腹部创伤在战时和平时都较常见，医源性损伤也时有发生。腹腔实质脏器或血管破裂引起的大出血和空腔脏器破裂造成的腹腔感染，是腹部创伤的两大主要问题。早期诊断和得当的处理是降低腹部创伤死亡率的关键。

无论是战时还是平时，腹部损伤常常只是全身多发伤的一个部分。平时最多见的交通事故伤，有腹部损伤者，2/3 为多发伤伤员。因此不应把腹部创伤作为孤立的、局部的损伤来处理。当存在多发伤时必须从整体出发，通盘考虑，合理安排处理顺序。但腹部创伤是一种严重创伤，腹腔内大出血直接威胁伤员生命，消化道破裂会引起腹腔感染及由此引发的严重后果，因此，在解除窒息、心肺复苏、控制休克和可见的外出血之后，就应抓紧处理腹部创伤。

第一节 腹部创伤诊断技术

腹部开放伤有引人注目的伤口，诊断容易。但下列几点值得注意：①投射物或其他锐器的入口不在腹部而在胸、肩、腰、臀、会阴等部位时，仍有穿透腹腔、伤及脏器的可能；②高速投射物未穿透腹膜的切线伤，可因冲击效应引起腹内脏器损伤；③实际的伤道往往与连接贯通伤入、出口的直线不符，因此不能凭入、出口部位判断有无脏器损伤以及哪些脏器损伤；④创口的大小并不意味着损伤的轻重，细小的高速投射物可以引起致命的内脏损伤。

腹部闭合伤的诊断相对困难。有下列情况之一时便应考虑有脏器损伤：①单纯腹部伤早期出现休克；②多发伤时全身情况不好，如顽固性休克，难以用其他部位损伤解释；③持续性腹痛伴消化道症状，并有加重趋势；④有固定的逐渐扩大的腹部压痛和肌紧张；⑤呕血、便血或尿血；⑥腹部出现移动性浊音。

诊断腹部损伤最关键的是确定有无内脏损伤以及是否需要紧急剖腹。以下介绍几种有价值的诊断技术。

一、床旁 B 超

有重点的床旁腹腔/盆腔 B 超有很高的诊断价值。对失血性休克或生命体征不稳定的伤者，通过发现某些部位的液体积聚（积血），床旁 B 超能够即刻提示腹（盆）腔出血是问题的来源。液体积聚超过 400 mL，B 超检查能清晰显示。液体量过少时，可能会有假阴性结果，所幸此类损伤一般不严重，大多无需剖腹手术或施行血管造影栓塞。虽然 B 超，尤其是造影剂增强 B 超，对发现和描述实质脏器损伤有所帮助，但这并不是紧急 B 超检查的目标。必须明确，床旁 B 超的目标是发现出血。

床旁 B 超应由急诊外科医师操作完成，为此要对他们进行专门训练。

二、腹部/盆腔 CT

腹部/盆腔 CT 是最有价值的检查之一，对于判断腹内脏器的有无以及具体伤情的显示，都对手术决策和实施有极大帮助。造影剂增强（或加上胃肠道造影剂）CT 对血管损伤和上消化道破裂有更高的诊断价值。

然而做 CT 检查需要搬动伤员而且费时，不宜用于剖腹指征已经很明确的伤员，尤其是血流动力学不稳定的伤员。

三、诊断性腹腔穿刺和诊断性腹腔灌洗

在发达地区、装备良好的医院，此项技术已经基本不用。但在偏远、不发达地区，在紧急情况下，诊断性腹腔穿刺和灌洗仍然有它的实用价值。

诊断性腹腔穿刺术（diagnostic abdominocentesis）适应证是闭合伤怀疑有腹腔内出血或空腔脏器穿孔者。禁忌证有严重腹胀、大月份妊娠，因既往多次手术或炎症造成腹腔内广泛粘连、躁动不能合作等。如操作得当，准确率可达 90% 以上。

选择穿刺点应避开腹直肌、手术瘢痕、充盈的膀胱及肿大的肝和脾。有骨盆骨折者应在脐平面以上穿刺以免刺入腹膜后血肿造成误诊。局部麻醉要充分，避免引起伤员的抵抗和挣扎。不宜用同一个肌肉注射针头（7 号针头）在完成局部麻醉后径直穿入腹腔，因为腹腔液体如果不多或黏稠或混有渣滓，细针易得假阴性结果。应另选短斜面粗针头（17～18 号）进行穿刺。阳性结果有肯定的诊断价值，阴性结果不能完全排除内脏伤，必要时可更换部位或间隔一段时间再穿刺。

诊断性腹腔灌洗术适应证同腹腔穿刺术，但早期诊断阳性率更高，且能进行连续性观察而不必多处或反复进行穿刺。局部麻醉下在脐下中线处作一小切口或直接用套管针进行穿刺，借助金属导丝（也可不用导丝）将一多孔塑料管或腹膜透析管插入腹腔 20～30 cm，开放引流。如无液体流出，注入生理盐水 1000 mL（10～20 mL/kg）。放低导管另一端并连接无菌瓶，使液体借助虹吸作用缓缓流出。有下列情况之一即视为阳性：①肉眼血性液（25 mL 血液可染红 1000 mL 灌洗液）；②有胆汁或肠内容物；③红细胞计数超过 $100\times10^9/L$；④白细胞计数超过 $0.5\times10^9/L$；⑤淀粉酶高于 100 索氏（Somogyi）单位/100 mL；⑥沉渣染色涂片找到细菌。

诊断性腹腔灌洗术（diagnostic peritoneal lavage，DPL）是一项很敏感的检查，假阴性结果少，但有 10% 以上的阳性者经剖腹发现损伤不重，其实并不需要手术，如脏器包膜撕裂或表浅裂伤等。因此目前主张不宜把灌洗阳性作为剖腹的绝对适应证，应根据病情全面考虑作出决定。

四、诊断性腹腔镜检查

适应证是疑有腹腔脏器损伤（尤其是穿透伤），经其他检查仍不能确定是否应剖腹探查者。据报道其诊断价值不亚于开腹探查，但创伤性却小得多，还能进行简单的止血、修补手术。虽然有人推崇无气腹腹腔镜，即置入可张开的吊扇状拉钩将腹壁提起而不注气，但此法不能提供全腹腔的满意显露，似不宜采用。疑有大静脉损伤时，不应进行腹腔镜检查，以免气腹引起 CO_2 栓塞。

第二节　剖腹探查术

【适应证】

1. 腹部穿透性火器伤。

2. 腹部非火器穿透伤，伴下列情况之一者：①单纯腹部伤出现休克；②腹膜炎体征；③腹腔内游离气体；④消化道出血或严重血尿；⑤B 超提示腹腔内出血；⑥腹腔穿刺或灌洗阳性，同时有提示内出血或腹膜炎的相应症状体征。

3. 腹部闭合伤，伴下列情况之一者：①单纯腹部伤出现休克或经积极处理生命体征仍不稳定；②有腹膜炎体征或移动性浊音；③呕血、便血或严重血尿；④B 超提示腹腔内出血；⑤腹腔穿刺或灌洗阳性，同时有提示内出血或腹膜炎的相应症状和体征；⑥多发伤时全身情况恶化且不能用其他部位损伤解释。

【禁忌证】 除证实已死亡，为抢救生命无绝对禁忌证。

【术前准备】 ①建立通畅的静脉输液通道；②有休克者应积极抢救休克，危重伤员应置入 Swan-Ganz 导管，在血流动力学监测下快速扩充血容量；③安放鼻胃管及导尿管；④交叉配血；⑤尽早应用抗生素，疑有结、直肠损伤者加用抗厌氧菌药物（甲硝唑、替硝唑等）。

【麻醉、体位与切口】

1. 由于伤员往往面临休克的威胁，宜选用气管内插管全身麻醉，既能充分供氧，又能防止手术中发生误吸。胸部有穿透伤或血胸、气胸者，于气管内插管前应先做患侧胸腔闭式引流，否则在正压呼吸时可发生张力性气胸。

2. 除非有特殊需要，一律采取平卧位。

3. 一般采用正中切口，优点是进腹迅速，出血少，可根据需要上下延长，能满足彻底探查腹腔内所有部位的需要，缝合容易，术后不易裂开。必要时还能向侧方添加切口，甚至进入胸腔。腹部开放伤时，不可通过伤口进行探查，因显露不彻底，也容易发生切口感染、愈合不良、切口裂开和内脏脱出。

【手术步骤】

1. 有腹腔内出血时，开腹后立即吸出积血，清除凝血块，迅速查明出血来源，加以控制。最常见的出血来源是肝、脾、肠系膜、肾、胰，其次是腹膜后大血管。手术前根据受伤史、体征或影像学检查所见，最怀疑哪个脏器损伤就先探查哪个脏器。若术前得不到任何提示，则先探查凝血块集中的区域，该处一般即是出血部位。

2. 如果没有腹腔内明显出血，则对腹内脏器进行系统检查。探查顺序不必强求一律，但要做到不遗漏伤情，又不重复翻动。可以从上腹部开始，先探查左侧膈肌、脾、结肠脾曲、左肾、胰体尾部、肝左叶及胃，必要时打开胃结肠韧带探查小网膜囊。继而探查右膈肌、右肝、结肠肝曲、右肾、胆囊、肝十二指肠韧带、十二指肠及胰头，必要时切开十二指肠外侧腹膜探查其后方。然后从屈氏韧带开始探查小肠及其系膜、盲肠、升结肠、横结肠及其系膜、降结肠、乙状结肠及其系膜、直肠和盆腔其他器官。也可根据开腹时初步所见决定探查顺序，如见到食物残渣先探查上消化道，见到粪便先探查下消化道，见到胆汁先探查肝外胆道及十二指肠。纤维蛋白沉积最多或网膜包裹处往往是破裂所在部位。无论从何处开始，最终必须完成系统的检查，谨防遗漏隐蔽部位的损伤，如横膈、腹膜后的胰和十二指肠等。发现空腔脏器破裂，应采集标本做细菌培养及药物敏感试验。

3. 发现肠管破裂时，暂时用肠钳夹住以防更多的肠内容物溢出污染腹腔，然后继续系统检查，最后再进行修补，不应发现一处处理一处。小肠系膜缘的小穿孔及升、降结肠的腹膜后穿孔极易遗漏，因此凡肠壁上和肠管旁的血肿应打开认真探查，必要时切开升、降结肠外侧腹膜将肠管翻转检查。子弹、弹片造成的肠管伤每处必有两个破口（入口和出口），除非是切线伤或子弹（弹片）恰巧落到肠腔里。因此发现一侧肠壁有穿破时，必须注意探查另一侧壁。

4. 实质脏器与空腔脏器同时损伤，应先处理实质脏器，后处理空腔脏器，以便尽早控制出血，同时也减少污染。同样理由，大血管与脏器同时受损，应先处理血管伤，后处理脏器伤。

5. 脏器伤处理完毕后，应彻底清除腹腔内异物、组织碎块、凝血块、食物残渣及粪便等。用大量生理盐水（必要时 10000～20000 mL）冲洗腹腔，污染严重的部位更要重点反复冲洗，然后吸净，注意避免膈下和盆腔积存液体，否则易形成脓肿。无需用抗生素溶液冲洗，因并无裨益。尤其不宜用大量高浓度抗生素溶液，以免经腹膜吸收后引起毒副作用（如新霉素引起呼吸抑制，庆大霉素损害肾脏和听神经）。

6. 腹腔是否留置引流物，应视具体情况而定。下列情况宜放置有效引流物：①肝、胆、胰、十二指肠损伤者；②空腔脏器破裂修补后，有可能发生溢漏者；③有较大裸露创面，继续渗出者；④局部已形成脓肿者。术后只需短暂引流（1～3 d）者，可选用烟卷引流。需较长时间引流（4～7 d）者，宜用乳胶管引流。估计引流物很多（如肠瘘、胆瘘、胰瘘、脓腔），应放置双套管负压引流，有时还加放一根细导尿管滴入生理盐水进行持续冲洗。引流物应经腹壁适当部位的戳孔引出，并妥为固定，防止脱出或掉入腹腔。

7. 切口分层缝合，有张力者，应加 2～3 针张力缝线。污染较重的切口，皮下可放置乳胶片引流。污染很重的，暂不缝合皮肤和皮下组织，留作延期处理。

【特殊情况下的手术处理】

1. 打开腹腔后发现积血很多且继续有活动出血不易查明及控制时，可用双手或借助手术巾将整个小肠提起到切口外，用大纱垫填塞压住出血部位，吸净积血并做好显露准备后，逐步撤出纱垫，初步找到并控制出血点，再继续解剖，决定对策。有时出血十分凶猛难以压迫控制，而伤员陷于重度休克，随时有生命危险，可用主动脉压迫器（前端为略带弧度的 T 形）或用卵圆钳夹持一个纱布球，在膈肌裂孔腹主动脉起始部施压，将主动脉压迫于脊柱表面而阻断其血流（图 10 - 1）。此时出血顿减，血压上升，应加紧时间吸出积血，找出并控制出血部位。

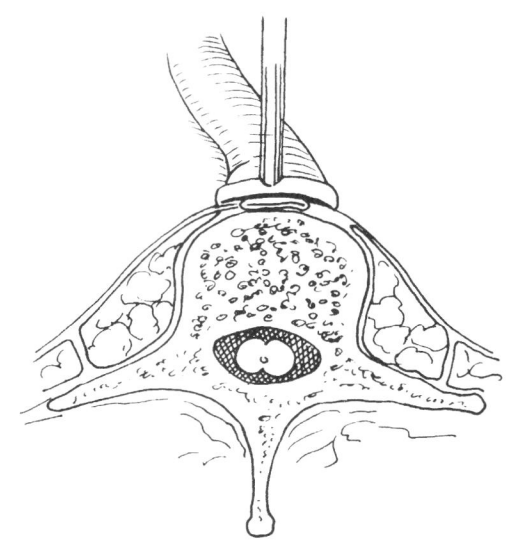

图 10 - 1　应用压迫器阻断腹主动脉起始部

2. 危重伤员有时由于局部原因（如严重脏器伤或血管伤无法直接止血，或因技术力量不足不能妥善处理）或全身原因（如极重度休克、出现凝血障碍重度酸中毒、低体温），手术无法继续进行，应按照损伤控制原则，果断中止手术，局部填塞止血后腹壁切口用大针粗线作皮肤皮下一层缝合。积极改善全身情况，做好准备（包括备足血源、约请有经验的医师、转送上级医院等）后再次进腹（最好在 24 h 之内，最迟不超过 72 h），完成确定性手术治疗。

【术后处理】

1. 做好重病人的监护工作。休克尚未纠正者，应继续抗休克治疗。注意防止低氧血症。贫血者需补血，使血红蛋白达到 120 g/L，红细胞压积不低于 0.35。

2. 严密观察病情变化，警惕剖腹探查遗漏伤情或所作的处理未达到预期目的，有疑点时要进行必要的检查予以证实或排除。多发伤病人，要注意其他部位或系统伤情变化，以免延误重要诊断及治疗。

3. 管理好各种管道，使其能充分发挥效能。

4. 维持好水、电解质及酸碱平衡。较长时间不能恢复饮食者，要重视营养支持。

5. 继续抗菌药物治疗，注意根据术中细菌培养及药物敏感试验结果及时调整抗生素用量。

第三节　各种脏器或部位损伤的手术

一、腹壁损伤

常见的腹壁闭合伤有挫伤和血肿。挫伤可发生在腹壁的任何部位，血肿则多局限于一侧腹直肌鞘内，为腹直肌断裂或腹壁下血管断裂所致。若能除外腹内脏器伤，腹壁闭合性损伤一般行保守治疗。张力大的腹直肌鞘内血肿可以手术，清除血肿后结扎出血点，缝合断裂的腹直肌。

非穿透性腹壁开放伤应行清创术，视情况作一期或延期缝合。穿透性腹壁伤应与腹腔内脏器伤分开处理，清创后予以缝合或延期缝合。不通过腹壁伤口探查腹腔，也不利用腹壁伤口作腹腔引流。清创后存在腹壁缺损不能直接缝合者，可用转移皮瓣修补。若缺损过大无法覆盖或因病情危重当时不宜作皮瓣转移，可用网膜加人造网状织物（一般用聚丙烯 Marlex 网）覆盖腹内脏器，缝合固定于损缺的边缘，待长出肉芽后再进行植皮。没有网膜可利用的，也可用 Marlex 网直接覆盖。若形成腹壁疝，日后可行整形修补。

二、膈肌损伤手术

膈肌损伤极易漏诊，剖腹探查时需格外注意。由于不停运动着的膈肌承受着循环反复的拉力，对其裂口的修补必须牢固。应在获得良好显露的前提下，先作一排水平褥式缝合，再将边缘连续缝合一道。

三、肝脏损伤手术

肝脏火器伤和伴有空腔脏器损伤的肝外伤都应手术治疗。刺伤和钝性伤则主要根据伤员的全身情况和 B 超、CT 检查发现的伤情决定治疗方案。损伤轻微（Ⅰ～Ⅱ级）和/或血流动力学指标一直稳定或经补充血容量后保持稳定的伤员，可在严密观察下行保守治疗，包括卧床、控制饮食、止痛、应用抗生素等。借助 B 超、CT 对局部伤情进行动态观察很有帮助，但不具备这些条件也可以进行非手术治疗。非战时的肝脏损伤，约有 30％可经保守疗法治愈，儿童的治疗成功率更高。经液体复苏生命体征仍不稳定或需大量输血（＞2000 mL）才能维持血压者，提示有继续出血，应尽早剖腹手术。手术的目的是彻底查明伤情，确切止血，清除失活的肝组织和充分引流，以及处理同时存在的其他脏器伤。已明确仅有肝脏损伤者，可作"人"字形切口（图 10‐2）或右肋缘下切口，以便不开胸就能显露和处理肝脏各个部位的损伤。不能确定者，仍应作正中切口，必要时可向右侧添加横形切口或向右上延长经第 6 肋间进胸（图 10‐3）。

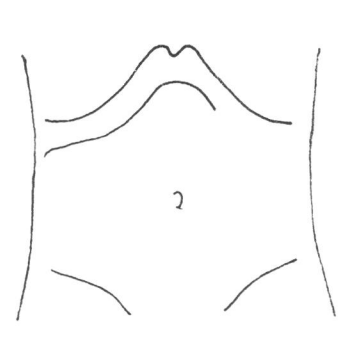

图 10‐2 上腹"人"字形切口

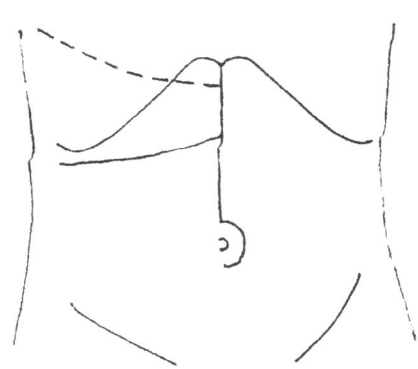

图 10‐3 添加或延长切口

开腹后发现肝脏破裂并有明显出血时，立即用纱垫压迫暂时止血。如仍不能控制，应按 Pringle 法，用手指、胶带或无损伤钳在肝十二指肠韧带处阻断肝蒂，控制出血后继续探查、显露。每次阻断时间最好不超过 20 min，必要时也可适当延长（无肝硬化时）。为取得良好显露，有时需切断圆韧带、镰状韧带及三角韧带，将肝脏托起。阻断肝蒂仍出血不止，说明是肝静脉系统出血。

手术方案取决于损伤的类型和严重程度。美国创伤外科学会器官损伤程度分级委员会（OIS）将肝损伤分为 6 级（表 10‐1）。

表 10‐1 肝损伤 OIS 分级

级 别[1]	伤 情		相当于 AIS[2]（1990）
Ⅰ	血肿：包膜下，＜10％肝表面积，不继续扩展		2
	裂伤：包膜撕裂，肝实质裂伤深度＜1 cm，不出血		2
Ⅱ	血肿：包膜下，占肝表面积 10％～50％，不继续扩展		2
		实质内，直径≤2 cm，不继续扩展	
	裂伤：包膜撕裂伴活动出血或实质裂伤深		2
		1～3 cm，长＜10 cm	
Ⅲ	血肿：包膜下，面积＞50％，或呈扩展性		3
		包膜下血肿破裂伴活动出血	
		实质内血肿，直径＞2 cm，或呈扩展性	
	裂伤：实质裂伤深度＞3 cm		3
Ⅳ	血肿：实质血肿破裂伴活动出血		4
		裂伤：实质碎裂，占肝叶的 25％～50％	4
Ⅴ	裂伤：实质碎裂占肝叶的 50％以上		5
		血管伤：肝周静脉，即肝后下腔静脉/肝静脉主干损伤	5
Ⅵ	血管伤：肝脏撕脱		6

〔1〕同一脏器多处伤时，评级提高一级。〔2〕AIS 表示简略损伤评分。

Ⅰ级及部分Ⅱ级损伤可不做处理，或仅作适当引流。大范围（Ⅲ级）或张力大的包膜下血肿应予切开，清除血肿，缝扎出血点并放置引流。尖刀、匕首、低速子弹等造成的隧道状贯通伤，失血不很多且探查时已停止出血者，只需在伤口入口和出口处放置引流。如果伤道持续出血，可填入大网膜止血。或插入 Foley 导管调整插管深度直至充盈气囊后出血停止，妥善固定导管并引出体外，24～48 小时后可放空气囊，无出血即可拔除。处理其他伤情，主要有以下几种术式。

（一）裂伤缝合术（suture for hepatic laceration）

这是肝外伤的基本术式，绝大部分肝外伤可以通过清创、止血、缝合和引流获得痊愈。

【适应证】 表浅裂伤伴有活动出血；较深的裂伤但不伴有大块失活组织（Ⅱ～Ⅳ级）。

【手术步骤】

1. 较浅的裂伤仅将创缘挤压靠拢即可止血者，直接作间断缝合（图 10-4、图 10-5）。

2. 深在裂伤，应取干净凝血块后仔细检查，逐一缝扎创面上的出血点和破裂的胆管，必要时与阻断肝蒂配合进行，务求止血完全。然后用肝针（大弯圆针）穿过底部间断缝合，不留死腔。尽量不作褥式缝合以免引起组织缺血坏死。深部缝合时要注意避开重要血管及胆管。

3. 若难以做到不留死腔，可填入带蒂网膜后再予缝合（图 10-6）。也可以填入可吸收明胶海绵或可吸收止血纱布，但终属异物，不如网膜好。

4. 当缝合结扎有一定张力时，为避免割裂肝组织，可用聚四氟乙烯（teflon）片或纤维蛋白纽扣片衬垫缝扎（图 10-7）。

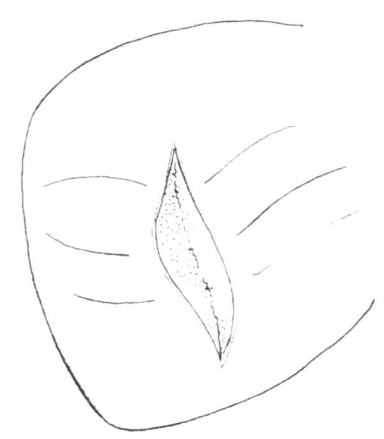

图 10-4　肝裂伤缝合避免遗留死腔

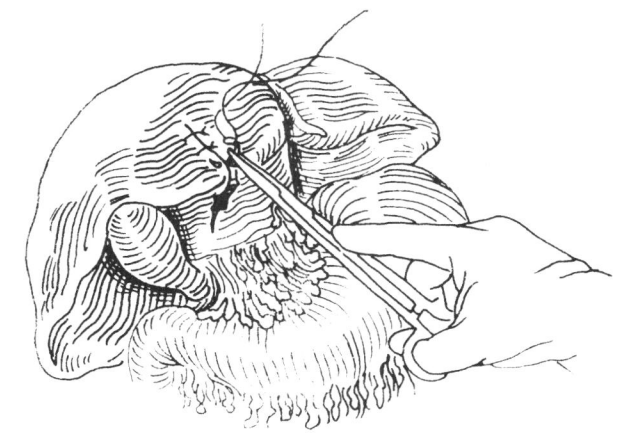

图 10-5　肝裂伤直接缝合

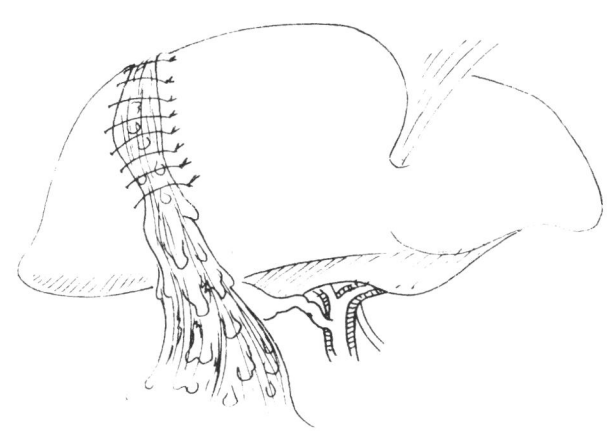

图 10-6　填入网膜缝合肝裂伤

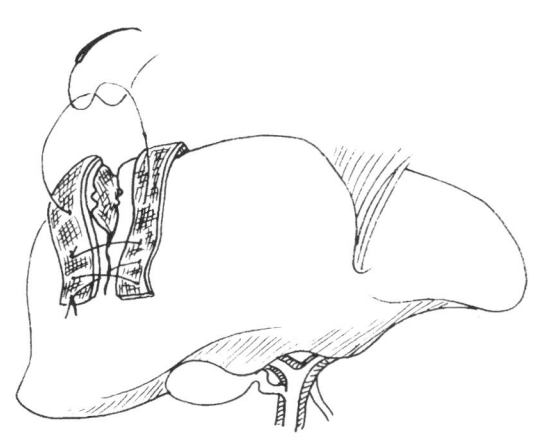

图 10-7　利用衬垫缝合肝裂伤

5. 裂伤周围有失活组织时，应认真清创将其去除，连接邻近两处裂伤之间的桥状组织应予切断以利充分探查止血。此时创口难以对拢缝合，不必勉强。将周边能缝拢处尽量缝合，剩下部分裸露创面仔细缝扎止血后，放置适当引流即可（图 10 - 8），也可用带蒂网膜覆盖缝合。

6. 为减少创面渗血，可局部使用纤维蛋白凝胶喷布，也有入向刺伤或弹伤伤道内塞入纤维蛋白栓。但这些都只是辅助措施，不能代替缝扎止血，且个别病人可能出现过敏反应。

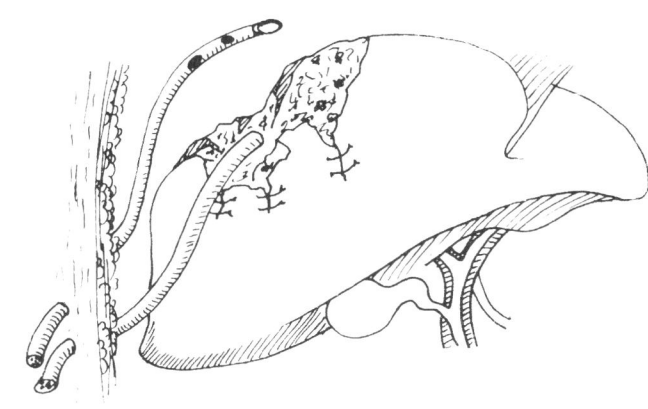

图 10 - 8 肝裂伤部分缝合，充分引流

7. 预防胆瘘主要靠缝扎断裂的胆管，一般不作胆总管引流。

8. 充分引流对防止术后血液和胆汁积聚和继发感染、出血十分重要。损伤严重者，应在缝合处和膈下分别放置双腔引流管供术后持续负压吸引。

【术后处理】

1. 严密观察病情，警惕发生再出血。

2. 管理好引流管道，保证其通畅。

3. 无出血、胆瘘时，引流管可在 3～4 d 后拔除。若发生胆瘘，引流管需长期保留直至胆瘘痊愈。

4. 拔管后若发现局部渗液积聚，可在 B 超引导下穿刺抽液。

5. 继续使用抗生素控制感染。

【术后并发症】

1. 手术野出血：表现为从引流管持续引流出较浓的血性液体，或突然引流出大量鲜血，前者的主要原因是手术止血不彻底，造成肝创面渗血，经输血治疗大多能自行停止；少数出血较多不能自行停止的，需再次手术止血。突然引流出大量鲜血，可能是结扎线脱落所致，应开腹探查止血。偶有输大量库存血后凝血机制障碍造成出血不止，应注意鉴别，查明后采用针对性措施如输新鲜血、纤维蛋白原、凝血因子等。

2. 感染：最为常见，包括膈下或肝下感染、肝脓肿和伤口感染，与清创不彻底、填塞引起组织坏死、胆瘘、引流不充分有关。主要治疗是加强引流（大多需手术引流）、合理使用抗生素及加强全身支持疗法。

3. 继发性出血：多由感染引起，常反复发生，若加强引流和抗感染措施仍不能解决，应手术止血（充分引流、肝动脉结扎、肝部分切除等）。

4. 胆瘘：相当常见，原因是肝创面上胆管分支未全部结扎或结扎线脱落，也可能是失活的肝组织未完全清除，坏死液化后发生胆瘘。需建立通畅引流，流量不大的瘘大多能自愈；经久不愈的瘘，后期手术治疗。

5. 外伤性胆道出血：可在手术后早期出现，也可在数周甚至数月后出现，表现为周期性上腹痛、黄疸和呕血或黑便，呕出的血性物中有时可见条索状血凝块。原因是肝内血肿穿破或创伤性肝动脉瘤。过去常规手术治疗（肝动脉结扎、部分肝切除），现在在有条件的医院首选介入治疗，即在选择性肝动脉造影的基础上对出血部位进行栓塞，大多能够治愈。不能栓塞或栓塞失败者，再行手术治疗。

（二）肝脏损伤填塞术（tamponage for hepatic injury）

纱布填塞是肝脏损伤时一种简便、快速、大多数情况下有效的止血手段，但由于填塞妨碍引流，易发生感染和组织压迫性坏死，原则上不作为确定性治疗方法，而用于暂时止血，以便赢得时间，改善病人情况，创造条件后再施行确定性止血手术。但有时，尤其在基层医院，限于技术条件或设备条件，或由于病人的全身情况或局部伤情严重，确实不能在当时或稍后施行复杂的止血手术，则纱布填塞止血仍然有实用价值，使病人摆脱即时死于出血的厄运，保存获救的希望。

【适应证】

1. 暂时性填塞止血的适应证：

（1）缺乏用其他方法止血的技术条件和/或设备条件，需要迅速转运到有条件的医院。

（2）病人全身情况危重，包括重度休克、严重酸中毒、低温和凝血障碍以及不能耐受手术等。

（3）局部伤情严重，其他方法不能止血。

2. 填塞作为确定性治疗的适应证：

（1）缺乏技术条件和/或设备条件，又没有条件转运到大医院。

（2）病人全身情况或局部伤情严重，估计不能耐受二次进腹施行复杂的手术。

【手术步骤】 暂时性止血，可将纱垫或纱布卷直接填塞出血部位，用手施压 10 min，证实出血已控制后，填塞物留置腹腔内，迅速关腹。避免一次次填塞，又一次次取出作无效的止血努力，使病人重复遭到失血的打击。

不准备二次手术止血的填塞，填塞物应置于肝脏周围而不是填入创口，利用向创口周围施压使创口挤拢达到止血。但事实上很难做到纱布卷（垫）不与创面接触，为避免撤出纱布时撕扯引起再出血，可在创面上先衬垫网膜或聚丙烯膜，然后将纱布卷（条）由深至浅有序地填入（图 10 - 9），造成既能止血又不过大地均匀压力。有人在填塞物中留置一细导尿管，以备在撤出纱布前注入石蜡油，使填塞物润滑易拔。

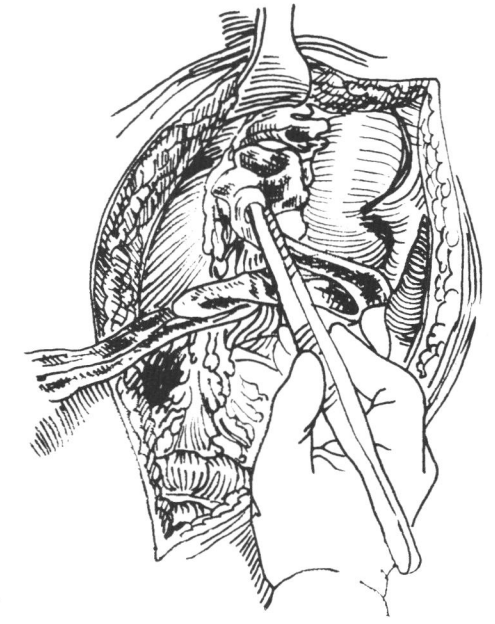

图 10 - 9　纱布卷肝周填塞术

【术后处理】

1. 暂时性填塞止血者，术后积极抗休克，纠正酸中毒、低温、凝血障碍和其他重要异常，改善全身情况，备足血源，争取在 12～24 h 内再次进腹彻底止血。届时应做好全肝血流阻断的充分准备。

2. 不准备再次手术者，术后除全身性治疗外，注意观察有无再出血。手术后 3～5 d 撤出纱布，最好在手术室进行，并置入相应的引流物。

【术后并发症】 同裂伤缝合术。

（三）肝动脉结扎术（ligation of hepatic arteries）

大多数肝外伤可直接缝扎止血，肝动脉结扎术并不经常用，尤其是在有条件施行血管造影栓塞术的医院，已经不用。但它仍是一项有用的技术。肝脏有肝动脉与门静脉双重血供，还有来自膈腹动脉、肋间动脉或胃左动脉、肠系膜上动脉的侧支，肝动脉结扎后不至引起肝坏死。结扎一侧肝动脉后，缺血的半肝还能通过包膜动脉获得代偿。但肝动脉结扎肯定会对肝脏的功能产生影响，可表现为低白蛋白、低血糖、转氨酶升高及凝血酶原时间延长等，在原有肝功能储备不足的病人尤为明显。

【适应证】 肝实质裂伤，因部位深在难以显露或破裂的血管回缩无法缝扎止血，而阻断肝动脉确能控制出血者。

【禁忌证】 明显肝硬化或肝脏各支持韧带已被切断者，慎用肝动脉结扎。

【手术步骤】

1. 根据出血部位及试阻断拟结扎动脉后的止血效果决定结扎的平面，选择结扎肝总动脉、肝固有动脉或一侧肝动脉（图 10 - 10）。

结扎肝总动脉最安全，但止血效果差。结扎左肝或右肝动脉对一侧出血效果最肯定，对肝脏功能影

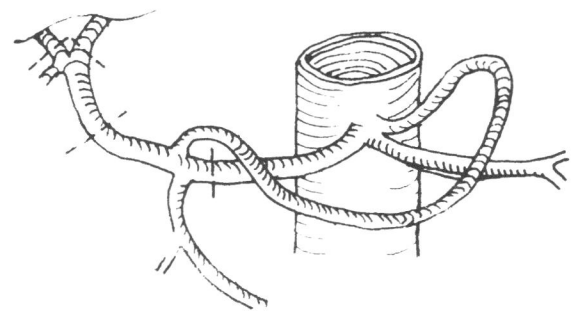

图 10 - 10　在不同平面结扎肝动脉

响也较小。双侧多处出血则需要结扎肝固有动脉，但对肝功能影响较大。

2. 分别切开肝胃韧带、肝十二指肠韧带及肝门部腹膜，在动脉搏动处进行解剖，即可找到上述三处动脉。肝固有动脉在胆总管内侧略深处，在门静脉左前方，在入肝前即分为左、右肝动脉，显露不难。适当游离后双重结扎即可。

3. 若阻断动脉不能止血，可能是另有粗大侧支，或出血来自门静脉、肝静脉或肝后下腔静脉。应放弃结扎肝动脉，根据伤情选择其他手术方法。

【术后处理】除一般处理外，注意观察肝功能变化。为了减轻肝脏负担，宜禁食 1 周，加强营养支持，输注白蛋白和维生素 K_1。

【术后并发症】同裂伤缝合术。

（四）肝切除术（hepatic lobectomy）

外伤时施行的肝切除大多不是规则性切除，而是清创性切除，即在考虑肝脏解剖特点的基础上彻底清除失活组织，结扎损伤的血管和胆管，同时尽量保存正常的肝组织。

【适应证】

1. 肝组织严重碎裂（Ⅳ～Ⅴ级，图 10 - 11a、图 10 - 11b）。

2. 半肝或肝叶的主干血管或胆管断裂。

3. 创伤造成大片失活组织（图 10 - 11c）。

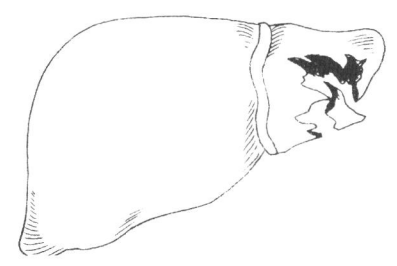
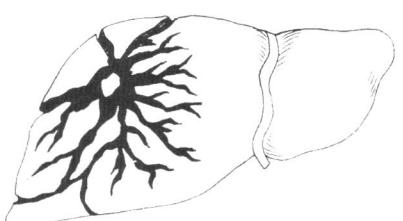
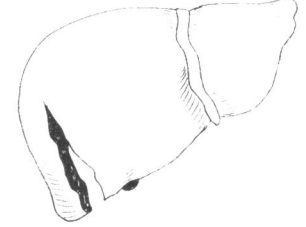

a. 左肝外叶碎裂　　　　　b. 右肝严重碎裂　　　　c. 右肝裂伤造成大片失活组织

图 10 - 11　肝组织碎裂

4. 无法控制的出血。

【手术步骤】

1. 根据需要确定切除范围，尽量保存未受累的肝组织。

2. 已自行离断的创面如果整齐、干净、有生机，不必再予切除，彻底止血缝扎即可。

3. 切开包膜后可用指捏、刀柄、吸引头等习用的方法进行操作。

4. 切除后的肝断面仔细缝扎血管和胆管后，能对拢者可作对拢缝合，不能对拢者最好用带蒂网膜包裹固定（图 10 - 12、图 10 - 13）。

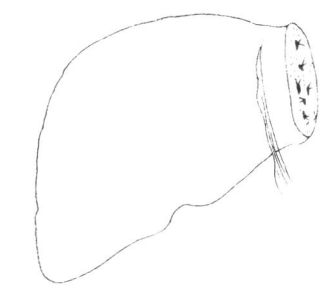

图 10 - 12　仔细缝扎后的肝断面

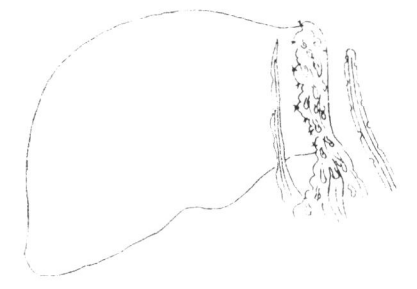

图 10 - 13　用网膜包裹断面并放置引流

5. 放置双套管引流。

【术后处理】

1. 引流管负压吸引，注意观察有无出血、胆漏。

2. 若无出血、胆漏，3～4 d 后拔出双套管。

3. 拔管后发现局部积液，可在 B 超引导下穿刺抽吸。

【术后并发症】同裂伤缝合术。

（五）肝外伤合并肝后下腔静脉和/或肝静脉主干破裂手术（operations for hepatic trauma with retrohepatic vena cava and major hepatic vein injuries）

此类损伤少见，但非常严重，死亡率高达 80%。由于部位深在和出血凶猛，探查时可能一时难以判明伤情。阻断第一肝门后出血不减，搬动肝脏时出血加剧，但将破裂的肝脏挤向后上方可使出血减少，是诊断此类伤的重要线索。处理上十分棘手，关键是必须先控制出血，才能进行相应处理。迄今虽有简繁不一的多种控制出血的方法，还没有一种能适合所有情况，只能根据具体伤情、术者经验和设备情况进行选择。

1. 直接指压控制法：少数情况下在破裂肝底部能看到静脉破口并能用手指压住止血，待改善显露后即可用无损伤侧壁钳（Satinsky 钳）夹持破口，然后用 6 - 0 不吸收聚丙烯线（Prolene）连续缝合修补，再处理肝裂伤。静脉破口小的也可不上钳，直接修补。这种方法最为简单，但使用机会不多。

2. 间接指压控制法：阻断第一肝门，同时一位助手用手指紧贴膈下（如已开胸则在膈上）将下腔静脉挤向内后方（图 10 - 14），另一助手同法将肝下下腔静脉挤向脊柱（图 10 - 15）即可从该两处阻断下腔静脉血流。即时出血顿减，迅速通过肝破裂口找到下腔静脉损伤处，用无损伤钳夹持并对拢其边缘，在直视下进行修补。此法比第一种方法适用范围大，快捷和无需特殊器材设备是其优点。

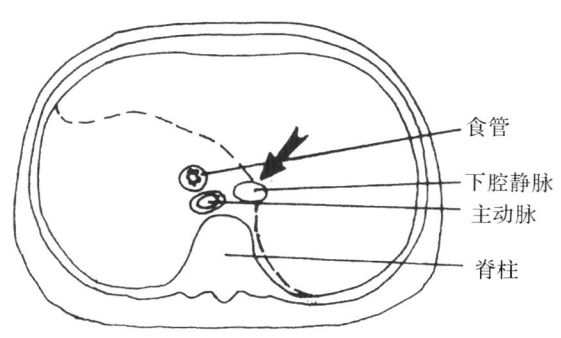

食管

下腔静脉

主动脉

脊柱

图 10 - 14　在横膈平面将下腔静脉挤向内后方

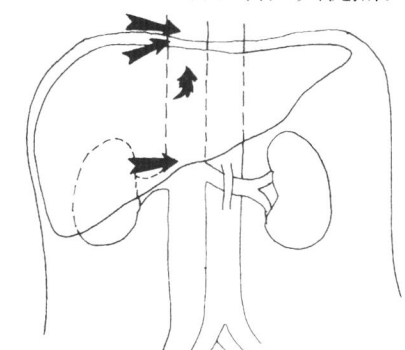

图 10 - 15　在膈下（或膈上）和肝下挤压下腔静脉

3. 网膜填塞法：由于静脉破裂大多是肝实质裂伤的直接延续（图 10 - 16）且下腔静脉和肝静脉主干压力不高，有时可以通过直接填入带蒂网膜，将肝裂口挤拢缝合的方法止血（图 10 - 17），此法适用于静脉裂口不大，挤拢肝脏裂口能使出血明显减少的病例。

4. 下腔静脉-右心房置管分流法：切开心包，经右心耳戳孔插入粗 Foley 导尿管（预定留置右心房

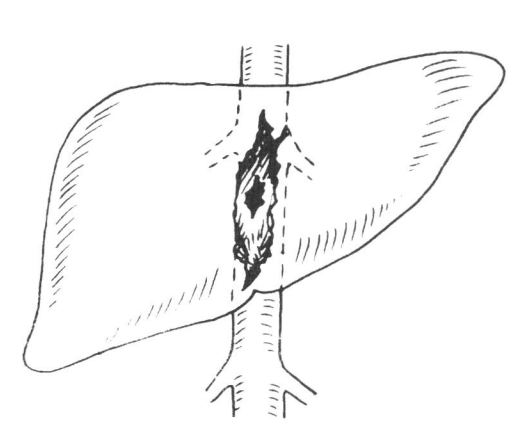

图 10-16 肝实质裂伤累及下腔静脉

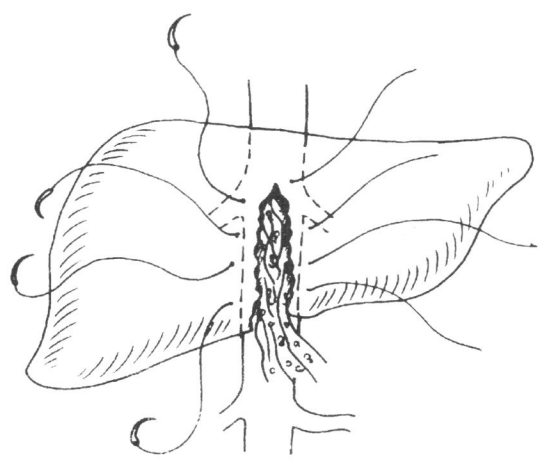

图 10-17 网膜填塞缝合法

处事先做好侧孔）到肾静脉开口上方，用止血带将心包内下腔静脉勒紧到导管上，注入生理盐水充盈 Foley 管的气囊，同时阻断第一肝门（图 10-18）。或从肝下下腔静脉切开，向上置入导管至右心房，导管末端需用一缝线系住以便导管能顺利取出。用止血带从肝上（膈上或膈下）及肝下勒紧下腔静脉于导管上，也同时阻断第一肝门（图 10-19）。

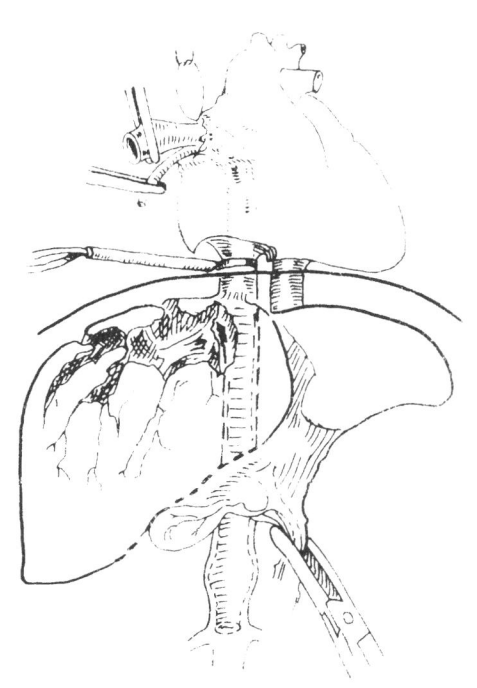

图 10-18 从右心房置管入下腔静脉进行分流

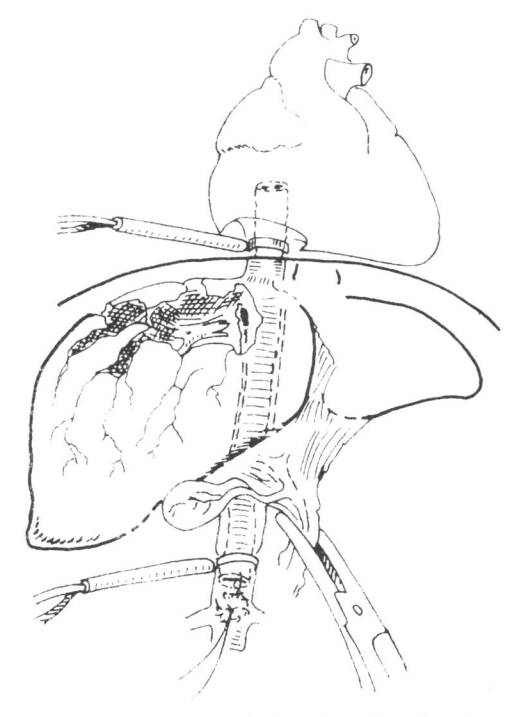

图 10-19 从肝下下腔静脉置管入右心房进行分流

此时出血停止，可通过肝脏裂口或切除破碎的一侧肝组织显露下腔静脉裂口，用 Satinsky 钳夹住后，用 6-0 聚丙烯线连续缝合修补（图 10-20）。

分流法在控制出血的同时能维持下腔静脉和肾静脉回流，对血流动力学影响较小，理论上是合理的。但操作复杂费时，创伤性较大，实际效果并不理想，伤员大多死于手术中或手术后早期，因此应用价值有限，尤其不适用于基层医院，而此类危重伤员一般不能转运。

5. 全肝血流阻断法：相继阻断膈肌段主动脉、第一肝门及上、下端下腔静脉（图 10-21），在无血情况下显露、修补破损的静脉，同时处理肝损伤。总阻断时间越短越好，但不应超过 30 min。恢复血流时，按相反顺序逐一撤除阻断钳或阻断带。此法对伤员打击也相当大，但当用简单的方法（上述

1～3 法）不能止血时，本法可能是较现实的选择。

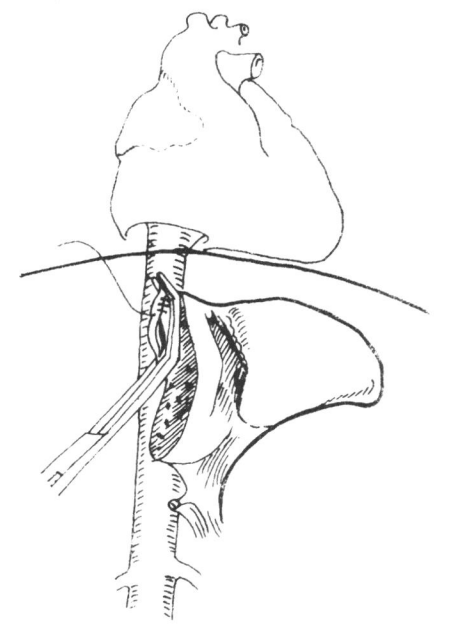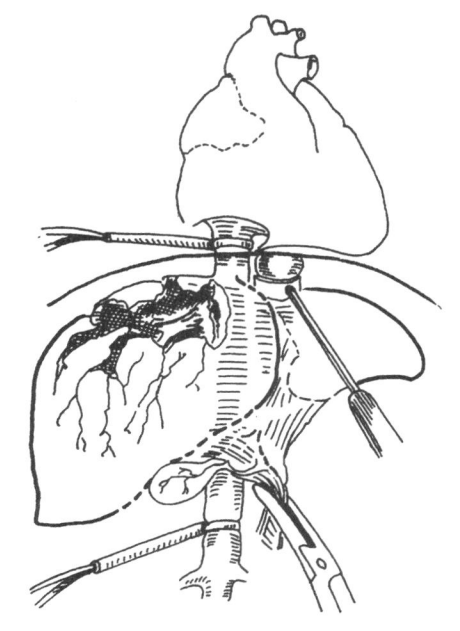

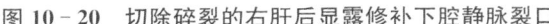

图 10-20　切除碎裂的右肝后显露修补下腔静脉裂口　　　　图 10-21　全肝血流阻断法

6. 肝移植术：当肝脏严重毁损无法修复或大出血无法控制，或创伤手术后出现严重肝衰竭时，肝移植术便成为唯一的出路。只有不合并其他严重伤，生存机会大的伤员才适合接受肝移植，而且手术必须在 36 h 内完成，否则伤员无法承受无肝期的致命打击。不难想象，紧急施行肝移植手术困难重重，手术后并发症也较多，部分病人日后还不得不接受二次移植，但这毕竟给此类重伤员保留了一丝生存的希望。迄今在全球范围已有不少成功的病例，据统计近十年来移植后病人生存率和移植物存活率已分别从过去的 68%、62%提高到 84%、84%。

四、肝外胆管损伤修复手术

肝外胆管位置深在且有较好的柔韧性，闭合伤时受累的机会不大，多由穿透伤引起。一旦损伤，绝大多数伴有邻近脏器伤，如肝、十二指肠、胰腺和肝十二指肠韧带处血管伤。手术前难以确诊，一般在探查时见到肝下积有胆汁始被发现。若发现局部胆汁污染却找不到损伤，应切开十二指肠外侧腹膜仔细检查，必要时还可以作术中胆道造影或向胆总管注入亚甲蓝溶液帮助寻找。

医源性损伤则不很少见，最常发生在胆囊切除或胃大部切除术中。腹腔镜胆囊切除术（LC）损伤胆管的概率为 0.6%～1%。多数能在术中发现，少数术后出现胆漏或阻塞性黄疸时方被发现。LC 术中发现胆管损伤，宜开腹进行修补。术后才发现的胆管损伤，应争取尽早探查处理。

外伤或医源性损伤仅累及胆囊或胆囊管者，应行胆囊切除。胆（肝）总管破裂，应在裂口上方或下方另做切口置入 T 型管，将短臂放过裂口作为支撑，再进行修补（图 10-22）。切忌利用破口放入 T 型管，以免日后形成狭窄。T 型管应留置半年以上，胆管纤细的，留置时间更长一些。

胆总管因钝性伤完全断裂者，多发生在胆总管进入十二指肠后方处（图 10-23）。远端往往缩入下方不易寻觅，常需剪开十二指肠外侧腹膜，将十二指肠第二段翻向内侧，在肠壁和胰腺之间寻找。如仍找不到，需切开十二指肠，经壶腹插入探子作为引导便能找到。断裂两端经必要的修整后以 T 型管为支架作对拢吻合，对拢时若有张力，可进一步游离十二指肠第一、第二段，将下段胆总管上提作端端吻合（图 10-24）。T 型管应放置 9～12 个月。若有胆管缺损，对合困难，则不宜勉强吻合。可缝扎远侧断端，作胆总管（或肝总管）空肠 Roux-en-Y 式吻合。若因伤情严重或技术力量不足无法完成一期修复，可胆总管内置管引流，3～4 个月后再做修复性手术。

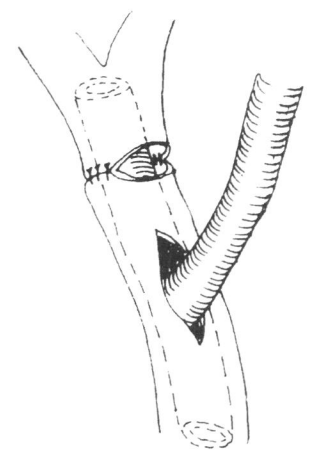

图 10 - 22 置入 T 型管后修补胆总管

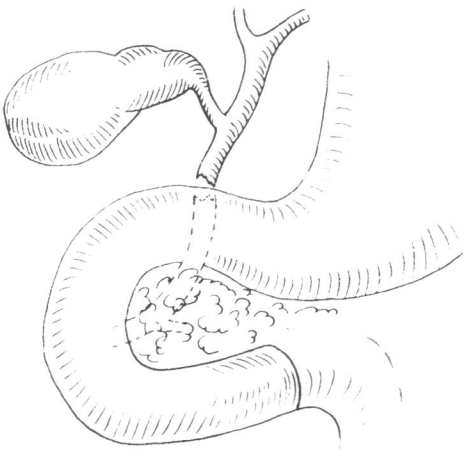

图 10 - 23 钝性伤胆总管断裂好发部位

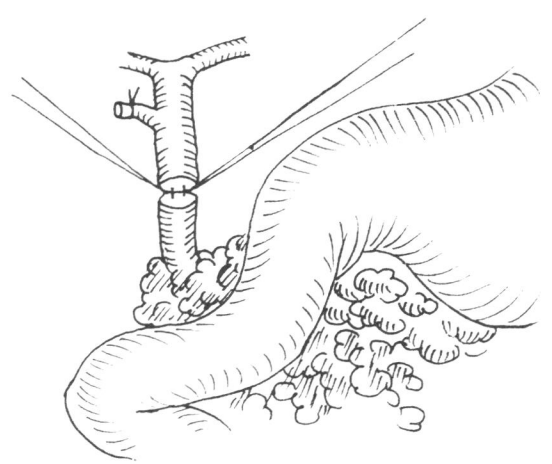

图 10 - 24 断裂胆总管端端吻合术

五、脾脏损伤手术

脾脏是腹部钝性伤时最常受累的器官，可发生包膜下破裂、中央破裂和真性破裂。包膜下破裂表现为包膜下血肿。中央破裂发生在脾实质内，可以自限，也可以逐渐发展到包膜下甚至穿破包膜。真性破裂是脾实质与包膜同时破裂，最为常见。裂伤多为横向走行，若不累及脾实质的中间区和脾门区，出血相对不多并有可能自行停止。纵向裂伤往往出血较多。粉碎性或累及脾门血管的脾破裂出血量最大，可迅速引起休克。脾脏损伤 OIS 分级见表 10 - 2。

表 10 - 2　　　脾脏损伤 OIS 分级

分　级	伤　情	相当于 AIS（1990）
I	血肿：包膜下，<10% 表面积，不继续扩大	2
	破裂：包膜或实质破裂。深度<1 cm，不出血	
II	血肿：包膜下，占 10%～50% 表面积，不继续扩大；实质内，直径≤2 cm，不继续扩大	2
	破裂：包膜破裂伴活动出血；实质破裂深 1～3 cm，但不累及小梁血管	2
III	血肿：包膜下，占 50% 以上表面积或继续扩大；包膜下血肿破裂伴活动出血；实质内血肿直径>2 cm 或继续扩大	3

续表

分　级	伤　　　　情	相当于 AIS（1990）
	破裂：实质破裂深度>3 cm 或累及小梁血管	3
Ⅳ	血肿：实质内血肿破裂合并活动出血	4
	破裂：累及脾门或脾段血管导致 25% 以上脾组织无血供	4
Ⅴ	破裂：完全断裂	5
	血管伤：脾门血管伤，脾脏无血供	5

20 世纪 80 年代以来，注意到脾切除术后的病人，主要是婴幼儿，对感染的抵抗力减弱，可发生以肺炎球菌为主要病原的暴发性感染（OPSI）而致死。研究发现脾脏有一系列与免疫相关的功能：①过滤清除血液中的颗粒抗原，如细菌；②是淋巴细胞居留和增殖的主要场所；③产生调理素、吞噬细胞激活因子（tuftsin）等，增强吞噬功能；④产生 IgM 和 IgG。因此，已经改变了脾破裂一律手术切除的传统观念，在彻底止血的前提下尽量保留脾脏的方针得到确立，这对 4 岁以下的婴幼儿尤为重要。目前公认的处理原则是：①无休克或只有一过性休克，影像学检查（B 超、CT）提示裂伤比较局限、表浅，出血不多（Ⅰ级或部分Ⅱ级），且无腹腔其他脏器损伤者，可在严密观察下保守治疗；②观察中如发现继续出血（48 h 内需输血 1200 mL 以上）或有其他脏器伤，应立即剖腹手术；③不符合保守治疗条件者（Ⅲ级以上），应尽早剖腹探查；④彻底查明伤情后尽可能保留脾脏（Ⅱ～Ⅳ级），方法有单纯缝合、部分脾切除等；不能保留脾脏者（Ⅳ级），行全脾切除术；⑤婴幼儿若行全脾切除，为防止日后发生 OPSI，可将 1/3 脾脏组织切成薄片（厚 0.3～0.5 cm），再切成条、块，埋入网膜袋中进行自体移植；成人则无此必要。

六、胃损伤手术

胃体积较大，尤其饱食后，下胸部及上腹部穿透伤时受伤机会较多，钝性伤时则较少受累。由于症状、体征明显，诊断不难。探查时应特别注意胃底部、大小网膜附着处和胃后壁，慎勿遗漏较隐蔽部位的损伤。发现前壁破裂，必须切开胃结肠韧带彻底探查后壁（图 10-25、图 10-26）。胃壁血肿或靠近胃的大、小网膜血肿，只要能除外胃破裂，可不处理。胃壁浆肌层破裂，可作浆肌层缝合修补。胃壁全层破裂，边缘清创后直接缝合修补（图 10-27），一般无需做胃切除术。术后注意鼻胃管减压通畅。

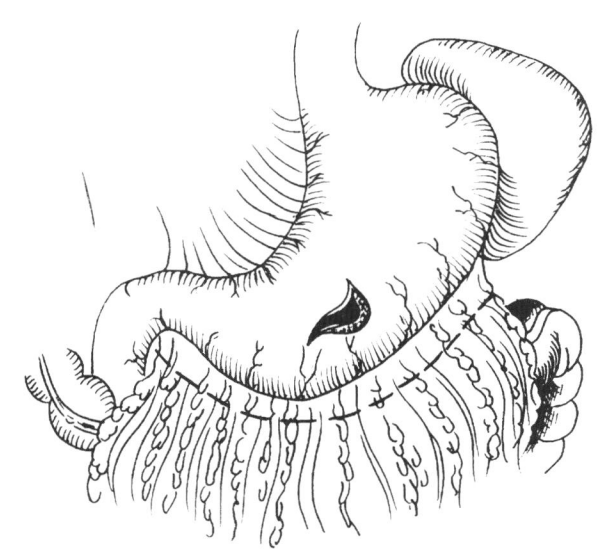

图 10-25　胃前壁破裂

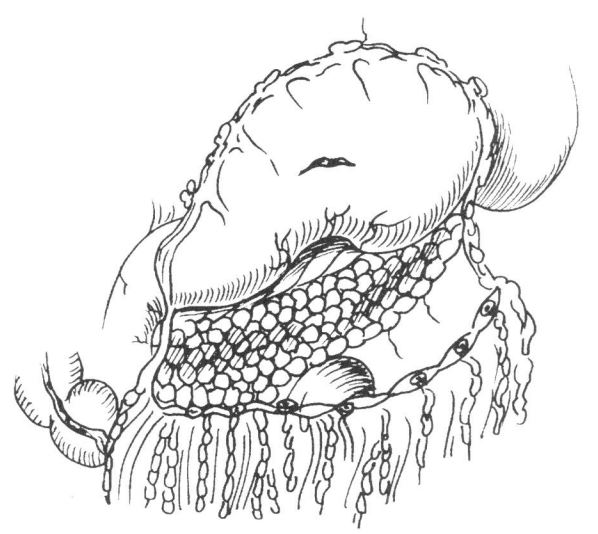

图 10 - 26　将胃翻转探查后壁

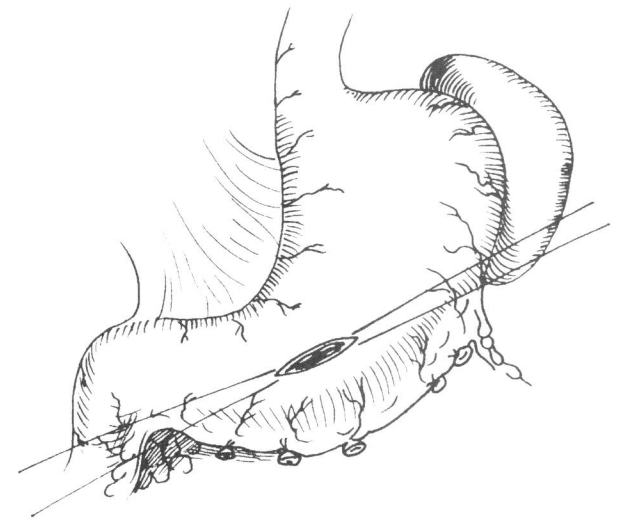

图 10 - 27　裂口清创后缝合修补

七、十二指肠损伤手术

十二指肠损伤虽然少见，却属严重外伤，诊断、处理上困难不少，死亡率和并发症发生率都相当高，且与诊断、治疗的及时性密切相关。据统计伤后 24 h 以内手术者，死亡率为 5%～11%；超过 24 h 者，死亡率为 40%～50%。剖腹时发现十二指肠附近有腹膜后血肿，必须打开探查，一旦看到有胆汁污染或积气，即是十二指肠破裂的明证。有时破口很小，不易发现，可经胃管注入亚甲蓝溶液，挤压胃和十二指肠，在蓝染部位找到破口。为显露十二指肠第二、第三段，宜游离结肠肝曲，将其向内下翻转（图 10 - 28）。切断屈氏韧带和部分横结肠系膜根部一般即可显露十二指肠第三段左半部和第四段，但若局部有广泛血肿，显露便不够彻底，可游离、翻转结肠脾曲，一并探查胰体、尾部和右肾（图 10 - 29）。十二指肠损伤 OIS 分级见表 10 - 3。

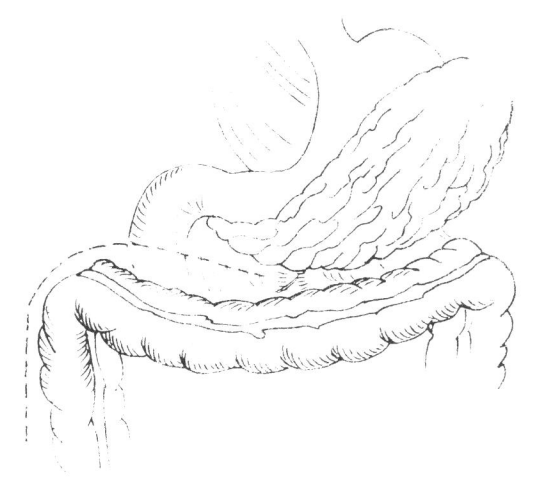

a. 沿虚线切开，准备游离结肠肝曲

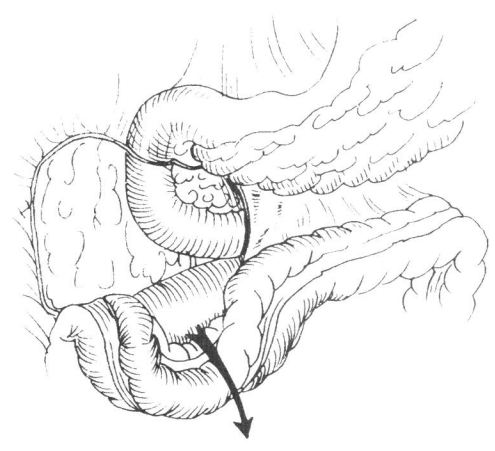

b. 将肝曲翻转显露十二指肠第二、第三段

图 10 - 28　显露十二指肠第二、第三段

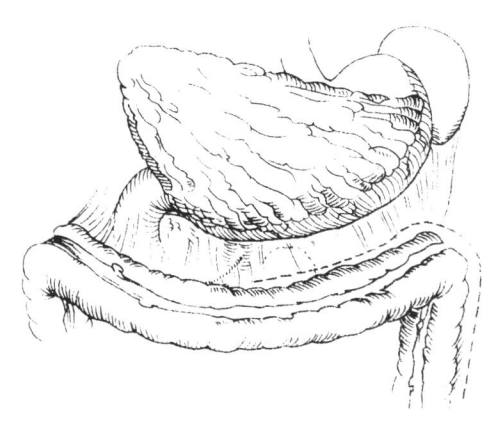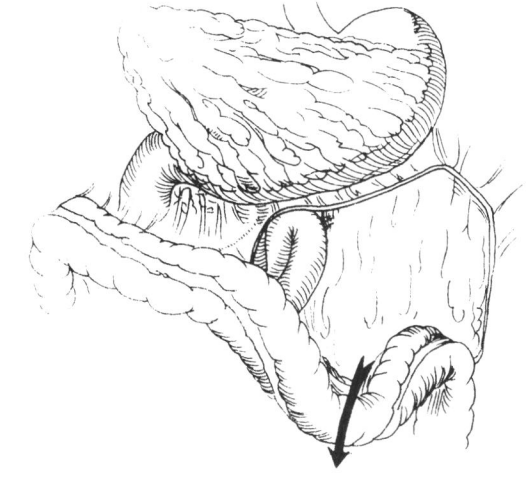

a. 沿虚线切开，准备游离结肠脾曲   **b. 将脾曲翻转显露十二指肠第四段**

图 10 - 29 　显露十二指肠第三、第四段

表 10 - 3 　　　　　　　　　　　　　　十二指肠损伤 OIS 分级

分 级[1]	伤 情	相当于 AIS（1990）
Ⅰ	血肿：只累及十二指肠的一段	2
	裂伤：裂伤未波及全层，未穿孔	3
Ⅱ	血肿：累及超过一段	2
	破裂：<50％周径	4
Ⅲ	破裂：占第二段 50％～75％周径，占一、三、四段 50％～100％周径	4
Ⅳ	破裂：占第二段>75％周径，或累及壶腹或胆总管末段	5
Ⅴ	破裂：十二指肠与胰头碎裂	5
	血管伤：十二指肠无血供	5

〔1〕 十二指肠多处损伤时高定一级。

（一）十二指肠破裂修补缝合及吻合术（repairing suture and anastomosis for ruptured duodenum）这是治疗十二指肠损伤的基本术式，适用于 70％～80％的病例。

【适应证】 Ⅰ、Ⅱ级损伤及部分Ⅲ级损伤。

【手术步骤】

1. 未累及全层的（浆）肌层裂伤，如范围不大，可直接缝合修补。范围大者，膨出的黏膜可能已失去生机，则应视同全层破裂处理，不可大意。

2. 全层裂伤创缘整齐、血运良好者，直接作双层缝合；创缘不整或有失活组织者，修整后缝合。尽量作横向缝合，以防肠管狭窄。

3. 发现前壁破裂（尤其是刺伤或子弹伤）时必须探查后壁，为此需将肠管翻转显露。若后壁同时破裂且前后两个破口相距较近，可通过清创将其合成一个进行缝合（图 10 - 30）。

4. 如修补处略有张力或不很牢固，可以上提一段空肠，以其系膜对侧壁为中心覆盖固定于修补处周围，能起到加强的作用（图 10 - 31）。

5. 较大的裂口，直接缝合张力过大或引起肠管狭窄者，过去常用的方法是将其边缘修剪整齐后与上提的空肠襻作侧侧吻合（图 10 - 32）。但这样会形成一个多余的环形肠襻，可能影响十二指肠的正常排空而造成淤滞，目前已较少应用。

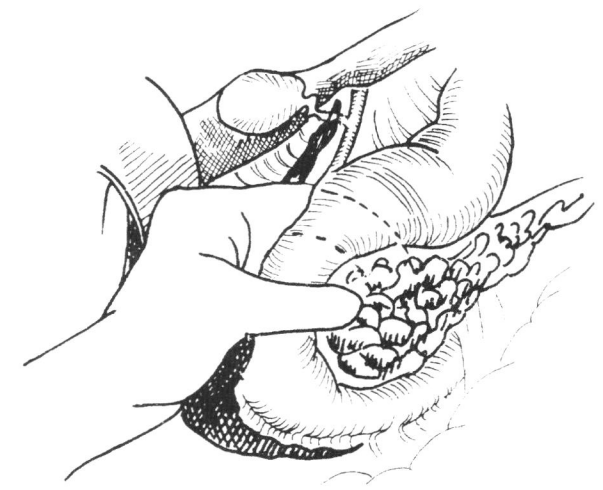

a. 翻转十二指肠检查后壁

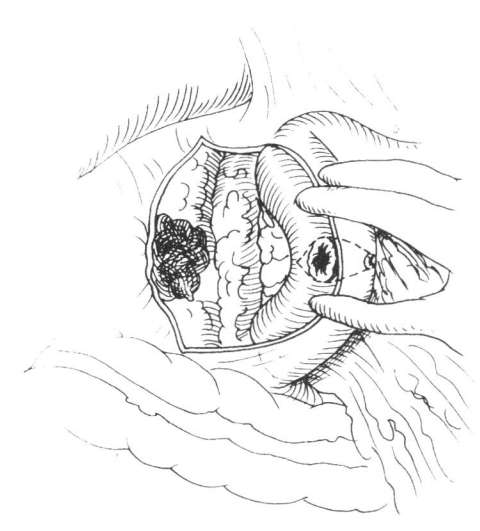

b. 十二指肠第二段贯穿伤，将两处破口修整成一个

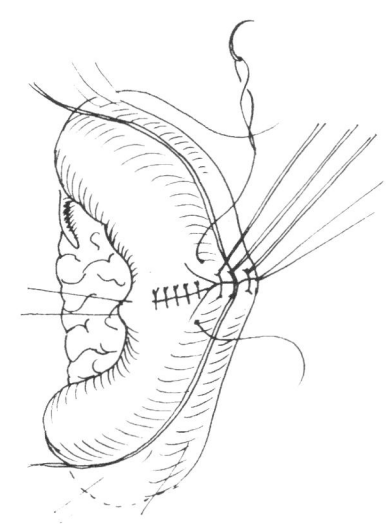

c. 分两层缝合修补

图 10 - 30 十二指肠第二段贯穿伤的修补

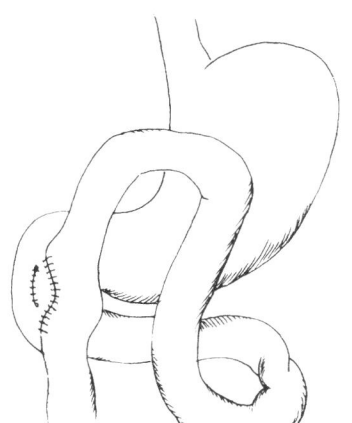

a. 以间断浆肌层缝合

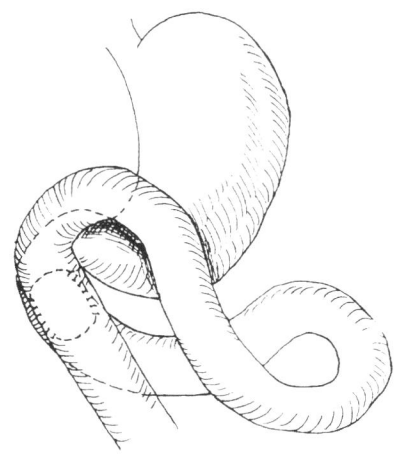

b. 将空肠襻覆盖于十二指肠修补处

图 10 - 31 利用空肠襻加固十二指肠修补处

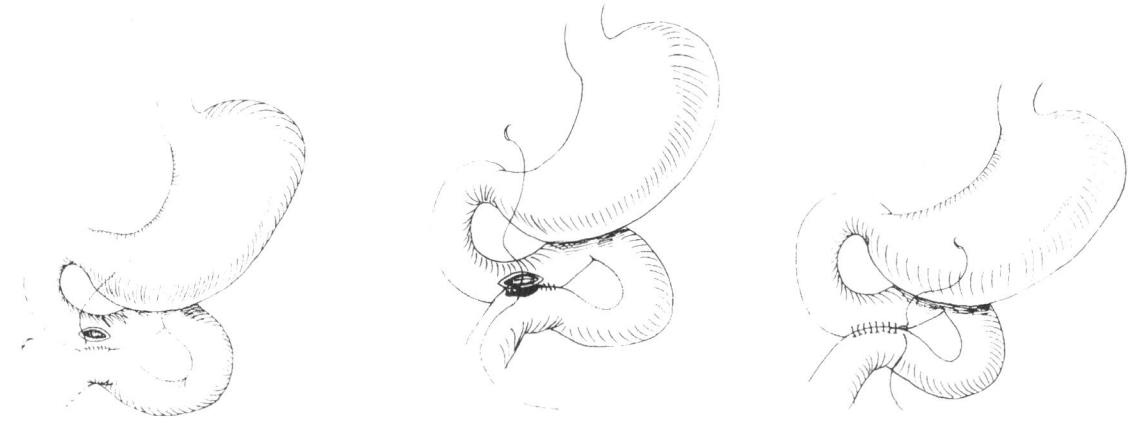

图 10‑32　十二指肠裂口与空肠行侧侧吻合

较合理的方法是利用肠片修补：游离一小段带蒂空肠管，顺系膜对侧缘剖开后修整成所需大小，镶嵌缝合于十二指肠缺损处（图 10‑33），这样可以恢复肠道的正常走行，比侧侧吻合更符合生理。有时破裂处尚能对拢缝合但略有张力，为防止破裂成瘘，可将带蒂空肠片的黏膜剪除，以其浆膜面覆盖于修补处加固缝合。

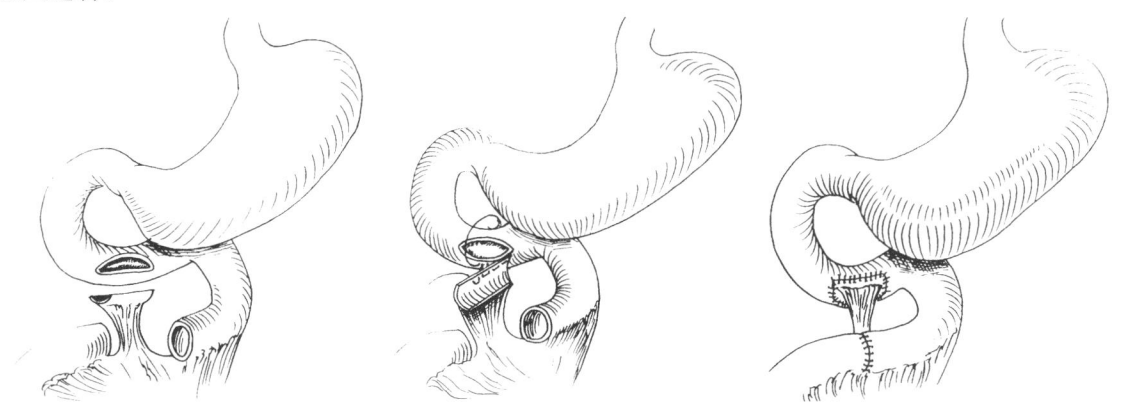

图 10‑33　利用带蒂空肠片修补十二指肠缺损

6. 十二指肠第三、第四段严重损伤不宜缝合修补时，可将该段肠管切除行端端吻合。若张力过大无法吻合，则将远端关闭，利用近端与空肠行 Roux-en-Y 式吻合；或关闭两个断端，作近段十二指肠空肠端侧或侧侧 Roux-en-Y 吻合。

7. 充分胃肠减压：十二指肠大部分位于腹膜外，血循环相对较差（边缘动脉血供），愈合能力较弱，加上手术后肠液滞留，内压较高，缝合或吻合后容易破裂成瘘。通过术中置管保证术后有较好的肠管减压，对防止溢漏十分重要。常用方法有 3 种：①将胃管前端带有两个侧孔的一段放入十二指肠直接减压；②十二指肠造瘘，置管于缝（吻）合口附近直接减压（图 10‑34）；③"三管法"即分别作胃造瘘、空肠减压性造瘘（逆行送入十二指肠）和空肠营养性造瘘（术后较长时间禁食时实施肠内营养用）（图 10‑35）。

8. 充分腹腔引流：应于缝（吻）合口附近放置乳胶管或双套管引流，必要时作术后负压吸引。

【术后处理】

1. 严密观察病情，及时纠正水、电解质和酸碱失衡。

2. 保持各种引流管道通畅。

3. 继续使用广谱抗生素控制感染。

4. 需较长时间禁食，要重视营养支持。

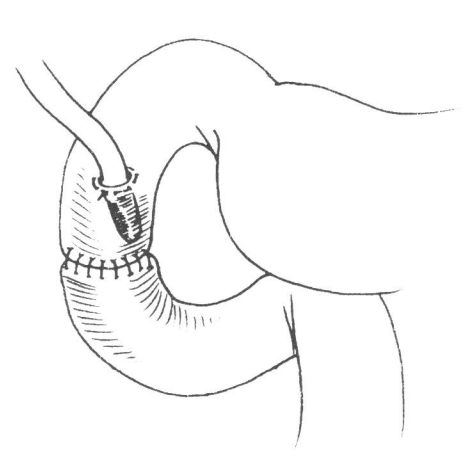

图 10 - 34　十二指肠造瘘减压

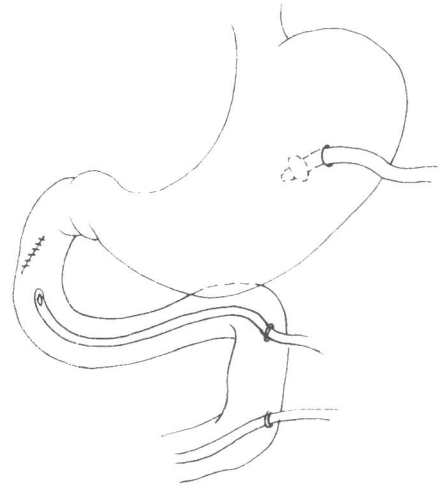

图 10 - 35　"三管法"：胃造瘘、空肠减压
性造瘘和空肠营养性造瘘

（二）十二指肠第二段严重损伤的重建手术（reconstructive operations for severe injuries of the 2nd portion of the duodenum）

十二指肠第二部与胰头紧密相连，严重创伤时常累及胰头及壶腹、末段胆管和胰管等重要结构，是十二指肠和胰腺创伤中最难处理的一种类型。腹部创伤外科近年的发展趋势之一，就是凭借复苏和麻醉技术的进步，对此类创伤进行比较细致的修复重建手术，尽量避免可能影响日后生活质量的胰头十二指肠切除术。

【适应证】　Ⅲ、Ⅳ级损伤，伤员一般情况稳定，能够耐受较长时间手术者。

【禁忌证】

1. 高龄病人或全身情况不稳定，需要尽快结束手术者。

2. 腹腔严重污染（如合并结肠破裂），或手术距外伤超过 24 h，已形成腹腔感染者。

3. 野战条件下。

【手术步骤】

1. 十二指肠在壶腹附近破裂或断裂，壶腹紧贴断裂上缘，若直接缝合或吻合势必伤及乳头，宜先施行常规的乳头成形术，将胰胆管开口尽量上移，腾出边缘，再缝合或吻合十二指肠（图 10 - 36）。

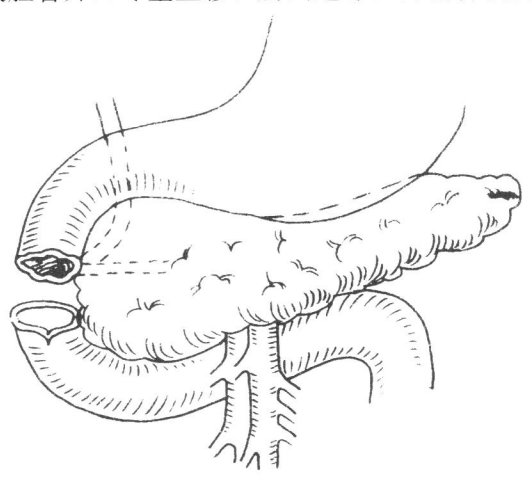

a. 壶腹紧贴断裂上缘

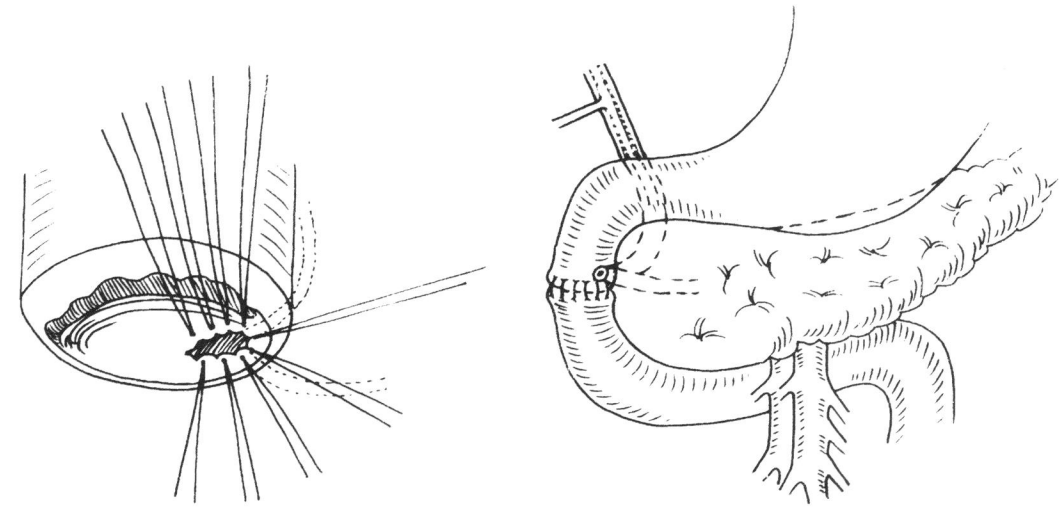

b. 行乳头成形术　　　　　　　　　　**c. 十二指肠端端吻合**

图 10‑36　贴近壶腹的十二指肠破裂式断裂修复手术

2. 乳头撕脱：钝性伤时，强大的暴力有时将肝脏挤向上方，从而把胆总管连同乳头从固定于后腹壁的十二指肠上撕脱下来。此时若胆管、胰管未断裂，可以修补十二指肠裂口，而将乳头植入上提的空肠，行 Roux‑en‑Y 吻合术（图 10‑37）。

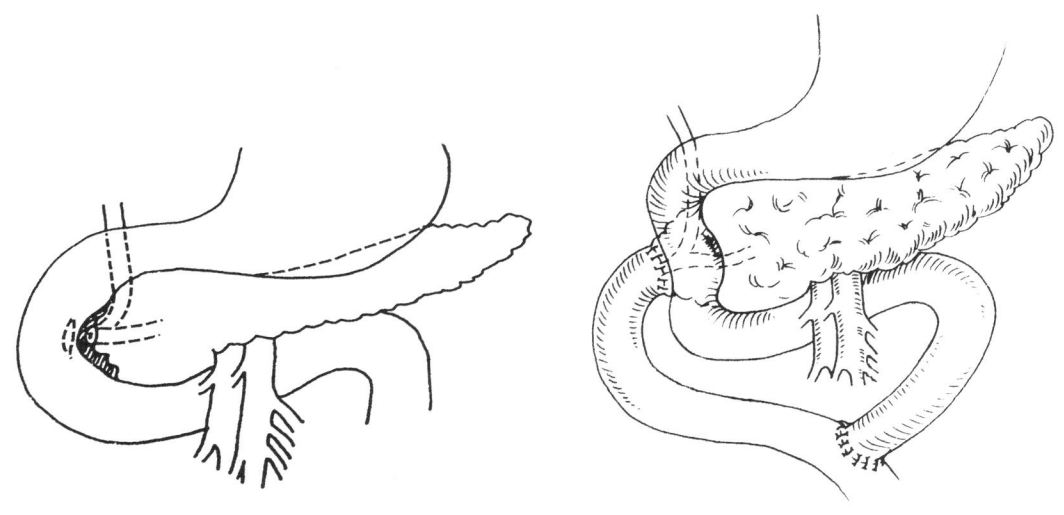

a. 十二指肠乳头撕脱　　　　**b. 十二指肠缝合，乳头空肠 Roux‑en‑Y 吻合术**

图 10‑37　十二指肠乳头撕脱的修复手术

3. 十二指肠和胰头破裂伴胆总管下段断裂，但胰管未受累时，可缝合修补十二指肠及胰头，而将胆总管植入空肠行 Roux‑en‑Y 吻合术（图 10‑38）。

4. 十二指肠第二段多处破裂无法缝合但乳头区尚完好者，可切除该段十二指肠但保留乳头，上提一段空肠与十二指肠第一段（或胃）作 Roux‑en‑Y 式端端吻合，并将乳头植入该段空肠（图 10‑39）。

5. 十二指肠第二段毁损，胰头脱离十二指肠但本身尚完整者，切开胆总管探查，找到其下端开口，确认胰管无损伤后，将壶腹断端环绕支撑管间断缝合于周围胰头组织上，形成新的"乳头"。切除严重毁损的十二指肠，上提一段空肠与十二指肠第一段（或胃）作端端 Roux‑en‑Y 式吻合，并在该段空肠壁作戳孔，将新"乳头"连同支撑管插入肠腔，周围缝合固定（图 10‑40）。

6. 十二指肠第二段和胰头从前方破裂，累及壶腹及末段胆管、胰管，局部无法修复，但后侧壁尚未穿破者，可利用一段空肠的断端或侧面开口，与破裂口周围组织缝合，做成"盖板式"（图 10‑41）

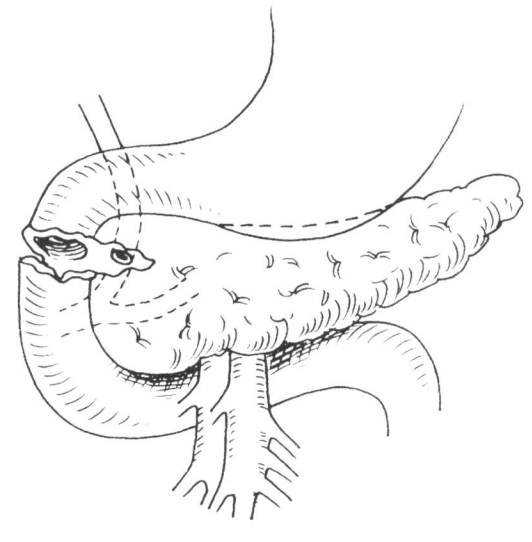

a. 十二指肠胰头破裂伴胆总管断裂

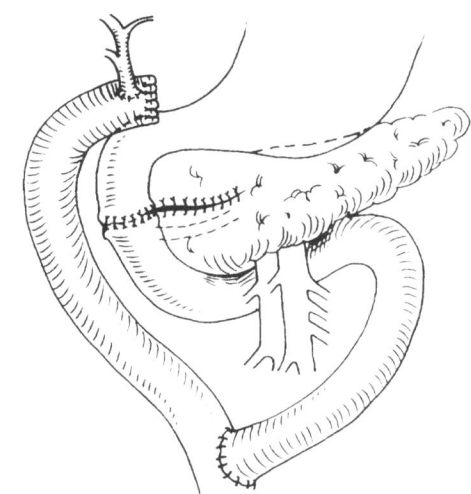

b. 修补十二指肠及胰头另行胆总管空肠 Roux-en-Y 吻合术

图 10 - 38　十二指肠胰头破裂伴胆总管断裂的修复手术

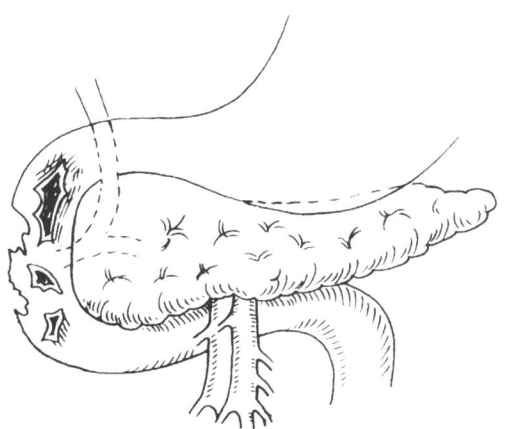

a. 十二指肠多处破裂但未累及乳头

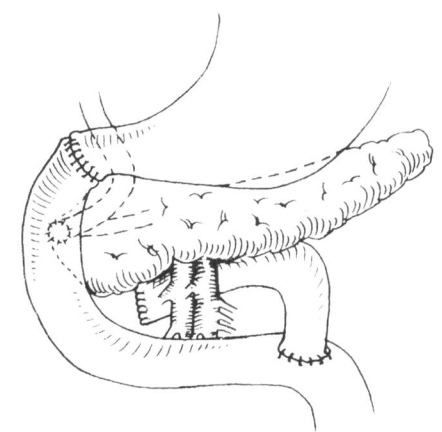

b. 破裂肠段切除后行十二指肠（或胃）空肠 Roux-en-Y
吻合及乳头植入术

图 10 - 39　十二指肠多处破裂但未累及乳头者的修复手术

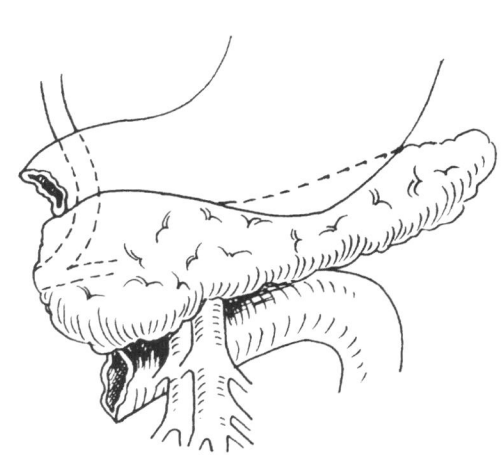

a. 十二指肠第二段毁损

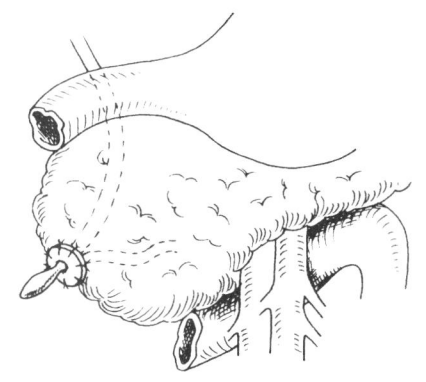

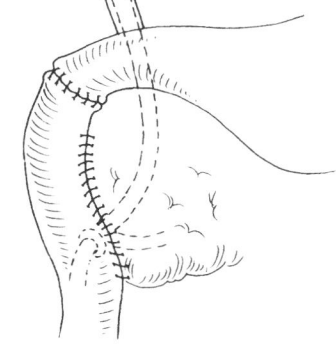

b. 环绕支撑管再造乳头　　　　　**c.** 十二指肠（或胃）空肠 Roux-en-Y 吻合，并将新乳头植入空肠

图 10‑40　十二指肠第二段毁损但胰头尚完整时的修复手术

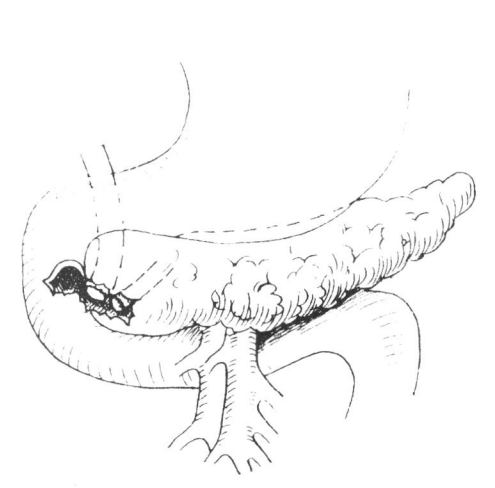

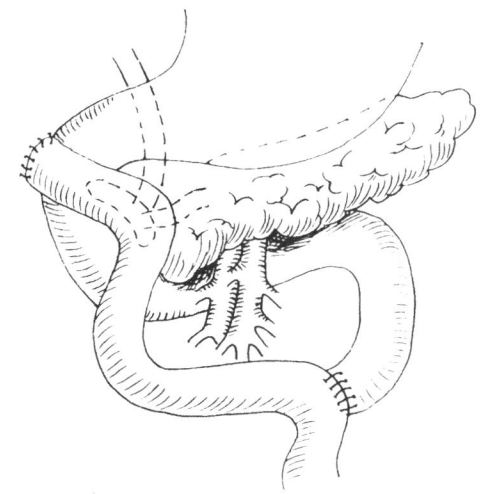

a. 十二指肠和胰头从前方破裂累及壶腹　　　**b.** 空肠侧面与破裂口"盖板式"吻合

图 10‑41　十二指肠胰头破裂时的"盖板式"吻合术

Roux-en-Y 吻合。

　　7. 十二指肠第二段严重损伤重建手术后，发生缝（吻）合口破裂的机会更大，对肠管减压要求更高。为减少发生肠瘘机会，保证愈合，必要时附加肠道改道手术。用得最多的是十二指肠憩室化手术（diverticulization），其内容包括胃部分切除、迷走神经切断、胃空肠吻合、十二指肠残端及胆总管造瘘（图 10‑42）。

　　十二指肠憩室化手术效果肯定，但代价也是高昂的，不仅操作繁琐，创伤性大，而且永久性完全改道不符合生理，影响日后生活质量。近年来不少作者主张用幽门阻断术即幽门旷置术（pyloric exclusion）代替憩室化手术，认为效果相当，但简便易行，创伤小得多。方法是在胃窦部作一切口，显露幽门并用组织钳夹持、提起，作连续缝合（或荷包缝合）将其封闭，然后利用胃窦切口行胃空肠吻

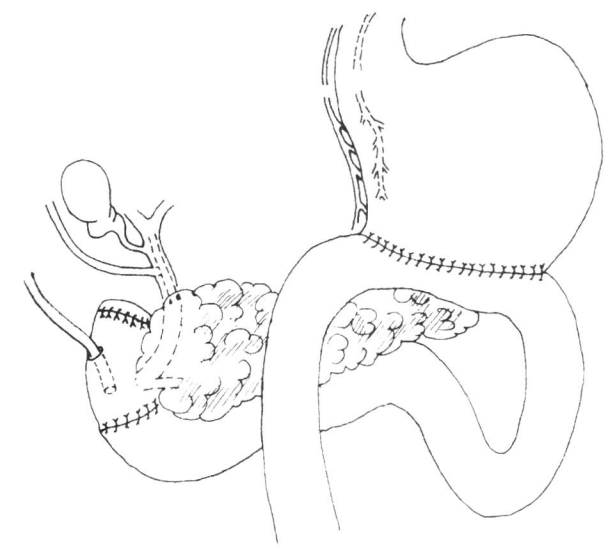

图 10‑42　十二指肠憩室化手术

合术（图 10-43）。

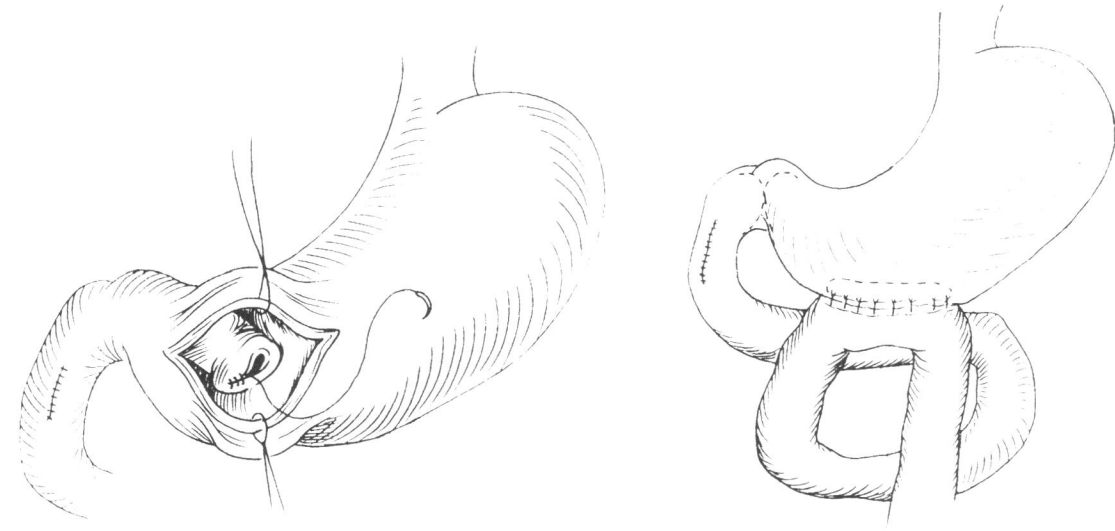

a. 通过胃窦部切口缝闭幽门　　　　　　　　b. 作胃空肠吻合

图 10-43　幽门旷置术

也有人将幽门游离 1 周，用胃肠缝合器作钉书机式封闭（图 10-44）。临床观察和研究发现，无论用何种方法和何种材料（可吸收缝线、不吸收缝线或金属钉夹）封闭，幽门都会在 3 周左右重新开放，恢复食糜正常走行。因此有些作者主张无需作胃空肠吻合，以简化步骤及避免存在两个排出道造成胃肠运行障碍。但这方面经验尚少，仍需进一步观察研究。

8. 常规放置腹腔双套管负压引流。

【术后处理】原则上与修补缝合及吻合术相同，但更要重视保证肠腔及腹腔引流的通畅，注意观察有无肠瘘发生，长时间禁食要求加强营养支持，积极抗感染治疗等。

（三）胰头十二指肠切除术（pancreatoduodenectomy，Whipple's operation）

因手术创伤大，死亡率高（约 40%），只适用于十二指肠第二段及胰头碎裂或十二指肠失去血供者（V 级损伤）。手术步骤与注意事项同一般 Whipple 手术，但需根据伤情作一些附加处理。

（四）十二指肠壁内血肿引流术（drainage of the intramural duodenal hematoma）

十二指肠壁内血肿是十二指肠损伤的一种特殊类型，由上腹部挫伤引起，多发生于儿童。肠壁受碾挫形成血肿，但浆膜、黏膜保持完整，不发生失血或腹膜炎症状。大的血肿造成肠腔梗阻（图 10-45），患儿逐渐不能进食。

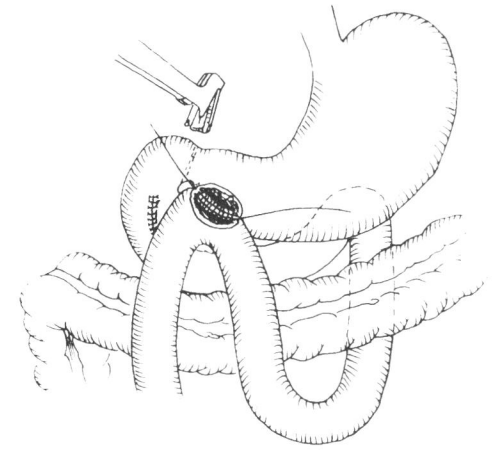

图 10-44　用缝合器将幽门钉合（不作切断）

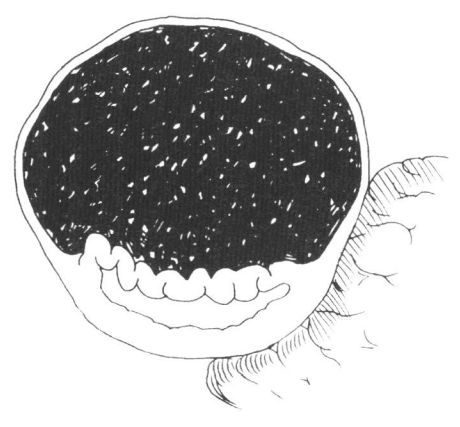

图 10-45　十二指肠壁内血肿造成肠管狭窄

【适应证】单纯十二指肠壁内血肿宜行保守治疗，梗阻一般在1～2周内缓解且不留后遗症。但若保守1周全无缓解迹象或14～18 d尚未完全缓解，宜剖腹探查，排除其他类型脏器损伤并引流清除血肿。

【手术步骤】

1. 细致探查除外穿透伤及其他脏器伤。

2. 典型的表现是十二指肠一段（多是第二段或二、三段交界处）明显肿胀，呈紫色，并有一定张力（图10-46），其近端肠腔内可有积气积液。血肿不向周围腹膜后扩散，腹膜后无积气。

3. 切开血肿表面，以轻柔的手法清除血肿，但切勿伤及黏膜，因此不要求清除得彻底，大部清除达到减压效果即可。

4. 此时一般无活动出血，如有个别出血点，可予以结扎或缝扎。

5. 仔细观察血肿内有无胆汁污染或气泡，以免遗漏小的黏膜穿孔。

6. 血肿旁留置乳胶管引流，注意避免胶管压迫十二指肠。

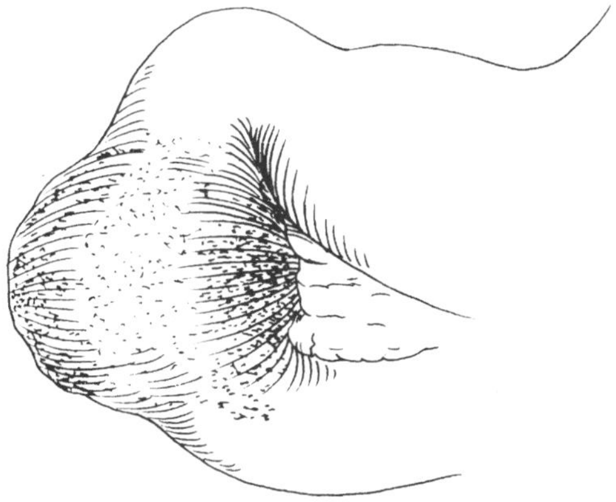

图10-46　十二指肠第二段壁间血肿表面观

【术后处理】

1. 继续胃肠减压至肠蠕动恢复，然后进流质3～4 d。

2. 注意引流液性状以排除肠瘘。

3. 如无特殊情况，引流管可在3～4 d拔除。

【术后并发症】

1. 肠瘘：是最常见的并发症，有时与胰瘘并存而更加复杂。尽管腔内置管减压、十二指肠憩室化或幽门旷置能明显减少瘘的机会，但不能完全防止。瘘一般发生在术后1周内，腹腔引流液中可见胆汁污染。漏出液经历一个由少到多，再由多到少的自然过程，多时可达1000～2000 mL。大流量瘘不但因富含消化酶而腐蚀周围组织，而且造成水和电解质的大量丢失，需注意予以补充。术后肠瘘的早期不能通过手术干预或瘘道填堵去解决，只能禁食，加强引流，通过双套管负压吸引，并经另一细管持续滴注生理盐水进行冲洗、稀释，保持引流通畅。另一个有效的方法是静脉滴注生长抑素以抑制消化液分泌，能将其减少50%～80%，有利于瘘口缩小以至愈合。十二指肠瘘属管状瘘，如治疗得当，愈合机会较大。较小的肠瘘可在1～1.5个月内闭合，不能自行闭合的瘘，可后期行手术治疗。长时间禁食时，营养支持极为重要。

2. 腹腔内感染：可单独存在或与肠瘘并存，应加强抗菌药物治疗，加强肠瘘引流，必要时手术引流。

3. 继发性出血：大多来自肠瘘处被腐蚀的肠壁，有时累及较大的血管分支，可引起致死性出血。预防的方法是加强引流和控制感染。若保守治疗不能控制，有时不得不手术止血，但甚为困难，甚至造成新的肠瘘或其他损伤。

4. 应激性溃疡：早期静脉滴注质子泵抑制药如奥美拉唑（Omeprazole）有防治作用。

八、胰腺损伤手术

胰腺位于腹膜后深处，受伤机会较少，但容易引起并发症，属重要脏器伤。术前诊断很难，探查术中漏诊也不少见，值得重视。胰腺损伤OIS分级见表10-4。

表10-4　　　　　　　　　　　　　　　　　　　胰腺损伤OIS分级

分　级[1]	伤　情	相当于AIS（1990）
I	血肿：小范围挫伤，不伴胰管损伤	2
	破裂：表浅裂伤，不伴胰管损伤	2

续表

分 级[1]	伤 情	相当于 AIS（1990）
Ⅱ	血肿：大范围挫伤，不伴胰管损伤及组织缺损	2
	破裂：大裂伤，不伴胰管损伤及组织缺损	3
Ⅲ	破裂：远段[2]断裂，或实质损伤伴胰管损伤	3
Ⅳ	破裂：近段[2]断裂，或实质损伤累及壶腹	4
Ⅴ	破裂：胰头广泛碎裂	5

〔1〕胰腺多处伤时高定一级；〔2〕远、近段以肠系膜上静脉为分界。

剖腹发现网膜囊内积血或横结肠系膜处及以上区域腹膜后血肿，应高度怀疑胰腺损伤，必须对其彻底探查，包括打开胃结肠韧带检查胰腺的腹侧面（图 10-47），切开十二指肠外侧腹膜，翻转十二指肠和胰头检查其背面。胰尾位置较深，必要时游离脾脏，将其与胰尾一起向内侧翻转检查（图 10-48）。除了探明损伤的部位、范围和程度外，要注意查明胰管有无破损或断裂。为明确胰管是否损伤，可将亚甲蓝溶液注入远段胰腺实质内，若从断面溢出即是胰管损伤处。或切开十二指肠经乳头插管注入亚甲蓝进行检查，但只要细致检查，一般无此必要。手术的目的是止血、清创、引流胰液及处理合并伤。

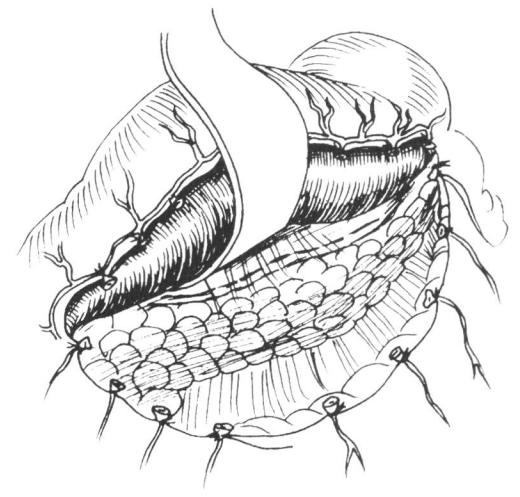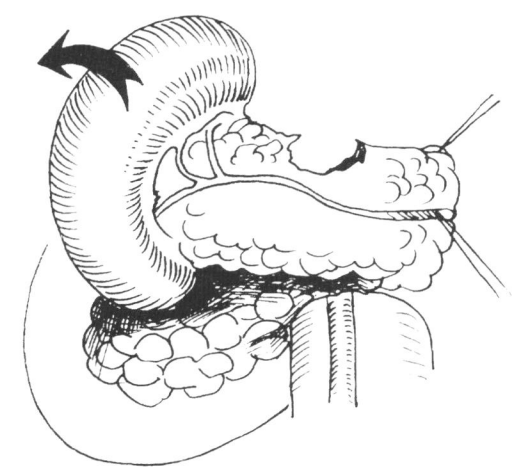

图 10-47 切开胃结肠韧带探查胰腺　　　　图 10-48 将脾脏及胰尾翻起检查

（一）胰腺损伤修补缝合术（repairing suture for injuries of the pancreas）

【适应证】Ⅰ级损伤及程度较轻的Ⅱ级损伤。

【手术步骤】

1. 小范围挫伤，仅作局部引流即可（图 10-49）。

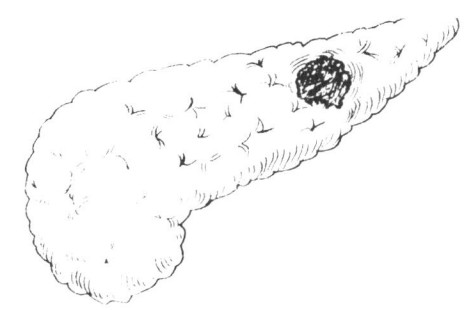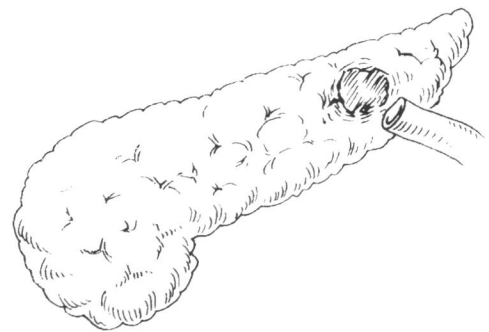

a. 胰腺挫伤　　　　　　　　b. 放置引流管

图 10-49 胰腺挫伤局部引流

2. 胰腺裂伤不伴胰管损伤及组织缺损者，可清创后对拢缝合或褥式缝合，留置乳胶管引流（图 10 -50）。

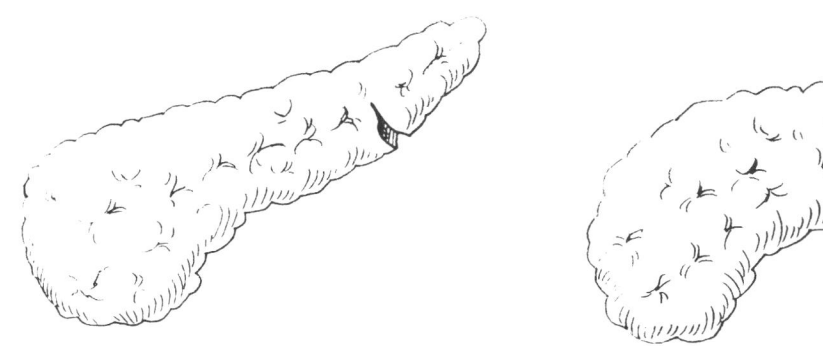

a. 胰腺裂伤   b. 裂伤缝合，置管引流

图 10 - 50　胰腺轻度裂伤处理

【术后处理】

1. 引流管应留置 5～7 d，注意观察有无胰瘘形成。小的创伤有时也会造成典型的胰瘘。要注意引流液的性状和量，有怀疑时可测定引流液的淀粉酶含量，明显高于血淀粉酶即能确定是胰瘘，应积极处理（见下文）。

2. 应用广谱抗生素防治感染。

3. 拔管以后发现局部积液，量较多且伴发热等感染症状时可在 B 超或 CT 引导下穿刺抽液或放入细导管，留置供引流、冲洗。

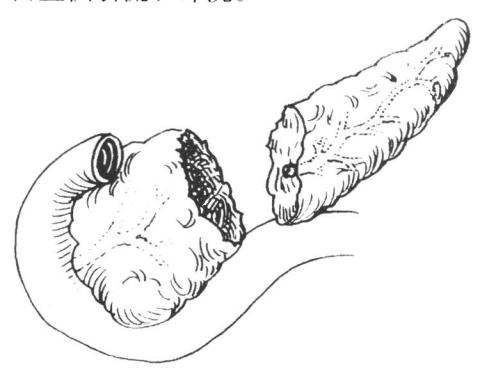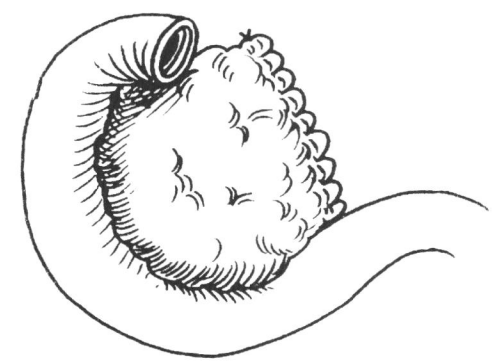

a. 胰体部断裂   b. 远段切除，近侧断端缝闭

图 10 - 51　胰体尾部严重损伤处理

（二）胰腺部分切除及胰肠吻合术（partial pancreatectomy and pancreatojejunostomy）

【适应证】部分Ⅱ级损伤，以及Ⅲ、Ⅳ级损伤。

【手术步骤】

1. 胰体尾部严重破裂或断裂，近段胰腺完好者，行远段胰腺及脾切除术，近侧断面缝闭（图 10 - 51）。胰腺有足够的功能储备，半胰切除不会引起内、外分泌功能不足。

2. 上述伤情若同时伴有胰头挫伤或挫裂伤，由于组织炎症水肿，有可能对主胰管及其开口处造成压迫致胰管内压力增高，此时不宜简单地缝闭胰腺断面，而应行胰腺空肠 Roux-en-Y 吻合术以防止胰瘘（图 10 - 52）。

3. 若胰腺近段（肠系膜上静脉右侧）严重破裂或断裂，远段体积较大，则最好将其保留。因为胰岛分布是体尾部多，头部少，体尾部大部切除有可能引发糖尿病。可将断裂近端封闭，远端与空肠吻合（图 10 - 53）。若胰头完好，无需作两个断端的空肠吻合；若胰头一壶腹也有损伤，为保证近端胰液流出通畅而不发生溢漏，两个断端同时与空肠吻合是可取的（图 10-54）。

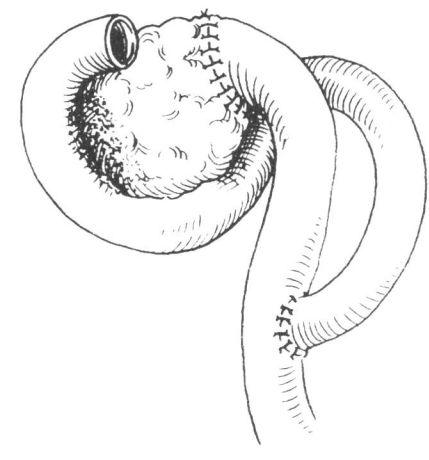

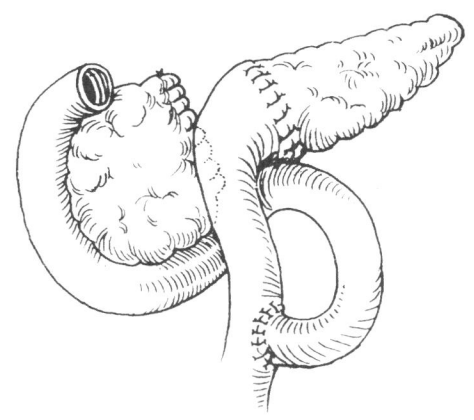

图 10-52　胰腺空肠 Roux-en-Y 吻合术　　　　图 10-53　胰腺断裂近端缝合远端与空肠吻合

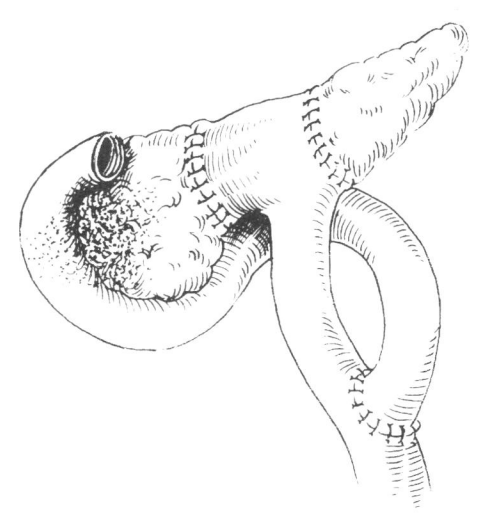

图 10-54　胰腺断裂，两个断端同时与空肠吻合

　　4. 胰腺破裂伴主胰管损伤者，若发生在远段，宜作胰体尾部切除；若发生在近段（头、颈部）则应慎重考虑，尽量不作胰大部切除。有人主张行主胰管吻合术，为此要在胰管内置入细导管作为支架，一端通过乳头进入十二指肠，再穿出肠壁和腹壁作体外引流。除了操作繁琐以外，胰管一般纤细壁薄，创伤时又常有部分缺失，胰管吻合术很难满意完成。比较实际可行的是清创、止血后行"盖板式"空肠吻合术（图 10-55）。但要注意，盖板式吻合只适用于胰腺并未断裂者，即破裂处背面的胰腺组织是完好的，因为"盖板"只能盖住前面。若后方组织也已受累，应将胰腺切断，清创后行断端空肠吻合术。

　　5. 同时累及胰头与十二指肠第二段的损伤最为严重，如有可能尽量予以修复重建，并辅以暂时性幽门旷置术或十二指肠憩室化手术。

　　6. 以上各种手术均要在缝（吻）合口旁置双套管引流。

【术后处理】

　　1. 保持各种引流管道通畅，注意观察腹腔引流液的性状和量，怀疑胰瘘时，应测定引流液淀粉酶含量。静脉滴注生长抑素能大大减少胰液和胰酶分泌，对胰瘘有较好的防治作用。由于发生胰瘘的机会较多，引流管应保留 7～10 d。若行胰管吻合术，支架导管应保留 2 周左右或更长时间。

　　2. 为减少胰瘘发生，应禁食 5～7 d，同时注意肠外营养支持。

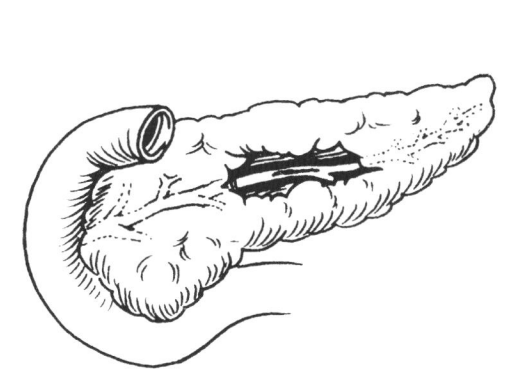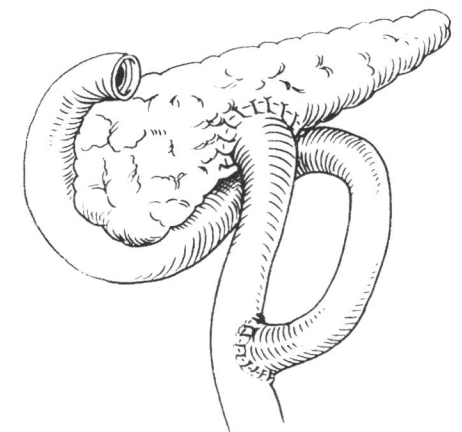

a. 胰腺破裂累及主胰管　　　　　　**b. 空肠胰腺"盖板式"Roux-en-Y 吻合术**

图 10‐55　胰腺破裂累及主胰管的处理

3. 应用广谱抗生素预防感染。

【术后并发症】

1. 胰瘘：最为常见，多在 3～4 d 内出现，但也有 1 周以后才被发现者。主要治疗是加强引流，禁食，辅以抑制消化道外分泌的药物如生长抑素。一般胰瘘多在 4 周内自愈，少数流量大的瘘可能需引流数月之久，但除非是主胰管瘘且伴有流出道不畅（末端胰管受压或狭窄），很少需要再次手术。不能自行痊愈的胰瘘，可行瘘管空肠植入术或胰腺空肠吻合术。

2. 假性胰腺囊肿：多在 2～4 周形成。囊肿一旦形成，很难通过外引流治愈，宜在形成坚实的纤维囊壁后（一般需 2～3 个月甚至更长时间）行内引流术（囊肿空肠 Roux-en-Y 吻合）。

3. 胰腺和胰周脓肿：都伴有明显脓毒症状。B 超和 CT 检查对明确其部位、范围很有帮助。发现较早、范围较小的脓肿可在 CT 或 B 超引导下穿刺置管进行冲洗引流，有的可以治愈。脓毒症状重的大脓肿应手术引流。

4. 出血：一般都是胰瘘周围感染引起的继发性出血，有时量很大，对生命构成威胁。假性胰腺囊肿也能引起继发出血，但多能自行停止，表现为周期性腹痛及失血。只有少数胰腺继发性出血能通过保守治疗（加强引流，抗感染等）治愈，多数需手术止血。

5. 应激性溃疡：创伤越重，发生率越高。可静脉滴注奥美拉唑进行防治。

（三）胰头十二指肠切除术及全胰切除术（pancreatoduodenectomy and total pancreatectomy）

【适应证】胰腺 Ⅴ 级损伤及部分 Ⅳ 级损伤已无法修复者。这种情况不超过 3%～5%，手术死亡率约 40%。

【手术步骤】同常规手术。

【术后处理】

1. 严密观察病情，特别注意早期发现和处理胰瘘和感染。

2. 全胰切除后要给予胰岛素替代治疗。

【术后并发症】同胰腺部分切除术。

九、小肠损伤手术

小肠在腹腔中分布广，容积大，相对表浅，受伤机会较多，诊断多无困难，处理也比较容易。小肠损伤 OIS 分级见表 10‐5。

表 10 - 5 小肠损伤 OIS 分级

分 级[1]	伤 情	相当于 AIS（1990）
I	血肿：肠管挫伤或血肿，血供无障碍	2
	破裂：非全层破裂，无穿孔	2
II	破裂：全层破裂小于 50％周径	3
III	破裂：裂口≥50％周径但未断裂	3
IV	破裂：小肠断裂	4
V	破裂：小肠断裂伴节段性组织缺损	4
	血管伤：节断性无血供	4

〔1〕 小肠多处伤时高定一级。

基本手术方法是修补缝合和肠切除、肠吻合术。

（一）肠破裂修补缝合术（repairing suture of the ruptured intestine）

【适应证】小肠 I～III 级损伤。

【手术步骤】

1. 肠壁小血肿，无血供障碍者，可不处理。

2. 浆膜或浆肌层破裂，可作修补缝合。

3. 小肠单处全层破裂，作横向全层及浆肌层缝合（图 10 - 56）。

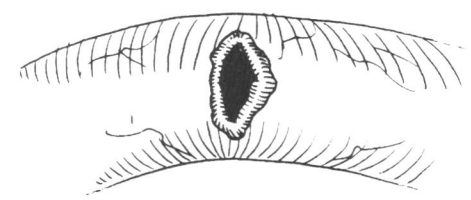

a. 全层破裂

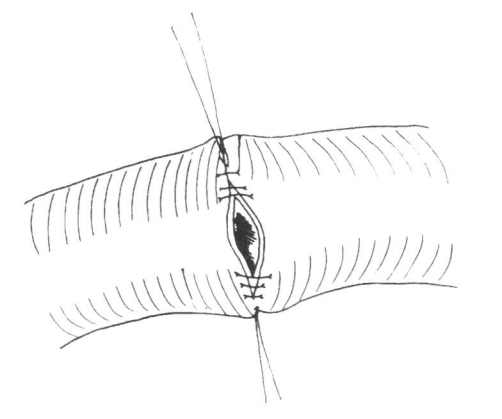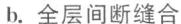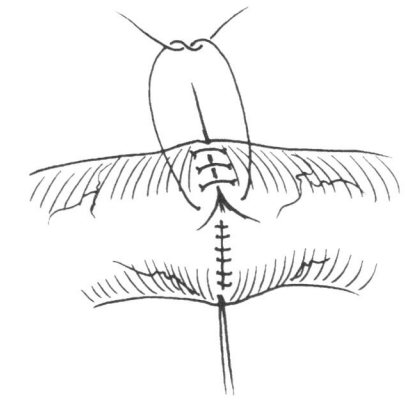

b. 全层间断缝合　　　　　　c. 浆肌层缝合

图 10 - 56　小肠破裂修补术

4. 多处小破裂，分别作修补缝合（图 10 - 57）。

【术后处理】

1. 持续胃肠减压。

2. 继续抗生素治疗。

（二）小肠破裂切除、吻合术（segmental resection and anastomosis of the ruptured intestine）

【适应证】小肠 IV、V 级损伤，具体是：

1. 肠壁缺损过大或长的纵形裂伤，直接缝合预计会造成肠腔狭窄。
2. 多处破裂集中在一小段肠管上。
3. 肠管严重碾挫，血运障碍。
4. 肠壁内或系膜缘有大血肿。
5. 系膜严重挫伤或断裂，或系膜与肠管间撕脱致血运障碍。

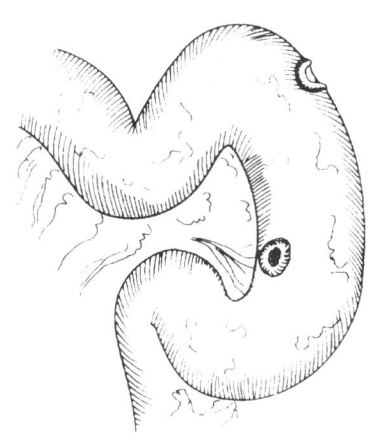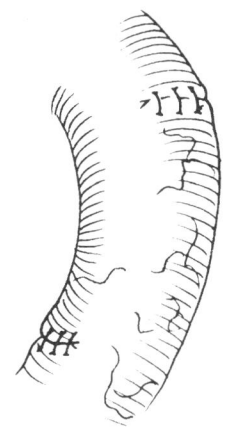

a. 多处小破裂　　　　　　　　b. 分别作修补缝合

图 10-57　小肠多处破裂修补术

【手术步骤】

1. 多处破裂集中在一小段肠管，宜将其切除吻合（图 10-58）。

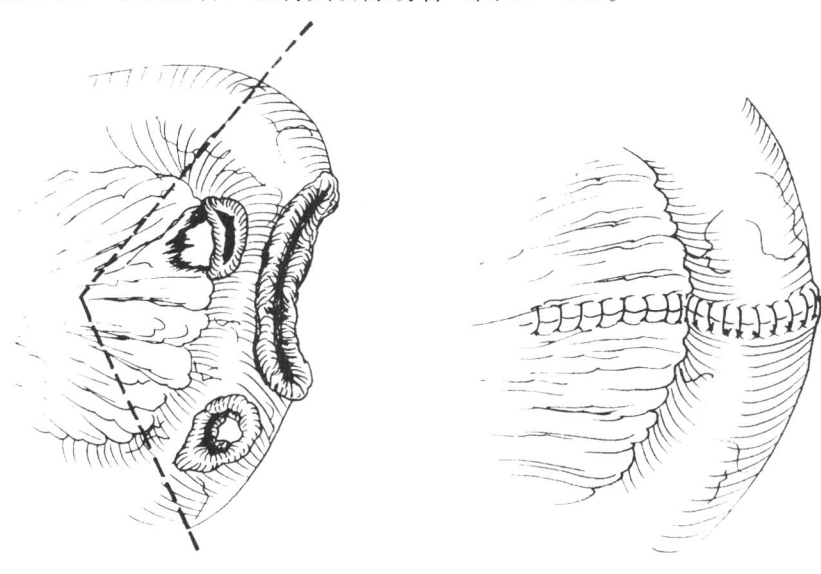

a. 多处破裂集中在一小段肠管　　　　b. 切除、吻合术

图 10-58　小肠多处破裂切除吻合术

2. 系膜血管损伤形成血肿或撕脱，小肠血供障碍，应将受累肠管及系膜切除、吻合（图 10-59）。要注意血供障碍的范围，既保证保留的肠段有足够的血供，又不切除过多的小肠。

3. 系膜较大动脉分支损伤造成大面积小肠血供障碍，不要轻易作大段肠切除，应争取修补或吻合损伤的动脉，恢复血供，不切或少切小肠。静脉的侧支循环比较丰富，一般可以结扎。

【术后处理】

1. 持续胃肠减压。

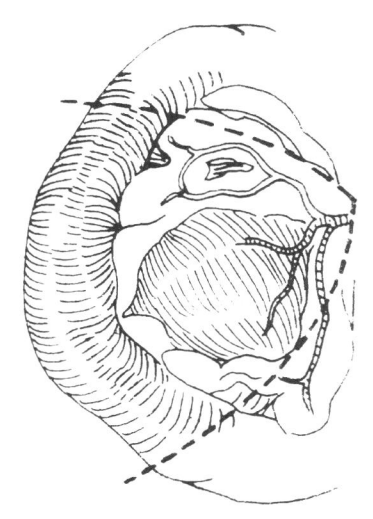 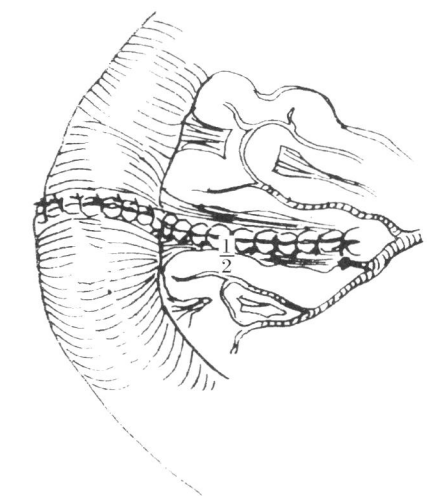

a. 系膜血肿伴血供障碍　　　　　　　　　b. 切除、吻合术

图 10 - 59　小肠系膜血管损伤致血供障碍的手术治疗

2. 继续抗生素治疗。

3. 系膜血管损伤修补后，要注意观察有无肠坏死发生（如血栓形成导致新的血供障碍），其主要表现是肠麻痹、顽固性低血压和休克。有条件时可作肠系膜动脉造影证实，无条件作造影又确实有怀疑时，需再次剖腹探查，切除坏死的肠管。

【术后并发症】

1. 肠瘘：术后 1～2 d 发现的肠瘘，可能是遗漏了损伤，可剖腹作相应处理，多需切除吻合。手术多日后出现的肠瘘原则上保守治疗：禁食、胃肠减压、充分引流及负压吸引。静脉滴注生长抑素可大大减少瘘的流出量，不大的瘘可能自行关闭。不能愈合的瘘，日后手术处理。

2. 腹腔残余脓肿：可在 B 超引导下行穿刺抽吸或置管冲洗引流，无效者应手术引流。

十、结肠、直肠和肛管损伤手术

多数为开放伤，闭合伤较少，还有少数医源性（如结肠镜造成）损伤。主要表现为细菌性腹膜炎。由于肠内容物呈半流体甚至固体状态，流动性小，化学刺激性也小，因而闭合伤时症状发展缓慢，可造成诊断延误。结肠、直肠损伤的 OIS 分级见表 10 - 6、表 10 - 7。

表 10 - 6　　　　　　　　　　　　　结肠损伤 OIS 分级

分　级[1]	伤　　情	相当于 AIS（1990）
Ⅰ	血肿：挫伤或血肿但不伴血供障碍	2
	破裂：非全层破裂，无穿孔	2
Ⅱ	破裂：全层破裂<50%周径	3
Ⅲ	破裂：裂口≥50%周径但未断裂	3
Ⅳ	破裂：断裂	4
Ⅴ	破裂：断裂并伴有节段性组织缺损	4
	血管伤：肠段无血供	4

〔1〕结肠多处伤，高定一级。

表 10-7   直肠损伤 OIS 分级

分　级[1]	伤　情	相当于 AIS（1990）
Ⅰ	血肿：挫伤或血肿但不伴血供障碍	2
	破裂：非全层破裂	2
Ⅱ	破裂：破裂，<50%周径	3
Ⅲ	破裂：破裂，≥50%周径但未断裂	4
Ⅳ	破裂：全层破裂并延伸到会阴	5
Ⅴ	血管伤：肠管无血供	5

〔1〕直肠多处伤，高定一级。

结肠损伤的处理原则与小肠有所不同，因为：①结肠壁薄，血运较差，又易积气，因此愈合能力差，缝合、吻合后容易破裂成瘘；②结肠腔内细菌密度很大，破裂后污染重，感染率高。因此既往典型的术式（特别是对战伤）是将破裂肠段外置或切除后近端（或两端）造口，数周后再分别行切除吻合或吻合术。也有人主张修复损伤肠管后将其暂时外置，如局部情况良好，约 10 d 后再二次手术放回腹腔。上述方法的共同优点是安全稳妥，缺点是住院时间长，需二次手术，而且一期手术后腹壁留有臃肿的肠襻或造口，护理比较麻烦。近 20～30 年来随着急救措施、运送工具、感染控制等一系列进步，已有可能较多地施行一期修复手术（修补缝合、切除吻合），包括部分战时火器伤。某些纤维结肠镜操作如电灼、激光治疗、息肉摘除、活检等造成的穿孔，由于口径一般很小，若发现及时（即时或 4～6 h 以内），无症状或症状轻微，原来的肠道准备比较充分，还可进行保守治疗。诊断性结肠镜检查或气、钡灌肠造成的穿孔一般口径较大，则应剖腹修补。

（一）结肠破裂外置术及切除后造口术（exteriolization of the ruptured colon or resection with colonostomy）

【适应证】结肠Ⅱ～Ⅴ级损伤，同时有下列情况之一者：①腹（盆）腔严重污染；②全身严重多发伤或伴有腹腔内其他重要脏器严重损伤，需尽快结束手术；③有重要基础疾病如肝硬化、糖尿病等；④手术时间已有明显延误（>12 h）。

【手术步骤】

1. 彻底查明伤情，暂时控制破裂处不使肠内容物继续溢出。

2. 初步清除腹腔内污染物。

3. 升降结肠旁如有腹膜后血肿，应予打开，探查结肠后壁有无损伤。

4. 视情况需要，将破裂的肠管通过单独腹壁切口外置，应采取措施防止肠管回缩入腹腔，常用的方法是将 1～2 个硬质棒或管穿过系膜，架在腹壁外，再用一段乳胶管与其两端连接成 D 形以防滑脱移位。或将破裂肠段切除后两端分别造口（图 10-60）。或切除后近端造口，远端封闭（图 10-61）。

5. 大量盐水冲洗腹腔，彻底清除污染物。

6. 如腹（盆）腔污染严重，应放置乳胶管引流或双套管以便术后冲洗和负压吸引，防止脓肿形成。

【术后处理】

1. 认真观察腹膜炎症状、体征是否逐步缓解。如不缓解或进一步加重，应考虑遗漏了某些损伤，必要时再次剖腹探查。

2. 注意观察外置肠管或肠造口的情况，有无血运障碍或回缩倾向，造口是否通畅，排出物的性状、数量等。外置的肠管和肠造口应每天多次更换敷料，保持湿润状态，及时清除粪便。

3. 注意引流管是否通畅以及引流物的性状和数量。

4. 持续胃肠减压，给予肠外营养。待腹膜炎被控制、肠功能恢复后再经口饮食。

5. 继续抗生素治疗，应伍用针对厌氧菌的药物如甲硝唑。

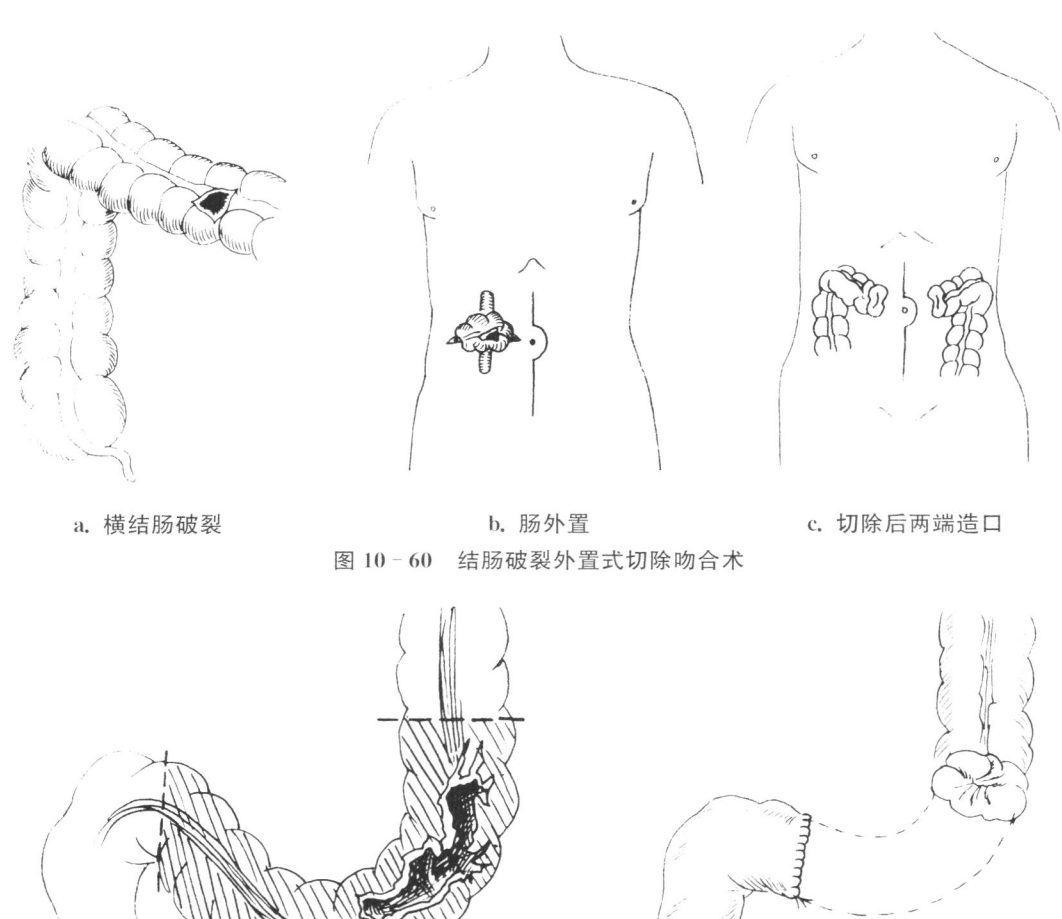

| a. 横结肠破裂 | b. 肠外置 | c. 切除后两端造口 |

图 10 - 60 结肠破裂外置式切除吻合术

| a. 乙状结肠破裂 | b. 切除后近端造口，远端封闭 |

图 10 - 61 结肠破裂切除后近端造口，远端封闭

6. 视病人全身和局部情况，数周后二次手术，行外置肠管切除吻合术，原来已切除损伤肠管者，行肠吻合术。

【术后并发症】

1. 外置肠管或肠造口血供障碍：创伤特别是火器伤后，破裂处周围的肠壁可继续发生坏死，只要仍局限在肠外置范围内，无需处理。若超出外置范围而扩展到腹腔内肠壁，说明外置范围不够，需重新探查处理，外置更多的肠管或将坏死肠管切除后造口。整段外置肠管或肠造口血供障碍，是外置时系膜受压，或血管误被缝扎的结果，应拆除缝线检查，清除原因后重新外置或造口。

2. 外置肠管和肠造口回缩：原因是存在张力和固定不善。回缩严重者应重新手术。

3. 腹腔或盆腔脓肿：主要预防措施是彻底清洗腹（盆）腔和联合应用抗厌氧菌（主要是脆弱类杆菌）药物。一旦形成脓肿，可试行 B 超引导穿刺抽吸或置管冲洗引流，无效者则应手术引流。

（二）结肠破裂修补缝合术和切除吻合术（repairing suture or resection of the ruptured colon）

【适应证】结肠各级损伤，包括左侧结肠伤、未超过 6～8 h 的损伤，只要不伴有严重的腹腔污染及严重全身情况者，均可考虑施行一期修补缝合或结肠切除吻合术。

【禁忌证】

1. 腹腔严重污染：这是一期手术失败的最常见原因。

2. 严重多发伤或腹腔内重要脏器（如肝、胰、十二指肠）严重合并伤。

3. 有重要基础疾病如肝硬化、糖尿病、免疫功能低下等。

此外，创伤引起失血性休克需大量（＞2000 mL）输血者，手术已有明显延误（＞12 h）者，高龄病人及战时高速火器伤，虽然不是绝对禁忌证，但选择一期修复手术须格外慎重。

【手术步骤】

1. 探查阶段，同结肠外置、造口术。

2. 损伤位于比较活动、易于提起的肠段如盲肠、横结肠、乙状结肠，可将破口边缘修整后插入粗橡（乳）胶管造瘘，分两层缝合并固定于壁层腹膜（图10－62）。

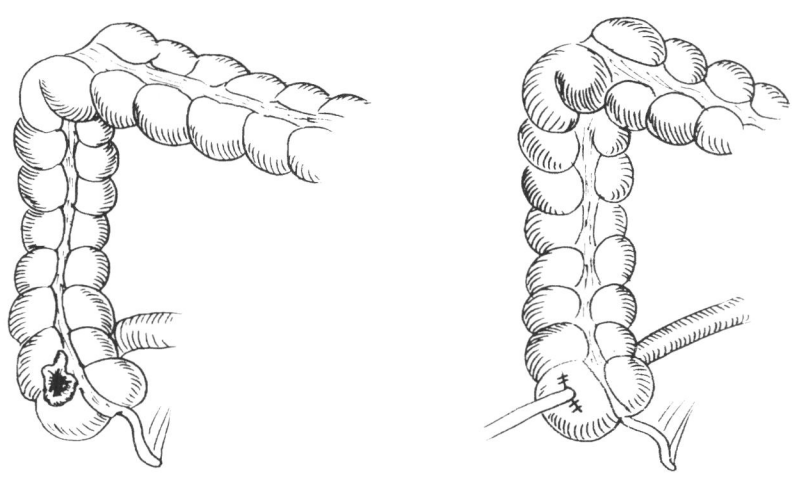

a. 盲肠破裂   b. 原位缝合造瘘

图 10－62 盲肠破裂修补、造瘘术

3. 损伤位于不易提起的肠段如升结肠、降结肠，可直接缝合裂口，必要时另作盲肠造瘘（图10－63），特别是降结肠损伤时，因其细菌含量比升结肠高，愈合能力不如升结肠。

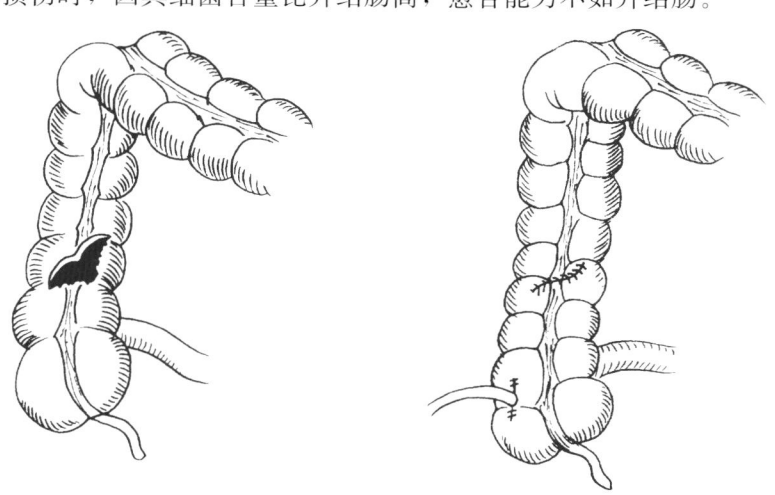

a. 升结肠破裂   b. 裂口缝合、盲肠造瘘术

图 10－63 结肠破裂修补、盲肠造瘘术

4. 右侧结肠毁损性伤，作右半结肠切除，回肠横结肠端端吻合术（图10－64）。

也有人仅切除升结肠，肝曲远端拉出造口，同时行回肠横结肠端侧吻合术（图10－65）。但这种方法并不能增加保留肠段的有效（功能）长度，也不对吻合口提供保护，因此不是理想的方法。

5. 左侧结肠毁损性伤，可行切除、吻合术，必要时加作横结肠转流性造口，使肠内容物完全不进入远端结肠，比盲肠插管造瘘可靠得多，可以保证吻合口愈合。即使未能如期愈合，由于已被旷置，也

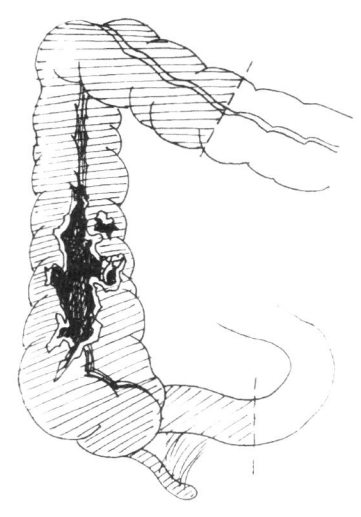
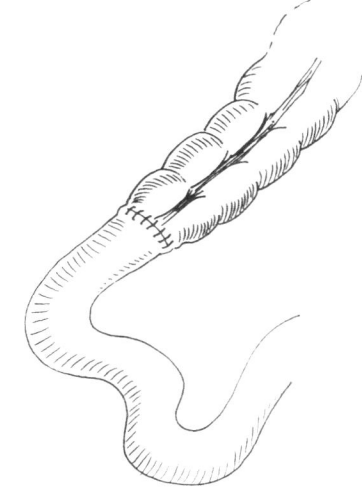

a. 升结肠严重损伤　　　　　　　　　b. 右半结肠切除、回肠横结肠端端吻合术

图 10 - 64　右半结肠切除、吻合术

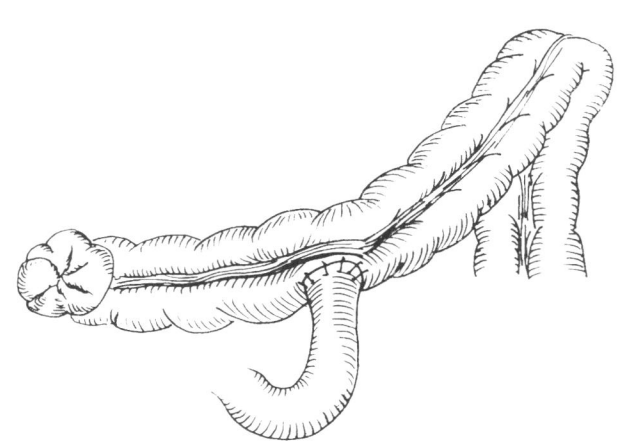

图 10 - 65　升结肠切除、横结肠肝曲造口、回肠横结肠端侧吻合术

不会造成严重污染，一般能够逐步愈合。

6. 腹腔冲洗和引流，与肠管外置术相同。

【**术后处理**】原则上与肠管外置术相同。如恢复顺利，结肠造瘘管可在 7～10 d 后拔除，结肠造口可在 1 个月左右关闭；如恢复延迟，拔管、关闭造口也相应推后。

【**术后并发症**】

1. 腹腔或盆腔脓肿，见肠管外置术。

2. 结肠瘘。已行转流性造口的，结肠瘘一般能自行愈合，除必要时加强引流外无需特殊处理。未行转流性结肠造口的，应加作造口，同时局部引流。没有条件加作造口的（如右侧结肠切除术后），除禁食、局部引流外，可静脉滴注生长抑素，争取瘘口自愈。不能愈合的瘘，留待后期手术修补。

3. 造口血供障碍或回缩，见肠管外置术。

（三）直肠、肛管损伤手术 （operations for injuries of the rectum and anal canal）

腹膜反折以上的直肠损伤，临床表现和处理原则与结肠损伤基本相同。腹膜反折以下、提肛肌以上的直肠损伤不引起腹膜炎，血便是最具特征的早期表现，若未能及时诊断，将发生直肠周围疏松间隙的严重感染，可导致组织广泛坏死、菌血症和脓毒性休克。提肛肌以下的损伤即肛管损伤，诊断容易。根据损伤的部位和特点，可分别采取以下几种手术方法。

1. 腹膜反折以上直肠损伤：破口修剪后予以缝补，若全身和局部情况都好（如医源性损伤），可不作近端造口。一般创伤尤其火器伤时，伤情比较复杂且多伴有腹腔和/或盆腔严重污染，应常规加作乙状结肠转流性造口（图 10-66）。其他处理同结肠损伤手术。

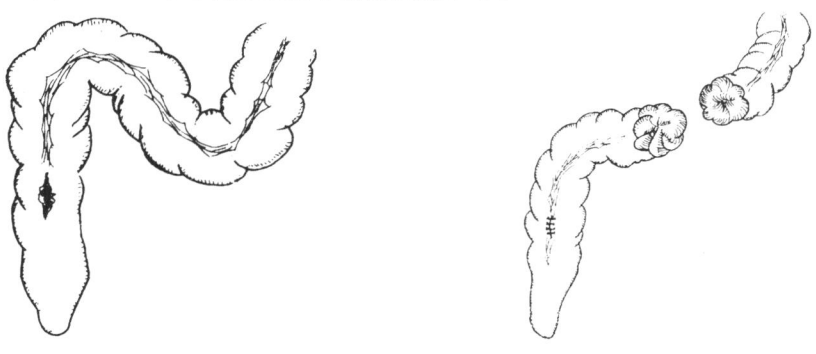

a. 直肠上段损伤   b. 裂口修补、乙状结肠造口术

图 10-66 直肠上段损伤的处理

2. 腹膜反折以下直肠损伤：处理较为复杂，主要步骤为：

（1）先剖腹探查，目的是明确伤情和施行乙状结肠造口。

（2）打开腹膜反折探查直肠，损伤部位较高者，可直接缝合修补。伴有膀胱、尿道或阴道损伤时，应同时修补，并用血运好的组织（如网膜）将其与直肠修补处隔开，以减少日后形成内瘘的机会。

（3）损伤部位较低者经腹部切口无法显露、修补，应另作骶尾旁切口（必要时切除尾骨）进入直肠后间隙，显露破口，尽量缝合修补。其他处理同上。

（4）有些损伤无论从盆腔还是从骶尾部切口都难以满意显露，则不必强求直接修补。但必须上下两个手术组合作，彻底清除溢出到直肠旁间隙的粪便，同时经乙状结肠远侧断端用大量盐水冲洗肠腔，彻底清除直肠内的粪便，再冲洗盆腔和会阴骶尾部创口，确保腔隙中不遗漏污物、手术后也不会有粪便从修补不完善或未经修补的损伤处继续溢出。直肠后间隙（有时是前、后间隙）要放置乳胶管或双套管引流，另端经肛门后方引出固定（图 10-67）。

手术后要注意保持引流通畅，并加强抗感染（含厌氧菌感染）治疗。只要粪便转流完全，清创彻底，感染得到控制，未经修补的直肠损伤（Ⅴ级损伤及有严重缺损者除外）一般都能自行愈合，发生狭窄的机会不多。

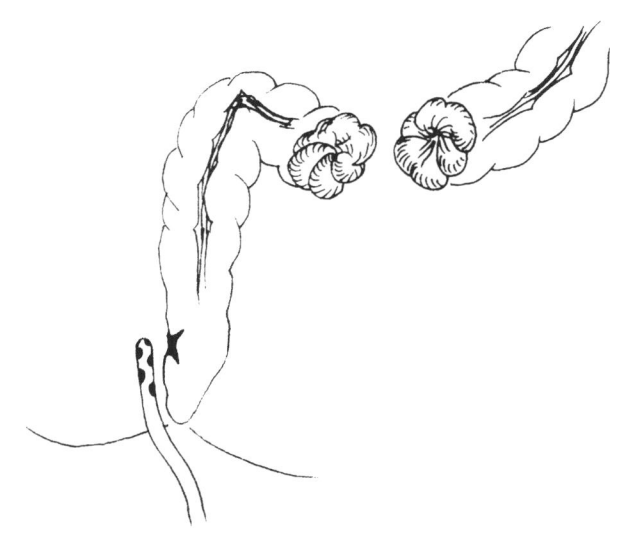

a. 不修补直肠，乙状结肠造口

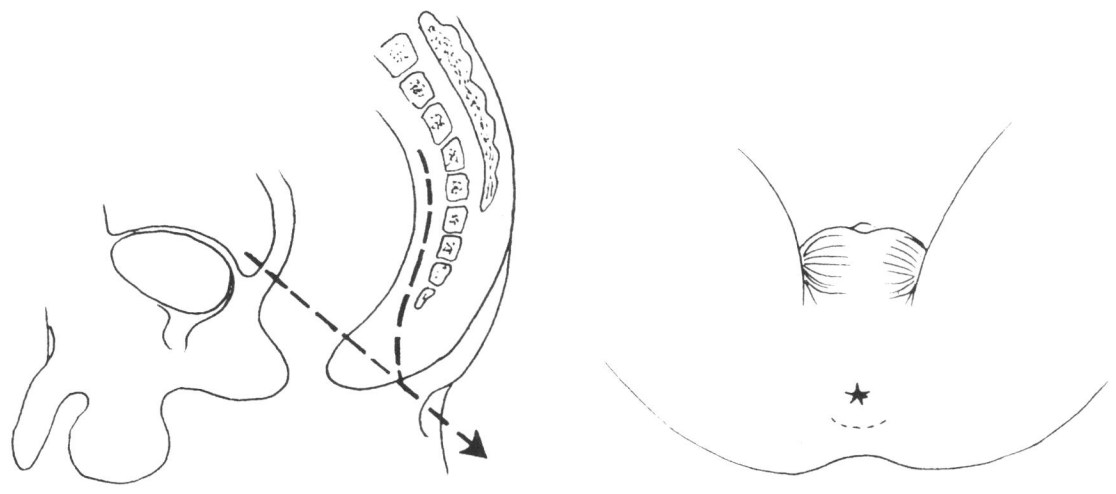

b. 直肠前后间隙引流方向　　　**c. 引流管从肛门后方切口引出**

图 10 - 67　腹膜反折以下直肠损伤的引流处理

3. 肛管损伤：浅小的创伤只需单纯清创缝合。损伤大而深，累及括约肌及直肠末段者，应作乙状结肠造口，冲洗肠腔，排净粪便，然后仔细清创，注意保留尚未累及的括约肌，修复已损伤的直肠和括约肌，以尽量保存肛门的功能。伤口愈合后可关闭造口，并定期扩张肛门和直肠，防止狭窄。

直肠和肛管损伤手术后的常见并发症和后遗症有盆腔和直肠周围间隙感染、直肠外瘘、直肠膀胱瘘、直肠尿道瘘、直肠阴道瘘、直肠或肛门狭窄、肛门失禁等。感染的治疗是加强引流和抗菌药物治疗，脓肿需及时切开引流，狭窄可通过扩张解决，内瘘和肛门失禁则需在后期再次手术治疗。

十一、腹部大血管损伤手术

腹部大血管（腹主动脉和下腔静脉）损伤绝大部分由穿透伤引起。由于迅猛的出血，大多伤员在现场死亡，少数能活着送到医院者也几乎都处于重度休克甚至濒死状态。伤口大量流血、进行性腹胀和极度休克提示大血管损伤。病情进行性恶化不允许进行全面检查，只有在大力抗休克的同时立即剖腹压迫出血处或（当无法确定出血来源时）阻断膈肌段主动脉控制出血，才有救治的可能（表 10 - 8）。

表 10 - 8　　　　　　　　　　　　　　　腹部血管损伤 OIS 分级

分　级	伤　　情	相当于 AIS（1990）
I	肠系膜上动、静脉的无名分支损伤	—
	膈动、静脉损伤	—
	其他无名小动、静脉损伤（仅需要结扎）	—
II	肝右、肝左、肝总动脉损伤	3
	脾动、静脉损伤	3
	胃右、胃左动脉损伤	3
	胃十二指肠动脉损伤	3
	肠系膜下动、静脉主干损伤	3
	肠系膜动、静脉一级分支损伤	3
III	肠系膜上静脉主干损伤	3
	肾动、静脉损伤	3
	髂动、静脉损伤	3

续表

分　级	伤　　情	相当于 AIS（1990）
	肾下下腔静脉损伤	3
Ⅳ	肠系膜上动脉主干损伤	3
	腹腔干损伤	3
	肾上、肝下下腔静脉损伤	3
	肾下主动脉损伤	4
Ⅴ	门静脉损伤	3
	实质外肝静脉损伤	3
	肝后或肝上下腔静脉损伤	5
	肾上、膈下主动脉损伤	4

（一）显露

肾动、静脉平面以下的腹主动脉和下腔静脉，可将全部小肠牵向右上方，切开后腹膜予以显露。为显露全段腹主动脉，可切开降结肠外侧腹膜，切断脾肾、脾膈韧带，在腹膜后沿左肾前面钝性游离，将脾、胰、胃及结肠一并向右方翻转。必要时沿左肾后方游离，将左肾也向右方翻转，显露更加充分（图10-68）。若损伤的是腹主动脉最上段（腹腔动脉开口以上），则需作左侧胸腹联合切口，否则难以获得足够的显露。

为显露全段下腔静脉（不含下腔静脉肝后段，该段损伤见本章第三节），需切开右结肠外侧及小肠系膜根部下缘的腹膜，切断肝结肠韧带，在腹膜后钝性分离，将右半结肠、小肠连同十二指肠和胰头向左侧翻转（图10-69）。

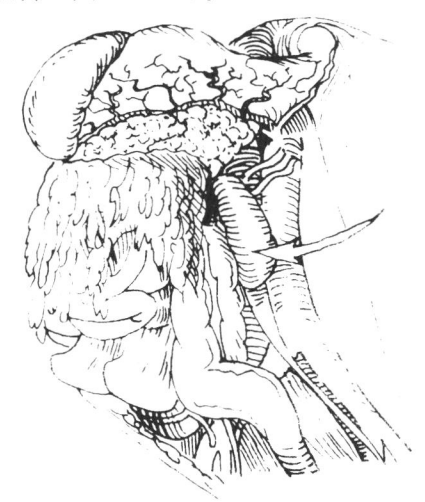

图 10-68　显露腹主动脉全段

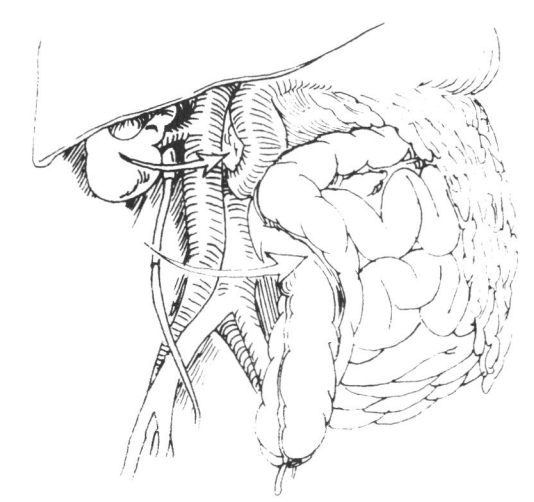

图 10-69　显露下腔静脉

（二）腹主动脉和下腔静脉损伤手术

腹主动脉和下腔静脉严重损伤（横断伤、毁损伤、累及主要分支的损伤）时，病人肯定死于现场或运送途中，因此临床处理的都是比较局限的损伤，而且主要是下腔静脉损伤。

下腔静脉小的破口，可以指压止血，然后用 Satinsky 钳夹住破口，以聚丙烯无损伤针线连续缝合（图10-70）。

较大的裂口仅用指压不能止血，可在上端用卵圆钳夹持纱布球将下腔静脉压向脊柱进行阻断，下端用两个分开的手指同时压住下腔静脉和腰静脉，即可止血。穿透伤往往造成贯通的两个破口，可将前壁的破口牵开（必要时可扩大破口），先修补后壁，再缝合前壁（图10-71）。

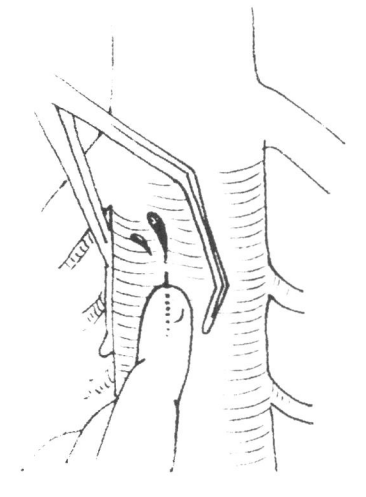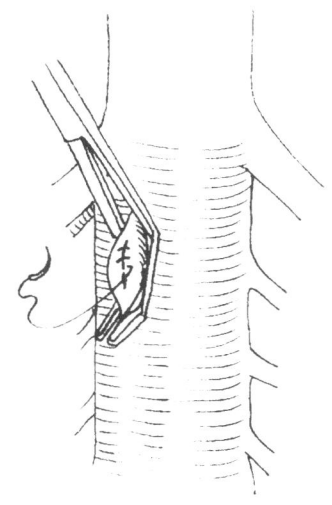

a. 指尖压迫破口止血　　　　　　b. 上 Satinsky 钳后连续缝合

图 10 - 70　下腔静脉小裂伤的处理

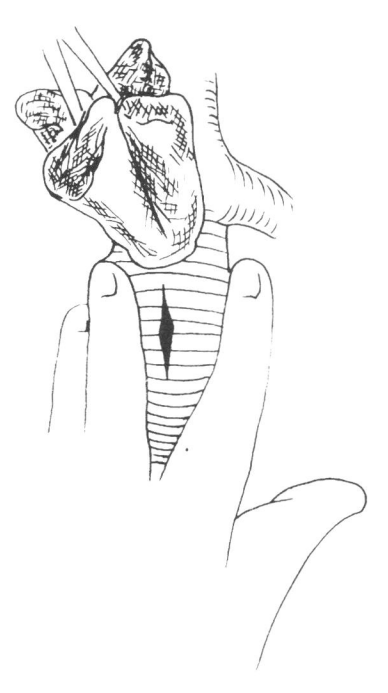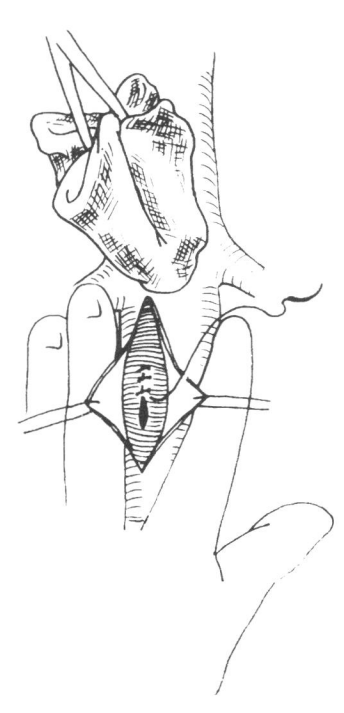

a. 破口上下端压迫止血　　　　　　b. 先修补后壁，再修补前壁

图 10 - 71　下腔静脉穿透伤的处理（一）

也可先修补前壁，再将静脉翻转修补后壁（图 10 - 72），但这需要切断 1～2 对腰静脉，将该段下腔静脉作全周径游离方能做到。

若静脉壁有缺损不能直接缝合，可用自体大静脉壁作补片修复，必要时也可使用聚四氟乙烯（PT-FE）作补片，但若有腹腔严重污染（如结肠破裂），仍以用自体血管补片为宜。肾静脉平面以下的下腔静脉严重破损，可予结扎，下肢回流能通过侧支循环重新建立。

（三）门静脉及肠系膜上静脉损伤手术

门静脉主干损伤是很严重的损伤，死亡率在 50％以上。门静脉血流占肝脏供血的 70％，损伤后应尽量修复。若肝动脉与门静脉同时受累，至少要修复其中之一，否则病人将迅速死于肝缺血、衰竭。

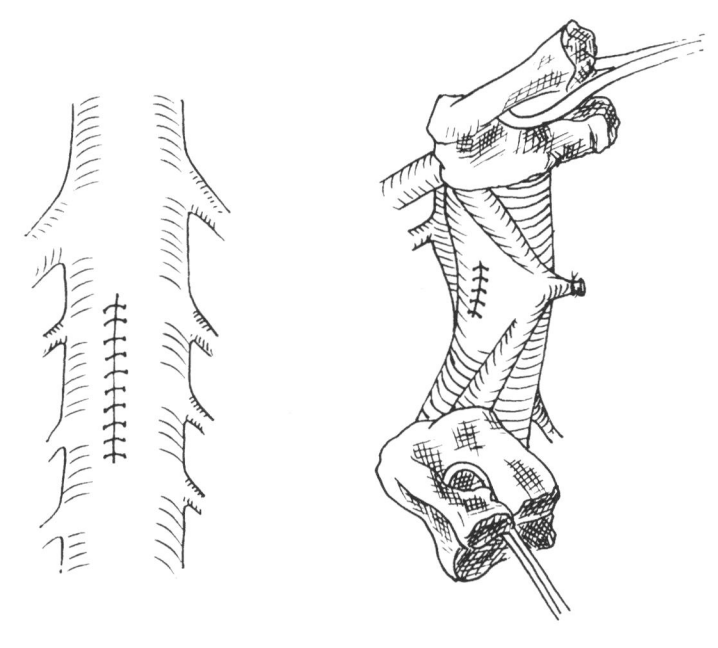

a. 先修补前壁　　　　　　　　　　**b. 将静脉翻转，修补后壁**

图 10‑72　下腔静脉穿透伤的处理（二）

　　门静脉的显露并非易事。门静脉上段可打开肝十二指肠韧带和解剖肝门进行显露，它位于胆总管和肝总管的后方，肝动脉的外侧。下段静脉被胰腺覆盖，为获得较好显露，有时不得不游离脾脏和远段胰腺，将其向右侧翻转，才能看清门静脉破口并进行修补（图 10‑73）。

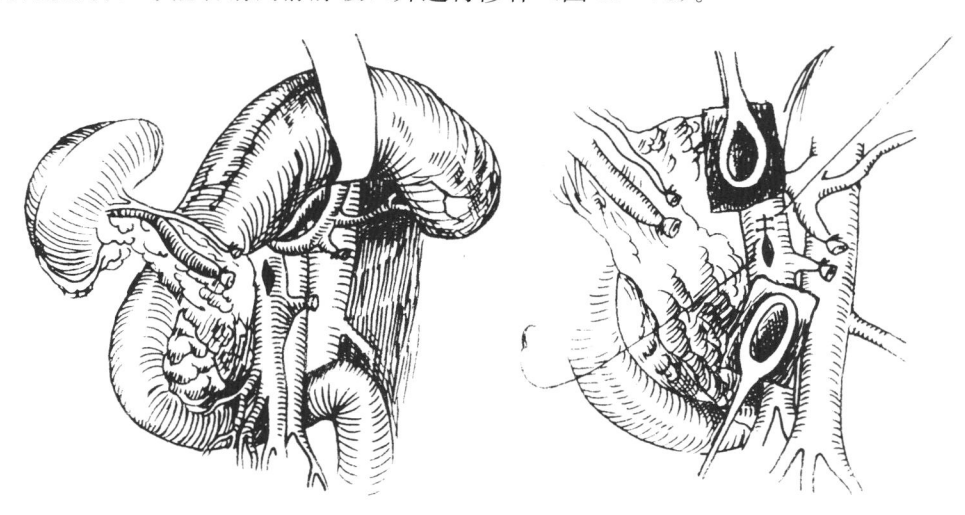

a. 显露下段门静脉　　　　　　　　**b. 修补门静脉破口**

图 10‑73　门静脉破裂的显露和修补

　　门静脉主干小的裂口可在阻断两端后直接缝合；较大的裂口，为防止缝合后狭窄，可作大隐静脉补片修补（图 10‑74）。

　　门静脉横断或局部毁损，可修整后适当游离两端作对端吻合。对合有张力时，可移植一段倒置的大隐静脉（图 10‑75）。

　　有时门静脉毁损严重确实无法修复，可将其结扎（图 10‑76）。

　　由于动物实验发现结扎犬的门静脉会造成小肠血液回流障碍导致肠坏死，过去临床上一直把结扎门静脉（不附加肠系膜上静脉下腔静脉分流）视为绝对禁忌。现已明确，结扎人的门静脉虽然造成门静

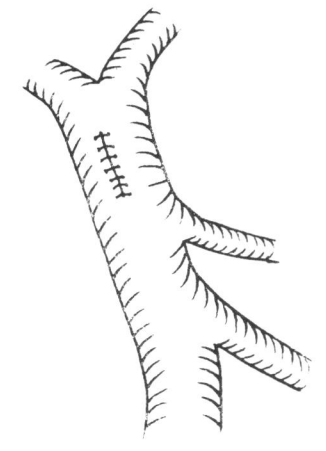 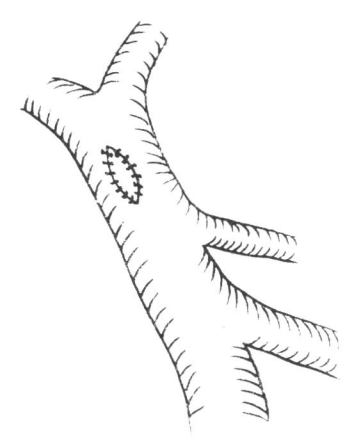

a. 门静脉裂口直接缝合   b. 自体静脉补片修补

图 10 - 74 门静脉破裂的修补术

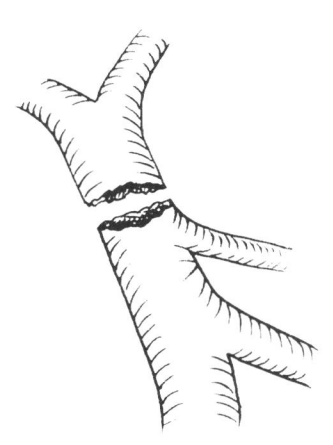 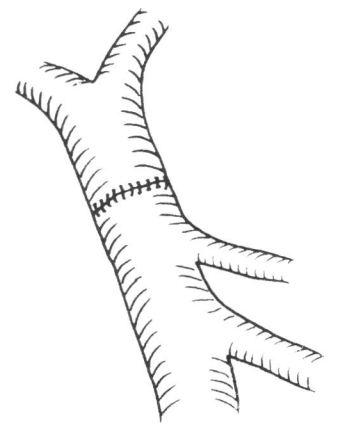 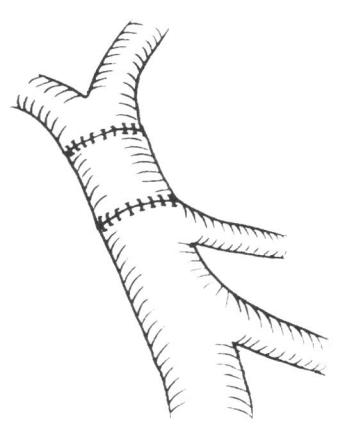

a. 上段门静脉破裂   b. 修整后对端吻合   c. 大隐静脉移植修复门静脉

图 10 - 75 门静脉断裂的修复手术

一过性血流淤滞和肠壁水肿，但并不发生肠坏死。需要特别注意的是，门静脉结扎后大量血液滞流在腹腔脏器，回心血量骤减，必须同时超量扩容，否则将发生严重的低血容量性休克。传统的做法是门静脉结扎必须辅以门腔静脉吻合或肠腔分流（图 10 - 77）。目前大多数学者不主张这样做，因为门静脉结扎后侧支循环建立很快，数天之后便会逐渐恢复入肝血流，日后极少遗留门脉高压症，无需分流；而门体分流会导致肝性脑病，且技术上比较复杂，在创伤急救时更不可行。

　　肠系膜上静脉损伤，尽量直接修补或用补片修补。其起始部的损伤不能通过补片修复者，可结扎后利用脾静脉转流恢复其通道（图 10 - 78）。肠系膜上静脉损伤严重不能修复者，可以将其结扎。由于有侧支循环与门静脉其他属支及（通过后腹膜）体静脉系统沟通，结扎肠系膜上静脉比结扎门静脉更安全一些。

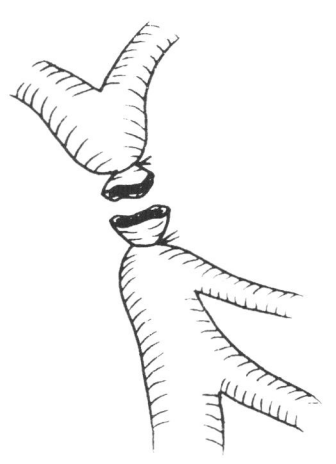

图 10 - 76 门静脉结扎

　　单纯血管损伤手术，一般无需放置引流。若同时有脏器损伤，则根据需要放置引流，但引流管尖端必须与血管修补处保持一定距离（≥2 cm），以免造成压迫引起再出血。

　　手术后如无特殊需要，不用抗凝血药和止血药，可以使用低分子右旋糖酐、双嘧达莫等。必须加强

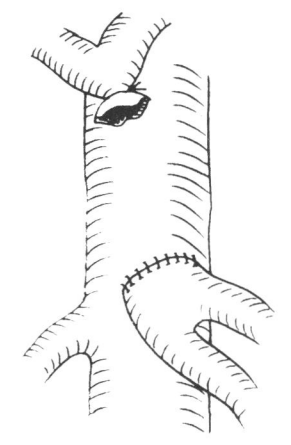 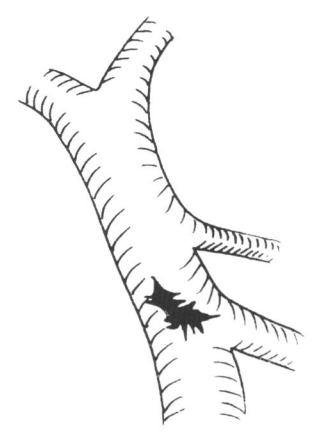 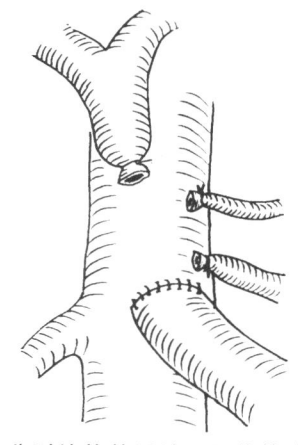

a. 门静脉上段损伤，近端结扎，　　b. 门静脉下段损伤　　c. 分别结扎其近端、冠状静脉和脾静
　 远端与下腔静脉吻合　　　　　　　　　　　　　　　　　脉，作肠系膜上静脉下腔静脉吻合

图 10 - 77　门静脉损伤的门体分流术

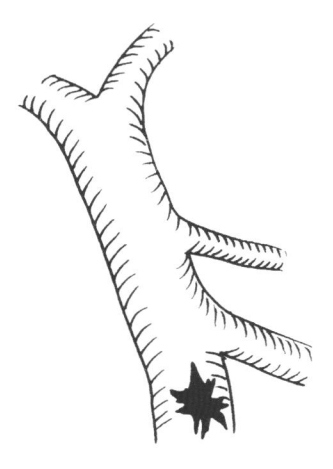 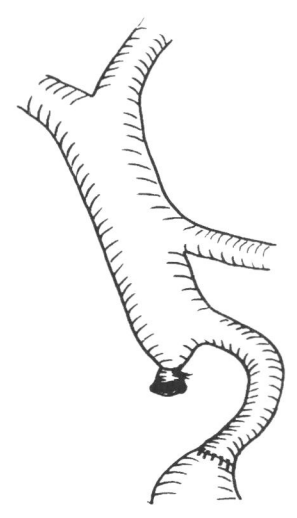

a. 肠系膜上静脉起始部损伤　　　　　　b. 脾静脉肠系膜上静脉吻合术

图 10 - 78　肠系膜上静脉起始部损伤的处理

抗感染治疗，因一旦血管手术区域发生感染，极易造成缝（吻）合口破裂出血且不能再次修补。

手术后并发症有修复血管内血栓形成、缝（吻）合口破裂出血、血管-肠管（多见于十二指肠）内瘘等。前者一般保守治疗，有些病例可用溶栓（尿激酶、链激酶等）或抗凝治疗；后二者需再次手术。

〔黎沾良〕

参考文献

[1] Moore E E，Feliciano D V，Mattox K L Ed. Trauma［M］. 8th ed. New York：Mc Graw Hill Education. 2017：523 -676.

[2] 黎沾良. 腹部损伤［M］//吴孟超，吴在德. 黄家驷外科学. 7 版. 北京：人民卫生出版社，2008：1318 - 1345.

[3] Rozyski G S. Surgeon-performed ultrasound：its use in practice［J］. Ann Surg, 1998，228：16 - 28.

[4] Uranues S，Popa D E，Diaconescu B，et al. Laparoscopy in penetrating abdominal trauma［J］. World J Surg，2015，39：1381 - 1388.

[5] Velmahos G C, Chan L S, Kamel E, et al. Nonoperative management of splenic injury. Have we gone too far? [J]. Arch Surg, 2000, 135: 674 - 681.

[6] Moore E E, Cogbill TH, Jurkovich GJ, et al. Organ injury scaling: spleen and liver (1994 revision) [J]. J Trauma, 1995, 38: 323 - 324.

[7] Patrono D, Brunati A, Romagnoli R, et al. Liver transplantation after severe hepatic trauma: a sustainable practice. A sigle-ceter experience and review of the literature [J]. Clin Transplant, 2013, 27: E528 - 537.

[8] Moore E E, Cogbil T, Malangoni M, et al. Organ injury scaling II: Pancreas, duodenum, small bowel, colon, and rectum [J]. Trauma, 1990, 30: 1427 - 1429.

[9] Degiannis E, Bofard K. Duodenal injuries [J]. Br J Surg, 2000, 87: 1473 - 1481.

[10] Ginzburg E, Carillo E H, Sosa JL, et al. Pyloric exclusion in the management of duodenal trauma: is concomitant gastrojejunostomy necessary? [J] Am Surg, 1997, 63: 964 - 966.

[11] Moore E E, Cogbill T H, Jurkovich G J, et al. Organ injury scaling Ⅲ: Chest wall, abdominal vascular, ureter, bladder, and urethra [J]. J Trauma, 1992, 33: 337.

[12] Jackson M R, Olson D W, Beckett W C Jr, et al. Abdominal vascular trauma: a review of 106 injuries [J]. Am Surg, 1992, 58: 622 - 626.

[13] Garrill E H, Bergamini T M, Miller F B, et al. Abdominal vascular injuries [J]. J Trauma, 1997, 43: 164 - 171.

[14] Pollack C V Jr, Jordan R C, Poole G V, et al. Grossly positive peritoneal lavage and nontherapeutic laparotomy after abdominal stab wound [J]. J Miss State Med Assoc, 1992, 33: 313.

[15] Barba C, Owen D, Fleiszer D, et al. Is positive diagnostic peritoneal lavage an absolute indication for laparotomy in all patients with blunt trauma? [J]. Can J Surg, 1991, 34: 442.

[16] Jehle D, Guarino J, Karamanoukian H. Emergency department ultrasound in the evaluation of blunt abdominal trauma [J]. Am J Emerg Med, 1993, 11: 342.

[17] Woods S D S. Assessment of blunt abdominal trauma [J]. Aust N Z J Surg, 1995, 65: 75.

[18] Baron B J, Scalea T M, Sclafani S J, et al. Nonoperative management of blunt abdominal trauma [J]. Ann Emerg Med, 1993, 22: 1556.

[19] Kent A L, Leans P, Ewards J R, et al. Ten year reviews of thoracic and abdominal penetrating trauma management [J]. Aust N Z J Surg, 1993, 63: 772.

[20] Hirshberg A, Wall M J Jr, Mattox K L. Planned reoperation for trauma [J]. J Trauma, 1994, 37: 365.

[21] Smith R S. Nonoperative management of hepatic trauma [J]. Mil Med, 1991, 156: 472.

[22] Mirvis S E, Whitley N O, Vainwright J R, et al. Blunt hepatic trauma in adults [J]. Radiology, 1989, 171: 27.

[23] Longo W E, Baker C C, McMillen M A, et al. Nonoperative management of adult blunt splenic trauma. Criteria for successful outcome [J]. Ann Surg, 1989, 210: 626.

[24] Pearl R H, Wesson D E, Spence L J, et al. Splenic injury: a 5-year update with improved results and changing criteria for conservative management [J]. J Pediatr Surg, 1989, 24: 428.

[25] Feliciano D V, Martin T D, Cruse P A, et al. Management of combined pancreatoduodenal injuries [J]. Ann Surg, 1987, 205: 673.

[26] Wilson R H, Moorehead R J. Current management of trauma to the pancreas [J]. Br J Surg, 1991, 78: 1196.

[27] Jones R C. Management of pancreatic trauma [J]. Am J Surg, 1985, 150: 698.

[28] Lo A Y, Beaton H L. Selective management of colonoscopic perforations [J]. J Am Coll Surg, 1994, 179: 333.

[29] Ross S E, Cobean R A, Hoyt D B, et al. Blunt colonic injury—a multicenter review [J]. J Trauma, 1992, 33: 379.

[30] Jackson M R, Olson D W, Beckett W C Jr, et al. Abdominal vascular trauma: a review of 106 injuries [J]. Am Surg, 1992, 58: 622.

[31] Theunis P, Coenen L, Brouwers J. Traumatic injuries to the porta hepatis [J]. Injury, 1989, 20: 152.

第二篇　腹部器官移植术

第十一章　腹部器官移植术发展与现状
Present Status of Abdominal Organs Transplantation

腹部器官移植主要包括肝、胰、脾、小肠移植，它们的联合或多器官移植，以及胰岛移植等。

虽然早在公元前，中国和希腊都已有用器官移植治疗疾病神奇传说的记载，但真正带血管吻合的实验研究始于 20 世纪初。与其他器官移植一样，腹部器官移植也经历了大致相似的发展历程和阶段。血管吻合技术、供移植用器官低温保存方法和免疫抑制药控制排斥反应的成功与发展，是建立现在器官移植和促使其不断进步的重要条件。可以说，20 世纪初到 20 世纪 50 年代是开展腹部器官移植的实验阶段；20 世纪 60 年代脾脏、肝脏、小肠、胰腺等临床器官移植先后开创记录，继而逐步进入临床阶段；20 世纪 70 年代末新一代强有力的免疫抑制药环孢霉素 A 的问世，使临床同种器官移植的疗效迅速提高。到 1987 年日本 Kino 等在 Streptomyces 真菌中提取出他克莫司（tacrolimus，FK506）并在体外实验中证明具有免疫抑制作用，此后 Starzl 团队也在各类实体器官移植、各类动物模型中佐证了其强大的免疫抑制作用。更进一步，其在临床肝移植、心脏移植、肾移植和其他器官移植中的有效作用被逐步揭示，成为现阶段临床应用主要的免疫抑制药。进入 20 世纪 90 年代多种抗增殖药物不断研制出来，吗替麦考酚酯（mycophenolate mofetil）于 1995 年被美国 FDA 批准用于肾移植。进入 21 世纪各种新型单克隆抗体不断涌现，如 CD25 单克隆抗体（巴利昔单抗，Basillximab）、人源化抗 CD52 单克隆抗体阿仑单克隆抗体（Alemtuzumab）、利妥昔单抗（Rituximab）和共刺激分子阻断药 Belatacept（Nulojix）等。随着新的器官保存液的创制、新的持续低温机械灌注的应用、新免疫抑制药的发现、多种免疫抑制药联合应用、结合新的器官移植术式的不断涌现，使腹部器官移植术有了极大的改观和更加迅猛的发展，迈进了临床全面发展阶段。

进入新世纪以来，我国的器官移植与捐献体系随着时代的进步与发展不断完善。2007 年中国国务院发布了《人体器官移植条例》，2007 年 5 月 1 日《人体器官移植条例》开始正式实施，该条例指出了待移植的器官必须源自于自愿及无偿捐献，同时指示其必须符合伦理学的范畴。2010 年和 2013 年，原国家卫生部以及原国家卫生和计划生育委员会相继颁布规定了《中国人体器官分配移植与共享基本原则和肝脏与肾脏移植核心政策》和《人体捐献器官获取与分配管理规定（试行）》。

此后，由中国肝脏移植注册系统（浙江大学附属第一医院）、中国肾脏移植数据中心（中国人民解放军第 309 医院，现为中国人民解放军总医院第八医学中心）、中国心肺器官移植注册系统（北京阜外医院和无锡市人民医院）以及 2013 年建立的中国人体器官分配与共享计算机系统，这五大系统一起构筑了中国器官捐献与移植的完整科学登记体系。

2014 年 3 月 1 日，中国人体器官捐献与移植委员会在北京成立。

2014 年 12 月 3 日，黄洁夫教授代表中国人体器官捐献与移植委员会宣布，自 2015 年 1 月 1 日起，中国全面停止使用死囚犯器官，公民器官捐献是唯一合法来源。我国的器官移植事业实现了器官来源的最根本转型，正式进入规范化、法制化发展的道路。

自进入公民器官捐献时代以来，我国器官捐献数量展现出较快的增长趋势。2017 年实现 5146 例捐献，共捐献大器官 15047 个，每百万人口（per million population，PMP）器官捐献者数量从 2010 年的 0.01，上升到了 2017 年的 3.72。2018 年上半年已完成公民逝世后器官捐献 4103 例，捐献器官 11554 个，同比增长 24%。截至 2018 年 8 月底，我国已累计实现器官捐献 1.92 万例，捐献大器官超过 5.4 万个。目前，我国肾移植年逾万例，肝移植约 5000 例，中国已经成为名副其实的器官移植大国。

一、肝移植

它发端于 20 世纪 50 年代。1955 年 Welch 和 1959 年 Moore 先后分别首次施行了狗的同种异体异位辅助肝移植和同种异体原位肝移植，摸索了一套手术术式和技术。1963 年 Starzl 首先开展临床同种异体原位肝移植成功，但直到 1967 年首次有病人术后存活超过 1 年，此后原位肝移植逐渐成为全球通用的术式；并配合硫唑嘌呤、泼尼松等免疫抑制药的应用，成功病例日趋增加，从肝移植临床试用阶段走向临床应用阶段。至 1977 年，全球有 43 个单位共施行 304 例 318 次肝移植手术，术后存活 1 年以上的病例逐渐增多。进入 80 年代以后临床肝移植不断取得进展，特别是美国国家健康研究中心评议会（National Institute of Health Consensus Development Conference）确认了肝脏移植是终末期肝病的有效疗法，从而进一步加速了肝移植的发展。会议 10 年后，移植数猛增到 12056 例，手术病死率从初期的 28％～35％下降到 10％左右，1 年存活率上升到 70％～80％，5 年存活率升至 62.8％。全球新的移植中心不断涌现，总的病例数剧增，存活率逐步上升，长期存活者大批出现。根据美国 OPTN（OPTN/SRTR 2017 Annual Data Report：Liver）年度报告，肝移植术后 6 个月、1 年、3 年、5 年移植物存活率分别为 92.7％、90.4％、83.7％和 57％。目前，在不少国家的综合性大医院，肝移植已成为常规手术。此外，器官保存技术如 UW 保存液、HTK 液的应用，使供肝保存时间可延长到 24 h，乃至更长；适应证扩大到急性肝衰竭的急诊肝移植；以及受者无肝期静脉转流术的应用等也加快了肝移植的发展，以美国为例，来自美国 OPTN（OPTN/SRTR Annual Data Report：Liver）最新年度报告显示，截至 2016 年 6 月 30 日，共有 79188 例肝移植受者存活，其中包括 68970 例成年肝移植受者。由于临床肝移植的迅速发展和推广应用，供肝缺乏已成为全球的紧迫问题，特别对儿童，问题更为突出，因此，各种新的术式即应运而生。如：

1. 减体积性肝移植（reduced size liver transplantation，RLT）：多用于成人尸体供给儿童受者，将部分肝脏移植于受者的解剖原位。此术式 1984 年首先由 Bismuth 和 Broelsch 分别报道，并已推广应用。其疗效与原位全肝移植相似，据 Broelsch 报道，受者一年存活率分别为 87％和 84％。

2. 劈离式肝移植（splitting liver transplantation，SPLT）：即将 1 个尸体供肝，分割成两个部分，同时分别移植给两个受者。此术式 1988 年由 Pichlmayr 首例报道。由于其提高了尸体供肝的利用率，也已成为另一流行术式。Azoulayd 报道该组 1995 年 90 例肝移植中，SPLT 约占 30％，其病人和移植物 1 年存活率分别为 91.4％和 87.5％，与全肝移植相似。Renz 等根据美国 83 个移植中心调查报道，从 2000 年 4 月至 2001 年 5 月，劈离式肝移植，其中用于肝移植的左外叶 207 例，肝右三叶 152 例，左半肝 15 例，右半肝 13 例。体外劈离占 54％，体内劈离占 46％。术后并发症，体内体外无明显差异。移植肝原发无功能、移植肝功能不良和受者死亡与受者状况相关联，因此最好是一个成人和一个儿童分享劈离的肝脏。根据 UNOS（United Network for Organ Sharing）分析，大概 20％的脑死亡病人适宜以 SPLT 形式捐献肝脏，然而全球实施 SPLT 的比例却远小于 20％。即使在实施 SPLT 较多的欧洲地区，SPLT 也仅仅只有肝移植总数的 6％，在美国，SPLT 仅占所有死亡后供体肝移植的 1.4％。2016 年，A. Zimmerman 回顾性分析了 UNOS 1998—2010 年 651 例右半肝移植、117 例左半肝移植的成人受体术后生存率，病人术后 5 年生存率分别为 74％和 67％，并无明显差异。我国大陆地区 SPLT 仅限于较发达地区，未闻及多中心大数据病例报道。考虑到目前肝源短缺的情况下，该术式值得进一步研究推广。

3. 活体供肝肝移植（living donor liver transplantation，LDLT）：是供肝来自活体亲属的部分肝移植，也是减体积性肝移植的一种。首例为 1990 年 Strong 报道。1993 年前活体供肝的获取仅限于左半肝及左外叶，受者多半限于儿童。直到 1993 年，日本的 Fujita 才报道 Yamaoka 组首例成人-成人活体肝移植（adult-to-adult LDLT，A-A LDLT）。我国大陆的活体肝移植起步较晚。2001 年四川大学华西医院报道了国内首例成人间 LDLT，至 2018 年 7 月为止，全国登记已实施成人 LDLT 共 1543 例。LDLT 虽然始于欧美国家，但目前阶段其主要在亚洲国家展开。来自美国器官共享网络（United

Network for Organ Sharing，UNOS）、欧洲肝移植注册系统（European Liver Transplantation Registry，ELTR）和中国肝移植注册系统（China Liver Transplantation Registry，CLTR）的数据显示，70%的LDLT分布在日本、中国、韩国等国家，上海仁济医院目前已经是全球最大的移植中心，每年实施活体肝移植400余例。目前LDLT多以儿童LDLT为主。近年来我国儿童LDLT的数量急剧上升，目前大多分布在北京、上海和天津，截至2018年7月，其中四川大学华西医院目前已实施近百例；首都医科大学附属北京友谊医院和天津市第一中心医院加起来达1000例以上；而上海交通大学医学院附属仁济医院总数已达1000例以上，上海交通大学附属仁济医院是全球先天性胆道闭锁活体肝移植最大的中心，其儿童活体肝移植术后的1年和5年生存率分别达到了91.2%和82.9%。

4. 背驮式原位肝移植（Piggyback orthotopic liver transplantation，POLT）：此术式切除受者病肝全肝而保留其下腔静脉，然后做原位移植供肝，一般供肝与受者相应的肝静脉作吻合，供肝的肝下下腔静脉远端自行缝扎。背驮式肝脏移植术式首先在1968年由Calne描述，1989年Tzakis首次成功运用此术式。背驮式肝移植其优点是术中不必阻断受者下腔静脉，也不需在无肝期施行下腔静脉、腋静脉转流装置。另外，也有采用尸体减体积性供肝或活体部分供肝如左外叶作背驮式原位肝移植的。但因此术式保留了受者下腔静脉，故不宜用于肝癌。

5. 辅助性肝移植（auxilia liver transplantation，ALT）：是指在保留受者部分或全部肝脏的情况下，将供肝的全部或部分植入受者，使肝衰竭的病人得到临时的支持以等待原肝功能的恢复，或使原肝缺失的代谢等功能得到代偿。

目前临床上ALT术式主要为原位辅助性部分肝移植（auxiliary orthotopic partial liver transplantation，AOPLT）和异位辅助性部分肝移植（heterotopic auxilia partial liver transplantation，HAPLT）。

AOPLT术式适用于某种特定的肝功能缺陷。1990年Broelsch首先报道用于治疗尿素循环障碍的患儿。可仅切除受者肝左外叶后，原位移植供肝左外叶；同样，也可切除受者右半肝而原位移植供肝右半肝。2010年武汉同济医院陈孝平、陈知水等人报道了一例经典的原位辅助部分性肝移植治疗威尔逊病的病人，并且该报道首次揭示了可以采用常规彩超监测门静脉异常血流，从而判断早期急性排斥反应的发生，及早行抗排斥治疗后病人肝功能和门脉血流恢复正常而无需再次手术。首都医科大学附属友谊医院朱志军教授于2014年12月和2016年5月，完成了2组特殊的"交叉辅助多米诺肝移植"，在每组肝移植中，将代谢性肝病病人肝移植中切除的病肝劈分为左右两部分，分别以辅助性肝移植的方式植入2例其他代谢性疾病的病人体内。这2组"交叉辅助多米诺肝移植"中的2例多米诺供者和4例多米诺辅助肝移植受者均预后良好。目前全肝移植和右半肝移植仍是我国主要的移植术式，辅助性肝移植数量有限。但是由于供体短缺、且辅助性肝移植对供肝体积要求较小减少了活体供肝风险，其值得进一步研究推广。

HAPLT术式对于爆发性肝衰竭的病人可有效帮助其度过危险期，保留原肝脏，此后待原肝恢复后可切除移植肝，避免终身服用免疫抑制药；对于某些酶缺乏的病人，其余肝功能正常，可以避免切除全肝；对于某些危重的晚期肝衰竭的病人，不能耐受全肝原位移植可急诊施行HAPLT，待功能恢复后可再次考虑全肝原位移植。1964年Absolon施行首例临床异位肝移植，1969年Fortner获得异位肝移植存活8个月的实例，但总的效果不佳。HAPLT扩大了移植肝的来源，为急诊、重症病人争得了手术时机，但是其在手术时间的选择、适应证的抉择以及移植肝和受者肝的功能竞争等方面尚需进一步的论证研究。

6. 多米诺肝移植（domino liver transplantation，DLT）：又称连续式肝移植，即指第一位肝移植受者所要切除的肝脏同时再作为供肝移植给其他病人，如同多米诺骨牌一样。多米诺肝移植的受者主要是存在遗传或者体内生化代谢紊乱而需要肝移植治疗的病人，这种病人除了这种遗传或代谢紊乱导致的全身性疾病外，其他肝功能方面均正常。1999年日本实施了首例活体供肝的DLT。DLT是近年来新兴起的肝移植术式，是解决器官移植短缺的一种方法，目前来源主要是遗传、代谢性疾病，其适应证是肝脏恶性肿瘤和年龄超过50岁的良性终末期肝病的病人。技术上DLT较其他肝移植要求更高，难度更大。

目前 DLT 累计的数量在逐渐增多，移植后也取得了良好的效果。根据多米诺肝移植世界登记处（the domino liver transplantation registry，DLTR）报道，截至 2009 年，全球 20 个国家 55 所医院为 694 例病人实施 704 例 DLT。

我国肝移植的发展历程，其始于 1958 年同济医科大学同济医院首次试行狗的同种异体异位肝移植，1973 年开始系统地进行原位肝移植的实验研究，1977 年上海第二医科大学瑞金医院、同济医科大学同济医院相继开始施行临床原位肝移植。到 1983 年据武汉器官移植登记处统计，全国 18 个单位，共累计 57 例，其中异位肝移植 2 例，存活最长的 1 例，术后 264 天死于肝癌复发。此后，陷于停顿。进入 20 世纪 90 年代又重新开展，并蓬勃发展。

自 2015 年 1 月 1 日起，中国全面停止使用死囚犯器官，公民器官捐献是唯一合法来源。原国家卫生和计划生育委根据前期探索经验并参照国际分类，将我国现阶段公民逝世后器官捐献分为三大类：中国一类（C-Ⅰ）：国际标准化脑死亡器官捐献（Donation After Brain Death，DBD），即：脑死亡案例，经过严格医学检查后，各项指标符合国内最新脑死亡标准，由具有相关资质的脑死亡专家明确判定为脑死亡；家属完全理解并选择按脑死亡标准停止治疗、捐献器官。中国二类（C-Ⅱ）：国际标准化心死亡器官捐献（DCD），即包括 Maastricht 标准分类中的 M-Ⅰ 至 M-Ⅴ 类案例。中国三类（C-Ⅲ）：中国脑、心双死亡标准器官捐献（Donation After Brain Death plus Cardiac Death，DBCD）。在国家卫生健康委员会和中国红十字会的共同指导下，我国器官捐献数量呈现出快速增长的势头。2017 年，全国肝移植共实施 4733 例，居世界第 2 位。2018 年 1～6 月全国实施肝移植 2934 例，2018 年上半年较 2017 年同比增长 36.02%，2018 年肝移植手术在全国 26 个省市展开，其中上海仁济医院、天津市第一中心医院、中山大学附属第三医院、郑州大学第一附属医院、树兰医院、华中科技大学附属同济医院和复旦大学附属华山医院等中心肝移植例数相对较多。在肝移植发展过程中，出现一批国际知名、规模和水平一流的大型中心和创新项目——浙江大学医学院附属第一医院器官移植团队的“肝癌肝移植杭州标准”、仁济医院肝移植团队成长为全球第一大肝移植中心和第一大儿童肝移植中心、全球首例无缺血肝移植和无缺血肾移植手术在广州中山大学附属第一医院成功实施。据中国肝移植注册网（CLTR）提供的数据，截至 2019 年，我国总计 4 万多病人受益于肝移植，术后生存率已接近国外先进水平。最长存活已超过 20 年。

二、胰腺移植和胰岛移植

早在 1927 年 Gavet 和 Guillaumie 等已行带血管狗胰腺移植成功，但直到 1966 年 Kelly 和 Lillihei 等才施行首例临床胰腺移植，将其移植给一名 28 岁的 1 型糖尿病女病人，然而初期阶段效果令人失望。到 1977 年，全球累计共 64 例，受者 1 年存活率 41%，移植物 1 年有功能存活率仅 5%，胰腺移植效果较差，其原因是：胰腺移植手术技术难度大，外分泌引流术式难以定型，并发症多，缺乏强效免疫抑制药，排斥反应难以诊断。故一度兴趣转向胰岛移植。20 世纪 70 年代末许多移植中心又重新探索胰腺移植，随着移植术式和防治排斥反应等方面的不断改进，效果也不断提高。1966 年至 2009 年底，全球胰腺移植和胰肾联合移植已超过 3 万例，其中 80% 以上为胰、肾一期联合移植（SPK），移植胰腺有功能存活最长者已逾 26 年。20 世纪 90 年代以来，胰肾联合移植的受体及移植胰腺存活率逐步提高，已逐渐接近肝移植、肾移植。尤其是胰、肾一期联合移植（SPK）的存活率明显高于先肾后胰二期移植（PAK）。据 OPTN/SRTR 2017 Pancreas 报道，2017 年全美共实施 1002 例各类型胰腺移植，其中 SPK、PAK、单纯胰腺移植（PTA）的 5 年存活率分别为 91.2%、91.9%、88.3%。截至 2017 年底，美国胰腺移植病人共有 18500（包括 SPK 和 PAK）例病人存活。

我国胰腺移植起步较晚，华中科技大学同济医学院附属同济医院于 1982 年和 1989 年施行了中国首例胰腺移植和首例胰肾同期移植。1989 至 1999 年我国共施行胰腺移植和胰肾联合移植 68 例，该阶段主要是探索胰腺移植术式、围手术期治疗等，其长期存活率较低。2009 年以后由于移植技术、新型免疫抑制药的应用等方面的进步，出现了一批长期存活的病人。胰腺移植受者 1 年存活率 95%，移植胰腺 1 年存活率 91％。

　　胰腺移植的发展主要与各种术式的改进密切相关，其中胰腺外分泌的处理也是重要环节。现在最常用的术式是胰管填塞、胰液肠内引流和膀胱引流术式。胰管注入高分子聚合物进行填塞，虽简单而并发症少，但常继发胰腺纤维化，影响长期的移植物功能。胰液膀胱引流术式并发症少，便于监测排斥反应的发生。近年来，胰腺外引流采用肠内引流术式，胰肾一期联合移植（SPK）、先肾后胰二期移植（PAK）和单纯胰腺移植（PTA）分别为 82％、72％和 57％，大约还有 20％采用膀胱引流术式。根据上述，全球胰肾一期联合移植，移植物有功能存活 5 年以上的 504 例分析，3 种胰腺外分泌处理术式的 10 年移植物有功能存活率均为 80％。

　　胰岛移植可使糖尿病暂时减轻的实验研究始于 1970 年，国外于 20 世纪 70 年代中试用于临床治疗 1 型糖尿病。其优点是技术较胰腺移植简单、经济而且安全。但最主要的问题是效果不理想，特别是难以维持长期效果。虽然根据 1984 年 6 月底国际胰腺与胰岛移植登记处报道，临床同种胰岛移植共 166 例，无 1 例完全停用胰岛素，但胰岛移植的研究并未因此而终止。1992 年国际胰岛移植登记处报道，全球（包括我国部分病例）共计胰岛移植 1770 例，成人胰岛移植 156 例，胎胰岛移植组中有 20 例停用胰岛素。2000 年 7 月，加拿大 Edmonton 的 Alberta 大学胰岛移植中心的临床成果，创造了胰岛移植的历史性飞跃。Shapiro 等为 7 例 1 型糖尿病病人实施了胰岛移植，移植后 7 例受者全部停用外源性胰岛素。2005 年，美国糖尿病年会公布的国际多个中心胰岛移植研究报道表明，采用 Edmonton 方案进行的胰岛移植，术后 3 年内脱离外源性胰岛素者达 53％。2014 年，大部分国际胰岛移植中心的胰岛移植术后 5 年无须使用额外胰岛素的病人已超过 50％，部分中心达到 60％以上。

　　我国自 20 世纪 80 年代初开展胰岛移植治疗 IDDM 以来，到 1991 年底累计胚胎胰岛移植达 939 例，86.59％（735 例）有良好疗效，其中 59 例完全停用胰岛素，持续时间为 1.5～86 个月。

　　20 世纪 90 年代临床异种胰岛移植兴起，同济医科大学器官移植研究所于 1992 年起临床应用猪胰岛移植治疗 IDDM 共 9 例 11 次，术后 1 个月平均应用胰岛素减量达 43.6％，有 1 例完全停用胰岛素达半年。为目前国际上临床应用猪胰岛移植少数单位之一。

　　2009 年，娄晋宁团队率先应用美国 Ricordi 的人胰岛分离技术，进行胰岛移植联合肾移植，治疗 22 例糖尿病肾病病人。随后进行的 3 年功能和安全性评价随访显示疗效满意。2015 年，王树森团队成功进行 5 例门静脉注射胰岛移植，包括我国首例 1 型糖尿病 7 岁儿童胰岛移植。2016 年，殷浩团队继完成首例上海肾脏联合胰岛移植以来，已完成近 30 例胰岛移植。19 例有效移植受者空腹血糖控制平稳，糖化血红蛋白从 8.64％±4.3％降至 5.81％±1.2％。平均 C 肽增量为 0.96 nmol/L，短期疗效已达到欧美移植中心的水平。

三、脾移植

　　脾移植包括带血管蒂脾移植和脾细胞团、脾组织块移植。

　　脾细胞移植常用为脾细胞经血管输注。可用胎脾、尸体脾或外伤破裂的正常脾脏，用 4 ℃平衡液经脾动脉灌洗后，捣碎制成细胞悬液，保存（不超过 6～8 h）于低温 ACD 溶液内备用。可经静脉滴注，手术经门静脉插管或用 Seldinger 技术经脾动脉插管输注。

　　脾组织块可移植于皮下、腹直肌或大网膜等处，但首选是后者。方法是将经冷灌洗后的脾实质剪成许多[（2～3）×（1～3）×（0.4～0.5）]cm 的薄片，将其分散移植于大网膜靠近边缘和血供较丰富部分，置入大网膜前后叶之间。

　　带血管的脾移植是将冷灌洗后的全脾或部分结构完整的脾脏，移植于髂窝部腹膜外，脾动、静脉与受者髂总动、静脉端侧吻合，或脾动脉与受者髂内动脉端端吻合。

　　脾移植又可分自体和同种异体脾移植。

　　1. 自体脾移植：由于对脾脏具有重要的免疫功能这一认识的提高，并观察到丧失脾脏后不论是成人和儿童，特别是儿童容易发生感染，甚至发生十分严重的脾切除术后凶险性感染（overwhelming

postsplenectomy infection，OPSI）。所以自体脾移植主要适应证是脾脏外伤破裂，而又不允许在原位修补或行部分切除的病人，在"抢救生命第一，保留脾脏第二"的原则下有条件地选用。

根据国内外大量临床资料及组织学、血液学、免疫学及核素显像等监测，自体脾组织块移植的总量不应少于原脾的 1/3。移植后一般在 6 个月左右逐渐恢复部分免疫功能。其优点是简便易行，但是否能达到足够防止 OPSI 发生，以及其功能是否能保持恒久，尚有争论。自体带血管蒂的脾移植则可使脾功能保持正常。

2. 同种异体脾移植：其适应证主要是探索治疗血液学疾病如重症血友病甲、应用于脾脏与胰腺联合移植以及用以治疗晚期恶性肿瘤以缓解症状，改善体征。

同种脾移植可为尸体供脾、亲属活体供脾或胎脾。

1960 年 Woodruff 首先报道用同种带血管蒂脾移植治疗丙种球蛋白缺乏症，但术后无功能。1964 年 Marchioro 报道 5 例中有 1 例为母亲活体供脾。1969 年 Hathway 报道 1 例父亲活体供脾移植。1973 年 Groth 报道 1 例尸体供脾移植治疗戈谢病，术后有功能也仅持续 44 天。故国际上报道病例有限，疗效不佳。同济医科大学器官移植研究所除施行尸体脾移植治疗血友病甲取得成功外，自 1989 年创新用亲母供大部分脾移植治疗血友病甲以来，施行亲属供脾（亲母 4 例，亲父 2 例）大部分或全脾移植治疗血友病甲 6 例，术后Ⅷ C 因子迅速上升，临床症状缓解，其中 1 例已存活超过 9 年。此外广东湛江中心人民医院报道临床应用带血管蒂胎脾移植治疗血友病甲 5 例，其中 1 例术后 2 年，血浆ⅧC 浓度仍保持 0.25。

同种脾细胞输注系 1963 年 Woodruff 首先用以治疗晚期癌肿，1969 年 Desai 用以治疗血友病。也有用于先天性缺陷症、戈谢病等的少数报道。华中科技大学同济医学院附属同济医院器官移植研究所用以治疗血友病甲的病例显示，脾细胞输注后其Ⅷ C 因子即可上升为输注前的 2～3 倍。一般移植后 4 周可达 20%，可维持 2～3 个月，有的长达 6～12 个月。自发出血次数明显减少，生活质量提高，近期疗效明显，并能重复输注治疗。同种脾组织薄片大网膜内移植治疗血友病甲也获得类似的近期疗效。1991 年陈知水等对 49 例极晚期肿瘤和血友病甲病人行 69 次脾细胞移植，结果 26 例晚期肝癌病人临床症状有不同程度缓解，免疫力升高可维持 1～2 个月，重型血友病甲病人临床出血症状得到改善，Ⅷ因子水平在 10%～15% 最长可维持 10 个月。此研究为重型血友病甲及晚期肿瘤病人提供了一种新的疗法，但长期疗效欠佳。同种异体脾移植用于治疗血友病甲是我国特色，但其方法及远期疗效尚存争议。脾移植用于治疗晚期肿瘤的价值仍待进一步研究。希望更多的基础研究和临床研究为脾脏取舍以及移植方式提供进一步指导。

四、小肠移植

自 1959 年 Lillihei 首先建立狗自体小肠移植模型，1964 年 Detterling 初次尝试临床小肠移植开始，至 1970 年，全球累计仅 8 例小肠移植，均采用 ALG、Aza 及皮质激素等常规免疫抑制药，存活最长者为 79 天。小肠移植之所以发展缓慢，主要因为排斥反应、GVHD、感染、技术及肠功能等并发症发生率高。1985—1990 年为 CsA 时期，全球 6 个中心共施行小肠移植 15 例。直到 1987 年 Deltz 和 1988 年 Grant 先后首例单独小肠移植和肝肠联合移植获得长期健康存活，小肠移植进入了一个新阶段。目前认为，任何原因引起的短肠综合征等所导致不可逆的小肠衰竭（intestinal failure），以及因发生严重并发症使胃肠外全营养无法再实施者，均适应小肠移植；并发肝脏严重受损、肝衰竭时适应行肝、小肠联合移植或多器官联合移植。近年来，由于器官保存、显微外科技术的改进，以及 FK506、MMF 等新型免疫抑制药的应用，使小肠移植又有进一步发展。目前全球的小肠移植受者的总体 1 年和 5 年存活率达 70% 和 50%，但是一些先进的小肠移植中心受者和移植物存活率远远高于这一水平，如匹兹堡大学的移植中心，其小肠移植术后病人和移植物的 1 年存活率分别高达 91% 和 86%，5 年存活率分别达到 75% 和 61%。全球的国际小肠移植登记处（international intestinal transplant registry，ITR）2009 年的资料显示，在全球已完成的小肠移植中，单独小肠移植为 937 例（43.1%）、肝小肠联合移植 736 例

（33.9％）、腹腔多器官簇移植为 500 例（23.0％）。ITR 显示，截至 2013 年 2 月，全球 82 个移植中心共对 2699 例病人完成了 2887 次小肠移植。ITR 报道显示，全球完成的小肠移植例数中北美地区占 76％，完成例数最多的几个小肠移植中心也主要集中在美国，因此美国的小肠移植资料对我们了解目前小肠移植现状具有重要意义。肠衰竭的残存小肠康复治疗和延长成形术的进步及营养支持技术的改进，客观上减少了小肠移植适应证病人数量，小肠移植存在一定的困惑和挑战。OPTN/SRTR 2017 Annual Data Report：Intestine 显示小肠移植由 2007 年近 200 例逐渐减少至 2017 年的 109 例，截至 2017 年 6 月 30 日，OPTN/SRTR 数据显示全美小肠移植存活受者共 1189 例。尽管近年来小肠移植已有了显著进步，但还远逊于肝、肾移植的发展，因此，尚需继续研究提高。

我国小肠移植起步较晚，20 世纪 80 年代中期开始系列实验研究。虽然我国已成为继美国之后的全球器官移植的第二大国，但小肠移植在我国仍然是一项巨大挑战，仅有少数几个单位进行过小肠移植。1994 年中国人民解放军南京军区总医院首例临床小肠移植成功，取得了存活 310 天的佳绩。此后南京军区总医院在总结以往的小肠移植经验上和借鉴匹兹堡大学的经验中，于 2007 年前后又多次完成小肠移植，取得了受者长期存活，拥有良好的移植肠功能，短期内摆脱 TPN，打破了我国肠移植长期停滞的局面，为常规治疗措施打下了坚实的基础。目前小肠移植的发展尽管存在着困惑与挑战，但是随着小肠移植关键技术的发展，小肠移植的远期预后将有望得到明显改善，造福更多的病人。

五、多器官联合移植

多器官联合移植（multiple organ transplatation，MOT）是指一次同时移植 3 个或更多的器官，其特点是多个脏器连同一个总的血管蒂，整块切取。在移植时只需吻合其为主的动、静脉主干，所移植的器官群便都恢复血供。因而也可称为器官簇移植（organ cluster transplanation，OCT）。这和胰、十二指肠及肾一期联合移植等不同，后者即使连同脾脏移植，胰、脾、十二指肠和肾脏各有相应的供应血管，需分别作两处吻合重建。MOT 可以是全腹（或接近全腹）器官移植，包括肝、胃、十二指肠、胰、全部空肠和回肠，部分结肠。另一类是仅移植肝、胰、十二指肠，或小部分上段空肠，其主要特点是尽量保留受者肠道，少移植小肠，以减少排斥反应、GVHR 和并发症。所以，又将 MOT 分类，前者称为全腹器官移植，后者称为器官簇移植。

1. 全腹器官移植：早在 1962 年，Starzl 等就进行了狗的 MOT 实验研究，证明是可用于临床的外科技术。1983 年他首先用于临床，至 1989 年 Starzl 和 Williams 各报道 2 例，均系短肠综合征，伴长期淤胆性肝硬化导致肝衰竭的患儿，其中 2 例术后分别存活 109 天和 193 天。死亡起因均为术后肝内多处淋巴增生病（LPD），最后分别导致呼吸衰竭、心力衰竭和全身感染。1995 年 Todo 报道 13 例，均用 FK506 为基础的免疫抑制药，7 例（53.8％）移植物功能良好，经口饮食，肝功能正常，报道时已存活 9～31 个月。死亡的 6 例中，有 3 例死因是淋巴增生病。

上述多器官联合移植的特点不论是否全腹部脏器移植，例如不包括肝脏；或者同时连带肾移植，但是均包括小肠移植在内。

2. 器官簇移植：1988 年 Starzl 将此术式用于治疗上腹脏器恶性肿瘤。主要适于无法做其他手术治疗，伴邻近器官转移的上腹脏器恶性肿瘤。据 ITR 的资料显示，至 2009 年在全球已完成的 2000 例小肠移植中，其中腹腔器官簇移植为 500 例（占 23％）。2004 年至 2010 年 Indiana 大学的 Mangus 等报道了 95 例病人共完成 100 次腹腔多器官簇移植，受者术后 1 年和 3 年生存率为 72％和 57％。

临床资料显示，腹部多器官联合移植术后，排斥反应和移植物抗宿主病减少，甚至使很难移植成功的胰腺和小肠经 MOT 易获成功。其机制尚不清楚。MOT 系多器官整块切取和移植，血管重建只需吻合共有的大血管，较其他移植术式简化。但手术创伤大，技术难度大，技术性失误和并发症仍是术后死亡的主要原因；而且病程复杂，术后监视治疗困难。在全腹器官移植组中，与 EB 病毒有关的淋巴增生病发生率高，无法控制，为导致死亡的原因之一。此外，要求供者腹部各器官都功能正常、无病变，故获得合适的供体较困难。因上腹脏器恶性肿瘤行器官簇移植，癌肿能否根除，复发率如何仍有待观察和评价。

我国武汉同济医院率先开展了器官簇移植的动物实验，并于 1995 年进行了体外静脉转流下的腹部原位肝胰十二指肠器官簇移植。随着时间推移，此后同济医院陈知水等于 2004 至 2006 年期间共完成 7 例成人肝、胰、十二指肠多器官移植，3 例达到长期存活，2 例存活时间超过 2 年。2004 年中山大学附属第一医院实施了肝胰十二指肠器官簇移植，目前共完成 17 例腹部多器官移植，最长存活时间已达 5 年。对于多器官侵犯的上腹部终末期恶性肿瘤，一向被认为是外科的禁区，同济医院陈知水等开展的上腹部器官簇移植联合肝胰十二指肠切除可以显著延长这类病人的生存时间，1 年存活率提高到 40％。肝移植治疗糖尿病合并终末期肝硬化效果不佳，陈知水课题组在国内率先采用保留受体胰腺的肝胰十二指肠器官簇移植，病人均长期存活，生活质量改善，其中一例已超过 14 年，是亚洲最长记录，这一创新减少了并发症，改善了预后，是中国移植领域的一大突破。此后上海瑞金医院、中山大学第一附属医院等都先后报道了成功的腹腔器官簇移植的病例。这些都为器官簇移植的发展提供了重要的理论依据和经验支持。

腹部是大脏器最多的部位。现在，在大脏器移植中，肝移植总数仅次于肾移植居第二位，并成为许多先进国家大医院的常规手术。较难移植成功的胰腺移植治疗 IDDM，在肾、肝和心脏移植之后，已取得良好的移植效果。很难移植成功的小肠移植，病人和移植物 5 年存活率也逐步提高。腹部多器官联合移植累计病例不多，尚需继续探索。随着对移植器官的需求量日益增大，异种移植应属潜在的出路，但决非短期内便能用于临床。亲属活体供体虽有争议，但还是一种实际可行的方法。

〔陈知水　陈　栋〕

参考文献

［1］ Edmond J C，Whitington P F，Tistilethwaite J R，et al. Transplantation of two patients with one liver：analysis of preliminary experience with "split liver grafting"［J］. Ann Surg，1990，212（1）：14-21.

［2］ Furukawa H，Reyes J，Abu-Elmagd K，et al. Intestinal transplantation at the University of Pittsburgh：Six-Year experience［J］. Transplant Proce，1997，29：688.

［3］ Margreiter R. The history of intestinal transplantation［J］. Transplantation Reviews，1997，11（1）：9.

［4］ Pichmayr R，Ringe B，Gubematis G，et al. Transplantation einer spenderleber auf bei zewei Empfanger（splittingtransplantation）. Eeine neue Method in der weiterentwicklung der Lebersegmenttransplantation［J］. Langenbeck Arch Chir，1998，373：127.

［5］ Salizzoni M，Andomo E，Bossuto E，et al. Piggyback techniques versus classical technique in orthotopic liver transplantation：A review of 75 cases［J］. Transplant Proc，1994，26（6）：2552.

［6］ Sutherland D E R，Grussner R W G，Gores P F. Pancreas and Islet transplantation：A update［J］. Transplantation Re views，1994，8（1）：185.

［7］ Sutherland D E R，Grussner A. Long Term function（5 years）of pancreas grafts from the international pancreas transplant registry database［J］. Transplant Proce，1995，27（6）：2977.

［8］ Todo S，Tzakis A，Reyes J，et al. Intestinal transplantation：4 year experience［J］. Transplant Proce，1995，27（1）：1355.

［9］ Todo S，Tzakis A，Abu Elmagd K，et al. Abdominal multivisceral transplantation［J］. Transplantation，1995，27（1）：1355.

［10］ Kino T，Hatanaka H，Hashimoto M，et al. FK-506，a novel immunosuppressant isolated from a Streptomyces. I. Fermentation，isolation，and physico-chemical and biological characteristics［J］. J Antibiot（Tokyo），1987，40（9）：1249-1255.

［11］ Renz J F，Emond J C，Yersiz H，et al. Split-liver transplantation in the United States：outcomes of a national survey［J］. Ann Surg，2004，239（2）：172-181.

［12］ Absolon K B，Hagihara P F，Griffen W O Jr，et al. Experimental and clinical heterotopic liver homotransplantation.

Rev Int Hepatol，1965，15（8）：1481 - 1490.

［13］ Shapiro A M，Lakey J R，Ryan E A，et al. Islet transplantation in seven patients with type 1 diabetes mellitus using a glucocorticoid-free immunosuppressive regimen ［J］. N Engl J Med，2000 Jul 27，343（4）：230 - 238.

［14］ 陈实. 移植学 ［M］. 北京：人民卫生出版社，2011.

［15］ 国务院. 人体器官移植条例 ［N］. 中华人民共和国国务院公报，2007（15）：14 - 16.

［16］ 中华人民共和国国家卫生和计划生育委员会. 人体捐献器官获取与分配管理规定（试行）［J］. 器官移植，2016，7（2）：35 - 36.

［17］ 石炳毅. 继往开来，中国器官移植的发展现状——在 2018 年中华医学会器官移植学年会上的报告 ［J］. 器官移植，2019，1（1）：32 - 35.

［18］ Huang J，Millis J M，Mao Y，et al. A pilot programme of organ donation after cardiac death in China ［J］. Lancet，2012，379（9818）：862 - 865.

［19］ 朱志军. 单中心儿童活体肝移植总结以及国际经验交流 ［J］. 实用器官移植电子杂志，2013，1（1）：26 - 27.

［20］ 徐文强，周小龙. 劈离式肝移植解剖学研究进展 ［J］. 世界最新医学信息文摘，2017，17（102）：73 - 75.

［21］ Adam R，Karam V，Delvart V，et al. Evolution of indications and results of liver transplantation in Europe. A report from the European Liver Transplant Registry（ELTR）［J］. Journal of Hepatology，2012，57（3）：675.

［22］ Cauley R P，Vakili K，Fullington N，et al. Deceased-Donor Split-Liver Transplantation in Adult Recipients：Is the Learning Curve Over? ［J］. Journal of the American College of Surgeons，2013，217（4）：672.

［23］ 严律南. 中国大陆活体肝移植的现状及展望 ［J］. 中国普外基础与临床杂志，2018，25（8）：897 - 899.

［24］ 饶建华，王学浩. 活体肝移植在中国的发展与前景 ［J］. 中国普外基础与临床杂志，2017，24（8）：913 - 915.

［25］ Wan P，Xu D，Zhang J，et al. Liver transplantation for biliary atresia：A nationwide investigation from 1996 to 2013 in mainland China ［J］. Pediatr Transplant，2016，20（8）：1051 - 1059.

［26］ 夏强，何康. 儿童活体肝移植的发展概况 ［J］. 中国普外基础与临床杂志，2017，24（8）：920 - 922.

［27］ 朱志军. 辅助性肝移植的适应证、术式及前景 ［J］. 中国普外基础与临床杂志，2018，25（8）：905 - 908.

［28］ 季峻松，郭猛. 胰岛移植的历史、现状与挑战 ［J］. 外科理论与实践，2019，24（1）：88 - 92.

［29］ 陈新斌. 脾切除术后风险与脾移植术的进展 ［J］. 海南医学，2017，28（12）：1991 - 1993.

［30］ 李元新. 小肠移植发展现状、困惑与挑战 ［J］. 器官移植，2016，7（1）：8 - 13.

［31］ Mangus R S，Tector A J，Kubal C A，et al. Multivisceral transplantation：expanding indications and improving outcomes ［J］. J Gastrointest Surg，2013，17（1）：178 - 186.

［32］ 李元新. 腹腔多器官簇移植的现状与进展 ［J］. 中华普通外科学文献（电子版），2016，10（5）：324 - 329.

［33］ 陈知水，魏来，刘敦贵，等. 肝胰十二指肠器官簇移植 ［J］. 中华器官移植杂志，2005，26（6）：325 - 328.

［34］ 何晓顺，鞠卫强，林建伟. 腹部多器官移植在我国的临床应用 ［J］. 中华移植杂志（电子版），2015，9（2）：50 - 53.

［35］ 郑树森. 中国器官捐献与移植现状 ［J］. 武汉大学学报（医学版），2016，37（4）：523 - 525.

［36］ Wei L，Chen Z，Chen X，et al. Hepatofugal portal flow associated with acute rejection in living-donor auxiliary partial orthotopic liver transplantation：a report of one case and literature review. ［J］ J Huazhong Univ Sci Technolog Med Sci，2010，30（6）：824 - 826.

［37］ Dietz AC，Seidel K，Leisenring W M，et al. Solid organ transplantation after treatment for childhood cancer：a retrospective cohort analysis from the Childhood Cancer Survivor Study ［J］. Lancet Oncol，2019，20（10）：1420 -1431.

［38］ Czigany Z，Kramp W，Bednarsch J，et al. Myosteatosis to predict inferior perioperative outcome in patients undergoing orthotopic liver transplantation ［J］. Am J Transplant，2020，20（2）：493 - 503.

［39］ Puigvehi M，Hashim D，Haber P K，et al. Liver Transplant for Hepatocellular Carcinoma in the United States：Evolving Trends over the Last Three Decades ［J］. Am J Transplant，2020，20（1）：220 - 230.

［40］ Schlagintweit H E，Lynch M J，Hendershot CS. A review of behavioral alcohol interventions for transplant candidates and recipients with alcohol-related liver disease ［J］. Am J Transplant，2019，19（10）：2678 - 2685.

［41］ Castellote J，Mora Luján J，Riera-Mestre A. mTOR-inhibitor-based immunosuppression following liver transplantation for Hereditary Hemorrhagic Telangiectasia ［J］. Hepatology，2020，71（2）：762 - 763.

［42］ Choudhary N S，Saigal S，Soin A S. Liver transplantation for Acute Liver Failure due to Dengue fever：first success-ful reported case worldwide ［J］. Hepatology，2020，71 (1)：395 - 396.

［43］ Cascales-Campos P A，Ferreras D，Alconchel F，et al. Controlled donation after circulatory death up to 80 years for liver transplantation：Pushing the limit again ［J］. Am J Transplant，2020，20 (1)：204 - 212.

［44］ Bromberg J S，Scalea J R，Mongodin E F. De-bugging the system：could antibiotics improve liver transplant out-comes? ［J］. J Clin Invest，2019，129 (8)：3054 - 3057.

［45］ Amoura L，El-Ghazouani F Z，Kassem M，et al. Assessment of plasma microvesicles to monitor pancreatic islet graft dysfunction：Beta cell-and leukocyte-derived microvesicles as specific features in a pilot longitudinal study ［J］. Am J Transplant，2020，20 (1)：40 - 51.

［46］ Humar A，Ganesh S，Jorgensen D，et al. Adult Living Donor Versus Deceased Donor Liver Transplant (LDLT Versus DDLT) at a Single Center：Time to Change Our Paradigm for Liver Transplant ［J］. Ann Surg，2019，270 (3)：444 - 451.

［47］ Addeo P，Cesaretti M，Anty R，et al. Liver transplantation for bariatric surgery-related liver failure：a systematic review of a rare condition ［J］. Surg Obes Relat Dis，2019，15 (8)：1394 - 1401.

第十二章 肝移植

Liver Transplantation

    肝移植发端于 20 世纪 50 年代，从 1963 年 Starzl 在美国试行首例人体原位肝移植以来，已有 50 余年，并已被公认为是终末期肝脏疾病的一种治疗方法。

    由于肝脏是人体的单一器官，故迄今肝移植的供肝来源主要还是尸体肝脏，可以是尸体全肝或部分肝脏。鉴于人体只要具有正常健康全肝的 20% 便可经肝再生而恢复良好功能，而又无损于供者的肝功能。所以，近年来又发展到利用活体部分供肝作移植，一般多采用亲属的肝左外叶。

    根据供肝移植入受体的方式不同，可分为原位肝移植和异位肝移植。前者是切除受体的病肝，在原来肝脏的解剖部位植入全部或部分供肝；后者则保留受者的病肝，在腹腔内其他位置植入全部或部分供肝。

第一节 肝脏移植的适应证和禁忌证

一、肝移植的适应证

（一）肝实质性疾病

1. 慢性肝衰竭（chronic liver failure）：肝移植最常见的适应证是终末期肝硬化引起的慢性肝衰竭，占大多数移植中心的 80% 以上。

（1）肝炎后性肝硬化：

1）乙型肝炎后肝硬化（hepatitis B cirrhosis）：亚洲人种多为乙型肝炎后肝硬化，目前应用乙型肝炎免疫球蛋白联合抗乙型肝炎病毒增殖药物，可以有效地控制移植肝乙型肝炎病毒再感染。国内移植中心行肝移植的适应证主要是乙型肝炎后肝硬化。

2）丙型肝炎后肝硬化（hepatitis C cirrhosis）：在欧美人多见，肝脏移植后几乎都会复发，但 80%~85% 的病人病情轻，发展较慢，不影响生活质量与 5 年生存率。丙型肝炎后肝硬变占 UNOS 施行肝移植适应证的首位。

（2）酒精性肝硬化（acohol cirrhosis）：酒精性肝硬化行肝移植后长期存活率较高，但若术后继续饮酒会增加肝脏损害与排斥反应的发生，因而术后受者能否继续戒酒是一个很大的问题。一般要求术前戒酒半年以上，同时有较好的家庭与社会心理支持系统的病人施行手术，术后才有良好的依从性。长期以来居 UNOS 肝移植第二位适应证（占 16.4%~17.1%）。

（3）自身免疫性肝炎（autoimmune hepatitis）：应通过免疫学检查与血清学检查与慢性病毒性肝炎及其他病因的慢性肝炎相鉴别。自身免疫性肝炎，又按照免疫学检查分为 3 个亚型。3 个亚型都以高球蛋白血症、女性并伴有其他免疫性疾病为特点。Ⅰ型免疫性肝炎表现为抗核抗体或抗平滑肌抗体阳性，或二者均阳性。Ⅱ型免疫性肝炎多在儿童发病，血中存在抗肝或抗肾微粒体抗体（anti-LKM1）。Ⅲ型免疫性肝炎在临床上少有特点，但血中仍存在抗可溶性肝脏抗原（anti-soluble liver antigen，anti-SLA）抗体或抗肝胰（anti liver-pancreas，anti-LP）的抗体，或两者同时存在。

    Ⅲ型免疫性肝炎都可用免疫抑制药予以治疗，通常用皮质类固醇与硫唑嘌呤，当治疗失败，发展为肝功失代偿时可考虑肝脏移植。免疫性肝炎药物治疗较少缓解，多数发展为肝硬变失代偿，是肝移植较好的适应证。

2. 急性肝衰竭（acute liver failure）：多种病因均可引起，发病突然，很快发展为亚急性肝衰竭或急性肝衰竭，保守治疗病死率高达 80%～95%。这类病人可行原位肝脏移植或辅助性肝移植，但手术病死率高，1 年生存率约 50%。

急性肝衰竭是指黄疸后 2 周内发生肝性脑病，而亚急性肝衰竭是指黄疸后 2 周至 3 个月发生肝性脑病。其病因可以是甲型肝炎病毒、乙型肝炎病毒、丙型肝炎病毒、丁型肝炎病毒、戊型肝炎病毒，氟烷、特异体质药物反应，还有捕蝇蕈属毒蘑菇中毒，Wilson 氏病和妊娠性急性脂肪肝等。

3. 其他：如先天性肝纤维性疾病、囊性纤维性肝病、多发性肝囊肿、巨大肝囊肿、新生儿肝炎、肝棘球蚴病（包虫病）、布加综合征（Budi-Chiari syndrome）和严重的难复性肝外伤等。

（二）胆汁淤积性肝病（cholestatic liver disease）

包括先天性胆管闭锁行 Kasai 氏手术后无效的病人，肝内广泛胆管囊状扩张症、肝内胆管闭锁症、原发性胆汁性肝硬化、硬化性胆管炎、家族胆汁淤积病、广泛肝内结石所致、继发性胆汁性肝硬化等。

（三）先天性代谢性肝病（congenital metabolic liver disease）

包括肝豆状核变性（Wilson 氏病或铜蓄积症）、α_1-抗胰蛋白酶缺乏症、酪氨酸血症、血色素沉积症、乳蛋白酶血症、Ⅰ 型和Ⅳ 型糖原累积综合征、家族性非溶血性黄疸（Crigler-Najjar syndrome）、原卟啉血症、Ⅱ 型高脂蛋白血症、家族性铁累积性疾病、血友病甲、血友病乙、Ⅱ 型高脂蛋白血症、长短链脂肪酰转移酶缺乏病、海蓝色组织细胞综合征、Ⅲ 型尿素循环酶缺乏症、Ⅰ 型高草酸盐沉积症、C 蛋白缺乏症、家族性高胆固醇血症、鸟氨酸转移酶缺乏症、Nieman-Pick 综合征、Neville 综合征等。

先天性代谢障碍性疾病病理过程特别，随病情进展多引起一系列并发症，导致多器官损害，部分在婴幼儿即夭折。诊断明确后行肝移植多可治愈。因病人多为儿童，极适合做活体部分肝移植。

（四）肝脏肿瘤

1. 肝脏良性肿瘤　　包括肝巨大血管瘤，肝多发性腺瘤病，切除后残肝不能维持病人生存者宜行肝脏移植术。

2. 肝脏恶性肿瘤　　原发性肝脏恶性肿瘤包括肝细胞癌、胆管细胞癌、胆血管内皮肉瘤、肝囊腺癌、平滑肌肉瘤、黑色素瘤等范围广泛或伴有重度肝硬变而肝外尚无转移者可施行肝移植。继发性肝脏肿瘤中，来自类癌肝转移癌肝移植后效果较好。肝转移性神经内分泌癌病变广泛，疼痛剧烈或伴严重激素相关症状也可施行肝脏移植以改善生存质量和/或延长生存期。有报道乳癌、结肠癌肝转移也可行肝移植。

肝移植能同时去除肿瘤和硬变的肝组织，避免了残余病肝组织的恶变可能，从而达到肝癌的根治。原发性肝细胞肝癌（hepatocellular carcinoma，HCC）是最多见的原发性肝脏恶性肿瘤，是早期肝脏移植的主要适应证，但在实际应用中仍存在争论。目前，紧缺的供肝资源、昂贵的费用及术后复发转移率高是影响肝恶性肿瘤肝移植开展的主要障碍。因此，严格选择合适肝恶性肿瘤病人尽早实施肝移植，有可能达到低复发率，生存率比单纯肿瘤切除高的效果。

目前在临床上应用的选择 HCC 施行肝移植的标准主要有以下几种：

（1）米兰标准（Milan Criteria）：肝癌肝移植米兰标准是 Mazzaferro 等在 1996 年提出的，米兰标准具体内容为：①单一结节直径≤5 cm；②多结节≤3 个，每个直径≤3 cm；③无大血管浸润及肝外转移。根据他们的报道，符合米兰标准的 HCC 病人肝移植术后 4 年生存率为 85%，不符合即超过米兰标准者肝移植术后 4 年生存率为 50%。米兰标准是第 1 个得到大多数国际移植中心承认或接受的 HCC 肝移植的入选标准，也是目前全世界应用最广泛的 HCC 肝移植的入选标准，其科学性已得到全世界广泛实践的证明。美国 UNOS 也采用米兰标准作为 HCC 肝移植入选标准：不符合米兰标准者不建议接受肝移植。然而目前不少研究认为米兰标准作为 HCC 肝移植入选标准过于严格。

（2）旧金山加利福尼亚大学标准（UCSF Criteria）：2001 年，Yao 等提出了扩大和增补的米兰标准即 UCSF 标准，具体内容为：①单一癌灶直径≤6.5 cm；②多癌灶≤3 个，每个癌灶直径≤4.5 cm，累计癌灶直径≤8 cm；③无大血管浸润及肝外转移。Yao 等认为 UCSF 标准较米兰标准能更好地判断预后。

影响肝癌肝移植后癌复发的可能因素很多，包括肿瘤体积大小、肿瘤分布、数目、临床分期、组织学分期、血管侵犯、淋巴结转移和组织学分级等。而术后复发转移的原因主要为术前未发现的肝外微转移灶、术中肿瘤细胞的播散及术后免疫抑制药的长期应用。TNM Ⅲ、Ⅳ期及伴血管侵犯的肝癌复发可能性大。尽管肝癌肝移植总的 5 年生存率仅 20％～45％，但小肝癌的肝移植疗效令人振奋，一般来说，越早期的（如小肝癌、意外癌）、恶性程度越低的（如高分化的、无血管侵犯的、无转移的纤维板层癌）HCC 肝移植预后越好。

（3）杭州标准：浙江大学医学院附属第一医院肝移植中心结合 10 余年他们单中心的研究结果提出了自己的 HCC 肝移植杭州标准：①肿瘤没有大血管侵犯和肝外转移；②所有肿瘤结节直径之和不大于 8 cm，或所有肿瘤结节直径之和大于 8 cm，但是满足术前甲胎蛋白（AFP）水平小于 400 ng/mL 且组织学分级为高、中分化。符合该标准的 HCC 病人肝移植术后 1 年生存率达 88％，3 年生存率达 75％，而超过该标准的 HCC 病人肝移植术后 1 年生存率仅为 40％。

二、肝移植的禁忌证

随着有关肝移植技术的发展，肝移植禁忌证也在不断变化，如以往门静脉栓塞被认为是肝移植的绝对禁忌证，现在已经成为相对禁忌证；而以往是肝移植的常见适应证。如肝脏恶性肿瘤，由于术后有很高的复发率，目前被认为是肝移植的相对禁忌证。

（一）绝对禁忌证

1. 肝外存在难以根治的恶性肿瘤。

2. 存在难以控制的感染（包括细菌、真菌和病毒感染者）。

3. 有严重的心、肺、脑、肾等重要脏器实质性病变者。

4. 难以控制的心理变态或是精神病者。

5. 难以戒除的酗酒或吸毒者。

（二）相对禁忌证

1. 年龄 70 岁以上。

2. 依从性差。

3. 门静脉血栓或栓塞者，若未累及肠系膜上静脉，发生时间较短，仍可考虑做肝移植。

4. 人类免疫缺陷病毒感染者。

5. 既往有精神病史。

第二节　肝移植受体术前检查和准备

等待肝移植的终末期肝病病人机体状况多半非常脆弱，仅依靠少量残余的肝脏组织维持生命，生存状态极不稳定，随时可能死于各种并发症。一旦出现并发症，就很可能使肝移植推迟甚至无法进行。因此，对等待肝移植的病人常需进行详细的术前检查和准备以保持较好的临床状态，是非常有必要的。

一、术前检查

（一）病史采集

1. 现在史和过去史：除按常规详细采集病史外，还应着重对下列病史进行搜集和了解。

（1）原发性肝脏疾病的种类、病因、病程、临床表现及治疗情况以及是否合并有全身性疾病或重要脏器的严重并发症。

（2）既往是否接受过激素或其他免疫抑制药的治疗及情况。

（3）既往腹部手术史或器官移植史。

（4）病人对饮食、药品治疗的依从性，是否吸烟、饮酒及程度，有无药物依赖（药瘾）和吸毒史。

2. 家族史：

（1）家族其他成员有无肝脏疾病。

（2）有无明显的糖尿病、心血管疾病、消化性溃疡、遗传性疾病、家族性精神病史以及肿瘤家族史。

（二）体格检查

除按常规进行全面的体格检查外还应该特别注意以下情况：

1. 肝萎缩或脾大程度。

2. 腹水及水肿情况。

3. 食管、胃底、腹壁静脉曲张情况。

4. 全身营养、体力状况。

5. 心肺及肾功能状况。

6. 肝肿瘤受者远处转移的征象。

（三）辅助检查

1. 常规检查：

（1）心电图。

（2）胸部 X 线。

（3）腹部彩色多普勒超声（含肝门静脉血流测定）、腹部增强 CT。

（4）肿瘤病人行胸部 CT、头颅 MRI 或 CT 及全身骨扫描等排除肝外转移。

（5）纤维胃十二指肠镜。

2. 选择性检查：

（1）CT 或 MRI 肝血管、胆道成像。

（2）肝癌肝外转移不能明确者可选择行全身 PET-CT 检查。

（3）心电图异常或有心脏病病史、体征的受者，可选择超声心动图、动态心电图或运动心电图；冠状动脉 CT 血管成像或冠状动脉造影。

（4）60 岁以上或有心肺疾病（肝肺综合征、门脉性肺动脉高压）者，行肺功能测定和动脉血气分析。

（四）实验室检查

1. 常规检查：包括血型检查（ABO、Rh 系统）。血、尿、粪常规；血生化（肝肾功能、电解质、血糖和血脂）检查；凝血功能测定；血气分析；乙型病毒性肝炎（乙肝病毒标志物及 HBV-DNA 检测）；丙型病毒性肝炎（抗 HCV 及 HCV-RNA 检测）；HIV-抗体；梅毒抗体，巨细胞病毒（CMV）抗体等。

2. 选择性检查：

（1）尿糖和/或空腹血糖异常的受者：餐后 2 h 血糖；糖耐量测定；糖化血红蛋白；胰岛素分泌功能；C 肽分泌功能等。

（2）有结核病史或怀疑患有结核病者：结核菌素纯蛋白衍生物（PPD）皮试；结核分枝杆菌分离染色；结核分枝杆菌培养等。

3. 肿瘤标志物。

4. 有感染病史并应用抗生素者，可行相关筛查，如真菌抗原、衣原体、支原体等。

5. 他克莫司药物基因组学和代谢检测。

6. 其他相关病毒学检查。

二、术前准备

（一）一般准备

了解受者术前的状态和正确评价受者术前的肝肾功能、心肺功能、营养状态、是否存在感染的迹象、与供者是否组织相容以及针对活体肝移植手术过程中，与供肝结构是否存在解剖变异等，具有非常重要的临床意义。

1. 肝移植前心理准备：对于具有肝移植手术指征的病人，应该在移植前对病人进行全面的精神、神经系统检查，评定病人的心理状态，给予必要的辅导治疗，并对病人及其家属进行肝移植方面的知识教育，为移植做好心理准备。直接的方法就是通过面对面的交流和沟通，了解他们目前心理状态、精神状态、掌握病人在认知情感、意识等方面的情况。此外，还要调动病人和家属的积极性，让他们配合治疗。并建立良好的医患关系，这样能使病人和家属增加对医护人员的信任，消除和缓解他们的疑虑，使他们在正视疾病的基础上，树立战胜疾病的信心。还必须坦诚告知病人移植后可能发生的结果和并发症。告诉病人术后可能会发生的心理变化，尤其是指导病人如何自我调节心情、缓解焦虑，并告之长时间应用免疫抑制药带来的神经和精神方面的不良反应。

2. 肝移植前院外治疗：在供肝确定之前，情况稳定的病人在内科医师的严密监测和家庭的支持下借助于药物可在院外治疗等待接受肝移植。应该注意以下几个方面：①让病人及家人了解病情恶化的征象，以便能及时就诊；②早期发现并治疗各种并发症；③预防肝功能失代偿及并发症的发生；④避免高度易感的病人患医源性并发症；⑤纠正营养不良，增加肝移植手术成功的可能性；⑥指导病人避免服用除医师处方药以外的任何药物；⑦有原发性细菌性腹膜炎病史的病人可预防性使用抗生素；⑧食管静脉重度曲张的病人，无论有无出血史，都应考虑预防性使用 β 受体阻滞药以降低门静脉压力，减少致死性曲张静脉破裂出血的危险。

3. 肝移植前住院治疗：等待进行肝移植的病人常因肝脏疾病的并发症或其他临床相关问题而需住院治疗。以下是受者常见的几种并发症的处理措施：

（1）失代偿性肝硬化腹水（cirrhosis-ascites）：应该采取以下措施。①给予白蛋白提高其血浆胶体压；②积极的保肝治疗；③限制水钠潴留，部分病人可以通过限制钠的摄入来使腹水消退，每天摄钠不超过 1~2 g；如果有稀释性低钠血症或者通过限制钠盐与应用利尿药后腹水仍不消退者，则应该适当限制水的摄入（不超过 1000~1500 mL/d）；④应用利尿药增加水和钠盐的排出，利尿速度不宜过快，否则容易诱发肾功能不全、肝性脑病等；⑤纠正水电解质平衡，避免水电解质紊乱，防止出现低钠血症、代偿性呼吸性碱中毒及肾功能不全等。

（2）低钠血症（hyponatremia）：肝硬化时以稀释性低钠血症为主，如果血钠降至 120 mmol/L 以下时，应该停止利尿，限制水的摄入，直到血钠水平正常为止。如果合并低钾血症（血钾浓度低于 3.5 mmol/L），应该同时补充氯化钾。

（3）代偿性原发性呼吸性碱中毒（respiratory alkalosis）：肝硬化时如果病情短期内急剧发展，尤其是合并肝性脑病情况下，低氧血症、血氨及其他化学物质等刺激呼吸中枢致过度换气，二氧化碳排出过多而呈呼吸性碱中毒。除了治疗肝性脑病外，这种类型的酸、碱失衡不需要特殊处理，但应该排除因早期脓毒血症或急性脑血管意外所致。

（4）肾功能不全（renal insufficiency）：是终末期肝病病人常见的并发症，分为功能性肾功能不全（肝肾综合征）和因药物或严重血容量不足导致的急性肾小管坏死。出现肾功能不全后应该停止使用所有具有毒性的药物，纠正诱发肾功能不全的病因如血容量不足等。如肾功能不全继续发展，应行血液透析维持，直至进行肝移植。通常肝肾综合征在肝移植术后肾功能可得到明显改善。

（5）凝血功能障碍（coagulopathy）：在术前主动而完全地纠正凝血功能障碍，防止术中广泛渗血；手术开始后发现明显的渗血时才补充凝血因子，往往达不到预期的效果。凝血因子的半寿期都较短，多在 4~24 h，因此凝血因子的补充应在术前 1 d 和手术当天早晨进行。根据凝血功能检查结果并作出估算，可分别给予血小板、纤维蛋白原、凝血酶原复合物和新鲜血浆。如果病人术中出血多，自体血回收多时，应该按比例补充血浆和人血白蛋白，才能保证血浆白蛋白维持在一个相对正常的水平。

（6）肝肺综合征（hepatopulmonary syndrome，HPS）：在慢性肝病病人中即使病人没有原发或继发的肺疾病，也会造成呼吸功能不全，可伴有发绀和杵状指，即肝肺综合征，肝硬化门静脉高压病人中有 13%～24%会发生这种综合征。低氧血症不由右到左分流引起，而因肺内血管扩张致氧弥散受损引起。因此，肺在肝移植中有着特殊影响和地位，尤其是肝移植术前肺的检测有着重要的临床意义。术前肺的检查一般包括动脉血气分析、胸部 X 线以及超声心动图的检测，根据情况还有部分病人需要肺功能检测，包括肺容积、呼出道气流和弥散溶剂。如果病人存在进行性呼吸困难、有呼吸道症状的吸烟者以及 α_1-抗胰蛋白酶缺乏者术前应进行肺功能检测。肝肺综合征引起的中、重度低氧血症在肝移植后会很快改善。

（二）肝移植前营养支持

终末期肝硬化病人术前因长期肝代谢功能障碍，糖、蛋白质、脂肪代谢紊乱大多存在不同程度的营养不良。术前应对所有受者作完整的营养状态的评估，以确定受者是否处于营养不良的危险状态。在移植前，尤其是对那些无肝性脑病病史的病人，不应严格限制摄入蛋白质，少食多餐，低脂饮食有利于改善其营养状态。

目前临床上，营养支持包括肠内营养支持和肠外营养支持。对于肝移植受者，为了防止肝性脑病的发生，补充的氨基酸应以支链氨基酸为主。

肠内营养（enteral nutrition，EN）可取得与肠外营养相同的效果，且较符合生理状态；费用经济，使用安全。因此，只要胃肠功能允许，应该尽量采用经胃肠内营养。目前临床上常用的制剂基本上可以分为以氨基酸为氮源、以水解蛋白为氮源、以酪蛋白为氮源的三大类。胃肠内营养管理比较简单，如病人不能口服，需用滴注时，应该用输液泵保持恒速输入。

全肠外营养（total paraenteral nutrition，TPN）支持方式可分为两种类型：氨基酸-高浓度葡萄糖系统和氨基酸-中浓度葡萄糖-脂肪系统。采用高浓度葡萄糖作为主要能源的肠外营养必须经过中心静脉导管输入，且并发症多，容易引起脂肪代谢紊乱。应用氨基酸-中浓度葡萄糖-脂肪系统可由中心静脉输入，也可由周围静脉输入。

（三）肝移植前感染的处理

感染性疾病虽然不是肝移植的禁忌，但是它严重影响了肝移植的疗效，甚至能增加移植后病人的死亡率，术前一定要仔细检查病人是否存在感染，尤其是隐匿性感染；一经发现要及时治疗。以下是肝移植受者术前常见的几种感染情况及其处理措施。

1. 自发性细菌性腹膜炎：是终末期肝病病人最常见的感染，同时也是最严重的并发症，死亡率极高。它的致病菌大多为条件致病菌，以革兰氏阴性肠杆菌科大肠细菌为主。临床上没有特异性的症状，一般症状表现为发热、腹痛、腹泻，可有腹部压痛的体征，血常规白细胞通常大于$>10^9/L$，全身没有发现其他部分有明显的感染病灶；腹水白细胞多于 250 个/mL 时，即可明确诊断。治疗一般是应用广谱高效足量的抗生素，病人大多能缓解。如能再辅助应用微生态调节剂以改善肝硬化肠屏障功能，效果会更好。

2. 外源性非特异性细菌感染：这类感染很多，包括肺部感染、上呼吸道感染、泌尿道感染、皮肤感染（疖、痈）和感染性腹泻等。应该根据各部位所感染细菌的特点，以及血培养的结果选用抗生素治疗。

3. 特异性细菌感染：在这类感染中，对肝移植受者影响最大的是结核病，故在移植手术前应详细询问个人及家族中有无结核感染病史，做到提前预防。对于没有结核病发病史但是为易感人群，如果时间允许，必要的时候于移植前应注射结核病疫苗。对于有结核菌感染史，应排除活动性结核情况，对于活动性结核病人，肝移植应谨慎实施。

4. 病毒感染：是肝移植术后所面临的一个重要问题。由于免疫抑制药的应用，导致病毒感染将更不好控制，有的甚至是致命的。一旦发现病毒感染，必须施行抗病毒治疗；目前对移植受者多选用阿昔洛韦进行抗病毒治疗。

（四）肝移植前消化道出血的处理

消化道出血既是肝移植受者术前常见的并发症之一，也是术前死亡的主要因素之一。

终末期肝病病人食管-胃底静脉曲张的治疗视继往有无出血史而异。①从未发生曲张静脉破裂出血：可使用β受体阻滞药降低门静脉压力，减少曲张静脉破裂出血的危险，尤其是高危病人（重度静脉曲张或内镜检查时曲张静脉的红色征或红斑者）。常用普萘洛尔和纳多洛尔（nadolol）等，在预防肝硬化病人初次出血和降低消化道出血死亡率方面取得了一定疗效。②初次发生曲张静脉破裂出血：积极补充血容量，纠正凝血功能；在内镜下行硬化治疗或橡胶圈套扎术控制出血和消除曲张静脉。当出血停止病情稳定后可使用β受体阻滞药降低门静脉压力预防再次出血。③曲张静脉出血复发：曲张静脉复发性出血是肝移植术前病人重要的死亡原因。如硬化治疗不能控制出血或行硬化治疗后再次出血，可静脉使用血管加压素和生长抑素，降低门静脉压力控制出血，使用血管加压素时应同时使用硝酸甘油减少肠系膜血管缺血。也可采用三腔双囊管压迫止血，压迫时间不应超过 24 h。通过以上治疗出血一般可暂时停止，在出血停止期间应重复进行硬化治疗。如病情严重，以上治疗手段仍不能控制出血，可尝试进行介入放射治疗（经颈静脉肝内门-体分流术即 TIPS、冠状静脉栓塞）或静脉分流手术。由于伴有终末期肝硬化病人的麻醉和手术风险极大，腹部手术又可能干扰以后的肝移植术，因此应尽量避免静脉分流术，如必须进行手术分流，应选择远端脾-肾分流避开肝门区域。

肝移植是治疗终末期肝病食管和胃曲张静脉破裂出血的重要手段。对于准备接受肝移植的受者，早日接受肝移植则是最好的措施。

（五）肝移植前肝性脑病的处理

肝性脑病（hepatic coma）是终末期肝病的一个比较严重的并发症，也是导致肝移植受者术前死亡的重要原因。

肝性脑病的主要诊断依据：①肝病史和/或具有广泛的门体侧支循环分流；②精神紊乱、昏睡或昏迷；③具有上消化道出血、大量排钾利尿、放腹水、高蛋白饮食、使用安眠镇静药或麻醉药，便秘、尿毒症、外科手术、感染等诱因；④明显肝功能损害或血氨增高。扑翼样震颤和典型的脑电图改变有重要的参考价值。

肝性脑病目前没有特效疗法，治疗应该采取综合措施。

1. 支持治疗防止多器官功能衰竭：包括维持水、电解质和酸碱平衡，保持呼吸道通畅，保护脑细胞功能，防治脑水肿，抗感染，防止出血与休克，预防其他器官功能衰竭。

2. 消除诱因，如存在腹水，应进行诊断性腹腔穿刺以排除原发性细菌性腹膜炎，保持内环境的稳定。

3. 减少肠内毒物的生成和吸收：

（1）饮食：开始数日内应该禁食蛋白质，食物以糖类为主。神志清醒后，可逐渐增加蛋白质 40～60 g/d。蛋白来源最好为植物蛋白，因为植物蛋白含芳香族氨基酸较少，含支链氨基酸多；此外，植物蛋白含非吸收性纤维，被肠道细菌酵解产酸有利于氨的清除，且利于通便，故适用于肝性脑病。

（2）灌肠和导泻：清除肠内积食、积血或其他含氮物质，可用生理盐水或弱酸性溶液灌肠，或口服及鼻饲 25% 硫酸镁 30～60 mL 导泻。对急性门体分流性脑病昏迷者用乳果糖 500 mL 加水 500 mL 灌肠作为首选治疗。

（3）抑制肠道细菌生长：口服氨苄西林、甲硝唑均有良效。此外，含有双歧杆菌的微生态制剂以及乳果糖等，可起到维护肠道正常菌群，减少毒素吸收的作用。

（4）服用降氨药物：降氨药物主要有以下几种：鸟氨酸-门冬氨酸、鸟氨酸-α-酮戊二酸、谷氨酸钾、精氨酸、苯钾酸钠、苯乙酸和支链氨基酸等。

4. 促进肝细胞再生。

5. 人工肝支持治疗：是等待肝移植病人的过渡疗法，通过人工肝能暂时清除体内积聚的毒物，并能提供由肝合成的物质，还能提供肝细胞再生的条件和时间等。

第三节　原位全肝移植术

合适的供肝供者选择是肝移植成功的关键。肝移植供肝可来自脑死亡和心脏死亡供者或活体供者。不同来源的供者其选择有不同的标准和要求。

一、供肝的选择

（一）尸体供肝来源

目前尸体供肝全部来源于我国公民逝世后器官捐献，分为三大类：中国一类（C-Ⅰ），国际标准化脑死亡器官捐献（donation after brain death，DBD）；中国二类（C-Ⅱ），国际标准化心脏死亡器官捐献（donation after cardiac death，DCD）；中国三类（C-Ⅲ），中国过渡时期脑-心双死亡标准器官捐献（donation after brain death awaiting cardiac death，DBCD）。

1. 尸体供肝供者的评估指标：

（1）血型：一般应 ABO 血型与受者相同或相容，急诊或特殊情况可行 ABO 不相容的肝移植。

（2）供肝质量评估：肝大小、形态、色泽大致正常，必要时可行供肝病理学检查。

（3）感染性疾病病原学检查：HIV 抗体、HBV、HCV、梅毒抗体检查。

2. 尸体供肝供者的绝对禁忌证：

（1）有明确肝脏恶性肿瘤、肝硬化等病史者。

（2）脑外恶性肿瘤。

（3）明确的全身感染。

（4）重度脂肪肝。

3. 尸体供肝供者的相对禁忌证：

（1）供者年龄大于 65 岁。

（2）供肝热缺血时间超过 15 min。

（3）供肝冷缺血时间超过 24 h。

（4）中、重度脂肪肝（30%～60%大泡脂肪变性）。

（5）HBV、HCV、梅毒抗体检查阳性。

（二）扩大标准供者供肝的问题

由于日趋严重的供肝短缺，提出利用"边缘供者（marginal donor）"的概念，目前倾向于称为扩大标准供者（extended criteria donor，ECD），如利用年龄大于 60 岁的肝脏、轻度酒精性肝病的肝脏、糖尿病及高血压病人的肝脏、脂肪肝、缺血损伤的肝脏、自身免疫性疾病的肝脏，甚至带肿瘤的供肝，等等。

1. 扩大标准的肝脏供者（extended criteria for liver donor，ECD）的概念：ECD 是随着肝脏移植工作的日益广泛展开而出现的。因为供受者之间需求的不平衡及肝脏移植技术提高，以往的选入标准远远不能满足受者的需求，为扩大供肝来源，供肝选择条件逐步放宽，ECD 供肝的概念也在不断更新。

目前多数接受的 ECD 供肝的标准：①年龄大于 60 岁的高龄供者；②供肝的冷缺血时间大于 14 h，不超过 20 h；③脑死亡供者中，在重症监护室持续性呼吸机支持大于 4 d 者；大剂量血管收缩药物的使用［多巴胺的用量大于 $15\mu g/$（kg·min）］；收缩压小于 80 mmHg 持续时间大于 1 h，血钠浓度始终高于 155mEq/L；血清胆红素及转氨酶持续高于正常者；④肝脂肪变性（小空泡型脂肪变和大空泡型脂肪变）；⑤自身免疫性疾病移植时切除的肝脏以及带有肿瘤的肝脏。存在这类疾病的肝脏在"易主"之后原免疫性疾病可能异地自愈，肝肿瘤也可能消失；⑥存在丙型肝炎表面抗体阳性、乙型肝炎核心抗原阳性以及与艾滋病病毒有密切接触史的高危供者。

如果供者带有 2 个或 2 个以上危险因素时有学者称为"高危供肝"。一方面，ECD 供肝使用不当有可能诱发术后的移植肝原发功能障碍（primary dysfunction，PDF）、移植肝迟发性无功能（delayed nonfunction，DNF）和移植肝原发性无功能（primary nonfunction，PNF）。但另一方面，ECD供肝扩大了供者来源且有确切的临床效果；紧急情况下得到ECD供肝受者存活率为60%～80%，而等待的病人死亡率大于50%。所以应用ECD供肝有其现实意义。

2. 几种主要的扩大标准供者供肝：

（1）高龄供者：近年由于高龄而脑血管病死亡增加，因此供者的年龄有所扩大，供者年龄上限逐渐放宽，以60～70岁年龄组为高龄供者行移植也很普遍，供者年龄也没有绝对的上限，但是超过60岁的供者肝缺血耐受力差，而且一旦受损难以恢复，影响肝脏再生能力，因此使用老年供肝，应尽可能缩短肝缺血时间，减少缺血再灌注损伤所引起的微循环障碍，从而减少PDF、DNF和PNF的发生率。

（2）缺血时间延长的供肝：由于冷缺血＞14 h肝脏保存损伤发生率是正常的2倍。而术后原发性肝无功能的发生机会增加，所以ECD供肝的缺血时间上限不能超过20 h。

（3）脑死亡供者中呼吸循环功能不稳定者：脑死亡病人死亡原因多种多样，呼吸循环功能不稳定和大量炎症介质的释放造成进行性肝细胞损害进而诱发严重的肝功能紊乱。对心跳停止10 min及低血压持续60 min以上的脏器已属ECD供者，应控制选择使用。如供者同时使用大剂量升压药，有可能加重供者脏器损害，应极力控制使用。对高钠血症，血钠155mEq/L以上者被认为易引起原发性功能衰竭，特别在170mEq/L以上的脏器不应使用。

（4）脂肪肝：脂肪肝的组织学分型有两种，一种是大泡型脂肪变性，另一种是小泡型脂肪变性。小泡型脂肪变性供肝移植后可获得满意效果。对于大泡型脂肪变性，一般将其严重程度按照镜检下单位面积可见的大泡型脂肪变性细胞比例分为3级：轻度＜30%；中度30%～60%；重度＞60%。轻度脂肪肝对肝移植术后移植物及受体预后无明显不良影响，可常规使用；中度脂肪肝可以导致肝移植术后早期移植物功能恢复延迟，应慎重选用；而重度脂肪肝会明显增加原发性移植物无功能的发生率，降低受体的存活率，应避免使用。供肝移植前组织学检查是诊断和量化肝细胞脂肪变性的"金标准"。

（5）感染性疾病供者：供者病毒血清学阳性可能感染受者（乙肝核心抗体和表面抗体阳性，丙肝抗体阳性以及其他感染性疾病如人类T淋巴细胞病毒Ⅰ型），只能用于特殊情况的病人，即受者也感染同样病原体或者受者病情紧急的需要，并告知和接受感染传播的危险性时。

细菌感染的供者并不直接影响移植肝功能。细菌感染传播给受者的危险性较低。保存液细菌培养阳性也还没有证据证明需要全身性预防使用抗生素，受者术后早期发热和血培养阳性，采用经验性治疗。供者患有细菌性脑膜炎如果受者术后早期使用抗生素预防并不排除其器官用于移植。

（6）恶性肿瘤供者：即使有明确的恶性肿瘤病史，也不一定都排除作为供者。目前认为，黑色素瘤、绒毛膜癌、淋巴瘤、乳腺癌、肺癌、肾癌及结肠癌等供者的肝脏具有高传播风险，不宜作为供者。而利用非黑色素瘤、选择性的中枢神经系统肿瘤和原位癌病人提供的肝脏进行移植是安全的，这类疾病在供、受体之间传播的风险很低。中枢神经系统（CNS）肿瘤通过器官移植传播给受者的风险仍然存在，通过器官移植传播给受者取决于肿瘤的类型以及分期，低分级CNS肿瘤（WHO分级Ⅰ或Ⅱ级）和原发性CNS成熟畸胎瘤为低风险（0.1%～1%）；CNS肿瘤接受过脑室腹膜或者脑室心房分流术，手术治疗（而不是简单的取组织病检），放射治疗或者中枢神经系统外转移的CNS肿瘤（WHO级Ⅲ或Ⅳ级）为高风险（＞10%）。

但是任何转移性恶性肿瘤都不应该作为供者。使用恶性肿瘤供者器官移植的受者术后免疫抑制药应该适当减量，避免过度抑制受者免疫功能，降低肿瘤复发。

（7）其他扩大标准供者供肝，如多米诺肝移植供者，以及部分肝移植如活体部分供肝，劈裂式肝移植，以及减体积肝移植。

3. 扩大标准供者供肝的应用原则：①应把受者的安全性放在首位；②能尽可能保证供肝及术后正常的肝功能；③有明确的政策和法律保证扩大标准供肝的获得和使用；④遵循扩大标准供肝的限定标准选入供肝，不宜任意扩大标准；⑤扩大标准的供者的使用应考虑到多种危险因素的相互作用。

现在，普遍认为扩大标准供肝甚至高危扩大标准供肝的应用可以大大降低每年等待者的病例率，具有肯定的效价比。

扩大标准供肝分配的原则应该基于实用、公平、减少等待期间的死亡和移植的效果来全面考虑。一般认为高危病人无论接受何种供者的器官移植都对他是有益的。因此扩大标准供肝应该优先供给 MELD 分值超过 20 的垂危的、高危的、等待肝移植的病人。

对于肝细胞肝癌的病人不仅仅要考虑 MELD 分值，还要考虑如果继续等待供肝，肿瘤的增长和扩散的危险性。一般情况下是由移植医师决定是否采用扩大标准供肝。

二、供肝切取手术

不论是全肝还是部分肝脏移植，移植的肝脏必须保持解剖结构完整并具有良好的功能。在肝移植临床实践中要求尽量缩短供肝的热缺血时间。所以，以移植全肝为例，供者应有心跳并保持脏器有良好血供的脑死亡者，应尽量维持供者的血流动力学稳定和电解质等内环境稳定；由于器官的严重短缺，采用无心跳供者和心脏死亡供者，应尽可能同其他器官一同切取。供肝切取原则上是通过选择性、原位冷灌洗实现器官降温，切取后在一定时限内低温保存待用。如与肾脏、心脏、肺等多器官联合切取，则需各不同器官切取小组相互密切配合。

（一）切口

根据手术组经验采用腹部大"十"字形切口即自剑突下至耻骨联合作纵长切口，在脐平面与直切口交叉作一向两侧腋后线延伸的大横切口（图 12 - 1），足以满足切取肝脏或肝、肾同时切取的手术显露。必要时，在开始肝原位灌洗后附加右侧第 8 肋间开胸，以便更充分显露手术野。此切口尤其适用于血循环不稳定或手术时心搏骤停供者的快速冷灌洗切取肝脏或肝、肾。

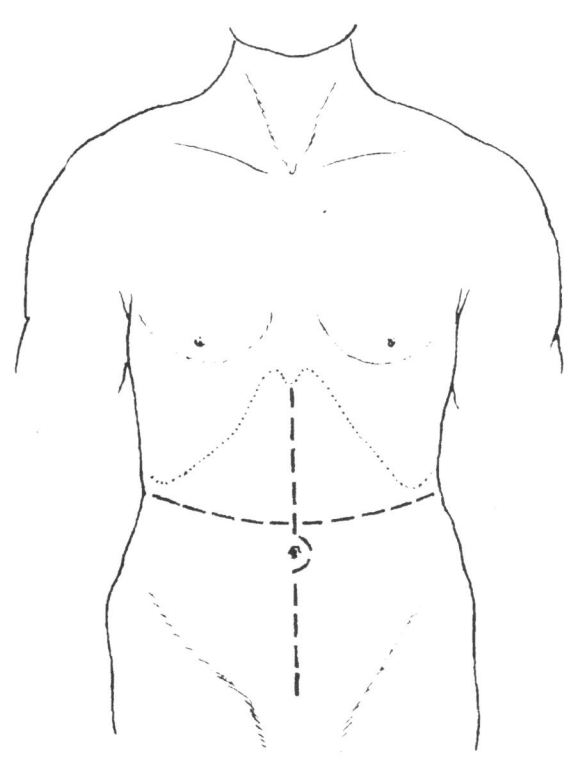

图 12 - 1　腹部大"十"字形切口

胸腹正中长切口：上自胸骨切迹，下达耻骨联合的纵长切口，劈开胸骨，剪开心包，双侧向后剪开部分膈肌，用电凝和骨蜡（胸骨劈开创面）止血。分别用胸骨撑开器及腹部自动拉钩充分显露手术野（图 12 - 2）。

如同时作多个器官切取，可在维持人工呼吸和心搏、在良好血循环情况下，解剖游离多个器官和原位冷灌洗后，一般按心或心肺、肝、肾的顺序切取。

（二）供肝原位冷灌洗和切取

根据尸体的不同来源分为中国一类捐献供肝切取和中国二类、三类捐献供肝切取，根据肝脏原位冷灌洗，切肝前预分离手术的顺序、程度，以及供肝切取的实际步骤，可分为 3 种方法。

1. 中国一类捐献（脑死亡供者）供肝切取术：显露整个腹腔后，首先探查肝脏及其他腹腔内器官有无损伤、肿瘤或感染等病变；肝脏色泽、大小、质地等是否正常，以判定可否作为供肝。继而探查了解有无肝动脉解剖异常，文献报道其出现率达 15%，甚至更高（图 12 - 3）。术者可将手指由小网膜孔伸入，如在胆总管右后侧触及动脉搏动，提示可能是发自肠系膜上动脉的异位右肝动脉或少见的异位肝总动脉。但有个别也可在胆总管前方或左侧行走。对上述异位右肝动脉或肝总动脉，暂不应游离显露，以免引起血管痉挛或损伤。

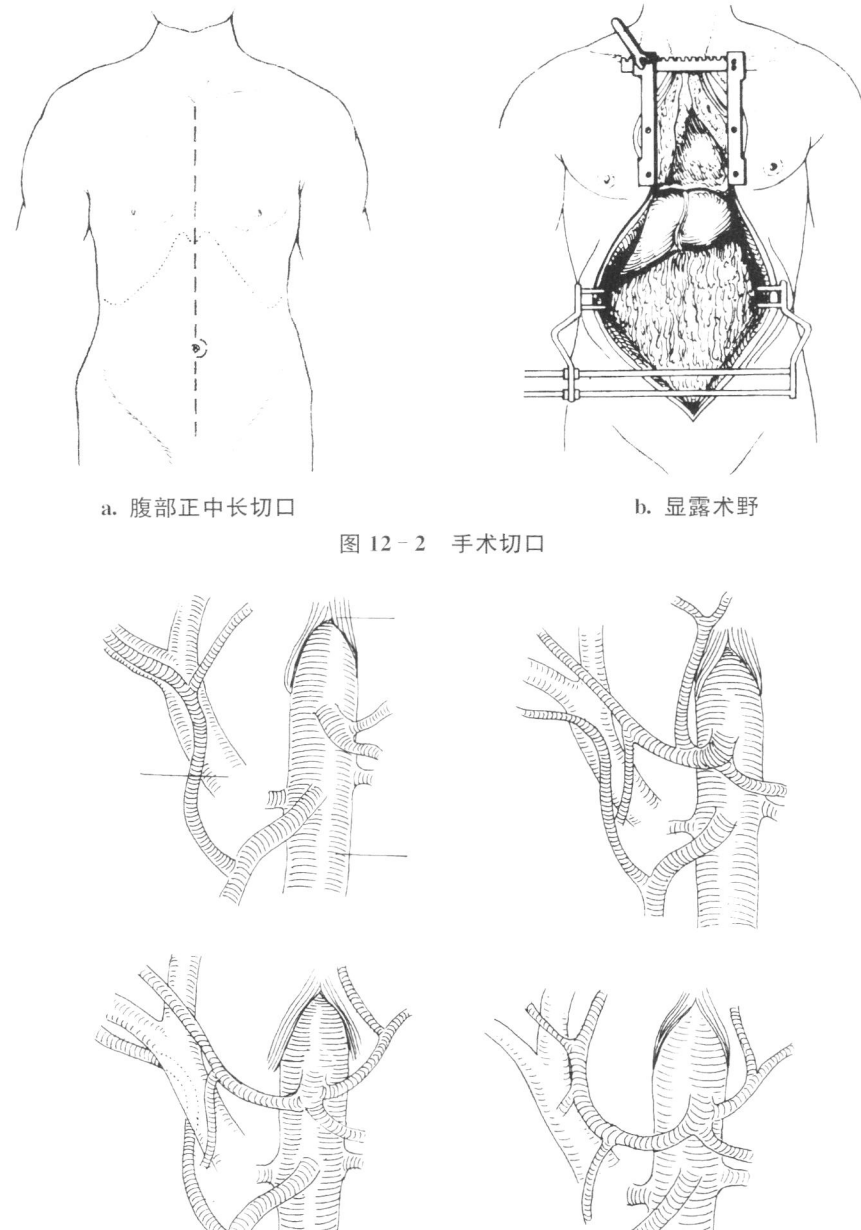

a. 腹部正中长切口　　　　　　　　b. 显露术野

图 12‑2　手术切口

图 12‑3　肝动脉解剖异常示例

　　左肝动脉有时可自胃左动脉分出，特别是在离断肝胃韧带时，尤应注意。如果存在这一异位动脉时，则应仔细分离结扎胃左动脉走向胃小弯的各分支，而妥善保留异位左肝动脉（图 12‑4、图 12‑5）。

　　结扎切断肝圆韧带、切断镰状韧带、左三角韧带、肝胃韧带，使左肝外叶游离，以便下一步显露腹腔动脉上方的腹主动脉。

　　远离肝门，紧贴十二指肠上缘解剖肝十二指肠韧带，分离、结扎、切断胃十二指肠和胃右动脉；将十二指肠向下推，尽量靠近十二指肠上缘向胰腺方向分离出一小段胆总管，切断，远肝侧断端结扎（图 12‑6）。近肝侧胆总管断端不作向肝门方向的游离，以免损伤其血供。剪开胆囊底部，用冷灌洗液冲净胆汁，以防肝脏冷保存期胆道上皮为胆汁自溶。也有用粗针穿刺胆囊底部，抽尽胆汁，再用冷灌洗液冲洗。将胃向左上方提起，切断肝胃韧带，如存在异位左肝动脉，应予保留而分别结扎、切断胃左动脉走向胃小弯的分支（图12-7）。

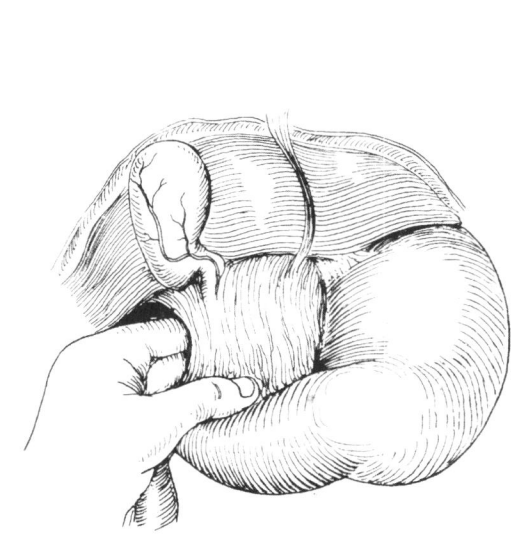

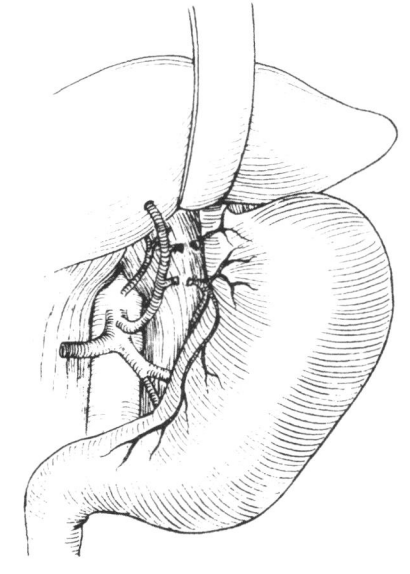

图12-4　术者手指伸入小网膜孔，触及异位肝动脉搏动　　图12-5　分离结扎胃左动脉走向胃小弯各分支

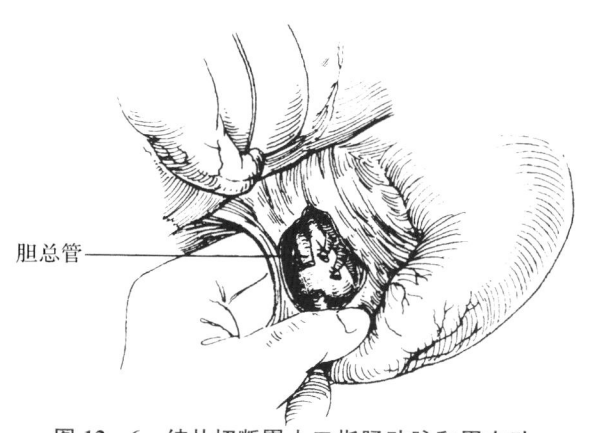

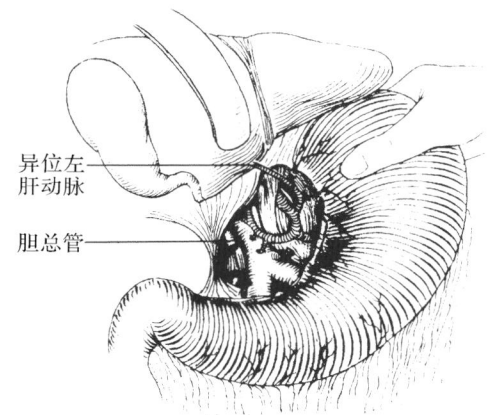

图12-6　结扎切断胃十二指肠动脉和胃右动　　　　图12-7　结扎切断胃左动脉走向胃小弯分
　　　　　脉，紧靠胰十二指肠切断胆总管　　　　　　　　　　支，保留异位左肝动脉

　　如无异位左肝动脉，则结扎、切断胃左动脉，以及存在的胃冠状静脉（图12-8）。将十二指肠及胰腺向下推开，分离和暴露至脾静脉和肠系膜上静脉汇合处。此时亦可暴露脾动脉，将其结扎切断，但其近心残端应保留长3~4 cm，以备必要时用以与受者血管吻合（图12-9）。

　　将胃向左上方牵起，肝左外叶向右翻起，将食管及胃贲门部向左推开，纵形剪开膈肌脚和腹腔动脉根部上方腹主动脉前面的筋膜（图12-10），游离一段腹主动脉，绕套一根脐带索（图12-11），便于随时提起腹主动脉用以钳夹阻断。如仅切取肝或肝、肾时，则可免除暴露腹主动脉这一步骤，而在冷灌洗开始时，直接经左侧胸腔于膈上平面钳夹阻断降主动脉。需要注意的是：上述所有步骤都要尽可能地远离肝门，以免损伤肝脏和肝外胆道的血供。

　　将小肠向右上腹或左上腹推开，约在脐平面下，在左右髂总动脉分叉以上切开后腹膜，显露末端腹主动脉加以游离一周，环套脐带索两根。如冷灌洗时拟经下腔静脉放血和灌洗液，则同时游离下腔静脉末端，并环套脐带索（图12-12）。显露肠系膜下动脉，加以结扎切断。经原已显露的脾静脉插管（图

12-13）。静脉注射肝素 300 U/kg，行全身肝素化。然后，经末端腹主动脉插管（图 12-14）。也有的肝移植中心采取切开十二指肠及右侧结肠外侧腹膜，将右侧结肠及其系膜和十二指肠向左侧游离推开，经腹膜后显露游离腹主动脉末端及双侧髂总动脉、下腔静脉末端及肠系膜上静脉。分别结扎左髂总动

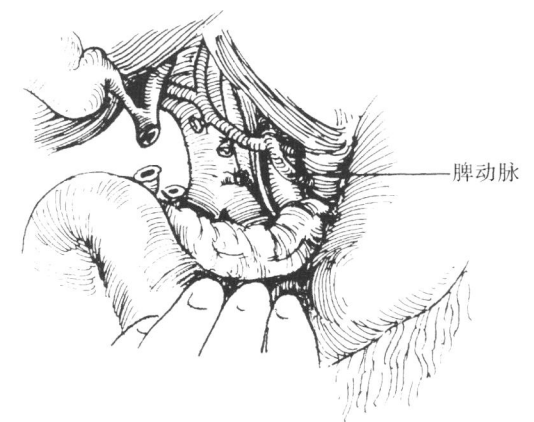

图 12-8　结扎切断脾动脉，保留近心残端 3～4 cm

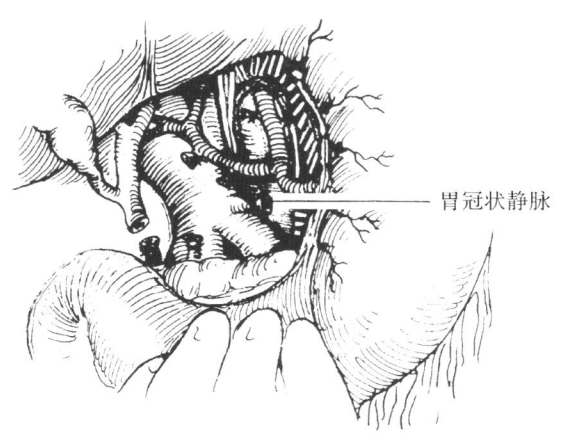

图 12-9　结扎切断胃左动脉和胃冠状静脉

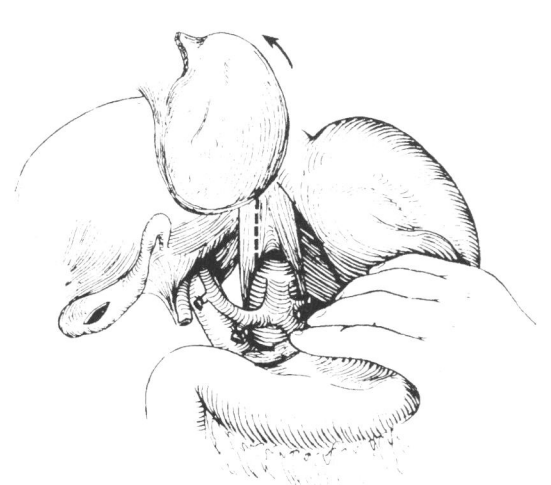

图 12-10　纵行剪开膈肌脚

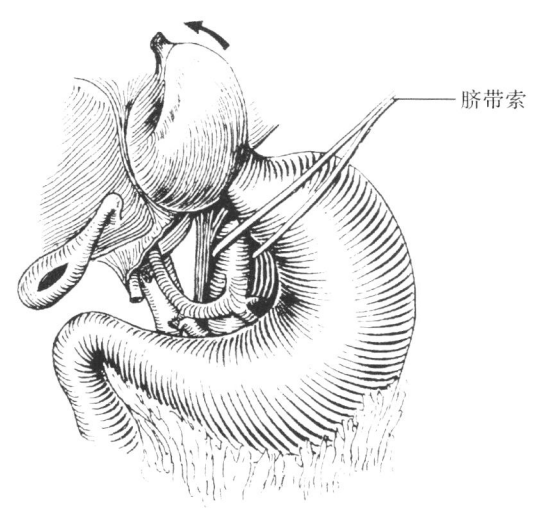

图 12-11　游离段腹主动脉，绕套脐带索

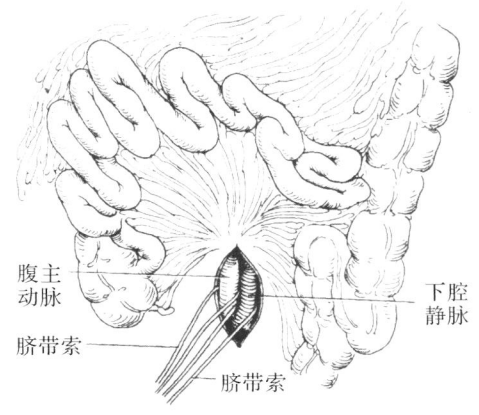

图 12-12　游离下腔静脉绕套脐带索

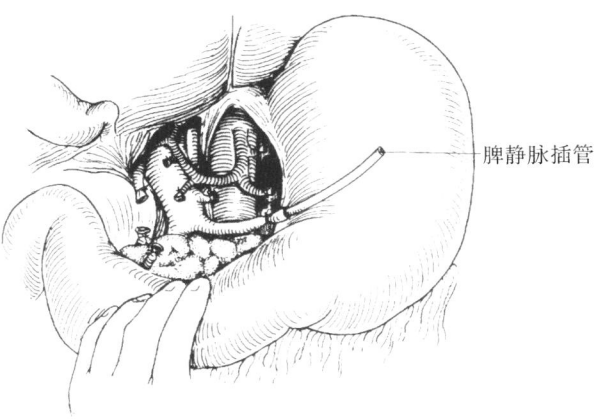

图 12-13　脾静脉插管

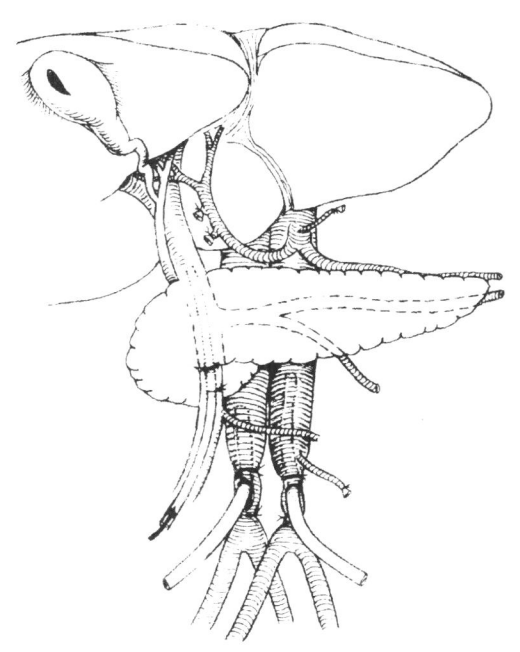

图 12 - 14　经肠系膜上静脉及腹主动脉插管（灌洗），下腔静脉插管（放血、放液）

脉、肠系膜下动脉。用脐带索环套右髂动脉及下腔静脉末端（如冷灌洗时拟经下腔静脉放血和灌洗液）。然后，分别经肠系膜上静脉远端和右髂动脉插管（图 12 - 15）。此种径路当然不如前述方法简捷，但其优点是有利于显示发自肠系膜上动脉的异位右肝动脉或肝总动脉，并加以妥善保护。

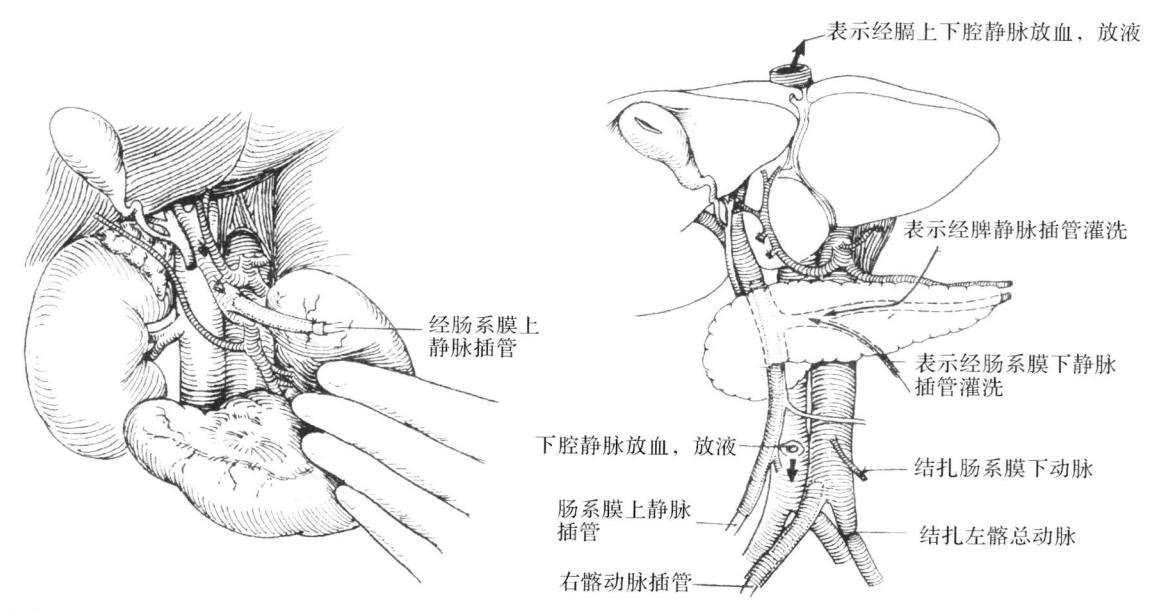

a. 向左推开右侧结肠和十二指肠，经肠系膜上静脉插管

b. 右髂动脉和肠系膜上静脉插管灌洗，以及经下腔静脉放血、放液的不同方式，以及经脾静脉或肠系膜下静脉插管灌洗的不同途径

图 12 - 15　插管灌洗、放血的不同方式

此外，也有经肠系膜下静脉插管，以备作门静脉系统施行冷灌洗（图 12 - 16）。

至此，预分离手术已完成，即可开始冷灌洗后切取肝脏。

在腹腔动脉根部以上平面钳夹阻断腹主动脉（图 12 - 17），或紧贴膈上平面阻断降主动脉后，立即开始分别经肾动脉水平以下的腹主动脉和脾静脉（或经肠系膜上静脉或肠系膜下静脉）插管用2 ℃～4 ℃ 冷灌洗液，以 7.84～9.8 kPa（80～100 cmH$_2$O）高度快速重力灌洗，并随即在心包内或肾静脉平面下迅速剪开腔静脉，以引流、吸引出血液及灌洗液。前法因溢出的血液及灌洗液在胸腔，便于保持腹腔清洁，有利肝脏切取。如果门静脉系统不是经肠系膜上静脉灌洗的，则该静脉宜于腹主动脉灌洗数分钟后再予结扎。特别是同时切取供肾者，肠道经充分冷灌洗有利于保持双肾的降温。与此同时还应不断用灌洗液冰屑置于肝、肾周围行局部降温。肝脏呈棕黄色变冷后，立即离断残留的肝胃韧带上部。用手指钝性游离肠系膜上动、静脉前侧的胰颈部（图 12 - 18）后，将胰颈离断（图 12 - 19），并将肠系膜上静脉远侧切断，近端连同冷灌洗插管向上翻起，即可显露肠系膜上动脉（图 12 - 20）。先沿其左侧及腹主动脉左侧游离并分离左侧膈肌脚，再游离其右侧直至肠系膜上动脉根部，如确定存在源自该动脉的异位右肝动脉，则可沿肠系膜上动脉和腹腔动脉根部，切取包括两个动脉根部在内的一大块袖口状联合腹主动脉片。可能时远侧腹主动脉断端加以钳夹，以便继续进行肾脏灌洗。如不存在上述异位右肝动脉，则可仅仅沿腹腔动脉根部切取一环形袖口状腹主动脉片（图 12 - 21）。尽量远离肝脏横断肝十二指肠韧带，以防最后意外损伤肝动脉。

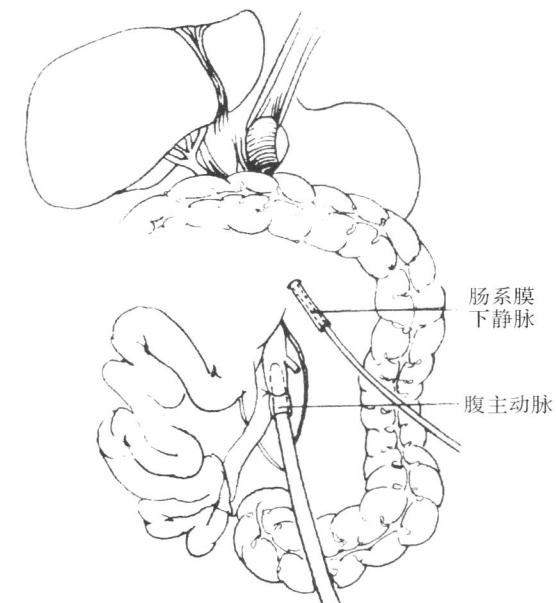

图 12 - 16　经肠系膜下静脉及腹主动脉插管

肠系膜
下静脉

腹主动脉

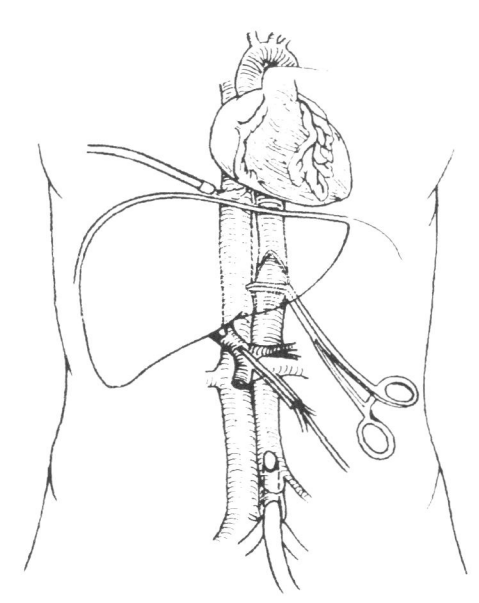

图 12 - 17　腹腔动脉根部以上平面阻断腹主动脉

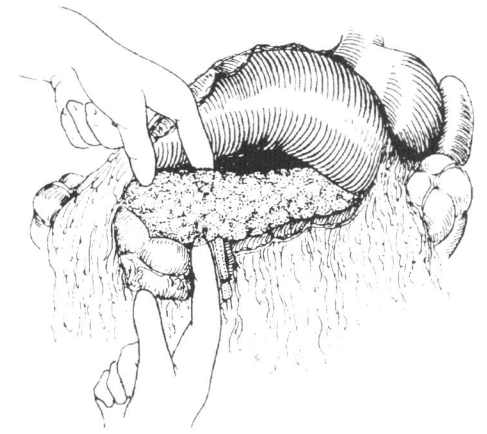

图 12 - 18　钝性游离胰颈部

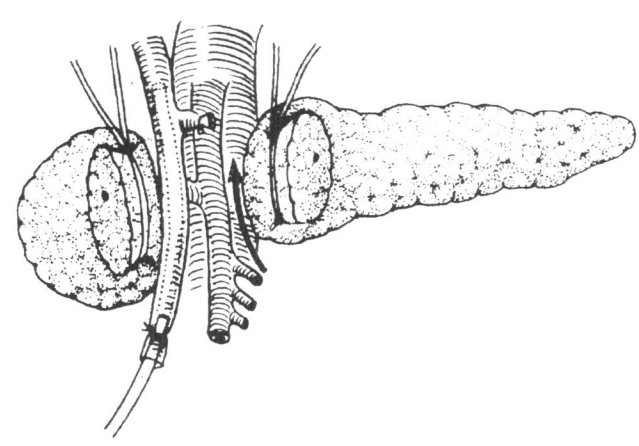

图 12 - 19　离断胰腺颈部

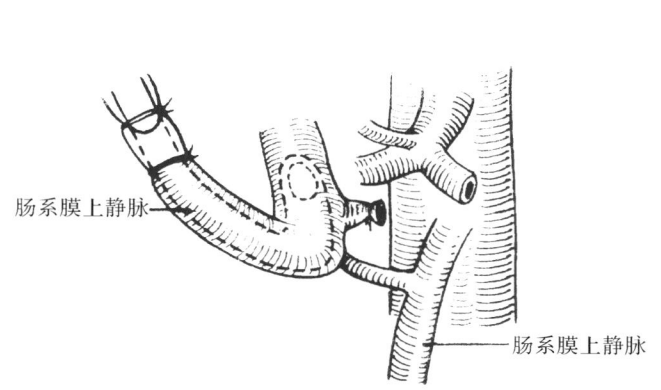

肠系膜上静脉

肠系膜上静脉

图 12 - 20　向上翻起肠系膜上静脉

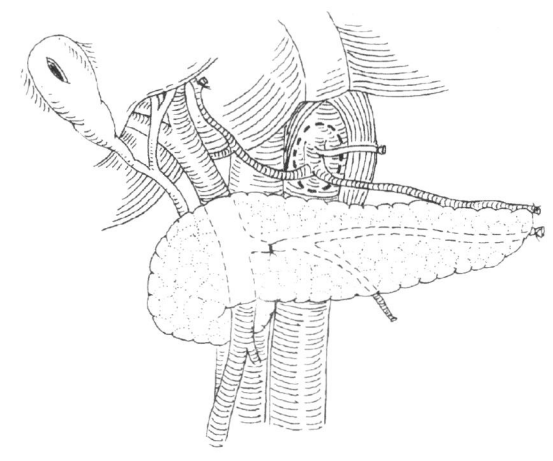

图 12 - 21　环形袖口状切取腹主动脉片

　　向下推开右肾，劈开右肾上腺或将其保留在肝脏一侧，在肾静脉平面以上钝性游离下腔静脉，切断肝右三角韧带，沿肝裸区边缘剪断膈肌，助手向前上托起肝脏（图 12 - 22），锐性离断右侧膈肌和腹膜附着处（图 12 - 23）。在膈上切断下腔静脉（可包括部分右心房），在肾静脉以上切断肝下下腔静脉，切下供肝。

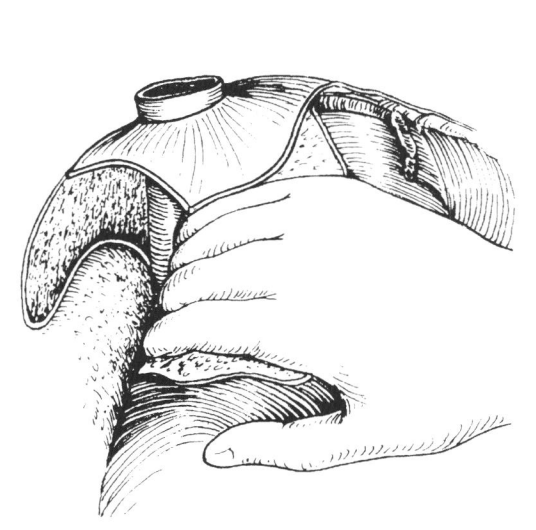

图 12 - 22　游离肝裸区

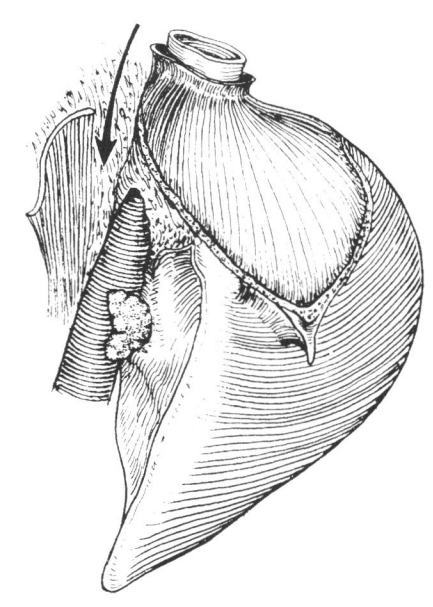

图 12 - 23　游离右侧膈肌和腹膜附着处

　　供肝切下后立即放入含冰屑的冷灌洗液中，再从门静脉及肝动脉灌注 2 ℃～4 ℃冷保存液后将其放入装有 2 ℃～4 ℃灌洗液的无菌塑料袋中，扎紧袋口；并在其外面再套上两个无菌塑料袋，同样分别扎紧袋口。然后置入装有冰屑的无菌保温容器内，运回受者手术室待用。

　　供肝切取术中所用冷灌洗液，各移植中心不尽相同，常用 4 ℃的 UW 液，但价格昂贵。一般灌洗用量需 2000～3000 mL。供肝切下后经门静脉及肝动脉灌注冷保存液现多采用 UW 液，成人肝灌注量约 1000 mL，约经门静脉灌注 800 mL，经肝动脉灌注 200 mL。小儿供肝用量酌减。在切取供肝后，应常规切取尽量长的髂动、静脉，以备必要时血管重建用。

　　2. 中国二、三类捐献（心脏死亡供体，脑-心死亡供体）供肝切取术：根据不同情况最大限度地缩短探查和肝预分离时间。

　　于供者腹部作大"十"字形切口。暴露腹腔后，按前述方法首先在双侧髂总动脉分叉以上，快速剪开后腹膜，显露腹主动脉末端并环绕两根脐带索，远端结扎阻断，在其近心端切开插管并结扎固定；如时间允许，再经肠系膜上静脉行门静脉插管（图12-24）。当钳夹阻断腹腔动脉根部以上腹主动脉或切开左侧膈肌在膈上钳夹阻断主动脉时，即可开始冷灌洗。倘若上述情况也不允许，则可在结扎阻断腹主动脉末端远侧后，在其近心侧剪开前壁，插入一根有数个侧孔和管端带套囊的双腔管，管端抵达腹腔动脉开口处以上约2 cm时，经套囊导管向套囊注入无菌生理盐水约20 mL，试拔导管不能后退，表示已达到阻断腹主动脉血流目的（图12-25），即可固定，并开始冷灌洗；再作经肠系膜上静脉插管灌注。引流放吸血液和灌洗液同样也是在心包内或在肾静脉平面以下剪开下腔静脉。为加快速度本法也可在经腹主动脉冷灌洗开始后，即在腹主动脉插管处右侧显露下腔静脉，剪开前壁，向心插入带有侧孔的粗塑料管向腹腔外引流，以保持腹腔手术野清晰。

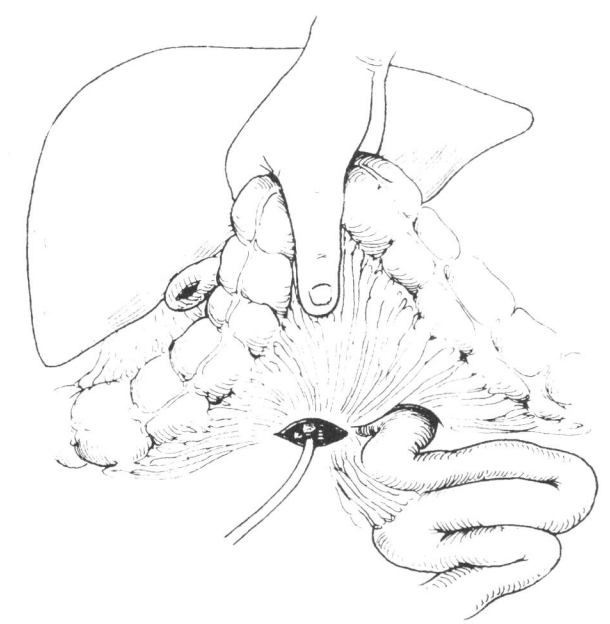
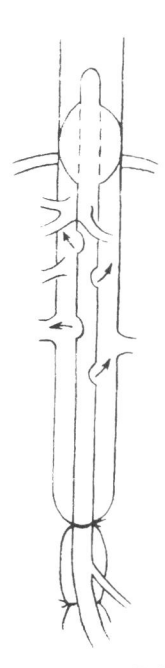

图12-24 经肠系膜上静脉插管　　　　　　图12-25 腹主动脉插带套囊的双腔管

　　上述灌洗和引流步骤开始后，即需边灌洗、边解剖分离和切肝。其困难是血管均为无血状态又无搏动，故要求术者解剖熟悉、技术熟练。一般先切开和穿刺胆囊、吸出胆汁和冲洗胆道（如前述）。然后，尽量远离肝门进行解剖分离。术者以左手示指伸入小网膜孔，以扪及门静脉内的灌洗插管为标志，在其前外侧紧贴十二指肠上缘显露一小段胆总管，加以切断；同样，紧靠十二指肠及幽门上缘，结扎切断胃十二指肠和胃右动脉。沿胃小弯切断肝胃韧带，以防损伤可能存在的异位左胃动脉。将结肠肝曲游离下推，切开肝下下腔静脉后侧的后腹膜，游离肾静脉平面以上的下腔静脉；剪开右肾筋膜，钝性分离右肾上极，将其与右肾上腺推开，使后者保留附着于肝脏面，留待修整供肝时再予切除；然后游离下腔静脉左侧，用左手指轻轻钝性分离下腔静脉后侧。

　　虽然切肝技术上与标准法相同，但为了加快游离和切肝速度，避免误伤肝门部血管特别是异位右肝动脉等，本法此时转向由上向下分离肝脏。首先切断肝镰状韧带，左、右三角韧带及左冠状韧带，沿肝裸区边缘向左、右两侧环形切开膈肌，剪开心包，在膈上切断下腔静脉（包括部分心房）。将肝脏向下翻，切断两侧膈脚，沿腹主动脉和下腔静脉后壁由上而下钝性分离，在腹腔动脉以上平面，剪断腹主动脉。然后采取离断胰颈部或游离翻起胰和十二指肠，确定有无源自肠系膜上动脉的异位右肝动脉，或异位肝总动脉以决定游离的一段腹主动脉，是否连同腹腔动脉和肠系膜上动脉一起取下。最后结扎切断脾静脉、切断肠系膜上静脉及肾静脉平面以上的肝下下腔静脉。

　　本法冷灌洗液及冷保存液及其用量与标准法同，但通常UW冷保存液可在切肝手术后期，继肝脏经2000～3000 mL冷灌洗液降温后，经原位灌注输入。以减少切下肝脏后再经肝动脉和门静脉灌注冷保存液的时间。

3. 经典法：基本已不采用。此法特点是首先解剖游离肝脏，包括分离切断胆总管；分离解剖肝动脉、腹腔动脉干直至腹主动脉，结扎切断除供应肝脏以外的其他分支；以及结扎切断胃冠状静脉等血管。然后再进行原位冷灌洗、切肝。此种方法仅游离肝脏、解剖肝门区，常可耗时长达 4～6 h，不必要地过多分离肝动脉等长时期的操作，可因间歇性阻断肝脏血供或血管痉挛等导致肝脏热缺血，也不利于多个器官切取组间的协调配合；尤其对循环系统欠稳定的供者不适用。

三、供肝修整手术

供肝运至手术室，室温以不超过 20 ℃为宜。供肝在严格无菌操作下从冷保存容器中取出，与装有冰屑的乳胶手套一起浸泡浮悬于盛有 4 ℃平衡液的容器中，既可防止冰屑擦伤肝表面，又可保持低温。修整的主要目的是检查肝脏和所带有的血管、胆管的长度、完整性和口径；为肝植入时重建血管和胆管通路作必要的修整，如修剪包括腹腔动脉干的主动脉袖片，判明异位肝动脉是否存在并作好相应的血管准备；检查和修补处理血管和肝组织破损，以及剪除多余的组织等。

一般首先检查识别肝动脉、门静脉和下腔静脉，并可采用插管灌注冷保存液的办法，以发现漏液血管分支和血管破损，予以结扎和修补缝合。如胆囊不用于胆道重建，则予以切除，妥善结扎胆囊动脉，避免胆总管损伤。不论是肝动脉、门静脉和胆总管，只要游离出供重建吻合的残端即行，肝植入时再按需修剪整理，切忌向肝门方向作不必要的分离，以防止损伤和损坏血供（如胆总管）。

自肝面用蚊式血管钳小心分离右侧肾上腺，逐个结扎切断汇入下腔静脉的肾上腺静脉，少者仅 1 支，多的可达 6～7 支。

沿肝裸面剪除膈肌的肌性部分，仅留肝上下腔静脉周围的膈中心腱，腱膜周缘用细丝线间断缝合一周（图 12 - 26），以防术后创缘出血。

逐一检查所有肝组织的切缘，特别是肝后侧和后下部位，以及下腔静脉和门静脉，如遗漏血管、组织破损，或小血管断端未妥善处理，肝植入恢复血循环后引起出血不易显露和处理。

在修整过程中应不断监测和调控容器中平衡液的温度，必要时可经肝动脉和门静脉插管缓慢滴注 4 ℃的 UW 冷保存液，以检查肝动脉、门静脉、肝上下腔静脉等是否有渗漏；同时保持供肝低温。

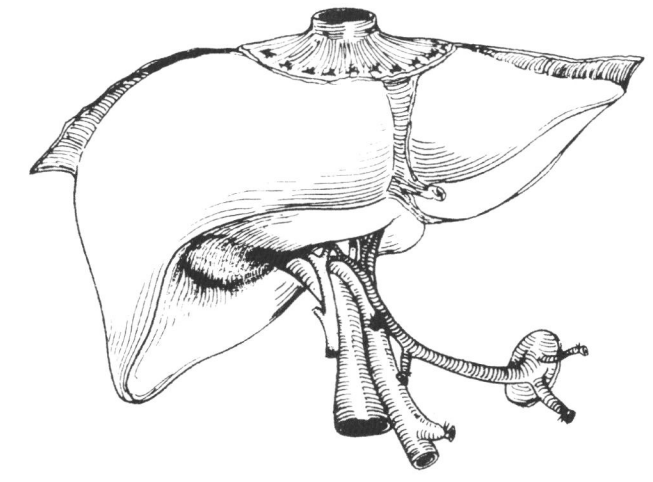

图 12 - 26   细丝线间断缝合膈肌腱膜缘

四、受者病肝全切除

【体位】平仰卧于可调控的手术台上，便于按手术需要向左、右侧倾斜。

【切口】双侧肋弓下"人"字形切口，切口右缘至腋中线，左缘至腹直肌外缘。切口上缘距肋缘一到两横指。不需要开胸（图 12 - 27）。

【手术步骤】

（一）游离第一肝门

一般顺次显露游离肝总管和胆总管、门静脉、肝动脉。与切取供肝手术相反，游离操作应靠近肝门。由于当前采用胆总管端端吻合的重建方式，故先切断胆囊管，在紧靠肝门处游离切断胆总管，以保留尽量长的胆总管和其血供，肝门侧胆总管双重结扎。此时两断端自动回缩，即可显露位于深面的门静脉，先小心游离其右侧和后侧，结扎切断小的静脉分支，继而显露注入其左侧缘的胃冠状静脉，加以游离结扎切断。特别当有门静脉高压时，胃冠状静脉粗大而壁薄，尚可有多个小静脉侧支，应尽量避免损伤而导致剧烈出血，均需仔细结扎切断，才能顺利游离出门静脉。肝固有动脉常紧靠胆总管左侧缘，胃、十二指肠动脉有时可位于胆总管十二指肠的浅面。肝动脉为致密的结缔组织和神经纤维包绕；存在门静脉高压时更有丰富的侧支，操作不慎，常易导致动脉损伤或痉挛。手术关键是找到和显露肝总动脉、肝固有动脉和胃十二指肠动脉的三叉点；然后向远、近心侧游离出肝左、肝右动脉分叉和约0.5 cm的一小段肝总动脉，暂不结扎，均以粗丝线环绕；胃右动脉可予结扎切断（图12-28）。然后切断所有的肝十二指肠韧带、肝胃韧带和与肝脏相连的粘连束。

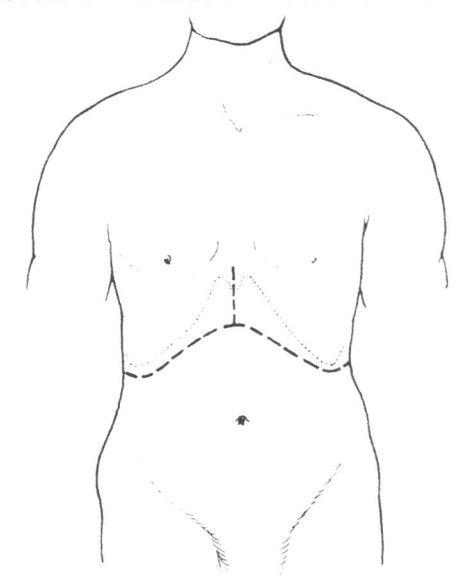

图 12-27　双侧肋弓下"人"字形切口

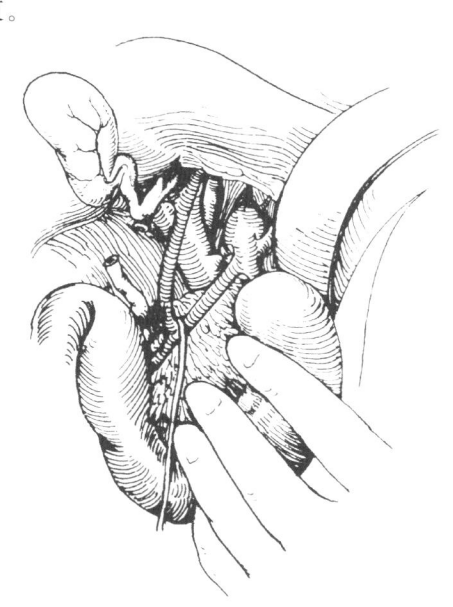

图 12-28　显露肝总动脉

　　用宽拉钩分别拉开肝脏、横结肠、胃和十二指肠、胰头部，显露肝下下腔静脉，剪开其浅面腹膜后，由右向左钝性游离肾静脉平面以上的下腔静脉，向上尽量分离到肝门实质处，但注意勿撕裂肝尾叶的小血管；结扎切断右肾上腺静脉，然后以细纱布条环绕下腔静脉。

　　（二）游离全肝

　　剪断肝圆韧带和镰状韧带直到分开为左右冠状韧带处（图12-29）。用长弯钳双重钳夹左三角韧带，予以剪断，其膈侧断端结扎或缝扎（图12-30）。游离切断左侧冠状韧带直到第二肝门，如显示左

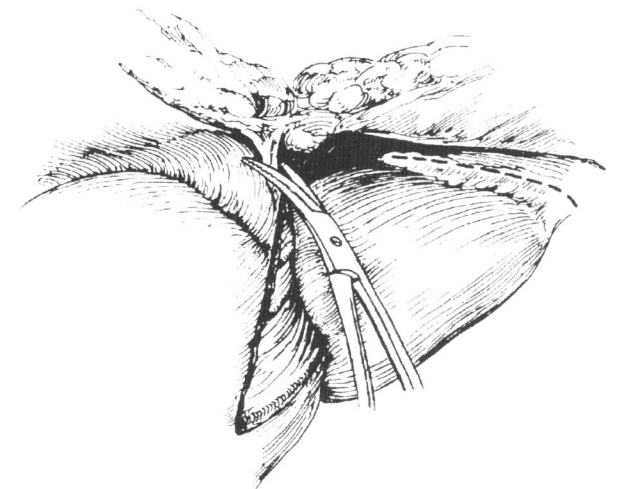

图 12-29　剪断肝圆韧带和镰状韧带

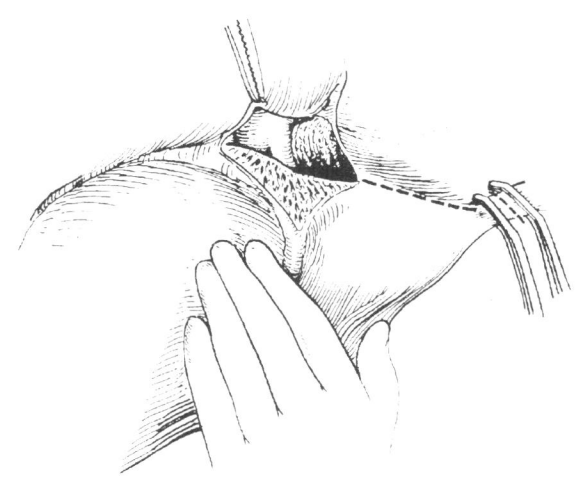

图 12-30　游离剪断左三角韧带

膈静脉，予以贯穿缝扎。至此，左肝外叶游离完毕（图 12 – 31）。继而游离右半肝。将肝右叶向内、向下推，依次切断右三角韧带及冠状韧带，直到肝上下腔静脉右侧边缘（图 12 – 32、图 12 – 33），可见一支右膈静脉，应予贯穿缝扎（图 12 – 34）。

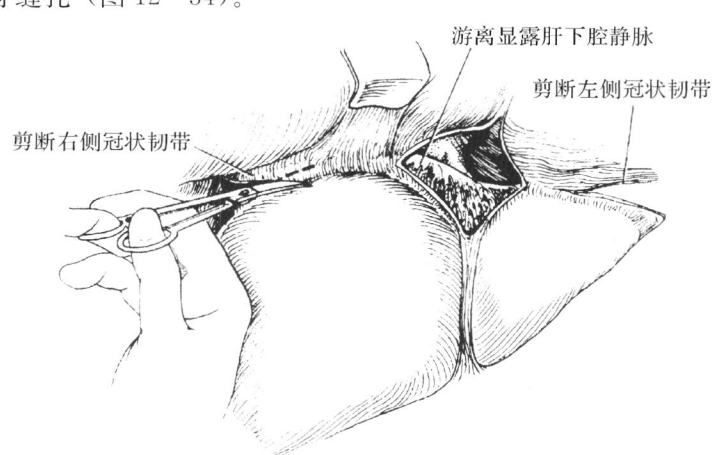

图 12 – 31　游离剪断左、右冠状韧带

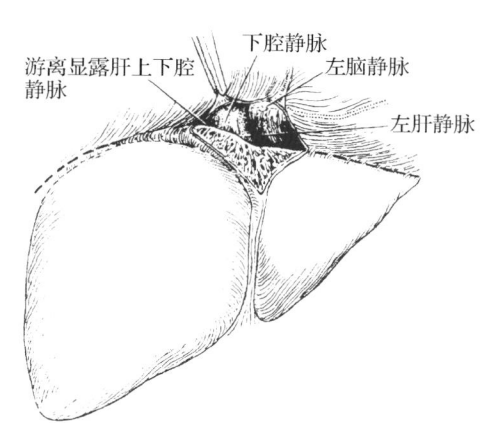

图 12 – 32　切断左右两侧三角韧带、冠状韧
　　　　　　带，显露肝上下腔静脉

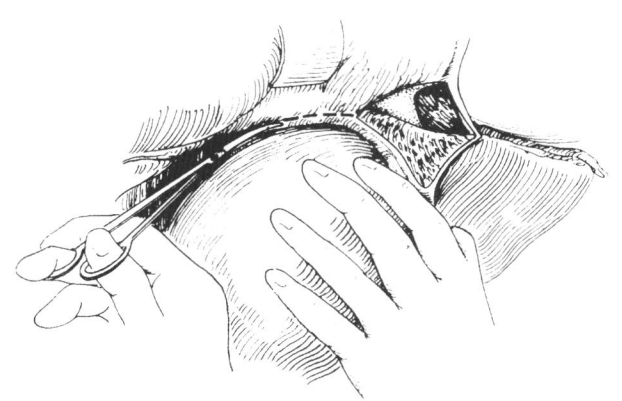

图 12 – 33　切断右侧三角韧带及冠状韧带

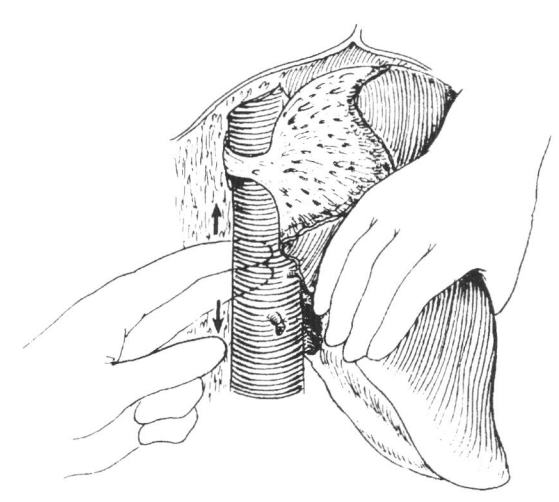

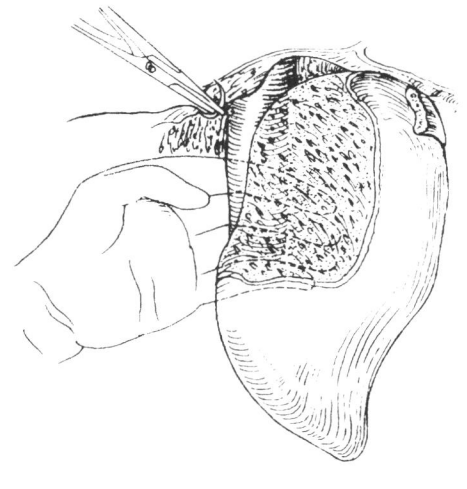

a. 游离右半肝及肝后下腔静脉　　　　　　　　b. 贯穿缝扎右膈静脉

图 12 – 34　右半肝的游离、肝后下腔静脉及右膈静脉的处理

细心用手指钝性分离右肝裸区并插到肝后下腔静脉深面，将该段下腔静脉从腹膜后分离。一般该段静脉无走向腹膜后的分支，如有，则结扎切断。经细心分离后，手指即可从右半肝及下腔静脉后侧通过，在肝左外叶脏面伸出。然后，再仔细检查并切断所有附着于肝脏面的腹膜附着和粘连束。全肝游离完毕。

（三）全肝切除

采用逆行切除方式。待供肝送到手术室判定可用，估计供肝修整的进程以决定切除受者病肝的时间。在尽量靠近肝门处结扎肝固有动脉（或分别结扎左肝、右肝动脉）和门静脉。然后，在稍离肝固有动脉结扎线的远端，加作一细线结扎，两结扎线之间切断肝动脉；在门静脉远肝端靠近十二指肠用萨氏钳阻断，在靠近肝门结扎线处切断门静脉，以尽量保留该血管的长度。此时即无肝期开始。以一把萨氏钳在肾静脉水平以上钳夹阻断，待肝上下腔静脉阻断后，可在近肝端处切断下腔静脉。使肝上下腔静脉充分显露，用特制的腔静脉钳或萨氏钳在尽量靠近横膈处，有时连同部分横膈钳夹阻断该静脉整个横径。此步骤需十分可靠，否则当切断该静脉引起的出血和空气栓塞是难以挽救的。如该静脉太短，可在钳下连同部分肝实质一起切断，然后再作修剪。另外，也可采用两把钳阻断，还便于在肝植入行肝上下腔静脉吻合时稍作牵拉之用（图 12-35）。

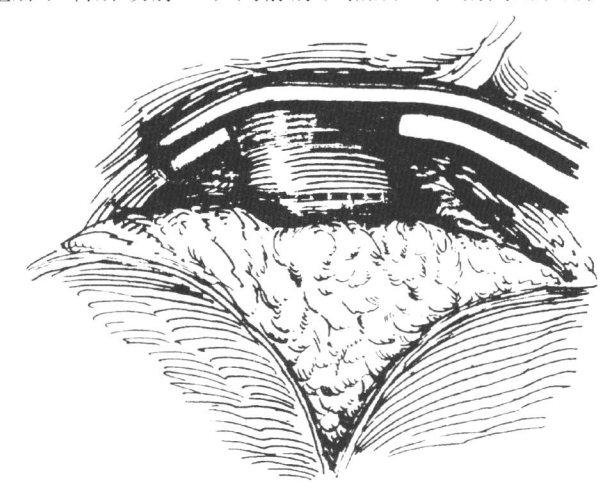

图 12-35　钳夹阻断肝上、下腔静脉

在全肝切除前，当肝动脉、门静脉和下腔静脉被完全阻断后，病人肠道、肾和下肢血液不能返回心脏而引起全身血流动力学紊乱、血压下降、肾功能和肠道淤血损伤。故在术者阻断下腔静脉时，应告之麻醉医师，采用加快经上肢静脉输液等措施以维持循环稳定。或作门静脉（向其远端）插管，通过 Y 型管连接左侧隐-股静脉插管，在不作全身肝素化条件下，经一转流泵将门静脉和下腔静脉血以 $1\sim2$ L/min 的血流量经腋静脉插管转流回心（图 12-36）。

但目前已很少采用这种静脉-静脉旁路。儿童对阻断门静脉和下腔静脉的耐受力较强，不必应用。心、肾功能良好的成人，一般能耐受 2 h 或更长。

全肝切除后应迅速、细致地进行手术创面止血，特别在肝后下腔静脉窝、膈脚、后腹膜创面等处常有不同程度的出血和渗血，尤其是当有门静脉高压时。这些出血点可用丝线间断或 8 字形缝合，或缝合后腹膜减少创面，以及用热盐水纱布压迫等方法止血，并务求可靠。否则，当肝植入后便很难显露和处理。此外，也要妥善处理诸肝韧带切缘和膈静脉等处的出血。

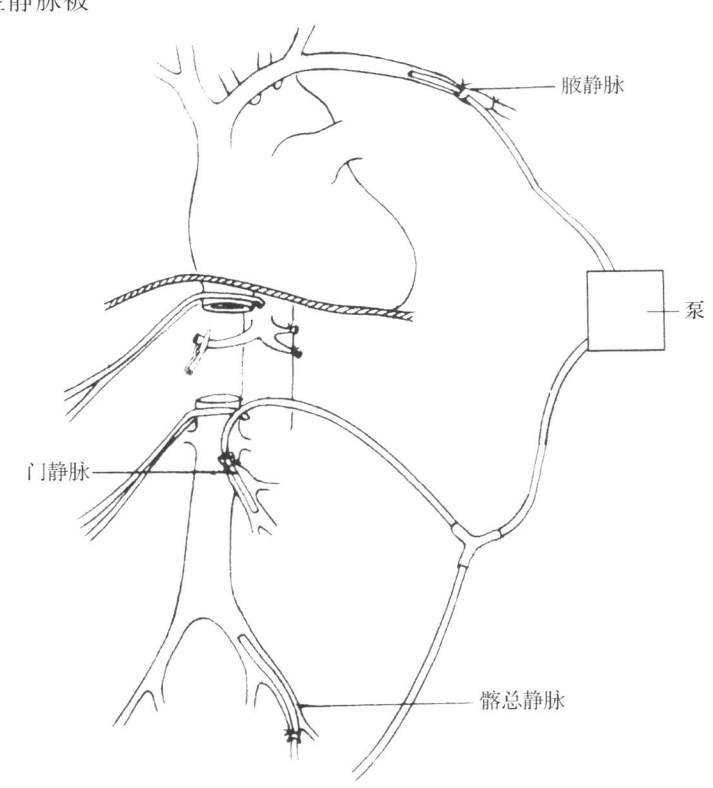

腋静脉

泵

门静脉

髂总静脉

图 12-36　受者无肝期间用转流泵施行静脉-静脉旁路

五、原位肝植入

肝植入血管重建顺序一般为肝上下腔静脉、肝下下腔静脉、门静脉、肝动脉。但也非完全一致。作者单位则采用肝上下腔静脉、肝下下腔静脉、门静脉、肝动脉的顺序。

将供肝置入腹腔原位后，用拉钩向上拉开双侧肋缘，充分显露膈下，将受者和供肝的肝上下腔静脉切端对合，左右两侧各缝一针牵引角线；左侧角线打结，右侧仅作牵引，有利于显露和缝合后壁。先从左角开始用 3-0 Prolene 线连续外翻缝合后壁（图 12-37）。要注意针距适当，缝合可靠，因为当血流开放后，吻合口后壁漏血是无法修补的。后壁缝合完毕，右侧角线打结，收紧缝线，与角线打结固定后，继续连续外翻缝合前壁。前后壁缝线打结处距腔静脉壁间可留有 0.5～1.0 cm 的距离，以防腔静脉充盈后不能充分扩张，形成狭窄环。

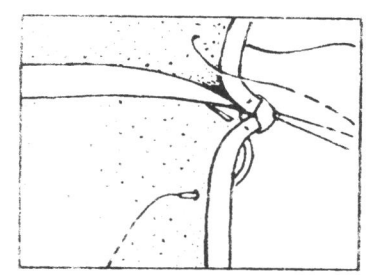

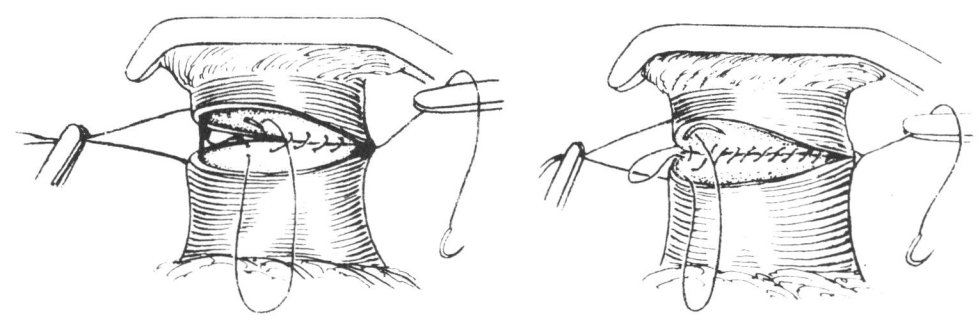

图 12-37　缝合肝上下腔静脉后壁

在肝下下腔静脉吻合前，经门静脉置一根 8 号导尿管，在肝下下腔静脉吻合时，同时予以供肝灌注蛋白水冲洗。用 3-0 Prolene 线吻合肝下下腔静脉，方法同肝上下腔静脉。接着用 5-0 Prolene 针线以同法吻合门静脉（图 12-38）。在前壁缝最后两针时，应用 Bladlock 钳夹阻断门静脉近肝端，短暂开放门静脉远肝端血流，以冲出空气和可能存在的血凝块后，再完成前壁缝合（图 12-39）。撤去门静脉上的血管钳，撤去钳在肝下下腔静脉、肝上下腔静脉的血管钳，检查吻合口有无漏血；恢复肝脏血循环，结束无肝期。

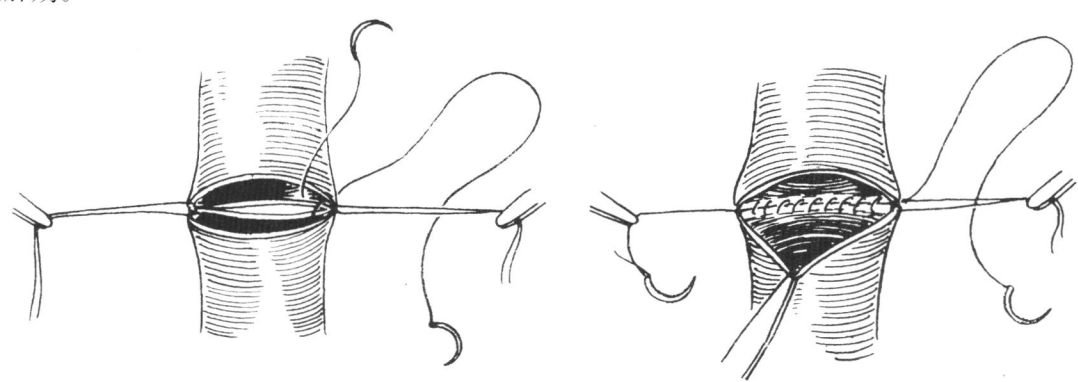

图 12-38　吻合门静脉

肝动脉的重建一般采用胃十二指肠动脉分支水平的受体肝总动脉和供体腹腔动脉或肝总动脉-肝总动脉端端吻合（图 12 - 40）。通常不论是受体或供体肝动脉，多采用在动脉分支三叉处修剪成喇叭形或"袖片"以扩大吻合口（图 12 - 41）。

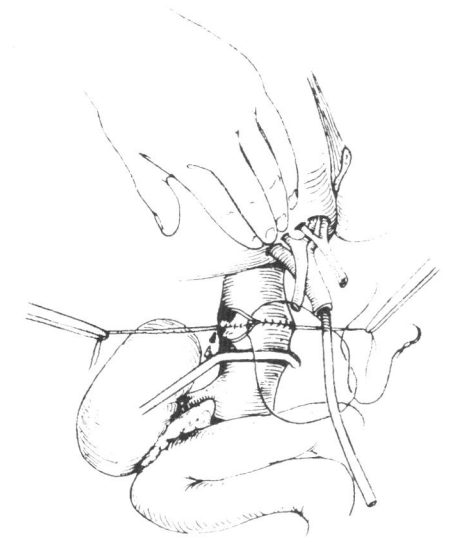

图 12 - 39 吻合肝下下腔静脉，在缝合最后几针前，短暂开放下腔静脉近心端血流以冲出空气和血凝块

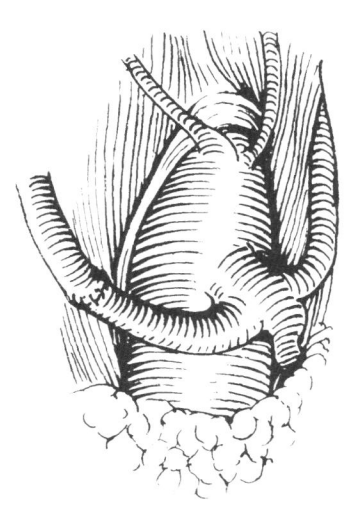

图 12 - 40 吻合肝总动脉

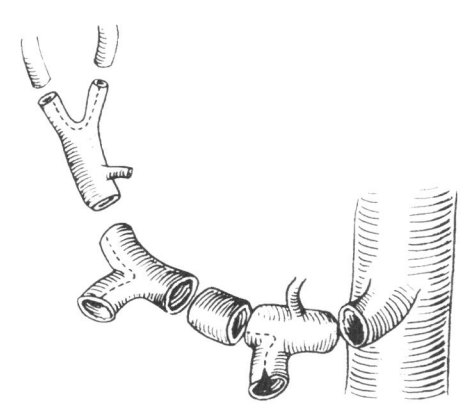

a. 准备受者肝动脉，使其吻合端扩大成喇叭形

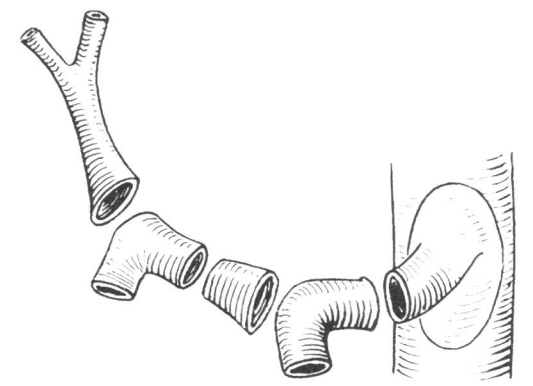

b. 准备供肝动脉，使其吻合端扩大成喇叭形，或形成腹主动脉"袖片"

图 12 - 41 供肝动脉的准备

如因异位肝动脉或其他原因，不能按常法吻合，则可用供肝腹腔动脉主动脉袖片、供体髂动脉作"间置"，甚至可带供体主动脉与受者主动脉端侧吻合。一般动脉可用 7 - 0 无损伤针线连续缝合为好（图 12 - 42～图 12 - 44）。

胆道重建一般都采用胆总管-胆总管端端吻合，或供、受者胆总管断端均修剪成斜面，近似于侧侧吻合，使吻合口扩大。置 T 型管支撑，并从受者胆总管引出体外（图 12 - 45）。也有主张不置 T 型管的。如供、受体胆总管口径相差太远，也可作胆总管空肠 Y 形吻合。

在肝植入血管重建过程中，直到恢复血循环结束无肝期，都要保持供肝低温。另外，在阻断下腔静脉、病肝切除、开放下腔静脉、结束无肝期等重要步骤，均应与麻醉医师密切配合，并根据监测指标等，及时调整输液、输血，纠正酸碱失衡。除了大量输用库血，可使血中枸橼酸盐和钾升高，需适当给予钙剂外；当植入肝恢复血流时，也可使血钾和血管活性等物质升高，一般在恢复肝灌注，放松阻断肝上下腔静脉的血管钳以前 15 min，要给予钙剂等。术中应用抗生素；在肝脏血管重建期间，如在肝脏血流恢复前 15 min，静脉给予乙型病毒性肝炎（简称乙肝）免疫球蛋白 4000 U（乙肝阳性病人）、甲泼尼龙 500 mg；开放后予以舒莱等诱导药物（图 12-46）。

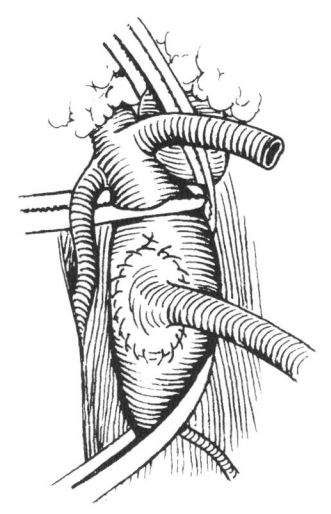

图 12-42　供肝腹腔动脉主动脉"袖片"与受者腹主动脉端侧吻合

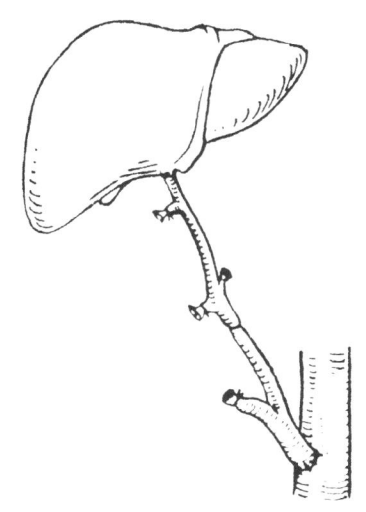

图 12-43　应用供者髂动脉作间置吻合

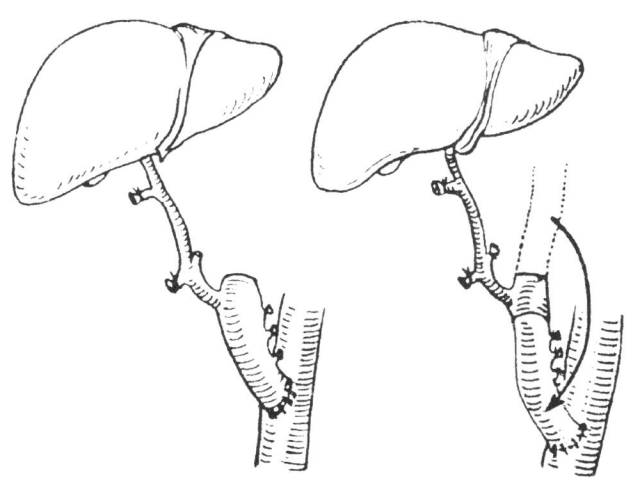

a. 或供者胸主动脉"间置"　　b. 与受者腹主动脉端侧吻合

图 12-44　应用供者腹主动脉

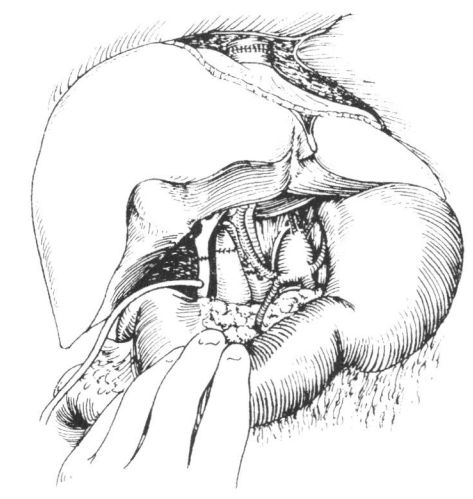

图 12-45　胆总管-胆总管端端吻合，置 T 型管支撑引流

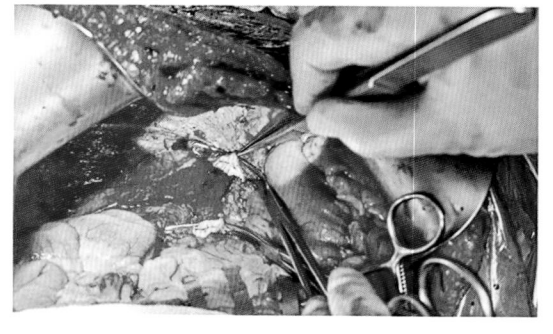

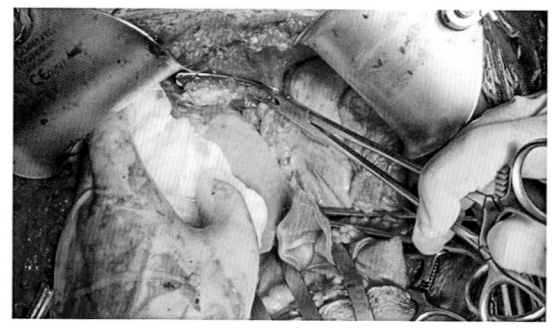

a   b

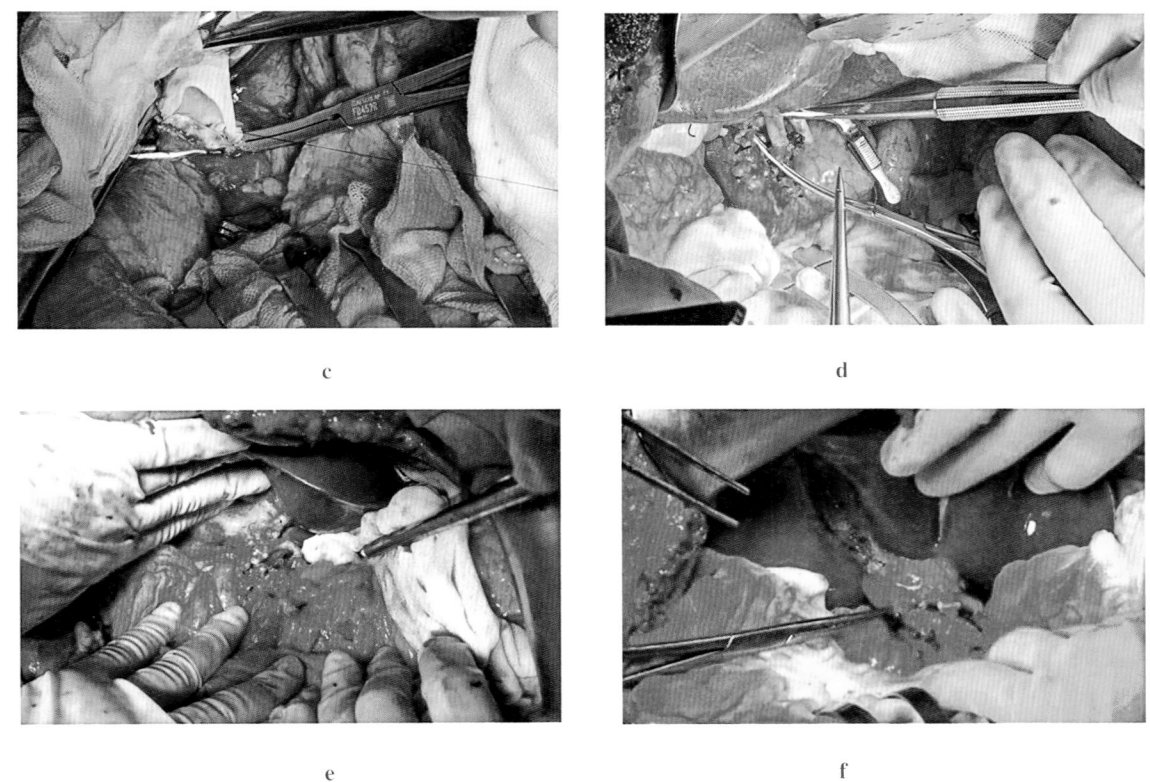

c　　　　　　　　　　　　d

e　　　　　　　　　　　　f

图 12‐46　原位肝移植手术步骤照片

六、术后处理

除按一般腹部大手术处理外，还应：

1. 安置在监护病房进行严密监护，密切监测体温、血压、脉率、呼吸、心电图、中心静脉压、尿量和胆汁、腹腔引流、胃液等引流液。术后 24～48 h 给予氧气吸入。

2. 监测血、尿常规，肝功能、肝酶谱、肾功能、血糖、血氨、主要电解质、血气分析。密切监测凝血功能变化，并及时纠正。

3. 注意维持水与电解质平衡和正常血糖水平；根据病情适当输给白蛋白、血浆或全血。

4. 注意消毒隔离，防止感染，抗生素治疗；咽拭子、痰、血、尿、粪、胆汁、引流物、伤口分泌物等反复采样作细菌培养和真菌培养（或涂片检查），根据培养结果及药敏情况调整抗生素及使用抗真菌药。抗病毒治疗。

5. 乙肝、丙肝病原免疫学检查。

6. 定期作非创伤性影像学检查（胸片、腹部 B 超、彩色多普勒、CT 或 MRI 等）和免疫功能监测；必要时作胆管造影，选择性腹腔动脉造影或肝脏穿刺活检等，以密切监视有无排斥反应或有关并发症。

7. 免疫抑制治疗。

七、排斥反应和免疫抑制治疗

1. 标准方案：免疫抑制药的不良反应是影响肝移植病人长期存活的重要因素，因此联合用药以减少单一药物的剂量，在增加免疫抑制协同效用的同时减轻其毒副作用，已成为肝移植病人免疫抑制治疗的标准用药方案。目前标准免疫抑制方案药物组成已总结于表 12‐1 中，以 CNIs 为基础的免疫抑制是肝移植标准免疫抑制方案的主体，其中 FK506＋MPA＋激素的三联方案在国内多数肝移植中心中最为常见。FK506 相较于 CsA，移植物和病人生存期更长。因此 FK506 已逐渐取代 CsA 成为肝移植后免疫抑制治疗的核心药物。此外，合理地使用诱导剂联合 CNIs 是安全的，这可以减少 CNIs 的剂量，特别是在病人存在移植前肾功能不全时，但是抗 CD25 单抗的高成本和其在免疫耐受方面潜在的副反应仍需进一步探讨。

表 12 - 1 常规免疫抑制方案的组成

药剂的种类	治疗选择
钙调磷酸酶抑制药	他克莫司、环孢素
类固醇激素	剂量和用药方案
辅助药物	霉酚酸、西罗莫司
抗体诱导	巴利昔单抗、ATG、ALG
预防感染	抗菌药物、抗病毒药物

2. 抗排斥治疗：肝脏同种异体移植物排斥反应仍然是导致移植失败的重要原因。一旦排斥反应诊断确立，应即刻予以积极地抗排斥治疗。传统的抗排斥治疗多采用大剂量糖皮质激素冲击疗法，但由于大剂量激素容易导致一系列严重并发症，诸如感染、糖尿病、消化道溃疡出血、精神障碍等，目前以激素冲击作为首选抗排斥治疗的方案越来越少，多采用首先调整和优化免疫抑制治疗方案，如提高 FK506 或 CsA 浓度、将 CsA 或 FK506 互换、增加其他类型免疫抑制药如 MPA、AZA 或 SRL 等剂量。若上述措施无效，则采用大剂量皮质激素冲击疗法，采用甲泼尼龙 250～1000 mg 静脉注射，连续 2～3 d，然后改泼尼松口服，迅速减量，10 d 左右减至平常口服维持量。若排斥仍未见明显缓解，则应尽快选用抗淋巴细胞抗体如 ALG、ATG 多克隆或抗 CD25 单克隆抗体行抗排斥治疗，否则将导致移植器官功能不可恢复的损伤。若应用上述药物仍不能有效地控制和逆转急性排斥反应，或症状继续加重，应及早行二次移植。

八、其他术后并发症

除一般腹部大手术通常的并发症以外，尚有一些特有的并发症：

1. 原发性移植物无功能（primary graft non-function，PGNF）或者称为原发性移植物衰竭（primary graft failure，PGF）以及移植肝初期功能不良（initial poor graft function，IPGF）：有文献报道，IPGF 发生率一般为 18％～29％。而 PGNF 来自于美国 UCLA 和匹兹堡两大肝移植中心的 3200 例和 4000 例的移植受者数据显示，PGNF 的发生率分别为 9.17％和 6％。目前其发生 IPGF 或 PGNF 的原因还不完全明确，其主要高危因素为：受者因素、供者因素、手术因素及缺血再灌注损伤等。其预防在于避免高危因素，例如移植前肝穿刺活检、预防缺血再灌注损伤等。对于 PGNF 其处理为在诊断明确、条件允许时，当机立断行再次肝移植。

2. 感染：是最常见的并发症，主要是由于免疫抑制药尤其是长期大量肾上腺皮质激素的应用，削弱了机体抵抗力；又由于无肝期肠道淤血、缺氧，肠内细菌繁殖和细菌移位等因素，增加了发生感染的机会。病原有细菌、病毒、真菌等。自应用 CNIs 药物后，由于激素用量减少，化脓性感染也有所减少。此外病毒感染也不容忽视，主要是巨细胞病毒（CMV）感染，因 2/3 人群系 CMV 无症状携带者，免疫抑制使其活化或因输血等而新发感染。乙肝和丙肝后肝硬化行肝移植后，有复发的危险。由于免疫抑制治疗及长期大量使用抗生素尤其是广谱抗生素，常可导致菌群失调、耐药性或严重的真菌感染。

3. 胆道并发症：除胆道重建吻合技术因素外，还可因缺血损伤、胆道血运受损及免疫因素（如胆管上皮排斥反应）等引起。可发生胆道吻合口裂开或狭窄、胆瘘、胆管树泥形成、胆道感染等。肝移植术后胆瘘病人，采用 MRCP 有助于明确诊断，可行穿刺引流、ERCP 鼻胆管引流等，对于严重且无法穿刺引流病人应果断行手术治疗；肝移植术后胆道狭窄病人，可采用消炎利胆药物治疗、ERCP 治疗，对于介入治疗无效者可行手术重新吻合或改行胆管空肠吻合来矫正以及再次行肝移植。肝移植术后胆管炎病人，ERCP 是一种较为有效的诊断和治疗手段，并根据胆汁培养结果选择针对性抗生素。

4.血管并发症：多与手术损伤或技术因素有关。最多见的是肝动脉阻塞（栓塞）；其次为门静脉栓塞；移植肝肝静脉输出道梗阻。血管吻合口破裂则常与感染有关。

（1）肝动脉血栓形成：其治疗结果取决于确诊时间、受者和血栓形成的原因。受者无症状，通过多普勒超声发现，移植肝挽救成功率可高达80%。如果受者有症状，仅有15%的移植肝得以拯救存活。对于发现早的早期肝移植肝动脉血栓，可通过药物及介入溶栓治疗、手术治疗等。对于静止的晚期肝动脉血栓病人，其新生的动脉系统可能已经代偿，肝功能若无明显的变化，可以考虑无需治疗。

（2）肝动脉狭窄：多普勒超声可以发现，若超声提示吻合口处血流增快（>200 cm/s）并伴有肝动脉流速阻力指数（RI）降低（<50%）则提示肝动脉狭窄。进一步确诊可采用肝动脉血管造影，主要采用介入治疗。

（3）肝动脉盗血综合征（arterial steal syndrome，ASS）：其病因为受者肝动脉血管偏移至脾动脉或者胃十二指肠动脉过量分流肝动脉的血液，引起以肝动脉血流低灌注为主的综合征。主要表现为肝酶学升高、胆汁淤积、移植肝功能不良等。多普勒超声具有诊断意义。若症状轻微，可采取介入栓塞脾动脉。若进展较快症状较重，应及早剖腹探查，行脾动脉结扎、胃十二指肠动脉结扎等。

（4）门静脉血栓形成：多普勒超声具有诊断意义。当出现门静脉高压症状时，可行介入取栓、溶栓治疗，门静脉狭窄可放置内支架；手术治疗可采用脾肾分流术或肠腔分流术以纠正门静脉高压。

（5）门静脉狭窄：病变轻微且无临床症状时可密切观察。门静脉高压时，可采用介入支架植入，若出现肝衰竭时，需二次肝移植。

（6）移植肝肝静脉输出道梗阻：分为肝上下腔静脉梗阻和肝下下腔静脉梗阻。多普勒超声表现为肝大、血流减少、输出道血栓形成。肝穿刺活检提示中央叶淤血坏死、胆汁淤积而未见排斥反应的表现。肝静脉及腔静脉造影为诊断金标准。治疗上，若轻微梗阻且肝功能良好，可采取利尿等保守疗法或行介入扩张及支架植入术。若为急性输出道梗阻且有移植肝衰竭的危险，应行手术输出道重建或二次肝移植。

5.免疫抑制药有关的并发症：常用的CNIs药物可有骨髓抑制，肝毒、肾毒性作用。长期、大量应用皮质激素，加以大手术创伤及严重感染等因素易引起胃肠道应激性溃疡，以及并发消化道出血或溃疡穿孔；此外，如骨质疏松、糖尿病、Cushing综合征、高血压、精神异常和白内障，也有所见。长期应用免疫抑制药，除术后恶性肿瘤（如肝癌）易复发外，尚易新生恶性肿瘤，以淋巴瘤为多见，尚有皮肤癌、Kaposi肉瘤等。原有门静脉高压的病人，术后尤易并发食管曲张静脉破裂出血、腹腔内创面出血及急性肾衰竭等。

九、其他肝移植术式

随着肝移植临床应用的发展，供肝不足，特别与儿童体重相匹配的供肝尤其缺乏，成为一个重要问题，因而，许多新的术式应运而生。

（一）减体积性肝移植（reduced size liver transplantation，RLT）

减体积性肝移植适用于供肝（大）与受者体重不相匹配，尤其是成人供肝移植于儿童受者。按照Couinand肝脏分段（图12-47），从理论上讲，每个肝段都可作为独立部分进行移植。但临床上实际常用的是左半肝（Ⅰ～Ⅳ段）、右半肝（Ⅴ～Ⅷ段）和左外叶（Ⅱ～Ⅲ段）。也有采用扩大右肝（含Ⅰ、Ⅳ～Ⅷ段）和扩大左肝的（含Ⅰ～Ⅴ段和Ⅷ段）。如为原位移植则移植的部分肝脏可带有与原位全肝移植时供肝相同或相似的血管。受者病肝切除前宜预先估计腹腔空位的大小，判断需移植部分供肝的体积，决定肝切除范围和界限。如左半肝移植的肝切口自胆囊床左侧1 cm至肝上下腔静脉右缘平行于镰状韧带，保留肝中、肝左静脉输出道；右半肝移植的肝切口在肝正中裂左侧；左外叶移植切口位于镰状韧带右侧，如包括第Ⅰ段肝组织则必须保留下腔静脉。经冷灌洗保存的供肝用常法切开肝实质，用蚊式血管钳逐一钳夹切断肝断面的血管和胆管，分别予以结扎。肝弃用部分切除后，沿断面一周作一排重叠褥式缝合；再经肝动脉、门静脉及胆总管分别用4 ℃ UW液灌洗，以寻找漏液点，再次结扎可靠后，拭干肝断面，涂以纤维胶封闭。如原位移植则移植部分肝脏可带有与原位全肝移植的供肝相同的血管，用作血管重建（图 12‑48、图 12‑49）。也有采用受者全肝切除而保留下腔静脉，减体积的部分供肝行背驮式肝移植的，胆道重建根据供肝保留的胆总管及其血供情况，施行胆总管‑胆总管端端或供肝肝胆管和受者空肠 Roux‑en‑Y 型吻合。

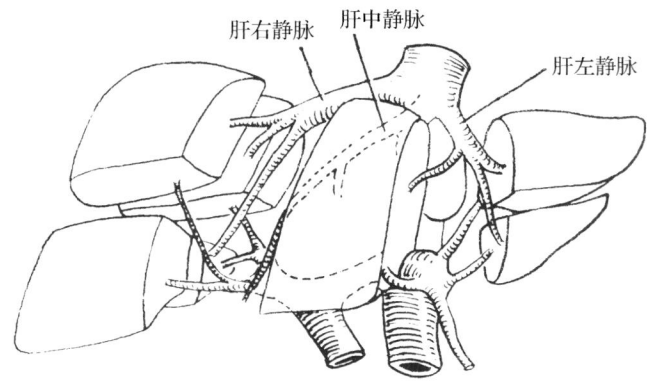

图 12‑47 Couinaud 肝脏分段

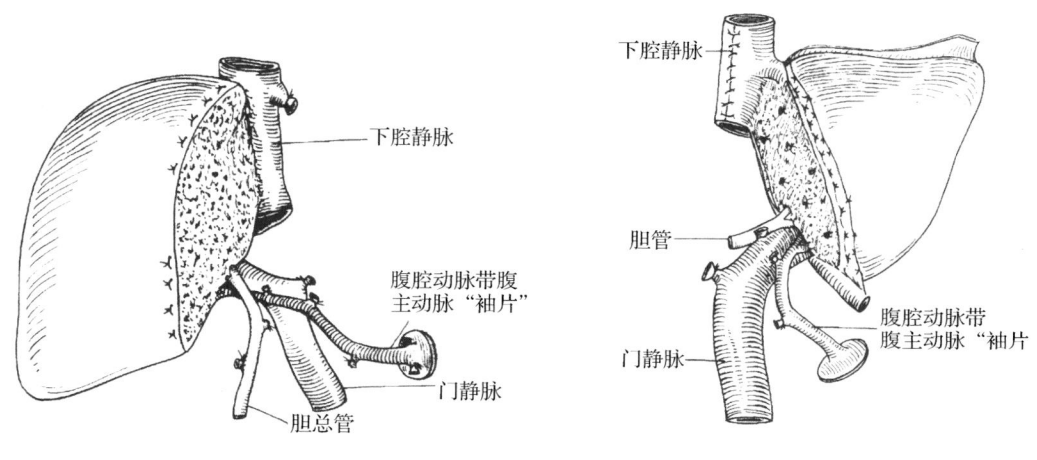

a. 右半供肝

b. 左外侧叶供肝

c. 左半供肝

图 12‑48 供肝方式

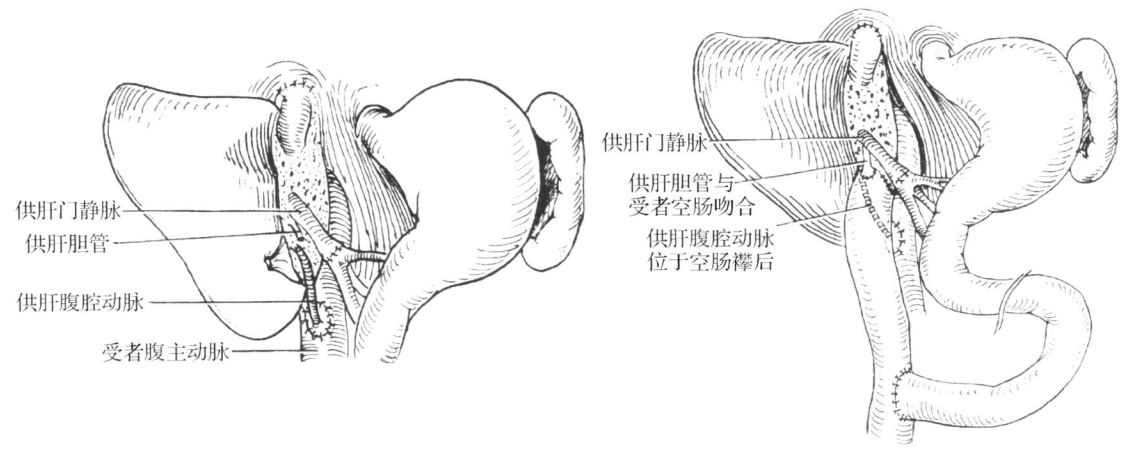

供肝门静脉
供肝胆管
供肝腹腔动脉
受者腹主动脉

供肝门静脉
供肝胆管与
受者空肠吻合
供肝腹腔动脉
位于空肠襻后

图 12 - 49　左外侧叶背驮式肝移植

（二）劈离式肝移植（splitting liver transplantation，SLT）

劈离式肝移植是在减体积性肝移植的基础上发展起来的，即一个供肝分割成两部分，同时分别移植给两个受者，或称"一肝两受"肝移植。两个部分供肝的分割，根据配对受体体重和腹腔空位的大小，以确定分割供肝的范围和界限。一般成人左半肝供肝可移植给躯体小于供者 1/3 的受者，左外叶肝可供躯体小于 1/10 的受者。一般一个供肝分割成左半肝和右半肝，或左外叶和右半肝。供肝分割手术与减体积性肝移植相似，但更需根据解剖关系仔细操作，保证两部分供肝解剖结构完整。通常右半肝供肝可带有下腔静脉和全肝移植一样的门静脉、肝动脉、胆管蒂，但其相应的左肝分支切断处的断端，应予精心缝闭。而左半肝供肝和左外叶供肝只能分别带有肝左、肝中静脉共干和肝左静脉，以及相应的门静脉、肝动脉和肝管的左侧分支，作为重建吻合均嫌太短。这种情况下，受者病肝切除应保留下腔静脉和肝左、肝中静脉共干，用以与植入的左半或左外叶供肝的肝左或肝左、肝中静脉共干作端端吻合。肝动脉和门静脉需借助供者髂动、静脉移植，胆道作 Roux-en-Y 空肠吻合（图 12-50）。劈离式肝移植易并发胆瘘，采用右三叶分割方式（减体积性肝移植亦同）第 Ⅳ 肝段极易发生坏死。

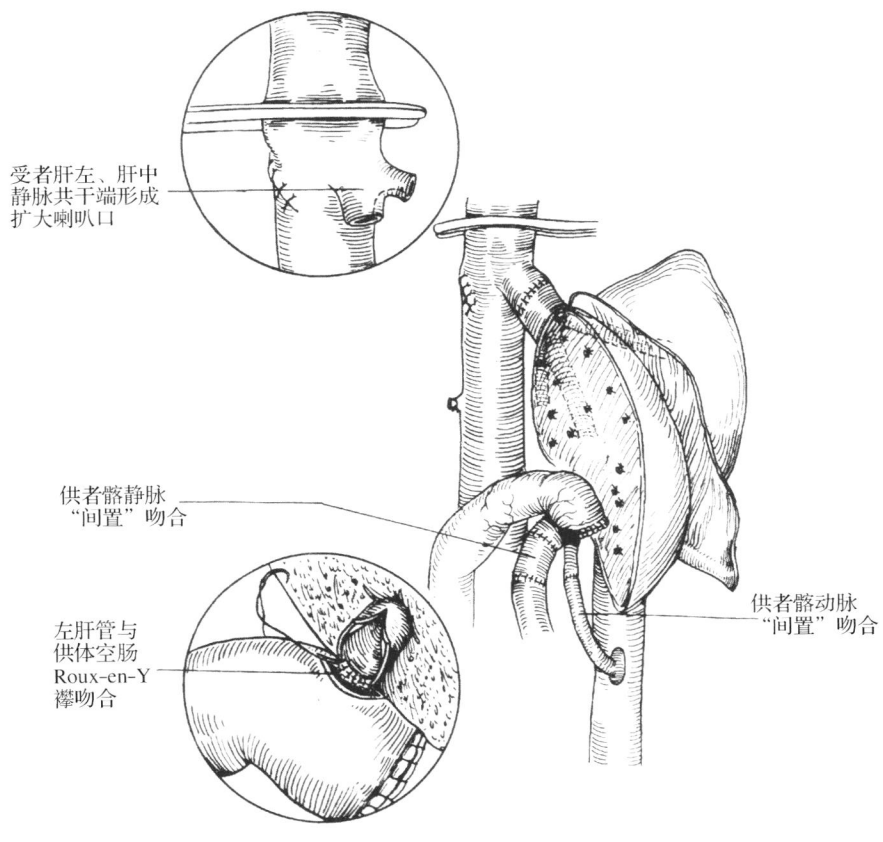

受者肝左、肝中
静脉共干端形成
扩大喇叭口

供者髂静脉
"间置"吻合

左肝管与
供体空肠
Roux-en-Y
襻吻合

供者髂动脉
"间置"吻合

图 12 - 50　劈离式左半肝移植

（三）活体部分肝移植（living related liver transplantation，LRLT）

活体部分肝移植是在减体积性尸体供肝移植基础上发展起来的，其区别是供肝来自活体亲属。

LRLT 从技术上有两个基本要求，一是切取部分肝脏后要确保供者生命安全和不会有严重的并发症；二是供肝大小能满足受者正常生理需要，即其体积不应小于估计标准肝脏体积的 25％。虽然有活体右半肝及扩大左半肝移植的报道，但常用为左外叶Ⅱ、Ⅲ段和左半肝移植（Ⅱ、Ⅲ、Ⅳ段）。

开腹后可应用术中 B 超检查确定供者肝内血管走向；切除胆囊后经胆囊管插管造影，以了解胆道解剖情况。然后解剖第一、第二肝门，分别游离肝动脉、门静脉及肝管左支，显露肝左静脉或肝左、肝中静脉共干。也可先切断左肝管，以利显露肝门血管。先用电刀按预定切肝界线：即切取Ⅱ、Ⅲ段时沿镰状韧带右侧，切取Ⅱ、Ⅲ、Ⅳ段时沿正中裂偏左约 2 cm 切开肝被膜，在不阻断肝脏血流情况下切开肝实质，如用超声切割器尤为方便。肝切面细小血管和胆管可分别用电刀凝固离断，较小的血管和胆管用钛夹夹闭切断，直径＞1 mm 的血管和胆管则作结扎切断。待肝实质完全离断，此时仅有门静脉、肝动脉和肝静脉尚与供体相连接。供肝有采取经门静脉、肝动脉左支插管冷灌洗后再切取，或采用切取后迅速冷灌洗的。后者较便捷，即当受者病肝切除手术基本完成时，切断供肝部分的入肝和出肝血管，迅速将其切下置入含冰屑的 4 ℃冷灌洗液中，立即用 4 ℃ UW 液经门静脉和肝动脉左支插管灌洗、备用。切取Ⅱ、Ⅲ段供肝应带有肝左静脉；切取Ⅱ、Ⅲ、Ⅳ段供肝则应带有肝左、肝中静脉共干。供者侧血管断端均需仔细缝扎或缝合。供者肝创面渗血可用氩离子电凝器等止血，并可经胆囊管插管注射亚甲蓝溶液以检查肝断面有无胆管漏，予以结扎或缝扎，然后用纱布拭干后肝断面喷洒纤维胶。

供肝置入受体的方式如劈离式Ⅱ、Ⅲ段和Ⅱ、Ⅲ、Ⅳ段肝移植。肝动脉可与受者肝动脉端端吻合或间置受者大隐静脉与相应的动脉吻合；胆道多需采用肝管空肠 Roux-en-Y 吻合，或胆管-胆管吻合。

（四）背驮式原位肝移植（piggyback orthotopic liver transplantation，POLT）

这种术式即为保留受者下腔静脉的原位肝移植，所以在无肝期受者不需下腔静脉-腋静脉转流。应用此术式行受者病肝切除时，由助手分别先后将左肝向右、右肝向左翻起，充分显露从右肾上腺至膈下段的肝后下腔静脉，仔细将第三肝门由肝脏汇入下腔静脉的所有肝短静脉一一结扎切断（图 12 - 51）。肝短静脉纵形分列 2～3 排，可多达 10～20 支，粗细不一，粗者直径可达 0.5～0.8 cm，壁薄而极易撕裂；特别是自尾状叶汇入下腔静脉的小分支，更难处理。一般可采用细头直角钳将肝短静脉逐个解剖游离，先行细丝线结扎后切断，困难时也可先用钛夹夹闭静脉两端后切断，再加结扎。其次是要充分显露第二肝门，游离出肝静脉，特别是有肝硬化时比较困难，有时需切开肝组织（图 12 - 52）或用血管钳以"蚕食"的形式细致地将血管周围离断。根据全肝或部分肝移植，供肝体积大小等肝静脉吻合的需要，以及受者肝静脉分支的形式，以决定选用肝静脉总干，肝左、肝中静脉共干或某一肝静脉支，将弃用的肝静脉支钳夹切断，其受者侧断端用细线连续缝合关闭。钳夹阻断肝静脉汇入肝上下腔静脉处，切除病肝，然后根据需要修剪肝静脉以适应与供肝肝静脉吻合，常用的是肝左、中静脉共干（图 12 - 53）。有时也可采用纵形钳夹部分阻断肝静脉汇入处的肝上下腔静脉的方式，然后切除病肝。

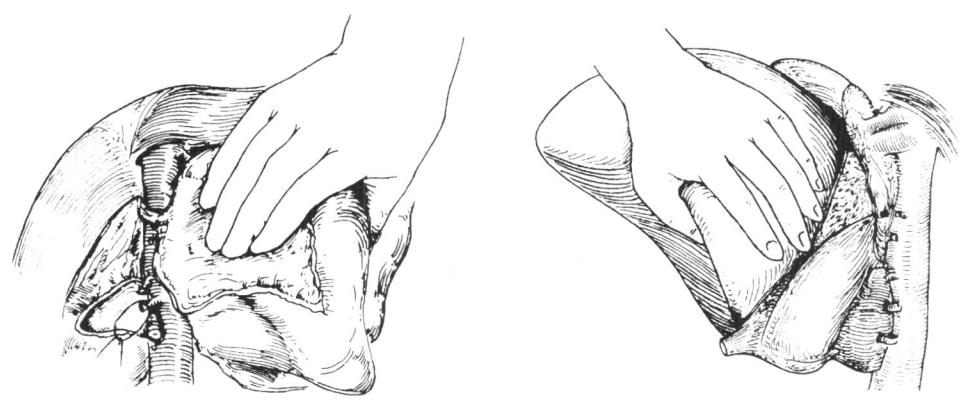

a. 右肝向左翻起，结扎切断肝短静脉   b. 左肝向右翻起，结扎切断肝短静脉

图 12 - 51　背驮式原位肝移植（一）

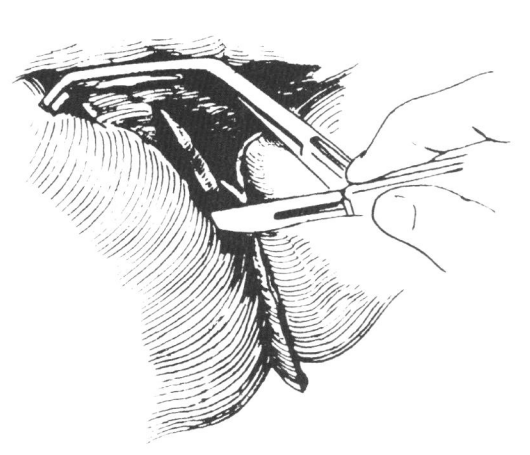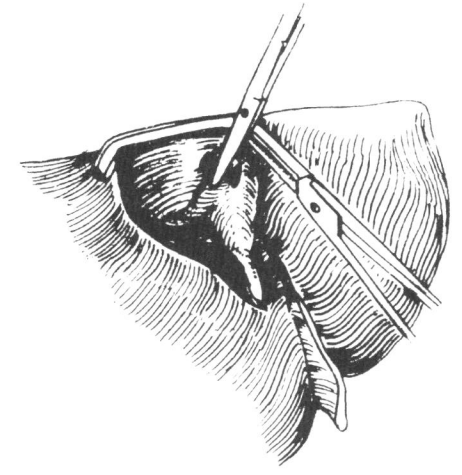

a. 切开肝组织，显露第二肝门　　　　　　　b. 钳夹切断弃用的肝静脉支

图 12 - 52　背驮式原位肝移植（二）

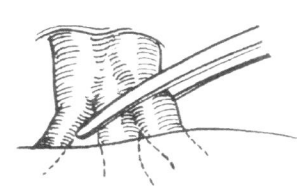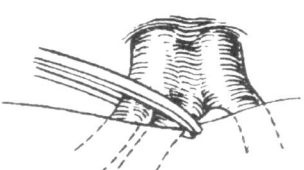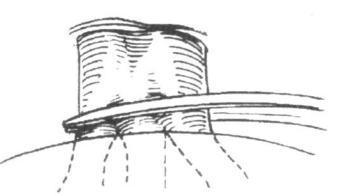

a. 钳夹阻断肝左、肝中静脉共干或肝右、肝中静脉

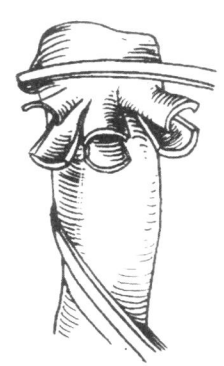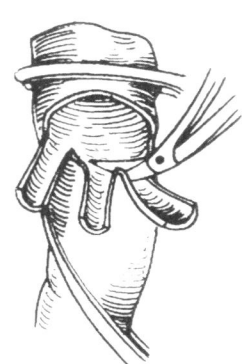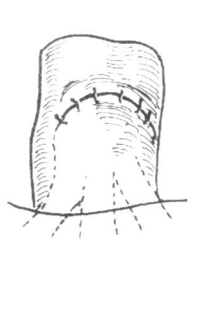

b. 修剪肝静脉总干，形成"袖口"与供肝肝静脉或肝上下腔静脉吻合

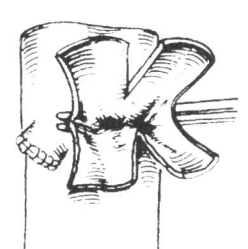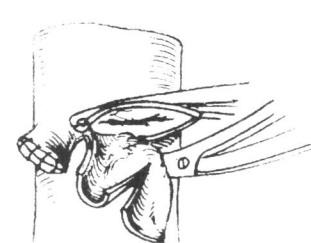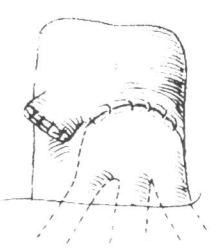

c. 根据供肝肝静脉总干的大小、修剪受者肝左、肝中静脉共干

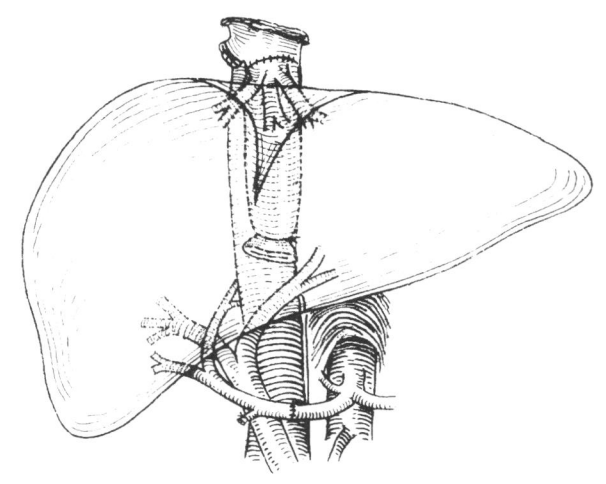

d. 背驮式原位肝移植后

图 12 - 53　背驮式原位肝移植（三）

　　受者肝静脉与供肝肝上下腔静脉或肝静脉的吻合，方法与前述肝上下腔静脉吻合相同，均为一层连续外翻缝合。有的情况下，也有采用供肝和受者下腔静脉侧侧吻合者（图 12 - 54）。

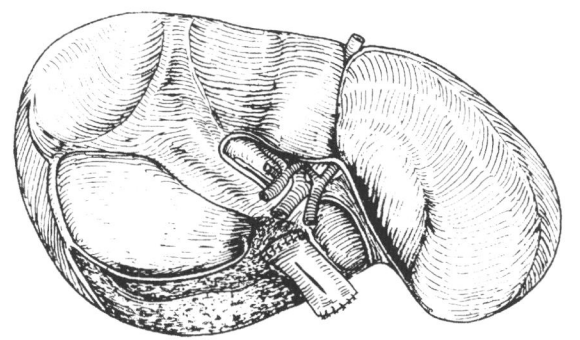

a. 供肝下腔静脉后壁纵形切口

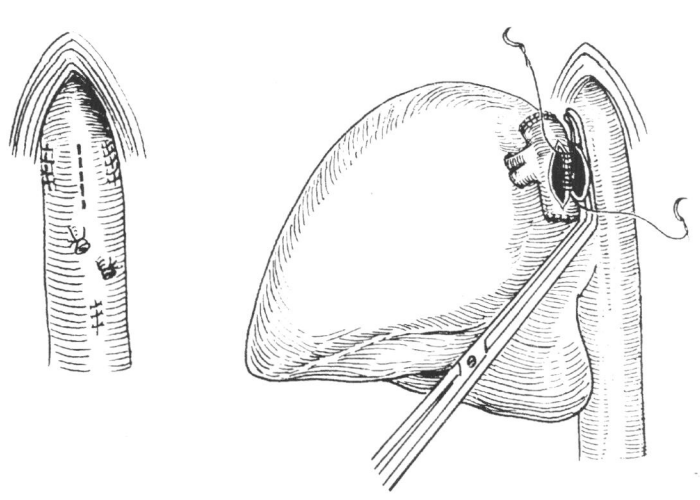

b. 受者下腔静脉前壁纵形切口

图 12 - 54　下腔静脉侧侧吻合

　　当供肝与受者门静脉端端吻合缝至最后数针时，从供肝门静脉内用 4 ℃林格液 500 mL 灌洗供肝。门静脉重建完毕后，开放供肝下腔静脉的远端，开放门静脉血流，从供肝下腔静脉放出约 300 mL 血液后，结扎或缝合供肝下腔静脉远端；松开肝上下腔静脉（或肝静脉）钳夹钳，恢复供肝血流。继而，吻合重建肝动脉和胆道。

背驮式肝移植血管重建完成后，需注意植入肝脏的位置，常易发生肝上下腔静脉处血管吻合口的扭折、受压，影响流出道。通常将供肝调整到合适的位置，利用镰状韧带等加以缝合固定即可。

（五）辅助原位部分肝移植（auxiliary orthotopic partial liver transplantation，AOPLT）

即在切除受者肝的左外叶、左半肝或右半肝后，切取相应的部分供肝移植入受者切除的原位处。部分供肝切取及植入受者的手术方式如前述减体积性肝移植及背驮式原位部分肝移植（图 12-55、图12-56）。

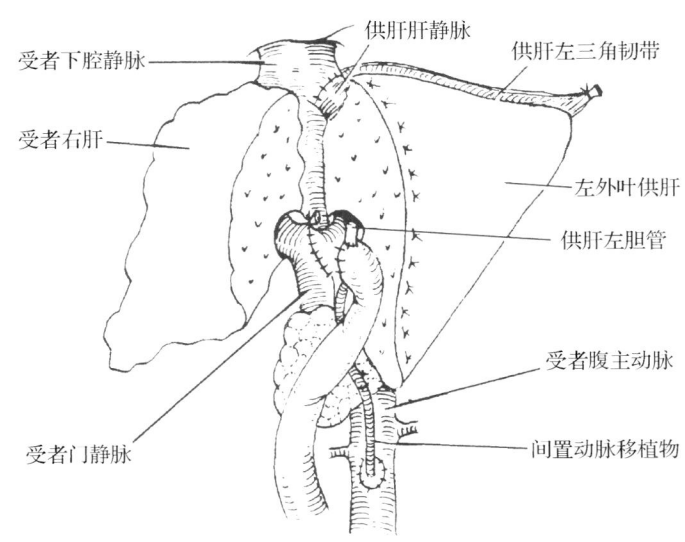

图 12-55　辅助性原位左外叶肝移植

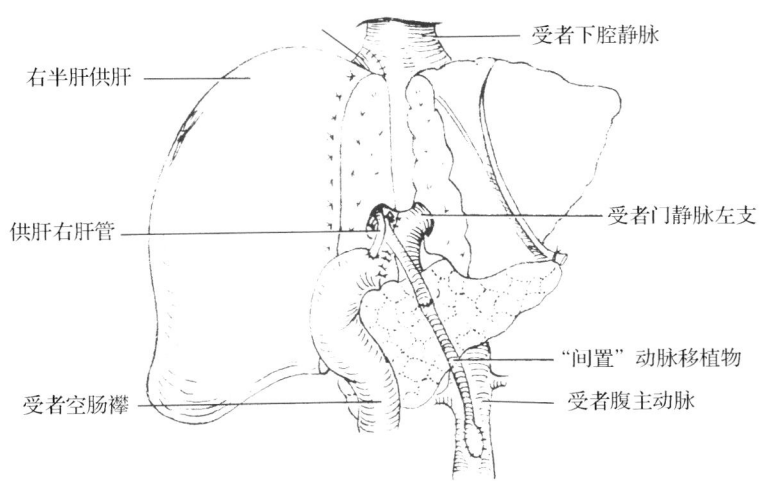

图 12-56　辅助性原位右半肝移植

（六）多米诺肝移植（domino liver transplantation，DLT）。

多米诺肝移植称连续式肝移植，即指第一位肝移植受者所要切除的肝脏同时再作为供肝移植给其他病人，如同多米诺骨牌一样。第一位肝移植受者的供肝可以来自尸体供者或者活体供者，移植可以为整个肝脏也可以为部分肝脏。多米诺肝移植的受者主要是存在遗传或者体内生化代谢紊乱而需要肝移植治疗的病人，这种病人除了这种遗传或代谢紊乱导致的全身性疾病外，其他肝功能方面均正常。

〔陈知水　魏　来　陈　栋〕

参考文献

[1] 范上达，卢宠茂，刘宝池，等. 活体肝移植的供肝切取技术 [J]. 中华器官移植杂志，1997，18 (1)：34.

[2] 吴在德，章咏裳，覃修福，等. 肝移植术供肝切取灌洗及修整手术 [J]. 中华器官移植杂志，1980，1 (1)：33.

[3] 杨甲梅，马立业，陈汉. 供体肝切取方法及其选择 [J]. 中华器官移植杂志，1995，16 (1)：15.

[4] 陈实. 移植学 [M]. 北京：人民卫生出版社，2011.

[5] Belghiti J，Panis Y，Sauvanet A，et al. A new technique of side to side anastomosis during orthotopic hepatic TMNS plantation without inferior vena caval occlusion [J]. Surg Gynecol Obstet，1992，175：271.

[6] Bismuth H，Houssin D. Reduced size orthotopic liver graft in hepatic transplantation in children [J]. Surgery，1984，95：367.

[7] Broelsch C E，Edmond J C，Whitington P F，et al. Application of reduced-size transplants as split grafts，auxiliary orthotopic grafts and living related segmental transplants [J]. Ann Surg，1990，212：368.

[8] Edmond J C，Heffron T G，Whitington P F，et al. Reconstruction of the hepatic vein in reduced size hepatic transplantation [J]. Surg Gynecol Obstet，1993，176 (1)：11 - 7.

[9] Pichmayr R，Rings B，Gubenatis G，et al. Tranlsplantation einer Spenderleber auf bei zwei Empfanger（splitting transplantation）. Eine neue Method in der Weiterentwicklung der Lebersegment transplantation [J]. Langenbecks Arch Chir，1988，373：127.

[10] Rogiers X，Burdelski M，Broelsch C E. Liver transplantation from living donor [J]. Br J Surg，1994，81：1251.

[11] Tzakis A，Todo S，Starzl T E. Orthotopie liver transplantation with preservation of the inferiior cava [J]. Ann Surg，1989，210 (5)：649.

[12] Busuttil R W，Farmer D G，Yersiz H，et al. Analysis of long-term outcomes of 3200 liver transplantations over two decades：a single-center experience [J]. Ann Surg，2005，241 (6)：905 - 916.

[13] Jain A，Reyes J，Kashyap R，et al. Long-term survival after liver transplantation in 4，000 consecutive patients at a single center [J]. Ann Surg，2000，232 (4)：490 - 500.

[14] Kwon H M，Moon Y J，Jung K W，et al. Appraisal of cardiac ejection fraction with liver disease severity：Implication in post-liver transplantation mortality [J]. Hepatology，2020，71 (4)：1364 - 1380.

[15] Xu Q，McAlister V C，Leckie S，et al. Angiotensin Ⅱ Type I Receptor Agonistic Autoantibodies are Associated with Poor Allograft Survival in Liver Retransplantation [J]. Am J Transplant，2020，20 (1)：282 - 288.

[16] Iavarone M，Invernizzi F，Czauderna C，et al. Preliminary experience on safety of regorafenib after sorafenib failure in recurrent hepatocellular carcinoma after liver transplantation [J]. Am J Transplant，2019，19 (11)：3176 - 3184.

[17] Maggiore G，Jacquemin E，Bernard O. Immunosuppressive therapy for indeterminate acute hepatitis or pediatric acute liver failure [J]. J Pediatr，2019，214：243 - 244.

[18] Halpern S J，Walls D O，Gupta A，et al. Application of prescription drug monitoring program to detect underreported controlled substance use in patients evaluated for liver transplant [J]. Am J Transplant，2019，19 (12)：3398 - 3404.

[19] Castellote J，Mora Luján J，Riera-Mestre A. mTOR-inhibitor-based immunosuppression following liver transplantation for Hereditary Hemorrhagic Telangiectasia [J]. Hepatology，2020，71 (2)：762 - 763.

[20] Bromberg J S，Scalea J R，Mongodin E F. De-bugging the system：could antibiotics improve liver transplant outcomes? [J]. J Clin Invest，2019，129 (8)：3054 - 3057.

[21] Aberg F，Puukka P，Salomaa V，et al. Risks of light and moderate alcohol use in fatty liver disease—follow-up of population cohorts [J]. Hepatology，2020，71 (3)：835 - 848.

[22] Humar A，Ganesh S，Jorgensen D，et al. Adult Living Donor Versus Deceased Donor Liver Transplant（LDLT Versus DDLT）at a Single Center：Time to Change Our Paradigm for Liver Transplant [J]. Ann Surg，2019，270 (3)：444 - 451.

[23] Miñambres E，Ruiz P，Ballesteros M A，et al. Combined lung and liver procurement in controlled donation after circulatory death using normothermic abdominal perfusion [J]. Am J Transplant，2020，20 (1)：231 - 240.

［24］Gilbo N，Jochmans I，Jacobs-Tulleneers-Thevissen D，et al. Survival of Patients with Liver Transplants Donated after Euthanasia，Circulatory Death，or Brain Death at a Single Center in Belgium ［J］. JAMA，2019，322（1）：78 -80.

［25］Koda Y，Nakamoto N，Chu P S，et al. Plasmacytoid dendritic cells protect against immune-mediated acute liver injury via IL-35 ［J］. J Clin Invest，2019，129（8）：3201 - 3213.

第十三章 胰腺移植术

Pancreas Transplantation

胰腺移植能够通过替代糖尿病病人胰腺 β 细胞的方法，使病人重新获得正常水平的胰岛素。目前，胰腺移植是治疗糖尿病的最佳方法，近期和远期疗效最佳，既可有效控制糖代谢，又能延缓或逆转糖尿病并发症进程。绝大多数胰腺移植的目的是治疗糖尿病，仅只需补充胰岛细胞。但并不需要胰外分泌组织，胰腺外分泌的处理反而成为胰腺移植的难点，由于胰腺移植的胰腺外分泌处理的问题和移植胰腺排斥反应难以诊断的特殊性，胰腺移植在移植总数和移植效果上曾远远落后于肾脏、心脏和肝脏等实体器官移植。虽然随着新型强效免疫抑制药的临床应用、器官保存技术的改进和移植手术方式的日趋成熟，胰腺移植的效果得到了明显改善，但随着内科治疗的进步，无论是哪种类型糖尿病，首选仍是药物治疗，包括口服降糖药和注射胰岛素。单纯胰腺移植虽可以提高生活质量，阻止或延缓糖尿病血管病变进程，但有手术风险较高，术后还需终身服用免疫抑制药，增加治疗费用，承受药物毒副作用影响。胰腺移植要获得成功的首要环节是选择合适的供者和受者，胰腺移植与其他器官移植如心脏移植、肝脏移植和肾移植的区别是后者是挽救生命，而前者是以治疗和预防糖尿病的并发症为其目的，因为术后为预防排斥反应需长期服用免疫抑制药，所以应权衡免疫抑制药的毒副作用与糖尿病已有的并发症之间的危害。如果并发症严重威胁生命或生活质量，免疫抑制药所付出的代价相对较小，才考虑胰腺移植。因此，必须严格把握胰腺移植适应证，并依据糖尿病并发症的严重程度、血糖控制情况及肾功能状况选择胰腺移植手术类型，所以受者一般选择合并肾衰竭或者其他严重并发症者，超过 90％ 的胰腺移植病人同时进行肾移植即胰肾联合移植。胰腺移植涉及供、受者的免疫学和非免疫学选择，供胰的切取、灌洗和保存，供胰的植入，排斥反应的诊断、鉴别诊断以及预防和治疗，免疫抑制药的使用、监测和调整以及长期的随访和处理等，每个环节都会影响到移植的效果。

【概况】1966 年 12 月 17 日，美国明尼苏达州大学 Kelly 和 Lillehei 为一位糖尿病晚期尿毒症病人施行了世界首例胰肾联合移植，拉开了人类通过胰腺移植治疗糖尿病的序幕。随后的十余年间，又有数个单位相继开展胰腺移植，但早期的胰腺移植生存率低，除手术技术等因素外，排斥反应也是导致胰腺移植物失功的重要原因。胰腺移植真正的转机来自于 1978 年免疫抑制药环孢素 A 的临床应用。在环孢素 A 应用于胰腺移植后，1978—1982 年胰腺移植物和受者的 1 年存活率分别提高到 21％和 72％，同一时期，器官保存方法和手术技术的进步，也大大提高了胰腺移植的生存率。胰腺移植的数量也因此稳步上升，2008—2018 年美国每年开展胰腺移植 200 余例，累计 8713 例，过去 10 年全球每年开展胰腺移植 1200～1400 例。截至 2013 年，全球已经实施了超过 42000 例胰腺移植手术。在胰肾联合移植中，受者及胰腺移植物的 1 年存活率分别达到 96％和 89％，5 年存活率达到 80％和 71％。目前，胰腺移植已经成为治疗糖尿病的有效手段。

胰腺移植包括单纯胰腺移植（pancreas transplantation alone，PTA）、肾移植后胰腺移植（pancreas after kidney transplantation，PAK）和同期胰肾联合移植（simultaneous pancreas and kidney transplantation，SPK）。SPK 指同期植入胰腺和肾脏，移植物来自同一尸体供者。胰腺移植最常用的是同期胰肾联合移植。胰肾联合移植的优点在于一次性接受免疫抑制药处理，术后的高血糖的改善可能为同期移植的肾脏提供保护，而且可以通过移植肾来监测排斥反应（肾脏比胰腺更易发生排斥反应，而胰腺排斥反应很难早期发现）。肾移植后胰腺移植（PAK）指先植入肾脏，待肾功能恢复后，再择期植入胰腺，移植胰腺和肾脏可来自不同供者，极少数情况下移植肾和移植胰也可以来自同一个活体捐赠者，优点是更加容易进行 HLA 配型和时机的选择。单独胰腺移植适合尚无终末期肾脏疾病，但是存在严重的其他糖尿病并发症（包括血糖控制不稳定）和慢性胰腺炎全胰切除的病人。

　　【解剖生理概要】胰腺移植术供胰的切取和修整较其他器官要困难。因为胰腺位于上腹部后下方腹膜后，毗邻较复杂。胰头位于十二指肠环内，上缘为十二指肠第一段所覆盖。胰组织可稍微掩盖着相邻的十二指肠降部和水平部前后面。同时胰头与十二指肠降部借结缔组织紧密相连，之间又有供应胰腺与十二指肠的血管。胰十二指肠前动脉弓紧贴胰头或在胰十二指肠沟中，游离供胰胰头部时注意勿损伤该支动脉。胰头的后面还可见到胰头的左下部向左上突出形成钩突，其位置较深，将肠系膜上血管包绕起来。该血管是沿胰颈之下缘下行，并跨过十二指肠水平部前面。切取供胰时，应游离这些血管，并分别予以结扎。胰颈是连接胰头和胰体的狭窄扁薄部分。其前方为幽门、十二指肠球部的后下壁，其上后方有胆总管。胰颈后方为脾静脉与肠系膜上静脉汇合为门静脉处，门静脉出胰颈部上缘走向肝门，但无分支进入胰腺。故而在正常情况下从胰颈后方，沿肠系膜上血管的前面完全可将胰颈与血管分离。在活体亲属胰体尾节段供胰的切取时，就选择在胰颈部横断胰。胰体尾节段约占全胰的 50%，能满足受者内分泌的需要，而余下的胰头部也能维持供者胰功能正常，所以可以切取活体供者的胰体尾用于活体节段移植。胰体是胰颈向左的延续部，横跨脊柱，逐渐移行至胰尾，胰尾部变窄，位于脾胃韧带内。胰尾部多伸向脾门，在脾门的下方与脾的脏面相接触。尸体供胰切取时，往往连同脾一同切取。在整个手术中，包括切取胰、修整胰和移植胰的过程中可以脾为蒂搬动胰腺，避免握捏胰腺所造成的胰腺损伤。血管重建后再切除供者脾，尽量靠脾门结扎脾动、静脉，以免损伤胰尾部血供（图 13-1）。

　　1. 胰腺的血管：胰腺的动脉血液来源比较广泛。主要有 3 个：即来自胃十二指肠动脉的胰十二指肠上动脉；来自肠系膜上动脉的胰十二指肠下动脉；来自脾动脉的胰支，其中最大的一支为胰大动脉。这些动脉支吻合丰富，构成完整的动脉环，各动脉分支在胰实质内互相吻合形成梯形、节段性网。胰十二指肠前上动脉和后上动脉分别起自胃十二指肠动脉，起点分别距肝总动脉分支处约 3 cm 和 1.5 cm。胰十二指肠下动脉系肠系膜上动脉分支。脾动脉胰支包括胰背动脉、胰大动脉、胰横动脉、分界动脉及胰尾动脉。做尸体全胰移植术时，供胰动脉重建必须包括脾动脉和胰十二指肠上、下动脉。为了简化血管吻合操作，切取供胰时游离至上述血管的起始部，切取带腹腔动脉和肠系膜上动脉的

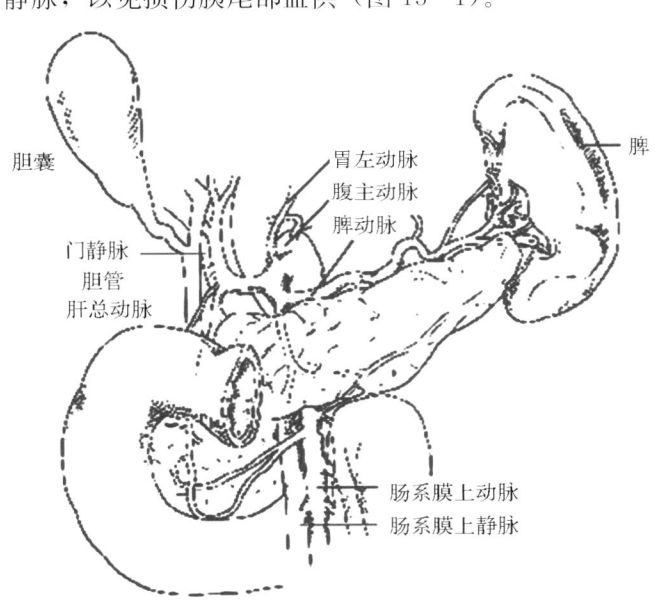

图 13-1　胰腺局部解剖示意图

腹主动脉片用于动脉血管的重建，结扎其他分支如肝固有动脉、胃网膜右动脉和肠系膜上动脉等。作胰体尾节段移植时，则仅需游离脾动脉，在脾动脉起始部横断脾动脉，用脾动脉作动脉吻合。

　　胰腺静脉均汇入门静脉系统。胰腺的静脉大多数与同名动脉伴行。门静脉由肠系膜上静脉及脾静脉在胰颈之后方汇合而成；门静脉、肠系膜上静脉及脾静脉均位于胰颈后面的深沟内，切取供胰时不得损伤。全胰移植术采用门静脉作静脉吻合。为了便于吻合操作，应游离门静脉至肝门，保留尽量长的门静脉。节段胰体尾移植可仅游离至脾静脉汇入门静脉处，用脾静脉作静脉重建。

　　2. 胰腺的生理：胰腺是包含有内、外分泌腺的混合腺体。散在于胰腺中的胰岛细胞是胰腺的内分泌细胞。内分泌细胞包括 B 细胞、A 细胞、D 细胞等多种细胞类型，分别分泌胰岛素、胰高血糖素、生长抑素、胰多肽、舒血管肠肽等。胰移植是治疗胰岛 B 细胞功能丧失的病人，通过胰移植补充胰岛细胞，以恢复正常调节糖代谢的功能。胰移植术后，有一点必须认识到即胰岛 B 细胞具有极大的代偿

能力，即使 80％的胰岛 B 细胞受到损害，剩余的极少量 B 细胞能代偿性地维持受者血糖正常。所以，术后仅测定血糖值并不能作为早期排斥的指征。一旦血糖升高，持续不降，则往往表明 B 细胞几乎全部遭损害，并且不可逆转和恢复。

胰腺腺泡细胞和小的导管管壁细胞分泌的胰液是胰腺的外分泌物，含有多种消化酶如胰淀粉酶、脂肪酶、蛋白酶等。除极少数因全胰切除病人需行胰腺移植以补充胰内、外分泌腺外，绝大多数胰腺移植的目的是治疗糖尿病，仅需补充胰岛细胞。但并不需要的那部分胰外分泌组织却给胰移植术造成极大困难，术后与胰外分泌有关的并发症也较多，严重时可导致移植失败。所以，如何处理移植胰的外分泌反而成为胰移植手术成败的关键问题。

胰外分泌腺由腺泡、各级导管汇集到主胰管。主胰管从胰尾部开始，横贯胰腺实质全长，沿途收纳许多小支而渐变粗。在胰腺断面上，主胰管的位置约在中段偏后方，变异较多，胰节段移植术在断面上寻找和处理胰管时应予以注意。主胰管在穿过胰颈后转向后下，继续向右，在距离幽门 8～10 cm 处，最后开口于十二指肠降部内侧壁的大乳头，引流胰液进入十二指肠。胰移植术处理胰管时，注意不得遗漏副胰管。目前胰液转流式全胰移植大多采用与胰相连的十二指肠节段用于吻合，则可将主、副胰管均包括在其中。

【适应证】

（一）单纯胰腺移植适应证

1. 1 型糖尿病伴有：①严重视网膜病变，或激光治疗无效者；②胰岛素抵抗状态；③严重神经性疼痛。

2. "不稳定"性糖尿病，胰岛素治疗困难者。

3. 2 型糖尿病：胰岛功能衰竭，需胰岛素治疗。

4. 慢性胰腺炎或胰腺癌行全胰切除。

5. 已施行肾移植的糖尿病病人，或肾移植后糖尿病，需用胰岛素的病人，如移植肾功能正常、稳定，术后无并发症，发生过至少 2 次严重低血糖，糖化血红蛋白＞7％，可以施行肾移植后胰腺移植（即 PAK）。一般应在移植肾出现继发糖尿病肾病病变的临床表现以前施行胰腺移植，间隔时间一般在 1～3 年。

（二）胰肾联合移植适应证

1. 1 型糖尿病：①并发终末期肾衰竭（尿毒症期）；②单纯肾移植后移植肾功能丧失。

2. 2 型糖尿病：并发终末期肾衰竭（尿毒症期），需胰岛素治疗。

3. 肾移植后糖尿病伴移植肾功能丧失。

【禁忌证】

（一）绝对禁忌证

1. 难以控制的全身性感染（包括结核病、活动性肝炎等）。

2. 合并严重的心、肺、脑等重要器官的器质性病变，或一般情况差，不能耐受移植手术。

3. 近期（＜6 个月）心肌梗死史。

4. 恶性肿瘤未治疗或治愈后未满 1 年。

5. 未治愈的消化道溃疡病。

6. 艾滋病活动期。

7. 严重周围血管病变或进行性周围肢端坏死、卧床不起。

8. 严重胃肠功能紊乱、胃肠免疫疾病、不能服用免疫抑制药。

9. 有嗜烟、酗酒、药物滥用史。

10. 伴有精神心理疾病。

11. 经多学科干预仍无法控制的高度不依从性。

12. 各种进展期代谢性疾病（如高草酸尿症等）。

（二）胰液膀胱引流术的禁忌证

1. 未治愈的尿道感染。

2. 下尿路狭窄。

3. 糖尿病引起的神经性膀胱排尿功能障碍、膀胱挛缩或膀胱扩张，膀胱残余尿量测定＞100 mL。

（三）相对禁忌证

1. 年龄＜18 岁或＞59 岁。

2. 近期视网膜出血。

3. 有症状的脑血管病或外周血管病变。

4. 体重指数（BMI）＜17.5 kg/m² 或＞30 kg/m²。

5. 乙型病毒性肝炎表面抗原阳性或丙型病毒性肝炎抗体阳性而肝功能正常者。

6. 癌前病变。

【受者的术前评估与选择】

（一）病史采集

1. 现病史和既往史：除按常规详细采集病史外，还应该着重对下列病史进行搜集和了解：①糖尿病分型、病程、临床表现及治疗情况；②查询病人既往血糖记录、糖化血红蛋白水平，全面了解病人既往血糖控制情况，以及胰岛素使用情况（胰岛素类型及用量）；③既往心前区疼痛、脑梗死或脑出血史；④既往是否接受过激素或其他免疫抑制药的治疗；⑤既往器官移植史；⑥血液净化治疗史；⑦输血史；⑧育龄妇女孕产史；⑨病人对饮食、药物治疗的依从性，是否吸烟、饮酒及程度，有无药物成瘾和吸毒史。

2. 家族史：①有无糖尿病家族史；②有无肾脏疾病、心血管疾病、消化道溃疡、遗传性疾病、家族性精神病史以及恶性肿瘤的家族史。

（二）体格检查

除按常规进行全面的体格检查外，还应该特别对下列情况进行相应检查：①腹膜透析管或动脉-静脉内瘘或用于血液透析的静脉插管状况；②视力、角膜、晶体、眼底检查；③肢体痛、温觉，四肢末梢循环，注意有无糖尿病足。

（三）实验室检查

1. 一般检查：①血、尿、便常规；②肝、肾功能及电解质；③凝血功能；④血脂、空腹血糖。

2. 胰腺内分泌功能测定：①糖耐量测定；②胰岛素释放试验；③C 肽释放试验；④糖化血红蛋白测定。

3. 胰腺外分泌功能：血淀粉酶、脂肪酶。

4. 抗胰岛素自身抗体。

5. 感染性疾病筛查：①病毒性肝炎检测（HBV、HCV 等）；②HIV 检测；③梅毒检测。

6. 免疫学检查：①血型检查（ABO 及 Rh）；②HLA 组织配型（A、B、DR 位点）；③群体反应性抗体检测；④淋巴细胞毒性试验；⑤必要时，查供者特异性抗体（DSA）。

7. 选择性检查：①心电图异常或有心脏病病史、体征者，心肌酶谱；②有结核病史或疑似结核病者，结核分枝杆菌纯化蛋白衍生物（PPD）皮试、结核分枝杆菌染色、结核杆菌培养；③其他病毒检测，巨细胞病毒（CMV）、EB 病毒检测；④尿细菌培养。

（四）辅助检查

1. 常规检查：①心电图；②胸部正侧位 DDR（直接数字化 X 射线摄影系统）；③腹部及盆腔超声检查；④纤维胃镜或胃肠透视；⑤双侧髂血管及心脏彩色多普勒超声检查、心功能检查；⑥眼底照相；⑦肢体外周神经传导速度测定。

2. 选择性检查：心电图异常或有心脏病病史、体征者可行动态心电图、运动心电图检查。有下列情况之一者，行冠状动脉造影，以确诊是否伴有冠心病：①年龄＞50 岁；②糖尿病病程＞10 年；③既往有心绞痛、心肌梗死、脑卒中病史；④糖尿病足或有外周肢体坏疽史或已行截肢者；⑤心电图提示心肌缺血，彩色多普勒超声提示左心射血分数（EF）<50%；⑥彩色多普勒超声提示髂血管或股动脉明显粥样硬化。

3. 年龄 50 岁以下、糖尿病病程<10 年可疑患冠心病者或有冠状动脉造影禁忌证者:[99]Tc-MIBI 心肌灌注显像。

4. 如有吸烟史及慢性支气管炎者做肺功能测定。

5. 有下消化道病史及症状者可考虑纤维结肠镜检查。

6. 腹部 CT 或 MRI。

7. 准备施行胰液膀胱引流术者：①膀胱超声，包括膀胱残尿量测定；②尿动力学检查；③必要时行膀胱造影。

【受者术前准备】 由于糖尿病合并晚期肾病病人的易感性、全身血管病变和组织修复能力减弱等特点，可增加移植手术的危险性和并发症的发生率，影响伤口的愈合和术后康复。晚期糖尿病病人往往存在血糖波动幅度大、胃麻痹、伤口愈合不良、尿潴留、营养不良和高血压等不利因素，使术后处理较为困难。因此，在等待移植期间，应采取积极的处理措施，改善病人的一般情况，充分的术前准备对胰腺或胰肾联合移植成功，以及移植物的长期存活极为重要。

（一）改善全身状态

晚期糖尿病病人尤易合并营养不良，其原因有：血糖控制不佳，使糖原异生和肌肉分解代谢亢进，伴胃轻瘫或糖尿病性腹泻，反复动静脉内瘘失败和透析间期低血压等。因此，在等待移植期间，病人应进高维生素饮食。建议每天热量 104.6～125.52 kJ/kg，其中糖类 50%，蛋白质 20%（摄入量每天 1.3～1.5 g/kg），脂肪 30%。及时纠正低蛋白血症，治疗贫血，对严重营养不良的病人，可在透析过程中补充营养物质，如在血液透析时静脉内补充氨基酸，使用含氨基酸的腹膜透析液等。重组人生长激素可以促进蛋白质合成代谢，有助于纠正负氮平衡。若有严重的消耗性并发症，如败血症，最好能进行肠道外营养治疗。及时纠正低蛋白血症，治疗贫血。

（二）加强血液透析、消除水钠潴留

糖尿病并发或伴有终末期肾病，若出现明显水钠潴留和高钾血症等，应尽早开始或加强透析治疗，纠正电解质紊乱和酸碱失衡。晚期糖尿病合并尿毒症病人几乎都有低蛋白血症和水钠潴留，表现为不同程度的水肿、腹水、心包积液、心影扩大、高血压难以控制等。病人初入院时，首选加强宣教，嘱病人严格控制水、盐摄入，每天称体重，并酌情增加血透次数，使体重逐步下降。水钠潴留消除后，病人一般情况可明显改善，心功能状态好转、高血压易于控制。

（三）控制血糖

严格控制血糖可防止过度分解代谢，减少感染，改善胃麻痹和直立性低血压，降低心力衰竭和心肌梗死的发生率。因此，移植前应进糖尿病饮食，严格控制血糖，胰岛素的需要量应个体化，根据血糖值进一步调整胰岛素用量，血糖控制的目标值是空腹血糖 7.1 mmol/L（140 mg/dL），餐后血糖 11.1 mmol/L（200 mg/dL）以下。

（四）控制高血压，改善心功能

糖尿病病人合并高血压的发生率超过 90%，通常需将血压控制在（130～140）/85 mmHg。绝大多数糖尿病肾病病人的高血压为容量依赖性，降压治疗最有效、最稳妥的方法是透析间期控制水、盐摄入、清除过多的细胞外液，保持理想的干体重。通过血透减少容量负荷，达到理想体重后血压可趋于正常，降压药可以减量或停用。第一代和第二代 β 受体阻滞药因有升高血清三酰甘油水平、影响血糖控制等副作用，不宜选用；第三代 β 受体阻滞药，如卡维地洛降血压效果好，且不影响血糖，可酌情选用。

（五）改善贫血状况

定期注射促红素，酌情补充铁剂、叶酸和维生素 B_{12} 等。

（六）其他准备

1. 手术前日血液透析（肾衰竭者），手术前晚餐进流食，术前 12 h 禁食，术前 6 h 禁水，并清洁灌肠。

2. 术日备血，术前留置胃管及尿管。

3. 术日复查血常规、血生化、血糖、血淀粉酶、胸片、心电图等。

4. 术中备用药品、物品：甲泼尼龙、生长抑素或奥曲肽、低分子右旋糖酐、白蛋白、抑酸药、肝素、呋塞米、胰岛素、广谱抗生素、双 J 管等，免疫诱导剂（单克隆抗体或多克隆抗体）。

【供者的选择】 目前大部分供胰均从脑死亡尸体供者获得，虽然从心脏停搏的尸体供者获得的胰腺用于移植也取得了成功，但这方面的应用还是应该更严格选择。合适的尸体胰腺供者除了要符合所有供者的一般标准外，还要符合与胰腺移植相关的特殊要求。与其他实体器官移植不一样，糖尿病病人不宜作为胰腺供者。由于普通人群糖尿病发病率较高，糖尿病发病与遗传、年龄、肥胖等因素有关。因此，胰腺供者的选择比其他器官供者更为严格。只有少数的移植中心移植物从活体亲属供者获得。

选择合适的供者，获取一个健康、有活力有功能的胰腺和肾脏是胰肾联合移植的先决条件。因此，必须重视移植前对供者的评估与选择，并做好充分的术前准备。

（一）尸体胰腺供者评估

尸体胰腺供者评估包括：①无高血压、糖尿病史；②年龄一般不超过 50 岁；③BMI＜25（kg/m²）；④无胰腺外伤史和胰腺、脾脏手术史；⑤无严重全身性细菌、病毒或者真菌感染和腹腔脓肿；⑥HIV 或人类 T 细胞白血病病毒（HTLV）感染；⑦无慢性胰腺炎，血淀粉酶、脂肪酶正常；⑧无恶性肿瘤（未转移的皮肤基底细胞癌、脑胶质瘤者除外）。注：如同一供者同时捐献肾脏，还应参考肾移植供者选择标准。

（二）供、受者免疫学选择

符合上述捐献条件的供者，进一步做免疫学检测，确定供者与候选受者匹配关系。①ABO 血型与受者相同或相容；②淋巴细胞毒试验阴性；群体反应性抗体＜20％；③供者 HLA 位点与候选受者相配的尽可能大，尤其以 DR 位点相符者更佳。

（三）活体胰腺供者的评估和选择

选择活亲属供者时，应排除糖尿病，因为糖尿病可能有遗传因素，所以供者至少比糖尿病受者发病时年龄大 10 岁。同胞兄弟姐妹做供者时，除受者本人外，其他家庭成员无糖尿病。胰体尾部节段切取后，常见的并发症是剩余胰腺胰漏和脾血供受损，如脾受损，则需切除脾脏。所以，有部分学者不主张选择活体亲属供者供胰，但当受者难以找到合适尸体供者时可考虑活体亲属供者供胰。

活体供胰移植应该将供者的身体、心理及社会适应性影响减少到最低点。供者的评估主要目的是确定合适的、安全的和健康的候选供者，在完全知情同意的前提下再进行医学评估。

首先排除供胰禁忌证的候选者，再选择合适的可供进一步选择的活体供者。绝对禁忌证：①有明显精神疾患或严重认识障碍，无能力表达是否同意，其意愿或有被胁迫的证据；②妊娠；③严重呼吸系统或心血管系统疾病；④高凝有血栓形成倾向，需要抗凝治疗的疾病。

医学评估的程序：推荐按设定程序计划依次进行筛选，一旦发现禁忌证即不符合捐赠条件时（见下文），即终止其他检查，避免创伤性检查以及合理降低医疗评估费用。①血型鉴定：ABO 和 Rh 血型鉴定；②胰腺内分泌功能；③胰腺外分泌功能：血淀粉酶、脂肪酶；④全面的内科疾病筛查：采集详细病史，体格检查，实验室检查（血液、尿液检查），X 线胸片、超声和 ECG；⑤胰腺解剖结构的检查：超声检查包括形态大小，排除畸形、胰管结石、胰腺组织钙化、囊肿和肿瘤等；⑥腹部 CT 或磁共振：排除腹部器官实质性病变；⑦供受者 HLA 分型以及淋巴细胞毒试验；⑧胰腺血管成像检查；⑨施行亲属活体胰肾联合移植时，应做肾脏相关检查。

【麻醉与体位】

1. 脑死亡供者麻醉，平仰卧位，全身麻醉气管内插管，用呼吸机人工维持呼吸，维持血压正常，控制血糖值<6 mmol/L。

2. 无心跳新鲜尸体供者无需麻醉，平仰卧位。

【供者手术步骤】

1. 脑死亡供者手术步骤：腹部作大"十"字形切口进入腹腔。纵切口由剑突下至耻骨联合，横切口在脐水平至两侧腋中线（图13-2）。

由幽门至结肠脾曲游离胃结肠韧带，进入小网膜囊，到达后腹膜胰体（图13-3）。

将胃向前上方牵拉可见胃短血管，游离结扎。然后，游离脾上极，游离、结扎进入脾的血管支（图13-4）。

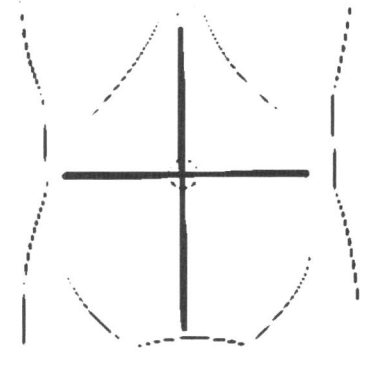

图 13-2　供者切口

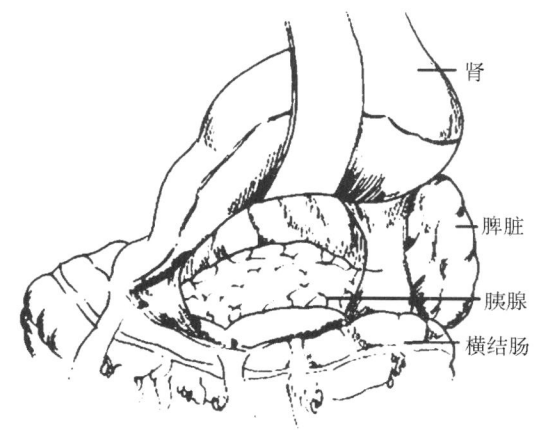

图 13-3　游离胃结肠韧带，进入小网膜囊，到达后腹膜胰体

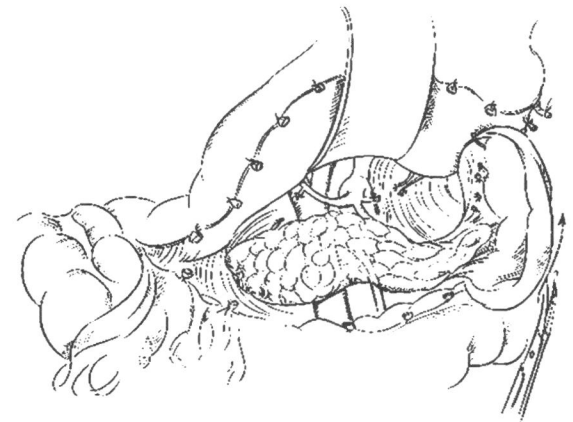

图 13-4　游离脾上极，游离、结扎进入脾的血管支

轻轻将脾提起，游离脾膈韧带。脾脏完全游离后，握住脾，轻轻提起胰尾，以便游离胰上缘（图13-5）。

在其上缘游离、结扎到后腹膜的多支小血管。显露胰的背面及脾动、静脉。脾动脉与胰长轴平行，脾静脉越过胰中部后也与胰长轴平行。在肠系膜下静脉与脾静脉汇合处，结扎、切断肠系膜下静脉。

沿脾动脉游离至腹腔动脉，分别解剖腹腔动脉各分支即肝动脉、胃左动脉和脾动脉。结扎、切断胃左动脉。切除腹腔神经节、切开横膈脚显露近端腹主动脉。结扎、切断腰动脉分支，将血管标志带置于近端腹主动脉，为钳夹、阻断腹主动脉做准备。游离门静脉，在门静脉的起始部，游离脾静脉与肠系膜上静脉汇合处。在结肠中静脉的根部，游离肠系膜上静脉，置血管标志带（图13-6）。

游离胰头和钩突（图13-7）。切开十二指肠上部右侧和下部后腹膜。游离十二指肠第二、第三段直至胰颈部后方，可扪及肠系膜上动脉搏动。在胆总管进入胰组织上方，结扎、切断胆总管。

游离肝门。沿肝动脉游离胃右动脉和胃十二指肠动脉。结扎、切断胃左动脉，在发出胃十二指肠动脉的远端结扎、切断肝固有动脉。

游离门静脉直至分出肝左和右支分叉处，并置一血管标志带，以便尽可能长地切取门静脉，利于作血管吻合。在胰头的前方下缘，游离由肠系膜上动脉发出的胰十二指肠下动脉，该支动脉供应胰头血供，不得损伤。在发出胰十二指肠下动脉的远端结扎、切断肠系膜上动脉。

在胰下缘结扎、切断肠系膜上静脉。在距离十二指肠乳头远、近各3 cm处切断十二指肠，并关闭远、近两端肠腔。

在腹腔动脉的近侧和肠系膜上动脉的远侧分别阻断腹主动脉。在肝门，门静脉分叉部钳夹阻断门静脉。在血管钳间切断腹主动脉，在靠近门静脉钳切断门静脉。整个胰腺连同十二指肠和脾一起切取下来（图 13-8）。

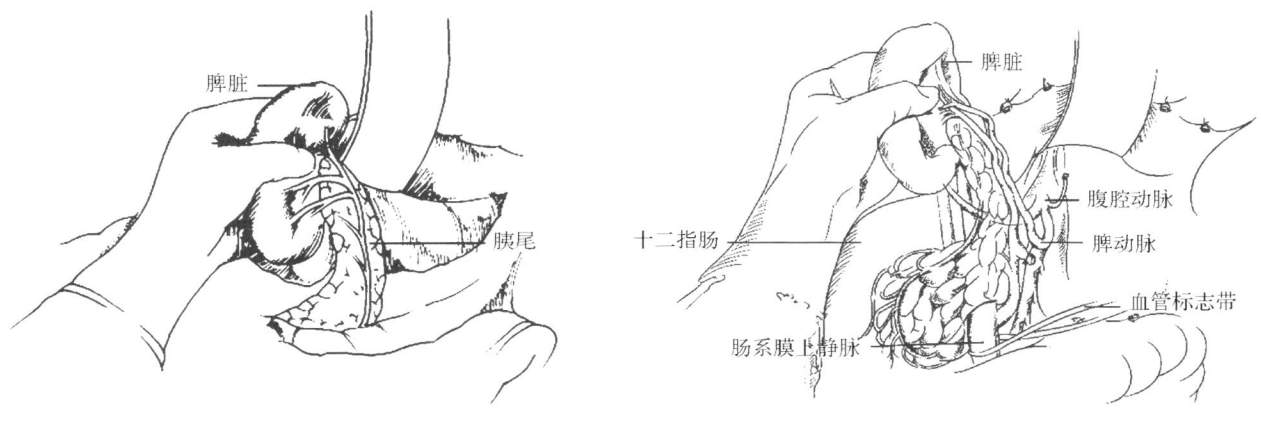

图 13-5　游离脾及胰尾　　　　　　　　　　图 13-6　游离供胰腹腔动脉和门静脉

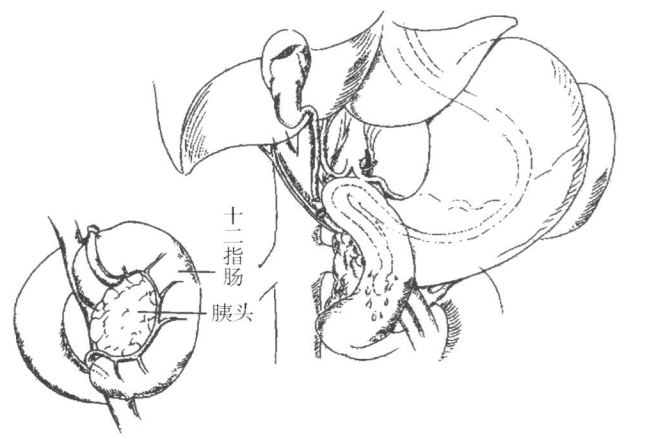

图 13-7　游离胰头和钩突，结扎切断胆总管

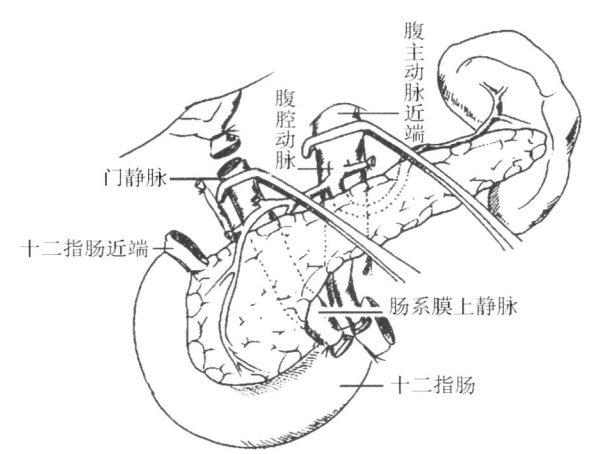

图 13-8　切取全胰

将切取的全胰立即置于有冷保存液的盆内，纵行剖开腹主动脉后壁，经腹腔动脉和肠系膜上动脉插管，用冷（2 ℃～4 ℃）器官保存液灌洗，直至门静脉排出液清澈（图 13-9）。

如同时切取肝、肾等多个器官，则在各个器官游离完成后，经肾动脉远侧腹主动脉和肠系膜上静脉（同时切取肝时）插管，在腹腔动脉近侧阻断腹主动脉作原位隔离低温多器官灌洗，灌洗液经腔静脉导管引流。在灌洗后分别切取各器官（参见下文心脏死亡尸体供胰切取术）。

切取的供胰经灌洗后置入盛有器官保存液的塑料袋中，低温（0 ℃～4 ℃）保存运至受者手术室。

2. 心脏死亡尸体供者手术步骤：腹部作大“十”字形切口进入腹腔。一层切开腹壁时，既要动作迅速，也不得误伤胃肠道，防止肠内容物外溢，污染腹腔。

进入腹腔后，在脐下平面剪开后腹膜，游离腹主动脉远端，在分出髂总动脉处近侧约 3 cm 一段。用棉索线结扎远端，其近端绕套另一棉索线，在两线间剪开动脉前壁。插入经改制的 F18 号带囊导尿管（图 13-10）深约 20 cm。充起囊球（注入无菌水 20 mL），在腹腔动脉近心侧阻断腹主动脉，以保证灌洗液经腹腔动脉、肠系膜上动脉和肾动脉充分灌洗肝、胰、肾等器官。结扎插管处近心端索线后，开始灌注 0 ℃～4 ℃器官保存液。如同时切取肝脏，需经肠系膜上静脉插管作灌洗。灌洗液水柱高度 0.8～1 m。流速控制在快速点滴，但不成直线。开始灌洗后，即在动脉插管相同平面游离并切开下腔静脉前壁，置入 0.5～0.8 cm 直径的塑料管引流排出的灌洗液（图 13-10）。灌洗开始后记录时间，该时刻为热缺血时间结束，热缺血时间总共不宜超过 10 min（即心跳停止到开始低温灌洗的时间＜10 min）。

在灌洗、降温开始后，一般是整块切取胰脾及双肾。先游离双侧肾及输尿管。然后，开始游离脾脏及胰腺：切断脾胃及胃结肠韧带，以脾为蒂提起胰尾，沿胰后缘向右游离至门静脉。在近肝门处切断门静脉、胆总管。在腹主动脉和腔静脉插管之远端，分别切断两血管。然后，沿血管后壁向上游离，直至越过腹腔动脉开口之上方，横断腹主动脉和下腔静脉。沿胰下缘分别切断肠系膜上动、静脉和肠系膜下静脉等血管。十二指肠节段的处理同前述脑死亡供胰手术步骤。整块切取以腹主动脉、门静脉和腔静脉为血管蒂的双侧肾及全胰十二指肠节段和脾（图 13 - 11）。

将整块切取的供胰脾及肾装进盛有器官保存液的消毒塑料袋，外面分别套上 2 层塑料袋，分别将 3 只塑料袋开口扎紧。然后，将塑料袋放入保温容器内，四周装满冰块，以保持低温（图 13 - 12），尽快运至受者手术室。运至受者手术室后再将胰肾分割开，然后分别修整供胰和供肾。

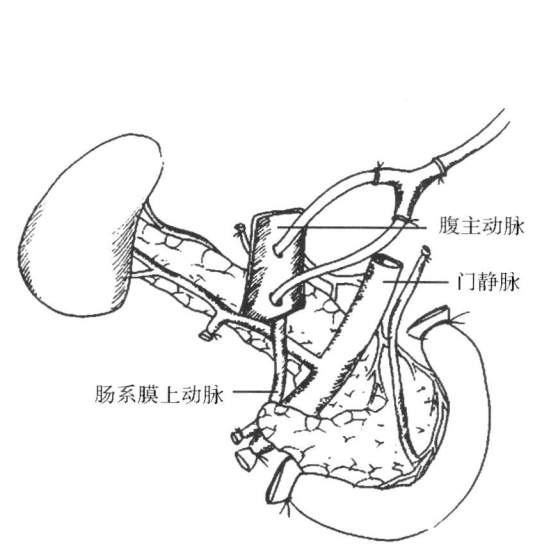

腹主动脉
门静脉
肠系膜上动脉

图 13 - 9　供胰的体外灌洗

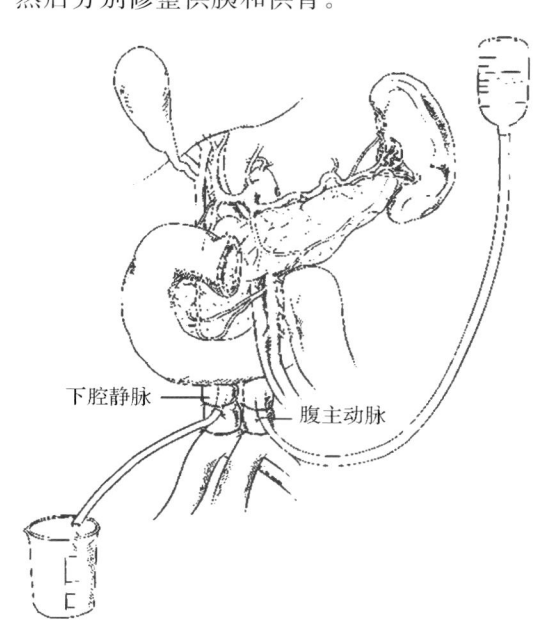

下腔静脉
腹主动脉

图 13 - 10　原位隔离多器官灌注

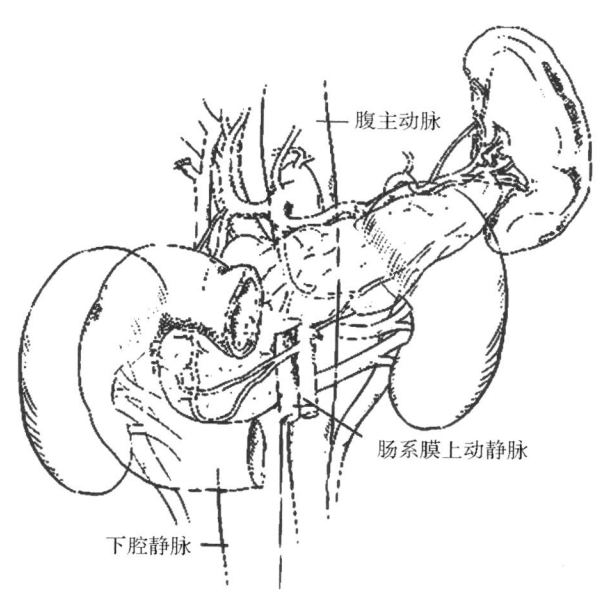

腹主动脉
肠系膜上动静脉
下腔静脉

图 13 - 11　整块切取胰腺和双肾

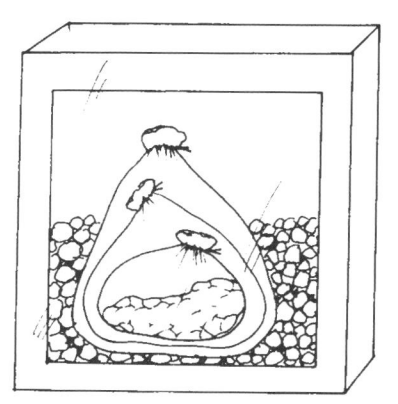

图 13 - 12　供者器官的低温保存

注意事项

（1）10％～30％的供者存在肝动脉的变异，这将可能影响供胰的切取方式，例如行全胰切取、部分胰腺切取甚至放弃切取。在这种情况下，一般应优先保证肝脏的切取，因为肝脏是挽救生命的器官。

（2）胰腺组织非常脆弱，在游离胰腺过程中要采用不接触手法，握持脾，以脾为蒂作为把手向上提起分离胰腺，确保胰腺不被握捏挤压，避免术后并发移植胰胰腺炎。

（3）对于血流动力学不稳定的供者，先分离并用血管阻断带捆扎肾下腹主动脉和下腔静脉远端。以便于在术中任何时候快速插管灌注保存液。

【供胰的修整】 尸体供胰肾系整块切取，在移植前需分离，进一步修整。尸体供胰在移植前需要进行修整。修整供胰应在低温保存液（0 ℃～4 ℃）中进行，避免复温引起的温缺血损害。可用无菌冰块袋放入保存液中，这样既可维持低温，又不会改变保存液的成分。如果供胰灌洗不充分，应补充灌洗。

分离双肾，保留带腹腔干和肠系膜上动脉的腹主动脉袖片，游离肠系膜上动脉、腹腔干及其主要分支胃左动脉和肝总动脉。结扎肝固有动脉及其他小分支。游离门静脉和胆总管。

肝胰联合切取时应按照肝脏"优先"的原则，一般将腹腔干及肝总动脉留给供肝，或将肝总动脉末段及其分支胃十二指肠动脉和肝固有动脉起始部留给供肝，门静脉大部分亦留给供肝。沿十二指肠球部和胰头上缘断离胆总管、门静脉，将肝脏分离。

仔细分离十二指肠近段和远段，结扎胰侧小血管和结缔组织。保留十二指肠节段 8～10 cm，切除多余肠管，断面用聚维酮碘消毒，先连续缝合关闭十二指肠两侧断端，丝线间断缝合浆肌层包埋。亦可用肠道闭合切割器切断十二指肠两侧肠管。

仔细结扎胰体尾周围组织，尤其是肠系膜根部的血管残端。以避免术中出血，术后发生淋巴漏，最后切除脾脏。

作全胰腺带十二指肠节段移植时，沿腹主动脉后壁剖开，保留腹腔动脉和肠系膜上动脉在腹主动脉上的开口周围的血管壁，并修剪成椭圆形袖片，用作与受者动脉的吻合。

近年来，随着临床器官移植迅速发展，供者的需求日益增加，切取胰腺时，常常与肝脏联合切取，按照肝移植"优先"的原则，一般将腹腔动脉和门静脉大部分留给供肝，供胰血管则在修整时需要重建。

肝胰联合切取时供胰门静脉延长方法：，必要时可将供胰上缘门静脉残端与一段取自供者的髂外静脉或髂总静脉行端端吻合，酌情延长门静脉。门静脉延长 3～5 cm。在受者平卧时，髂外动脉的水平面高于髂外静脉，因此，延长后门静脉的总长度必须长于腹腔干。

肝胰联合切取时供胰动脉重建方法：

1. 肝动脉无变异时，在靠近腹腔干处切断肝总动脉，在胃十二指肠动脉起始处切断胃十二指肠动脉，将肝总动脉主要部分留给供肝，将胃十二指肠动脉与肝总动脉残端行端端吻合，如果长度不够，亦可在胃十二指肠动脉与肝总动脉之间置一段口径相近的供者髂动脉；或将胃十二指肠动脉与胃左动脉 7-0 线端端吻合。

2. 如果将腹腔干连同肝总动脉留给肝脏，脾动脉断离，肠系膜上动脉带有腹主动脉袖片，处理方法有：

（1）结扎肠系膜上动脉远端，脾动脉与肠系膜上动脉端侧吻合。

（2）用一段供者髂动脉"搭桥"，分别与脾动脉行端端吻合，与肠系膜上动脉行端侧吻合。

（3）用"Y"形供者髂血管的髂内和髂外动脉分别与脾动脉和肠系膜上动脉端-端吻合。

（4）用"Y"形供者髂血管的髂内和髂外动脉分别与腹腔干和肠系膜上动脉端-端吻合。

（5）用一段带有袖片的供者髂内动脉与脾动脉端端吻合，其袖片与带肠系膜上动脉的腹主动脉袖片合并成大袖片。

结扎胆总管。保留与胰毗邻的十二指肠节段（5～10 cm），连续缝合关闭十二指肠两侧断端，丝线间断缝合浆肌层包埋，封闭十二指肠远近两端（图 13-13）。

术中注意：①修整过程中，动作轻柔，避免挤压、拉扯胰腺；②器官切取时务必同时切取双侧髂血管，供胰腺修整时需要重建胰血管。否则，将增加移植胰血管吻合时的难度，甚至可能导致移植失败或放弃胰肾联合移植；③修整时，沿十二指肠球部和供胰上缘仔细游离、结扎胆总管，注意有无肝右叶的变异支经过胰腺后面，避免损伤供肝侧胆总管周围营养血管。游离腹腔干和肝总动脉时注意有无变异的肝左动脉，可能发自胃左动脉或腹腔干；④修整供胰时，始终维持低温，避免再次热缺血；⑤处理十二指肠两端时，注重无菌操作，避免污染；⑥供者十二指肠节段保留 10～12 cm。过长，术后易引起肠内容物淤滞，导致移植胰胰腺炎；过短，可能影响十二指肠和胰头部血供，并发吻合口漏或胰漏。

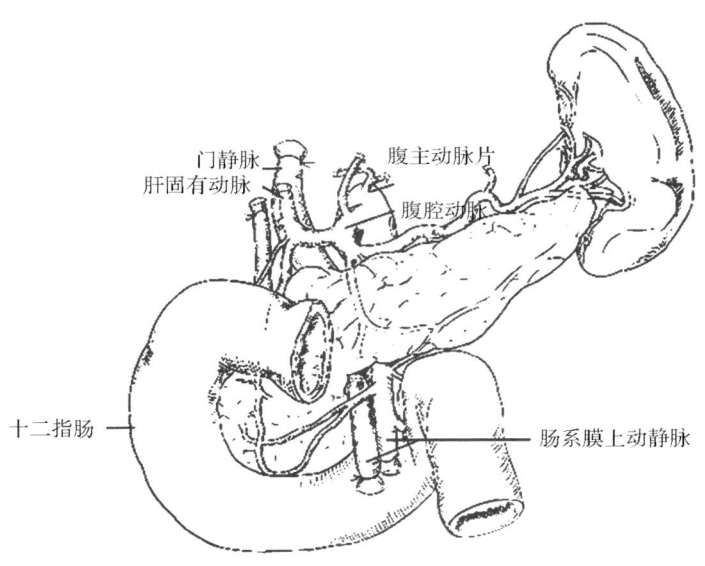

图 13 - 13　供胰修整后前面观示意图

【受者手术步骤】全身麻醉后平卧位。移植胰静脉血汇入体循环术式受者，通常取右下腹斜切口，上自髂嵴内上方 3 cm，向下斜至耻骨结节上方；或行腹直肌旁直切口，上自脐水平上 2 cm，向下至耻骨结节上方进入腹腔（图 13 - 14）。施行胰液空肠引流术式时，亦可仅作中下腹部正中切口，胰腺和肾脏均置于腹腔内。移植胰静脉血汇入门静脉术式者采用腹部正中切口。进入右下腹腔，游离髂血管，胰腺植入腹腔内，胰液膀胱引流术式，可进入髂窝部腹膜外间隙植入胰腺。术中采用相应措施避免供胰的复温。

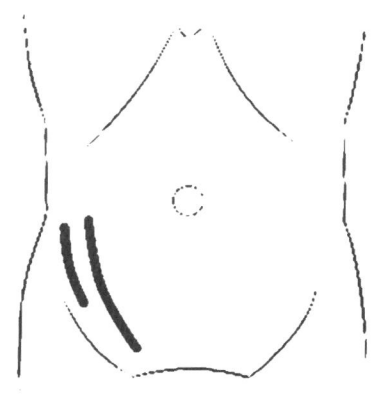

图 13 - 14　右下腹斜切口

（一）移植胰腺静脉血回流途径的选择

胰腺植入时血管重建根据移植胰静脉的回流部位不同，分为静脉血汇入体循环和汇入门静脉两大类。一般认为移植胰静脉是与髂静脉作吻合，静脉血汇入体循环，分泌的胰岛素回流到体循环，造成高胰岛素血症。近年来美国部分移植中心极力倡导移植胰门静脉回流途径，其优点是：①可以避免移植胰腺分泌的胰岛素直接进入体循环导致的高胰岛素血症、脂质代谢紊乱，以及由此引起的动脉硬化；②胰岛素直接进入肝脏，更有利于胰岛素发挥作用，促进糖代谢，以免引起胰岛素抵抗；③由于移植胰腺的静脉血直接进入肝脏，抗原或抗原抗体复合物等在肝脏内得到处理，有利于减少排斥反应的发生。此外，有学者认为移植胰静脉血直接汇入肝脏有可能诱导免疫耐受，减少移植胰的排斥反应。理论上，移植胰门静脉回流途径是最理想的术式，门静脉回流组发生排斥反应的程度可能轻于体循环静脉回流组。两种方式相比，差异均无统计学意义。因此，有关移植胰腺静脉回流方式对免疫排斥反应、代谢以及移植物长期存活率的影响，需对无糖尿病并发症接受单纯胰腺移植的病例进行前瞻性、随机性、标准化研究才能定论。

动脉的重建依据静脉吻合的部位，选择就近或适当的动脉作吻合。

1. 静脉血汇入体循环的血管重建术：进入右侧髂窝部腹膜外间隙，显露髂血管。结扎所有淋巴管，以防术后淋巴液渗漏。切开后腹膜，显露右侧髂血管，显露和充分游离髂总动脉、髂外动脉和髂外静脉，以保证足够的长度用于血管吻合。

全胰移植时，用血管阻断钳（Satinski 钳）阻断右髂总动脉或髂外动脉，参照供胰主动脉片或修整时重建的"Y"形髂血管的长度切开动脉壁，用肝素盐水冲洗血管腔。用 5-0 血管缝合线分别固定上、下两端和动脉片的中点，作两定点的行端-侧吻合（图 13-15）。

移植胰静脉血汇入体循环术式：供胰门静脉（胰节段移植用脾静脉）与受者髂外静脉或髂总静脉行端-侧吻合，如节段胰尾移植，则采用供胰的脾静脉与受者髂外静脉做端侧吻合；脾动脉与受者髂内动脉做端端吻合（图 13-16）或与髂外动脉做端侧吻合。

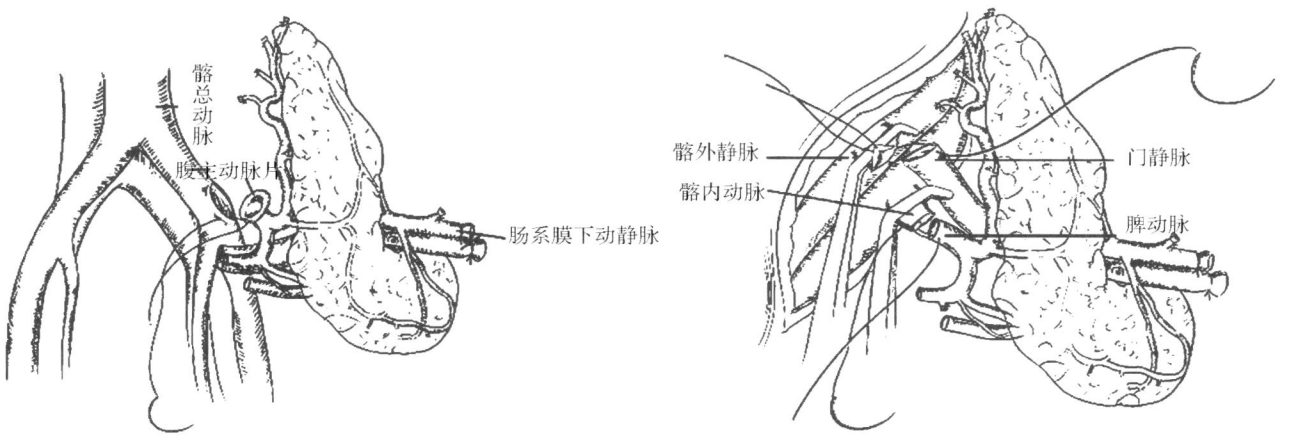

图 13-15 供胰主动脉片与髂总动脉端-侧吻合　　图 13-16 供胰门静脉与受者髂外静脉端-侧吻合

2. 移植胰静脉血汇入门静脉术式：经受者腹部正中切口进入腹腔，在系膜中部的边缘分别游离一段肠系膜上静脉；供胰的门静脉（胰节段移植用脾静脉）分别用 5-0 和 6-0 血管缝合线与肠系膜上静脉作端-侧吻合（图 13-17）。

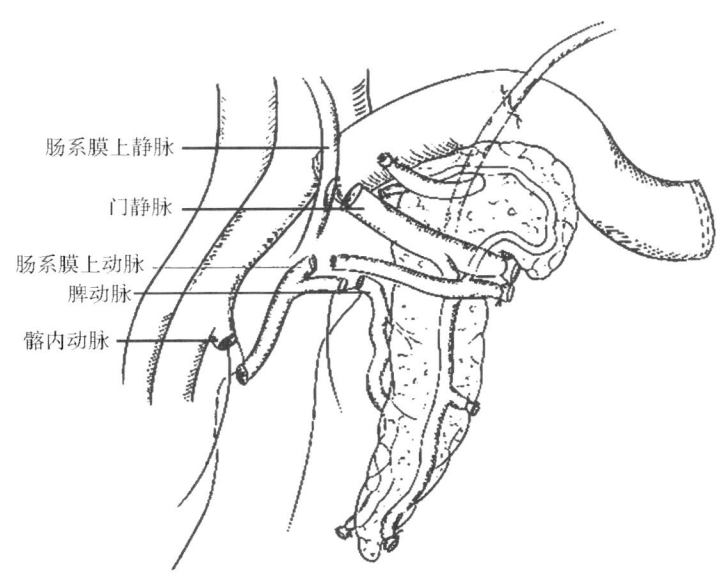

图 13-17 供胰门静脉与受者肠系膜上静脉吻合，肠系膜上动脉和脾动脉使用间置"Y"形髂血管与髂内动脉吻合

胰静脉血汇入门静脉术式时，动脉的吻合较困难，因为门静脉与肠系膜上静脉做吻合后，移植胰的动脉就不可能直接与受者髂动脉作吻合，所以，在修整供胰时有 2 种方法延长移植胰动脉：

如前述，其一，在修整供胰时，先取一段供者髂血管包括髂内动脉、髂外动脉以及髂总动脉的"Y"形血管移植物，用髂内动脉和髂总动脉的 2 个分支的远端分别与移植胰的腹腔干（或脾动脉）和肠系膜上动脉断端做端端吻合。移植胰植入时，用供者"Y"形间置血管的髂外动脉远端穿过受者肠系膜隧道到达髂窝部与受者髂内动脉做端端吻合或与受者髂外动脉做端侧吻合。

其二，将供胰上的脾动脉与供胰上的肠系膜上动脉做端侧吻合，使供胰的 2 条动脉合并成一个开口的动脉用于与受者的动脉重建。随后游离受者髂动脉，可以用一段供者的间置血管及髂动脉血管先与受者的髂内动脉做端端吻合，最后将该段间置血管穿过受者肠系膜隧道到达肠系膜上静脉附近，用于与移植胰上的肠系膜上动脉做端端吻合（图 13－18）。

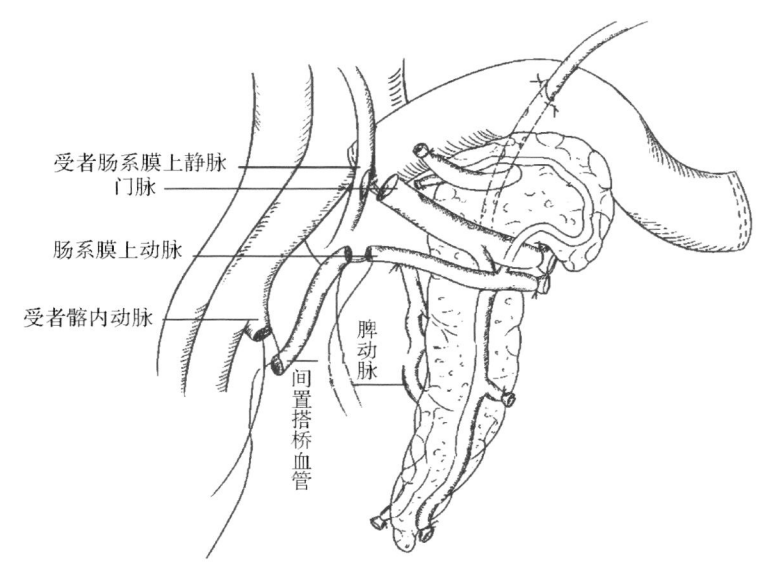

图 13－18　供胰脾动脉先与供胰肠系膜上动脉端侧吻合，用一段供者髂动脉与受者髂内动脉端端吻合，另一端与肠系膜上动脉端端吻合

（二）胰腺外分泌处理的术式

绝大多数胰腺移植的目的是治疗 1 型糖尿病，仅只需补充胰岛细胞。但并不需要的胰外分泌组织，胰腺外分泌的处理反而成为胰腺移植的难点，术后与胰外分泌有关的并发症也较多，严重时可导致移植失败。所以，如何处理移植胰的外分泌成为胰移植手术成败的关键问题。胰腺移植术式的演变就是以如何引流胰腺外分泌为焦点而逐步发展的。目前主要是移植胰外分泌膀胱引流术式和胰外分泌空肠引流术式，采用膀胱引流术式者，术后 5 年内泌尿系远期并发症高达 75％，严重影响受者的生活质量和移植物功能，因远期并发症需再次手术转换为胰液空肠引流术式者，占膀胱引流术式病例总数的 15％～38％，转换手术的外科并发症达 35％，而胰液空肠引流术式术后几乎无远期并发症。随着外科技术的成熟，胰液空肠引流术式术后早期的安全性大大提高，采用该术式符合正常的消化生理，不引起代谢性酸中毒，病人平均住院时间、死亡率、再次手术率、再次住院率、感染发生率与膀胱引流术式的差异不大，目前趋向于胰液空肠引流术。此外，术前病人有膀胱引流术式禁忌证时，则只有选用胰液空肠引流术式。如果膀胱引流术式引起难以治疗的远期并发症时，再次手术将膀胱引流改为胰液空肠引流。以往曾经采用过的胰管填塞式其优点是安全，胰管经填塞后，可抑制腺泡的分泌，又不会出现胰管单纯结扎后引起的胰液积聚。胰管经填塞后使移植胰成为仅有内分泌功能的器官，移植时仅作血管重建，从而简化了手术操作，远期效果不佳，现已基本弃用，只有在上述两种胰液引流术后出现无法修复的胰漏时可以填塞胰管作为二期补救。

1. **膀胱引流式胰腺移植**：膀胱引流术式问世后，膀胱引流式胰腺移植很快成为多数移植中心的首选术式。20 世纪 90 年代中期前，在美国该术式占胰腺移植的 80％以上，此术式采用全胰十二指肠节段膀胱吻合术，其主要优点是：①技术相对较简单、安全，手术失败率较低，外科并发症少；②无明显腹腔污染机会，术后不易发生腹腔感染；③早期尿淀粉酶值下降，较之血糖升高早几天出现，所以提供了早期诊断移植胰排斥反应的方法，方法简便，无损伤，从而可以尽早治疗排斥反应，提高移植胰的存活率。

但胰液经尿道排出，也带来一些新的问题：①大量碳酸盐丢失，可引起代谢性酸中毒，术后需终身口服替代治疗；②由于尿液碱化，极易并发尿道感染；③移植物十二指肠内产生的肠激酶和尿道感染时某些细菌产生的酶有时可激活胰酶，引起反流性移植物胰腺炎、膀胱有时继发糜烂、出血性膀胱炎等并发症，严重者有时被迫切除移植胰。此外，在条件允许时，移植胰功能正常，膀胱引流式约有 25％需改行胰肠吻合式。该术式在 20 世纪 90 年代中期以前占胰腺移植总数的 80％以上，近年来已下降至 20％以下。尽管如此，膀胱引流术式仍不失为安全、有效的手术方法，但在选择式时必须严格掌握适应证。对肾移植后接受胰腺移植者，如膀胱功能正常，仍可首选膀胱引流术式。

施行该术式要在血管吻合时设计和选择动、静脉吻合的部位，使与胰相连的十二指肠节段朝向膀胱在与受者膀胱吻合后，血管无张力。在血管重建完成后，恢复移植胰血供。仔细止血后，关闭十二指肠节段远、近端。在十二指肠乳头对侧切开十二指肠壁与膀胱壁各 2 cm 作侧侧吻合，胰管内放置支架导管，结扎胆总管。

十二指肠膀胱侧侧吻合缝合 2 层。内层用可吸收缝线，外层用不吸收缝线。首先，在十二指肠与膀胱作后壁浆肌层间断缝合。然后，距离上述缝线 5 mm 处，用尖刀切开十二指肠和膀胱壁。吸出内容物后，再用剪刀分别剪开 2 cm。用可吸收缝线作后壁全层连续缝合。然后，缝合前壁全层。最后，用不吸收缝线作浆肌层间断缝合，完成移植胰十二指肠与受者膀胱吻合（图 13 - 19）。

也可采用胃肠吻合器做十二指肠与膀胱的侧侧吻合，吻合口吻合更可靠，避免因胰液对肠线的腐蚀造成吻合口漏并发症的发生。

节段胰腺如采用膀胱引流式，与膀胱吻合时胰腺导管黏膜与膀胱黏膜行间断吻合，吻合前胰腺导管可置一细硅胶管支撑，而后将膀胱的浆肌层与膀胱断面做第二层间断吻合（图 13 - 20）。另一种胰腺与膀胱的吻合方式是将植入胰腺的断面套入膀胱内，第一层为膀胱壁全层与膀胱断面处间断吻合，第二层为膀胱与膀胱浆肌层做间断吻合。

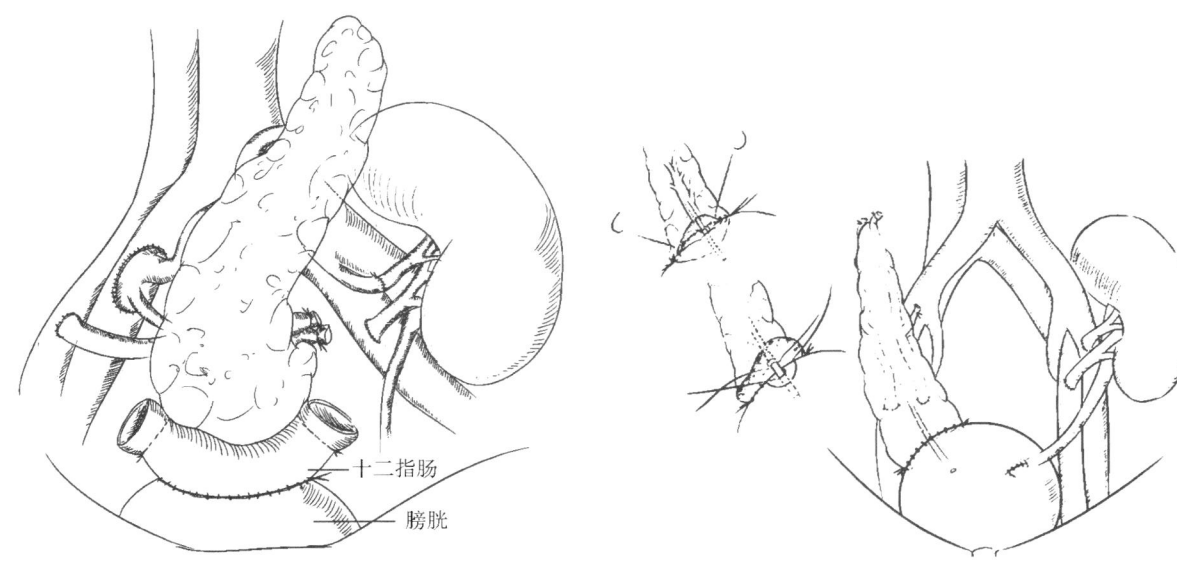

图 13 - 19　胰液膀胱引流式胰肾联合移植示意图　　　图 13 - 20　节段胰腺与膀胱吻合

胰腺移植受者大多为糖尿病合并肾衰竭者，所以绝大部分病人同时或分期接受胰肾移植。如同期胰肾联合移植，因胰腺耐受缺血的时间比肾短，且手术也较困难，一般先移植胰，同常规肾移植在对侧移植肾，供肾一般植入左侧髂窝，供肾静脉与髂外静脉端侧吻合，供肾动脉与髂内动脉端端吻合或与髂外动脉端侧吻合，输尿管与膀胱吻合。关腹前，胰周放置多根引流管。

2. 胰液肠道内引流术：在各种不同类型胰管处理的方式中，应该说是最合乎生理的一种术式，是目前胰腺移植较常用的术式，占 80％以上。该术式尤其适合全胰切除后完全丧失胰内、外分泌腺者。

随着外科技术的成熟，胰液空肠引流术式术后早期的安全性大大提高，受者平均住院时间、死亡率、再次手术率、再次住院率、感染发生率与膀胱引流术式的差异不大。其缺点是：①技术相对较复杂，手术失败率较高；②术后易并发肠漏、胰漏、严重腹腔感染等；③不易利用胰外分泌功能监测排斥反应。

胰液肠道内转流有多种术式，胰液肠引流：根据全胰或胰节段移植情况，酌情选用下列吻合方式：①全胰十二指肠与受者上段空肠侧侧吻合；②全胰十二指肠与受者 Roux-en-Y 空肠短襻端端吻合或侧侧吻合；③胰节段断面与受者 Roux-en-Y 短襻端端吻合。此外，也曾经有人采用胰液胃内转流旁原位胰移植术。

下面分别介绍全胰腺和节段胰移植与空肠吻合的 3 种常用术式。

（1）全胰十二指肠与 Roux-en-Y 空肠襻吻合术：施行该术式要在血管吻合时设计和选择动、静脉吻合部位，使胰头十二指肠朝向头侧。首先建立 Roux-en-Y 空肠襻。松解空肠系膜，使空肠近端能达到髂血管水平，便于与移植胰吻合。在距离 Treitz 韧带下约 45 cm 处切断空肠，将空肠近端与距离胰空肠吻合处远端 40 cm 处作端-侧吻合（图 13 - 21）。两层缝合关闭 Roux-en-Y 空肠襻断端。距离关闭断端 2～3 cm 在空肠系膜对侧与移植胰相连的十二指肠外侧作侧-侧吻合。第一层缝合应靠近肠管肠系膜侧，即用细丝线通过肠壁浆肌层作后壁间断缝合。结扎后，除保留两端缝线外，剪去缝线。在距离第一层缝线约 5 mm 处，用尖刀切开 Roux-en-Y 空肠襻和十二指肠浆肌层和黏膜约 2 cm 长切口。

两段肠管均如此处理后，在肠腔内开始缝合后壁，使两段肠管的黏膜连接。用 2-0 号肠线作肠壁全层连续缝合。肠壁后半缝合至另一端时，缝针由一段肠腔内穿出肠壁，而由另一段肠壁外穿入肠腔内，这样可使肠壁成角处缝合较牢固，并向内翻。然后，开始肠前壁之缝合，必须使肠黏膜内翻。其方法为缝针从一段肠壁外穿入肠腔内，从同段肠腔内穿出肠壁外作横行内翻连续缝合。撤去肠钳，用细丝线通过浆肌层，作肠浆肌层间断缝合（图 13 - 22）。有条件时用胃肠吻合器吻合，发生吻合口漏的并发症较低。

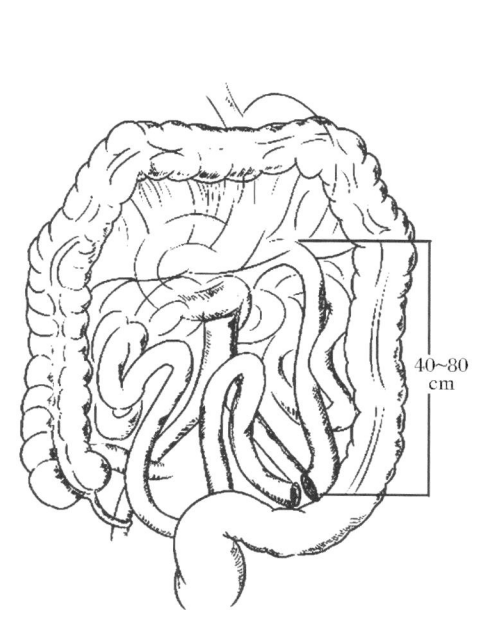

图 13 - 21   建立 Roux-en-Y 空肠襻

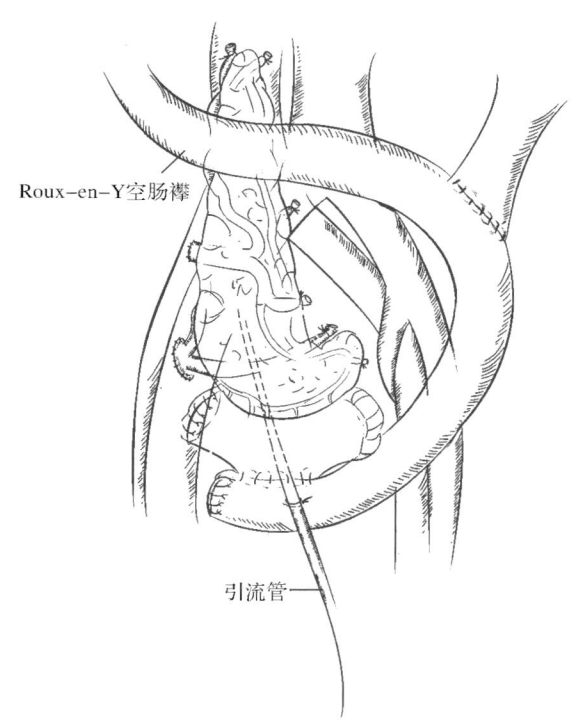

图 13 - 22   供胰十二指肠与 Roux-en-Y 空肠襻吻合

以胃肠吻合器闭合十二指肠两侧残端并将浆肌层包埋。

为了便于术后早期观察移植胰外分泌功能以及利于胰十二指肠空肠吻合口愈合，可在作吻合前，经十二指肠吻合口，通过十二指肠乳头置胰管引流导管，导管再经空肠襻和腹壁引至体外接无菌引流袋。每天记录引流量，测定胰淀粉酶值，做细胞学等检查，从而有助于胰排斥反应的早期诊断。术后 1～2 个月拔除胰管导管。

（2）全胰十二指肠与受者上段空肠侧侧吻合术：胰液肠道内引流术也可采用全胰十二指肠直接与受者空肠的吻合，在距离 Treitz 韧带 75～100 cm 选择一段空肠与供胰上的十二指肠用上述方法作侧侧吻合，吻合口径为 1.5～2.0 cm（图 13-23）。以闭合器闭合十二指肠两侧残端并将浆肌层包埋。

（3）节段胰胰空肠套入式吻合术：经节段胰横断面主胰管插入胰管导管，经空肠 Roux-en-Y 的 Roux 襻壁引出。切断的远端空肠口与胰腺切缘作吻合。作两层吻合。第一层先用 2 根丝线在后壁固定胰腺和空肠口（图 13-24a），然后作空肠全层与胰腺连续缝合，围绕胰断端一周（图 13-24b）。然后，在空肠浆肌层与胰包膜间作间断缝合，使胰断端套叠进空肠腔内（图 13-

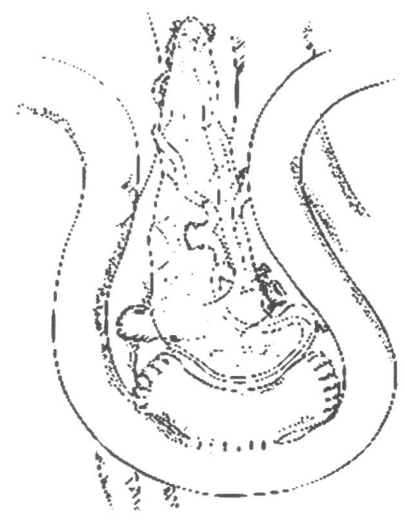

图 13-23　供胰十二指肠与空肠吻合

24c）。胰管导管内放置一根硅胶引流管，经过 10～15 cm 的空肠肠腔后戳空穿出肠壁，周围行荷包缝合后引出腹腔外。此方法便于术后观察胰液的引流量及淀粉酶值，必要时还可以做脱落细胞学检查，以尽早发现是否存在排斥反应。

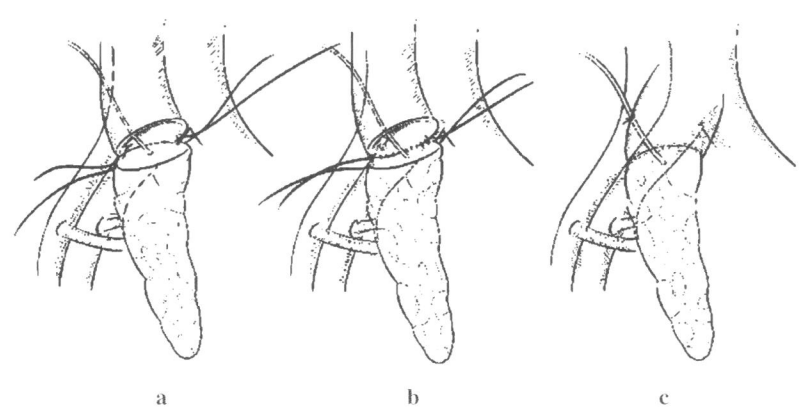

图 13-24　节段胰胰空肠套入式吻合术

3. 胰管填塞术：由法国里昂的 Dubernard 在 1978 年首创，该式式的优点是安全，胰管经填塞后，可抑制腺泡的分泌，又不会出现胰管单纯结扎后引起的胰液积聚。胰管经填塞后使移植胰成为仅有内分泌功能的器官，移植时仅作血管重建，从而简化了手术操作，避免了胰管吻合术所引起的一系列并发症。所以在 20 世纪 70 年代末，该术式曾使胰移植走出低谷，起到了推动胰移植发展的作用。

胰管填塞是用对人体无害、生物相容性好的合成聚合物经移植胰主胰管注入，填充各级胰管小分支腔，填塞整个"胰管树"。由于整个胰管树被填塞使移植胰外分泌腺萎缩，不会引起胰液积聚和胰管扩张，使含有内、外分泌功能的腺脏经处理后变成仅有内分泌功能的腺脏。移植时不需做外分泌转流术，仅需作血管重建，从而简化了手术，术后近期并发症少，且较安全。影响该术式远期效果的主要原因及该术式未被推广使用的原因主要是胰管被填塞剂填塞后腺泡萎缩，逐渐纤维变性，因而影响胰岛的血供和生存空间及环境，使胰岛细胞功能逐渐减退，移植胰长期有功能存活率较低。此外，移植胰血管血栓形成的并发症发生率也较高。再者，该术式术后排斥反应早期诊断较为困难。目前主要是在其他胰液引流术后因并发症，作为二期替换或补救的术式。

移植胰血管重建完成后，经主胰管插入相应口径的导管，结扎固定，抽吸出胰液。然后，注入高分子填塞剂（常用的有硅橡胶、Neoprene 等）。节段胰腺需 3～5 mL；全胰腺需 6～10 mL。推注时用力均匀，使填塞剂充分注入各级"胰管树"。用力不可过大、过猛，避免胰管破裂、填塞剂溢出胰管外。结扎主胰管和副胰管（图13-25）。

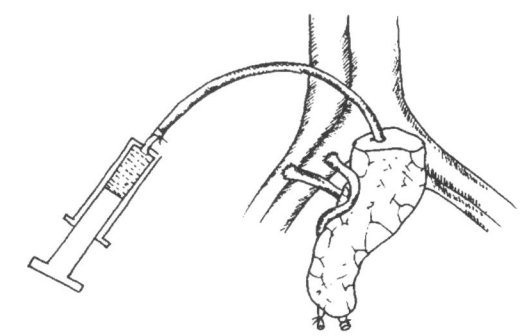

【再次胰腺移植】前次胰腺移植失败后可以选择和考虑再次胰腺移植，但必须更严格地选择供者，术前检测群体反应性抗体，以了解血清中预存抗体的特异性和滴度，尽可能避免供者HLA位点与致敏抗体的靶抗原相同，预存抗体高滴度者可进行相关的处理。

图13-25　胰管填塞式胰腺移植示意图

1. 首次移植胰的处理：首次移植术后由坏死性胰腺炎、血栓形成、严重感染引起的移植胰丢失应先切除移植胰。由慢性排斥反应等因素引起的移植胰功能丧失可不必切除失功的移植胰。

2. 再次移植的时机选择：术后早期由外科并发症引起的移植物丢失，如受者一般情况较好，且有适合的供者，可在切除移植胰的同时在原处再次施行胰腺移植，否则应加强支持治疗，等待受者身体情况恢复良好后择期行再次胰腺移植。由于排斥反应导致移植胰腺功能丧失者，应根据受者的全身情况和免疫学配型情况，当有适合的供者时，择期再次移植。

3. 再次胰腺移植的手术方法：若再次手术时间在首次移植失败1～2周进行，切除移植胰后，可利用原切口及原动、静脉吻合口，经修整后用于再次吻合。如初次为单纯胰腺移植，因各种因素引起的慢性移植胰失去功能，可以不切除前次移植的胰腺。再次移植手术切口选择对侧部位；如初次为胰肾联合移植，再次移植只能切除移植胰后，在原血管吻合口部位的上方，游离髂血管或腹主动脉和下腔静脉远侧段选择可供吻合的血管。

【术中注意事项】

1. 胰腺组织比较娇嫩，挤压和握捏常导致移植后胰腺炎，所以在切取和植入的过程中应尽量采取不直接接触的手法，为此在尸体供胰切取时连同脾脏一起切取，在胰腺修整和植入的整个操作过程中，以脾脏为蒂，直至血管吻合完毕后再切除脾脏。

2. 供胰血管重建前注意胰头方向，胰液肠引流术式时胰头朝向头侧，胰液膀胱引流术式是胰头朝向尾侧。

3. 血管开放前供胰应在低温保护下操作，避免在体内复温即二次热缺血。

4. 当遇到动脉管腔内有粥样硬化斑块时，应尽量予以清除。

5. 术中应保持血压平稳，开放移植胰血流前应纠正低血压，必要时术中适量输血。

6. 开放移植胰血流时，注意防止高钾血症导致心律失常。

7. 在移植胰血管吻合完毕恢复血供后，选择合适位置放置移植胰，避免血管扭曲或折叠。

8. 如施行胰肾联合移植，供肾及输尿管周围脂肪组织术中宜尽量保留，避免在肾门区过分游离解剖而影响输尿管血供，否则可引发术后输尿管坏死而导致尿漏。

9. 移植胰腺连同的十二指肠与膀胱或者空肠施行侧侧吻合时，建议采用胃肠吻合器吻合，这样吻合口更可靠，避免因胰液对肠线的腐蚀而造成吻合口漏的发生。

10. 供胰恢复血流后，移植胰表面活动性出血缝扎止血。

【术后处理】由于糖尿病病人易感性及全身血管病变、手术创伤大、移植胰腺外分泌处理困难、术后应用较强免疫抑制药等因素，胰腺移植，尤其是胰肾联合移植术后的外科并发症发生率较高，术后早期严密的监护和有效的处理及免疫抑制治疗有助于改善预后、降低并发症和死亡率。

（一）术后监护

1. 受者术后置于监护病房，待麻醉苏醒、呼吸平稳、意识清楚，试脱机1～2 h后，生命体征稳定，方可拔除气管插管，拔管前后注意吸痰，并鼓励病人咳出痰液，防止误吸。

2. 监测重要体征（血压、脉搏、体温、呼吸）、CVP、血氧饱和度、心电图。

3. 观察、记录 24 h 出入水量、尿量。

4. 标明移植胰、移植肾周和腹腔引流管，保持通畅，记录各引流物的性质及引流量。

（二）实验室检查

1. 术后每天查血常规、血生化，注意 K^+、Na^+、Cl^-、Ca^{2+} 等的变化，血钾升高时，应及时处理，血钾低于 4.0 mmol/L 即可开始补钾。术中输血量大者，容易出现低血钙，应及时补充。

2. 血糖检测　术后早期每 2～4 h 1 次。恢复饮食后，测 3 餐前空腹血糖，餐后 2 h 血糖。疑有排斥反应时，酌情增加检测次数。

3. 酸碱平衡　胰液膀胱引流术式和移植多尿期，术后常出现不同程度的代谢性酸中毒，在补充血容量的基础上，及时纠正酸中毒。

4. 尿糖检测　3 餐前及餐后 2 h，必要时查尿酮。

5. 血、尿淀粉酶检测　术后 1 周内每天 4 次，以后每天 1 次。疑有排斥反应时，酌情增加检测次数。

6. 空肠造瘘管引流液淀粉酶，每天 1～2 次。

7. 凝血功能监测　术后早期应密切监测凝血功能全套，包括凝血酶原时间（PT）、活化部分凝血活酶时间（APTT）、纤维蛋白原数值、凝血酶时间、血小板计数、全血红细胞计数、纤维蛋白降解产物及 D-二聚体。一周内每天 3～4 次，以后每天 1～2 次，必要时，立即检查。有条件时，可监测血栓弹力图能更准确观察凝血功能的动态变化，有助于判断血液凝固性增高或减低。

8. 咽拭子、痰、尿、引流物做一般细菌和真菌培养及药敏试验。

9. 胰肾联合移植术后应密切监测移植肾功能，彩色超声检查观察移植肾血管阻力指数、有无积液或积血、血栓形成等，术后 3 d 后每天 1～2 次，必要时随时检查。

（三）移植胰功能及影像监测

1. 移植胰外分泌功能　淀粉酶是监测移植胰外分泌功能的主要指标，可根据血淀粉酶、尿淀粉酶、胰周引流液淀粉酶水平综合判断移植胰功能。一般术后第 3～5 天血淀粉酶升高达高峰，以后逐渐下降，第 7～14 天恢复至正常水平。术后每天检测 1～2 次血淀粉酶和脂肪酶、尿淀粉酶、腹腔引流液淀粉酶、十二指肠减压管引流液淀粉酶（肠引流术式）、尿 pH 值（膀胱引流术式）。对于采用膀胱引流术式者，增加尿淀粉酶检测次数，术后 1 周内每天 4 次，以后每天 1 次。疑有排斥反应时，酌情增加检测次数。

2. 移植胰内分泌功能　受者患有糖尿病，术后处于应激状态、常规应用大剂量皮质激素及其他免疫抑制药，术后早期容易出现高血糖。此外，部分 1 型糖尿病受者，对胰岛素敏感性好，如果移植胰内分泌功能恢复良好，内源性胰岛素持续分泌，但胰岛素负反馈调节功能尚未恢复，亦可发生低血糖。因此，术后早期必须严密监测血糖，每 1～4 h 检测 1 次。血糖水平应维持在 6～10 mmol/L，出现低血糖或血糖过高，均应及时处理。恢复饮食后，测三餐前空腹血糖及餐后 2 h 血糖。疑有排斥反应时，酌情增加检测次数。

术后第 3～4 周，移植胰功能恢复良好时检查口腹糖耐量试验、血清胰岛素和 C 肽释放试验及糖化血红蛋白。全面评估移植胰内分泌功能。

3. 每天床边彩色多普勒超声检查移植胰大小及回声、血流情况，胰管是否扩张，胰周有无积液或积血、血栓形成等。必要时随时检查。如有条件，术后 1 周可进行超声造影评价胰腺血流灌注情况。

4. 多排螺旋 CT：扫描速度快、分辨率高、无损伤，可明确移植胰组织水肿状况，胰腺周围有无积血、积液，利用数字化成像技术，可进行移植物血管重建。根据术后病情，酌情选择此项检查。

（四）监测移植肾功能

胰肾联合移植术后应密切监测移植肾功能，彩色超声检查观察移植肾血管阻力指数、有无积液或积血、血栓形成等，术后 3 d 后每天 1～2 次，必要时随时检查。

（五）术后一般处理

1. 病人术后置于监护病房，待麻醉苏醒、呼吸平稳、意识清楚，试脱机 $1\sim2$ h 后，生命体征稳定，方可拔除气管插管，拔管前后注意吸痰，并鼓励病人咳出痰液并鼓励病人咳出痰液，防止误吸。

2. 维持有效血压：术后早期血压的平稳对移植胰的恢复尤为重要，血压过高时，应及时处理，预防病人心血管意外、伤口内渗血或出血；血压过低时，排除原发无功能或出血等原因后，可适当补充液体、输血和升压药，保证移植肾和移植胰有效血液灌注。

3. 维持水、电解质平衡：术后早期易发生水、电解质平衡紊乱，应保持液体容量正常或略高，液体补充应根据尿量和体重决定，以量出为入的原则补充。尤其是胰液膀胱引流术式，应补充足量碳酸氢钠，防止胰液丢失引起的代谢性酸中毒。

4. 维持血糖稳定：血糖的监测是观察移植胰内分泌功能的重要指标，术后早期每 $1\sim2$ h 1 次，血糖恢复正常后，测三餐前空腹血糖和餐后 2 h 血糖。术后早期血糖受应激状态、输液、免疫抑制药、胰腺炎及排斥反应等多种因素的影响。术后早期血糖水平常常较高，而且波动幅度较大。但是，移植胰功能对血糖的反馈抑制尚未完全建立，部分 1 型糖尿病受者可能发生低血糖。因此，必须严密监测血糖，在移植胰功能未完全恢复前应给予适量胰岛素，控制血糖水平，使血糖水平维持在 $6\sim10$ mmol/L。输注葡萄糖时应按 1:4 的比例加入胰岛素，必要时，使用静脉泵持续注射胰岛素，至血糖恢复正常后停用外源性胰岛素。2 型糖尿病受者由于机体对胰岛素的敏感性降低，可能血糖恢复较慢，胰岛素释放试验常常显示高胰岛素血症，胰岛素峰值明显高于正常水平，可酌情应用糖苷酶抑制剂和胰岛素增敏剂等。

5. 预防感染：预防性应用广谱抗生素，$3\sim5$ d；血肌酐水平恢复正常或接近正常后，静脉注射更昔洛韦，$250\sim500$ mg/d，$10\sim14$ d 后改口服 $2\sim3$ 个月，预防巨细胞病毒（CMV）感染。

6. 抗凝治疗：一般不用抗凝治疗或止血药。如果存在高凝状态、严重血管病变、缺血-再灌注损伤较重、移植胰胰腺炎、脾静脉血流动力学改变，以及排斥反应等凝血高危因素，为了防治移植胰的血栓形成，常需要抗凝治疗。临床可根据凝血功能检测结果及出血情况，决定治疗措施。

常用抗凝方法：①术后静脉滴注低分子右旋糖酐 $250\sim500$ mL/d，共 $7\sim10$ d；②静脉滴注前列腺素 E_1（前列地尔），后改用口服阿司匹林 $50\sim100$ mg/d；③肾功能恢复良好、无明显出血倾向者，可皮下注射低分子肝素 $0.2\sim0.4$ mL/d 或静脉注射泵注射肝素 $300\sim500$ IU/h，术后应用 $1\sim2$ 周。

7. 预防移植胰胰腺炎：生长抑素持续静脉注射，6 mg/d，$5\sim7$ d；或奥曲肽，$0.1\sim0.2$ mg，每 $6\sim8$ h 皮下注射 1 次，$5\sim7$ d。血淀粉酶恢复缓慢时，可延长胰酶分泌抑制药的应用时间。

8. 营养支持：胰肾联合移植的受者，术前长期营养摄入不足、大量丢失蛋白，机体处于慢性消耗状态，呈负氮平衡。移植手术的创伤，术后较长时间的禁食，服用免疫抑制药，使机体处于高分解状态，加重了氮的丢失。因此，对胰肾联合移植受者术后的营养支持是十分必要的。对于改善病人的营养状况，提高其对手术创伤的耐受力，减少或避免术后并发症，降低病死率，促进机体康复均有益处。

值得注意的是，胰腺移植术后，移植胰的胰液分泌过多，由于胰酶的消化作用，可能影响移植物十二指肠-空肠（或膀胱）吻合口的愈合导致出血或胰漏的发生。过早进食会刺激胰腺外分泌增加，不仅不利于吻合口的愈合，还可能延迟移植胰的功能恢复，甚至引起或加重移植胰胰腺炎。因此，胰腺移植，尤其是胰肾联合移植术后病情复杂，营养支持的途径应根据病人的具体情况决定，根据术后不同时期的代谢特点，分阶段进行。

术后最初几天处于禁食期，肾功能尚未恢复，病人体内有较多尿素氮及肌酐等潴留，此期以调节水电解质平衡为主，能源物质主要为葡萄糖。术后 $3\sim4$ d 后，以静脉营养为主，肠内营养为辅，除继续输注第一阶段液体外，可加用氨基酸、脂肪乳、木糖醇。肠内营养开始前，先用米汤试餐，如可以耐受，则从低脂流质饮食逐渐过渡到低脂半流质饮食。术后 2 周开始以肠内营养为主，静脉营养为辅，肠内营养原则为低脂、高蛋白、高维生素。术后 $3\sim4$ 周开始，完全由肠道供给营养，饮食原则为低脂、低胆固醇、高蛋白为主。

输入蛋白质虽不能纠正应急期的负氮平衡，但是，由于术后早期大量蛋白质引流物丢失，对贫血和低蛋白血症者，必须多次输注新鲜血及白蛋白，以改善移植器官供氧，减轻水肿，有利于改善全身状况及移植器官的恢复。

9. 引流管处理：移植肾周引流管术后 48～72 h 拔除，胃管术后第 3～4 d 拔除，移植胰周引流管术后 4～5 d 后，视引流量酌情拔除；肠吻合口旁的"安全"引流管一般放置 7～10 d。引流物增多与出血、腹水外渗、淋巴漏和尿漏等相关，一般常规检测易于鉴别，严重时需外科处理。

【免疫抑制药常用方案】

（一）常用免疫抑制药

胰腺移植常用的免疫抑制药与肾移植基本相同。

1. 肾上腺糖皮质激素：是临床最常用的免疫抑制药，主要有甲基泼尼松龙（MP）、泼尼松（Pred）。

2. 常用于诱导治疗的生物制剂：用于诱导治疗的抗体分两大类：①清除 T 细胞的多克隆抗体，抗 T 细胞免疫球蛋白（anti-thymocyte globulin，ATG）；②不清除 T 细胞的单克隆抗体，即抗 CD52 单抗（阿仑单抗，Alemtuzumab），抗 CD25 长效单抗［巴利昔单抗（Basiliximab）和达利珠单抗（Daclizumab）］。目前应用抗体诱导治疗的病例超过 80%，其中最常用的是兔抗 T 细胞免疫球蛋白（rATG），约占半数，其次为巴利昔单抗，再次为阿仑单抗。

3. 其他常用药物：包括环孢素 A（CsA）、他克莫司（Tac）、霉酚酸酯（MMF）、咪唑立宾、硫唑嘌呤（Aza）、西罗莫司（SRL）、来氟米特（LFM）等。

（二）胰腺移植免疫抑制药应用原则

由于糖尿病病变的特殊性、移植胰排斥反应发生率和移植物丢失率高以及术后免疫抑制药引起的副作用，如高血压、高脂血症和移植后新发糖尿病（NODAT）等因素，胰腺与胰肾联合移植术后免疫抑制药的选择与应用比单纯肾移植更复杂。基本用药原则是：

1. 能有效预防排斥反应，同时尽量减少药物的毒副作用。

2. 一般采用联合用药方法，利用免疫抑制药抑制排斥反应过程中的不同环节，增强药物之间的协同作用及免疫抑制效果，并减少各种药物的剂量，降低其毒副作用。

3. 由于胰腺是高免疫原性器官，术后早期易于发生排斥反应，因此，胰腺和胰肾联合移植早期常需诱导治疗，免疫抑制药用量较大。

4. 根据不同个体性别、年龄、体质、药物代谢基因、移植物功能状态等因素或同一个体不同时期制定个体化用药方案，并针对个体对药物的顺应性和毒副作用情况及时调整用药种类和剂量。

免疫抑制方案及药物剂量的选择需要根据受者的年龄、药代动力学、血药浓度、致敏状态、HLA 配型、并发症、移植肾功能、排斥反应发生、全身情况以及经济状况等多种因素制定个体化方案。如果出现钙调神经磷酸酶抑制药的肾毒性，应适当减量甚至选用其他免疫抑制药予以替换。如果改变免疫抑制方案，应密切监测移植胰功能的变化。

5. 由于存在个体内和个体间的药代动力学差异，某些药物（如 MMF、CsA、Tac）需要通过监测血药浓度及时调整免疫抑制药的用量。

6. 多种免疫抑制药尤其是激素和他克莫司对糖代谢有明显影响，在不影响抑制排斥反应效果的前提下，应注意用药方式，酌情减少药物剂量或转换药物，并及时对症处理。

7. 受者原发病程长，术后病情较复杂，可能服用多种药物，应严密注意药物之间的相互作用，以免增加药物的毒副作用。

8. 避免过度使用免疫抑制药，以减少免疫功能降低导致的感染、肿瘤。

（三）胰腺移植免疫抑制药应用方案

1. 术后早期免疫抑制治疗方案：

（1）巴利昔单抗 20 mg，分别于术前 24 h、术后第 4 d 静脉注射。

（2）术中用甲泼尼龙 500 mg，术后第 1 d 开始用量逐日快速递减，至术后第 7～10 d 减至 20～30 mg/d，并改为口服。术后 1～3 个月 5～10 mg/d 维持。术后早期，血糖控制不理想时，肾上腺皮质激素的用量可以更低或短期停用。

（3）术后第 3 d 开始口服 MMF 和 Tac，密切监测血药浓度，并根据浓度及时调整用量。

2. 维持用药方案：

（1）常用的维持用药方案：Tac＋MMF＋激素、Tac＋SRL＋激素、CsA＋MMF＋激素和 Tac＋SRL。

（2）转换用药方案可酌情选择：CsA＋Aza＋激素、Tac＋Aza＋激素、CsA＋SRL＋激素、SRL＋MMF＋激素、SRL＋MMF 和 Tac＋LFM＋激素。

【手术并发症及处理】 由于糖尿病合并尿毒症病人的易感性及全身血管病变、胰腺移植手术创伤大、胰腺外分泌处理等难点、移植术后应用较强免疫抑制药等因素，胰肾联合移植术后的手术并发症明显高于肾、肝、心等脏器移植。手术并发症是胰肾联合移植失败的主要原因。

胰肾联合移植术后的外科并发症明显高于肾、肝和心等脏器移植。外科并发症是胰肾联合移植失败的主要原因。尽管胰腺组织中胰岛细胞不到全胰的 2％，但几乎所有的胰腺移植术后外科并发症都来自于其余 98％ 的移植物组织（也就是血管系统、外分泌实质、全胰腺移植物和十二指肠）。到目前为止，移植物血栓形成仍然是外科并发症中导致移植物失功的最常见原因，在每一种胰腺移植形式中（SPK、PAK、PTA），超过 70％ 移植物的丢失都是由移植物血栓形成引起的。

据施行胰腺移植例数最多的明尼苏达大学报道，236 例胰肾联合移植术后的再手术率为 36％。施行胰肾联合移植例数较少的移植中心，再手术率高达 57％。需行再次手术的主要外科并发症为胰腺炎与腹腔感染（15.3％）、吻合口漏（6％）和血栓形成（7％）。胰肾联合移植后再次手术的病例，约 80％ 需切除移植胰，明显降低移植胰 1 年存活率。因此，提高胰肾联合移植的成功率，关键在于预防术后早期与胰腺外分泌相关并发症，避免移植后的再次手术。

（一）术后出血

术后腹腔内出血的主要原因为术中止血不彻底、抗凝治疗过量、移植胰胰腺炎和局部感染等。出血可发生在移植胰、胰膀胱吻合口、十二指肠节段和血管吻合口等部位。预防术后腹腔内出血应注意：①术中精心操作，仔细止血；②术后抗凝治疗应严密监测凝血机制、血凝流变学指标并及时调整抗凝用药方案；③加强抗感治疗，并发腹腔内出血时，应立即调整或停用抗凝剂，及时输血、控制高血压。为防止发生血栓形成，一般不主张使用止血药，但凝血功能异常时，可适量输入冷沉淀、凝血酶原复合物、血小板或新鲜血浆等，及时纠正凝血功能紊乱。如出血量大或经输血等保守治疗无效，应急诊手术探查，及时处理。

（二）移植胰胰腺炎

移植胰胰腺炎是术后最常见的并发症之一，发生率可达 35％。主要与手术损伤、缺血再灌注损伤、肠液或尿液反流、排斥反应、感染、进食不当等因素有关。多为水肿性，但也可发展为出血、坏死以致移植胰丧失。临床表现为移植部位腹壁区疼痛、腹胀、压痛，血、尿淀粉酶显著升高。如果高水平的血淀粉酶突然下降，要警惕移植胰大面积坏死或并发移植胰血栓形成，及时做移植胰影像学检查。预防方法在于胰腺切取时采用无损伤技术、缩短缺血时间、应用 UW 保存液、保持胰周引流通畅。治疗为：①移植术后禁食，采用全胃肠外营养，进食后需限制蛋白和脂肪饮食；②选用胰外分泌抑制药，如生长抑素（somatostatin）（stilamin，思他宁®）持续静脉注射，6 mg/d，5～7 d；或奥曲肽（octreotide）（sandostatin，善得定®），0.1 mg，每 6 h 皮下注射 1 次，5～7 d；③治疗腹腔感染；④怀疑坏死性胰腺炎时，应及早手术，清除移植胰及周围坏死组织并充分引流。

（三）胰漏与胰瘘

供胰修剪时胰腺实质的损伤、移植胰胰腺炎、排斥反应、血供障碍导致的胰腺组织或十二指肠残端坏死、移植胰周围感染、输出道狭窄或梗阻均可引起胰漏，胰漏局限后形成假性胰腺囊肿（pancreatic pseudocyst）或胰瘘（pancreatic fistula）。胰漏发生后，受者应禁食、给予静脉内营养及胰液分泌抑制药，并及时引流移植胰周围积液、积极控制局部感染、留置 Foley 导尿管，以减少瘘口流量。

目前还有大约 20％采用膀胱引流式胰腺移植，膀胱引流式术后发生胰漏，如胰周引流通畅，一般几周后胰漏大多可自行闭合。长期不愈者，应作瘘道或膀胱造影详细了解瘘口的位置，做瘘道的根治性切除并作瘘口修补。

肠内引流式肠漏的发生率在 2％～10％，可因肠穿孔，往往出现腹痛，恶心呕吐，发热，心动过速、白细胞计数升高，腹膜炎和脓毒血症。肠漏一般需要剖腹探查，早期肠漏常见于吻合口，可以修补或者重新吻合，如果合并腹膜炎、脓毒血症或者移植胰坏死则需要切除移植胰。

（四）移植胰血栓形成

移植胰血栓形成是术后早期移植胰丧失的主要原因之一。2004 年 UNOS 资料统计术后血管栓塞发生率 SPK 膀胱引流式为 2.7％，PTA 肠内引流式为 8％。在 SPK 胰液引流方式不同血管栓塞发生率不同，膀胱引流式为 2.7％，肠内引流式为 5.4％。

引起移植胰血栓形成的原因是：①糖尿病病人因血小板功能亢进，许多凝血因子增高，内源性抗凝物质减少而处于高凝高状态；②胰腺是血供低压力区，加上脾切除后，脾动脉血流量减少约 10％，其残端结扎后，血流易于淤滞；③胰腺缺血和再灌注损伤激活凝血系统并消耗抗凝血酶Ⅲ（AT Ⅲ）；④手术损伤加重胰组织水肿，进一步减少胰血流量。

防治方法：①肝素 300～500U/h，术后应用 1～2 周；②术中静脉滴注 40％低分子右旋糖酐 250 mL，术后每天 250～500 mL，共 7～10 d，然后改用阿司匹林 50～100 mg/d，川芎嗪 150～300 mg/d；③一旦发生血栓形成，保守治疗难以奏效，如果血栓尚未完全堵塞血管，急诊行取栓术，可使部分受者恢复移植胰功能。如血管完全栓塞，移植胰很快缺血坏死，应该尽快切除移植胰，如有新的供胰，应争取在切除移植胰时再次移植胰。

（五）代谢并发症

代谢紊乱是胰腺移植采用胰液膀胱引流术式时最常见的并发症，发生率大于 60％。胰管细胞和十二指肠分泌的 HCO_3^-、Na^+、Cl^- 和水不断从膀胱丢失，可引起代谢性酸中毒、脱水和电解质紊乱，代谢紊乱虽然常见，但随着时间的延长，受者的代偿能力增强，代谢紊乱逐渐得以缓解，一般不会导致移植胰功能丧失，对受者和移植物存活无显著影响。治疗：可口服碳酸氢钠片（小苏打）。对保守治疗难以纠正的严重代谢紊乱，15％～33％的受者需再次手术将移植胰膀胱引流改为胰空肠引流或移植胰胰管阻塞术式。

（六）其他并发症

由于胰腺移植术后免疫抑制药用量较大，且术后因常并发胰腺炎、胰漏等，极易引起腹腔感染，导致胰周围积液、脓肿、腹膜炎等，严重感染也可导致移植胰丧失。胰液膀胱引流或空肠引流术式，均可能发生吻合口漏，可能与吻合技术、排斥反应、感染及胰酶激活有关。此外，还可并发肠梗阻和肠穿孔，发生率分别为 11％和 2％。

【排斥反应】排斥反应是受者对同种异体胰腺移植物抗原发生的细胞和/或体液免疫反应，是目前导致远期移植胰腺失功的主要原因之一。临床上常分为超急性、急性和慢性排斥反应 3 种类型。

1. 超急性排斥反应：多发生于移植胰腺恢复血流 24 h 内。多发生在术中，可见移植胰腺恢复血供后，最初移植胰腺充盈饱满，呈浅红色，有节律地搏动，数分钟后，移植胰腺变为花斑状，色渐变为紫褐色并失去光泽，胰腺表面渗出增多；移植胰腺由饱胀感变为柔软，胰液分泌减少或停止。发生在术后时，可表现为血糖急剧升高，血淀粉酶升高，移植胰腺区胀痛、明显压痛，胰腺周围血性引流液增多，可伴有高热、寒战等反应。目前尚无有效的治疗方法，一旦怀疑移植胰超急性排斥反应，应及早剖腹探查，切除移植胰，以免导致腹腔出血、严重感染等并发症危及病人生命。关键是术前排除受者存在预存抗供者抗体的危险性。

（2）急性排斥反应：临床上最为常见，常发生在术后 1 周至 3 个月，也可发生在术后各个时期。单纯胰腺移植时常常没有自觉症状，在胰肾同期联合移植者，因使用强效免疫抑制药，急性排斥反应的临床表现越来越不典型。移植肾发生急性排斥反应时可出现尿量减少、体重增加、发热、血压升高、移植肾肿大、质硬、压痛等，移植胰发生可有血糖或血淀粉酶升高，糖耐量试验提示餐后血糖曲线抬高，胰岛素和 C-肽曲线下降。膀胱引流式胰腺移植者，监测尿淀粉酶和尿 pH 的变化有助于诊断，发生排斥反应时，尿淀粉酶下降早于血糖值的升高。移植物穿刺活检是目前确诊急性排斥反应可靠的手段。治疗包括：①大剂量甲泼尼龙冲击治疗连用 3~5 d；②对耐激素型或强烈的急性排斥反应，可使用抗淋巴细胞抗体，根据排斥反应程度，疗程可用至 7~14 d；③调整免疫抑制方案；④其他：如血浆置换、免疫吸附，局部放射治疗等根据病情而定。

（3）慢性排斥反应：发生在术后 3 个月以后。临床表现移植物功能逐渐减退，血糖值升高；CT 检查可表现为移植物变小，组织萎缩，血流灌注差。B 超检查图像上可表现为移植物回声增强、体积变小或不能探及。多普勒显示动脉血流阻力指数增高，灌注减少。移植物穿刺活检是目前确诊急性排斥反应可靠的手段，治疗效果常不佳。移植胰腺失功时，可能需要继续应用胰岛素；移植肾失功时，恢复透析，等待再次移植。

【术后随访】 移植术后要获得长期存活的效果，需要重视长期甚至终身随访。①建立完善的随访制度和计划；②建立受者随访资料档案，有条件的单位，应建立移植资料数据库，专人负责随访资料的登记、录入及保存；③出院前应给胰腺移植受者予以术后康复、自我护理、合理用药、身体锻炼、饮食、生活习惯，以及相关移植科普知识和依从性教育，交待出院后注意事项和定期随访计划；④加强移植受者教育，普及移植科普知识；⑤切实落实、保证移植专科门诊，方便受者就医。

〔陈　实〕

参考文献

[1] Groth C G. Pancreatic Transplantation [M]. 1st ed. Philadelphia：WB. Saunders Co, 1988：1.

[2] Toled-Pereyra, L H. Pancreas Transplantation [M]. 1st ed. Boston：Kluwer Aeademic Publishers，1988：1.

[3] Simmons R L，Finch M E，Ascher N L，et al. Manual of Vaseular Access，Organ Donation，and Transplantation [M]. 1st ed. New York：Springer-Verlag，1988：144.

[4] Sutherland D E R，Gruessner R W G，Gores P F P. Pancreas and islet transplantation：An update [J]. Transplant. Reviews，1994，8（4）：185.

[5] Sollinger H W，Kalayoglu M，Hoffman R M，et al. Results of segmental and pancreatico-splenic transplantation with pancreatico-cystostomy [J]. Transplant. Proc，1985，17：360.

[6] Dubemard J M，Treaeger J.，Neyra P，et al. A new method of preparation of segmental pancreatic graft for transplantation：Trials in dogs and in man [J]. Surgery，1978，84：633.

[7] 陈实. 七例八次同种尸体胰腺移植 [J]. 中华器官移植杂志，1991，12：17.

[8] 陈实. 胰十二指肠及肾一期联合移植 [J]. 中华器官移植杂志，1990，11：63.

[9] 陈实. 原位灌洗整块切取尸胰、脾、肾、肾上腺的体会 [J]. 中华器官移植杂志，1986，7：191.

[10] 陈实. 同种胰腺移植治疗胰岛素依赖型糖尿病 [J]. 临床外科，1991，6：147.

[11] Gruessner R W G，Sutherland D E R. Transplantation of the Pancreas [M]. 刘永锋，译. 胰腺移植. 北京：人民卫生出版社，2007.

[12] Dholakia S. Advances in pancreas transplantation [J]. The Royal Society of Medicine，2016，4：141.

[13] Stites E. Current status of pancreas transplantation [J]. Curr Opin Nephrol Hypertens，2016，25：563.

[14] Gruessner A C. Simultaneous Pancreas and Kidney Transplantation—Is It a Treatment Option for Patients With Type 2 Diabetes Mellitus? An Analysis of the International Pancreas Transplant Registry [J]. Curr Diab Rep，2017，17：44.

[15] Gruessner A C，Gruessner R W. Long-term outcome after pancreas transplantation：a registry analysis [J]. Curr Opin Organ Transplant，2016，21：377.

［16］Gruessner A C，Gruessner R W G. Pancreas Transplantation for Patients with Type 1 and Type 2 Diabetes Mellitus in the United States：A Registry Report ［J］. Gastroenterol Clin North Am，2018，47：417.

［17］陈实，明长生. 胰腺及胰肾联合移植 ［M］//陈实. 移植学. 北京：人民卫生出版社，2011，925.

［18］陈实. 胰腺移植术 ［M］//陈实. 器官移植手术图谱. 武汉：湖北科学技术出版社，2000，271.

［19］陈实. 胰腺移植术 ［M］//黄志强. 腹部外科手术学. 长沙：湖南科学技术出版社，2001，204.

［20］陈实. 胰腺移植手术讨论 ［M］//裘法祖. 腹部外科临床解剖学. 济南：山东科学技术出版社，2001，467.

［21］陈实. 同种胰腺和胰肾联合移植术 ［M］//苗毅. 普通外科彩色图解. 南京：江苏科学技术出版社，2013，562.

［22］陈实. 胰腺移植的血管外科技术 ［M］//汪忠镐. 汪忠镐血管外科学. 杭州：浙江科学技术出版社，2010，1521.

［23］陈实. 胰腺移植术 ［M］//黄志强. 腹部外科学理论与实践（第二版）. 北京：科学出版社，2011，1124.

［24］陈实. 胰腺和胰岛移植 ［M］//吴孟超. 黄家驷外科学（第七版）. 北京：人民卫生出版社，2008，652.

［25］陈实. 胰液肠内引流式胰肾同期联合移植（附一例报告）［M］. 中华器官移植杂志，2000；1：54.

第十四章　小肠移植术

Lntestinal Transplantation

　　人体器官移植在许多领域里已经取得了巨大成功和飞速发展，并已常规应用于临床，而小肠移植（Intestinal Transplantation）的发展曲折而缓慢，由于小肠是一个肠腔内有大量微生物的高度免疫原性器官，排斥反应和感染这两大难题严重制约了临床小肠移植的开展，也使其成为大器官移植中难度最大、发展最缓慢的器官移植之一。

　　1964 年美国的 Deterling 首次施行人小肠移植 2 例，但由于经验不足，缺乏有效的免疫抑制药物，2 例均因排斥反应分别于术后 12 h 和 2 d 切除了坏死小肠。1972 年以前，全世界共施行 8 例小肠移植，其中 1 例存活 6 个月，其余均未超过 1 个月。1972 年环孢素 A 投入临床应用，但小肠移植的存活率改善并不明显，加之全胃肠外营养（TPN）的发展，在客观上延缓了对小肠移植临床应用探索的紧迫性，1970—1987 年间临床小肠移植的发展几近处于停滞状态，直至 1987 年美国匹兹堡移植中心的 Starzl 为 1 例 3 岁的小肠衰竭患儿成功地施行了首例多器官移植。1988 年 Deltz 施行了 1 例活体亲戚间的节段小肠移植（60 cm 空回肠），术后通过营养支持存活了 61 个月，这是世界上第 1 例成功的单独小肠移植。虽然 80 年代最后 3 年里报道的病例数达 21 例，超过前 20 年病例的总和，但总体长期疗效欠佳，病人长期存活率<28%，移植物存活率<11%。

　　20 世纪 90 年代后，新型的强效免疫抑制药他克莫司（Tacrolimus，FK 506）的应用开创了临床小肠移植的新纪元。随着小肠移植在适应证的选择、手术时机的把握、外科技术、围手术期处理、免疫抑制方案、排斥反应的监测与治疗及感染防治等主要技术的革新和进步，使其疗效大为改观，小肠移植的病例飞速增长。据国际小肠移植登记处（International Transplantation Registry，ITR）2014 年公布的资料显示的 82 个中心 2699 例病例，总体 1 年和 5 年生存率已分别超过 76% 和 56%。目前，全球先进小肠移植中心的病人术后生存率远远超过这一水平，如美国匹兹堡大学 1 年和 5 年存活率分别高达 92% 和 75%，有功能的移植物 1 年和 5 年存活率分别高达 86% 和 61%。2009 年的 ITR 统计显示，在全球已完成小肠移植病人中，超过 60% 的病人术后移植肠功能良好，并彻底摆脱了 TPN 支持，术后的生活质量明显改善，近 70% 的病人移植术后 Karnofsky 评分高达 90~100。经过 20 多年的发展，小肠移植已经完成从临床技术的实验阶段向实用阶段的转变，业已成为肠衰竭病人最理想的治疗。

　　我国小肠移植的起步较晚，原南京军区南京总医院于 1994 年成功完成了国内首例成人单独小肠移植，开创了我国小肠移植的新纪元。至 2009 年中国共有 8 个中心报道完成 25 例单独小肠移植，原南京军区南京总医院完成 14 例、原第四军医大学西京医院完成 4 例，其中 1 例亲体小肠移植拥有良好移植肠功能，已生存 10 年，是迄今为止中国小肠移植的最好记录。

　　【类型】现代临床小肠移植已成为种类繁多、技术复杂的一大类临床技术，已经不仅仅局限于传统意义上的单独小肠移植。缺失小肠功能综合征并发或继发肠外其他器官（特别是肝）的衰竭则需要进行腹腔多器官的联合移植。为避免命名学上混乱，2009 年 9 月在意大利 Bologna 举行的第 11 届国际小肠移植大会上，全球小肠移植登记中心首先将小肠移植的分类进行了明确定义：①单独小肠移植（isolated intestine transplant），移植物中必须包含小肠，但不含肝脏和胃；②肝小肠联合移植（combined liver and intestine transplant），移植物中包含小肠和肝脏，但不含胃；③改良腹腔多器官簇移植（modified multivisceral transplant），移植物中包含小肠和胃，但不含肝脏；④腹腔多器官簇移植（multivisceral transplant），移植物中包含小肠、胃和肝脏。

　　【适应证】适用于小肠移植的病变分两类：一类为因先天或后天原因造成的肠道解剖学缺失，即短肠综合证（short-bowel syndrome）；另一类是肠道虽然存在但由于先天或后天原因导致其功能丧失，即肠道衰竭（intestine failure）。我们把这两种情况统称为缺失小肠功能综合征。小肠移植多为广泛肠切除术后所引起的短肠综合征病人。其切除原因在小儿如肠闭锁、肠旋转不良、肠扭转、肠坏死、坏死性肠炎、先天性腹裂、全结肠型无神经节细胞症和息肉病。成年人则多为肠系膜血管栓塞、肠扭转、外伤、肿瘤而切除大量小肠或由于炎症等原因导致小肠失去功能如克隆病以及缓慢性假性肠梗阻等。

目前有经验的中心小肠移植病人的生存率与 TPN 相当，但移植术后生活质量和价效比比优于家庭肠外营养，现代小肠移植的理念从挽救终末期病人生命向显著提高生活质量的措施转变。一般认为年龄＜60 岁，残余小肠＜40 cm 且 TPN 支持一年以上，或肠衰竭病人 TPN 支持 2 年以上或需 PN 支持 5 年以上即可考虑小肠移植。美国医疗保险机构始终将适应证限制在不能耐受 TPN 的范围内：①即将发生或已有明显的 TPN 导致的肝功能损害；②2 条及 2 条以上的中心静脉血栓形成；③每年至少发生 2 次需住院治疗的导管相关全身脓毒症；④发生 1 次以上插管相关的真菌血症、感染性休克或急性呼吸功能窘迫综合征；⑤除 TPN 以外，尽管接受静脉补液，但仍频繁发生严重脱水。

【禁忌证】绝对禁忌证：无法切除或伴全身转移的恶性肿瘤、严重免疫缺陷疾病、全身免疫性疾病、心肺功能障碍、严重全身感染、移植术后无中心静脉导管途径。相对禁忌证：体重＜5 kg 婴幼儿、年龄＞65 岁、既往多次复杂腹部手术史。

【术前准备】

1. 供体的选择：小肠移植的供体分为两类：尸源性（脑死亡）供体和活体（亲属）供体。根据 ITR 的数据统计，活体与尸体小肠移植术后 1 年、5 年移植物及受体存活率没有显著差异。活体小肠移植具有以下优点：①亲属供肠，组织相容性好，排斥反应轻；②手术时机可控，术前准备充分，术后感染率低；③可最大限度缩短器官缺血时间，减少再灌注损伤；④缩短等待时间，降低并发症及病死率。缺点在于：①供肠的长度受限；②供体要承担一定的手术风险。

2. 组织配型：供、受体间进行组织配型，争取最大限度地避免抗原性差异是保证移植成功的重要因素。人类有许多抗原系统存在同种异型，但与其他器官移植一样，小肠移植主要只对 ABO 血型抗原系统和 HLA 抗原进行配型。

ABO 血型不合被认为是移植成功的最大障碍，因为 A 或 B 抗原可存在于血管内皮上，常引起超急性排斥，在已报道的小肠移植病例中，ABO 血型相符被认为是基本条件。HLA 相匹配也被认为是保证移植成功的不可缺少的条件。Delts 曾报道一例节段性小肠移植，供肠来自活体亲属，组织配型证实供、受体在 HLA-A、B 和 DR 位点有一个单型纯合，此病例获长期存活。显然组织配型相符性好是此病例长期存活的重要因素。

然而，在临床上几乎所有采用尸源性供肠的小肠移植不能保证供受体间 HLA 配型相符。这是因为供体来源有限，虽然移植时都做 HLA 配型，但相符性普遍较差。此外，小肠移植物的保存期较短。往往常规进行的组织配型在术后才能得到结果，这也限制了尸源性小肠移植时根据配型结果进行供、受体选择的可能。所以，现在普遍对 HLA 配型持随机态度，供、受体的选择并不依靠 HLA 配型结果。

用交叉配合试验检测受体血清中抗供体淋巴细胞的细胞毒抗体也是避免移植术后急性排斥的重要方法。对于小肠移植来说，除排斥反应外，还有发生移植物抗宿主反应（Graft Versus Host Disease，GVHD）的可能性。因此，术前还需要做双向淋巴细胞培养，供、受体彼此都不发生强烈反应提示配合效果最好。

3. 免疫抑制预处理问题：小肠移植物所含有的大量免疫淋巴细胞和淋巴组织使它在移植后极易发生排斥反应和/或 GVHD 并使移植失败。早期一般采用非特异性免疫抑制预处理方法。这些方法有的在动物实验中就表现为不可靠或矛盾的结果，有的虽然对动物有抑制或延迟排斥的结果，但却不适用于临床。另一种为特异性的免疫抑制预处理方法，如供者注射抗淋巴细胞球蛋白、抗人 T 细胞 CD3 鼠单抗（OKT3）或对移植肠进行放射线照射并未在临床实践中带来益处，现在基本上不再采用。移植肠的选择性去污对于减少术后感染并发症十分重要。通常在脑死亡的病人确定成为供者之时和移植脏器获取手术开始前分别给予肠道不易吸收的抗生素，如两性霉素 B、制霉菌素、庆大霉素等即可。

【麻醉与体位】 手术采用气管内吸入麻醉，仰卧体位。

【手术步骤】

（一）供体手术

1. 供肠的长度：单独小肠移植分为全小肠移植和节段小肠移植两种。在临床应用的早期多为节段小肠移植。他克莫司应用于临床后，依靠长度来调节小肠移植术后免疫反应的意义已不明显。一般选取 $100\sim200$ cm 小肠便能满足受者的营养需求。对于尸体供者小肠移植，各移植中心均获取全小肠进行移植。活体移植肠管的长度依据供、受体需要的平衡而定。在成人移植 200 cm、保留回肠末端 20 cm 和回盲瓣，保留 60% 的小肠给供体是比较合理的方案，既可达到使受体摆脱 PN 的目的，又预防了供体脂质和维生素 B_{12} 吸收障碍、小肠通行时间加快等问题。

2. 供体器官切取类型及原则：尸体供体器官切取术按快速原位灌注、整块切取、后台分离并修整的原则进行，减少脏器切取的热缺血时间和解剖的损伤风险。此术式中也可一同切取心、肺、肾等器官。供体切取经腹主动脉与肠系膜下静脉插管，高渗枸橼酸-腺苷肾保存液（HCA）及 the University of Wisconsin 液（UW）原位灌注，肝、小肠、胰腺、脾、肾整块切取（图 14-1）。

目前多采用腹主动脉＋肠系膜上静脉联合灌注，并于胃窦部插管对肠管进行甲硝唑及 HCA 灌洗；HCA＋UW 液序贯灌注优点在于 HCA 黏稠性远低于 UW 液，灌注速度快，可达到全腹腔器官快速降温的目的，同时也可节省费用。如为肝脏移植、小肠移植，则应行门静脉插管灌洗；如为肝小肠联合移植，则应行腹主动脉＋肠系膜下静脉联合灌注。具体操作时供体先全身肝素化，然后经远端腹主动脉插管自腹腔动脉分支发出部之上，阻隔腹主动脉，用 0 ℃～4 ℃ HCA 1000 mL＋UW 液 1000 mL 进行动脉灌注，横断肝上及肝下下腔静脉让灌注液流出。经肠系膜下静脉侧支插管，用 HCA 1000 mL＋UW 液 1000 mL 进行门静脉灌注。行胆囊造瘘，用冷 HCA 100 mL 和 UW 20 mL 液冲洗胆管。血管灌注的同时应用直线型切割缝合器分别在幽门下方及回肠末端离断闭合幽门及末端回肠，避免消化液外溢污染术野。膈下切断主动脉及下腔静脉，沿脊柱前方由上向下，将腹主动脉、下腔静脉、肝、胰腺、脾和十二指肠、空回肠、双侧肾及输尿管一并切取（图 14-2），立即放入盛有 0 ℃～4 ℃ UW 液的器皿中。

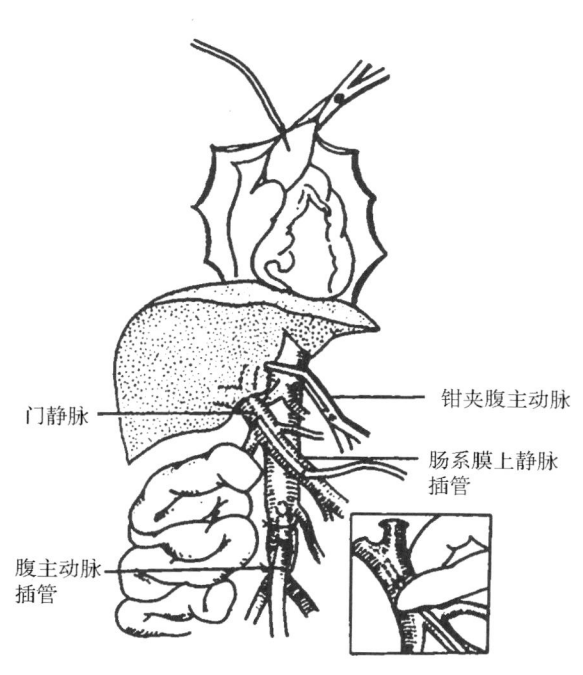

图 14-1　腹腔脏器整块切取时原位灌注

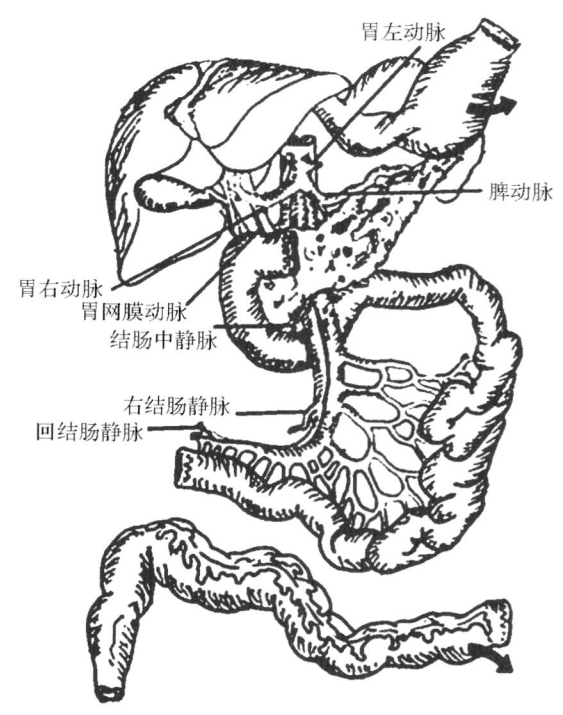

图 14-2　全腹腔脏器联合切取后示意图时原位灌注

同时切取髂动、静脉，颈动、静脉及锁骨下动、静脉以备受者移植术中架桥用，一并置入有冰块的保存罐中运送。

根据手术的需要和不同的器官及血管变异情况，进行后台修整为多脏器移植物或肝、小肠联合移植的移植物。将所切取的移植物的腹主动脉背侧正中剪开，显露出腹腔干、肠系膜上动脉及左右肾动脉的开口，此时应注意检查有无变异肝、肾动脉。在肾动脉与肠系膜上动脉开口之间劈开动脉袖片，暴露左、右肾静脉，于左肾静脉上缘横断下腔静脉，将双肾移植物与肝、胰腺、小肠、脾移植物各自分离。单独小肠移植的血管分配为肠系膜动、静脉，可保留肠系膜上静脉蒂（或门静脉段）。肠系膜上动脉也可尽量游离足够的长度，根据需要带或不带 Carrel 补片（图 14 - 3）。

如果两支血管长度不够，可在操作台上用动、静脉移植段加长。对肝、胰、小肠联合移植的器官簇，采用腹腔干和肠系膜上动脉进行血管成形术，形成 1 个血管袢，或采用供者分叉的 Y 型髂血管形成 1 个血管袢。修整时保留发自肠系膜上动脉的胰十二指肠下动脉和发自腹腔干的脾动脉以充分保证胰十二指肠移植物血供（图 14 - 4）。

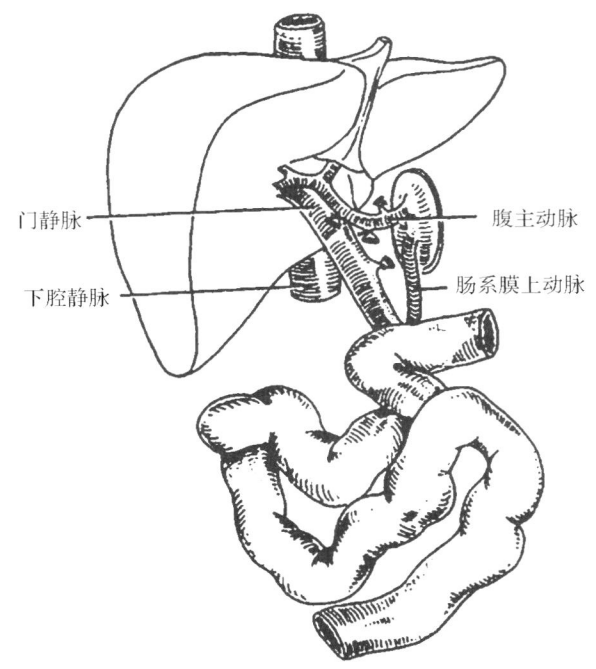

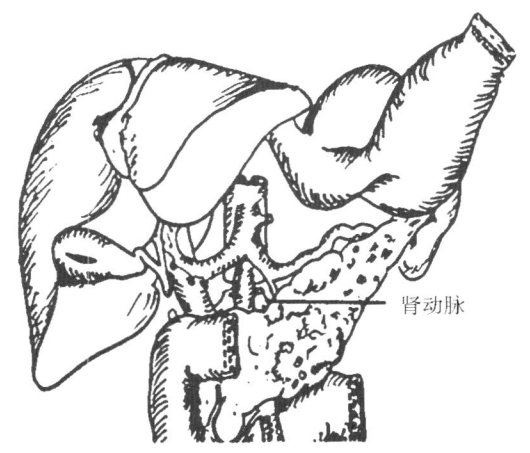

门静脉

下腔静脉

腹主动脉

肠系膜上动脉

肾动脉

图 14 - 3　肝小肠联合切取时，应以腹腔动脉
和肠系膜上动脉的腹主动脉为中心

图 14 - 4　修整完毕的肝、胰、十二指肠移植物，注意
保留十二指肠动脉弓的完整性

如果发现肝移植物存在发自肠系膜上动脉的右侧副肝动脉，则应在右侧副肝动脉和胰十二指肠下动脉之间横断肠系膜上动脉，右侧副肝动脉及肠系膜上动脉起始端保留给肝移植物，而肠系上动脉远侧则保留给胰十二指肠移植物（图 14 - 5）。

活体小肠移植要根据术前肠系膜血管影像学检查的情况决定肠管和血管的切取方式，在确保右结肠动脉降支对供体盲肠、回盲瓣和末端回肠提供合适的血供的情况下，切取尽可能粗的移植物血管。术中首先测量从屈式韧带到回盲瓣肠道的全长，然后控制末端回肠后部分血管弓，量出 150～200 cm 长的肠管为移植物，远端距回盲瓣 20 cm 之后，再次测量剩余肠管，以保证供体至少还保留 60％ 的肠管。用于移植的肠段的远近端妥善加以标记以供识别。操作可引起肠管蠕动，因此以第一次测量的长度为标准。

活体供肠的血管是肠系膜上动静脉的较细的分支，血管内阻力较大，灌注不充分极易导致微循环内血栓形成。通常断离小肠血管前 10 min 静脉给予肝素 1 mg/kg，监测激活全血凝固时间（ACT），大于 300 s 后，以保证移植肠内的血液处于抗凝状态。切断游离的回结肠动、静脉及肠系膜，迅速将供肠置

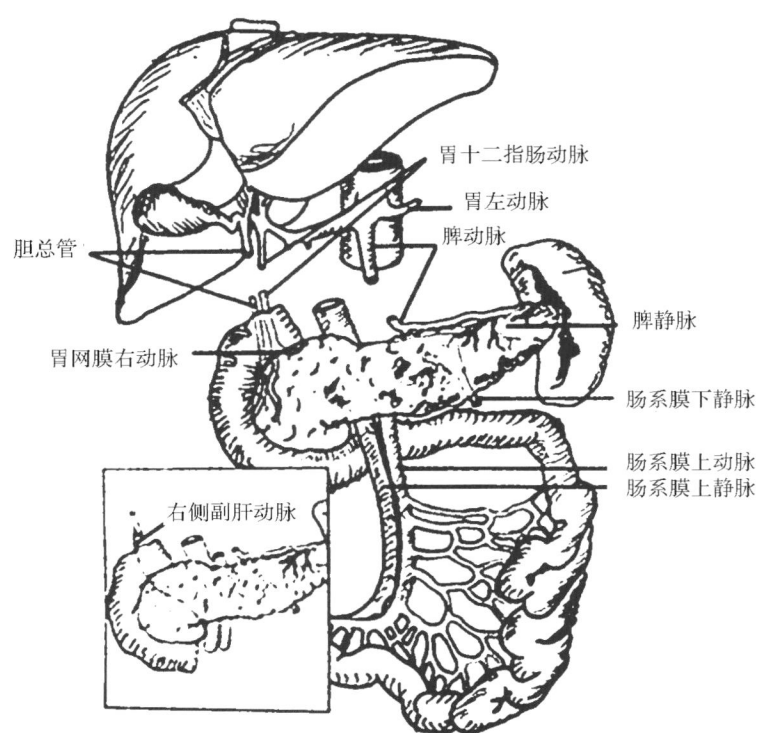

图 14-5　肝、胰十二指肠移植物的分离，注意保留可能起源于肠系膜上动脉的副肝右动脉

入 4 ℃的 UW 液中，并以 4 ℃ UW 液开始重力灌洗供肠动脉，灌注时间 15 min、高度 100 cm，灌注至肠系膜及肠壁苍白无瘀血，回结肠静脉分支流出清亮液体。灌注时仔细检查肠系膜切缘动、静脉分支渗漏，并予以结扎。用甲硝唑 300 mL 从置入的乳胶管注入，冲洗移植肠襻肠腔，从另一端排出，移植肠襻两端取小肠组织活检。

（二）小肠移植物的保存

临床实践中，从供肠切取后到移植前的时间有效地保存小肠移植物也是使小肠移植获得成功的重要因素。这需要一种使移植物经过缺血期之后仍可功能性存活的小肠保存方法，保存时间至少要保证能从容不迫地从供体切取移植物，受体准备，直到施行移植手术。

用于保存小肠的保存液有：缓冲肝素化林格乳酸盐液、Euro-Collins 液、UW 液等。目前绝大多数临床小肠移植采用 UW 液。一般认为，现有的保存方法所能提供的安全保存时间上限 12 h，临床小肠移植的平均缺血时间应保持 6 h 左右。

（三）受体手术

1. 受体手术的类型和原则：由于小肠移植病人的病因和病情各不相同，多数病人以前还可能施行过腹部手术，手术的难度也不会一样。因此，移植中要根据术中发现灵活地决定相应的手术方法。

（1）单独小肠移植：单独小肠移植的动脉重建都采用供肠肠系膜上动脉与受体腹主或髂总动脉端侧吻合，供肠肠系膜上动脉在切取时可带 Carrel 补片或一段腹主动脉。小肠移植的静脉重建根据回流途径分为供肠肠系膜上静脉对受体下腔静脉端侧吻合、肠系膜上静脉对门静脉端侧吻合，以及肠系膜上静脉对肠系膜上静脉端侧吻合 3 种类型。第一类为腔静脉回流，后两类为门静脉回流。

单独小肠移植均采用加肠造口的胃肠道吻合方法重建肠道连续性。肠造口的作用十分重要，术后它可排出肠内容物起减压作用，以便使移植小肠充分从缺血再灌注损伤中恢复过来。近端造瘘口是术后恢复肠道进食的一个便捷通道。造瘘口另一个重要作用是提供对术后移植小肠的功能和排斥进行监测的通道。早期多采用两端肠口方法（图 14-6）。

现在供肠近端已不再拖出造口，改用受体空肠或者十二指肠与供体空肠吻合并附加导管造口的方法，导管造口也主要用于胃肠减压和空肠管饲（图 14 - 7）。

小肠移植术后吻合口瘘的发生率高，大口径侧侧吻合技术可改善吻合口附近肠道血供，降低术后发生吻合口瘘或肠内容物淤滞的风险。

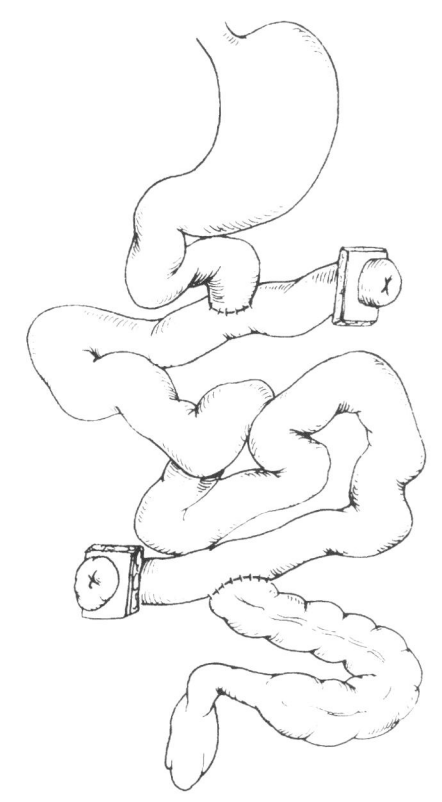 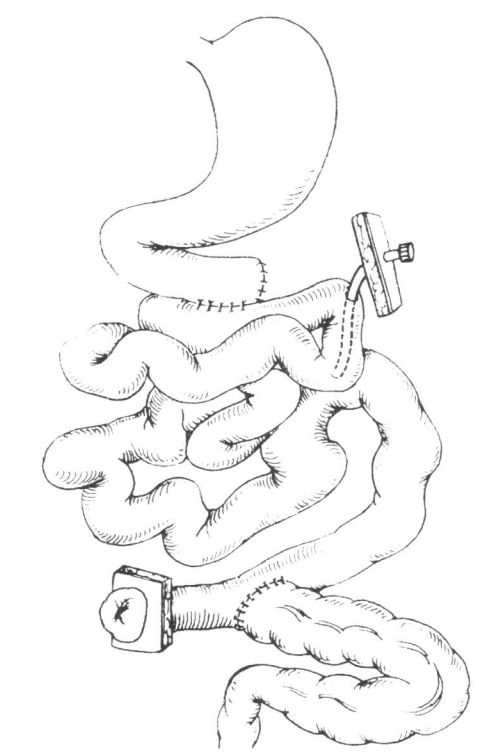

图 14 - 6　小肠移植，供肠两端造瘘　　　图 14 - 7　受体空肠或十二指肠与供体空肠吻合，附加导管造瘘

小肠移植术后头 3～6 个月内可发生严重腹泻和瘘口排出大量分泌物，病人常因脱水和电解质紊乱而需反复住院。对此，可辅加包括回盲瓣的升结肠移植来解这个问题（图 14 - 8）。

术后肠内容物排出得以延缓，肠道水分吸收增加，造瘘口排出量减少形成半成形大便。Miami 大学的 Kato 等连续完成 93 例带结肠的小肠移植，其中包括成人和儿童各种类型的小肠移植，但以腹腔多器官簇移植占多数，病人的生存时间和移植脏器功能与有否结肠无显著相关，也没有观察到增加感染发生率。与不带结肠的小肠移植比较，带结肠的小肠移植并没有增加移植小肠的排斥反应发生率。在儿童受者中，粪便的性状得到明显改善，带结肠的移植病人的粪便成形率高达 82％，而不带结肠的病人的粪便成形率仅为 32％。辅加结肠段移植时，若经结肠造口对回肠行内镜检查和活检都十分困难，不易对排斥进行监测。对此亦可采用 Bishop-Koop 式吻合方法（图 14 - 9），这样，既解决了造瘘口排出量过多问题，也兼顾了术后免疫监测。

由于通常移植肠的肠系膜上动、静脉仅能分离出很短（1～2 cm）一段，故直接与受者腹主动脉、下腔静脉吻合位置较深，而且移植肠体积较大，并有较大的游动性，在狭小的邻近区域内同时施行两个位置较深的血管端侧吻合，技术操作难度大。用与移植肠血管口径相当的供者血管（髂血管或颈总血管）作架桥端侧吻合于受者腹主动脉和下腔静脉可简化操作。由于仅行血管移植物的端侧吻合，其后再行移植肠的肠系膜上血管与架桥用血管移植物的端端吻合，将位置深、操作困难的端侧吻合变成位置浅、操作容易的端端吻合。在血管吻合过程中无需调整移植肠，缩短了腹主动脉和下腔静脉阻断时间及移植肠温缺血时间（图 14 - 10）。

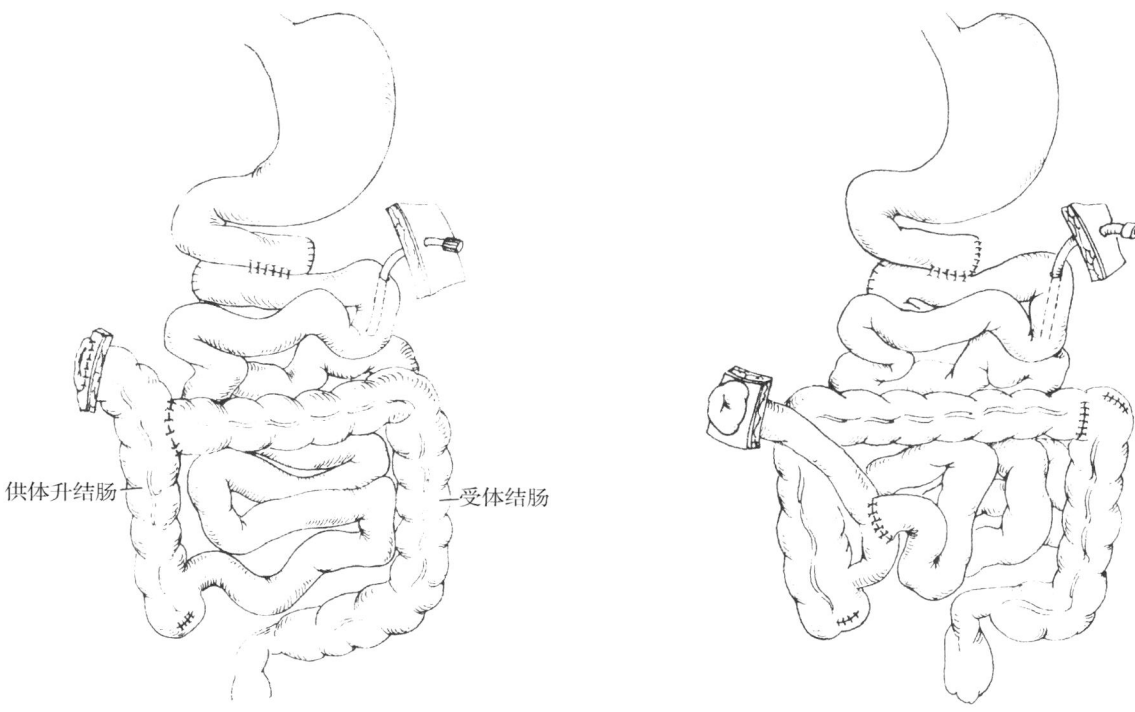

图 14 - 8   保留回盲瓣及升结肠的全小肠移植   图 14 - 9   Bishop-Koop 式吻合

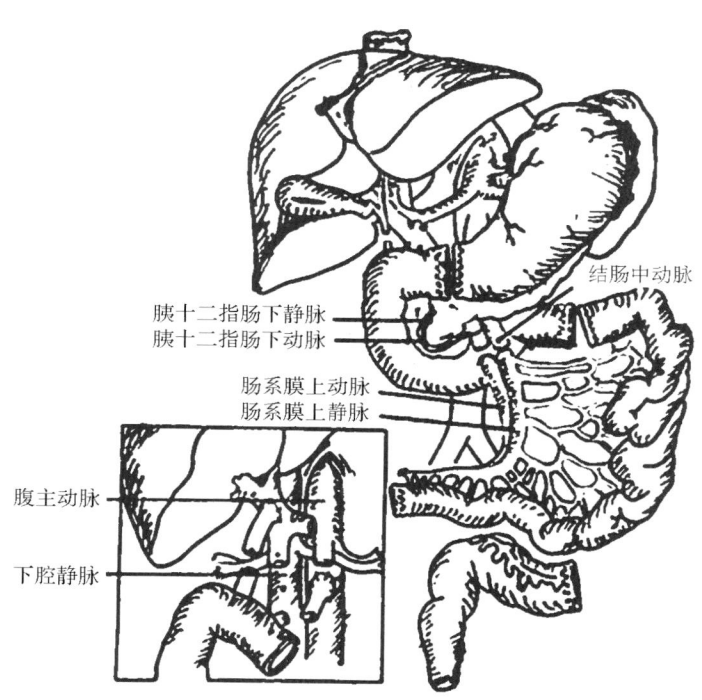

图 14 - 10   肝胰、小肠移植的分离，小肠移植时先将血管移植物吻合于腹主动脉及下腔静脉，再与供肠的肠系膜血管吻合

　　（2）肝小肠联合移植：适用于合并肝衰竭的肠衰竭病人，主要在儿童病人中实施，一般有整体移植和分体移植两种方式，术式上经历了非整块肝脏小肠联合移植、保留供者十二指肠和胰头的肝小肠整块移植（Omaha 术式）、保留供者十二指肠和全胰的肝小肠整块移植（Miami 术式）的发展过程。整体移植的优点是保留了器官簇的完整性和胆道系统的连续性，简化了手术操作和器官缺血时间，缺点是单个器官的排斥和病变后切除较为困难。术中供肝的肝上及肝下下腔静脉分别与受体的下腔静脉两端相吻

合。供体移植物含有腹腔动脉和肠系膜上动脉的腹主动脉段（或 Carrel 补片）与受体腹主动脉端侧相吻合，受体胃肠道器官的静脉血流经门静脉回流入供体移植物的门静脉。受体十二指肠与供体空肠端吻合。空肠近段导管造口，远端回肠处理同单独小肠移植（图 14-11）。

（3）全腹腔器官联合移植：整个供体器官复合体的血液由腹腔动脉和肠系膜上动脉供应，它们依靠腹主动脉 Carrel 补片与受体腹主动脉吻合，也可在切取时保留含两动脉分支的腹主动脉段，经此动脉段与受体腹主动脉行端侧吻合，以背驮式或改良背驮式肝移植技术进行供肝下腔静脉回流的重建。移植肠消化道重建采用移植胃与受者残胃作侧侧吻合，移植肠远侧与受者残存消化道远侧（如回肠、结肠）吻合；移植胃需行幽门成型术；近端空肠用导管造口，远端肠外置造口（图 14-12）。

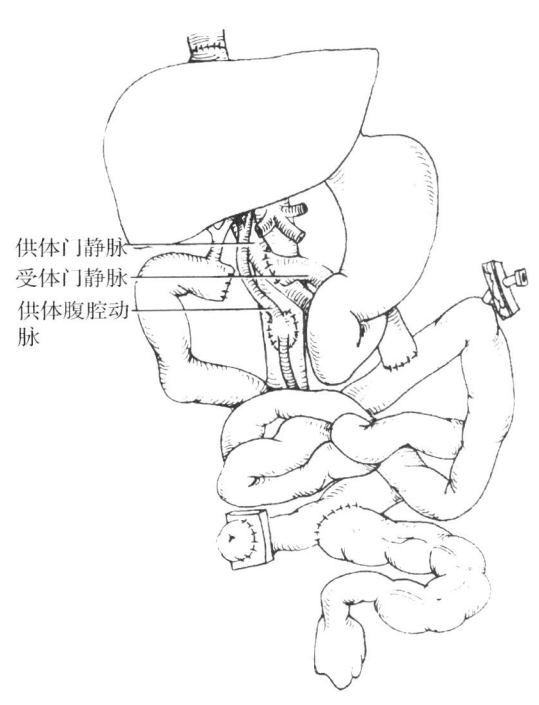

图 14-11　肝小肠移植示意图

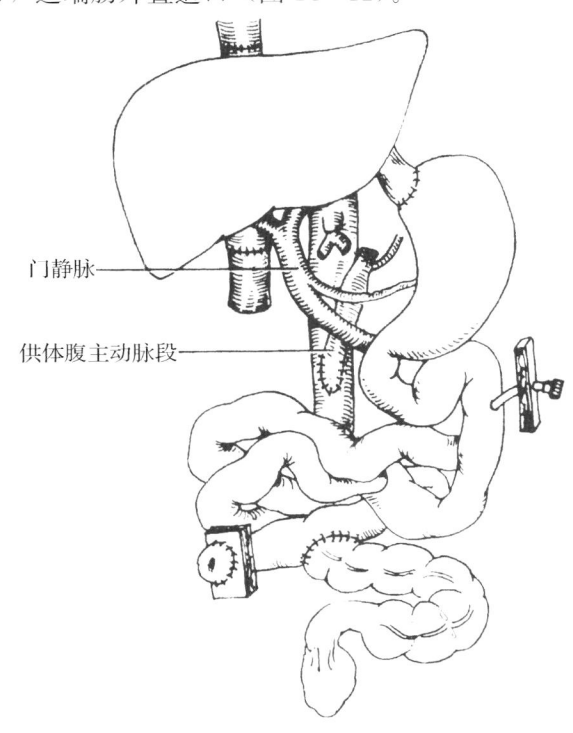

图 14-12　全腹腔器官联合移植示意图

2. 供肠静脉回流途径选择问题：对小肠移植采用门静脉、肝回流还是下腔静脉回流一直有争论。采用门静脉回流的优点显而易见，它符合解剖及生理。门静脉血中的肝营养物质对维持肝细胞的正常结构/功能以及再生能力有重要作用。但在临床实践中，门静脉回流在技术上较困难，特别是以往做过腹部手术的病人，其门静脉和肠系膜上静脉常很难暴露或难找一处供血管吻合的部位。使用腔静脉回流的静脉重建方法却显得简便、安全。为解决门静脉回流问题，可采用一种"背驮"（piggyback）式血管吻合方法（图 14-13），手术时剪开侧韧，将十二指肠和胰头向左侧翻开，显露肝外门静脉，供肠肠系膜上静脉或门静脉与受体门静脉端侧吻合（图 14-14、图 14-15）。

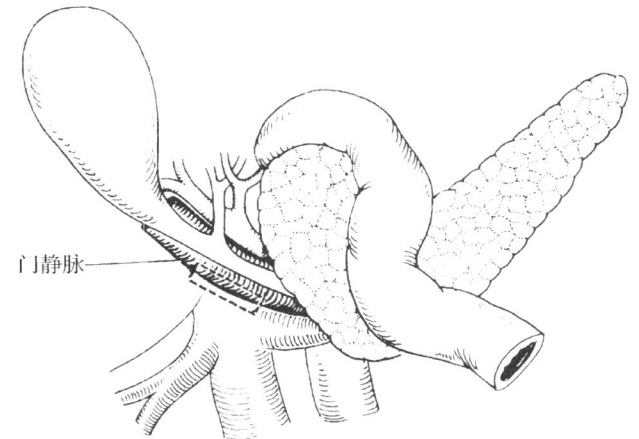

图 14-13　经门静脉回流的"背驮"式血管吻合方法，胰头及十二指肠向左侧翻起，显露门静脉

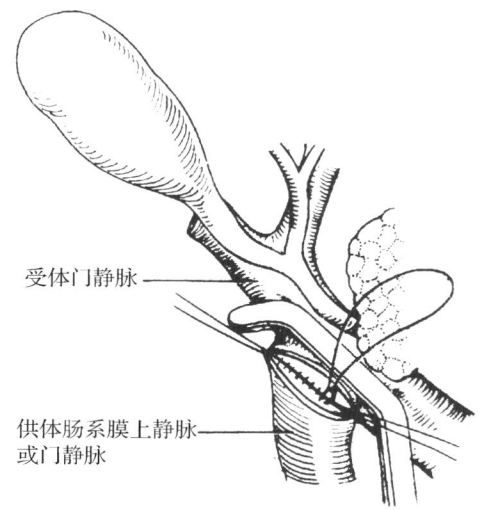

受体门静脉

供体肠系膜上静脉
或门静脉

供体肠系膜上
动脉

图 14-14   钳夹门静脉，供肠肠系膜或门静　　图 14-15   供肠肠系膜上动脉与受体腹主动脉端侧吻合
脉与受体门静脉端侧吻合

　　采用这种术式可使多数小肠移植都能常规施行门静脉回流术。尽管长期观察结果表明，腔静脉回流
术后的细菌易位发生率明显高于门静脉回流术式，但不影响小肠移植病人的长期存活和感染率，因此单
独小肠移植的静脉回流途径的选择主要根据术中具体情况而定，首选门静脉，其次还可选择肠系膜上静
脉、脾静脉以及下腔静脉。

　　3. 小肠移植术中腹腔容积不足的问题：对于移植术中腹腔容积不足的处理有多种策略。受体如术
前曾行小肠广泛切除，腹腔致密粘连使得容积变小，移植肠水肿，肠腔内大量积液等可造成关腹后腹腔
间隙综合征的发生，不仅可导致移植肠血管受压和移植肠功能丧失，也对其全身重要器官功能产生严重
影响。一般可通过选择身材较小的供者（受体体重 50％～75％），减少移植物体积如切除自体残存部分
结肠、肿大的脾脏，采用减体积或者劈离式肝脏移植等方法来解决。如仍难以关腹，可采用分期腹腔增
容技术，应用可伸展的修补片（Gore-Tex meshes）暂时关腹或应用带血管蒂的全层腹壁组织移植来解
决这一难题。

【术后处理】

　　1. 术后免疫抑制处理：小肠移植的进步常伴随着免疫排斥治疗方案的发展，经历了 20 世纪 80 年
代末临床小肠移植起步阶段的环孢霉素 A 时代，90 年代中期开辟小肠移植新纪元的他克莫司时代，90
年代后期 IL-2 受体抗体诱导时代。随着人们对器官移植免疫耐受现象认识的加深，目前普遍认为最佳
的免疫抑制方案并不是通过强大的免疫抑制药过度抑制受者的免疫功能，而是提高移植物被受者接受的
可能，诱导免疫耐受或部分免疫耐受。21 世纪初抗胸腺球蛋白和 CD52 单克隆抗体的应用标志着小肠
移植抗排斥治疗进入一个新时代。人源化的 CD52 单克隆抗体（Campath 1H）可快速去除受者的淋巴
细胞、单核细胞而对中性粒细胞和造血干细胞的影响较小，在受体淋巴细胞和单核细胞缓慢恢复过程
中，应用低剂量的他克莫司（FK506，商品名为普乐可复）控制机体免疫状态，逐渐达到受者对移植物
的接受或部分接受，从而达到免疫耐受或部分耐受。近年来 Campath 1H 诱导、单用低剂量他克莫司、
无激素维持的免疫抑制方案已被全球最主要的小肠移植中心（Pittsburgh 大学、Miami 大学）采用，病
人和移植物生存率分别显著提高，病人的 1 年和 5 年生存率分别高达 91％和 75％，有功能的移植物的 1
年和 5 年生存率分别高达 86％和 61％。我国于 2007 年也开始应用此方案，具体用药如下：用 ATG 或
Campath 1H 预处理，术后予小剂量他克莫司单药治疗。ATG 单次给药，剂量 5 mg/kg，4～6 h 内静
脉滴注，于开放血流前完成。在给予 ATG 之前，先予地塞米松静脉滴注（成人 1 g，儿童 4 mg/kg），
预防细胞因子释放综合征。术中在移植肠血管开放前 Campath 1H 单药剂量 30 mg 给予静脉注射，分别
于 Campath 1H 给药前和移植肠血管开放前各给予甲泼尼龙 1 g 静脉注射。移植肠血管开放后便开始静

脉给予他克莫司（0.02 mg/kg·d），术后第3～5 d开始通过移植肠造口管给予他克莫司，术后第7～9 d完全过渡至通过移植肠给予他克莫司，术后2周左右改为口服他克莫司（2次/d，口服）。术后前3个月他克莫司血药浓度维持在10～15μg/L，低于以往方案要求的20～25μg/L。术后第4个月开始，他克莫司血药浓度减低至5～10μg/L。术后第7个月开始，他克莫司血药浓度减低至5μg/L左右。他克莫司停药的标准是移植物稳定，连续60 d未出现排斥反应。

尽管如此，免疫抑制药方案个体化仍然重要，临床应根据受者本身的免疫状态、群体反应性抗体水平、与供者的淋巴细胞毒试验结果、再次移植、机体是否有残余感染和既往抗感染治疗史、移植前病原学调查结果（包括CMV等）、凝血功能状态、肝肾功能状态等全身情况制定个体化方案。

2. 术后营养管理：术后移植小肠经历了缺血再灌注损伤、去神经、淋巴回流中断，以及肠蠕动功能、激素分泌功能、免疫功能、营养素和水电解质的吸收功能、黏膜屏障功能等的变化，其功能恢复是一个漫长过程，需要由TPN→PN＋EN→EN＋口服饮食→正常饮食循序渐进地过渡。恢复正常饮食并维持良好营养状态是小肠移植疗效的最终检验指标。

具体实施模式如下。①PN阶段：术后24～48 h，血流动力学稳定后实施，补充甘氨酰谷氨酰二肽和生长激素可以促进移植肠黏膜的增生和功能恢复。②EN阶段：术后肠蠕动功能恢复（通常术后3～4 d），经移植肠置管造口，给予短肽类EN制剂，从低浓度和低输注速度（5～10 mL/h）开始，逐渐增加浓度和速度。在病人肠道能耐受（无严重腹胀、腹泻）、营养状态维持良好的前提下，逐渐增加EN液的量，相应减少PN液的量，并由短肽类预消化的EN制剂转换成含膳食纤维的完整蛋白EN制剂。③口服饮食阶段：经临床观察或口服造影剂证实，无消化道吻合口漏和肠道蠕动障碍时，便可开始经口进食，在病人能耐受的前提下，逐渐增加低脂低乳糖饮食的量，相应减少EN与PN的量，并最终摆脱PN。

3. 术后感染的预防：小肠移植术后感染的预防控制与免疫抑制治疗处于相互矛盾和牵制的关系之中。所以小肠移植的免疫抑制治疗的剂量范围较狭窄。根据临床上监测结果在此范围内精确地调整免疫抑制药物的用量是预防术后感染的一个重要方面。

小肠移植术后感染普遍存在，发生率高达90%～100%，占死亡原因50%以上，其发生与移植肠细菌易位、移植前的感染以及并发症、免疫抑制、排斥反应等有着密切的关系。最常见的病原菌为：屎链球菌、粪链球菌、阴沟肠杆菌、金黄色葡萄球菌和克雷伯肺炎杆菌。常见部位有静脉导管、腹腔、手术切口、泌尿道、呼吸道。50%病人可检出真菌感染，胃肠道和泌尿道常可检出念珠菌。病毒感染的病人中37.5%是原发或继发的巨细胞病毒（CMV）感染，其他的病毒感染包括EB病毒（18.7%）、腺病毒、呼吸道合胞体病毒、疱疹病毒、轮状病毒和副流感病毒。

感染的预防治疗措施主要有：①术前仔细筛查供、受体，对于有潜在细菌、病毒、真菌或寄生虫感染者积极治疗，否则慎重考虑移植手术。②预防肠道菌群易位，移植术前口服肠道抗生素清洁肠道，术中缩短肠缺血时间，预防再灌注损伤，术后早期肠内营养，维持肠黏膜屏障。③围手术期减少有创操作检查，加强外置管道护理并尽可能早期拔除。④注意监测评估免疫状态与感染风险：适时调整免疫抑制治疗方案，如检测他克莫司血药浓度，定期进行各种体液和引流液的微生物学监测，术后4～6周持续进行选择性肠道去污。⑤术后预防性使用抗生素应按"重拳出击，全面覆盖"的原则，应给予分别针对革兰氏阳性、革兰氏阴性菌及厌氧菌的窄谱、强效抗生素及强效抗真菌和抗病毒药物，我国参考Pittsburgh大学经验制定的预防感染方案是：氨曲南＋万古霉素＋甲硝唑＋两性霉素B脂质体＋更昔洛韦静脉注射，术后1周停抗真菌药物，2周后停用抗生素，更昔洛韦在术后3周改为口服，持续口服6个月。还可应用Baotrim预防卡氏肺囊虫病。

【术后免疫排斥的临床监测】小肠移植临床应用上的一个重要问题是对术后免疫排斥反应的监测。目前，应用综合监测方法并结合临床表现对排斥反应和/或GVHD作出诊断已较成熟，关键在于预测和早期诊断。

1. 内镜和病理组织检查：使用内镜可经回肠末端造瘘口直接观察移植肠管的形态学改变。急性排斥早期移植小肠黏膜的表现特点为：水肿、易碎及脆性增加、糜烂和溃疡形成，出现溃疡则意味着排斥已开始。内镜检查特异性低，但对出现上述表现的病人可进一步内镜进行活组织取检，光镜病理组织学检查可很好地显示排斥反应及其程度。所以，病理学检查目前仍是临床诊断小肠移植排斥反应最重要和最根本的方法。

2. 吸收功能试验：一旦发生排斥，小肠吸收功能势必遭受损害。因此，吸收功能试验也可用于对小肠移植排斥进行监测。目前临床应用最多的是 D - 木糖吸收试验。D - 木糖可经口服，也可经近端造瘘肠管或造瘘导管给予，吸收后可使血糖水平升高。试验中吸收所产生的血糖峰值水平和曲线形态可反映移植小肠的功能。吸收曲线的变化与移植小肠的组级结构的进行性破坏过程是相吻合的。

3. 免疫组织化学检查：免疫组织化学方法中，用单克隆抗体检查排斥反应过程中组织浸润的细胞类型，并借此预测和诊断排斥类型是一个值得研究的方向，这方面已有临床应用的报告。

排斥发生时，小肠黏膜受损，通透性可增加。用放射 ^{51}Cr 标记的依地酸（^{51}Cr-ED-TA）生理盐水口服或经近端造瘘口注入，检测其尿中排泄率可反映小肠黏膜的通透性，也用于监测排斥反应。

【术后免疫反应和免疫抑制性并发症及其处理】

（一）排斥反应

临床小肠移植现在虽已进入实用阶段，但术后免疫排斥依然是个严重问题。Miami 大学的 Selvaggia 等总结了该移植中心过去 11 年内完成的 209 例小肠移植的病例资料，经病理证实共发生 290 次需临床治疗的排斥反应，其中分别经历了 1、2、3 次排斥反应的病人分别为 34.9%、17.7% 和 15.3%，发生第 1 次排斥反应的时间平均为术后 18 d（3 天至 6.73 年），第 1 次排斥反应发生在术后 1 个月内者占 63.4%，术后 3 个月内者占 82.4%，290 次排斥反应中，轻、中、重度排斥反应分别占 44.8%、38.3% 和 16.9%。

1. 急性排斥反应（Acute Rejection，AR）：是小肠移植术后常见并发症，最常发生于术后 2 周（3~42 d），1 个月内发生率高达 87.5%，但由于感染、输血、免疫抑制不足等因素也可发生于移植术后任何时间段内。AR 的临床表现主要有发热、腹痛、腹胀、呕吐、肠麻痹表现，严重者出现肠出血、感染性休克、多器官功能障碍综合征（ARDS）等。小肠移植术后急性排斥反应缺乏早期、特异及敏感的诊断指标，通过临床观察、内镜检查及病理学检查来明确诊断。目前，移植肠黏膜活组织病理学检查仍然是小肠移植排斥反应诊断的金标准，在 2003 年举行的第 8 届国际小肠移植会议确立了小肠移植急性排斥反应诊断的病理学标准，并将移植小肠活检的黏膜组织病理学改变按排斥反应的轻重程度分为 5 级。内镜检查可见黏膜缺血、局部溃疡，严重期黏膜脱落、绒毛结构破坏、弥散性溃疡出血、小脓肿形成等，病理活检表现为毛细血管和动脉内皮细胞坏死所引起的脉管炎，免疫组织化学 C4d 染色，以判断有否体液免疫因素参与排斥反应。临床上有一类具有 AR 组织病理学证据，但是没有任何临床表现，不伴有器官功能障碍的 AR 称为 SCR，其诊断主要依靠术后 3 个月内的病理组织活检。

AR 重在预防及早诊早治，如有条件尽可能使用血型相符亲缘活体小肠移植。术前常规对供、受体进行 ABO 血型、白细胞抗原（HLA）、CDC、PRA 组织配型、DSA 检查，使供、受体组织配型尽可能相符。术前对于 DSA 抗体的处置亦有利于减少 AR 发生，如症状及内镜提示发生 AR（包括 SCR）均应尽早进行抗免疫排斥治疗。可迅速增大他克莫司剂量，同时加用大剂量激素冲击治疗。仍不能控制可使用抗人 T 细胞 CD3 鼠单抗（OKT3）或抗胸腺细胞球蛋白（ATG），绝大多数 AR 或 SCR 都可逆转，对于无法逆转的 AR，要考虑切除移植小肠，待再次移植。

2. 慢性排斥反应（Chronic Rejection，CR）：早期的小肠移植很少见到慢性排斥反应，随着小肠移植的存活率持续改善，CR 也开始明显，通常出现于术后数月至数年内，常见于反复发生的 AR 未得到及时有效的治疗后，是后期移植物丢失的主要原因。临床表现为：难以处理的慢性水样腹泻和腹痛、间歇发作的败血症、进行性体重下降和间断肠道出血。早期移植物功能的恶化，然后是移植物结构改变和急性坏死，可引起移植物功能不可逆性减退或丧失。内镜检查可见肠壁假膜形成、黏膜皱襞增厚和慢性溃疡。病理学检查需要全层小肠标本，故一般需待移植肠切除时方能诊断，主要表现为少量炎症细胞浸润，黏膜溃疡、脓肿和纤维化，闭塞性动脉病、移植肠管全层增厚和黏膜下纤维化。DSA 及移植物免疫组织化学 C4d 阳性。目前尚无较好的治疗办法，主要是预防和监控防治，重视 AR 及亚急性排斥反应（subclinical rejection，SCR）的有效治疗，定期进行内镜检查活检（C4d 染色）及 DSA 监测。考虑 CR 可加大基础免疫抑制、给予利妥昔单抗、血浆置换等治疗，移植物失功能需再次移植。

3. 抗体介导的排斥反应（Antibody Mediated Rejection，AMR）：发生的原因与受者体内预存供体特异性抗体有关，其主要作用于移植物血管内皮细胞，引起移植肠急、慢性缺血表现，极易导致移植肠丧失，其诊断与治疗应引起高度重视。近年来研究发现，供体特异性抗体（Donor Specific Antibody，DSA）在小肠移植后 AMR 发生中的作用已被国内外广泛关注，小肠移植后排斥反应与受体抗体滴度关系紧密。受者体内预存 DSA 可能是由于移植前接受过多次输血、长期透析、多次妊娠或器官移植而形成，也可能因感染与移植物抗原存在交叉反应的病原微生物引起。移植术前补体依赖淋巴细胞毒性试验（CDC）、群体反应性抗体（PRA）、DSA 阳性病人要高度预防 AMR，可给予阿仑单抗、利妥昔单抗等进行免疫诱导治疗；术后定期检测 PRA、DSA，一旦发生 AMR 则给予大剂量肾上腺皮质激素冲击，加大他克莫司用量，可给予利妥昔单抗、人免疫球蛋白、血浆置换等治疗。

（二）移植物抗宿主反应（Graft Versus Host Disease，GVHD）

小肠移植术后，一方面会产生受体针对移植肠的免疫排斥反应，另一方面富含免疫淋巴细胞的移植肠也可产生针对受体的"免疫破坏侵袭"即 GVHD，其在小肠移植中的发生率接近 10%，较其他器官移植高且损伤程度也更为严重。急性 GVHD 发生于移植术后 3 个月内，慢性者发生于移植术后任何时间。主要表现为皮肤、胃肠及肝脏损害。皮肤呈斑、丘疹或脱屑、糜烂、渗出及溃疡。胃肠症状为呕吐、腹泻、血水样粪便。体重逐渐下降、肝脾大、ALT 升高，严重时出现皮肤全层的皮损、肝衰竭、血便和败血症等。GVHD 的诊断无明确标准，DSA 监测有助于预测 GVHD，移植物未发生明显的排斥反应而其他脏器出现免疫破坏的情况有助于诊断 GVHD。对可疑病损活检，可发现角质形成细胞坏死、自体胃肠道上皮细胞凋亡以及口腔黏膜上皮细胞坏死等。预防 GVHD 的方法有节段性小肠移植、去除移植肠系膜淋巴结、诱导免疫耐受及 DSA 监测。GVHD 治疗的重点在于早期诊断，可通过调整免疫抑制药物用量加以控制，多少可自行缓解。如病情严重、持续而不缓解者，最终常可因感染合并多器官衰竭而死亡。

近年有研究采用供者骨髓间充质干细胞（bone marrowmesenchymal stem cell，BMSC）对受体进行移植，使得移植物与受者间达到"嵌合"，有可能预防排斥反应及移植物抗宿主病（GVHD）的发生。

（三）小肠移植术后免疫抑制性并发症

随着临床小肠移植病例数量的增多，以前未曾注意的情况现在却成为临床小肠移植日益突出的问题，如术后巨细胞病毒感染和淋巴细胞增殖病。这两种并发症的发生在很大程度上与免疫抑制有关。可以说小肠移植术后免疫抑制性并发症现在已经成为除排斥反应外导致小肠移植失败的另一重要原因。

1. 巨细胞病毒（CMV）感染：小肠移植较其他实体器官移植更易发生 CMV 感染，治疗较为棘手，感染控制后常常又会发生排斥反应，有较高的病死率。CMV 感染始于移植术后 21～274 d（平均 54 d），81% 的 CMV 感染部位在移植肠，还可表现为胃十二指肠炎、结肠炎、肺炎、中枢神经系统病变、肾炎及肝炎。导致 CMV 感染的危险因素有：①CMV 血清学阳性的供者移植给 CMV 阴性受者，供者阳性移植后受者 CMV 感染的发生率高达 90%；②他克莫司血药浓度过高和激素剂量过大。CMV 感染的诊断主要依据临床、内镜及病理学，病毒培养、联合聚合酶链反应（PCR）技术及 CMV-PP65 水平的监测有一定的诊断价值，其病变的病理特征为炎性改变并有大量的 CMV 包涵体，小肠和结肠产生溃疡，并有大量淋巴细胞浸润及细胞凋亡增多现象。CMV 感染一经诊断，可给予更昔洛韦、干扰素或 CMV 特异的免疫球蛋白（Cytogam）进行治疗，并应减少免疫抑制药用量直至 CMV 感染被控制。

2. EB 病毒感染及 EB 病毒相关的 PTLD（Post Transplant Lymphoproliferative Disease，移植后淋巴增殖性疾病）：小肠移植后 EB 病毒感染发病率为 20%～29%，PTLD 的发生率显著高于其他器官移植（骨髓移植 0.5%、肺移植 7%），平均可高达 14.8%，小儿病例的发病率为 29.5%，成人为 8%，死亡率达 37%。小肠移植术后 PLPD 高发的原因有：①移植物淋巴细胞组织含量高；②强效免疫抑制药物的作用。

PTLD 一般在移植后 25 个月左右高发，低龄、多器官联合移植、OKT3 治疗、Campath 1H 治疗是发生 PTLD 的高危因素。临床表现主要有发热、全身不适、局部或多系统淋巴组织增生等。移植物受累可表现为呕吐、腹泻、肠道出血。组织学检查可见肠道病损区黏膜、黏膜下、系膜淋巴结 T 细胞区免疫母细胞浸润、增生及有丝分裂像，细胞分析呈单克隆。肿大淋巴结可监测到 EB 病毒基因表达。外周血 EBV-PCR 滴度早期监测和治疗，有助于预防此病发展到终末期。一旦 PTLD 诊断明确，就应减少免疫抑制药用量，静脉给予大剂量更昔洛韦；如发展至淋巴瘤，可应用 CD20 单抗隆抗体（Rituximab）治疗，并开始正规化学治疗。

〔王　果〕

参考文献

［1］ Lillehei R C，Idezuki Y，Feemster J A，et al. Transplantation of stomach，intestine，and pancreas：experimental and clinical observations ［J］. Surgery，1967，62（4）：721 - 741.

［2］ Starzl T E，Rowe M I，Todo S，et al. Transplantation of multiple abdominal viscera ［J］. JAMA，1989，261（10）：1449 - 1457.

［3］ Abu-Elmagd K，Costa G，Bond GJ，et al. Five hundred intestinal transplantations at a single center：major advance with new challenges ［J］. Ann Surg，2009，250（4）：567 - 581.

［4］ 李元新. 小肠移植的现状和进展——来自第 11 届国际小肠移植大会的报告 ［J］. 器官移植，2010，1（1）：56 - 60.

［5］ Abu-Elmagd KM，Kosmach-Park B，Costa G，et al. Long-term survival，nutritional autonomy，and quality of life after intestinal and multivisceral transplantation ［J］. Ann Surg，2012，256（3）：494 - 508.

［6］ Smith J M，Skeans M A，Horslen S P，et al. OPTN /SRTR 2013 Annual Data Report：intestine ［J］. Am J Transplant，2015，15（Suppl 2）：1 - 16.

［7］ Grant D，Abu-Elmagd，Mazariegos G，et al. Intestinal transplant registry report：global activity and trends ［J］. Am J Transplant，2015，15（1）：210 - 219.

［8］ 李元新. 小肠移植发展现状、困惑与挑战 ［J］. 器官移植，2016，7（1）：8 - 13.

［9］ 李元新，黎介寿. 腹腔多器官簇移植的新概念和现状 ［J］. 中华器官移植杂志，2011，32（1）：60 - 62.

［10］ Nishida S，Tekin A，Island E，et al. Analysis of the intestinal transplant for 15 years in adult patients ［J］. Ⅺth International Small Bowel Transplant Symposium. Bologna，2009.

［11］ Pironi L，Joly F，Forbes A，et al. Long-term follow-up of patients on home parenteral nutrition in Europe：implications for intestinal transplantation ［J］. Gut，2011，60（1）：17 - 25.

［12］ Squires RH，Duggan C，Teitelbaum DH，et al. Natural history of pediatric intestinal failure：initial report from the Pediatric Intestinal Failure Consortium ［J］. J Pediatr，2012，161（4）：723 - 728.

［13］ Sudan D. The current state of intestine transplantation：indications，techniques，outcomes and challenges ［J］. Am J Transplant，2014，14（9）：1976 - 1984.

［14］ Mangus R S，Tector A J，Kubal C A，et al. Multivisceral transplantation：expanding indications and improving outcomes ［J］. J Gastrointest Surg，2013，17（1）：178 - 186.

［15］ Tzvetanov I G，Oberholzer J，Benedetti E. Current status of living donor small bowel transplantation ［J］. Curr Opin Organ Transplant，2010，15（3）：346 - 348.

［16］ 李元新，李幼生，李民. 尸体供者小肠、肝和肾脏联合切取和保存技术 ［J /CD］. 中华移植杂志：电子版，2010，4（4）：277 - 284.

［17］ 褚志强，宋文利，沈中阳. 肝肾胰十二指肠联合切取及修整的技术改进 ［J］. 中国临床解剖学杂志，2007，25（2）：221 - 223.

［18］ Tzakis A G，Kato T，Levi D M，et al. 100 multivisceral transplants at a single center ［J］. Ann Surg，2005，242

(4)：480－490.

[19] Cruz Jr R J，Costa G，Bond G，et al. Modified "liver-sparing" multivisceral transplant with preserved native spleen，pancreas，and duodenum：technique and long-term outcome [J]. J Gastrointest Surg，2010，14（11）：1709－1721.

[20] 李元新. 肝小肠联合移植 [J]. 中华消化外科杂志，2012，11（1）：94－96.

[21] Kato T，Selvaggi G，Gaynor J J，et al. Inclusion of donor colon and ileocecal valve in intestinal transplantation [J]. Transplantation，2008，86（2）：293－297.

[22] Berney T，Kato T，Nishida S，et al. Systemic versus portal venous drainage of small bowel grafts：similar long term outcome in spite of increased bacterial translocation [J]. Transplant Proc，2002，34（3）：961－962.

[23] 李宁，李元新，倪小冬，等. 腹腔增容技术在小肠移植中的应用 [J]. 中华胃肠外科杂志，2009，12（5）：443.

[24] Gondolesi G，Selvaggi G，Tzakis A，et al. Use of the abdominal rectus fascia as a nonvascularized allograft for abdominal wall closure after liver，intestinal，and multivisceral transplantation [J]. Transplantation，2009，8（12）：1884－1888.

[25] 李元新. 小肠移植免疫抑制方案的发展历史、现状和展望 [J/CD]. 中华移植杂志（电子版），2011，5（4）：271－276.

[26] Abu-Elmagd K M，Costa G，Bond G J，et al. Evolution of the immunosuppressive strategies for the intestinal and multivisceral recipients with special reference to allograft immunity and achievement of partial tolerance [J]. Transpl Int，2009，22（1）：96－109.

[27] 李元新，李宁，倪小冬，等. 小肠移植围手术期的营养支持 [J]. 肠外与肠内营养，2008，15（6）：335－338.

[28] 李宁，李元新. 应用抗菌药物防治外科感染的指导意见（草案）ⅩⅤ——小肠移植术后感染的防治 [J]. 中华外科杂志，2004，42（22）：1389－1390.

[29] 李元新，李宁，李幼生，等. 小肠移植术后内镜指导下移植肠黏膜活检的时机及诊断价值 [J]. 中华器官移植杂志，2010，31（10）：584－588.

[30] Selvaggi G，Gaynor J J，Moon J，et al. Analysis of acute cellular rejection episodes in recipients of primary intestinal transplantation：a single center，11－year experience [J]. Am J Transplantat，2007，7（5）：1249－1257.

[31] Fujiwara S，Wada M，Kudo H，et al. Effectiveness of bortezomib in a patient with acute rejection associated with an elevation of donorspecific HLA antibodies after small bowel transplantation：case report [J]. Transplant Proc，2016，48（2）：525－527.

[32] Wu G S，Cruz R J Jr，Cai J C. Acute antibody-mediated rejection after intestinal transplantation [J]. World J Transplant，2016，6（4）：719－728.

[33] Ruiz P，Carreno M，Weppler D，et al. Immediate antibody-mediated（hyperacute）rejection in small-bowel transplantation and relationship to cross-match status and donor-specific C4d-binding antibodies：case report [J]. Transplant Proc，2010，42（1）：95－99.

[34] Tsai H L，Island E R，Chang J W，et al. Association between donor-specific antibodies and acute rejection and resolution in small bowel and multivisceral transplantation [J]. Transplantation，2011，92（6）：709－715.

[35] Berger M，Zeevi A，Farmer D G，et al. Immunologic challenges in small bowel transplantation [J]. Am J Transplant，2012，12（Suppl 4）：S2－S8.

[36] Patil P B，Chougule P B，Kumar V K，et al. Recellularization of a cellular human small intestine using bone marrow stem cells [J]. Stem Cells Transl Med，2013，2（4）：307－315.

[37] Florescu D F，Abu-Elmagd K，Mercer D F，et al. An international survey of cytomegalovirus prevention and treatment practices in intestinal transplantation [J]. Transplantation，2014，97（1）：78－82.

[38] Avsar Y，Cicinnati V R，Kabar I，et al. Small bowel transplantation complicated by cytomegalovirus tissue invasive disease without viremia [J]. J Clin Virol，2014，60（2）：177－180.

[39] Ramos E，Hernández F，Andres A，et al. Post-transplant lymphoproliferative disorders and other malignancies after pediatric intestinal transplantation：incidence，clinical features and outcome [J]. Pediatr Transplant，2013，17（5）：472－478.

[40] Grant D. Intestinal transplantation：Current status [J]. Transplant Proc，1989，21：2869.

［41］ Revillon Y，Jan D，Sarnacki S，et al．Intestinal transplantation in the child：Experimental and clinical studies ［J］．J Pediatr Surg，1993，28：292．

［42］ Grant D，Sommeramer T，Mimeauh R，et al．Treatment with continuous hish-dose intravenous cyclosporine following intestinal transplantation：a case report ［J］．Transplantation，1989，48：151．

［43］ Grant D，Wall W，Mimeault R，et al．Successful small-bowel/liver transplantation ［J］．Lancet，1990，335：181．

［44］ Deltz E，Schroeder P，Gundlach M，et al．Successful clinical small-bowel transplantation ［J］．Transplant Proc，1990，22：2501．

［45］ Todo S，Tzakis A，Reyes J，et al．Intestinal transplantation at the university of Pittsburgh ［J］．Transplant Proc，1994，26：1409．

［46］ Schrant W H．Currentstatus of small-bowel transplantation ［J］．Gastroenterology，1988，94：525．

［47］ Todo S，Tzakis A，Reyes J，et al．Small intestinal transplantation in human with or without the colon ［J］．Transplantation，1994，57：840．

［48］ Starzl T E，Rowe M L．Transplantation of multiple abdominal viscera ［J］．JAMA，1989，261：1449．

［49］ 藤堂省，古川博之．小儿小肠移植 ［J］．日本小儿外科杂志，1993，29：66．

［50］ Starzl T E，Todo S，Tzakis A，et al．The transplantation of gastrointestinal organs ［J］．Gastroenterology，1993，104：673．

［51］ Starzl T E，Todo S，Tzakis A，et al．Multivisceral and intestinal transplantation ［J］．Transplant Proc，1992，24：1217．

［52］ Todo S，Tzakis A，Abu-Elmagd K，et al．Intestinal transplantation in composite viscerl grafts or alone ［J］．Ann Surg，1992，216：223．

［53］ Todo S，Tzakis A，Reyes K，et al．Intestinal transplantation in human under FK 506 ［J］．Transplant Proc，1993，25：1198．

［54］ Todo S，Tzakis A，Abu-Elmagd K，et al．Clinical intestinal transplantation ［J］．Transplant Proc，1993，25：2195．

［55］ Starzl T E，Todo S．The many faces of multivisceral transplantation ［J］．SGO，1991，172：335．

［56］ Okumura T，Mester M．The coming age of small bowel transplantation：a historical perspective ［J］．Transplant Proc，1992，24：1241．

［57］ Brousse N，Canioni D，Ramband C，et al．Intestinal transplantation in childen：contribution of immunohitochemistry ［J］．Transplant Proc，1990，22：2495．

［58］ Manez R，Kusne S，Abu-Elmagd K，et al．Factor associated with recurrent cytomeglovirus diseas after small bowel transplantation ［J］．Transplant Proc，1994，26：1422．

［59］ Brousse N，Canioni D，Rambaud C，et al．Small bowel transplant cyclosporine-related lymphoproliferative disorder：report of a case ［J］．Transplant Proc，1994，26：1424．

［60］ Reyes J，Tzakis A，Bonet H，et al．Lymphoproliferative disease after intestinal transplantation under primary FK506 immunosuppression ［J］．Transplant Proc，1994，26：1426．

第十五章　脾移植术

Spleen Transplantation

早在 1910 年，Carrel 首先报道了狗原位带血管蒂的全脾移植，其目的是掌握移植技术和研究移植器官与血管的变化。当时，由于受到"脾脏并非维持生命必不可少的器官，脾切除后对机体没有危害"这一观念的影响，在以后的 50 年中几乎一直再无人作过此项研究。到 60 年代，才有些学者对脾脏移植进行了比较深入的研究，特别是自 70 年代以来，首先在欧美国家观察到了脾切除后的病人对感染的易感性增加，脾切除后凶险感染（OPSI，也曾称为脾切除术后暴发感染）和败血症的发病率较正常人明显增高，且自体脾组织移植有可能预防上述并发症。鉴此，以自体脾组织移植为先导的脾脏移植有了新的起步。

在脾移植方面，相对于欧美国家，我国开展的脾移植例数及术式相对较多，既有自体脾组织移植，也开展了同种异体脾组织移植，前者已达数千例。在同种异体带血管蒂脾移植方面，华中科技大学同济医学院附属同济医院及哈尔滨医科大学附属第一医院在移植的例数及生存期方面已达世界领先水平。国际上，Hathaway 于 1969 年报道亲属活体脾移植治疗血友病甲 1 例，有功能存活 4 d 即因排斥反应致移植脾肿胀破裂，被迫切除。而我国最初两例已有功能存活超过 12 年，系国际上最佳记录。Groth CG 等于 1973 年报道的非亲属活体供脾治疗 Gaucher 病 1 例，移植脾有功能存活 44 d，为国际最佳记录，而我国 1 例有功能存活已达 4 年以上。亲属供脾移植在我国始于 20 世纪 80 年代，至今能够开展此项工作的单位主要是华中科技大学同济医学院和哈尔滨医科大学附属第一医院。1989 年夏穗生教授与笔者开展了世界首例活体供脾部分脾脏带血管蒂脾脏移植，手术取得成功，并获得了当时移植后维持功能最长记录，移植脾有功能达一年半，这次尝试其意义在于：

1. 证明部分脾移植术的可行性：只要脾断面处理完善，脾的断面不会发生出血或缺血性坏死致继发出血，这证明部分脾移植是完全可行的。

2. 证实了部分脾移植的确切疗效：脾是产生第Ⅷ因子的主要器官之一，但是部分脾能否产生足够的机体所需的第Ⅷ因子，以前仅属推论，并无确切证据，该例结果证实，移植 2/3 的脾即可提供足够的第Ⅷ因子。

3. 为减体积脾移植的可行性提供了依据：儿童进行脾移植时如供脾太大，可进行减体积脾移植。

4. 奠定了劈离或劈裂式脾移植的实践及技术基础：劈离式脾移植是将一个脾劈裂成两部分移植给两个受者，或将一部分保留给供者而另一部分移植给受者。

1992 年，在部分脾移植基础上，借鉴劈离式肝移植术，笔者于世界上率先开展了活体供脾劈离式脾移植术，此术式免去了供者无脾之忧，移植的脾在受者体内发挥功能。一脾两用，各司其职。供脾者免去无脾之忧，移植脾在受体内发挥作用，可谓一举两得。

脾移植术反映了我国脾脏外科的特色和优势，目前脾移植的例数很有限，经验有一定的局限性，仍应不断地探究、完善和总结。在技术条件和血管条件良好的情况下，可选择活体供脾劈离式脾移植术，当面临供体来源紧张的情况下，应积极提倡活体亲属供脾移植。但实践中仍然面临多项挑战，如：①理论上，活体亲属移植组织相容性较近排斥反应较轻，但实际情况却不尽然，究其原因是脾脏本身即是强有力的免疫器官还是其他未知因素的介入使然，则有必要深入研究脾排斥反应机制，找寻通过预处理或诱导免疫耐受等有效措施以减轻有可能发生的脾排斥反应。②在脾移植术后病例中，我们发现多数移植脾术后 1 年会出现不同程度的脾脏纤维化、萎缩、功能减退，有时甚至出现严重的萎缩而致慢性移植物功能丧失，Ⅷ C 因子反映脾萎缩程度，研究其发生机制及治疗措施是当前脾移植面临的重要难题之一。

③脾移植手术时强调供体切取、移植物灌洗。血管吻合的合理化、规范化、精确化，不可忽略粗糙缝合、排斥反应等可能发生的血管内膜增殖、纤维化，同时注意预防缺血再灌注损伤。未来脾移植的研究重点将要放在如何解决以上问题以及提高脾移植术后的远期疗效上。

【解剖生理概要】

（一）脾脏发生及其大体解剖

1. 脾的发生：人胚在第5周（8 mm）时开始发生脾脏，起初为密集于胃背系膜内的间充质块，后来间充质块逐渐生长时，凸入腹腔，故脾的表面覆有间皮。当胃的背侧缘迅速发育成为胃大弯以及胃的纵轴由前后方向转变成左右方向时，胃的背系膜发育成网膜囊并向左背侧延伸。胎儿在第三个月时，网膜囊的背叶（胰正在其中发育）与体壁黏合，覆盖于左肾上腺及肾的一部分，故胃与脾之间的网膜部分成为胃脾韧带，脾与体壁之间的部分成为脾肾韧带。

2. 脾的大体解剖：脾脏是人体最大的淋巴样器官，是一个高度血管化器官，颜色暗红，质软而脆，脾外面由纤维性结缔组织被膜所包裹，在保留性脾手术时可用以缝合，修补脾脏。脾脏的大小与年龄、营养状况、生理状况和病理变化有关。我国正常男性脾平均长 13.36 cm，宽 8.64 cm，厚 3.07 cm；女性平均脾长 13.09 cm，宽 8.02 cm，厚 3.05 cm，脾重平均 135 g。脾脏位于左季肋部的深处，左膈肋窦的下方，被第9～11肋所遮盖。在正常位置时，肋缘下摸不到脾脏，当其肿大1倍以上时才能触及，脾后上端（极）位于左腋中线第11肋处，距后正中线 4～5 cm；脾前下端（极）位于左腋前线第7肋处。

（二）脾脏移植应用解剖

1. 脾脏的叶、段：脾脏的叶、段解剖知识，对于脾脏部分切除、部分脾脏移植、脾移植供脾的修剪准备有重要意义。脾叶是脾叶动脉供应的脾组织，脾段是由脾叶动脉分出的脾段动脉供应的脾组织。类似肝、肺和肾的分叶、分段。综合文献报道脾叶、脾段最常见的类型为二叶四段型（51.1%～94.8%），即脾上叶、脾下叶与脾上段、脾中上段、脾中下段、脾下段（图 15-1）。其余类型均少见。笔者所在单位通过对脾脏血管的深入研究，发现其分布规律有：脾血管分为 2 或 3 个叶（将脾脏含有 1 个脾叶或多于 3 个脾叶视为解剖异常）；脾血管呈节段性并由上

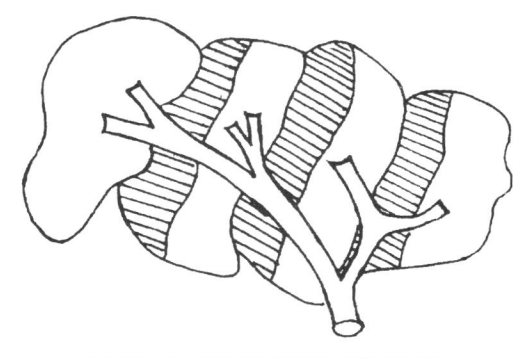

图 15-1　脾的二叶四段型示意图

而下呈序列性分布；脾脏的分段数具有不确定性。因此，笔者对脾叶、脾段进行了如下划分：以"+"代表上叶，脾脏从上极至下极分段命名为 S_1-S_X。例如，S_1、S_2、S_3、S_4、S_5 可代表自上而下的 5 个段；S_1、S_2、S_3、S_4、S_5、S_6 可代表自上而下的 6 个段；典型的二叶四段可表示为 S_1、S_2、S_3、S_4。此种划分方法简单明了，易于学习掌握（图 15-2）。这样，我们在临床施行规则性部分脾切除术时就可清楚地知道切除了脾脏的哪一叶或哪一段。值得强调的是脾叶段之间并非是无血管侧支的，据我们的研究仍可见侧支循环的血管，只不过是少些，但有的血管并不小，故我们提出"少血管平面"。部分脾切除术时，脾门或脾蒂相应区域血管处理确切后，脾脏表面即可显示出明显的血运良好及血运障碍的界限，此处即为相对无血管平面，可沿该平面处切断脾实质。笔者所在单位研究表明，65.96% 的脾脏的脾叶或脾段之间存在着明显的临界面，即相对无血管平面。在大部分标本上，此平面与脾深切迹的水平延长线相一致。沿脾表面切迹进行分离或沿此切迹切除脾叶、脾段或施行不规则性部分脾切除术可防止伤及较大的血管支，避免出血。

2. 脾动脉的起始、长度及走行：据1085例统计，脾动脉起于腹腔动脉者占98.89%，肠系膜上动脉者占0.65%，腹主动脉者占0.28%，极少数起自结肠中动脉、肝左动脉、胃左动脉、肝右动脉及肝总动脉。脾动脉与腹腔动脉其他分支的关系可有胃肝脾干（91.58%）、肝脾干（4.03%）及胃脾干（3.33%），脾动脉多发自腹腔动脉左下壁（60%），其次为左侧壁（30%），余为左上壁及下壁。脾动脉

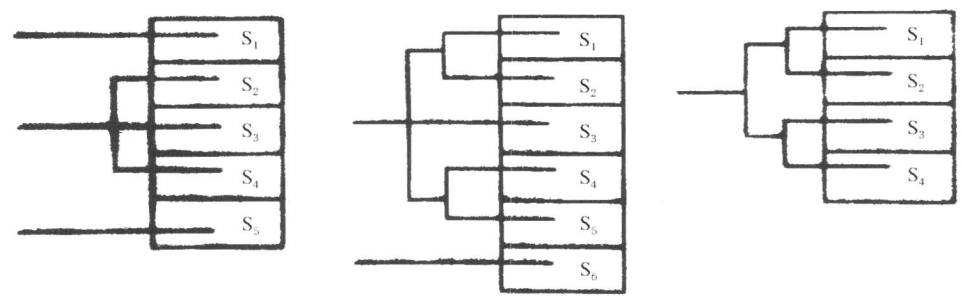

图 15-2　脾叶段示意图

起始部外径约为 0.6 cm。

脾动脉的长度取决于脾动脉的弯曲乃至盘曲成环的多少，而后者出现程度与年龄的增长成比例。儿童和青少年的脾动脉正常为直的，到成年后逐渐出现弯曲，老年时弯曲最显著，故脾动脉长度变化较大，一般长为 8～32 cm，平均长为 12.5 cm，直径为 4～10 mm，平均 6.5 mm。

脾动脉发出后，先向下到胰腺上缘，再向左沿胰腺后上缘，也可经过胰腺的前方（30%）或后方（8%）到达脾门。脾动脉主干按照其行程大体分为四段：

（1）胰上段：自腹腔动脉发出之后到胰腺之间。此段可发出膈下动脉、胰背动脉、贲门食管后动脉及脾下极动脉。

（2）胰段：脾动脉在胰腺后上缘，是脾动脉四段最长的一段，此段多呈弯曲、波浪状。主要分支有胰大动脉，贲门食管后动脉，胃网膜左动脉及胃短动脉等。

（3）胰前段：在胰尾前方的一段，主要分支有胰尾动脉、脾上极和下极动脉、胃网膜左动脉和胃短动脉等。多数脾动脉在此段或其近侧即开始分为终末支。

（4）脾门前段：脾动脉分出终末支后，在此段继续再分支，进入脾脏。少数脾动脉在此段分为终末支。

脾动脉在行程中与胰腺的关系密切，文献中根据脾动脉与胰腺的关系，将脾动脉分成 4 份，脾动脉近端 1/4 与胰及脾静脉之间距离较远，而远端 3/4，动脉与胰及脾静脉则相近，但变异很大，将其分为四型（图 15-3）。

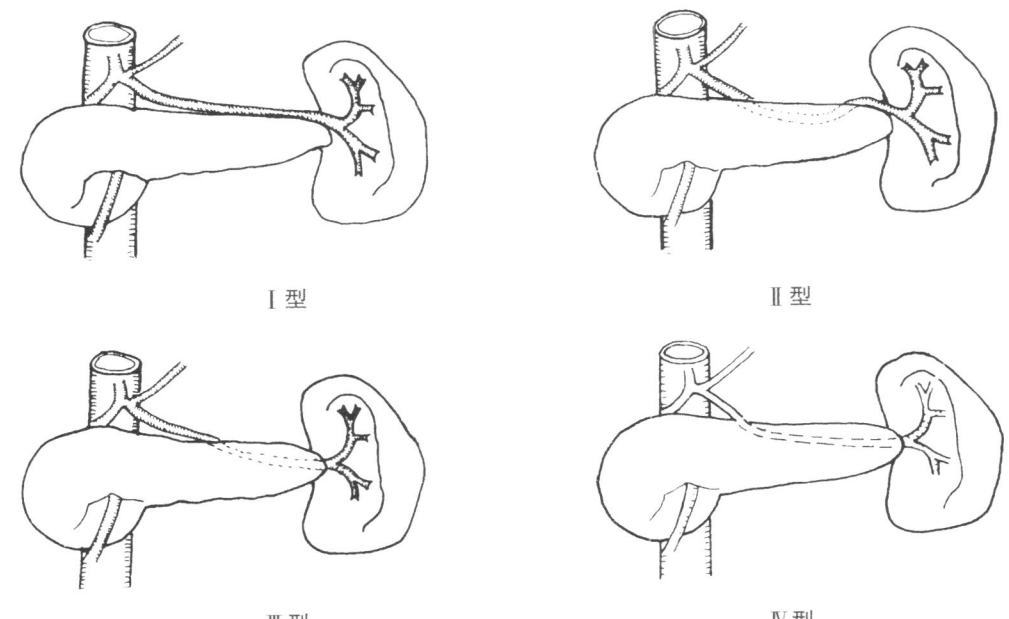

Ⅰ 型　　　　　　　　　　　　　　　　Ⅱ 型

Ⅲ 型　　　　　　　　　　　　　　　　Ⅳ 型

图 15-3　脾动脉远段 3/4 段行程与胰腺关系的类型

Ⅰ型：脾动脉由腹腔动脉发出后，沿胰上行走至脾门占 47%。

Ⅱ型：脾动脉在行程中 2/4 份位于胰后面或胰内，此型占 14%。

Ⅲ型：脾动脉远段 2/4 左右位于胰后或胰内至脾门，此型占 6%。

Ⅳ型：脾动脉远段 3/4 全部位于胰后或胰内，此型占 33%。由于脾动脉位置变异较大，故在结扎脾动脉时，应注意位置变化。

3. 脾脏周围的侧支循环：脾脏的血供与血液循环除了脾动脉之外，尚有其他系统，如胃短血管将脾脏与胃左网膜血管弓，脾脏与左结肠血管相连系（图 15-4）。

（三）脾脏功能的现代观

脾脏移植的开展主要基于脾脏功能的研究，现简述如下：

1. 储血功能：脾脏的红髓中有诸多的血窦，构成一个储血库，一般可以储存血液 150～120 mL。若机体急需血液时，通过交感神经兴奋，脾被膜及间隔收缩，将血液尤其是储存的红细胞输送入血液循环，增加血容量和红细胞压积。脾脏还能储存大量血小板，可达全血中的 1/3。

2. 造血功能：脾脏中红系和粒系造血从胎龄 12 周始，持续至出生（图 15-5）。出生后，脾脏失去这种能力。此时脾内淋巴组织成分逐渐增多，由髓样器官转变为淋巴器官。因此，脾脏在人出生后，除了产生淋巴细胞和浆细胞外，不再造血。但在应激状态或病理情况下，如大量失血、严重珠蛋白生成障碍性贫血（即海洋性贫血）、慢性溶血性贫血和骨髓纤维化等血液疾病时，脾脏也能产生多种血细胞。

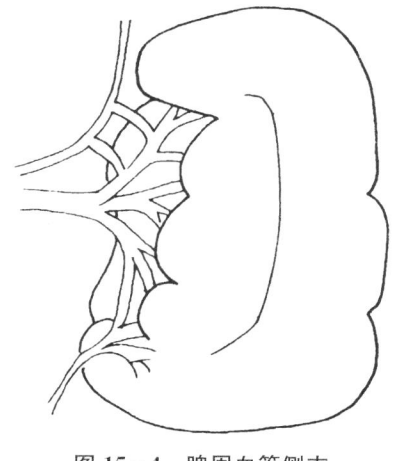

图 15-4　脾周血管侧支

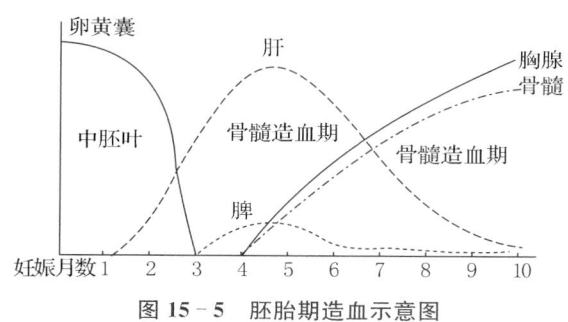

图 15-5　胚胎期造血示意图

3. 滤血功能：脾脏是血液的一个滤器，脾脏富含毛细血管网，其循环血量为每分钟 150～250 mL，占心输出量的 4%～5%。脾脏能从流入脾的血液中清除病原菌和颗粒抗原。

4. 毁血功能：脾脏能清除衰老退变的红细胞，还能破坏白细胞及血小板，因此脾亢时可导致全血细胞减少。

5. 免疫功能：主要指抗感染免疫及抗肿瘤免疫，其实现是通过细胞免疫及体液免疫。前者有 T 淋巴细胞、巨噬细胞、HK 细胞；后者有 tuftsin，免疫球蛋白（IgG、IgM、IgA），调理素（opsonin），备解素（properdin）等。

6. 脾脏是产生储存第Ⅷ因子的主要场所之一，第Ⅷ因子由肝、脾、肺、肾等器官产生。脾脏就其产生的量而言占第二位，这是脾移植能治疗血友病甲的主要依据。

第一节　同种异体带血管脾移植

同种异体脾移植，是指将一个正常人或新鲜尸体的带血管的大部分脾脏或全脾，或脾组薄片或脾细胞悬液移植给病人，以获取脾功能来治疗相关的疾病，称为同种异体脾移植。脾组织移植的技术与自体脾组织移植大同小异，只是需处理排异问题。

【适应证】

1. 重症血友病甲：即重症第Ⅷ凝血因子缺乏症，是当前同种异体脾移植的最主要的适应证，目前抗血友病球蛋白临床供应充足，对于就医者的可及性、临床效果的可靠性，使医患双方选择脾移植术时均面临困难，脾移植治疗血友病甲的适应证也日趋严格，但目前仍不失为首选的治疗方法，因为反复输注凝血因子Ⅷ，易产生相应抗体，使凝血因子Ⅷ迅速被破坏，造成治疗困难，反复发生内脏出血和关节出血甚至引起终身残疾和死亡。脾脏是产生Ⅷ因子的主要器官之一（尚有肝、肾、肺），故脾移植可使Ⅷ因子迅速上升，停止外源性Ⅷ因子的输入。输入后其峰值可达 $50\%\sim60\%$，一般能维持 $10\%\sim20\%$，无自发出血。

2. 晚期肝癌：对于不能进行肝切除、肝动脉栓塞及肝移植的原发性肝癌的病人，如无明显黄疸、腹水、肝衰竭和门静脉高压食管静脉曲张大出血者，可施行脾移植，以提高生活质量、延长生存期。其机制是额外加强了脾脏抗肿瘤的免疫作用。

3. 其他：免疫球蛋白缺陷症，尚有文献报道戈谢病、丙种蛋白缺乏症。

【禁忌证】

1. 全身严重感染或活动性结核病症。

2. 溃疡病活动期。

3. 已伴有全身转移，生命器官出现功能不全的晚期癌肿。

4. 严重肝、肾功能损害。

5. 严重心、肺功能不全及糖尿病伴有的并发症。

【术前准备】

1. 受体术前准备及有关检查：可因疾病不同而异。血友病甲必须复查是否是血友病甲，其病情程度。重症血友病甲Ⅷ C（浓度 1%），并往往伴有血友病性关节炎，甚至关节屈曲畸形、不能站立。术前准备期间要定期输Ⅷ C 或冷沉淀，防止意外出血，术前 1 h 输Ⅷ C 因子（FⅧ浓缩剂或冷沉淀 800 U），使其血中Ⅷ C 水平达 50%以上，方可手术，一般术中还需输入 FⅧ浓缩剂 2000 U（表 15 - 1）。

表 15 - 1　　　　　　　　　　　　　　　　血友病甲病情分级

程　度	Ⅷ C 浓度（活性）	特征表现	纠正参考公式
重度	$\leqslant1\%$	自发出血	每千克体重输 1 U AHG，
中度	$<5\%$	外伤后出血	Ⅷ C 提高 1%
轻度	$<20\%$	外科手术或重伤后出血	
亚临床型	$>20\%$	可无出血症状	

晚期肝癌病人要观察其一般情况，肝大、腹水、黄疸等程度，特殊检查包括测定 HBsAg、HBeAg、AFP（定性、定量）、血浆蛋白，查 B 超、CT（了解肝门静脉有无癌栓），记录癌块大小、数目、分布情况。术前要特别注意纠正一般状况，输血、蛋白、支链氨基酸等。

2. 免疫学检查：包括 T 淋巴细胞玫瑰花结形成试验（EaET），T 淋巴细胞转化试验（Lt），血 IgA、IgG、IgM、补体 C3、NK 细胞活性测定等，可能时测定 Tufstsin 值。另外尚需测定全套凝血机制和心血管、肺、肾、神经系统功能。

3. 相容性检查：供受体间血型必须相同，HLA 配型力求相符等。若亲属父母供脾其有一单倍体相符，亲同胞有 1/4 概率全符或全不符，1/2 概率有一个单倍体相符，淋巴细胞毒试验必须阴性或低于 10%。

4. 抗排预处理：受者术前 3 d 开始给免疫抑制药，每天口服环孢霉素 A $5\sim8$ mg/kg，硫唑嘌呤 $1\sim2$ mg/kg。活体亲属供脾者可给予常规量的环孢素 A、泼尼松和抗淋巴细胞球蛋白等处理，可以杀灭脾内免疫活性细胞，以减轻排斥反应和 GVHR。

【麻醉与体位】 全身麻醉为好，如拟植入右髂窝，输液不要从右下肢，病人取平仰卧位。如活体亲属供脾，可行全麻取平仰卧位，左腰背部略垫高。

【手术步骤】

（一）供体手术

1. 尸体供脾：脾脏多作为腹部多器官切取中的一个器官。"十"字形切口进腹，在肾动脉以下的腹主动脉前壁切一小口，远端结扎，在膈下钳夹其近心端，从小切口处插入相应粗细的导管以 1 ℃～4 ℃肝素平衡液作重力灌洗，灌注压为 0.79～1.18 kPa（80～120 mm H_2O），至脾脏降温 10 ℃左右，切取脾脏，此为原位低温灌洗。脾脏切取后，再以 WMO-1 号液（表 15-2）灌洗，直至脾静脉流出液清亮为止。这一灌洗如无可能，可在遂后入手术室进行。脾脏灌洗满意后，放入装有 WMO-1 冰屑液的塑料盆中，将盆放入无菌塑料袋中，再套入一个塑料袋，以利安全。分别扎好塑料袋口，然后再平放入周围装有冰屑及碎冰块的轻便型的塑料箱中，以高速交通工具尽快运送到受体手术室中。先台上剪修（table work），楔形修剪分离脾门组织（图 15-6）。一定保持楔形，无确实把握不要轻易过多切除脾门及脾上下极周围的脂肪组织，以免伤及脾叶、段血管小支影响血供。

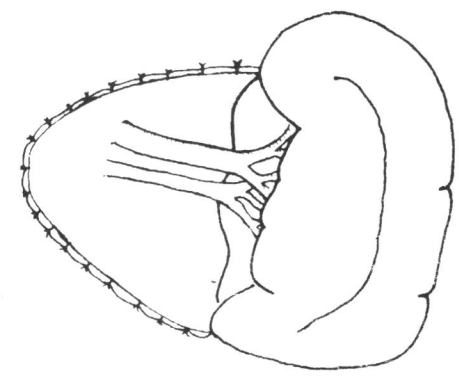

图 15-6 楔形修剪脾门

表 15-2   WMO-1 号保存液的组成

成　分	重量（mg/L）	电解质（mmol/L）
枸橼酸三钠	784	Na^+ 10
氯化钠	117	K^+ 110
碳酸氢钾	792	Mg^{2+} 12.5
磷酸二氢钾	2400	Ca^{2+} 0.75
磷酸氢二钾	9700	HCO_3^- 8.0
硫酸镁 *	2500	PO_4^{3-} 34
葡萄糖酸钙 *	300	SO_4^{2-} 12.5
葡萄糖 *	50000	$C_6H_5O_7^{3-}$ 2.7
三磷酸腺苷 *	200	Cl^- 2.0

注：pH≥7.0（15℃），渗透量：480 mmol/L。灌洗前临时在灌洗液中加用普鲁卡因酰胺 50 mg/500 mL。
* 另外消毒，使用时再混合。

2. 活体亲属供脾：供受者手术应在邻近的两个手术间进行，方便于移植，先切脾，后灌洗降温。供者取左肋弓下 Kocher 切口，进腹后要尽量离断脾脏的各韧带，不要过早过急托起脾脏以防撕裂脾脏的某处。脾脏大部游离后，托起脾脏，脾窝处放数块大纱布，垫起脾脏。游离脾脏的过程中，仍需扇形保留脾门组织，然后以"顺藤摸瓜"的方法游离脾动静脉，在尽可能远离脾门处分别切断脾动静脉，近心端确切结扎。将切下脾以冷 WMO-1 号液作离体灌洗，然后如前述作短期保存，以备移植。如果供体要求拟保留部分脾脏行劈裂式脾脏移植（split spleen transplantation），脾胃韧带上方的 2～3 支胃短血管务必保留，形成侧支循环的脾上段血管务必保护好，在拟劈裂线处"U"字形交锁缝合两排线，两排线距 1.0 cm，以电刀切开被膜，钳夹法离断，认真结扎断面血管或用氩气刀止血。脾上叶段血管在其根部双重结扎，两结间切断。此刻脾脏被劈裂成两部分，上 1/3 的血供及回流依赖于胃短血管，而下 2/3 的脾脏依赖于脾动静脉（图 15-7）。

（二）受体手术

1. 受者用全身麻醉或连续硬膜外阻滞，平仰卧位。

2. 麻醉后，常规消毒铺巾，取右下腹部切口，也可左侧取切口，但以右侧为好，因左侧有乙状结肠，免得蓄便压迫。

3. 逐层切开皮肤，浅筋膜及腹外斜肌腱膜，离断腹内斜肌及腹横肌，勿伤及腹膜，一旦切开，需及时缝闭。然后将腹腔连同腹膜推向对侧，游离并牵开同侧输尿管，分别游离出髂总静脉及髂内动脉，髂内动脉应游离至与髂外动脉的分叉处，髂总静脉应游离至与下腔静脉的汇合处。

4. 供脾经灌洗和修剪后，放入预制的纱布袋内，使脾蒂血管从纱布袋剪洞处露出，便于吻合。先将冰屑置入髂窝降温，然后于纱布袋表面覆以冰屑，并用血管钳夹持纱布袋。脾上极仍向上，但进行翻转使脾门向左、脾静脉在脾动脉上方，然后将供脾置入髂窝内合适的位置。

5. 一般先吻合脾静脉，再吻合脾动脉，以便使部位较深的脾静脉吻合较易进行。髂总静脉侧前壁用 Satinsky 钳夹住，与脾静脉行两定点连续端侧吻合。髂内动脉远端双重结扎切断，近端用 Bulldog 夹阻断，比用 Satinsky 钳更利于操作。脾动脉与髂内动脉行两定点连续端端吻合（图 15 - 8）。

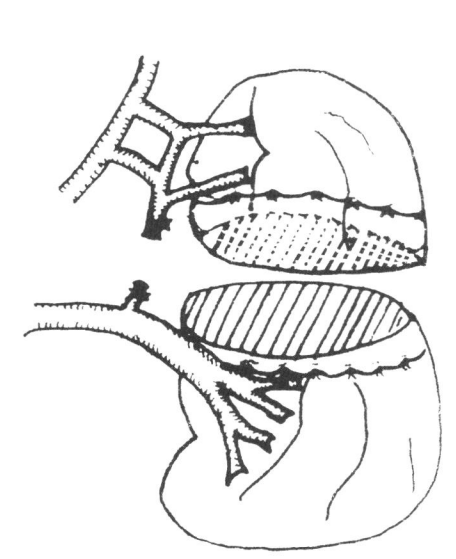

图 15 - 7　被劈裂成两部分的脾及其各自血供及回流

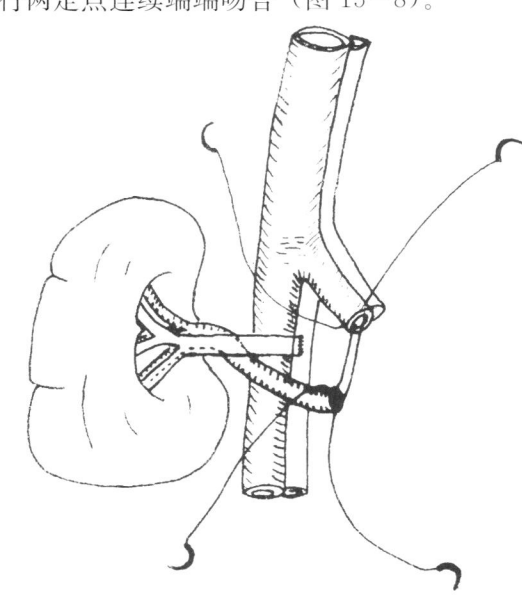

图 15 - 8　移植脾血循环的重建脾动脉与髂内动脉端端吻合脾静脉与髂总静脉

6. 血管吻合完毕后，先开放静脉后开放动脉，移植脾即刻出现正常的红润色泽，并重新呈现饱满状态。然后将脾放正，固定几针于后腹壁，以防脾扭转或游走。创面严格止血，放置一烟卷引流及一胶管引流，逐层缝合至术毕。术中血友病病人需检测血浆Ⅷ C 浓度，使其能够维持在 $30\% \sim 50\%$，以避免渗血。

【特殊情况下的手术处理】

1. 供脾裂伤：在移植前或移植手术中如发现供脾有裂口，务必缝合。小的裂口可用 TH 胶、PW 胶或生物胶予以止血。

2. 血管吻合口漏血：自吻合针眼小的漏血不必特殊处理，只要用热纱布热敷 5 min 即可，如果因缝合不严密针间明显漏血，需另行补缝。

3. 位置不当：血管吻合后，脾入髂窝，立刻出现脾大、色变暗，是因位置不当脾静脉回流不畅。要耐心找最佳位置，如脾静脉过长扭曲，要去除一段。因此，在吻合前一定要估计好血管蒂长度，过短张力大，过长扭曲致血液回流障碍。

4. 供脾过大：如果脾大髂窝小，难以将移植脾放入，即使放入又难以缝合腹壁各层应果断进行减体积脾移植（size-reduced spleen transplantation），即供脾行部分脾切除。

【术后处理】

1. 严密检测全身状况，切口状况以及局部引流，有无出血。

2．给予低分子右旋糖酐，防止血栓形成。

3．给予抗抗排斥药，目前现行的免疫抑制三联用药方案为环孢素 A＋抗淋巴细胞球蛋白＋泼尼松（CsA＋ALG＋Pred）。

4．如果发生超急性排斥反应或急性排斥反应，应进行冲击治疗。可选用甲泼尼松每天 500 mg 冲击 3～5 d。由于排斥反应通常是 CsA 用量不足导致，所以需加大 CsA 等免疫抑制药的用量。

5．如发生移植物抗宿主反应，现多采用移植脾局部放射治疗，用深部 X 线 ^{60}Co 照射，每天 100～200cGy，连续 4～6 d。白细胞严重下降者应给予输血或成分输血（输白细胞），同时给予广谱抗生素抗感染，腹泻严重者应予以禁食、补液、纠正水电解质平衡紊乱。

5．定期 B 超、彩色超声，观察移植脾大小、血流情况，检测脾周围有无出血。

6．如是血友病甲病人，需检测凝血功能及血浆 Ⅷ C，以此判断是否用外源性抗血友病球蛋白，应保持 KPTT 在正常范围，Ⅷ C 水平在 20％以上。对于肝癌病人应动态检测 AFP、NK 细胞活性。

【手术相关并发症、预防与处理】

1．出血：供脾脾门周围处理不善，有的血管出血，曾遇到 1 例，二次手术止血。因此一经发现自引流管引出新鲜血，用止血药未奏效者，要及时再次手术止血。

2．移植脾破裂：此为术后严重并发症，多因排斥反应或脾静脉血栓所致。Hathaway 曾于 1969 年报道 1 例父亲供脾移植其 21 岁血友病患儿，移植后 Ⅷ C 从 0％上升到 25％，但于术后 4 d 脾破裂而被迫切除。

3．移植床感染：移植床渗血渗液引流不畅加之用免疫抑制药，有造成局部感染的可能，要做到引流确切、通畅，以预防感染发生。

4．真菌感染：为移植术后病人常见并发症，预防及处理可见其他章节。

【手术经验与有关问题讨论】

1．供脾灌洗保存液：以往脾移植的供脾灌洗保存液尚不统一，Hartmann 液、Collin 液、平衡液、WMO－1 号液均有报道，UW 液虽已问世 10 余年，尚少临床应用报告，原因是 UW 液昂贵，配制不易，其他液又无对比性研究。根据笔者新近的研究，WMO－1 号液比较满意。

2．全脾移植抑或减体积脾移植或部分脾移植：就治疗效果及功能而言，应尽量行全脾移植，但如下情况应考虑非全脾移植：①供脾与髂窝容积大小不一致；②术中意外发现或造成一个脾极缺血；③活体亲属供脾者担心如全脾捐献会造无脾的一些并发症。前两者应切除部分脾脏，后者应设法使供脾者保留部分（1/3）脾脏，即劈裂式脾移植（split spleen transplantation）。

3．劈裂式脾移植的供脾切取：一定仔细操作，确保两部分脾均有血运。为此，要确切了解局部血管解剖；断血管前要行阻断试验；两脾断端要确切止血。

4．活体亲属供脾者不可忽视全面检查：我们曾遇一父亲供脾术后 5 d 因溃疡病上消化道大出血，术前拟行胃镜检查，被拒绝，术后又忽视此问题，结果因出血影响生命体征，被迫再次手术止血，教训极为深刻。

5．免疫抑制药的应用及用量：免疫抑制药要从低向高，不要首选就档次极高，以免耐药或排斥反应加重时无计可施。而且用量开始时也不宜过大，我们曾遇到一例术后用甲基强的松龙为正常用量的高限，结果出现高血压、惊厥。

6．术后 Ⅷ C 监测：血友病甲病人术后 Ⅷ C 增高不再应用外源性 AHG，结果在 HVGD 发生而无明显其他症状时，Ⅷ C 水平已经下降导致出血。因此术后要及时监测 Ⅷ C 并及时给予 AHG。

第二节　自体脾组织片大网膜内移植

脾切除术后，自体脾组织片移植能否替代原有脾脏功能或部分代偿脾脏功能呢？在 20 世纪 80 年代初 Chattejee 等进行了实验研究，将兔、大鼠自体脾组织片移植到皮下、肌肉，手术成功率超过 90％。

随之不久 Patel、Minikan 等分别进行了临床应用，将脾组织片移植到网膜囊内，获得满意效果。国内自 1984 年开始，刘乐欣、姜洪池、马宏敏等先后做了较系统的报道，也获得满意效果，已经被普遍认为是全脾切除后弥补脾脏功能的有效方法。鉴于约有 50% 的脾破裂病人需迅速切除脾脏，控制住出血，方能确保病人安全，因此，全脾切除后的手术当中，如全身条件及脾脏条件尚佳，可进行自体脾组织片移植，不失为一种可靠、有效、安全的补偿措施。

目前多数学者认为移植脾脏的 1/3 即足以代偿脾脏的功能，移植太多，涉及移植床容量有限的问题，易导致成团，腹腔粘连等，移植太少，脾脏功能难以得到保障。

移植的脾块不宜太大，更不宜太厚，因为脾组织移植是非吻合血管的组织移植，在一定时间内是依靠移植物与移植床的血管自家吻合建立血运的，因此当移植物太大时，可造成变性、坏死，其再生过程必然加重，甚至导致移植物中心缺血性坏死、粘连性肠梗阻、腹腔脓肿等，根据我们的临床实践研究经验，认为切成的脾片以 3 cm×2 cm×0.5 cm 大小为宜。

以大网膜两层间为首选（图 15-9），大网膜两层间，不但范围大、血运丰富、易于早期建立血运移植物成活；而且移植物的静脉血流仍回流到门静脉，这一点符合 Livingston 的观点，脾静脉血回流到门静脉可使脾功得到保障。确切效果如何，还有待于更多病例验证。至于移植到其他部位，如皮下、肌间等，虽然实验研究的成功报道不少，但对于人类有很多实际问题，如移植床容量问题，劳动中移植物预防挫伤等问题。

尽管有支持不去掉脾被膜的研究报告，但多数学者特别是对照组科学的严谨的系统研究表明，去掉脾被膜利于移植物与移植床间的血运建立，尤其是最近研究表明，脾脏尚有内分泌功能，去掉脾被膜，利于激素物质进入血液循环。

重度脾脏破裂病人常伴有空腔脏器的破裂，可导致腹腔感染和感染扩散，虽有文献报道伴有空腔脏器破裂行自体脾组织移植术，未出现腹腔感染的病例，但仍有少数病例出现腹腔脓肿，为慎重起见，一般建议此种情况为脾组织自体移植的禁忌证。

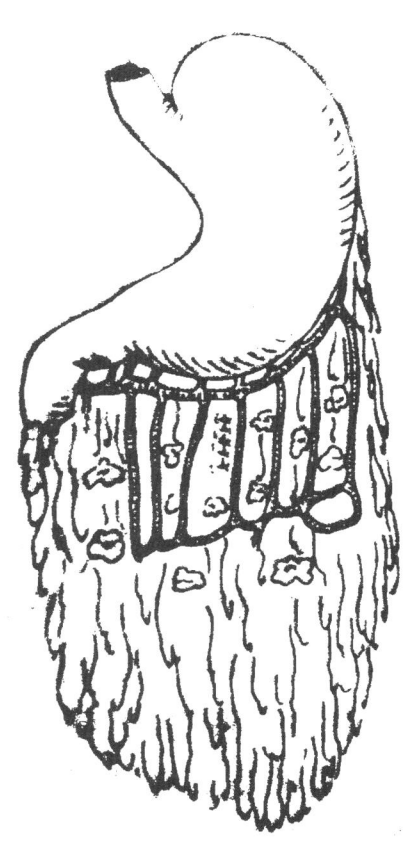

图 15-9　将脾组织片均匀移植于两层大网膜间

第三节　脾细胞移植

1963 年 Woodruff 首先用脾细胞移植治疗 8 例晚期癌症，获得了暂时性的症状缓解及临床改善。而后 1969 年 Desai、1973 年 Mehta 分别报道治疗血友病 6 例和 4 例，输注后Ⅷ C 有所上升，但持续不足 2 周。国内华中科技大学同济医学院于 1986 年首次开展用于治疗晚期肝癌及血友病甲，取得了如上类似的近期疗效，但仍面临着如何获得长期疗效的问题。

【适应证】

1. 重症血友病甲。

2. 晚期肝癌或其他晚期癌症：晚期肝癌是指已不能用手术切除或做肝移植手术，以及虽适宜做手术，但病人坚决拒绝手术者。

3. 其他：先天性免疫缺陷症、戈谢病和 1 型糖尿病有应用脾细胞移植的少数病例报道。

【脾细胞悬液的备制】供脾来源为切下来的外伤破裂脾、尸体脾或产胎脾。获脾后经动脉以 0 ℃～4 ℃ 平衡液灌洗降温，置于有冰屑及冰水的低温盆内，剥去脾外膜，剪成或切剖成约 0.5 cm×0.5 cm

脾块，将脾块（占 2/3）和细冰屑（占 1/3）混合装入 XB-II 细胞悬液制备机内，起动后不断加入 2 ℃冰盐水，捣碎 10 min，过滤后即得脾细胞悬液，并计算其脾细胞浓度及总数。

【输注途径与处理】

1. 经外周表浅静脉输注：先快后慢，60 滴/min，是目前最常应用的移植途径。

2. 肝内移植法：术中 B 超引导下门静脉插管，或 Seldinger 技术肝动脉插管输注技术，该方式基于肝是免疫特惠器官，且肝门静脉血供类似于脾内环境，期望将脾细胞移植于肝内能够获得长期存活和免疫耐受，但有一定技术上的要求且有一定失败率及注入量有限等问题。

3. 经腹腔内注入：Woodruff 于 1963 年首次应用此途径，该方法目的是治疗腹水和腹腔内转移性癌症，但能否多次应用以及是否引起腹腔粘连等并发症，尚不明了。

【手术经验与有关问题讨论】

1. 所获取的脾细胞悬液，一般要在 6 h 内输入。

2. 获取的脾细胞悬液，必须保证脾细胞成活否则移植效果不可靠。

3. 脾细胞移植后近期疗效尚有不确定性，脾细胞移植后仍有 15%～20% 的病人 VIII C 不增，而长期疗效的难以维持阻碍了脾细胞移植在临床的推广，脾细胞在体内的存活时间与临床疗效的长短成正比，因此如何提高移植脾细胞成活比率和存活时间，移植途径的合理选择，免疫抑制药应用的剂量和时间长短、排斥反应的诊断与治疗，均是日后值得深入研究的课题。

〔姜洪池〕

参考文献

[1] Hathaway W E，Mull M M，Githens J H，et al. Attempted spleen transplant in classic hemophilia [J]. Transplantation，1969，7：73.

[2] C G Groth，R Blomstrand，S Dreborg，et al. Splenic transplantation in Gaucher disease [J]. Birth Defects Orig Artic Ser，1973，9（2）：102-105.

[3] Jiang H C，Liu L X，Wang J Z，et al. Can the Spleen be Divided into Two Functional Parts? [J] J Clin Gastroenterol. 2014，48（3）：261-263.

[4] 姜洪池，陈孝平. 实用脾脏外科学 [M]. 北京：科学出版社，2003：817-833.

[5] 夏穗生. 腹部脏器移植研究 [M]. 武汉：湖北科学技术出版社，2005：66-97.

[6] 姜洪池，乔海泉. 脾脏外科学 [M]. 沈阳：辽宁科学技术出版社，2007：401-417.

[7] 姜洪池. 从百年回眸视角看脾脏外科进展 [J]. 中华消化外科杂志，2015，1：14.

[8] 夏穗生. 器官移植学 [M]. 上海：上海科学技术出版社，2009：507-524.

[9] 陈辉树，姜洪池. 中国脾脏学 [M]. 北京：人民军医出版社，2012.：458-467.

[10] 姜洪池，李丹. 脾脏外科手术治疗方法的现状与展望 [J]. 手术，2016，1（1）：16-18.

[11] 姜洪池，朱生强. 脾移植的进展与前景 [J]. 器官移植，2010，1（5）：261-263.

[12] 姜洪池，单世光，夏穗生. 脾脏移植近况 [J]. 普外临床，1991，6：214.

[13] 夏穗生. 现代脾脏外科. 南京：江苏科学技术出版社，1990：123，137.

[14] 姜洪池，夏穗生，何刚. 非门脉相续性脾移植对脾脏功能的影响 [J]. 中华器官移植杂志，1992，1：8.

[15] 姜洪池，夏穗生，胡元龙，等. 自体脾组织移植的进一步研究 [J]. 中华器官移植杂志，1990，4：177.

[16] 姜洪池，乔海泉. 脾脏外科临床与进展 [M]. 哈尔滨：黑龙江科学技术出版社，1997.

[17] 姜洪池，宋春芳，吴业权. 实用外科操作技术 [M]. 北京：北京医科大学、中国协和医科大学联合出版社，1997.

第十六章　腹部多器官联合移植术
Abdominal Multivisceral Transplantation

随着手术技术和免疫抑制治疗手段的改进，各种不同的单个器官移植的效果不断提高，为多器官联合移植奠定了良好的基础。20世纪80年代末，发展了腹部多器官联合移植的新术式。使多个器官受罹，仅移植一个器官无法治愈的病人获得了治疗的可能，临床器官移植的水平达到一个新的高度。

虽然在此以前也有几个器官联合移植的报道，如胰肾（1966，Kelly，Lillehein）、肝心（1969，Cooly）、肝肾（1983，Margreiter）、肝心肺（1986，Wallnork，Calne）等的联合移植。但在严格的定义上讲，与本文即将讨论的联合移植是不同的，因为这些移植只是在同一受者，同时或分期施行几个完全独立的经典移植术。

本文介绍的腹部多器官联合移植是另一种新的不同概念，指的是多个器官保持原有的解剖关系的多脏器整块（en bloc viscera）的移植，所有器官仅有一个总的血管蒂，整块切取后连在一起，外形像一串葡萄，移植时只需吻合血管蒂中的血管主干，所有移植的器官均能恢复血供，因而也称之为器官串（簇）移植（cluster transplantation），还有就是一蒂多器官移植（multivisceral transplantation）。

虽然早在1962年Starzl在狗的动物实验中证明腹部多器官联合移植在外科技术上的可行性。但由于当时的实验结果极差，一直被搁置。直到20世纪80年代，Starzl等又开始腹部多器官联合移植的实验和临床研究。Starzl在动物实验取得成功的基础上，于1987年11月成功地为1例患短肠综合征合并肝衰竭的小儿施行了包括肝、小肠的腹部多器官联合移植。移植物有功能存活192 d，不幸的是最后死于淋巴瘤。他同时还报道了1983年施行的1例小儿腹部多器官联合移植，术后半小时死于外科并发症。Williams也同时报道了2例类似手术。1988年，Grant为1例短肠综合征合并肝衰竭的41岁病人施行了肝肠联合移植，获成功，至报道时受者已存活18个月，移植肝肠功能正常。1996年美国Pittsburgh组报道肝小肠移植41例，带小肠的腹部多器官移植13例，受者和移植物存活1年分别为64％及44.4％和44％及36％。Weepler报道肝小肠11例和腹部多器官移植7例，受者和移植物存活1年分别为55％和50％。

随后Starzl又陆续报道了另一些腹部多器官联合移植，但术式有所改进。移植物以肝脏和胰腺为中心，带不同长度的十二指肠及近段空肠整块原位移植，适应证主要是无法用一般外科手术治疗的上腹部的某些恶性肿瘤。如胰腺和十二指肠恶性肿瘤伴有广泛肝转移者，胆管癌或胃癌已有肝转移者，肝癌已侵犯十二指肠和结肠等恶性肿瘤等。Starzl为这类病人共施行37例，受者一年存活率达50％，其中8例无任何肿瘤复发迹象。

腹部多器官簇联合移植因适应证不同，对术式的要求不一样，因而有不同术式。但根据移植物所含器官的多少大致可分为3类：全腹部或接近全腹部脏器移植、器官簇移植和肝小肠联合移植。全腹部脏器移植因其中一部分脏器并无治疗作用如脾和胃，以及回肠和结肠，而且常引起严重的并发症，如吻合口漏、严重的蛋白丢失性腹泻和移植物抗宿主反应（GVHR）等，所以已不再施行。目前，主要施行以肝为中心的肝胰器官簇移植和肝小肠移植。

【解剖生理概要】腹部多器官联合移植，特别是器官簇移植的术式设计，基于器官胚胎发生学基础，即肝、胰、脾、十二指肠等均源于胚胎前肠部分，虽然旋转变形，但仍保留着原来的内在联系，而且现有的解剖位置也毗邻，生理功能相互依赖，形成功能、结构紧密联系的器官簇。其中某个器官的恶性肿瘤极易侵及前肠的其他器官，这也是这些器官恶性肿瘤切除率低，疗效差，复发率高的原因之一。如能广泛切除并整块移植这些前肠器官，可使病人获得根治的机会和可能。

由于多个器官整块切取和移植，从而保留了这些器官原有的解剖及生理学上的相互联系和依赖关系，更利于移植物的功能发挥和维持移植物所必需的特殊环境条件。如肝胰联合移植，移植肝维持正常功能依赖于门静脉血供所提供的肝营养因子（主要是胰腺分泌的胰岛素等）。移植胰的外分泌可经所连的十二指肠引流更符合生理状况，而且避免了单独胰腺移植时处理外分泌的困难和所致的并发症，同时也避免了胰腺异位移植脾静脉引流至体静脉，所造成的高胰岛素血症。由于保持了胆道与十二指肠的连续性，无需行胆道重建，防止了肝移植胆道重建可能出现的并发症。肝小肠移植肠静脉血回流至肝脏，避免了异位肠移植肠静脉血引流至体静脉后易发生营养及感染并发症的问题，而且有免疫学的优点。

器官簇移植简化了术式，虽然包含有肝、胰和十二指肠及小肠等，但只需吻合腔静脉和主动脉以及胃肠道远近端，手术步骤相对简单。其他形式的包括肝的联合移植也只多一个门静脉吻合，比起这些器官的单独移植，血管吻合少，且口径大，管壁厚，吻合易成功，同时完全避免了单器官移植时外分泌处理和引流的困难及其许多严重的并发症。

【适应证】

1. 肝胰联合移植或肝胰器官簇移植适应证：

（1）肝胰联合移植的适应证首选为终末期肝病合并 1 型糖尿病。

（2）伴有难以控制的、胰岛素依赖及伴有并发症的 2 型糖尿病时，肝胰联合移植是更佳的选择。

（3）病变同时累及肝脏和胰腺且无其他有效治疗方法的疾病。如胰腺的囊性纤维化导致的胰腺外分泌和内分泌功能不全合并严重门脉高压症等，肝胰器官簇移植亦曾用于治疗侵犯上腹部多个器官的恶性病变。

2. 肝小肠移植的主要适应证是短肠综合征合并肝衰竭。由于肝小肠联合移植时移植的肝可以保护小肠和减轻小肠的排斥反应，明显提高小肠移植的效果，所以短肠综合征不伴肝功能损害也可施行肝小肠移植。

【禁忌证】

1. 恶性肿瘤已有远处转移，或肿瘤已广泛侵犯邻近组织和器官已无法手术切除。

2. 合并有全身严重感染。

3. 病人一般情况差，无法耐受手术。

【术前准备】

1. 除了术前常规全面体检外，特别要注意口、鼻、咽、皮肤、肺部有无化脓性感染病灶。如系恶性肿瘤病人应排除肺、脑、骨等的远处转移。

2. 实验室检查特别强调凝血机制、水、电解质和微生物培养以及药敏试验。

3. 维持和改善病人一般状况，特别是短肠综合征的病人要加强 TPN 治疗并对 TPN 引起的肝功能损害适当处理，纠正水、电解质平衡。如有贫血应术前输血及血浆，使血红蛋白达到 100g/L，总蛋白＞60g/L。

4. 积极做好供者的选择，供者无全身性传染性疾病，待用于移植的器官功能和结构无病变；要求供者与受者的 ABO 血型符合输血原则，淋巴细胞毒试验阴性，有条件时供受者 HLA 配型尽可能错配少。一般供者与受者的体重相近。

5. 术前 1 d 开始使用免疫抑制药。

6. 术前的其他准备工作如肠道的准备包括清洁灌肠，服用肠道抗生素等。

7. 全胸及全腹、双侧腋窝、腹股沟区和双腿上部备皮。

8. 备全血 10000 mL，其中至少备新鲜血 5000 mL，此外还需备血小板、新鲜血浆和凝血因子适量。

【麻醉与体位】

1. 供者麻醉和体位：平仰卧位，脑死亡供者全身麻醉气管内插管，用呼吸机人工维持呼吸，维持血压正常，直至器官灌注时。无心跳尸体供者无需麻醉。

2. 受者麻醉和体位：平仰卧位，全身麻醉气管内插管。安置多功能生理记录仪监测心电图、血压、氧分压、血氧饱和度、体温等；建立有创血流动力学装置监测中心静脉压，直接桡动脉压，放置肺动脉漂浮导管（Swan-Ganz 管）。术中监测红细胞压积、尿量、血气、pH、电解质、血糖和凝血机制包括血栓弹力图等。特别是无肝期和移植物刚恢复血供的这段时间受者整个生理生化和生命体征会发生明显变化，应特别加强监测，及时纠正紊乱。

为了保证手术的顺利进行还应准备下列装备：静脉转流装置、红细胞回收器、快速输液泵和加热器、微量注射泵、电热毯。

在移植物血管开放前使用免疫抑制药，如静脉用甲泼尼龙 500～1000 mg，硫唑嘌呤 100 mg 或环磷酰胺 200 mg。术中应用适当抗生素。

【手术步骤】

（一）供者手术步骤

多器官可取自有心跳的脑死亡供者和无心跳的供者，两者的手术步骤不同，国内主要采用无心跳的脑死亡供者，所以着重介绍无心跳脑死亡供者手术步骤。此外，根据移植器官的种类和数量，以及术式、手术步骤也有区别，但其共同点是原位整块灌洗和整块切取。下面以肝、胰腺、十二指肠和部分小肠的器官簇为例介绍切取的步骤。

1. 腹部作大"十"字形切口进入腹腔，纵切口由剑突下至耻骨联合，横切口在脐水平至两侧腋中线（图 16 - 1）。进入腹腔后，在脐下水平面剪开后腹膜，游离腹主动脉远侧一段，器官灌注基本步骤和方法与本书胰腺移植章节介绍的方法相同。即采用原位隔断低温多器官灌注的方法。所不同的是除建立腹主动脉灌注外，还需建立肝的门静脉系统灌注，即切断胃结肠韧带，进入网膜腔，显露胰腺颈部下缘，横行切开腹膜，用弯血管钳钝性分离出肠系膜上静脉，切开其前壁，插入内径为 3 mm 的硅胶管，其尖端以略超过脾静脉汇入门静脉处为宜。术者可以左手示指伸入小网膜孔触摸硅胶管的尖端而加以判断。在肠系膜上静脉或肠系膜下静脉插入灌注导管，行低温灌注（图 16 - 1）。器官灌注液水柱高度 0.8～1.0 m，流速呈快速点滴但不成直线。为了避免灌注损伤，术中可根据肝脏等器官降温情况，适当减慢流速。在器官游离后准备切取前，改用器官保存液，有条件最好采用 UW 液。在动脉和门静脉插管后，立即在动脉插管的平面显露下腔静脉，置入 0.8 cm 的塑料管用于放血。注意在灌洗开

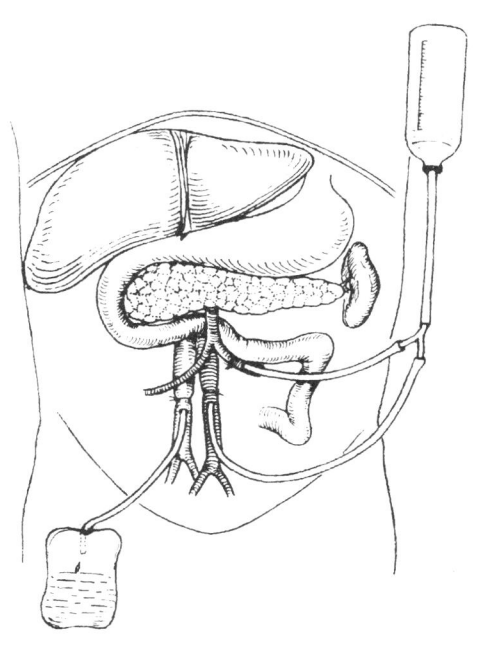

图 16 - 1 多器官原位低温灌注

始后，应尽快用粗针穿刺胆囊底部，抽尽胆汁作细菌培养，继则切开胆囊底，置入蕈状导尿管，结扎固定，即用灌注液冲洗胆囊，直至流出液清澈为度。

2. 灌洗开始后，由上至下游离腹腔脏器。首先剪断肝镰状韧带，沿肝右三角、冠状韧带在膈面附着处，环形切开膈肌，直至剪断右侧膈脚；将肝左叶向右翻起，剪断左侧三角韧带，然后沿左冠状韧带环形切开左侧膈肌，直至切断左膈脚（图 16 - 2）。

3. 随后游离脾胃韧带和脾肾韧带等，由左至右游离脾脏和胰尾直至主动脉（图 16 - 3）。由十二指肠右侧剪开后腹膜，于肌膜前将十二指肠和胰腺等所有组织整块向脊柱方向游离（图 16 - 4）。接着在贲门和幽门之间切除胃，关闭两断端。如不移植小肠，则在 Treitz 韧带前离断十二指肠，如同时移植小肠可在 Treitz 韧带远侧 60～80 cm 切断小肠。

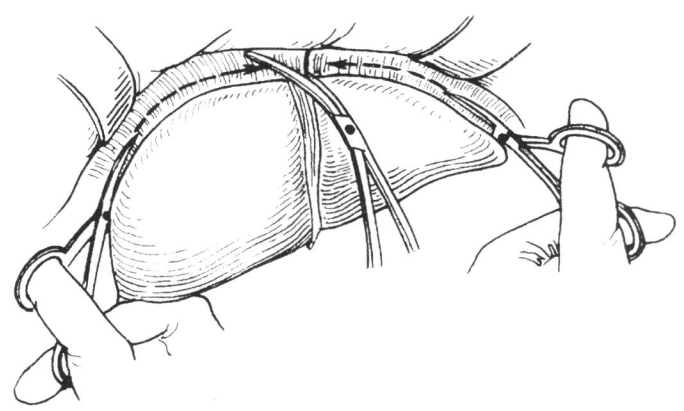

图 16 - 2　游离切断肝韧带

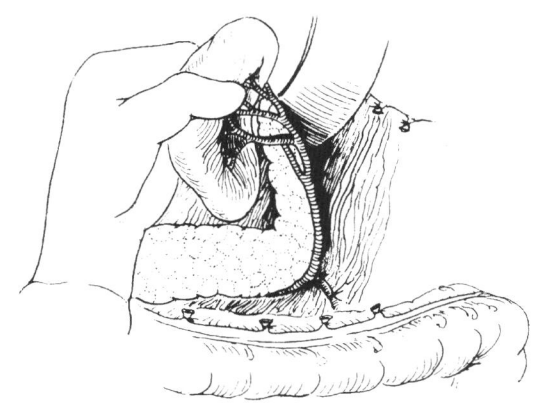

图 16 - 3　游离脾及胰尾

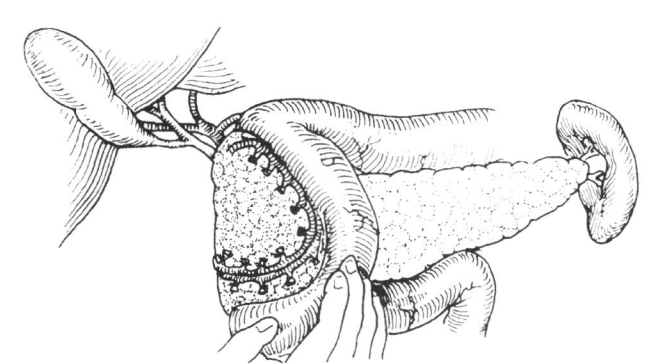

图 16 - 4　游离十二指肠及胰头

4. 当上述肝、胰、脾、十二指肠和部分小肠游离完毕后，整块切取以主动脉和腔静脉为血管蒂的器官簇。剪开心包膜，用心耳钳于尽可能高处夹持阻断肝上下腔静脉，包括部分右心房组织，在心耳钳上缘切断。在同一水平切断胸主动脉。随后用手在下腔静脉和主动脉后侧由上向下钝性分离，直至肾动脉和静脉远侧，在动脉灌注管和静脉引流管远端切断动、静脉。一般情况下均是同时切取双侧肾。在胰缘下用无损伤血管钳阻断肠系膜上静脉，在近端切断。此时供者肝、胰、脾、十二指肠连同双肾可整块取出。将整块切取的一串器官放入装有器官保存液的消毒无菌塑料袋，再套 2 层塑料袋。然后放进装有冰块的冷藏箱，尽快运至受者手术室。

（二）供移植器官的修整

1. 供移植器官运至受者手术室，从塑料袋中取出，放入盛有保存液的消毒盆中，使移植物浸泡其中。为了保证在整个修整过程中维持低温（4 ℃左右），盆中需放置无菌冰袋，并随时监测液体和移植物表面温度。

2. 修整肝脏，沿左、右肝之冠状韧带附着膈肌处的边缘，剪除膈肌的肌肉部分，仅保留其腱部，这样可避免因分离切断韧带而形成的肝剥离粗糙面，减少术后渗血的可能。在膈肌腱部周缘用丝线间断缝扎一圈，以防术后创缘出血。但在缝扎时要注意避免形成索状带压迫肝上下腔静脉，影响其回流。游离、结扎右肾上腺与肝脏之间的结缔组织和血管。逐一检查所有肝脏附着组织之边缘，特别是肝后及后下部位，必须仔细结扎，移植后这些部位出血不易暴露和处理。

3. 仔细游离和保留腹腔动脉和肠系膜上动脉分支到肝、胰和小肠的肝动脉、脾动脉和肠系膜上动脉以及伴行的静脉，游离、结扎分支到胃、结肠等的血管。肝下下腔静脉在肾静脉近端切断。纵形剪开腹主动脉背侧壁，在左右肾动脉与肠系膜上动脉开口之间横断主动脉，此时双肾与器官簇分离，可交肾移植组。将包含有腹腔动脉和肠系膜上动脉起始部的腹主动脉壁修整成梭状血管袖片，以便与受者主动脉行端侧吻合（图16-5）。

4. 保留移植物上小肠段肠系膜血供血管，肠系膜上切断的其他血管一一结扎。最后，可用血管钳关闭肝上下腔和肝下下腔静脉开口，通过腹腔动脉和肠系膜上动脉灌注检查是否有遗漏的血管未结扎。这样可以避免移植后开放血管时大量出血。

（三）受者受罹器官的切除

1. 双侧肋缘下"人"字形切口，切口距肋缘约一横指，切口尖端位于正中线剑突下，其末端接近腋前线。

2. 进入腹腔后探查腹腔病变，以最后决定手术适应证和切除范围。

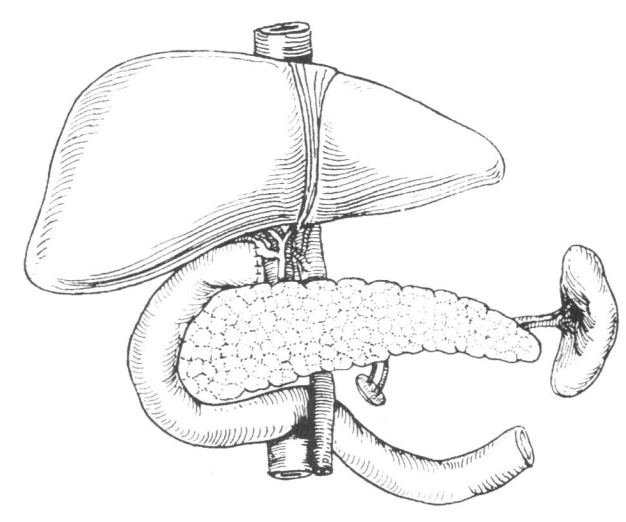

图16-5　修整后的肝、胰十二指肠准备植入

3. 根据病情，切除整个有病变的原发器官和伴有转移的器官，一般包括肝、胰、脾、胃（大部或全部）、局部淋巴结和部分肠道，并包括肝后从肝上下腔至肝下下腔的一段腔静脉。上述器官和组织可整块切除。不同于单纯原位肝移植的是，第一肝门不需游离，仅游离第二肝门。剪断镰状韧带直到分开为左右冠状韧带处。一般先游离左肝外叶，分别剪断、结扎左三角韧带和冠状韧带直到第二肝门。此时游离的左肝外叶可随意移出切口外。然后游离右半肝。切断右冠状韧带直到第二肝门肝上的下腔静脉边缘。用手指插到肝后下腔静脉深面，将该静脉段从腹膜后区分离，该段无到腹膜后的侧支，手很容易从右半肝经肝后达到左肝外叶脏面伸出。

4. 按常规行胃大部或全胃切除，所不同的是仅横断胃近端，远端可不横断，胃随后可与肝、十二指肠及胰腺整块切除。

5. 切除全胰，先切开十二指肠降部外侧腹膜，在其后方分离、游离胰头，探查是否与下腔静脉和腹主动脉粘连，以及触诊肿瘤范围。充分切开胃结肠韧带，使胰头部清楚显露。沿胰腺下缘切开后腹膜至近胰头处，由横结肠系膜根部循结肠中动脉找到肠系膜上动、静脉，仔细游离和显露胰腺下缘部分。结扎和切断脾肾和脾结肠韧带，将脾脏和胰体尾一起翻向中线，并将脾动、静脉在尽可能近起始部结扎和切断。继续向右侧游离切断胰头与门静脉、肠系膜上血管间的小血管支。

6. 将横结肠向上翻起，距Treitz韧带5～10 cm处切断空肠，按常规处理小肠系膜。切开十二指肠水平部和升部后，与已切断的空肠近段均已游离。

此时，受者胰腺、十二指肠已无血供，为了尽可能缩短无肝期，受者肝脏仍旧有血供。当供者器官运至手术室并修整完毕，一切准备就绪后，分别用无损伤血管钳阻断肝上下腔、肝下下腔和门静脉及肝动脉，整块切除肝、胰、脾、胃及十二指肠和部分小肠。

7. 在无肝期，与经典式肝移植一样用转流泵将门静脉、肝下下腔静脉的血液转流到腋静脉。从而保持回心血量不锐减，以维持血压稳定，减轻肾功能损害和肠道淤血（参见肝移植章节）。

（四）移植手术步骤

肝胰器官簇移植：整块获取及修整肝脏、胰腺及部分十二指肠器官簇，肝脏的肝上下腔静脉和肝下下腔静脉的吻合同常规肝移植；受者门静脉与移植物门静脉行端侧吻合；连接供者腹腔干和肠系膜上动脉的"Y"形髂血管，与受者肝固有动脉和胃十二指肠上动脉分叉口作端-端吻合；胰腺的外分泌引流和胆汁引流通过移植物的十二指肠与受者空肠吻合解决，无需胆道吻合。肝胰器官簇移植由于保持了肝胰十二指肠整块结构的完整性，手术操作过程较肝胰分别移植简单、方便。

1. 含有供者腹腔动脉、肠系膜上动脉起始部在内的腹主动脉"袖片"与受者主动脉作端侧吻合

（图 16 - 6）。

2. 供者肝上下腔静脉与受者肝上下腔静脉作端端吻合（图 16 - 7）。

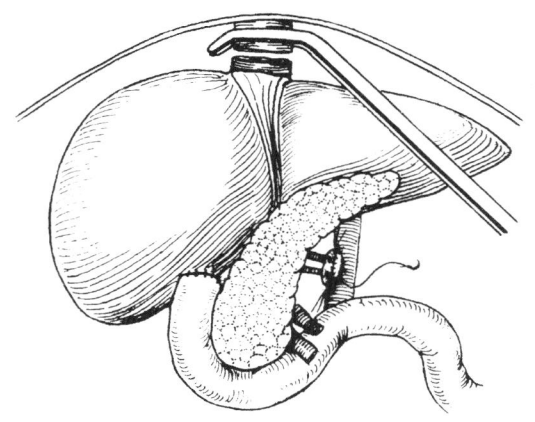 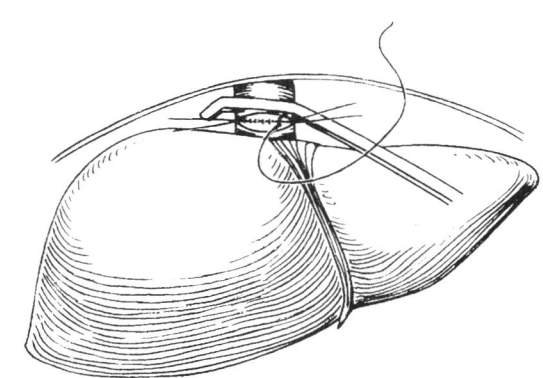

图 16 - 6　供者腹主动脉"袖片"与受者腹主动脉吻合　　图 16 - 7　供者肝上下腔静脉与受者肝上下腔静脉作端端吻合

3. 供者的肠系膜上静脉与受者的肠系膜上静脉作端端吻合。此时可开放动脉以及肝上下腔静脉和肠系膜上静脉，尽早结束无肝期。

4. 作供者肝下下腔静脉与受者肝下下腔静脉的端端吻合。

5. 血管全部开放后，即终止转流，并切除与胰尾相连的供者脾。

6. 胃肠道重建方式则视切除胃肠道的多寡而定，一般是将受者近端空肠自行作端侧吻合，然后其侧壁与残胃近端或食管残端吻合。供者空肠与受者空肠作端侧吻合（图 16 - 8）。

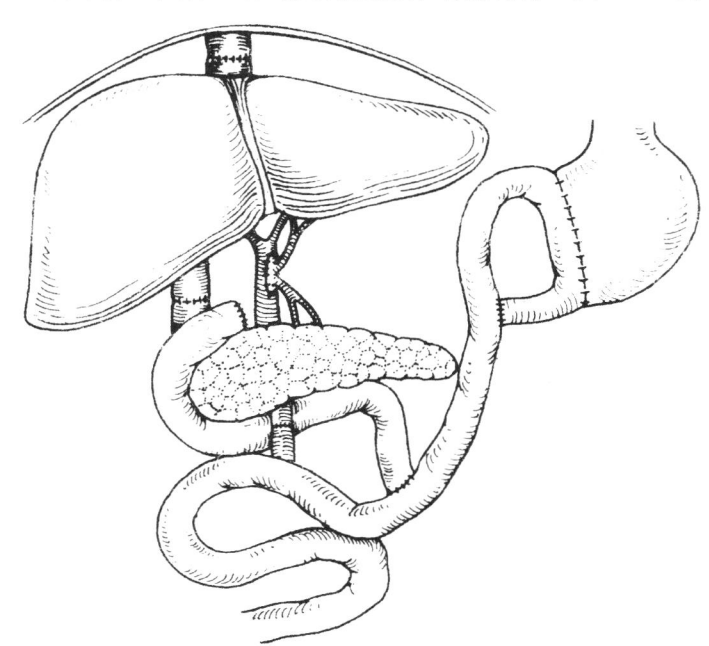

图 16 - 8　肝、胰、十二指肠及部分小肠移植示意图

7. 对所有的部位进行检查，彻底牢靠止血。左右两侧肝上、下部位均放置引流管。对整个移植区域必须彻底引流。

【术后处理】术后受者被送入重症监护病房（ICU），持续气管插管进行辅助呼吸直到呼吸、循环状态稳定为止。术后麻醉逐渐恢复，病人自主呼吸功能良好，气管分泌物少，意识清醒，一般情况稳定，血气分析和胸片无异常，可拔出气管插管。术后早期观察病人表现和体征，持续心电图、血压、氧饱和度、体温、呼吸监测；注意动脉血气分析、各项血液生化、凝血机制检查；详细记录每小时出入量，包括尿量、胃液、胆汁和腹腔各引流管以及呼吸和体温改变引起的额外蒸发，每天维持电解质钠、钾、氯和水的平衡。每天补充能量和维生素。术后第一天，即开始全胃肠外营养（TPN），病人肠蠕动功能恢复后宜尽早进食。

移植术后主要应防止多器官功能衰竭，移植肝功能的恢复对受者其他器官功能的恢复起着关键的作用。移植后早期对移植肝功能的监测和处理治疗尤其重要。肝功能的其他生化指标和凝血机制的测定有助于判断其功能，肝移植术后早期几乎所有病人有黄疸，这种胆红素增高与供肝切取、灌注、保存和移植过程中不同程度的缺血和机械性损伤有关，随后肝功能逐渐恢复正常。根据术后血糖、糖耐量试验和胰岛素释放试验以及 C-肽的测定可判断移植胰腺的功能。即使术前肾功能正常者，多器官移植手术的严重创伤也可导致术后因低血压引起的肾前性氮质血症、急性肾损害或者因抗生素、环孢素 A 引起的肾毒性损害，往往需血液透析使肾功能逐渐恢复。术后意识障碍原因复杂，低氧血症、低血糖、低血压、水及电解质紊乱、脑栓塞、脑水肿、癫痫或其他颅内病理改变如蛛网膜下腔出血也可影响神志，应予以鉴别诊断和适当处理。

术后应做各个部位的细菌、真菌培养和药敏试验以及病毒学，特别是肝炎和巨细胞病毒检查，以便指导抗感染药物的选择，避免盲目性。

术后排斥反应的预防和治疗，各个移植中心根据各自的经验和条件虽然治疗方案不完全相同，但都主张预防排斥反应采用三联或四联用药方案，不仅可以减少用药剂量，降低药物毒性外，还可增加其协同作用。常用于联用的免疫抑制药有环孢素 A、硫唑嘌呤或 MMF（骁悉）、肾上腺糖皮质激素、抗淋巴细胞抗体（ALG、ATG、OKT3）以及他克莫司 Prograf（FK506）等。治疗急性排斥反应首选甲泼尼龙冲击治疗，耐激素者可用抗淋巴细胞抗体。

〔陈　实〕

参考文献

［1］Starzl T E. Homotransplantation of multiple visceral organs ［J］. American J Surg，1962，103：219.

［2］Starzl T E. Transplantation of multiple abdominal viscera ［J］. JAMA，1989，261：1449.

［3］Starzl T E. Abdominal organ cluster transplantation for the treatment of upper abdominal malignancies ［J］. Ann Surg，1989，210：374.

［4］Neuberger J，Lucey M R. Liver Transplantation：Practice and Management ［J］. BMJ，Tavistock，1994.

［5］Starzl T E，Todo S，Tzakis A G，et al. Multivisceral and intestinal transplantation ［J］. Transplant Proc，1992，24：1217.

［6］Todo S，Furukawa H，Murase N，et al. Clinical intestinal transplantation at the University of Pittsburgh：an update ［J］. Nippon Geka Gakkai Zasshi，1996，97：1003.

［7］Weepler D，Khan R，Fragalidis G P，et al. Status of liver and gastrointestinal transplantation at the University of Miami ［J］. Clinical Transp，1996，1：187-201.

［8］陈实. 肝移植围手术期处理 ［J］. 肝胆外科杂志，1997，5：200.

［9］李元新. 腹腔多器官簇移植 ［M］//陈实. 移植学. 北京：人民卫生出版社，2011：1068.

［10］李元新. 肝小肠联合移植 ［M］//陈实. 移植学. 北京：人民卫生出版社，2011：1056.

［11］李国逊，陈知水. 肝胰联合移植 ［M］//陈实. 移植学. 北京：人民卫生出版社，2011：1084.

第三篇　胃肠道外科手术

第十七章　胃的解剖及生理

Anatomy and Physiology of the Stomach

一、胃的发生与发育

胃及十二指肠球部来自前肠，前肠的腹侧和背侧，各有韧带附着。由于胃的背侧缘生长较快，使胃和十二指肠向右旋转 90°，胃的腹侧系膜成为肝十二指肠韧带和肝胃韧带，而其背侧系膜则成为胃结肠韧带；右侧的胃壁成为胃的后壁，而左侧胃壁则为胃的前壁。

胃的运动与分泌功能受副交感神经即迷走神经的支配，迷走神经干沿食管的两侧下行，经过食管裂孔后，随着胃的旋转，左侧的迷走神经干成为前干，在相当于贲门水平处发出肝支，支配胆道和胰腺，然后沿胃小弯前壁下行，称为 Latarjet 神经，分出数小支伴随着胃壁血管至胃前壁，延续到小弯角切迹处时，成为"乌鸦爪"状的数小神经支，分布到胃幽门前壁。迷走神经的后干亦即是右干比较粗大，在部分人中由右干发出胃底贲门支；在贲门的稍下方发出腹腔支至腹腔神经节，随后便沿胃小弯后壁下行，发出与前 Latarjet 神经相对应的分支（图 17 - 1）。

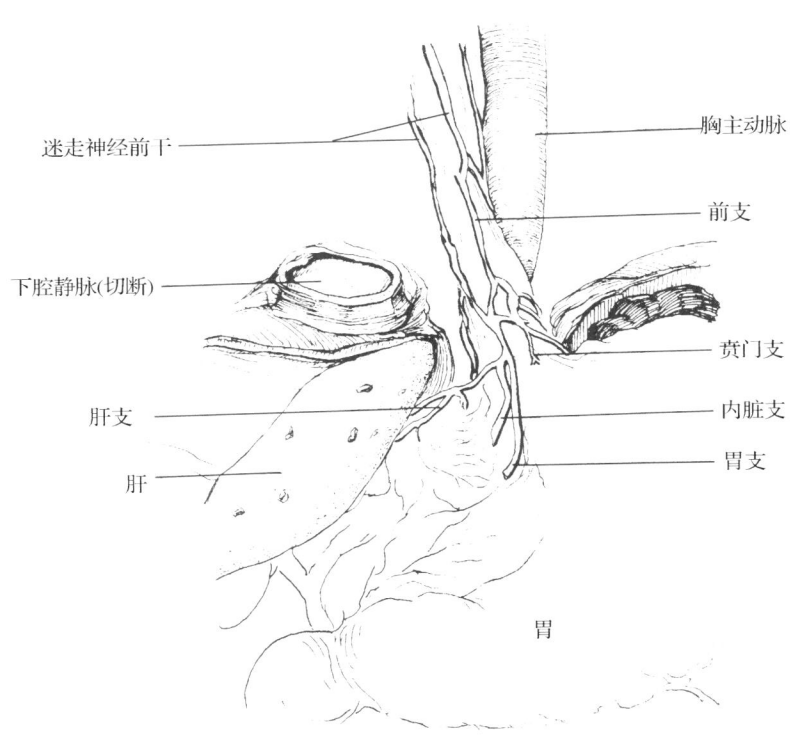

图 17 - 1　迷走神经前干与胃

二、胃的血管与毗邻

胃是上腹中部的主要脏器，由肝胃韧带-胃-胃结肠韧带将横结肠以上的腹腔分隔成为前、后两个区，胃的前方有肝脏、脾脏；胃的后方则为小网膜囊（图 17-2）。

胃分为贲门、胃底、胃体、胃窦、幽门管、幽门几个部分，各区所占的比例相对地比较恒定，胃大部分切除术时一般是指切除胃组织的 60% 以上（图 17-3）。

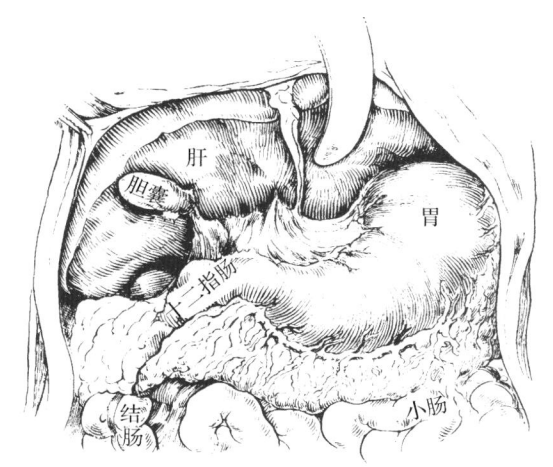

图 17-2　胃与上腹部脏器

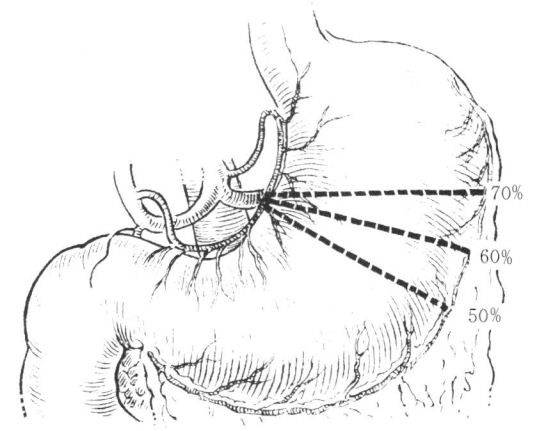

图 17-3　远端胃切除切线方向与胃切除量

胃的血流丰富，其动脉血供来自腹腔动脉干的各分支，包括胃左动脉、胃右动脉、胃网膜右动脉、胃短动脉，此外尚有来自左膈动脉的逆行支。胃的血供在黏膜下层形成广泛的血管网，故只需保存一支主要动脉，胃壁便没有缺血的危险，但临床上需要注意的是胃底的血运，该处的胃壁很薄，有容易发生缺血、坏死、穿孔的危险，如见于脾切除、胃底食管血管结扎治疗食管静脉曲张破裂出血时（图 17-4、图 17-5）。

胃的静脉回流由胃左和胃右静脉汇成胃冠状静脉汇至门静脉，尚有胃网膜右静脉与右结肠静脉合干汇至肠系膜上静脉。在胃的黏膜层下有丰富的静脉网互相连接，当有门静脉高压症时，胃的黏膜下静脉网与食管的静脉丛沟通，回血至奇静脉和半奇静脉系统。

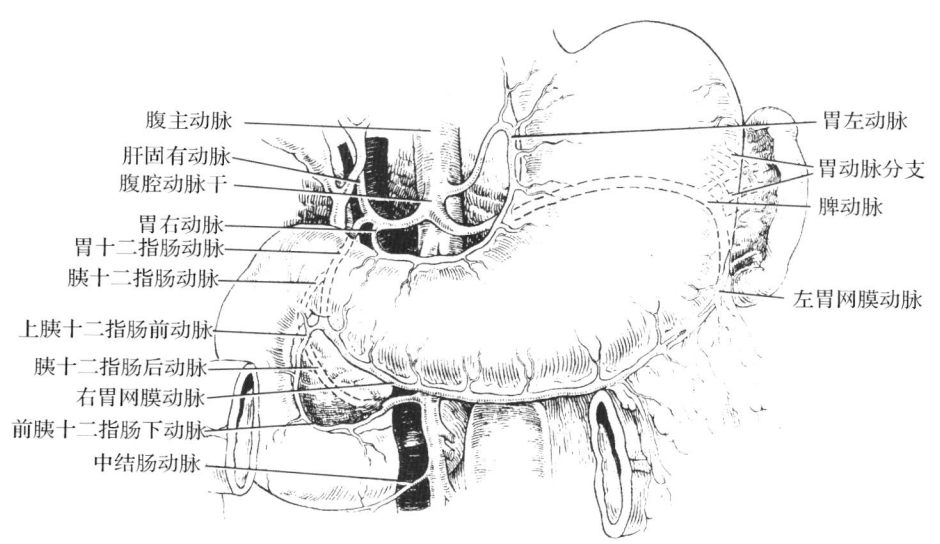

图 17-4　胃与十二指肠的动脉供应

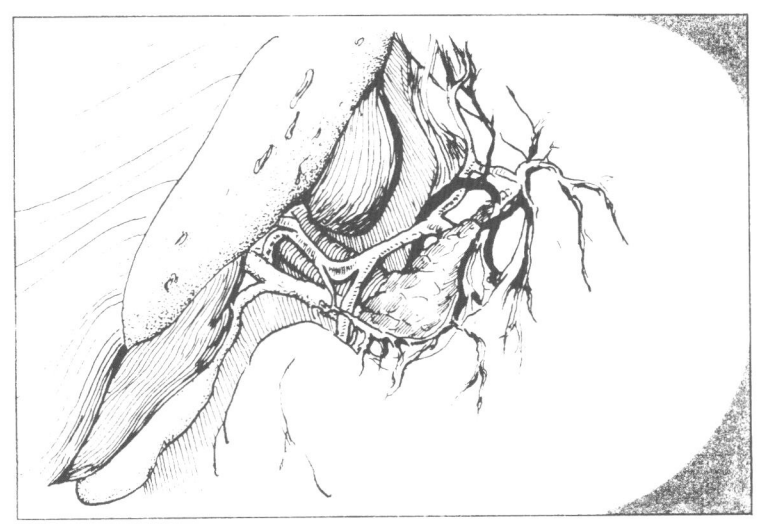

图 17－5　胃小弯血管与肝门部结构的关系

三、胃的淋巴引流

胃有十分丰富的淋巴引流，按胃的不同区域，淋巴流向不同部位的淋巴结群。淋巴的流向一般是伴随胃的供血血管，不过淋巴流与血流的方向相反。胃的淋巴引流分为四个区域，即：①胃左动脉供血区；②胃右动脉供血区；③胃短动脉和胃网膜左动脉的供血区；④胃网膜右动脉供血区。各区间的淋巴系统有丰富交通，最后到达腹腔动脉周围淋巴结群，再及腹主动脉旁淋巴结，经胸导管流入血循环（图17－6）。

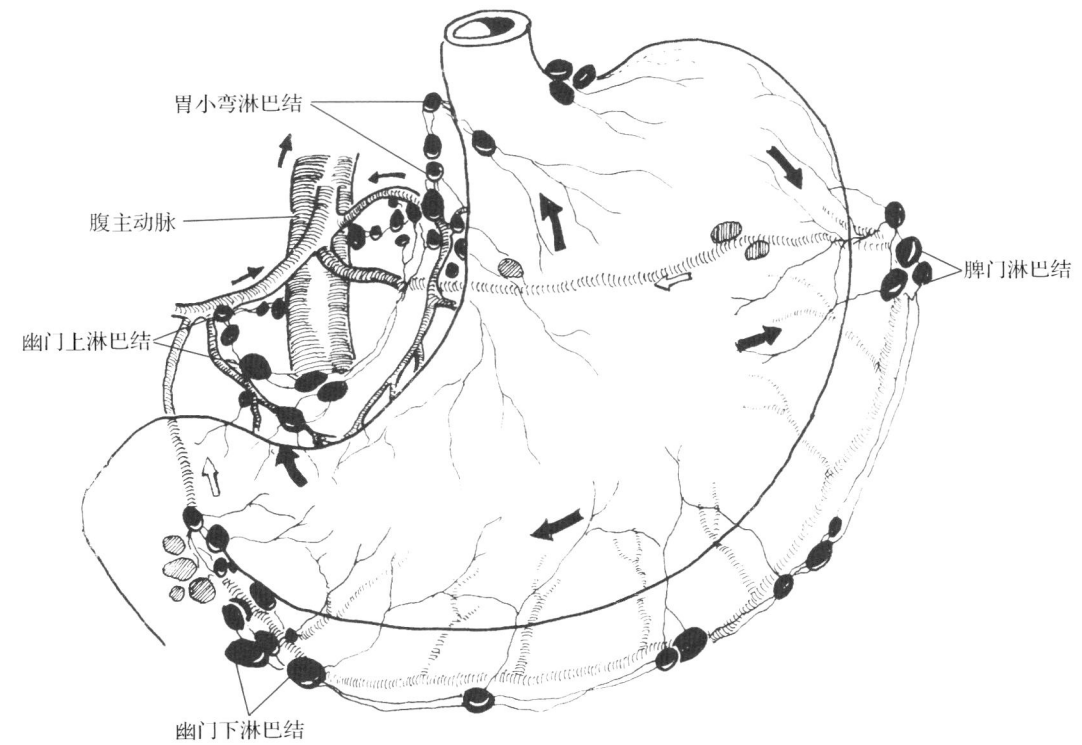

图 17－6　胃的淋巴引流（——▶表示淋巴流向；虚线为胃的后方）

胃的淋巴引流与胃癌的转移途径的关系密切，因而涉及根治性切除手术时淋巴结清扫的范围。临床上对胃癌的淋巴结转移的分级是根据肿瘤所在的位置而定，一般分为胃的近侧 1/3、中 1/3 和远端 1/3，再根据胃的淋巴引流将淋巴结群分为 16 组。按照淋巴结距肿瘤和其主要血管供应的远近分为三站，即是在淋巴转移途径上的第一、第二、第三站，但临床上常有多种因素影响淋巴流的流向而致跳跃式的转移。

四、胃的生理功能

胃的生理功能有两个主要部分：一是分泌功能，二是运动功能。

胃表面的黏液分泌细胞分泌黏液，在胃黏膜的表面上，分布有许多胃腺的开口，为单管腺和分支管状腺，其腺上皮有多种分泌细胞。胃的主要分泌细胞为分泌胃蛋白酶原细胞，或称主细胞，数量最多，分布在胃腺的体部和底部，以胃底部最多。胃壁细胞是分泌胃酸的细胞，分布在胃底腺的各段；壁细胞尚有分泌内因子的功能。在胃腺内尚有内分泌细胞，如 G 细胞分泌胃泌素、D 细胞分泌生长抑素等。

根据胃黏膜的分泌功能，胃一共可以分成两部分：一是胃底部，胃底部黏膜分泌胃酸和胃蛋白酶；另有一些内分泌细胞分泌生长抑素、血管活性肠肽、肥大细胞释放组胺等；其次是胃窦部，胃窦黏膜分泌黏液，另有内分泌细胞分泌胃泌素和生长抑素。

胃及十二指肠的消化性溃疡的并发症是以往的胃的良性疾病行外科治疗的最常见的手术指征，其目的是切除大部分的胃酸分泌细胞降低胃酸而达到治愈。近年来由于对胃分泌生理研究的进步和新治疗药物的开发，使消化性溃疡病需行手术治疗的病人数已大见减少，像以往外科临床上所见的复杂的慢性消化性溃疡病人亦更为少见，故当前胃外科的内容在手术的种类方面与过去有一定区别。由于诊断技术的发展，更多的病人能获得早期手术治疗，手术范围亦比较局限，这是当前外科发展的总趋向。不过，对一些复杂的胃手术亦应是普通外科医师应该掌握的内容。胃癌的外科治疗现已成为胃外科的主要内容。在药物治疗方面，有传统的抗酸药物、H_2 受体的拮抗药物、抑制壁细胞分泌表面的质子泵的咪唑类药物和黏膜表面保护剂的药物等。治疗溃疡病的外科手术在当前虽然已经较少做，但一个世纪以来胃外科经验的积累，给胃肠外科的发展奠下了基础。

迷走神经支配胃液分泌和胃的蠕动，兴奋迷走神经可增加胃酸分泌和胃蛋白酶分泌，促进胃蠕动。十二指肠溃疡的病人，胃酸分泌增多，特别是夜间的分泌及胃的蠕动增强。迷走神经阻滞可减少胃酸分泌和抑制胃蠕动。基于对迷走神经在胃的生理作用的研究，1943 年 Dragstedt 首次提出用迷走神经干切断术治疗十二指肠溃疡病。国内在 1947 年时亦开展此项手术。随后，技术上的改革发展成为胃迷走神经切断术、壁细胞迷走神经切断术（高选择性迷走神经切断术）。

五、十二指肠的外科解剖

十二指肠是前肠的尾端，全长约为 12 横指，除了第一段外，其余部分均处于腹膜后，故属于一腹膜后脏器。十二指肠分成 4 段：

第一段为球部，位于腹膜腔内，为其游离部分，溃疡病时常累及胃及十二指肠球部，故此段常与胃作一整体对待。十二指肠球部黏膜缺少横形皱襞。

第二段称为降部，其中部内侧份有十二指肠大乳头，是胆管和胰管的开口所在；由十二指肠的第一、第二、第三段所形成的 C 字型段的凹面是胰头所在，胆总管经十二指肠球部后方，进入胰头后的胆总管沟，最后斜行进入十二指肠开口于大乳头。自球部以下，肠的黏膜面便有许多横形皱襞，以增加肠黏膜的吸收面积。

第三段是横部，位于横结肠系膜的两层腹膜内，故在显露十二指肠横部时，需要游离横结肠肝曲及其系膜，或在提起横结肠后，切开系膜下面腹膜的附着处。

在十二指肠横部的前面，有肠系膜上动、静脉从胰腺下缘至小肠系膜，有时横部受上肠系膜血管的压迫，造成"肠系膜上动脉综合征"。

第四段为升部，与空肠的起始相连接。空肠的起始部为悬韧带固定于腹膜后，称为 Treitz 韧带。在十二指肠空肠曲处，可以有腹膜反折附着形成的陷凹，称为十二指肠上隐窝、十二指肠旁隐窝和十二指肠下隐窝，在该处有时可成为内疝的部位。

十二指肠与胰腺有共同的血供。胃十二指肠动脉自十二指肠第一段后方下行，分出胰十二指肠上动脉和胃网膜右动脉，肠系膜上动脉分出胰十二指肠下动脉，上、下动脉分成前、后支，形成胰十二指肠前后动脉弓，彼此互相沟通。胃十二指肠动脉尚可分出胰横动脉。十二指肠与胰头有共同的血供，不能分开，故外科临床上常是把胰头和十二指肠作为一个整体来对待。

〔黄志强　黄晓强整理〕

第十八章　胃肠道吻合的缝合方法和吻合器的使用

Technique of Gastrointestinal Anastomosis and the Use of Staplers

　　胃肠道吻合是胃切除后重建消化道必不可少的步骤，首例由 Billroth 施行（1881），但其基本技术则系 Lembert 所创（1870），其操作原则不但沿用至今，而且几乎适用于所有消化管道的吻合。

一、与胃肠道吻合有关的主要解剖特点

　　1. 胃壁有肥厚的肌层和丰富的血液循环，这里所说丰富的血液循环不仅指胃的多支供应血管，也指胃黏膜下的大量血管吻合支。胃壁的这一解剖特点决定了它在吻合后极少因缺血甚至坏死而影响愈合，但同时却易于发生出血。

　　2. 十二指肠和小肠的共同特点是管壁较薄，主要是肌层远不如胃壁肌层丰厚；其血液循环来自各自供应血管的血管弓，大量小血管支由血管弓直接进入肠壁，但血管在肠壁内（黏膜下）的互相交通少。因此，十二指肠和小肠在吻合中因血液循环被破坏、肠壁血液供应不足而发生愈合障碍的可能性较大，而发生吻合后出血的可能很少。十二指肠和小肠的不同处在于前者位置较固定，在与胃吻合时难免有张力，不但操作较困难，术后吻合口破裂的可能也较大一些，而后者活动度很大，吻合操作方便，吻合口易于做到无张力；前者在吻合前（或作为残端封闭时）常需解剖出一定长度供吻合（或封闭）用，血液循环容易遭到破坏而影响愈合，而小肠在吻合时通常无需处理其系膜，血液供应基本不受影响。

　　胃远端切除后胃肠道重建的方式有 Billroth Ⅰ（胃十二指肠吻合）、Billroth Ⅱ（胃空肠吻合）两种方式，Billroth Ⅱ 式中又有多种亚型。在胃癌合并幽门梗阻而根治已不可能时，或迷走神经切断时，也常用胃空肠吻合作为胃引流，其缝合操作方法与 Billroth Ⅱ 式时的胃空肠吻合大体上是一致的。

　　胃肠道吻合的基本要求是：①避免手术后发生吻合口破裂；②防止手术后发生吻合口出血；③防止手术后吻合口狭窄以至梗阻；④尽可能避免远期并发症。

　　上述吻合口破裂、出血、狭窄都与缝合技术密切相关，远期并发症则主要由手术方式本身决定，与手术操作关系不大。一般而言，胃十二指肠吻合后的胃肠关系较符合生理，远期并发症较少发生；胃空肠吻合后的远期并发症，尤其是需要再次手术处理的并发症的发生与输入空肠段的长度有很大关系，输入空肠段愈短，远期并发症的发生率愈低。

二、胃肠道吻合的缝合方法

　　胃肠吻合技术，包括手工缝合、吻合器吻合、加压吻合以及如今国内外研究者正在探究的射频焊接肠道吻合技术，其中手工缝合又按不同的方式分为一层吻合和二层吻合，连续缝合和间断缝合，内翻缝合和外翻缝合。

　　双层吻合又分为全层加浆肌层吻合术（Albert-Lembert 法）和分层吻合术（Parker-Kerr-Halsted 法）等术式。单层吻合术中具有代表性的有 Gambee 缝合法、Wolfler 缝合法和近年来提出的 Albert 缝合法。因前两者操作仍较为繁琐、费时，故未能普及。Albert 缝合术操作简便、省时，但因对其应用的安全性缺乏认识，担心会增加吻合口漏的并发症，所以多数医师对临床应用心存疑虑。尽管国内外已经开展了单层吻合术，但多数医院仍以双层吻合为主。"Lembert 法的垂直褥式缝合法"是将肠道吻合口内翻，许多外科医师相信内翻缝合更能降低吻合口漏的发生率，这也使得内翻缝合在 19 世纪早期得到了广泛认可。

　　Czerny-Lembert 法缝合法：1880 年，Czerny 等改进了 Lembert 法，在 Lembert 法的基础上，

Czerny 增加了黏膜层缝合，这是一种两层内翻缝合法，即 Czerny-Lembert 法。

Connell 连续内翻缝合法：1892 年，Connell 提出了一种连续内翻缝合法，减少了线结的数量并节约了吻合的时间。尽管 Connell 提倡的是一层内翻缝合，但是很多人将这种连续缝合用于 Lembert 法的第 2 层缝合

Gambee 缝合法：Gambee 发明了间断全层垂直褥式内翻缝合，在临床得到成功实践，随后逐渐得到推广。后来，Weinberg 和 Oslen 提出了间断全层内翻缝合，线结在外，操作更加简便，浆膜对合也更加满意，从而把一层吻合技术推向了一个新的高度。Gambee 是美国波特兰市的一位外科医师，他在 1956 年发表了一种垂直褥式消化道吻合方法即 Gambee 缝合法。Gambee 缝合法是将黏膜层、黏膜下层和肌层以及浆膜层进行一层缝合的吻合方法。其优点是将血运丰富的黏膜层和黏膜下层进行缝合，组织愈合能力强；黏膜下层比较牢固，缝合后支持力强，愈合好；黏膜层的正确对合，不容易发生吻合口瘘；端端吻合，吻合口部位对合整齐平整，没有隆起，吻合口狭窄少见；一层缝合，组织损伤小，产生的肉芽组织少；由于 Gambee 缝合法具有显著的生物机械学和组织愈合优势，临床广为应用（图 18-1）。

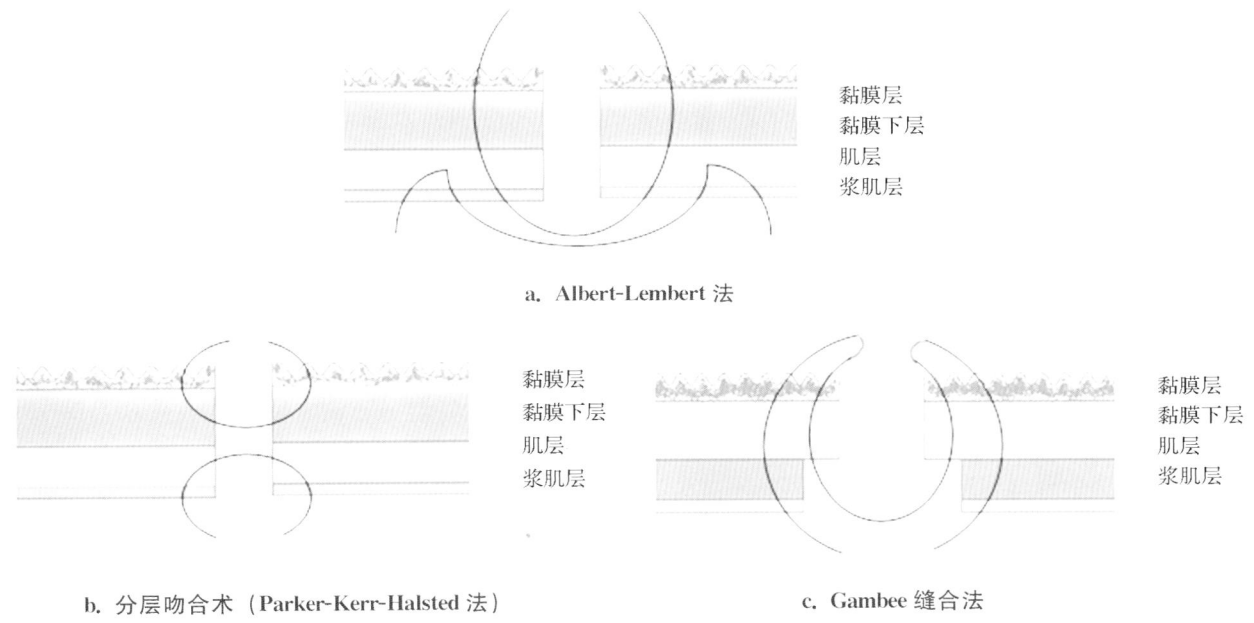

a. **Albert-Lembert 法**

黏膜层
黏膜下层
肌层
浆肌层

b. **分层吻合术（Parker-Kerr-Halsted 法）**

c. **Gambee 缝合法**

黏膜层
黏膜下层
肌层
浆肌层

黏膜层
黏膜下层
肌层
浆肌层

图 18-1　胃肠道吻合的缝合方法

三、胃十二指肠吻合（Billroth Ⅰ 胃切除）

【基本方式】胃切除后缝闭小弯侧断端，留出与十二指肠口径相当的大弯侧断端与十二指肠断端吻合。

1. 充分游离拟切除的胃和十二指肠后，在切断线近侧用一把 Kocher 钳夹闭幽门或幽门窦部，远侧用一把十二指肠钳或弯肠钳夹闭十二指肠球部或壶腹后部，然后在预定切断线切断十二指肠（图 18-2）。注意十二指肠切断线距离其血管游离终点不宜超过 1 cm。原则上，只要操作允许，十二指肠的游离愈少愈好，以免破坏过多血供而影响吻合口的愈合；而十二指肠钳的放置则可尽量离吻合口远一些，方便缝合时的操作。

2. 把十二指肠切断线近侧的 Kocher 钳向上、向左翻转提起胃显露其后壁。在预定切断线远侧（拟切除侧）2～3 cm 处用一把长 Kocher 钳平行于切除线钳夹胃壁，钳夹时务使胃壁平整妥帖地被置于钳内。向反方向翻转此钳并牵拉胃使胃切断线向十二指肠断端靠拢；靠拢时如较困难，可适当牵拉夹闭十二指肠的十二指肠钳，但不可过度；很困难时，在十二指肠外侧缘作 Kocher 氏切开游离十二指肠第二段，或放弃胃十二指肠吻合改行 Billroth Ⅱ式胃空肠吻合。用细丝线间断缝合预定吻合口的后壁浆肌层

（图 18－3）。这一层缝合在胃后壁应位于预定胃切除线近侧约 0.5 cm 处。

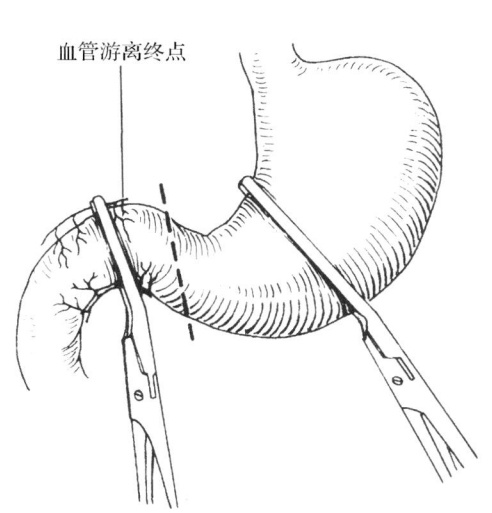

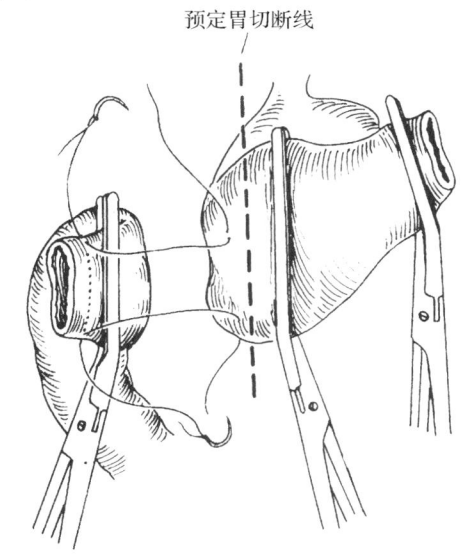

图 18－2　十二指肠的切断

图 18－3　胃（大弯侧）十二指肠吻合口后壁的第
　　　　　一层（浆肌层）缝合

3. 在距上述吻合口后壁浆肌层缝合线约 0.5 cm 处（即预定胃切除线）平行地切开大弯侧胃后壁浆肌层显露后壁黏膜下层。用细丝线逐一缝扎所有可见的黏膜下血管，注意缝扎应在切断线近侧（图 18－4）。

4. 在预定胃切除线近侧稍远处用一把肠钳控制胃腔。在前述胃后壁预定切除线大弯侧浆肌层已切开、胃黏膜下血管已缝扎处切开黏膜层。

5. 用 4－0 可吸收缝线自大弯侧开始连续缝合吻合口后壁全层（图 18－5），到达吻合口小弯侧终点后，按预定切除线切断胃后、前壁，切除胃。继续向小弯侧连续缝合小弯侧胃断端的黏膜层（图 18－6），到达顶点时作一次交锁缝合，然后折返向大弯方向连续缝合小弯侧胃断端的浆肌层（图 18－7）。继续连续缝合吻合口前壁的黏膜层（图 18－8），此时可撤除控制胃、肠腔的肠钳。在顶点作交锁缝合一次后再折返向小弯方向缝合吻合口前壁的浆肌层（图 18－9）。

6. 用丝线间断内翻缝合吻合口前壁和小弯侧胃断端的浆肌层（图 18－10）。吻合口前、后壁在大弯侧的交接处重叠缝合 1～2 针，胃小弯侧断端顶点作一荷包缝合，胃断端缝闭线与胃十二指肠吻合口前、后壁缝合线接合处的"危险点"处作一穿过胃前壁、后壁及十二指肠浆肌层的荷包掩埋缝合，以资安全（图 18－11）。

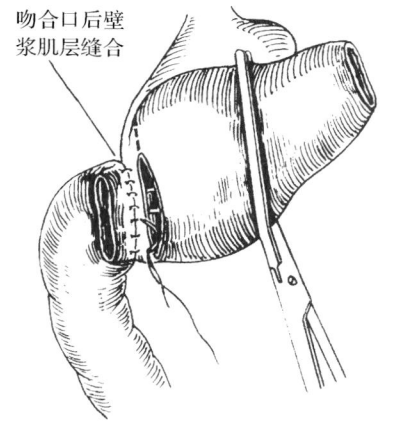

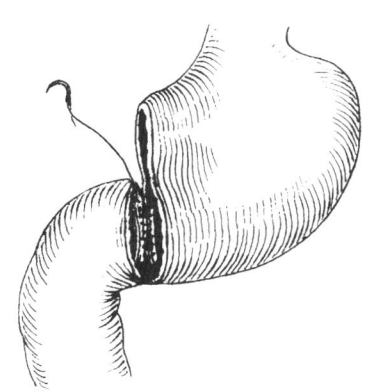

图 18－4　切开吻合口胃后壁肌层，缝扎黏膜下
　　　　　血管

图 18－5　胃十二指肠吻合口后壁的第二层（全层）
　　　　　缝合

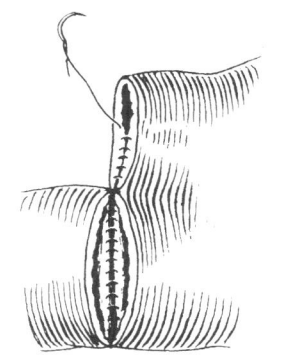

图 18－6　胃小弯侧断端黏膜层
　　　　　的缝合

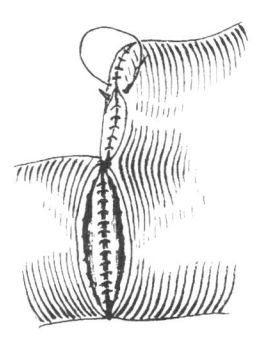

图 18－7　胃小弯侧断端浆肌层
　　　　　的缝合

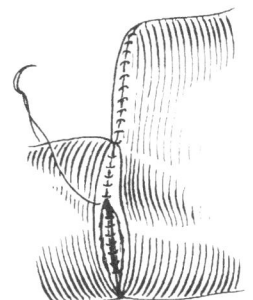

图 18－8　胃十二指肠吻合口前
　　　　　壁的第一层（黏膜层）
　　　　　缝合

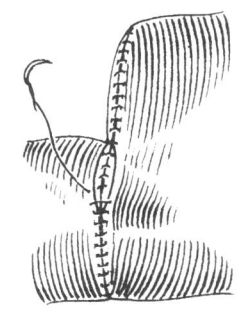

图 18－9　胃十二指肠吻合口前
　　　　　壁的第二层（浆肌层）
　　　　　缝合

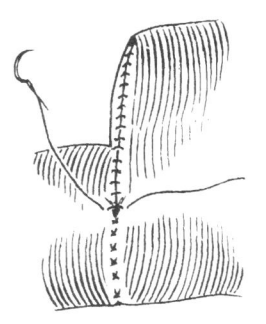

图 18－10　胃十二指肠吻合的最
　　　　　　后一层（间断内翻）
　　　　　　缝合

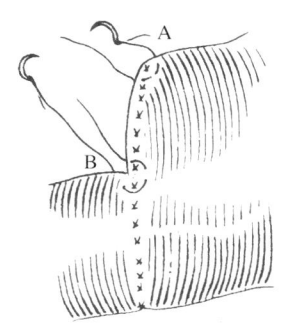

图 18－11　胃十二指肠吻合后，
　　　　　　在小弯侧胃断端终点
　　　　　　A 及胃断端与胃十二
　　　　　　指肠吻合口交点 B 的
　　　　　　荷包缝合

【注意事项】　在上述缝合过程中，有以下几点需予以注意：

1. 最好勿用丝线作连续缝合。欲作连续缝合时，应取可吸收缝线；应用丝线时，原则上应作单结缝合。

2. 可吸收缝线可采用肠线或吸收性合成纤维线。肠线因其组织反应较重、强度较低的缺点，在欧美各国已很少用于腹部外科。吸收性合成纤维线，如微乔线，为人工合成可吸收缝线，表面涂层含有聚糖乳酸 370 及硬脂酸钙，使其光滑，具有流畅性，定位准确，可减少缝线对组织的切割，不易引起组织撕裂。较常用的有聚羟基乙酸线（dexon），聚乙酸维尼纶线（PVA）、聚乳酸羟基乙酸线（Vicryl）等。这类可吸收合成纤维线的优点是组织反应轻、强度高、吸收时间一般在 30～60 d；此外，这类缝线在分解中产生的降解产物有一定抑菌作用，因而已大有在腹部手术中取代肠线的趋势。

3. 胃肠吻合中所用缝合线不可太粗。用丝线时可用 0 号或 1 号线；可吸收缝线原则上应取 4－0 线，尤其用肠线时。

4. 在连续缝合过程中，如需由一个层次的缝合转到另一个层次的缝合，例如在黏膜层缝合完毕转而缝合浆肌层时，应该先由黏膜层进针而由浆肌层出针，再继续浆肌层的缝合，以避免缝线穿过吻合口影响愈合（图 18－12）。

5. 由于胃壁各层中黏膜下血管分布最为丰富，而胃壁肌又较丰厚，全层缝合时缝线对黏膜下层血管的压迫并不总是可靠的，血管所受压力不足时，术后就可能发生出血；加以胃肠吻合口后壁通常是采用内翻缝合方法，且在肠钳控制下进行，术中不易发现出血。因此，缝扎吻合口后壁胃侧的黏膜下血管是必要的。吻合口前壁和小弯侧胃切端的缝合多有一或两层外翻缝合，用以控制胃和肠腔的肠钳在最后

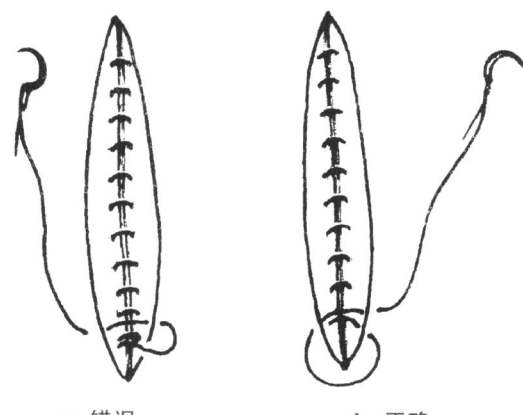

a. 错误   b. 正确
图 18 - 12　由一个层次转向另一层次的连续缝合方法

一层缝合前又已撤去，黏膜下血管如有出血，术中即可发现，其缝扎就并非必要；分层缝合吻合口前壁和小弯侧胃切端，更可确实缝闭紧密附着于黏膜的黏膜下血管断端，可靠地防止术后吻合口出血。

　　6. 胃肠吻合的具体操作，各家描述颇有出入。以上所述的是一种较传统而定型的缝合方式。近20年来，许多外科医师采用一层吻合，有取单结全层缝合的，也有取连续全层缝合的。临床实践证明，如操作正确，一层缝合不但具有吻合口瘢痕少、不易发生狭窄的优点，而且同样是安全可靠的。一层吻合时，要特别注意针距，每 1 cm 缝 3～4 针，过密或过稀都会影响吻合口愈合；此外，每一针都要保证缝合组织的良好对合。笔者在施行胃十二指肠吻合时，通常在缝扎吻合口后壁胃黏膜下血管后，一层（全层）缝合吻合口后壁，而吻合口前壁和小弯侧胃断端则用前述方法分层缝合。胃十二指肠吻合时，后壁的缝合是操作中主要困难所在，如后壁取一层吻合，不但十二指肠切断前不必较多地游离，缝合操作省时而方便，而且扩大了 Billroth Ⅰ 式手术的适用范围；吻合口后壁因紧贴后腹壁，发生手术后吻合口漏的可能性几乎不存在。

四、胃空肠吻合（Billroth Ⅱ 式胃切除）

　　【基本方式】胃切除后缝闭十二指肠切断端，残胃与上段空肠间吻合。

　　十二指肠切断端的缝闭

　　有两种情况。一是溃疡一并切除时，另一是溃疡难以切除时。

　　十二指肠前壁的溃疡一般都能手术切除；切除后多数可采用 Billroth Ⅰ 式手术重建胃肠道。如果切除后需要按 Billroth Ⅱ 式处理，则应在切断十二指肠（参见图 18 - 2 及相应文字）后，单结（细丝线）或连续（可吸收缝线）全层缝合十二指肠前、后壁，然后作一层内翻缝合（图 18 - 13），两角可用半荷包缝合掩埋。

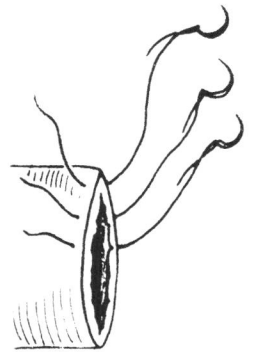
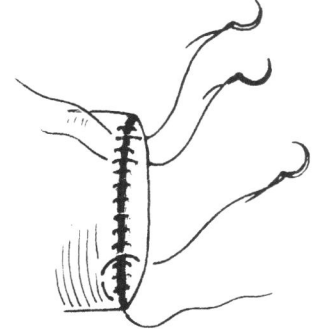

a. 前后壁全层缝合   b. 内翻缝合和角部的半荷包缝合
图 18 - 13　十二指肠残端的封闭

难以切除的溃疡常位于后壁且向胰头穿透，另外也有前壁溃疡而瘢痕巨大呈胼胝状的。这时可按Bancroft 法处理十二指肠：解剖、分离胃远段至幽门近侧约 3 cm 处即停止，于此处切开胃窦浆肌层，然后于黏膜下层内向远侧游离胃窦黏膜直至幽门；确认胃窦黏膜已完全剥除后，于幽门部切断黏膜，再作两层缝合：第一层单结或连续缝合黏膜和肌层，第二层缝合浆肌层（图 18 - 14）。取这一方式处理十二指肠侧断端时，有几个问题必须注意：

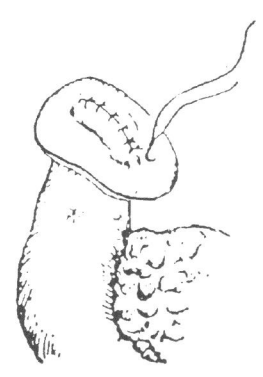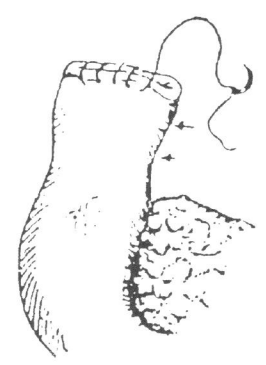

a. 胃窦黏膜已剥除，间断缝合幽门黏膜和幽门窦前后壁肌层　　　　　　b. 浆肌层缝合

图 18 - 14　Bancroft 法处理残端

1. 远段胃的游离不可过多，宁可保留完整的残端血液供应而在处理残端时出血稍多，切勿形成较长的去血管残端（图 18 - 14），否则极易招致手术后残端破裂。这种情况尤其见于原计划切除溃疡，却在解剖、分离已达到幽门区时发现溃疡难以切除，临时改行 Bancroft 法旷置时，笔者所见胃大部切除术后的十二指肠残端破裂几乎全部属于这种情况。

2. 作残端第一层缝闭时应力求达到残端内的切实止血；第一、第二层缝合间应避免留下死腔，否则残端内可发生血肿影响愈合。

3. 切勿内翻包埋残端，招致浆肌层损伤和局部水肿以及血液供应障碍；残端前后壁良好的对合是顺利愈合的最佳保证。

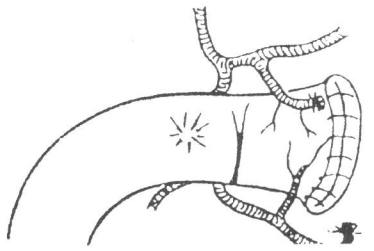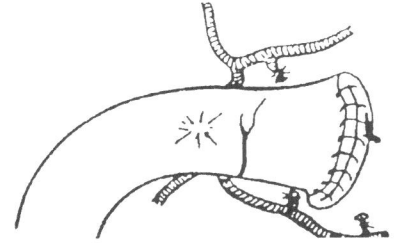

a. 尽可能保留残端的血液供应　　　　　　b. 已形成过长的去血管残端

图 18 - 15　旷置溃疡时十二指肠残端的处理

胃切除后的十二指肠残端破裂是一种严重的手术后并发症，病人可因处理不及时而死于弥漫性腹膜炎；或死于高位肠瘘时的水、电解质平衡失调以及营养不良。因此，传统上对胃切除时十二指肠断端的处理，各家都再三强调，慎之又慎；在具体操作上，亦常描述 3 层甚至 4 层缝合。以笔者之见，胃切除时如需封闭十二指肠断端，遵循以下原则，就可将手术后十二指肠断端破裂的发生率控制在最低水平：

1. 尽最大努力保证切断端有充分的血液循环。

2. 开始解剖胃时，一定要仔细探查病变情况、有无切除可能，并决定十二指肠切断端的处理方式；病变切除可能困难时，宁可取 Bancroft 法处理十二指肠断端；即使溃疡出血或穿孔，也可在切开十二指肠前壁止血或修补穿孔同时取 Bancroft 法作胃切除；文献中虽有切除巨大溃疡后处理十二指肠断端的方法介绍，如 Nissen 法、Graham 法等，但与 Bancroft 法比较，后者的操作难度、处理后的安全程度绝对优于其他方式。

3. 缝合十二指肠断端，绝不是缝合层次越多、针距越小（越密）就越安全，相反，过多的缝合可能破坏局部的血液供应状况而招致并发症；一般而言，两层缝合是足够的。再三强调的应是保证局部血液循环，而不是超出必要的缝合。

五、胃肠道的器械吻合

器械吻合已广泛应用于食管和直肠手术并且显示了它吻合牢固、精密、规范、省时的优点。在胃肠道吻合方面，器械吻合也已经被相当广泛地应用。

胃肠道吻合时所用的吻合器包括残端缝合器（TA，图 18-16），胃肠吻合器（GIA，图 18-17）和管状吻合器（EEA，图 18-18）。其中 GIA 实际上是一种侧侧吻合器，也可用于肠管的侧侧吻合；EEA 则是一种端端吻合器，图 18-18 中所示弯型者用于直肠吻合，另有直型用于食管吻合，在胃肠吻

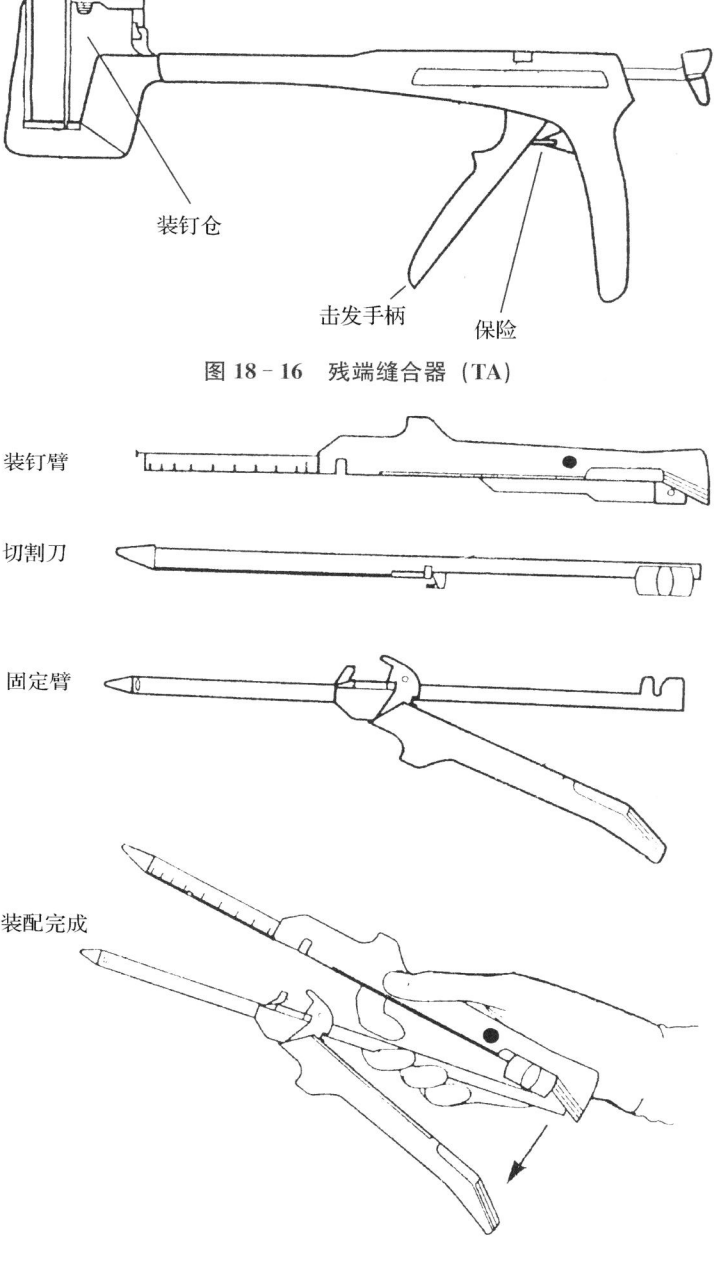

装钉仓

击发手柄　保险

图 18-16　残端缝合器（TA）

装钉臂

切割刀

固定臂

装配完成

图 18-17　胃肠吻合器（GIA）

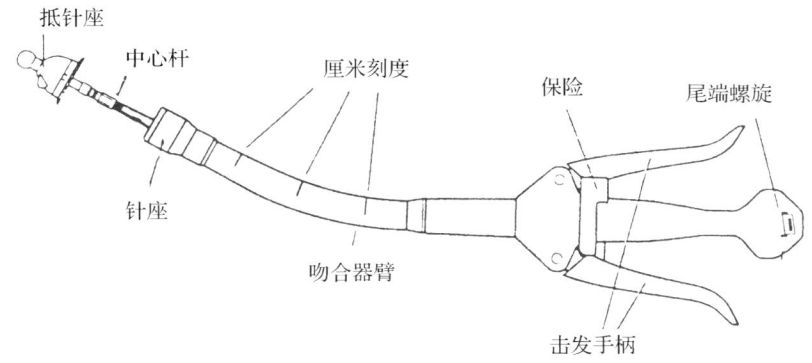

图 18-18 管状吻合器（EEA）

合中可根据医师习惯用其中任一型。这些吻合器同时都有切割功能，例如 TA 在封闭断端同时也可切除多余的或拟切除的组织；EEA 在吻合同时切除吻合口内多余的肠壁或胃壁，GIA 在吻合同时切开胃和肠壁使吻合口开放。

Billroth I 式胃切除后的胃十二指肠吻合：先如图 18-2 所示游离胃和十二指肠并在幽门远侧横断十二指肠。在距断端 2～3 cm 处用丝线作一圈十二指肠全层或浆肌层缝合备用，或用两根线作两个半圈缝合亦可（图 18-19）。用 TA 在胃切除线上关闭小弯侧胃断端并切除胃，大弯侧留下可供吻合器插入的开放断端（图 18-21a）。于胃后壁近大弯处，距胃断端 3～4 cm 处开一小口，由胃的开放断端插入 EEA 的中心杆经此小口引出。将抵钉座置入十二指肠残端，收紧并结扎预置缝线后与中心杆连接。顺中心杆套入 EEA 器身推入胃腔，旋紧尾端螺旋使针座与抵钉座靠拢对合（图 18-20b）。调整完毕后即可握捏手柄击发，吻合即告完成。取出吻合器，用 TA 关闭胃的大弯侧断端（图 18-20c、d）。

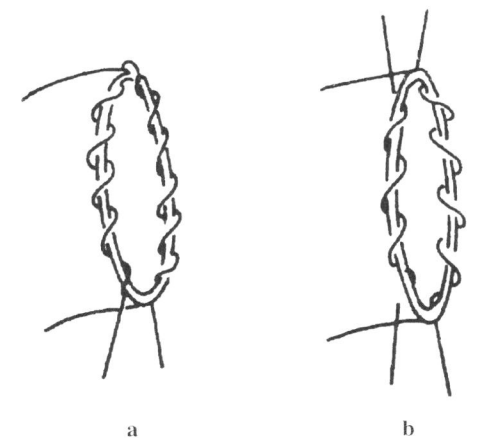

图 18-19 用丝线作一圈（a）或半圈（b）缝合

Billroth II 式胃切除后的十二指肠残端封闭和胃空肠吻合：游离胃和十二指肠后，先以 TA 缝闭并切断十二指肠（图 18-21a）。半口胃空肠吻合时的具体操作与胃十二指肠吻合时大致相同，只是在空肠的预定吻合处切一"十"字形小口（以能置入抵钉座为度）代替十二指肠残端，并在小口周围作荷包缝合备用。其后的操作过程同胃十二指肠吻合时（图 18-21b、c、d）。欲作全口吻合时则应在处理十二指肠残端后，先用 TA 在预定胃切除线关闭胃断端并切除胃，然后在胃后壁大弯侧距断端约 3 cm 处开一小口，在预定空肠吻合口的对大弯端亦开一小口，由此二口分别置入 GIA 的二臂，即可完成吻合（图 18-22）。吻合后以两层缝合关闭胃和肠壁上的小切口。

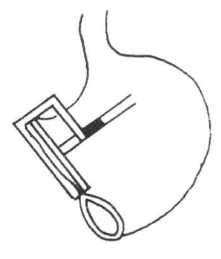

a

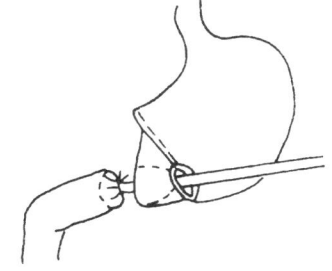

b

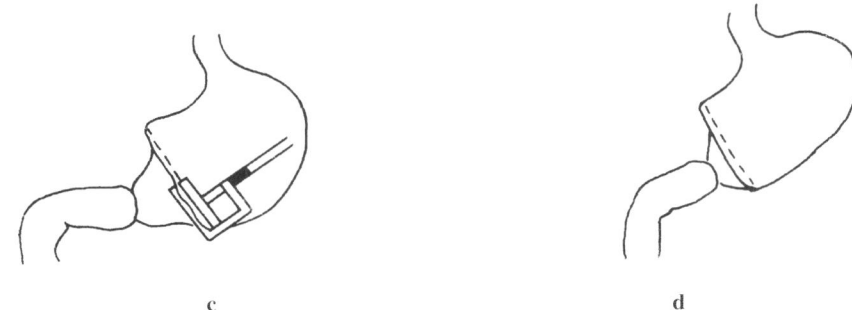

图 18 - 20　Billroth Ⅰ 式胃切除后用吻合器作胃十二指肠吻合

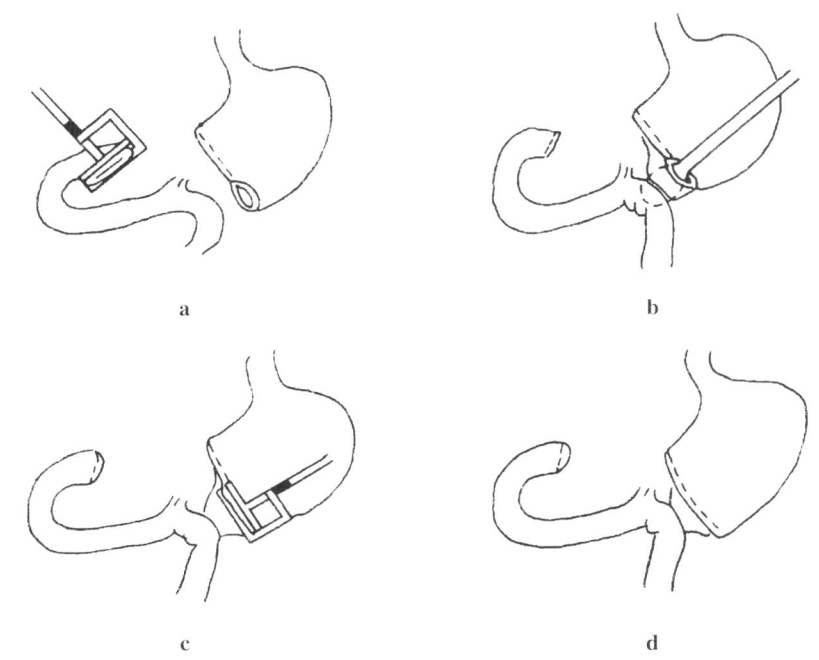

图 18 - 21　Billroth Ⅱ 式胃切除后用吻合器作空肠吻合

应用器械作胃肠吻合时，要有足够的健康组织供操作用，例如用 TA 关闭十二指肠残端时，否则宁可手工缝合。此外也应注意吻合部的血液循环状况。像图 18 - 22 所示情况，如果胃壁特别是小弯侧供应血管被破坏太多，断端和吻合口间的胃壁就有可能发生坏死。此外，手术医师应该对吻合器的性能及使用方法有充分了解。

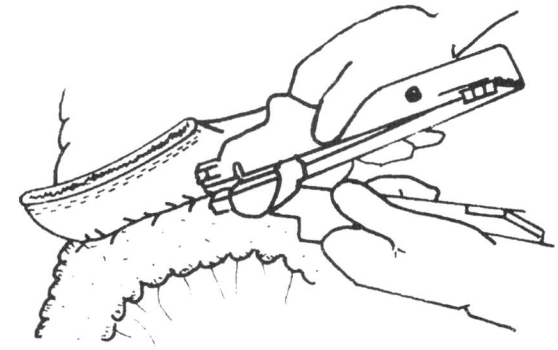

图 18 - 22　用 GIA 作胃空肠全口吻合

六、Billroth Ⅰ 和 Ⅱ 式消化道的重建

有两种方式，即全口吻合和半口吻合，前者以 Moynihan 法为代表，后者的代表是 Hofmeister 法。

以 Hofmeister 法为例：在切断十二指肠（参见图 18 - 2 及相应文字说明）并处理其断端后，利用夹闭幽门或幽门窦部的 Kocher 氏钳把胃向左上方翻起，显露胃后壁。以 Treitz 韧带为标志确认空肠上段。提起横结肠，在其系膜无血管处剪开一长约 5 cm 的裂隙，把空肠上段经此裂隙提出使靠近胃后壁。确定约 6 cm 长的空肠段作为吻合肠段，其近端距 Treitz 韧带不超过 4 cm，此即输入空肠段或近侧空肠段；在胃大弯侧预定胃切断线近侧约 0.5 cm 处作胃后壁与空肠间的浆肌层缝合约 7 cm 长（图 18 -

23）。以下操作极类似胃十二指肠吻合（图 18-3～图 18-11）时：切开胃后壁浆肌层显露黏膜下层并结扎黏膜下血管；用肠钳分别控制胃腔和肠腔后切开胃后壁的黏膜层和空肠全层（应大致在对系膜缘），全层缝合吻合口后壁［胃侧为胃后壁全层，空肠侧为肠壁全层图（18-24）］；切除胃后，继续缝合小弯侧断端的黏膜层和浆肌层；缝合胃空肠吻合口前壁的黏膜层后，反折缝合其浆肌层；最后以一层浆肌层内翻缝合掩埋吻合口前壁以及吻合口前、后壁与小弯侧断端间的缝合交界处。完成上述操作后，把整个吻合口拉到横结肠系膜下方，以 4～6 针缝合固定横结肠系膜于吻合口上方（近侧）约 4 cm 处的胃壁上（图 18-25）。

Moynihan 法与 Hofmeister 法比较，除全口和半口吻合的不同外，还在于前者的吻合口位于结肠前方，即无需经过横结肠系膜；此外前者的输入空肠段是对向胃大弯而不是胃小弯（图 18-26）。

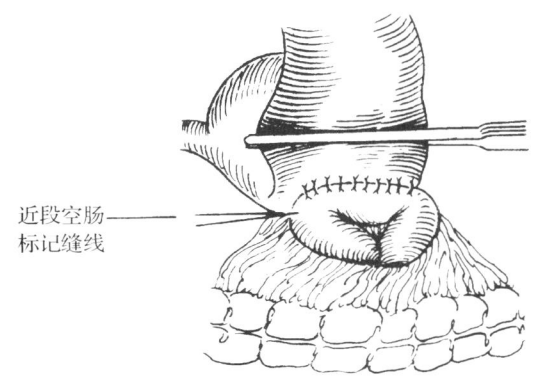

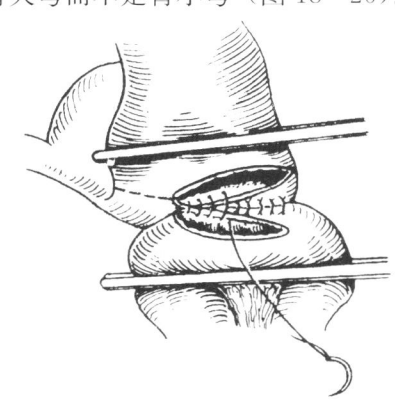

近段空肠
标记缝线

图 18-23　胃空肠吻合的后壁第一层（浆肌层）缝合（Hofmeister）

图 18-24　胃空肠吻合口后壁的第二层（全层连续）缝合

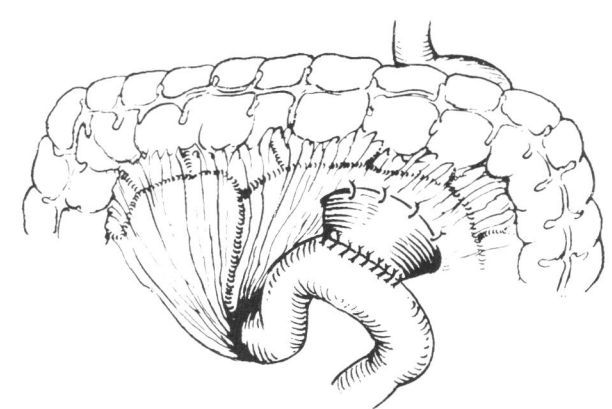

图 18-25　（Hofmeister）胃空肠吻合完毕后，将横结肠系膜裂隙固定于吻合口上方的胃壁

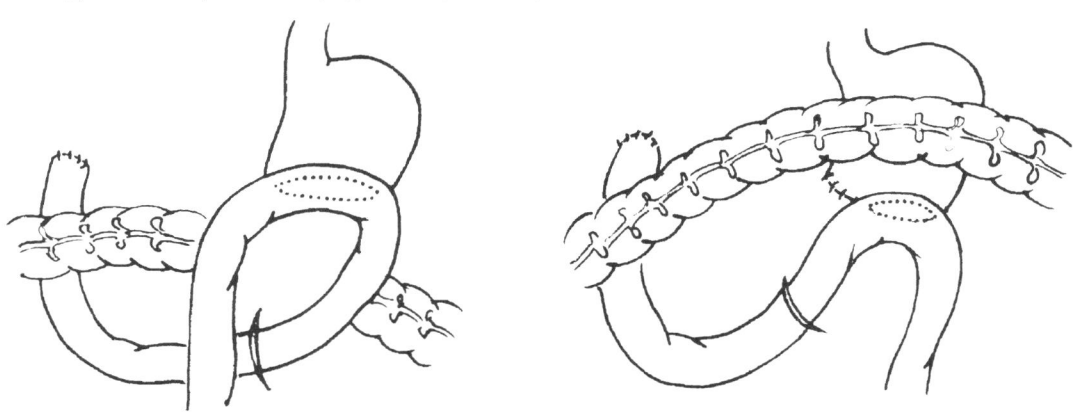

图 18-26　Moynihan 式胃空肠吻合（左）；Hofmeister 式胃空肠吻合（右）

按 Moynihan 法作胃空肠吻合时，在处理完十二指肠断端后，把胃向左上方翻起显露其后壁；以 Treitz 韧带为标志确认空肠上段，在距 Treitz 韧带 6～8 cm 处的肠壁与预定胃切断线近侧约 0.5 cm 处的胃大弯壁间作一针浆肌层缝合；使缝合处远段的小肠与胃后壁在预定切断线靠拢，在胃小弯壁和靠近的空肠壁间再作一针浆肌层缝合，这一缝合同样应位于预定胃切断线近侧约 0.5 cm 处（图 18-27）。注意在使空肠与胃后壁靠拢时，应适度拉紧空肠，以免吻合时空肠侧肠壁过多。下一步先在靠拢的胃后壁和空肠壁间作一排浆肌层缝合，针距约 0.3 cm；然后在预定切断线切开胃后壁浆肌层显露黏膜下层，逐条缝扎黏膜下层的血管，用肠钳分别控制胃腔和肠腔，切开胃后壁黏膜和相应的空肠全层；用可吸收缝线连续全层缝合胃后壁和肠壁，再反折缝合吻合口前壁的黏膜层；如缝线够长，可再反折缝合前壁的浆肌层。最后在前壁作一层内翻缝合，大弯和小弯侧的两个缝线顶点处可重叠缝合 2～3 针。

Billroth Ⅰ式胃切除术中胃十二指肠吻合时的操作原则和应注意处也同样适用于 Billroth Ⅱ式胃切除术中胃空肠吻合时。此外，用空肠与胃进行吻合时，必须注意空肠的切开线应位于对系膜缘。这一点在吻合口较长（全口吻合）时尤其重要，否则，吻合口的一侧有可能因缺血而影响愈合。因此，吻合口后壁的第一层缝合也必须位于小肠对系膜缘的相应一侧（图 18-28）。此外，对于手术后远期并发症的发生极为重要的是所取空肠输入段的长度。原则上，在不造成空肠过度牵拉的前提下，空肠输入段愈短愈好，采用 Hotmeister 法时不超过 4 cm，有人甚至切开 Treitz 韧带实际上是用十二指肠升部与胃吻合；用 Moynihan 法时，不宜超过 8 cm，最好在 6 cm 以内。

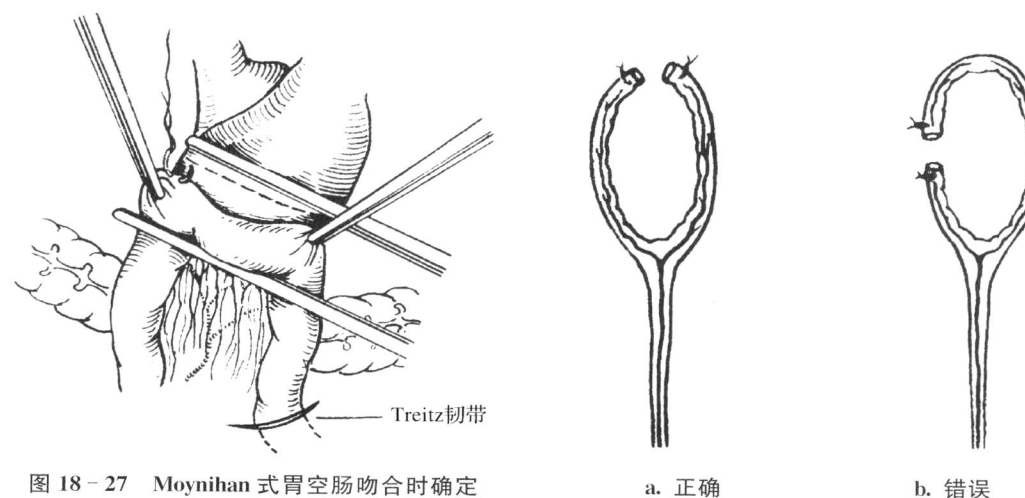

图 18-27　Moynihan 式胃空肠吻合时确定吻合口空肠段的位置

a. 正确　　　　　　b. 错误

图 18-28　胃空肠吻合时空肠切开的部位

Billroth Ⅱ式胃大部切除术中胃空肠吻合的方式很多，除 Billroth 本人早期所取的吻合方式外，其他各种方式的区别完全在于全口或半口吻合、输入空肠段对向胃大弯或胃小弯、吻合口位于结肠前或结肠后，图 18-29 中列出了其中一些方式。就吻合的具体操作而言，各种方式的缝合在原则上是一样的。

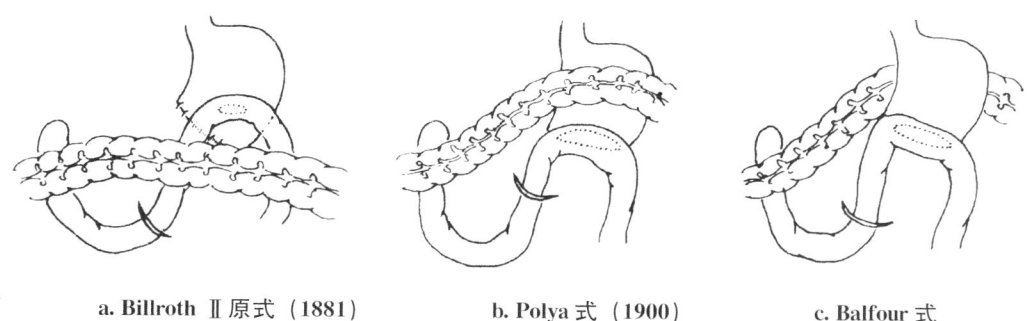

a. Billroth Ⅱ原式（1881）　　　b. Polya 式（1900）　　　c. Balfour 式

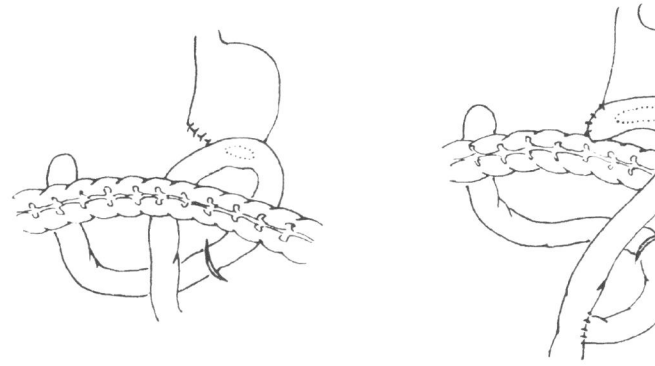

d. Mikulicz（1911）　　　　e. Roux-en-Y 式（1899）

图 18-29　Billroth Ⅱ式胃切除时胃空肠吻合的方式

七、胃空肠 Roux-en-Y 吻合方式

1. 胃空肠 Roux-en-Y 吻合：于屈氏韧带下 15～20 cm 处横断空肠并游离空肠远端的肠系膜。保留肠系膜的血管弓使其延长，其长度应以空肠远端经结肠前上提与胃吻合时无张力为宜。空肠断端用不吸收线做全层绕边的连续荷包缝合备用。于胃大弯侧后壁距残端 4～5 cm 处戳一小口将吻合器蘑菇头的中心杆经此小孔插入胃腔，再经胃残端伸出，将远端空肠经结肠前上提与胃残端靠近。助手握住吻合器蘑菇头的中心杆将抵钉座置入空肠断端，术者将空肠的荷包缝合线收紧结扎使空肠壁均匀地包绕抵钉座。将吻合器套在中心杆上，顺中心杆进入胃腔使针座与抵钉座靠拢，胃与空肠壁靠拢后，旋转尾端螺丝调整间距至 1～2 mm，然后"击发"完成吻合。取出吻合器杆后胃残端用直线缝合器关闭。至此胃空肠吻合已完成（图 18-30a～图 18-30c）。

空肠 Y 型吻合：于远端空肠距胃空肠吻合口 45～50 cm 处切开一小口，一般可用剪刀剪除约 1 cm 直径大小的全层肠壁，不宜过大，沿此切口的边缘做连续荷包缝合。开放近端空肠，于距断端 4～5 cm 的对系膜肠壁戳一小口，将吻合器中心杆经此孔置入肠腔再经肠断端伸出到腔外，将抵钉座经远端空肠壁的戳口置入肠腔，同时收紧结扎荷包缝合线。再将吻合器蘑菇头套在中心杆上，顺中心杆插入肠腔使针座与抵钉座靠拢，调节间距至 1～2 mm，然后"击发"完成吻合。取出中心杆后，空肠残端用直线缝合器关闭，至此胃空肠 Roux-en-Y 吻合已全部完成（图 18-30d～图 18-30f）。

2. Uncut Roux-en-Y 吻合方式：也会出现反流性胃炎、吻合口出现梗阻、Roux 潴留综合征等，这些都会明显影响术后病人的疗效及生存状况。近年来，为进一步解决这些问题，越来越多术者开始采用 Uncut Roux-en-Y 吻合的方式。

将距离 Treitz 韧带 30 cm 处的空肠肠管拉起标记，将位置对齐后，使用切割吻合器将此处空肠与残胃直接进行吻合，再将距离该处吻合口 15 cm 的输入段的空肠及输出的肠段进行侧侧吻合，也即为

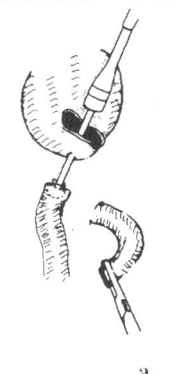
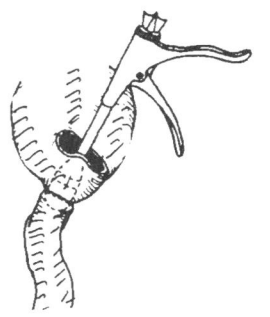
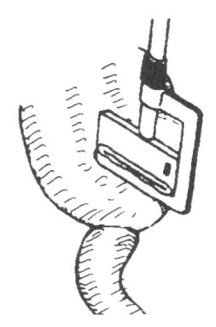

a　　　　　　　　　　　b　　　　　　　　　　　c

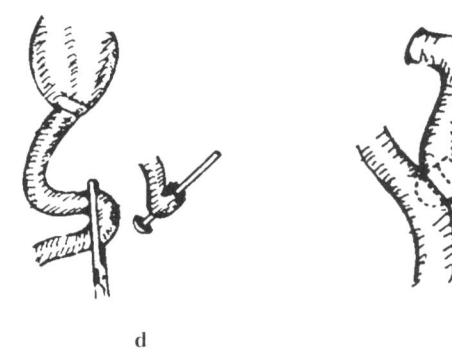
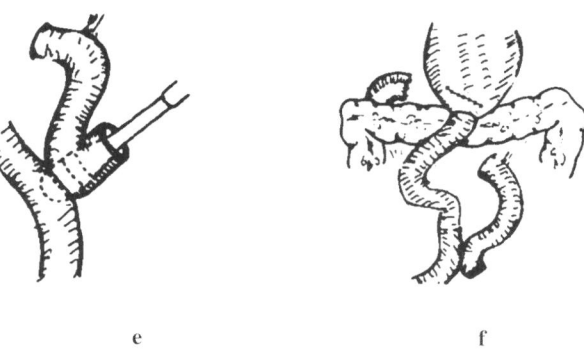

d   e   f

图 18 - 30　胃空肠 Roux-en-Y 吻合方式

Braun 吻合，至此再选取距胃空肠吻合口约 4 cm 的输入端肠管做好标记后，再使用闭合器进行闭合，但不需切断该处，仅起到阻断作用即可（图 18 - 31）。

　　所以 Uncut Roux-en-Y 术式可使得整个手术过程所需必要的时间在一定程度上大幅度缩减，并能有效减少手术时的出血量，这对于病人的恢复而言将是很有利的。利于病人的术后恢复，也能降低住院时间过长、医疗费用的花费，发生吻合口处的严重瘘、出现反流性胃炎、吻合口狭窄、Roux 潴留综合征等情况明显减少，证实了该吻合方式是一种安全可靠的消化道重建方式，能够有效地避免胃排空障碍和胆汁反流的发生，特别适用分期较晚或肿瘤较大而不适宜行 Billroth Ⅰ 吻合的胃窦癌以及部分胃角癌病人。

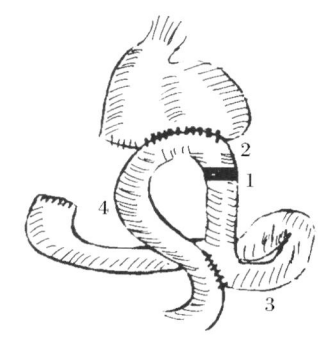

1. 近端肠管侧侧吻合口距 Treitz 韧带 10 cm；2. 阻断部位距离胃空肠吻合口近端约 5 cm；3. 胃空肠
吻合口距 Treitz 韧带25 cm；4. 远端肠管空肠侧侧吻合口距 Treitz 韧带 50 cm
图 18 - 31　非离断式 Roux-en-Y 吻合重建示意简图（Uncut Roux-en-Y 吻合方式）

八、近端胃和全胃切除消化道重建方式的选择

　　近端胃切除后的消化道重建方式有食管胃吻合法、食管空肠吻合法（Billroth Ⅱ式、Roux-en-Y、双通路法）和间置肠管法（JI 和 JPI）等方式。近端胃切除手术是保留部分远端胃及其功能的术式，此术式的问题点主要集中在根治性和术后功能障碍的问题上。食管胃吻合方法的吻合部位仅一处、食物仍经过十二指肠的自然生理通路，选择食管胃吻合法重建时，对于胃的切除范围有着严格的界定，保留足够大的残胃是十分重要的。对于在贲门部 2 cm 以内的早期癌，胃切除范围在 1/3 以下者可以选择食管胃吻合。手术时应尽量减少食管剥离切除的范围，膈肌食管韧带应予以保留，从而获取食管下段防止反流的功能。

　　1. 食管-残胃吻合方式：主要有手工吻合和器械吻合以及端端吻合和端侧吻合的方法。手工吻合主要采用 Albert-Lembert 缝合，食管缝合是在纵向的肌层进行，需要注意进针方式及结扎用力点，以防撕裂，遗留隐患。目前，食管胃吻合术主要采用吻合器端端或端侧吻合，采用端端吻合（图 18 - 32），其后浆肌层包埋，用可吸收线 3 - 0 缝合，其目的是减张、止血及提高抗反流作用。端端吻合是胃大弯与食管的吻合，其长处是保留大弯血管，局部血运良好并且吻合口无张力，端侧吻合是食管与胃前壁的吻合。

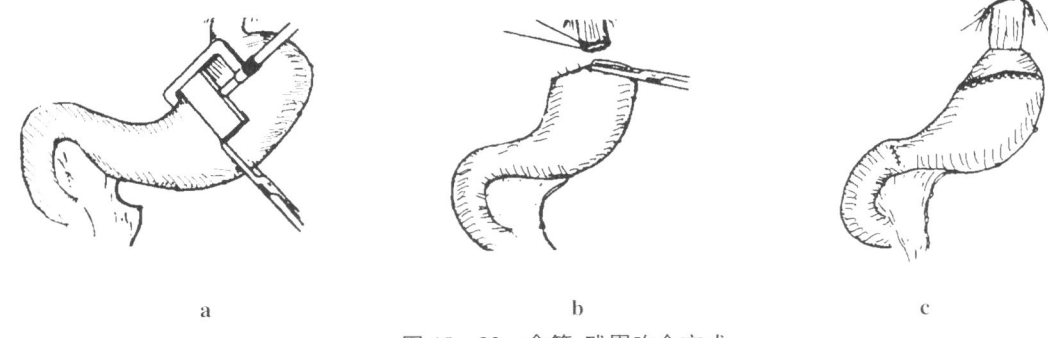

图 18 - 32　食管-残胃吻合方式

2. 间置空肠（单通道吻合术）：取上腹部正中切口，充分显露术野。切除近端胃组织 $50\%\sim80\%$，食管下段切除至癌肿上缘上方 $2\sim4$ cm，上下切缘术中病检，距 Treitz 韧带 15 cm 处截断空肠，根据系膜张力程度部分离断血管弓，保护好血供，将其远端空肠结肠前提至食管残端作端侧吻合（第一吻合口）；距此吻合口 $15\sim20$ cm 作残胃前壁与空肠侧侧吻合（第二吻合口）；距第二吻合口 40 cm 作近端空肠与远端空肠侧侧吻合（第三吻合口），再选取距胃空肠吻合口远端约 4 cm 的肠管做好标记，再使用闭合器进行闭合，但不需切断该处，仅起到阻断作用即可（图 18 - 33a）。

3. 双通道吻合术：和单通道吻合术基本一致，只是在距胃空肠吻合口远端约 4 cm 的肠管，不再使用闭合器进行闭合，也不切断该处，这样双通道吻合术可以让食物通过食管空肠吻合后，可分别从残胃、空肠两条通路进入远端空肠，故称为双通道吻合。双通道吻合术可减少反流性食管炎的发生率，可作为残胃体积较小情况下的优先选择。

双通道吻合保留了生理通道，降低了反流性食管炎的发生率，近端胃根治性切除，保留远端胃，残胃与空肠双通道吻合术治疗近端胃癌的手术方式较好地解决了反流及术后营养代谢问题，同时并不影响胃癌的 D2 淋巴结清扫。食物通过十二指肠可刺激分泌促胰酶素和缩胆囊胰酶素，促胆汁、胰液、胰酶分泌，所以保留十二指肠是更为理想的重建方式，该术式保留远端胃有储袋功能，另外第一个和第二个吻合口之间的 $15\sim20$ cm 顺行蠕动的空肠有助于防止胃酸和胆汁反流入食管，可有效防止反流性食管炎（图 18 - 33b）。

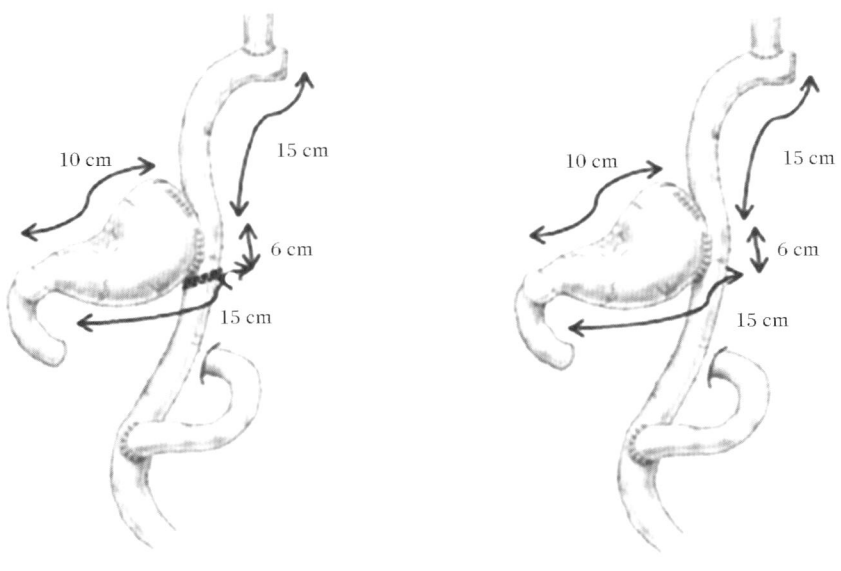

a. 单通道吻合术　　　　b. 双通道吻合术

图 18 - 33　间置空肠

九、全胃切除消化道重建

食管小肠吻合消化道重建：在距屈氏韧带下 20～40 cm 处按血管走行剪裁出带血管弓肠襻，切断肠管将远端管提起于横结肠前方与食管吻合。空肠与食管的吻合用吻合器较为稳妥，先在食管断端做一荷包缝合，一般根据空肠的内径选择适当的吻合器。将吻合器的抵钉座塞入食管断端，收紧并结扎荷包线。把吻合器插入远端空肠，将中心穿出肠壁，拧紧手柄上的可旋调钮，使食管下端与空肠靠近，按下击发柄，完成吻合，在食管下与空肠靠近过程中应将空肠向下拉平整，空肠残端以闭合器关闭，外加丝线缝合包埋，在此吻合下方 50 cm 处将近空肠与远侧空肠襻做端-侧吻合，亦可以吻合器行侧-侧吻合，再以闭合器闭其残端（图 18 - 34），间断缝合系膜裂孔，完成消化道重建。

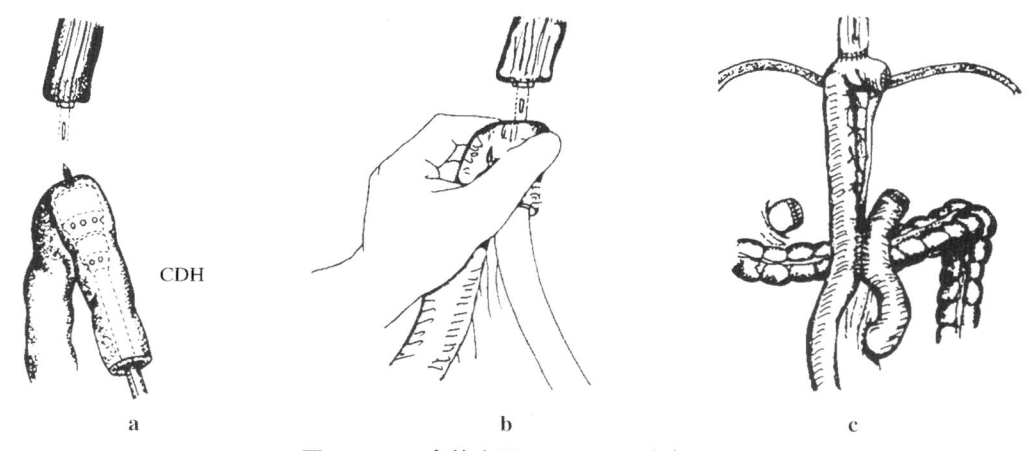

a   b   c

图 18 - 34　食管空肠 Roux-en-Y 重建

全胃切除术的重建术式很多，见图 18 - 35。哪种术式最好，尚无定论。但大量临床研究报道表明，目前最合理且成熟的方法应首推食管空肠 Roux-en-Y 重建，在全胃切除术后，目前重建术式以无储袋的食管空肠 Roux-en-Y 吻合最为普及。

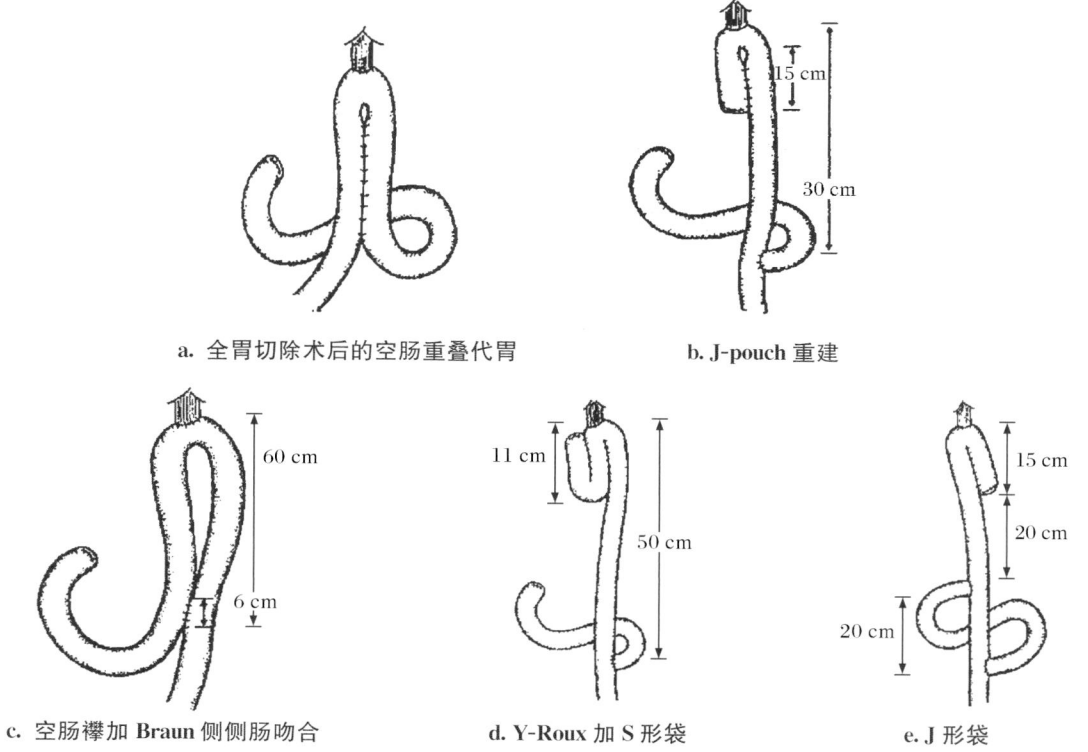

a. 全胃切除术后的空肠重叠代胃　　　　　　　　　b. J-pouch 重建

c. 空肠襻加 Braun 侧侧肠吻合　　　　d. Y-Roux 加 S 形袋　　　　e. J 形袋

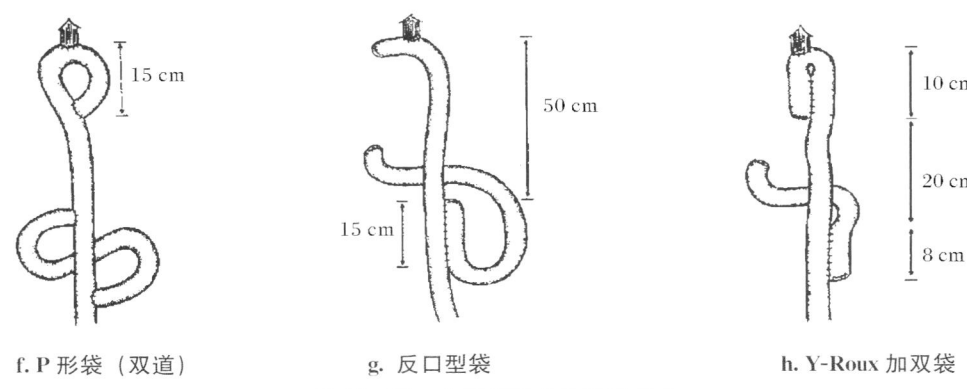

f. P 形袋（双道）　　　　　　g. 反口型袋　　　　　　h. Y-Roux 加双袋

图 18 - 35　全胃切除术的重建术式

　　多年来外科医师通过各种手术改变重建方式来解决反流的问题、食物储存功能及十二指肠生理通路的恢复。由此而生的各种术式被不同地区、不同医院、不同的医师所采用；随着时间的推移、临床经验的积累和证据医学的出现，人们认识到任何一种术式都不可能同时满足上述的三项要求，因此选择操作简便、术后并发症少、手术死亡率低和能保证病人一定生活质量的手术是大家共同的取向。

〔孙华文〕

参考文献

［1］赵永亮，余佩武，苏崇宇，等. 腹腔镜全胃切除术后食管空肠半端端吻合 21 例［J］. 中华胃肠外科杂志，2013，16（7）：681 - 683.

［2］Chen X Z，Wang S Y，Wang Y S，et al. Comparisons of short-term and survival outcomes of laparoscopy-assisted versus open total gastrectomy for gastric cancer patients［J］. Oncotarget，2017，8（32）：52366 - 52380.

［3］Haverkamp L，Weijs T J，van der Sluis P C，et al. Laparoscopic total gastrectomy versus open total gastrectomy for cancer：asystematic review and meta-analysis［J］. Surg Endosc，2013，27：5.

［4］Ben-David K，Tuttle R，Kukar M，et al. Laparoscopic distal，subtotal gastrectomy for advanced gastric cancer［J］. J Gastrointest Surg，2015，19：369 - 374.

［5］Inokuchi M，Kojima K，Yamada H，et al. Long-term outcomes of Roux-en-Y and Billroth-Ⅰ reconstruction after laparoscopic distal gastrectomy［J］. Gastric Cancer，2013，16：67 - 73.

［6］Lee H H，Song K Y，Lee J S，et al. Delta-shaped anastomosis，a good substitute for conventional Billroth I technique with comparable long-term functional outcome in totally laparoscopic distal gastrectomy［J］. Surg Endosc，2015，29：2545 - 2552.

［7］Ikeda O，Sakaguchi Y，Aoki Y，et al. Advantages of totally laparoscopic distal gastrectomy over laparoscopically assisted distal gastrectomy for gastric cancer［J］. Surg Endosc，2009，23：2347 - 2379.

［8］Jang C E，Lee S I. Modified intracorporeal gastroduodenostomy in totally laparoscopic distal gastrectomy for gastric cancer：early experience［J］. Ann Surg Treat Res，2015，89：306 - 312.

［9］Matsuhashi N，Osada S，Yamaguchi K，et al. Oncologic outcomes of laparoscopic gastrectomy：a single-center safety and feasibility study［J］. Surg Endosc，2013，27：1973 - 1979.

［10］Otsuka R，Natsume T，Maruyama T，et al. Antecolic reconstruction is a predictor of the occurrence of Roux stasis syndrome after distal gastrectomy［J］. J Gastrointest Surg，2015，19：821 - 824.

［11］Matsuhashi N，Yamaguchi K，Okumura N，et al. The technical outcomes of delta-shaped anastomosis in laparoscopic distal gastrectomy：a single-center safety and feasibility study［J］. Surg Endosc，2017，31：1257 - 1263.

［12］Hong J，Wang Y P，Wang J，et al. A novel method of self-pulling and latter transected delta-shaped Billroth-I anastomosis in totally laparoscopic distal gastrectomy［J］. Surg Endosc，2017，31：4831.

［13］Tokuhara T，Nakata E，Tenjo T，et al. An option for delta-shaped gastroduodenostomy in totally laparoscopic distal gastrectomy for gastric cancer：a single-layer suturing technique for stapler entry hole using knotless barbed sutures combined with the application of additional knotted sutures [J]. Oncol Lett，2018，15：229 – 234.

[14] Nunobe S，Okaro A，Sasako M，et al. Billroth Ⅰ versus Roux-en-Y reconstructions：a quality-of-life survey at 5 years [J]. Int J Clin Oncol，2007，12：433 – 439.

[15] Yoshikawa K，Shimada M，Kurita N，et al. Characteristics of internal hernia after gastrectomy with Roux-en-Y reconstruction for gastric cancer [J]. Surg Endosc. 2014. 28：1774 – 1778.

[16] Kelly K J，Allen P J，Brennan M F，et al. Internal hernia after gastrectomy for cancer with Roux-Y reconstruction [J]. Surgery，2013，154：305 – 311.

[17] Kimura H，Ishikawa M，Nabae T，et al. Internal hernia after laparoscopic gastrectomy with Roux-en-Y reconstruction for gastric cancer [J]. Asian J Surg，2017，40：203 – 209.

[18] Miyagaki H，Takiguchi S，Kurokawa Y，et al. Recent trend of internal hernia occurrence after gastrectomy for gastric cancer [J]. World J Surg，2012，36：851 – 857.

[19] Okabe H，Obama K，Tsunoda S，et al. Advantage of completely laparoscopic gastrectomy with linear stapled reconstruction：a long-term follow-up study [J]. Ann Surg，2014，259：109 – 116.

[20] Kojima K，Inokuchi M，Kato K，et al. Petersen's hernia after laparoscopic distal gastrectomy with Rouxen-Y reconstruction for gastric cancer [J]. Gastric Cancer，2014，17：146 – 151.

[21] 李浙民，李子禹，张连海，等. 完全腹腔镜下全胃切除术后 Overlap 法重建及其改良方式 [J]. 国际外科学杂志，2017，44（5）：292 – 295.

[22] 苗儒林，李子禹，陕飞，等. 全腹腔镜远端胃切除 Overlap 法 Billroth I 式消化道重建探讨（附 1 例报告）[J]. 中国实用外科杂志，2017，37（1）：93 – 95.

[23] 刘选文，刘卓，陈学博，等. 腹腔镜远端胃 D2 根治术的临床分析 [J]. 中国老年学杂志，2014，（22）：6488 – 6489.

[24] 朱甲明，刘晶晶，文大成，等. 全腔镜下吻合技术在腹腔镜胃癌根治术中的应用 [J]. 中华胃肠外科杂志，2013，16（9）：881 – 884.

[25] 任屹. 腹腔镜辅助胃癌根治手术治疗进展期胃癌的短期疗效观察 [J]. 中国医疗器械信息. 2018. 24（19），103 – 104.

[26] 应浩杰，王乃金，史进. 等. 非离断式 Roux-en-Y 吻合术用于远端胃癌根治术后消化道重建的效果 [J]. 实用医药杂志. 2017. 34（10），919 – 920.

[27] 李威，周晓飞，刘小卫. 腹腔镜与开腹全胃切除非离断式食道空肠 Roux-en-Y 吻合的临床疗效 [J]. 临床与病理杂志. 2017. 37（12），2566 – 2570.

[28] 张顺，杜涛，严东弈，等. 腹腔镜远端胃癌根治术改良非离断 Roux-en-Y 吻合术的临床应用体会 [J]. 临床普外科电子杂志. 2017. 5（3），26 – 30，46.

[29] 威峰，王鹏志. 胃切除消化道重建方式与术后并发症. 中国实用外科杂志. 2013. 33（4），337 – 339.

[30] 刘峰，高会琦，薛丹阳，等. 腹腔镜辅助毕Ⅱ式与 Roux-en-Y 消化道重建的临床疗效分析 [J]. 中国现代普通外科进展，2016，19（11），866 – 869.

[31] 杨年钊，方华进，张义胜，等. 胃癌远端胃切除术后 Roux-en-Y 与 Billroth Ⅱ 消化道重建术的比较研究 [J]. 实用医学杂志，2016. 31（24），4110 – 4115.

[32] 郝希山，李强，张中国. 胃癌患者全胃切除术后消化道重建方式的临床研究 [J]. 中华胃肠外科杂志，2003，6（2）：89 – 92.

[33] 张锋，王道玲，余强. 胃癌全胃切除术后不同形式消化道重建术的临床效果分析 [J]. 中国现代普通外科进展，2013，16（11）：899 – 901.

[34] 中华医学会外科学分会外科学术学学组. 胃肠吻合专家共识（2008）[J]. 中国实用外科杂志，2008，28：810. 813.

[35] 陈凛，卫勃. 早期胃癌切除术中的消化道重建策略 [J]. 中华胃肠外科杂志. 2010，13：91 – 93.

[36] 臧潞. 腹腔镜胃癌手术的消化道重建 [J]. 中华胃肠外科杂志，2012，15：787 – 789.

[37] 季加孚，全胃切除术后的消化道重建 [J]. 中国实用外科杂志，2004. 99（24），516 – 519.

第十九章　胃部分切除术

Partial Gastrectomy

本手术主要是指用在治疗胃的良性疾病时的胃切除手术，最常用于慢性十二指肠溃疡和胃溃疡病的治疗。胃切除术治疗溃疡病已经历一百多年的时间，已被证明是能收到良好的远期效果的手术。手术方式主要有两种，即残余胃与十二指肠吻合（Billroth Ⅰ式）和残余胃与空肠吻合（Billroth Ⅱ式）。此两种手术的治疗效果基本上是接近的，故在选择上往往是随手术医师的经验而定，不过，胃十二指肠吻合术能更符合生理，术后的功能恢复较好，故多用于胃溃疡和合并使用胃迷走神经切断术治疗十二指肠溃疡时；胃空肠吻合术引起的生理紊乱较大，故只多用于治疗复杂的十二指肠溃疡病而不附加迷走神经切断术者。国外的一些资料指出，Billroth Ⅰ式胃切除术时，由于胃切除量常受限制，故在治疗高胃酸分泌的十二指肠溃疡病时，Billroth Ⅰ式手术的晚期溃疡病复发率往往高于 Billroth Ⅱ式手术者。

胃部分切除术可以分为两个主要部分：即胃切除和胃肠道重建。

【适应证】

1. 慢性胃溃疡病在药物治疗下未能愈合，胃镜检查证明属良性病变（胃溃疡恶变见胃癌根治术）。

2. 慢性十二指肠溃疡和胃溃疡病的并发症如：溃疡出血、穿孔，幽门瘢痕性狭窄。

3. 手术后复发性溃疡和发生并发症者。

4. 胃的良性疾病需行胃部分切除术者。

5. 胆道、胰腺、十二指肠疾病胃部分切除术作为手术治疗的一个内容。

【麻醉与体位】仰卧位。持续硬膜外阻滞或全身麻醉。

【手术步骤】

（一）手术切口与腹腔内探查

一般采用上腹部正中切口，从剑突下至脐上方，切开腹白线纤维，从镰状韧带的左侧进入腹腔。

腹腔内应做有步骤的探查，特别是在老年病人，以发现未经诊断的病变。

对病变部探查，如在慢性十二指肠溃疡时其与胰腺、胆管等的关系。

对胃溃疡病需明确有无恶变，需要时应从胃前壁切开，直接在胃溃疡的边缘上切取活体组织送检，然后缝闭胃的切开处进行手术。

（二）胃切除

习惯上是将胃大弯连同大网膜提至切口外，从左方开始，沿胃大弯结扎、切断胃网膜右动脉的分支，保存胃右网膜动脉弓的完整；但此项操作比较费时，故有时亦可在右胃网膜血管弓之外切断胃结肠韧带，但当网膜的脂肪较厚、血循环不好时，应将该部网膜组织切除，以免术后因缺血发生粘连。

切断肝胃韧带，切断胃左动脉在胃小弯上的下行支；切断胃右动脉，此时胃的远端便已游离。

切断胃右动脉时必须注意该处的解剖学特点。胃右动脉一般发自肝固有动脉，胃右动脉和肝固有动脉构成肝十二指肠韧带的左缘，其右侧便是胆总管、门静脉，当在慢性十二指肠溃疡时，该处可能因炎症和粘连关系而显示不清，故应以胃右动脉为界线，不再向右侧分离。临床上曾遇到多例由于手术者在解剖不清时继续向右方钳夹，以致误将肝动脉、胆总管、门静脉一齐切断，虽经及时发现及修复，但遗留损伤性肝外胆管狭窄的实例。

从左向右分离胃大弯时，需要辨认中结肠动脉的位置。胃的后壁可能与横结肠系膜间有疏松的粘连，可用手指紧靠胃后壁将其推开，便可认清从胰腺下缘来自肠系膜上动脉的中结肠动脉。

剪开十二指肠第一段上缘的腹膜，游离十二指肠第一段。

游离十二指肠时，若为慢性十二指肠球部溃疡，特别是当后壁溃疡有慢性穿孔者，由于溃疡周围的炎症和纤维瘢痕组织增生，形成一硬块，使胆管下端和胰管向溃疡底部收缩靠拢，使十二指肠第一段的长度大为缩短，若要游离足够长度的十二指肠以便于残端关闭，便有可能损伤胰管和胆管。慢性十二指肠后壁溃疡并发出血时，出血的胃十二指肠动脉分支就在溃疡底部，只有将出血血管与十二指肠残端分别处理而不可能将十二指肠与溃疡一起"切除"。

胃切除量一般为 60%，若已做选择性胃迷走神经切断术，一般只切除胃窦。用于胰腺及胆管手术时的附加胃切除，多切除约 50%，切除量过小者，有可能发生术后吻合口溃疡。

胃断端的处理多按照 Hofmeister 的改良式式，即用胃残端大弯侧的半口与肠道吻合。

胃壁黏膜下的血管网丰富而粗大，常是术后早期胃内出血的来源。胃断端的止血方法有多种，包括器械的、不同的缝合方法等，我们主张对黏膜下血管分别以细线缝扎，此方法较为可靠，虽然较费时。用高频电凝止血的方法不可靠，术后可能出血。

在幽门下方以有齿直血管钳钳夹十二指肠，切断十二指肠，移除胃远端，完成远端胃切除的胃部手术操作（图 19-1）。

（三）胃肠道重建

胃肠道重建多按照两种典型方法中的一种，不同作者尚有多种技术改革，可根据手术者的经验和局部病变情况加以选择。

1. 胃十二指肠吻合术：胃十二指肠吻合术（Billroth Ⅰ式手术）的使用取决于慢性十二指肠溃疡时十二指肠的病变程度，若十二指肠壁瘢痕挛缩严重，则影响手术施行。

胃十二指肠吻合术的两个要点是预防吻合口有张力和术后狭窄。

十二指肠的腔径应与胃的开口相称，若十二指肠管径较窄，可在其前缘剪开 1.0～1.5 cm 的缺口，以扩大吻合口的周径。

胃十二指肠吻合后应无张力，可将胃大弯侧进一步游离，及切开十二指肠外侧腹膜，游离十二指肠第二段及胰头，一般均可做到无张力吻合。为了减轻吻合口的张力，可用 3～4 根缝线将胃后壁与胰腺包膜缝合对拢。

胃十二指肠吻合口以 0 号丝线或 4-0 合成的可吸收缝线间断缝合，完成后壁之后，将内置胃管的尖部放至十二指肠内，再完成前壁的两层间断缝合。吻合口外可再用网膜组织覆盖（图 19-2）。

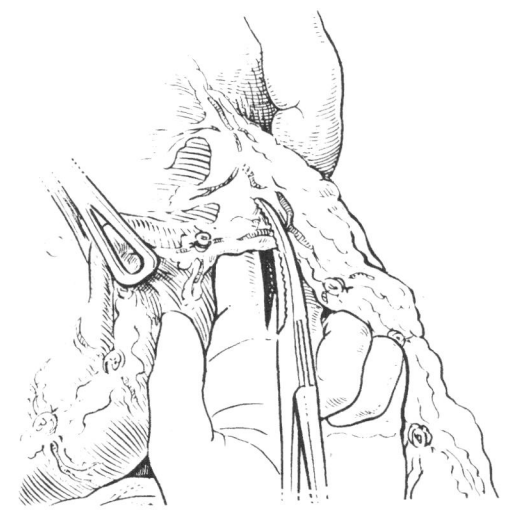

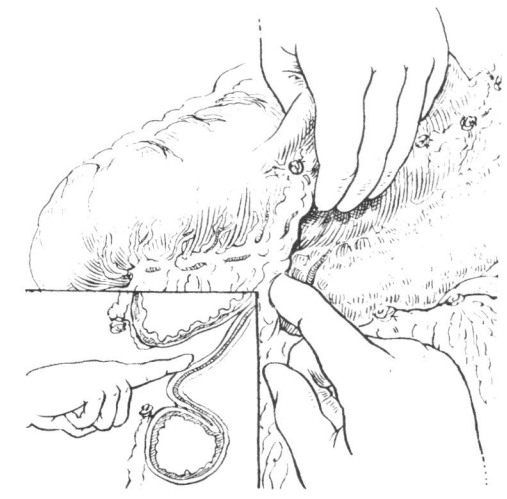

a. 切断结扎右胃网膜血管向胃大弯的分支，向左侧至右胃网膜血管的终端

b. 注意结肠中动脉与胃后壁的关系，附图表示到达胃窦部时，以手指钝性分离，将结肠中动脉从胃后壁推开

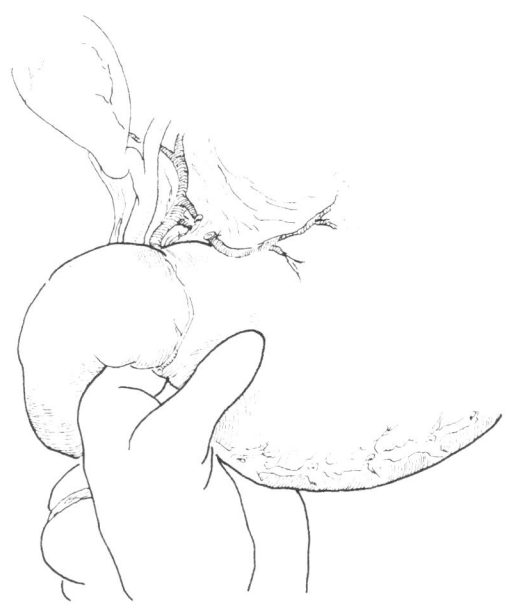

c. 切开十二指肠上缘腹膜，结扎切断胃右动脉，注意胃右动脉构成肝十二指肠韧带的左缘，其右方为胆总管、肝动脉、门静脉

图 19 - 1　胃部分切除术

手术完毕后，分层缝合切口，不放置引流。

2. 胃空肠吻合术：胃空肠吻合术重建一般用于十二指肠残端有较严重的病变或胃的切除量较多者，手术分十二指肠残端关闭和胃空肠吻合两部分。

（1）十二指肠残端关闭：一般情况下，十二指肠残端用细丝线连续缝合后，外加间断的浆肌层缝合，再将残端缝合固定于胰腺包膜上或用网膜组织覆盖。若因病理关系，残端不能满意地关闭时，可通过残端作一暂时性的十二指肠造瘘，外加网膜覆盖，以避免术后残端破裂（图 19 - 3～19 - 5）。

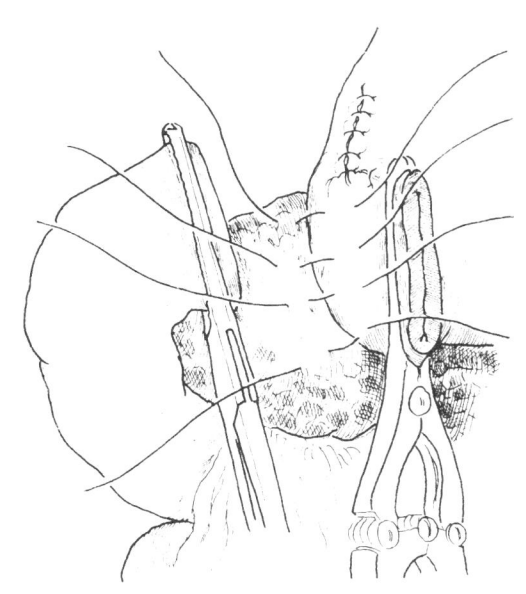

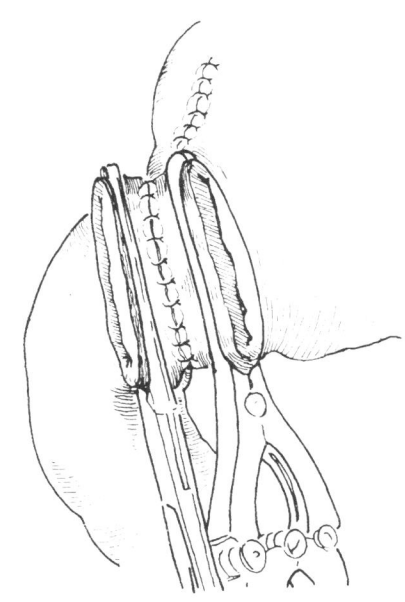

a. 胃后壁以 3～4 针缝线缝合固定于胰腺包膜上，以减少胃十二指肠吻合口张力

b. 间断缝合胃后壁与十二指肠端后壁

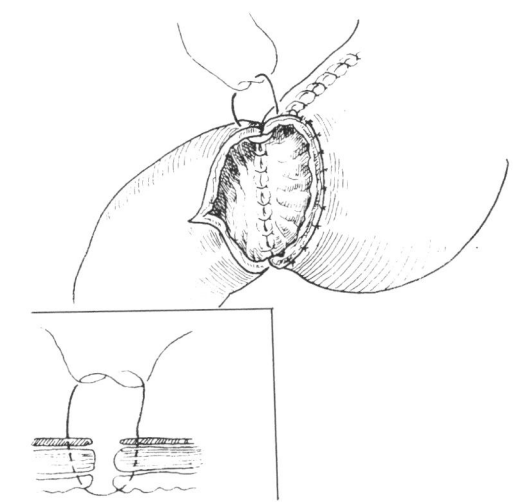

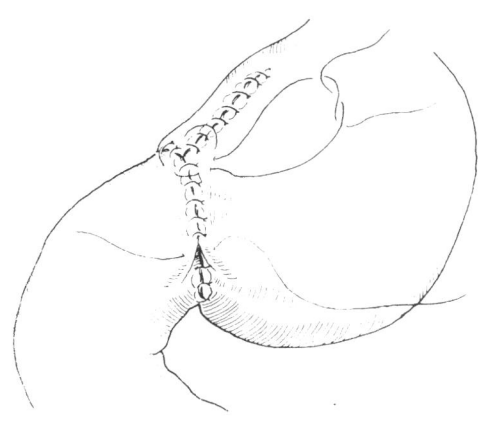

c. 全层间断缝合吻合口前壁（附图），可将十二指   d. 缝合吻合口前壁之浆肌层，胃小弯缝合处
   肠断端的前壁略剪开，以扩大十二指肠的开口   之三角区以一褥式缝合加强

图 19－2　Billroth Ⅰ式胃部分切除术

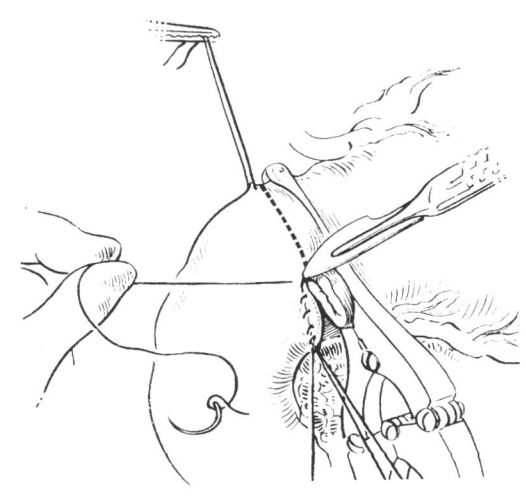

切断并缝闭十二指肠端，可用边切边缝的方法，免除钳夹，增加十二指肠残端关闭的安全性

图 19－3　Billroth Ⅱ式胃部分切除术（一）

对于后壁的慢性穿透性溃疡，可用 Nissen 法将溃疡排外，再以十二指肠前壁覆盖溃疡。

若十二指肠残端关闭不够满意时，右上腹部宜置一引流物。

（2）胃空肠吻合：胃空肠吻合术有横结肠前和横结肠后二途径，两者的结果相当，但结肠前吻合手术较简便，更适用于复杂的和广泛的胃切除和高位的胃肠吻合，如在高位的胃溃疡切除手术。

1）结肠后胃空肠吻合：向前提起横结肠，选择中结肠动脉右侧横结肠系膜上的无血管区切开，将系膜切口的左侧缘与胃后壁缝合对拢，将上段空肠离 Treitz 韧带约 15 cm 处上提，经系膜上的切口，与胃吻合。

胃空肠吻合时胃的开口一般约 5 cm，空肠的近端对胃小弯侧，经缝线固定后，间断或连续缝合空肠与胃壁的浆肌层，胃断端上的血管均用细线黏膜下缝扎止血，在肠系膜对侧缘切开空肠，吻合口后壁用 0 号丝线全层间断缝合，或用铬制肠线和 4－0 合成的可吸收线连续缝合，前壁亦作两层缝合，完成吻合。注意检查吻合口两端空肠的位置是否自然，是否有成角、扭曲、折叠，是否有内翻过甚形成狭窄，在肥胖病人，横结肠系膜脂肪肥厚，需要注意横结肠系膜与胃固定后所造成的穹窿是否对小肠有压

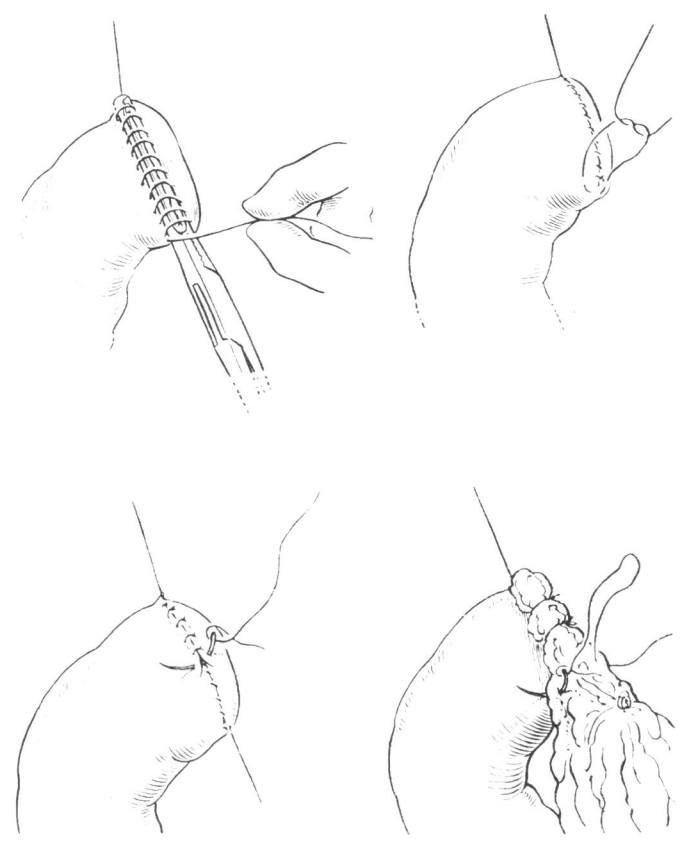

钳夹式十二指肠残端关闭法

图 19 - 4　Billroth Ⅱ式胃部分切除术（二）

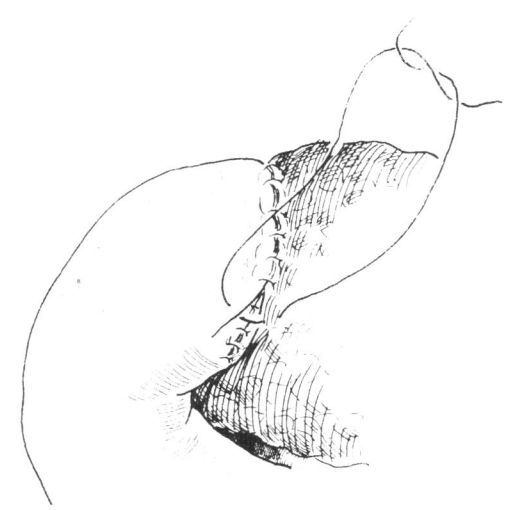

将十二指肠端缝合于胰腺包膜上

图 19 - 5　Billroth Ⅱ式胃部分切除术（三）

迫。结肠后胃空肠吻合时，输入段空肠不宜过长，以免折叠及粘连，必要时可剪开十二指肠空肠曲处的 Treitz 韧带，使空肠上端取直。

最后，将横肠系膜切开的右侧缘缝合固定于胃的前壁，注意勿过于靠近吻合口以免发生压迫，同时应检查系膜上开口是否够宽大，以免起到环形束带的作用。

腹腔内不放置引流（图 19-6～图 19-12）。

2）结肠前胃空肠吻合：将空肠上段上提至上腹部。必须认清空肠的起始处，在直视下看到十二指肠空肠曲，严防将末端回肠误当作空肠上端，此种错误仍时有发生，必须十分注意。空肠和回肠系膜上血管弓的特点亦有助于区别。

结肠前胃空肠吻合术时，空肠的输入端可以对胃小弯侧（逆蠕动型）或胃大弯侧（顺蠕动型），二者的结果无大差别，当前似乎更常用对大弯侧的吻合。不过，此两种吻合途径在可能发生的术后并发症上却有一定的差别。逆蠕动型吻合时，输入端的位置高，胃的排空快，食糜不易反流至输入空肠段，有利于治疗胆道病时的转流性手术；可能发生的并发症是输入段空肠梗阻，若输入段空肠保留得过长，亦可能发生输入肠段的内疝。顺蠕动型吻合时，输入段空肠一般需要保留得较长，食糜很容易停留在输入肠段，故不适宜于胆道疾病时的分流性手术（图 19-13、图 19-14）。

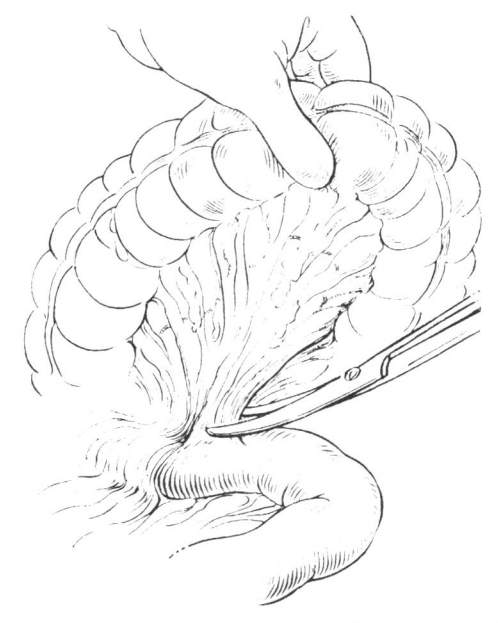

结肠后胃空肠吻合时，可剪开 Treitz 韧带，
使上端空肠取直，缩短空肠输入襻

图 19-6　Billroth Ⅱ式胃部分切除术（四）

空肠与胃吻合的方式可根据手术中发现来考虑。若十二指肠空肠曲位于脊柱的左方，可用输入端空肠对胃大弯侧；若十二指肠空肠曲位于脊柱的前方时，可用输入端空肠对胃的小弯侧，这样空肠的位置比较自然，避免系膜的交叉压迫。

结肠前胃空肠吻合术后输入段空肠梗阻是一严重并发症，甚者可发生十二指肠残端破裂、急性胰腺炎、输入段肠梗阻、肠坏死、穿孔；慢性的部分性梗阻可使术后腹痛、阵发性呕吐胆汁（呕吐胆汁中不含食物）等，故应注意对输入段的设计，肠段不宜保留得过长，但亦不能过短，术后残胃向上收缩时，可使空肠段牵紧，在 Treitz 韧带处成角而致梗阻。

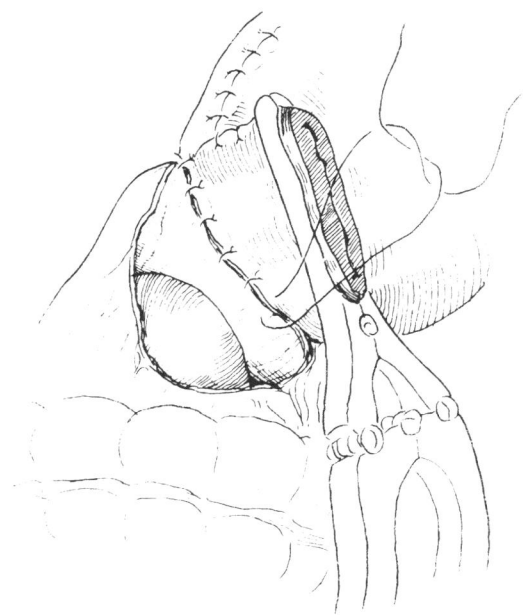

将横结肠系膜的切缘缝合固定于胃后壁

图 19-7　Billroth Ⅱ式胃部分切除术（五）

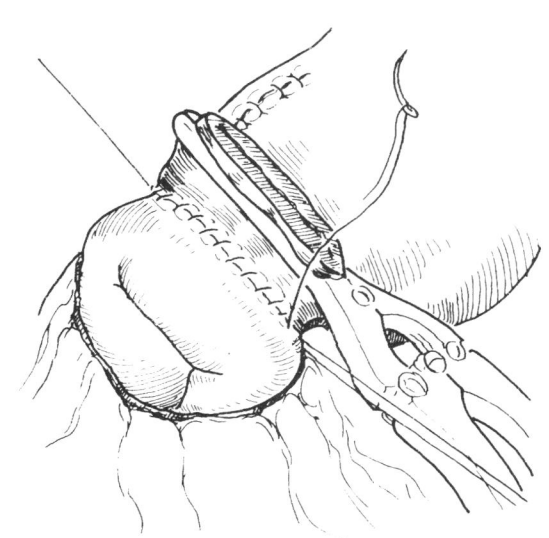

缝合空肠与胃后壁

图 19-8　Billroth Ⅱ型胃部分切除术（六）

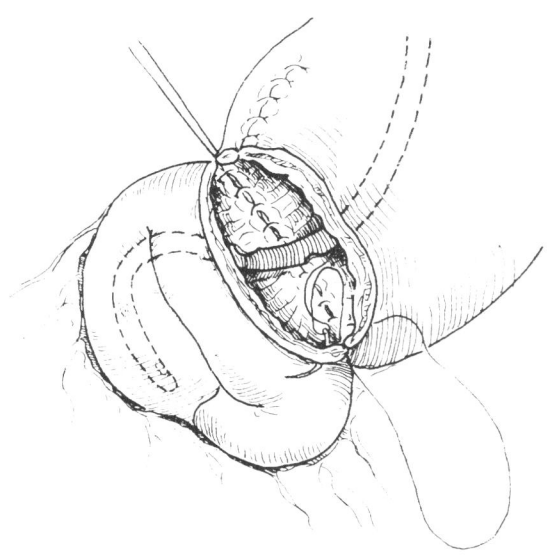

吻合口后壁缝合完毕，胃管放至输入段空肠内，结肠后胃空肠吻合时，多是用短襻输入段空肠对胃小弯侧

图 19-9　Billroth Ⅱ型胃部分切除术（七）

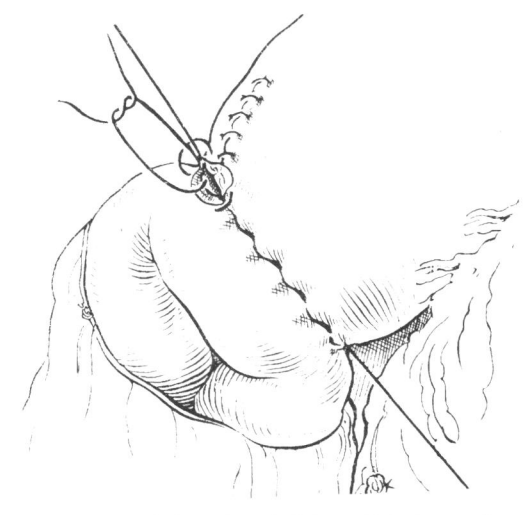

吻合口前壁缝合完毕，注意加强胃小弯处三角区

图 19-10　Billroth Ⅱ型胃部分切除术（八）

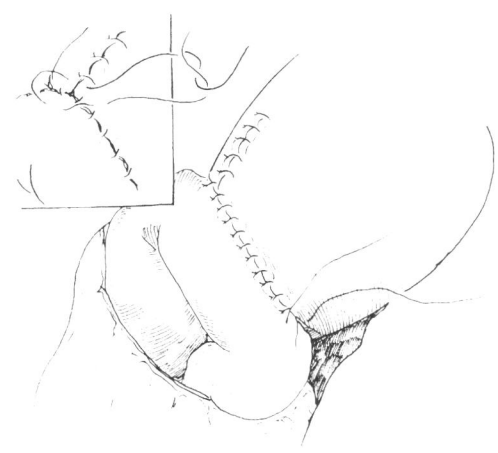

胃肠吻合用双层缝合法；胃小弯三角区用褥式缝合加固（附图）

图 19-11　Billroth Ⅱ型胃部分切除术（九）

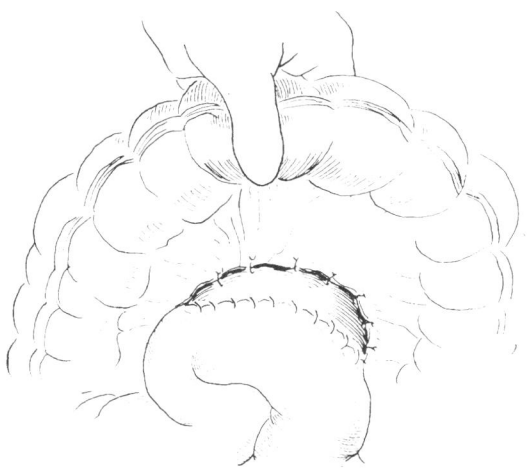

将横结肠系膜切缘缝合固定于胃壁上，注意不要离吻合口太近

图 19-12　Billroth Ⅱ型胃部分切除术（十）

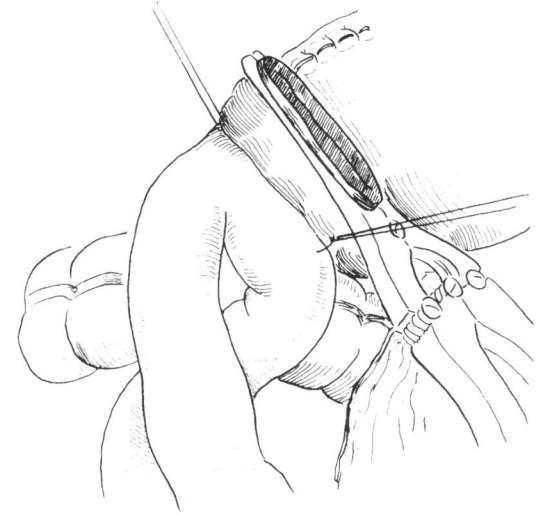

图 19‐13 Billroth Ⅱ型胃切除结肠前胃空肠吻合术

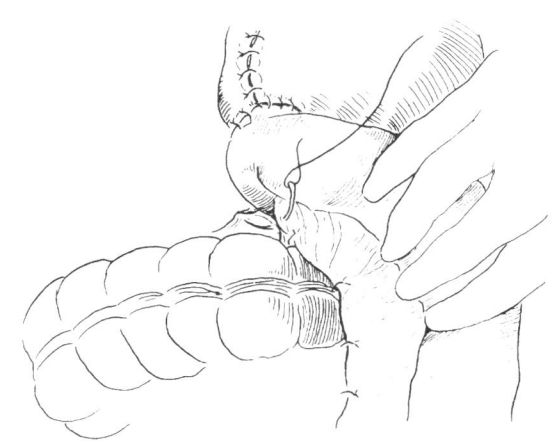

将空肠系膜缝合固定于横结肠系膜以关闭结肠前之空隙

图 19‐14 胃切除结肠前胃空肠吻合术

胃肠吻合时宜将胃管前端放至输入段空肠内，以起到早期的减压和引流作用。

【术后处理】

1. 保持胃减压管至肠蠕动恢复。

2. 注意并记录胃管引流物的量和性质，有无胆汁。

3. 保持液体出入平衡。

4. 肠蠕动恢复后开始经口进流质。

5. 若病人原身体情况较好，术后可不用静脉内高营养，若术后恢复不平稳和术前已有营养缺乏者，宜行营养支持治疗。

6. 使用预防性抗生素。

7. 若有术后胃排空延迟，应保留胃减压管和进行营养支持治疗。

【术后并发症】 胃部分切除术虽然是一比较成熟的手术，仍需要密切注意可能发生的并发症。并发症中可以分为早期的（多与手术技术因素有关）和晚期的（多与胃肠道的功能性因素有关）。

1. 早期并发症：吻合口出血、十二指肠残端瘘、腹膜炎及腹腔内感染、急性胰腺炎、输入段空肠梗阻、输出段空肠梗阻、胃肠吻合口梗阻。

（1）胃手术后排空停滞：发生于胃手术后早期的称为急性胃手术后胃排空停滞，是临床一个较常见的问题，据估计约占胃手术病人的10%，但这有一个诊断标准问题，故各方的材料间颇有出入。

胃手术后早期，由于交感神经系统兴奋，抑制乙酰胆碱释放和胃平滑肌收缩，故有胃无力（gastric atony）；但随着手术应激反应的消退，胃排空功能一般在术后第 3 d 时恢复。急性胃排空停滞较严格的诊断标准是在术后第 5 d 时，病人尚不能口服足够的液体以维持尿量。但是，不同作者的意见不一致，有的认为应定为 10 d 或 2 周。

术后急性胃排空停滞的原因可能是机械性的和功能性的，往往两者不能决然分开。机械性因素中，值得注意的是吻合口有微小的瘘和周围的炎性反应。通常用吻合口水肿来解释早期胃排空停滞。但这方面有持不同的意见，其理由是：①胃肠吻合术时胃的吻合口口径一般均大于空肠的直径，不致成为梗阻的原因，有的病人早期时做胃镜检查，并未能见到吻合口的机械性梗阻；②吻合口水肿应在术后 2 周时消退。因此认为吻合口水肿很少是早期胃停滞的原因。

在功能性因素方面，当无可发现的机械性因素时，通常称为术后胃麻痹（postoperative gastric paresis）。胃切除附加迷走神经切断术亦是一个因素。术前的情况与术后胃麻痹有关的一般为：①胃幽门梗阻；②原有糖尿病；③术前长期使用甲氰咪胍；④老年病人。临床发现老年病人发生此并发症的机会较高。

对术后胃麻痹主要是预防和掌握再手术处理（假如绝对需要）的时机。对合并胃幽门梗阻者，术前最好能有 3～5 d 的胃肠减压，以减轻胃壁水肿；对于有术后胃麻痹高危因素的病人，手术中宜做一胃造瘘，将导管经胃放至小肠作为早期减压和后期的营养途径。术后胃麻痹应注意保持胃肠减压，严防胃内容滞留和可能发生致命性的误吸。增强胃肠动力的药物如多潘立酮、西沙必利等有一定帮助，但需同时给予营养支持、维生素补给，并必须注意在药物治疗下只能逐渐见效，切忌过早认为"无效"而再次手术；术后胃麻痹经足够时间的保守治疗下，一般均能恢复，无需再次手术，若确有机械性梗阻时，手术时间最早应放在术后 6 周时至 2 个月之后，该时段炎症性反应可以消退。手术时应放置经胃造瘘至小肠的引流-灌注导管。

（2）空肠输入襻和输出襻综合征：输入襻综合征（afferent loop syndrome）是由于空肠输入襻梗阻所致，根据其发生症状的时间，可分为急性和慢性两种类型：

1）急性输入襻综合征：由于空肠输入襻的完全性梗阻，多发生在术后早期，一般在 3 周之内。急性输入襻综合征是一闭襻性急性肠梗阻，可发生在胃空肠吻合口处或 Treitz 韧带处；结肠前胃空肠吻合术时，若输入空肠对胃小弯，过长的输入襻可发生内疝；过短的输入襻则可因术后残胃向上方收缩牵引，使输入空肠段在吻合口处和在 Treitz 韧带处成角梗阻。临床上表现为急性腹痛、呕吐、吐出物内无胆汁，右上腹部肿块，超声和 CT 检查可发现扩张而充满液体的十二指肠，放射性核素胆道显影可见在十二指肠内滞留。因十二指肠梗阻，临床上常表现为急性胰腺炎，血清淀粉酶升高。急性输入襻综合征可发生十二指肠坏死和穿破，故应紧急手术处理。手术时可发现梗阻的部位，手术方法可用空肠输入襻与输出襻吻合（Braun 吻合）或改为 Roux-en-Y 吻合，将胃肠减压管放进至十二指肠内。关闭结肠前空肠系膜与横结肠系膜间的空隙。若有十二指肠壁的片状坏死，可用空肠的浆膜面缝合覆盖；若有大块的十二指肠坏死，可切除坏死的十二指肠壁，胆管及胰管外引流，用一 Roux-en-Y 空肠段修复，此时切除胰腺是不必要的，因为胰腺并无坏死。

预防发生急性输入襻综合征的方法是用输入襻对胃大弯侧的胃空肠吻合、输入襻不宜过长、胃肠减压管置于输入襻内、缝合空肠襻系膜与横结肠系膜，关闭其间空隙。

2）慢性输入襻综合征：典型的症状是术后晚期病人呕吐胆汁，常发生在进餐后较短时间内，但所吐的胆汁内不含食物。以往的解释是由于输入襻的部分性梗阻，胆汁在输入襻内聚积，当达到一定的压力后，便大量涌入胃内而引起呕吐，因食物已经由输出襻排出，故呕吐物内不含食物，呕吐后症状缓解。但是随后的观察并未能支持以上的假说，亦不能经常发现输入襻的部分性梗阻。在 X 线检查下，常可以发现胃手术后胃内容的分层现象，含胆汁液体处在胃内容物的上层，故又提出这样的假设：在慢性低张力的胃内，胆汁与食物分层而不是混合，胆汁刺激胃黏膜而致呕吐。在治疗上，多是采用 Roux-en-Y 胃空肠吻合术，使胆汁不再进入胃内。

3）输出襻综合征：输出空肠段梗阻是胃手术后的常见并发症，许多原因可导致输出段空肠梗阻，其中最常见的可能是胃无力，胃排空迟缓。对待输出段梗阻时重要的是要有足够的耐心，除非有确定的原因而十分必要时，不要轻易再次手术。许多病人在保守支持治疗下，可以逐步缓解而至完全恢复。

2. 晚期并发症：倾倒综合征、呕吐胆汁、反流性胃炎、营养不良、贫血、胆道并发症、粘连性肠梗阻、溃疡病复发。

（1）倾倒综合征："倾倒胃"（dumping stomach）这个名词是在 1920 年时提出的，因一位有胃空肠吻合术后严重副反应的病人，症状严重时置胃管至胃内，病人呕吐频繁，但反复抽吸并未能抽出食物，X 线透视时，可见钡餐在 15 min 内从胃排空，故提出"倾倒胃"这个名词。倾倒综合征可分为餐后早期的血管运动性症状和后期的低血糖症状；早期症状主要是高渗的碳水化合物液迅速进入空肠所引起，所以取消了幽门机制的胃手术后病人，均能出现此症。因此，内科和外科治疗上的策略均是延长食物在胃内存留的时间、减慢食物在肠内吸收的速度、调整食物的种类和多用固体的食物等，大部分病人经过饮食的调节之后，症状可以缓解。生长抑素制剂善得定（Sandostatin）对餐后早期的血管运动性症状有缓解作用。临床上只有极少数病人因严重的倾倒综合征需要再次手术，再次手术最常用的是将胃空肠吻合术（Billroth Ⅱ式手术）改造成为胃十二指肠吻合术（Billroth Ⅰ式手术），亦有使用间置空肠胃十二指肠吻合术，或用一段逆蠕动空肠置于胃与十二指肠之间，但后者有可能发生胃滞留。将胃空肠吻合改成 Roux-en-Y 型吻合，旷置的空肠段长 50 cm，亦有可能减慢胃的排空，但使用的效果不一。

（2）呕吐胆汁：这是胃肠吻合术后的一个常见的并发症，原来认为是食物由胃进入输入空肠段内，再由十二指肠反流入胃，Mikulicz 称之为“恶性循环”。此症状以其发生的时间，可分为急性、慢性、晚期的三种类型。

胃肠吻合术后早期的呕吐胆汁大多数是由输入空肠段梗阻所引起，因为初时的胃空肠吻合是经横结肠前与胃前壁吻合，输入段空肠长故梗阻的机会高。为了减少术后呕吐胆汁，随后便有过诸多的手术方法上的改进，包括胃的前壁或后壁吻合、结肠前或是结肠后的途径、空肠与胃是顺蠕动或是逆蠕动等。1883 年 Wolfler 提出了结肠前胃空肠 Y 形吻合术以预防术后呕吐胆汁，14 年后，Roux 提出结肠后的胃空肠 Y 形吻合，即是当前仍广泛使用的 Roux-en-Y 手术，目的均是欲中断胃肠吻合术后的恶性循环：Braun 的输入段空肠和输出段空肠的侧侧吻合亦是欲达到相同的目的。这些手术方法的改良，在当前的胃外科中仍常有应用。到了 1883 年之后，胃空肠吻合术后呕吐胆汁的问题接近得到解决，那是由 Courvoisier 提出结肠后胃后壁的胃空肠吻合术和 Petersen 强调的短襻（short loop）或无襻的结肠后胃后壁胃空肠吻合术以保存胃与空肠的解剖学位置。后来，Lahey 又再主张结肠前顺蠕动胃空肠吻合术并强调吻合口应做在胃的最低部位。这些技术上的发展，可克服胃空肠吻合术后呕吐胆汁的恶性循环，使胃空肠吻合术得到广泛使用。

对于胃空肠吻合的手术，最好是在输入袢和输出袢空肠做一空肠–空肠的侧–侧吻合，以避免上述并发症的发生。

〔黄志强　黄晓强整理〕

第二十章　胃引流手术

Drainage Operation of the Stomach

胃引流手术用于治疗各种原因的胃幽门梗阻和功能性的胃排空障碍，如在迷走神经干和选择性胃迷走神经切断术后。慢性十二指肠溃疡病施行迷走神经切断术治疗时，可能遇到十二指肠的瘢痕性狭窄术后的胃无力的双重问题，故在胃引流手术方法的选择上，需要兼顾溃疡病的局部病理情况。胃引流手术一般有胃幽门成形术和胃空肠吻合术二类。

一、胃幽门成形术

幽门成形术过去常用以治疗十二指肠前壁的慢性溃疡合并幽门狭窄，术后的早期效果尚好，但晚期时疗效不佳，故现已不单独使用。当前胃幽门成形术常是胃迷走神经切断术时的附加手术，总的有 3 种类型：

1. Heinecke-Mikulicz 法：即是按照消化道狭窄整形的原则，纵行切开狭窄环，横向缝合以扩大管腔。

2. Finney 法：实质上是胃窦部十二指肠吻合术。

3. Holle 法：是在行高选择性迷走神经切断术时切除一部分十二指肠前壁、溃疡、幽门环、胃窦前壁而重新吻合，达到幽门成形的作用。

【手术步骤】

1. Heinecke-Mikulicz 法（图 20 - 1）：适用于局部病变较轻，十二指肠球部无缩窄变形者。

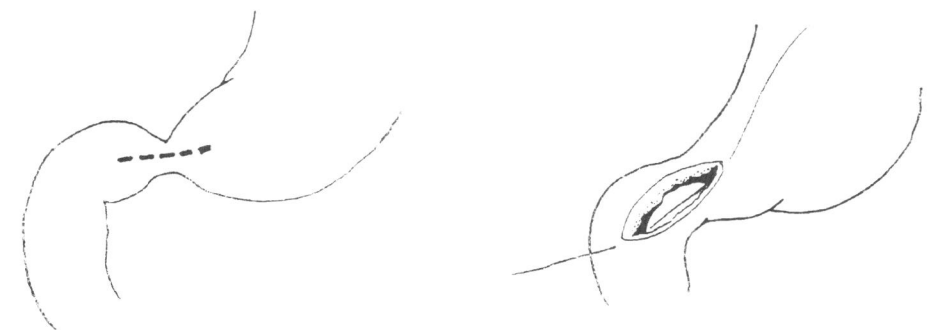

a. 纵行切开十二指肠狭窄部及幽门环　　　　　　b. 横向缝合胃与十二指肠

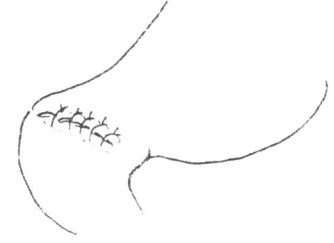

c. 幽门成形

图 20 - 1　胃幽门成形术（Heinecke-Mikulicz 法）

在十二指肠前壁跨过幽门环作一 3～4 cm 沿胃长轴的纵切开，然后将切开的两端缝合对拢，使切开成为一横向的对合，此时纵切开不宜过长，否则横向缝合时会有张力。

2. Finney 法（图 20 - 2）：首先切开十二指肠外侧腹膜，游离十二指肠第二段及胰头，使之能有足够活动度向胃靠拢。

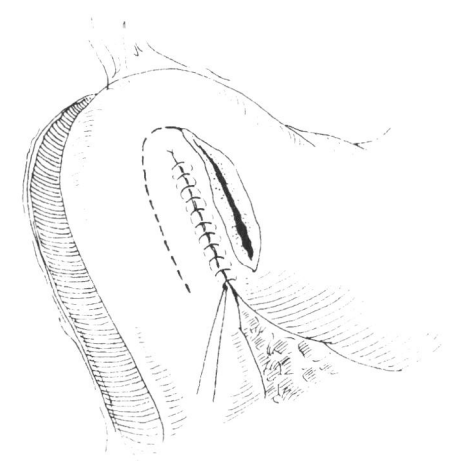

a. 切开十二指肠及外侧腹膜，游离十二指
肠，十二指肠胃大弯侧缝合，U 形切开

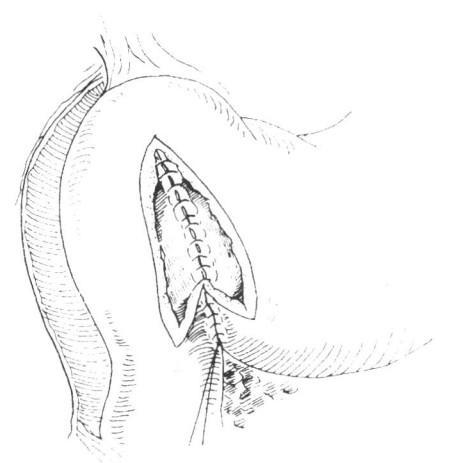

b. 缝合胃与十二指肠切开缘，形成后侧壁

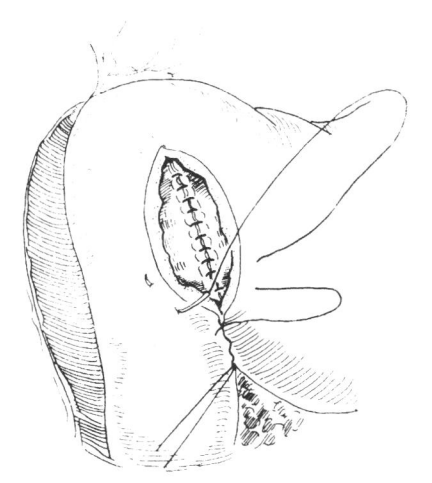

c. 连续内翻缝合切开的前壁

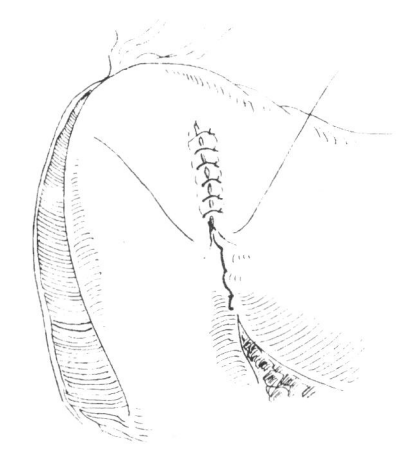

d. 间断缝合前壁浆肌层

图 20 - 2　幽门成形术（Finney 法）

在胃大弯前壁与相应的十二指肠大弯侧前壁，以细线作一定点缝合，使胃壁与十二指肠靠拢，依次缝合胃壁与十二指肠的浆肌层。

在缝合的范围内，将胃及十二指肠壁作一 U 形切开。

分别缝合切开的后壁的胃肠缘和前壁以二层间断缝合完成手术。

此方法所造成的胃十二指肠吻合口较宽，且不必去处理十二指肠溃疡的瘢痕，故较常用。

3. Holle 法（图 20 - 3）：用于高选择性迷走神经切断术时处理十二指肠前壁溃疡的瘢痕性狭窄。手术时切除十二指肠前壁溃疡和幽门环，将胃窦前壁与十二指肠壁上的缺损缝合修复。

二、胃空肠吻合术

胃空肠吻合术曾用以治疗十二指肠溃疡和其并发的幽门狭窄，以其手术方法简单及良好的手术后早期效果，曾盛极一时，然而由于后期的溃疡病复发率高，常有吻合口溃疡出血、穿孔等严重并发症，故现已不再作为溃疡病的单独的手术治疗方法，其实在胃切除术治疗时也离不开胃空肠吻合术以重建消化道。

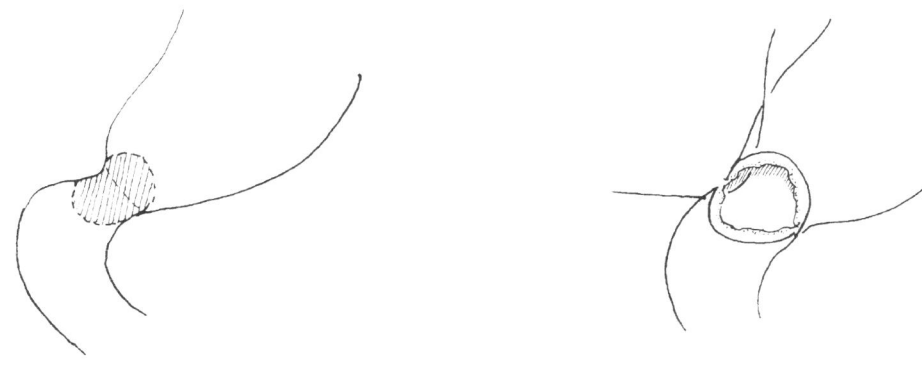

a. 切除十二指肠前壁溃疡瘢痕及幽门环　　　　b. 十二指肠前壁与胃重新缝合

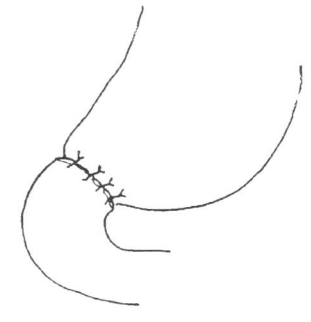

c. 扩大幽门与十二指肠通道

图 20‑3　胃幽门成形术（Holle 法）

　　胃空肠吻合术常用于胰十二指肠区肿瘤所致的梗阻。

　　胃空肠吻合术可分为结肠后型和结肠前型两种，前者虽然可用较短的空肠输入段，引流作用较好，但因其手术较复杂，特别是当有胰十二指肠区肿瘤、再次手术的情况下，难以实施，故当前使用者多是结肠前型的胃空肠吻合术。

【手术步骤】（图 20‑4～图 20‑10）

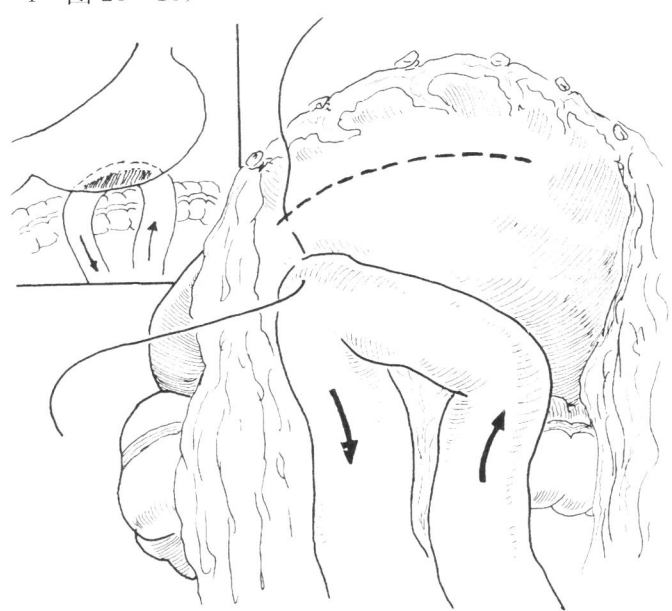

Lahey 胃空肠吻合术：在胃大弯低位部，切断右胃网膜血管向胃大弯的一些分支，纵向切开大网膜，向上翻起胃大弯，将空肠与胃大弯后壁平行胃大弯缝合固定

图 20‑4　结肠前胃后壁顺蠕动胃空肠吻合术

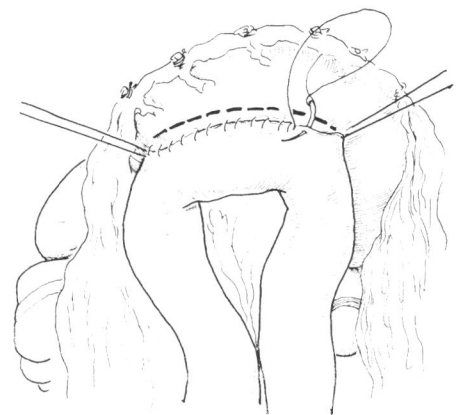

连续或间断缝合空肠与胃大弯后壁浆肌层，
两端缝以支持牵引线；胃上虚线为胃吻合口切线

图 20 - 5　胃空肠吻合术（一）

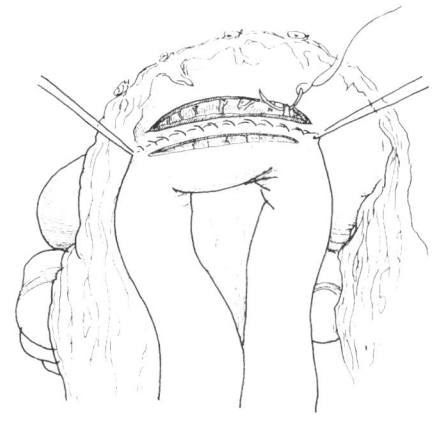

切开胃壁浆肌层，作黏膜下血管缝扎止血

图 20 - 6　胃空肠吻合术（二）

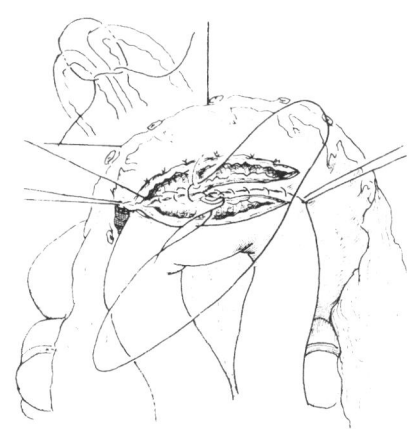
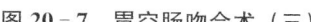

内层用可吸收性缝线连续毯边缝合后壁；
附图显示缝线第一针从一端之黏膜面进针
作结

图 20 - 7　胃空肠吻合术（三）

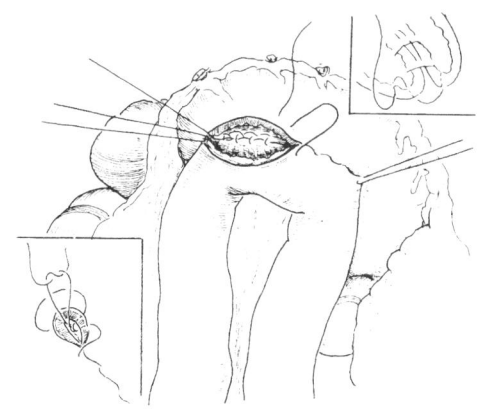

前层连续内翻缝合；附图显示从后层转
向至前层缝合时缝线由毯边缝合转为内翻缝
合的进针方法；下附图显示内翻缝合最后与
最开始的缝线作结

图 20 - 8　胃空肠吻合术（四）

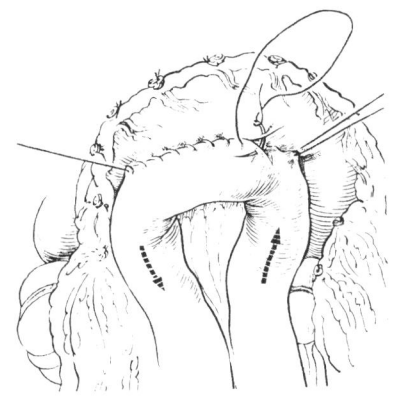

连续或间断缝合胃与空肠的浆肌层
（→指示空肠段蠕动的方向）

图 20 - 9　胃空肠吻合术（五）

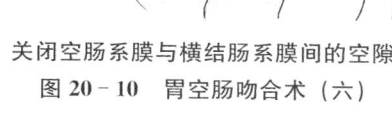

关闭空肠系膜与横结肠系膜间的空隙

图 20 - 10　胃空肠吻合术（六）

1. 提起大网膜及胃大弯，选择在站立位时胃大弯的最低部位作为吻合口的所在。

2. 切断、结扎胃网膜右血管通向胃大弯的分支，使胃大弯后壁能向前翻转。遇有大网膜的脂肪层过厚时，需要将网膜组织纵行剪开，以免影响吻合。

3. 提起横结肠，顺其系膜在左上腹处找到空肠上段，此时必须注意空肠上段的血管弓特点和其与 Treitz 韧带的关系，不能误将回肠末端当作是空肠。

4. 将空肠在横结肠前方提至胃大弯处，在胃大弯后壁，顺胃的蠕动方向（空肠近端对胃的近端）与胃大弯平行，以二定点缝线将空肠的对肠系膜缘缝合固定于胃后壁上，预计的吻合口长度 6～8 cm。

5. 以细丝线间断或连续缝合吻合口后壁的浆肌层，切开胃的浆肌层，胃黏膜下血管均在切缘两侧缝扎。

6. 切开空肠壁和胃黏膜层，吻合口内层用铬制肠线或合成的可吸收缝线连续内翻缝合，有时亦用细丝线间断缝合。前壁再作一层间断缝合。

7. 有时亦将空肠系膜与横结肠系膜缝合关闭其中间隙，但在结肠前吻合时，此间隙很大，故亦不一定需要封闭。

8. 腹腔内不放置引流。

〔黄志强　黄晓强整理〕

第二十一章   十二指肠溃疡病并发症的手术

Operations of Complications of Duodenal Ulcer

反复发作的慢性十二指肠溃疡可发生多种急性和慢性并发症，需要特殊的手术方法处理，其中常见的有溃疡急性穿孔、溃疡大出血、慢性穿透性后壁溃疡等。在胃溃疡病人，除了上述的情况之外，尚可以发生溃疡的癌变。

一、溃疡急性穿孔

多发生在十二指肠球部前壁的溃疡，穿孔后引起急性弥漫性腹膜炎，属于常见的腹部外科急症之一。

十二指肠球部溃疡穿孔一般是紧急开腹手术的指征，近年来由于腹腔镜外科的发展，少数的较为单纯的溃疡穿孔病人，亦可以在腹腔镜下行溃疡修补术和清理腹膜腔而得到较好的效果。少数穿孔小，临床症状轻者，也可用非手术治疗。

溃疡病穿孔的开放手术治疗主要是溃疡穿孔修补术，在条件许可时，尚有考虑做一期胃大部切除术、穿孔修补附加胃迷走神经切断术及胃引流手术、穿孔修补附加高选择性迷走神经切断术（图 21-1），甚至溃疡切除、幽门成形、胃迷走神经切断术等。然而此等附加手术将使手术复杂化，故只能用于早期的、一般情况较好的病人。

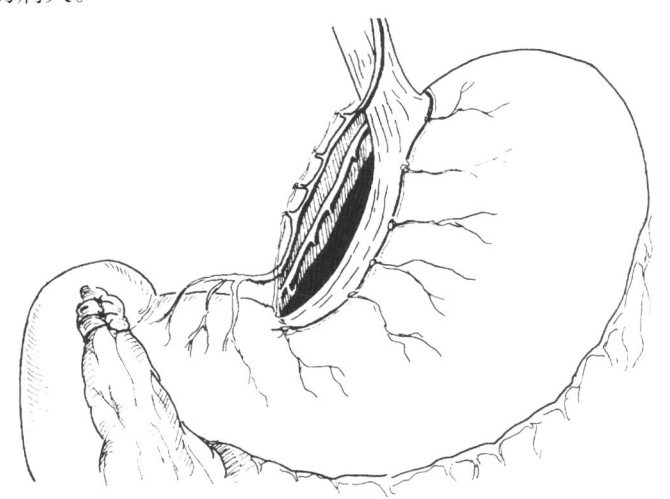

溃疡穿孔修补外加高选择性迷走神经切断术

图 21-1   十二指肠溃疡穿孔手术

【术前准备】

1. 一旦确诊后，争取早期手术以终止腹膜炎的发展。

2. 放置胃减压管，抽除胃内容物。

3. 纠正水、电解质及酸碱平衡紊乱。

4. 全身应用抗生素。

【麻醉与体位】连续硬膜外阻滞或全身麻醉。仰卧位。

【手术步骤】

1. 上腹部正中切口，自剑突下至脐上方。

2.腹腔内探查一般可以迅速找出穿孔的位置。穿孔部位一般附着有较多的纤维蛋白块作为首先检查的重点。

3.吸尽腹腔内的积液、食物渣，并以大量生理盐水冲洗干净，应特别清除膈下、盆腔、小肠间的积存。

4.当溃疡穿孔较小而手术时间已较晚时，亦有可能难于发现穿孔的所在，宜注意检查其他空腔脏器有无病变。

5.穿孔的处理可用缝合外加大网膜覆盖。至于是否加其他的手术，根据腹膜腔污染的情况、腹膜炎的早晚、缝合后是否会发生狭窄，以及原先有无幽门梗阻等来决定。对于急性溃疡穿孔者，溃疡周围的组织较软，缝合修补后，加以抗溃疡病的药物治疗，一般可使溃疡愈合而不需附加手术处理。

6.腹壁切口一期缝合，腹腔内不放置引流。

【术后处理】

1.持续胃肠减压直至胃肠功能恢复。

2.全身应用抗生素。

3.维持液体平衡，静脉内辅助营养支持。

4.抗溃疡病药物治疗（如 H_2 受体拮抗药、咪唑类药物等）。

5.若无胃排空障碍，术后 3d 开始逐步进流质。继续正规内科溃疡病治疗。

二、十二指肠后壁溃疡出血手术

十二指肠后壁的慢性穿透性溃疡可溃破胃十二指肠动脉的分支而发生大量出血（图 21-2），当内科疗法不能止血时，需施行紧急手术。溃疡病出血在老年病人，因有动脉硬化和溃疡的纤维瘢痕化，出血常不易在保守治疗下停止。当出血量较大时，应该早行手术。

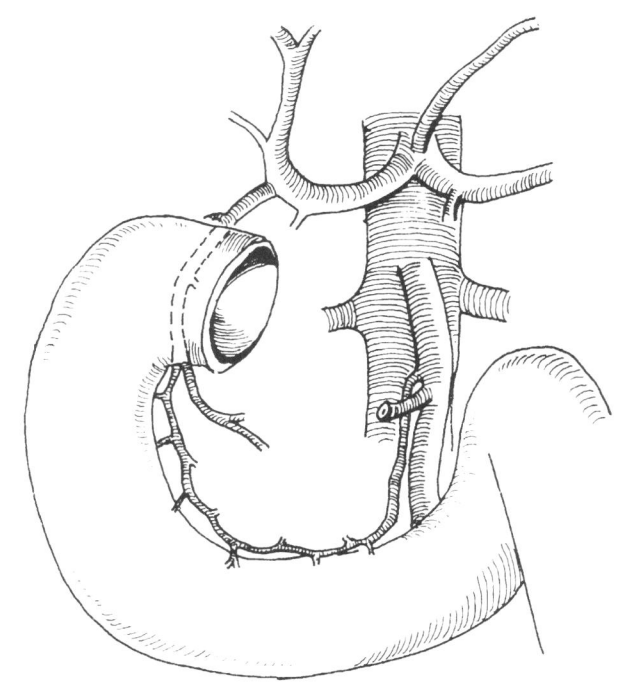

图示十二指肠球部后壁与胃十二指肠动脉的关系；十二指肠后壁溃疡，
可溃破胃十二指肠动脉及其分支出血

图 21-2　十二指肠的血供

【手术步骤】

1.手术基本步骤同胃大部切除术，只是在溃疡和十二指肠残端的处理上，有其自身的特点。

2．手术时可首先游离胃幽门部并切断十二指肠，分离十二指肠后壁，到达穿透至胰腺的溃疡。

3．不应试行"切除"溃疡，这样必然会发生胆胰管的损伤，因此时溃疡的底部就是胰腺组织而并不是十二指肠壁。我们曾连续遇到因欲行"切除"出血性溃疡而损伤胆管及胰管的病例。

4．将十二指肠后壁从溃疡底的边缘分开，使溃疡仍保留在胰头处，此即所谓溃疡旷置。常在溃疡的底部能见到出血的动脉，可在出血血管处用丝线作一 U 形缝扎止血，外再加 8 字形缝合（图 21－3）。

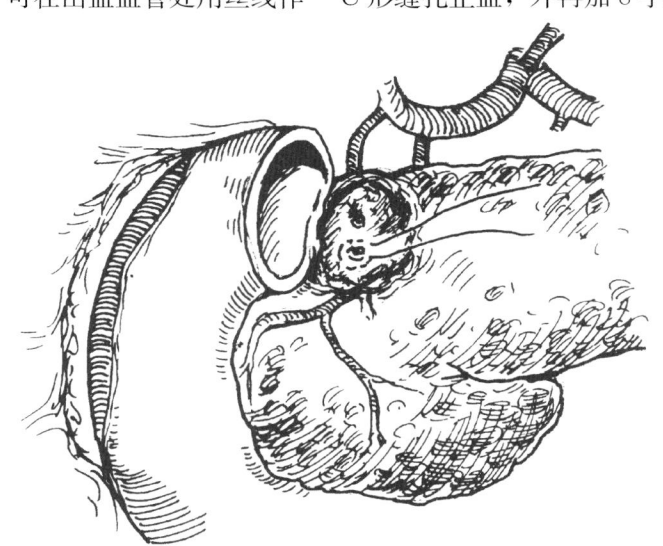

游离十二指肠外侧，切断十二指肠，缝合溃疡底部的出血血管，结扎胃十二指肠动脉，彻底止血

图 21－3　Nissen 手术（一）

5．结扎胃十二指肠动脉和胃网膜右动脉，使出血完全停止。

6．手术的另一特点是将溃疡底部和出血处排除在肠腔之外。因此时十二指肠的前壁常较正常，常用的是 Nissen 修复法，即是将十二指肠的前缘缝至溃疡的下缘，亦即是十二指肠的后壁边缘，然后再将十二指肠的前侧浆肌层缝至溃疡的上缘，使十二指肠的前壁覆盖溃疡面并将溃疡排外（图 21－4～图 21－6）。

7．有时因为十二指肠的病变较广泛，如有纤维性增厚、水肿等，使十二指肠残端关闭不够满意，可经十二指肠残端插管行造瘘减压。

8．十二指肠残端以大网膜组织覆盖（图 21－7）。

9．按 Billroth Ⅱ术式行胃肠道重建。

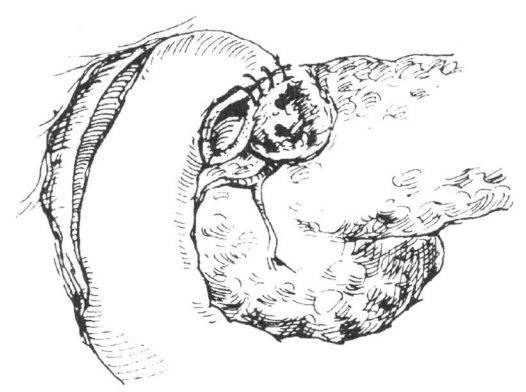

将十二指肠端前缘缝于十二指肠溃疡的下缘和十二指肠端的后缘上，将溃疡排除在肠腔之外

图 21－4　Nissen 手术（二）

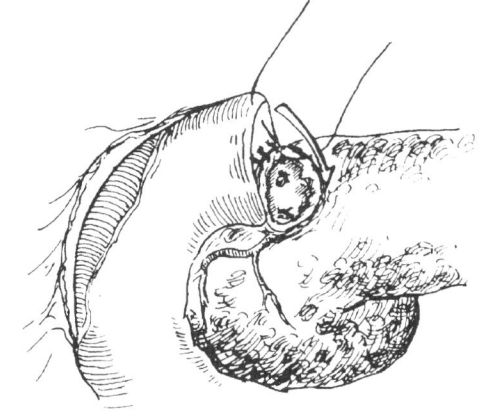

将十二指肠端的前壁缝合至溃疡的上缘，用十二指肠前壁将溃疡覆盖

图 21－5　Nissen 手术（三）

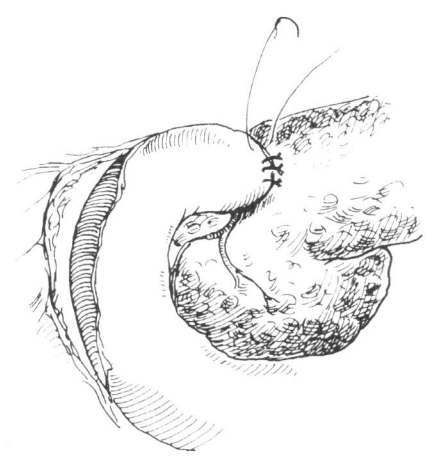

十二指肠前壁缝于胰腺包膜上

图 21 - 6　Nissen 手术（四）

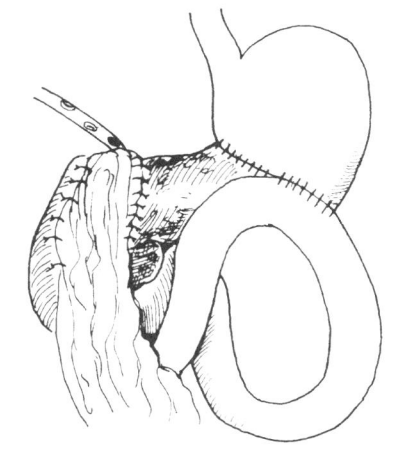

大网膜覆盖十二指肠残端，放置腹腔引流

图 21 - 7　Nissen 手术（五）

10. 右肝下区放置 Penrose 引流。

【术后处理】同胃大部切除术。

三、十二指肠溃疡排外手术

十二指后壁慢性穿透性溃疡和十二指肠的壶腹后溃疡手术切除很困难，有损伤胆、胰管和因十二指肠残端愈合不良，发生十二指肠残端破裂和肠瘘的危险，比较安全的是施行切除胃窦黏膜的十二指肠溃疡排外手术，此手术又称 Bancroft 手术。

【手术步骤】

1. 游离胃至幽门窦部距幽门约 5 cm，保存胃右动脉和右胃网膜动脉以保证胃窦的血供。
2. 在离幽门约 5 cm 处切断胃壁，胃的近端依常规的胃大部切除术处理。
3. 切开远端胃的浆肌层，在黏膜下剥离直到幽门环。
4. 切除胃窦黏膜，缝合关闭幽门的黏膜层。
5. 缝合关闭胃窦的浆肌层，十二指肠球部及其溃疡留于原位（图 21 - 8～图 21 - 11）。

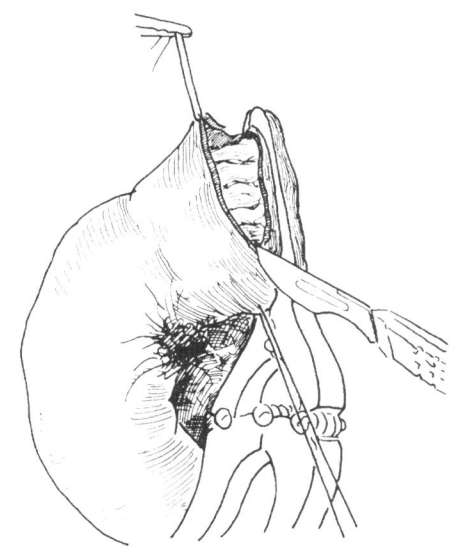

切开胃窦部浆肌层,黏膜下剥离胃窦黏膜一直至幽门环

图 21 - 8　Bancroft 手术（一）

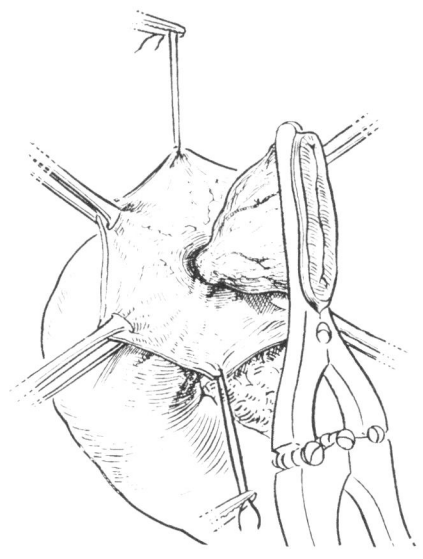

完全剥离胃窦黏膜至幽门环

图 21 - 9　Bancroft 手术（二）

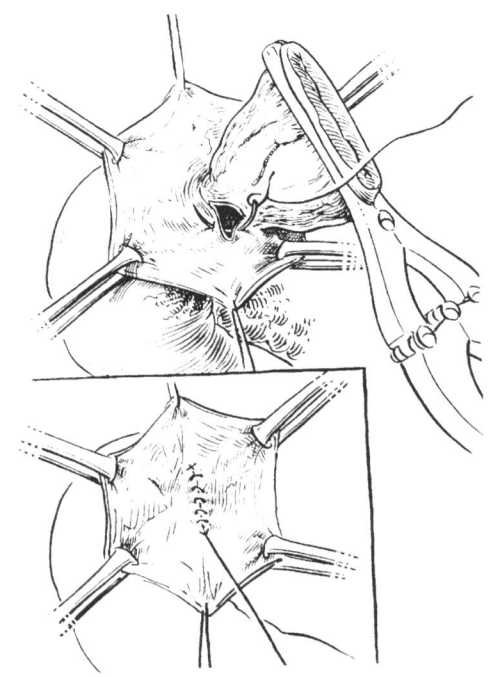

逐步剪除胃窦黏膜，同时连续缝合关闭幽门环
之黏膜层（左下）

图 21 - 10   Bancroft 手术（三）

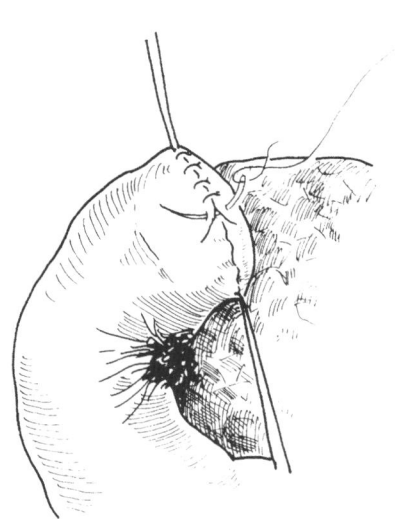

两层缝合胃窦之浆肌层

图 21 - 11   Bancroft 手术（四）

【术后处理】同胃大部切除术。

〔黄志强　黄晓强整理〕

参考文献

［1］ Penston J G. Complications associated with ulcer recurrence following gastric surgery for ulcer disease ［J］. Gastroentrol Jap，1992，27：129.

［2］ Herrington J L Jr. Truncal vagotomy with antrectomy. Symposium on peptic ulcer disease ［J］. Surg Clin North Am，1976，56：1335.

［3］ 王吉甫. 术后复发性溃疡 ［M］//邝贺龄. 消化性溃疡. 北京：人民出版社，1990：315.

［4］ 王吉甫. 胃切除术后复发性溃疡 65 例临床分析 ［J］. 中国实用外科杂志，1994，2：88.

［5］ Gobbel W G Jr. Gastric resection：In results of surgery for peptic ulcer ［M］. Edited by Postlethwait. Philadelphia：Saunders Co，1963：142.

［6］ 王吉甫. 胃溃疡 ［J］. 普外临床，1992，7：257.

［7］ Lee C H. The clinical aspect of retained gastic antrum ［J］. Arch Surg，1986，121：1181.

［8］ Stabile B E. Recurrent peptic ulcer ［J］. Gastroenterology，1997，70：124.

［9］ 王吉甫. 手术后复发性溃疡 ［J］. 实用外科杂志，1988，8：255.

［10］ Marshall S F. Gastrojejunocolic and gastrocolic fistulas ［J］. Ann Surg，1957，145：770.

［11］ 王吉甫. 手术后复发性消化性溃疡 ［J］. 中华外科杂志，1986，24：455.

［12］ Jaffe B M. Current issues in the management of Zollinger-Ellison syndrome ［J］. Surgery，1992，111：241.

［13］ Koo J. Cimitidine versus surgery for recurrent ulcer after gastric surgery ［J］. Ann Surg，1982，195：406.

［14］ Cleator I G M. Anastomotic ulceration ［J］. Ann Surg，1974，179：339.

［15］ Thoroughman J C. Free perforation of anastomotic ulcers ［J］. Ann Surg，1969，169：790.

［16］ Townsend C M. The role of surgery in the Zollinger-Ellison syndrome ［J］. Ann Surg，1983，197：594.

［17］ Arber K W Jr. Operation in one stage for gastrojejunocolic fistula ［J］. Surg Clin North Am，1962，42：1443.

第二十二章 复发性溃疡再次手术

Reopration for Postoperativ Recurrent Ulcer（RU）

术后复发性溃疡（RU）是指消化性溃疡手术治疗后，再发生的消化性溃疡。溃疡常发生在吻合口或其附近，在无吻合口的手术，如高选择性迷走神经切断术（HSV），发生在胃、十二指肠或空肠的新的溃疡，或原来部位的溃疡复发。

一、消化性溃疡手术后溃疡复发率

迷走神经干切断合并引流术（TV+D），如迷走神经干切断合并幽门成形（TV+P），迷走神经干切断合并胃空肠吻合（TV+GJ），或 HSV，消化性溃疡复发率为 10%（3%～30%），部分胃切除术（PG）治疗后溃疡复发率一般为 3%～5%，而迷走神经干切断合并胃窦切除术（TV+A）治疗后溃疡复发率最低，一般小于 1%。

二、复发溃疡的常见原因

约 60% 的 RU 是由于初次手术不适当而引起，约 40% 找不到明确的原因，少部分由于其他原因引起（如胃泌素瘤等）。各种原因引起的 RU 主要有下列情况：

（一）手术方式不适当

1. 单纯胃空肠吻合：这是手术方式不适当的最突出例子。这种手术虽然能有效地解除梗阻和减轻症状，但既不减少迷走神经的刺激和胃泌素释放，也不减少 G 细胞群，其溃疡复发率高达 50%，目前已不建议选用。

2. 胃迷走神经切断不全：在普遍应用迷走神经切断术治疗消化性溃疡的地区，迷走神经切断不全成为最常见的 RU 原因。在 TV 时，迷走神经后支因位置较深而易被遗漏。约 50% 病人在横膈平面有 2 条以上迷走神经主干，少数病人还可发现有副迷走神经，容易导致 RU，这是值得注意的。在 HSV 中，如少数关键部位遗留迷走神经纤维，也易产生溃疡复发。广泛的临床试验结果表明，正确地施行 TV、HSV 和 SV（选择性迷走神经切断），对胃底的神经切断效果是相等的。

3. 胃切除不足：这是 RU 的一个主要原因。当胃切除不足 2/3 时，溃疡复发率可比切除 2/3 者高出 3 倍。消化性溃疡病人术后溃疡复发率与胃切除量有直接关系。胃切除量 30%～50% 者复发率为 36%，切除 50%～70% 者为 12%。

4. 胃窦黏膜残留：在 Billroth II 式胃切除术中，遗留远端胃窦黏膜于十二指肠残端。旷置的胃窦黏膜在胃液 pH>3 的环境中，黏膜持续过多分泌胃泌素，造成高胃泌素血症，导致残胃胃酸过度分泌而引起 RU。

5. 输入襻过长（Billroth II 式）：临床少见，发生率<3%。RU 是由于十二指肠碱性肠液经过过长的空肠段而被稀释中和，使吻合口得不到碱性肠液的保护所致。

6. 胃引流不畅：胃空肠吻合或幽门成形术后，幽门引流不畅，胃潴留能刺激胃酸分泌，引起 RU。据前瞻性研究，迷走神经干切断加胃空肠吻合（TV+GJ）和迷走神经干切断加幽门成形术（TV+P）的术后复发溃疡率，二者是无差别的。与幽门成形的术式（Finney 或 Heinecke-Mikulicz）无关。

7. 少数学者认为吻合时应用非吸收缝线可引起不愈合的吻合口溃疡，但实际上在临床中这并不常见，且溃疡是细小的，在胃镜直视下去除缝线一般常可愈合。

（二）胃泌素瘤

Zollinger-Ellison 综合征（ZES）仅占复发性溃疡的 1.8%，但常由于不能早期诊断，消化性溃疡手术后溃疡反复再发，而多次进行手术治疗，直至全胃切除才能缓解，增加了并发症和危险性。因此要对本综合征提高警惕，对每一复发溃疡病例，都应检测血清胃泌素含量，及其他有关的筛选诊断方法，以排除本综合征。

（三）胃窦 G 细胞增生

这是另一种在非切除性溃疡手术后复发溃疡，少见和有争议的原因。这时的高胃泌素血症，是由于胃窦的 G 细胞绝对值增加。然而与 ZES 不同，应用胰泌素激发试验时，本症的血清胃泌素不增高。

（四）致溃疡药物

一些非甾体抗炎药（NSAID）、可的松、利舍平等，可能与消化性溃疡的发病有关。复发溃疡的常见原因见图 22-1。

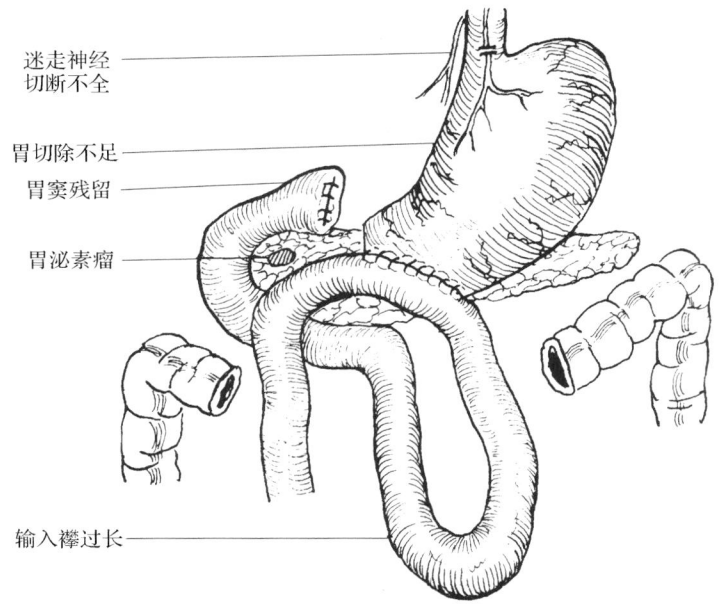

迷走神经
切断不全

胃切除不足

胃窦残留

胃泌素瘤

输入襻过长

图 22-1　复发溃疡的常见原因

三、诊断

症状仍是诊断 RU 的重要线索。消化性溃疡手术后，如又发生类似消化性溃疡症状，要高度注意复发溃疡。RU 严重并发症如大出血、穿孔、梗阻、胃空肠结肠瘘的发生率远较初发性溃疡为高。RU 合并严重腹泻和消瘦病人尤其要考虑胃空肠结肠瘘。

1. 钡剂 X 线检查胃肠造影：胃肠 X 线钡餐造影检查，虽然对复发溃疡的阳性诊断率较低，但对了解吻合口的关系、排空情况、有无输入襻梗阻及胃空肠套叠等是有意义的。胃肠钡餐有时还可发现残胃的胃窦。X 线钡剂灌肠造影是胃空肠结肠瘘的首选诊断方法。

2. 纤维胃镜检查：内镜检查是唯一能直接观察复发溃疡的检查方法，其诊断正确率达 90%，也是诊断复发溃疡的首选方法。若溃疡在十二指肠或空肠，无必要进行活检。但如复发溃疡在胃，则应做活检，因消化性溃疡胃部分切除术后残胃癌的发病率增加。有些病例胃镜可通过空肠输入襻而进入十二指肠残端，进行检查和活检，可证明有无胃窦黏膜残留。

3. 胃酸测定：由于手术后十二指肠内容物反流，准确测定胃液酸度有困难。但胃酸测定对复发溃疡的诊断和鉴别诊断具有重要意义。消化性溃疡胃部分切除术手术后 BAO≥2 mmol/h，MAO>6 mmol/h，有复发溃疡可能。五肽胃泌素兴奋试验后仍无胃酸分泌，可以排除 RU。胃部分切除术后 BAO>10 mmol/L 者，要考虑 ZES。

4. 血清胃泌素测定：空腹血清胃泌素≥1000 ng/L 而病人血钙正常，无幽门梗阻，肾功能正常，且有胃酸分泌，常可确认为 ZES。然而大多数胃泌素瘤病人血清胃泌素高于正常（100～150 ng/L）而未达到 1000 ng/L，可采用胰泌素激发试验，血清胃泌素在注射胰泌素（2 U/kg）数分钟后升高200 ng/L以上，可确诊胃泌素瘤。

5. 放射性核素扫描：^{99m}Tc 胃窦部扫描可证明 Billroth Ⅱ式胃部分切除术后复发溃疡病人的胃窦残留。

四、治疗

（一）内科治疗

在应用 H_2 受体拮抗药以前，复发溃疡在长期的常规内科治疗效果不佳，仅 1/3 病例得到满意的效果，因溃疡有关并发症而死亡者占 11％。目前自应用 H_2 受体拮抗药以来，疗效显著改善。

（二）外科治疗

必须施行能降低胃酸和胃蛋白酶分泌的手术。有效的手术方法包括迷走神经切断和/或胃切除，或致溃疡的病灶（如甲状旁腺腺瘤、残留胃窦或胃泌素瘤）切除。据 Stabile 综合资料报道，这类永久的胃酸减少手术的死亡率为 3.8％，再次复发率为 12.6％。手术疗效优良者占 2/3 病例。对手术治疗后第二次溃疡复发的病人，第二次再做手术仍可取得 85％满意的疗效。局部溃疡切除、重建吻合口等非减少胃酸分泌的手术是无效的。

【适应证】

1. RU 并发梗阻、出血、穿孔、或胃空肠结肠瘘等并发症。

2. 无并发症的 RU 经内科正规治疗，溃疡无法愈合，或愈合后多次复发。

3. 不能长期耐受内科药物治疗和随诊者。

4. 胃泌素瘤所致的 RU。

【禁忌证】

1. 无并发症的 RU，未经内科正规治疗；或症状轻微的 RU。

2. 伴有重要脏器严重疾病不能耐受手术者。

【术前准备】

1. 胃镜检查以确诊 RU，测定胃酸以确定有无胃酸增高，测定血清钙以排除多发性内分泌腺瘤病。

2. 测定血清胃泌素以排除胃泌素瘤。

3. Billroth Ⅱ胃大部分切除手术后者，做^{99m}Tc 胃窦扫描，以了解有无胃窦部残留。

4. 伴有胃出口梗阻者，应在术前 3～5 d 开始每晚用温生理盐水洗胃并纠正水、电解质平衡。

5. 伴有大出血者，应抗休克治疗。

6. 伴有严重贫血者，术前应输血，纠正贫血。

7. 伴有穿孔腹膜炎者，术前应使用抗生素。

8. 营养显著不良者，应给予胃肠外营养支持，改善手术条件。

9. 溃疡症状显著者术前应使用 H_2 拮抗药，减少胃酸分泌，控制溃疡症状。

10. 伴有胃空肠结肠瘘者，术前 3d 开始肠道准备，每晚用温生理盐水洗胃和洗肠，并口服抗生素（Kanamycin 0.5 g，4 次/d；Flagyl 0.4 g，4 次/d）。

【麻醉与体位】气管内插管，全身麻醉。平卧位。

【手术步骤】

1. 切口：上腹正中切口，必要时可向上切除剑突，或绕脐向下延长切口。

2. 手术的选择：根据原手术方式，复发溃疡的大小、部位，有无并发症，有无特殊的致溃疡因素及病人的全身情况而决定。

（1）单纯胃空肠吻合术后 RU：这些病例必须施行胃大部分切除，或迷走神经切断加胃窦切除。可用 Billroth Ⅰ或 Billroth Ⅱ术式重建胃空肠吻合（图 22 - 2）。这两种手术的溃疡再复发率相差不大，约 10％。但胃大部分切除加迷走神经干切断的死亡率稍高，故以单纯胃切除较好。单纯迷走神经切断后的溃疡复发率为 24%，仅适用于体弱危险性大、胃酸不高和无并发症的病人。

（2）胃部分切除术后：①在胃切除量已足，且无并发症的 RU，则施行双侧迷走神经干切断术即有效（图 24-3）。如进一步的胃广泛再切除并不能防止溃疡再复发，徒增并发症，不宜采用。②胃切除量不足的 RU，或伴有吻合口梗阻，溃疡大出血等并发症，则需作胃再切除和迷走神经干切断（图 22-4）。有胃窦部残留必须同时切除，亦有报告单纯切除残留胃窦而根治 RU 复发者（图 22-5）。

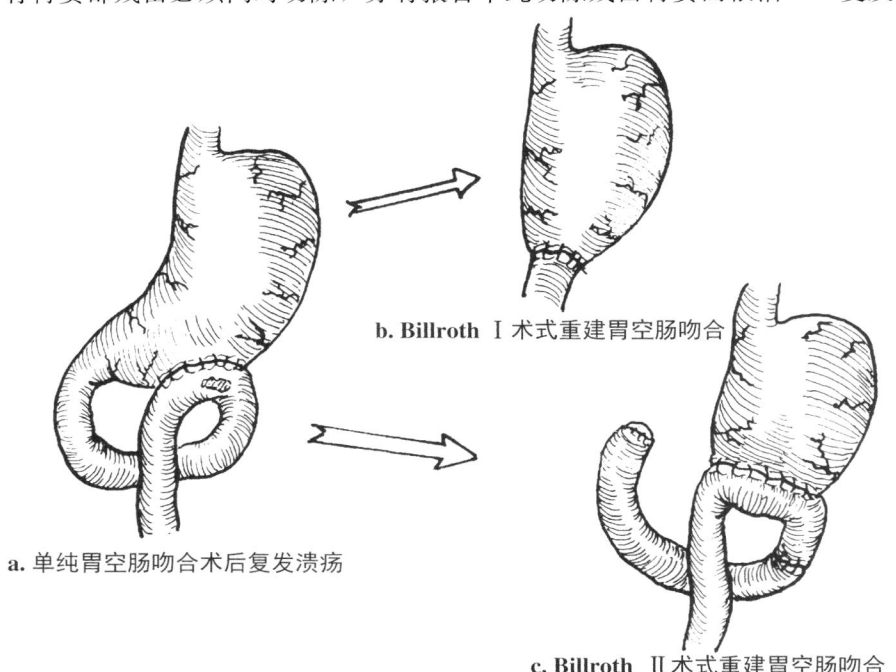

b. Billroth Ⅰ术式重建胃空肠吻合

a. 单纯胃空肠吻合术后复发溃疡

c. Billroth Ⅱ术式重建胃空肠吻合

图 22-2　胃空肠吻合术式

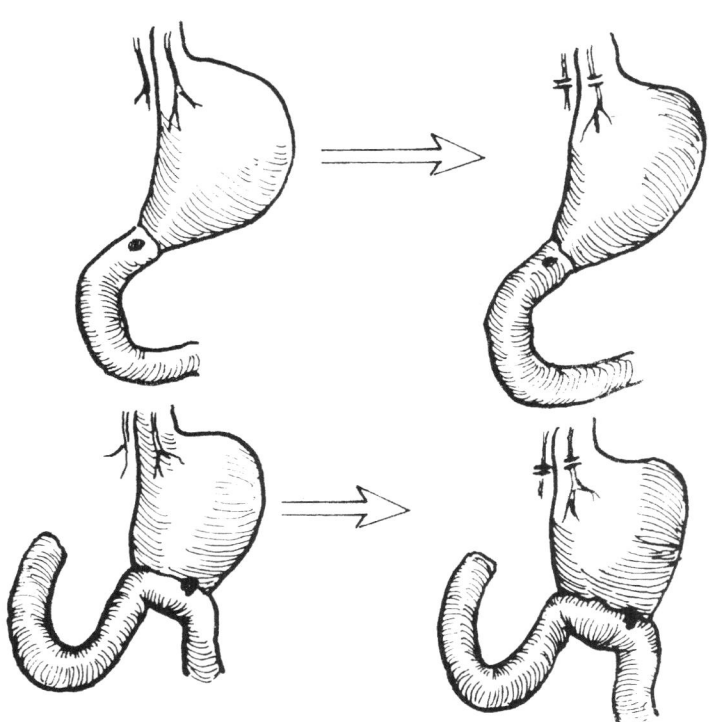

图 22-3　胃部分切除术后复发溃疡，迷走神经切断

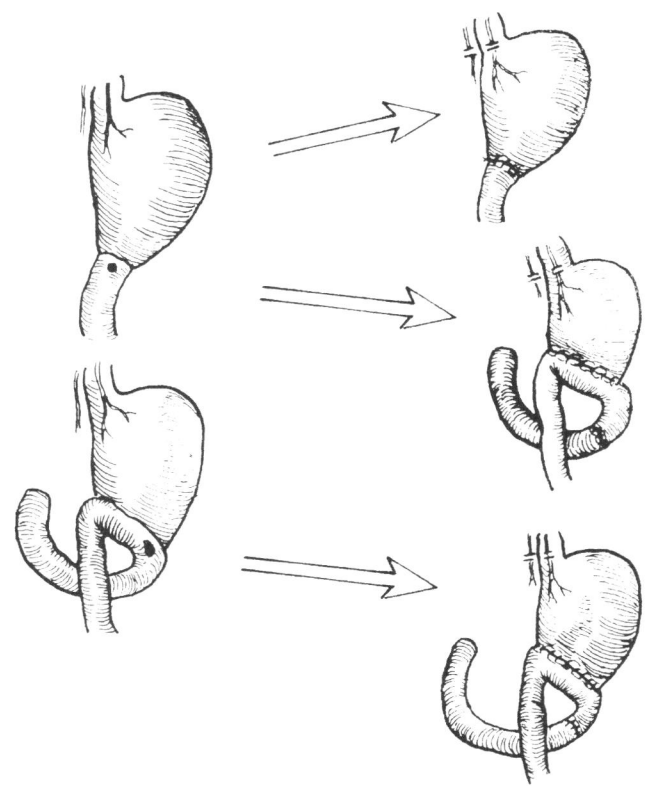

图 22 - 4　胃部分切除术后复发溃疡、再次胃切除和迷走神经干切断

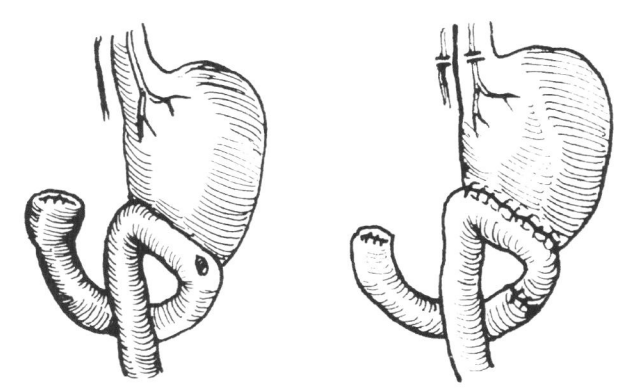

图 22 - 5　Billroth Ⅱ式胃部分切除术后复发溃疡，有胃窦残留者，行再次胃切
　　　　　除、迷走神经干切断和残留胃窦切除

　　（3）迷走神经干切断合并引流术（TV＋P，或 TV＋GJ）术后：可做胃部分切除术（图 22 - 6），
或 TV＋A 术。如复发溃疡无并发症，或病人胃酸不高而术中又可见到粗大的迷走神经，可行单纯迷走
神经切断术（图 22 - 7）。在其他情况下，应加做胃窦切除术，因单纯的迷走神经切断术的溃疡复发率
超过 20％，而再加胃窦切除时，溃疡复发率为 8％。

　　（4）TV＋A 或 TV＋PG 术后的 RU：如未发现引起溃疡的特殊病变（如 ZES），这种手术后的复发
溃疡，多由于迷走神经切断不全所致。如胃窦已切除，而术中发现残留的迷走神经干（通常为右干），
则再作迷走神经切断基本上可达到要求（图 22 - 8）。如术中未见大的神经干或胃切除量不足，则应切
断食管周围的迷走神经纤维，再作 70％的胃切除（图 22 - 9）。经此法处理，溃疡再复发率约为 6％。若
迷走神经切断是完全的，且胃次全切除又是足够的，对复发溃疡病人，即使未发现胃泌素瘤，也可能需
要作全胃切除才能控制病人的溃疡（图 22 - 10）。

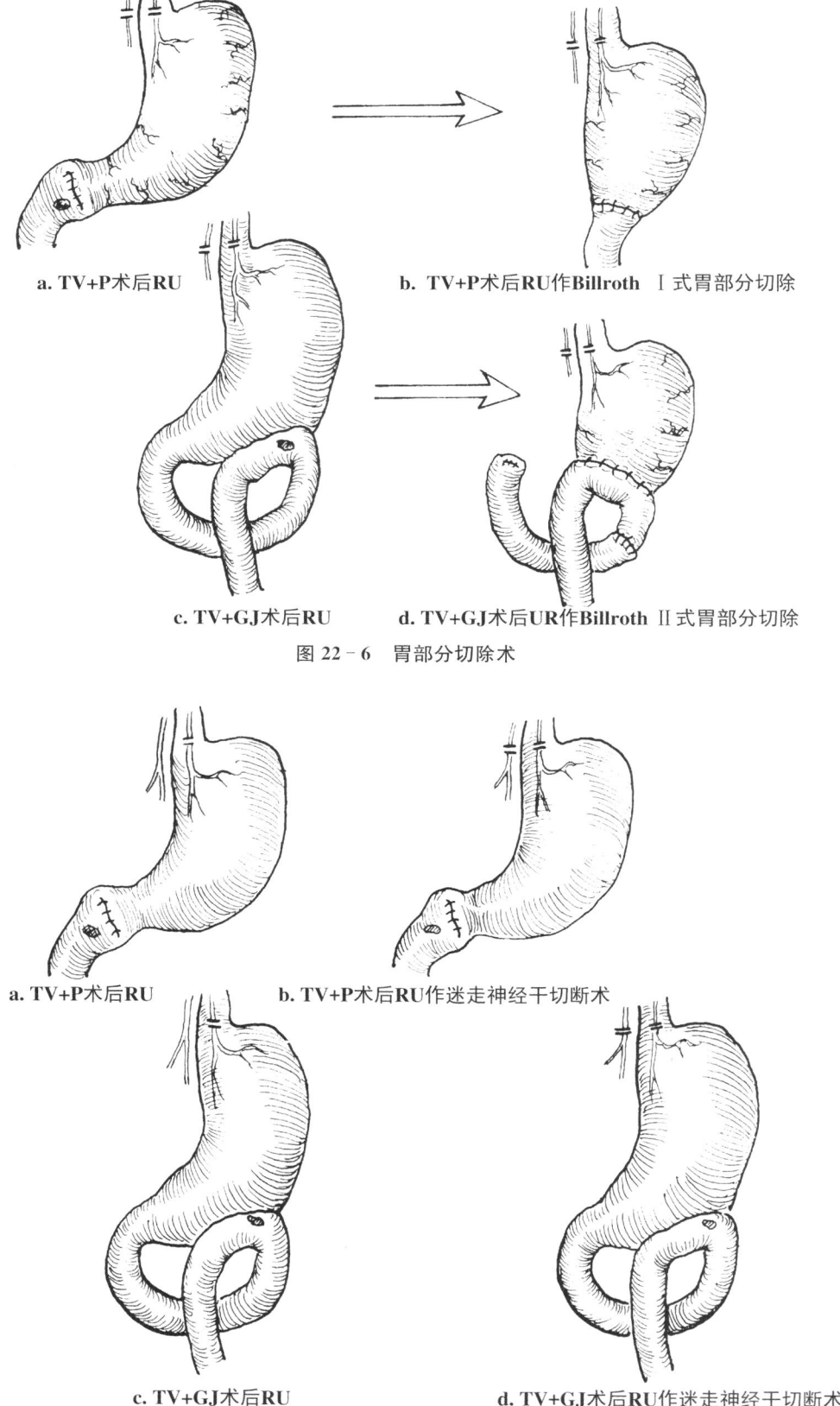

a. TV+P术后RU

b. TV+P术后RU作Billroth Ⅰ式胃部分切除

c. TV+GJ术后RU

d. TV+GJ术后UR作Billroth Ⅱ式胃部分切除

图 22－6　胃部分切除术

a. TV+P术后RU

b. TV+P术后RU作迷走神经干切断术

c. TV+GJ术后RU

d. TV+GJ术后RU作迷走神经干切断术

图 22－7　迷走神经干切断加引流术后复发溃疡，探查有粗大迷走神经未切断者，行迷走神经干切断术

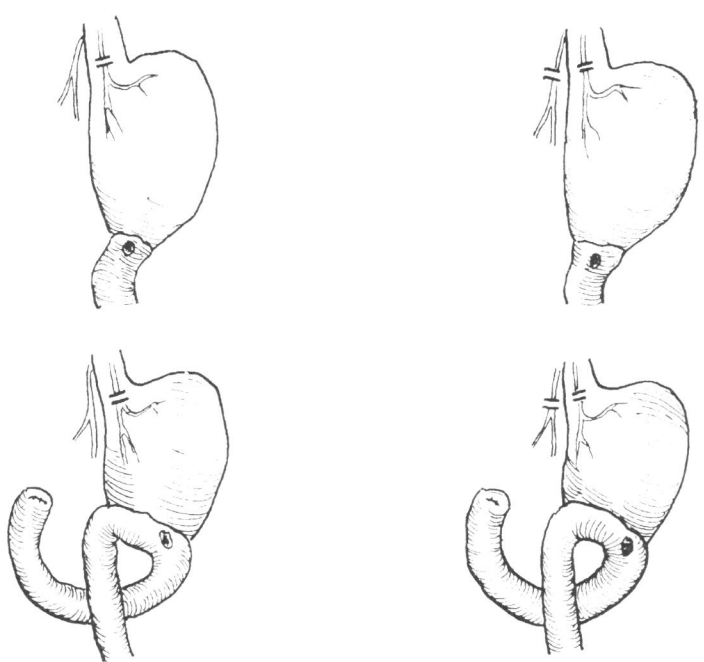

图 22‑8 迷走神经干切断加胃窦切除，或胃部分切除后复发溃疡，探查有粗大迷走神经未切断者，行迷走神经干切断术

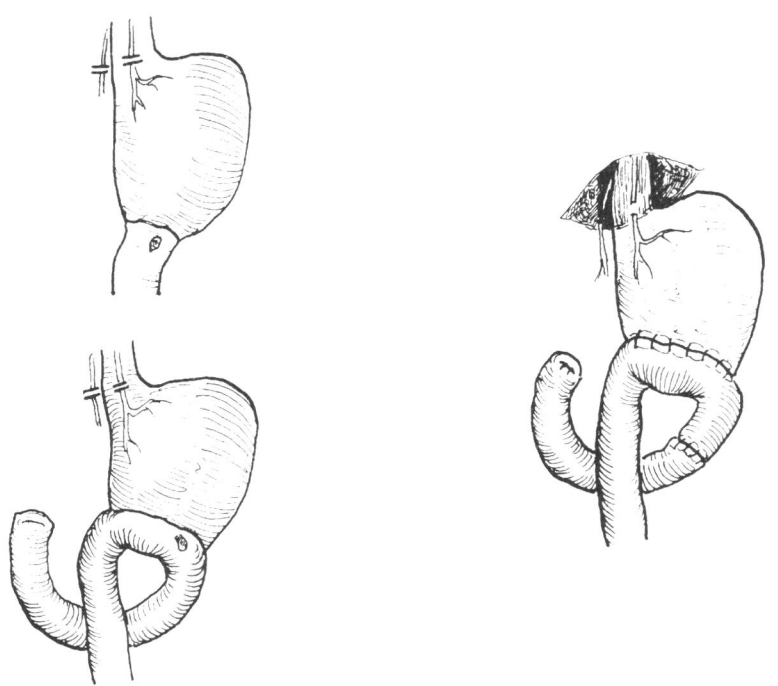

图 22‑9 迷走神经干切断加胃切除或胃部分切除后复发溃疡，再做 70% 胃切除

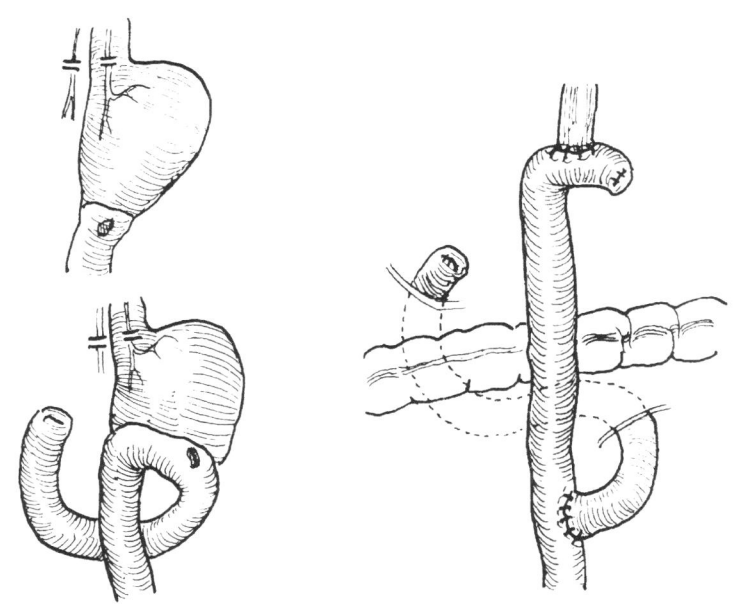

图 22‑10　迷走神经干切断加胃窦切除或胃部分切除后复发溃疡，做全胃切除

　　（5）HSV 术后的 RU：由于 HSV 的普及，而该手术的复发率高，因而术后复发溃疡愈来愈多。凡内科治疗无效的复发性溃疡，施行胃部分切除的疗效是良好的（图 22‑11）。对 HSV 术后 RU，宜施行胃部分切除术，不宜做单纯迷走神经再切断术，即使做经胸迷走神经切断术，往往也是失效的。

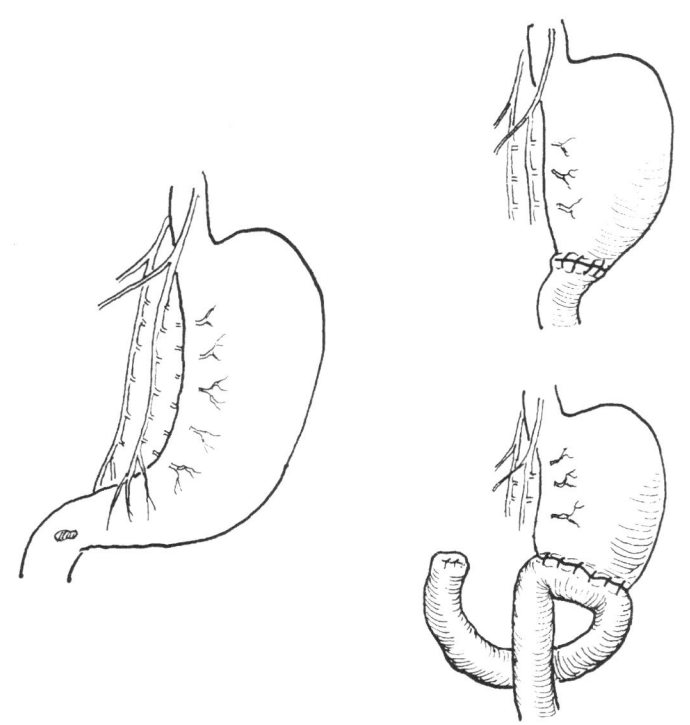

图 22‑11　近端胃迷走神经切断术后复发溃疡，行胃部分切除术

　　（6）RU 合并急性穿孔：①做穿孔单纯修补术，2 个月内施行胃再切除合并迷走神经干切断术（图 22‑12）。②一期彻底性手术，病人一般情况好，腹腔感染轻，如果原来胃切除量已足，可行穿孔修补加 TV；若胃切除量不足，可行胃再切除加 TV（图 22‑13）。

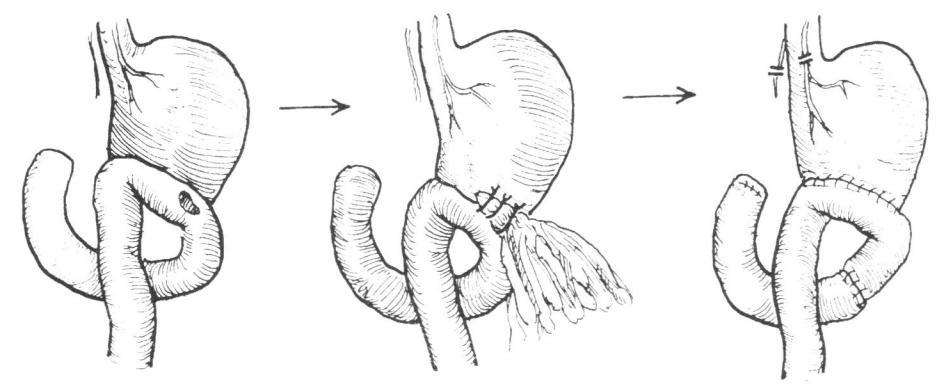

a. RU 并发急性穿孔　　　　　　　b. 急诊手术修补穿孔　　　　　　　c. 择期行胃再切除加 TV

图 22 - 12　复发溃疡合并急性穿孔，二期手术

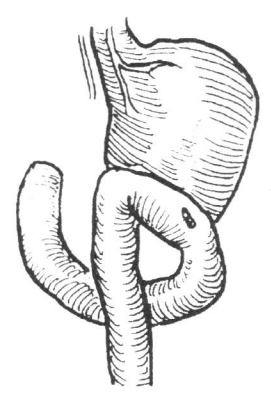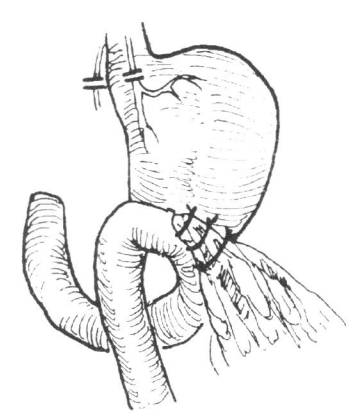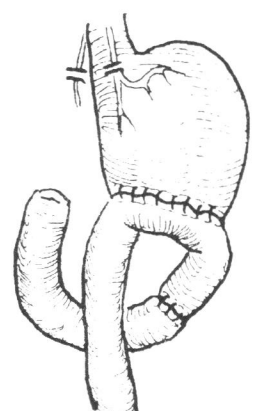

a. RU 并急性穿孔　　　　　　　　b. 穿孔修补＋TV　　　　　　　　　c. 胃再切除＋TV

图 22 - 13　复发溃疡合并急性穿孔

（7）胃泌素瘤引起 RU：治疗方案取决于肿瘤有无转移。①少数孤立性无转移的肿瘤，在原手术已充分切断迷走神经和胃切除的情况下，则可单纯摘除肿瘤（图 22 - 14），尤其位于十二指肠壁的。术后应定期随诊有无复发。②胃泌素瘤已转移，则作全胃切除（图 22 - 15），并切除所有可切除的肿瘤，除晚期肿瘤广泛转移外。少于全胃切除的手术，其后的复发溃疡有较高的并发症和死亡率。

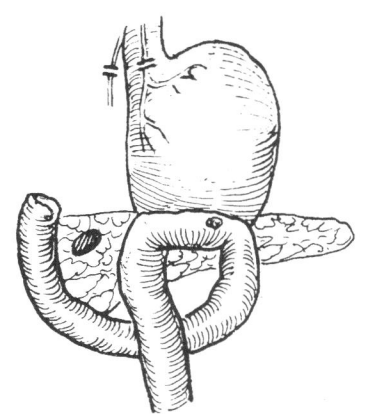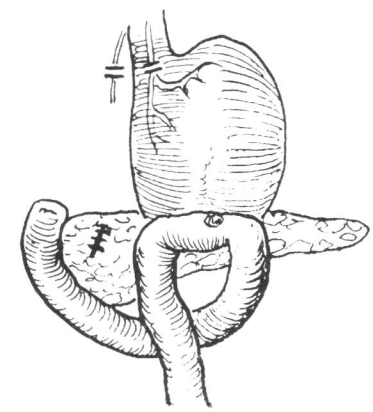

a. ZES 引起 RU　　　　　　　　　　　　b. 单纯切除胃泌素瘤

图 22 - 14　胃泌素瘤引起复发性溃疡，单纯摘除胃泌素瘤

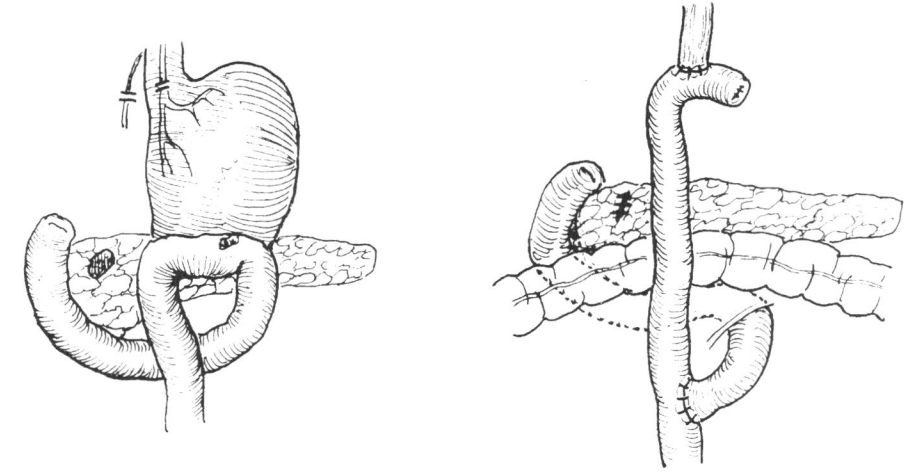

图 22‑15　胃泌素瘤引起复发性溃疡，切除胃泌素瘤同时切除全胃

（8）RU 合并胃空肠结肠瘘：目前已少见，大多数发生在结肠后胃空肠吻合术后（图 22‑16）。术前 1～2 周纠正水、电解质失衡和进行营养支持，以及术前胃肠道清洁十分重要。最好的手术方式是：一期整块切除胃空肠结肠瘘和胃远端 2/3，并加 TV。结肠的瘘口可局部切除修补，必要时可作结肠段切除。手术步骤如下：

1）分离结肠，近瘘口处分开结肠，暂时缝闭胃空肠结肠瘘口，防止胃液和结肠内粪便污染腹腔（图 22‑17）。

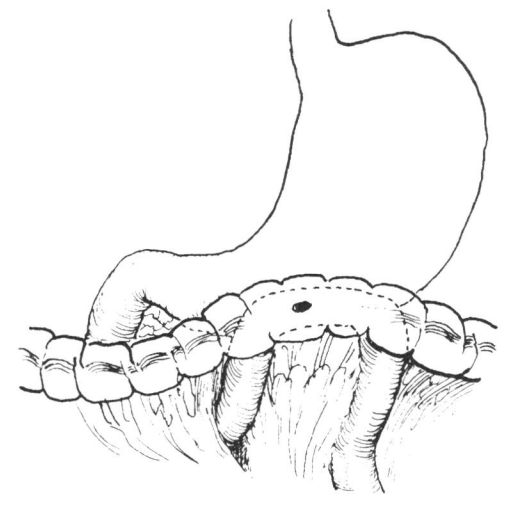

图 22‑16　胃空肠结肠瘘

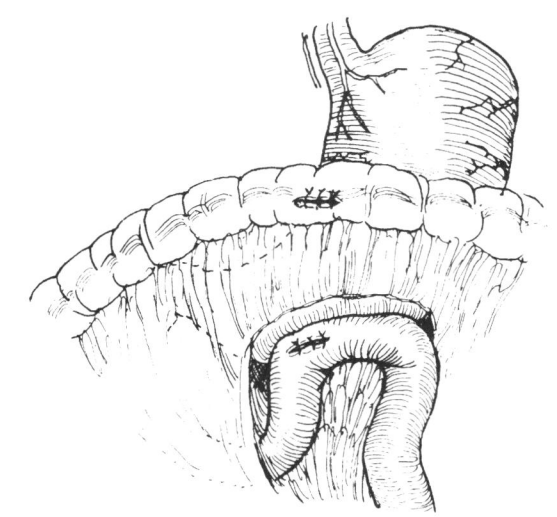

图 22‑17　近瘘口处分开结肠，暂时缝闭瘘口

2）修补结肠瘘口：凡瘘口不大者，可剪去瘢痕组织，然后修补结肠裂口。若瘘口过大，应切除该段结肠，对端吻合（图 22‑18）。

3）分离胃空肠吻合口部，将横结肠系膜与胃空肠吻合口周围的粘连分开（图 22‑19）。

4）在胃空肠吻合口两侧切断空肠，近胃侧的空肠断端缝合封闭，将空肠输入与输出襻的断端作端端吻合（图 22‑20）。

5）将吻合口连同空肠断端从结肠系膜裂孔向上拉出。间断缝合封闭横结肠系膜裂孔（图 22‑21）。

6）将胃空肠吻合口连同瘘口作胃大部分切除，重建结肠前胃空肠吻合，并作双侧迷走神经干切断（图 22‑22）。

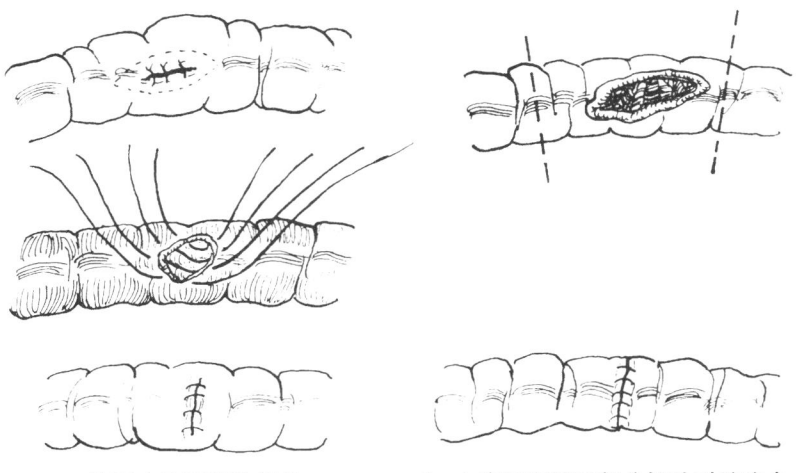

a. 结肠小瘘口切除修补　　　　　　b. 大瘘口行结肠部分切除对端吻合

图 22 - 18　修补结肠瘘口

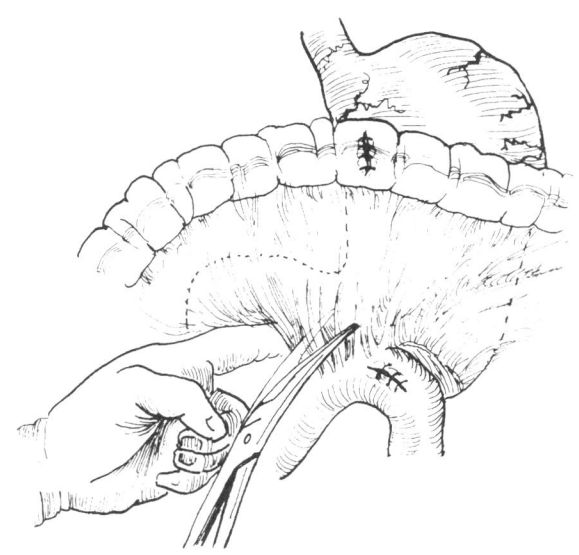

图 22 - 19　分离胃空肠吻合口部，将横结肠系膜与胃空肠吻合口周围粘连分开

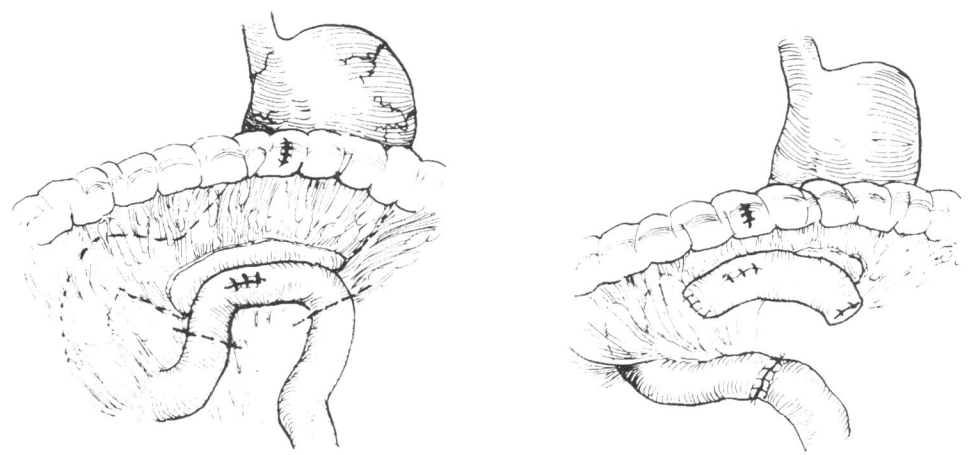

图 22 - 20　近胃切断输入、输出襻，缝闭近胃的空肠断端，输入、输出襻对端吻合

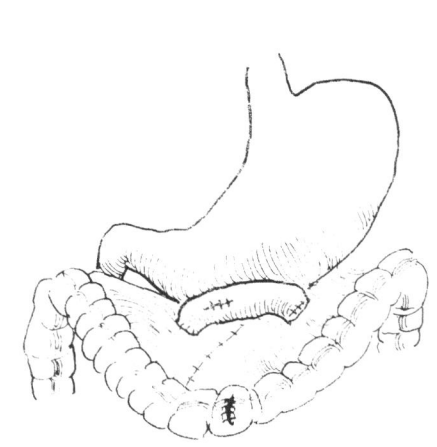

图 22-21 将胃空肠吻合从横结肠系膜裂孔向上拉出，缝合系膜裂孔

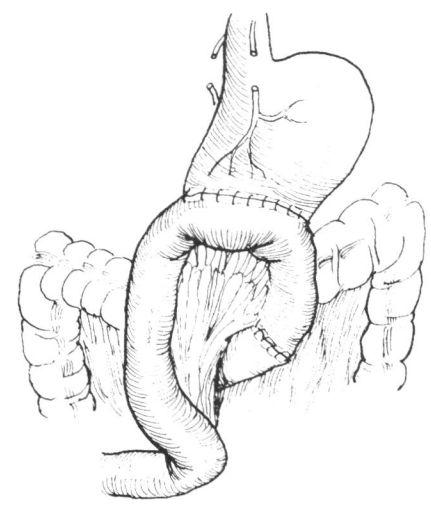

图 22-22 重建结肠前胃空肠吻合和 TV

【术后处理】

1. 禁食期间，注意水、电解质平衡及营养支持。

2. 保持胃肠减压通畅，术后 3～4 d 胃肠蠕动恢复，肛门排气后，即可拔除胃管。

3. 拔除胃管后，可进少量流质饮食，通常在术后第 5 d 可进全流质，术后第 8 d 可进半流质，术后第 14 d 可进食软饭。

4. 应预防性使用抗生素。

〔徐　峰〕

参考文献

[1] Penston J G. Complications associated with ulcer recurrence following gastric surgery for ulcer disease [J]. Gastroentrol Jap，1992，27：129.

[2] Herrington J L Jr. Truncal vagotomy with antrectomy. Symposium on peptic ulcer disease [J]. Surg Clin North Am，1976，56：1335.

[3] 王吉甫. 术后复发性溃疡 [M] //邝贺龄. 消化性溃疡. 北京：人民出版社，1990：315.

[4] 王吉甫. 胃切除术后复发性溃疡 65 例临床分析 [J]. 中国实用外科杂志，1994，2：88.

[5] Gobbel W G Jr. Gastric resection：In results of surgery for peptic ulcer [M]. Edited by Postle-thwait. Philadelphia：Saunders Co，1963：142.

[6] 王吉甫. 胃溃疡 [J]. 普外临床，1992，7：257.

[7] Lee C H. The clinical aspect of retained gastic antrum [J]. Arch surg，1986，121：1181.

[8] Stabile B E. Recurrent peptic ulcer [J]. Gastroenterology，1997，70：124.

[9] 王吉甫. 手术后复发性溃疡 [J]. 实用外科杂志，1988，8：255.

[10] Marshall S F. Gastrojejunocolic and gastrocolic fistulas [J]. Ann Surg，1957，145：770.

[11] 王吉甫. 手术后复发性消化性溃疡 [J]. 中华外科杂志，1986，24：455.

[12] Jaffe B M. Current issues in the management of Zollinger-Ellison syndrome [J]. Surgery，1992，111：241.

[13] Koo J. Cimitidine versus surgery for recurrent ulcer after gastric surgery [J]. Ann Surg，1982，195：406.

[14] Cleator I G M. Anastomotic ulceration [J]. Ann Surg，1974，179：339.

[15] Thoroughman J C. Free perforation of anastomotic ulcers [J]. Ann Surg，1969，169：790.

[16] Townsend C M. The role of surgery in the Zollinger-Ellison syndrome [J]. Ann Surg，1983，197：594.

[17] Arber K W Jr. Operation in one stage for gastrojejunocolic fistula [J]. Surg Clin North Am，1962，42：1443.

第二十三章 胃手术后再次手术

Reoperation after Gastric Surgery

　　胃大部切除术及迷走神经切断术后，由于正常的解剖生理功能已有改变，少数病例可产生与此相关的并发症及功能紊乱，如复发性溃疡、梗阻、倾倒综合征、碱性反流性胃炎、腹泻及胃潴留等。多数病人经过饮食调理及药物治疗，随着时间的迁移，有关症状可得以缓解或消失。少数病例症状严重持久，明显影响工作及生活，应考虑再次手术治疗。

　　再次手术前，须详细了解原手术方式；认真分析现有症状；完善必要的检查，尽可能明确诊断。再次手术能否成功与诊断是否正确直接相关。如有贫血，低蛋白血症及电解质紊乱应予以纠正，做好肠道准备。

　　由于手术后必然存在不同程度的粘连及解剖改变，手术难度明显增大。术中应细心分离粘连，辨认有关脏器的解剖关系，仔细止血，尽可能避免误伤。根据术前诊断，结合术中探查所见及局部解剖条件，兼顾全身情况，选择适当的手术方式。

一、复发性溃疡

　　复发性溃疡多发生在吻合口附近，故又称吻合口溃疡或边缘性溃疡。发生率 5% 左右，绝大多数为原十二指肠溃疡术后者，男性见多。

【病因】

1. 胃切除范围不足，胃酸仍高。
2. 胃窦组织残留，胃泌素持续分泌。
3. 空肠输入祥过长，抗酸能力减弱。
4. 迷走神经切断不完全。
5. 胃潴留，刺激胃泌素分泌。
6. 内分泌紊乱，如胃泌素瘤（Zollinger-Ellison 综合征）、Ⅰ 型多发性内分泌瘤、甲状旁腺功能亢进症等。
7. 致溃疡性药物。

【临床表现】 主要症状仍为上腹部疼痛不适，合并出血率高达 $40\%\sim60\%$。多数为少量出血，表现为反复黑便，可致贫血。少数为大出血，可为其首发症状。$5\%\sim10\%$ 发生溃疡穿孔，引起弥漫性腹膜炎、局部脓肿、内瘘或外瘘。

【术前检查】

1. 钡餐检查：因解剖改变，漏诊率较高。
2. 胃镜检查：为目前最为有效方法。
3. 胃液分析：胃大部切除术后，如基础酸分泌量（BAO）>2 mmol/h，组胺刺激后高峰分泌量（PAO）>6 mmol/h，提示可能有溃疡复发。如 BAO/PAO 比例大于 60%，提示胃泌素瘤或胃窦组织残留。
4. 胃泌素测定：血清胃泌素 >500pg/mL，考虑胃泌素瘤或胃窦组织残留，需进一步做促胰液素激发试验，若血清胃泌素增高为胃泌素瘤，降低则为胃窦组织残留。
5. 假餐试验：插入胃管排空胃液，测定空腹胃酸量和 pH。令受试者进餐（量如早餐），咀嚼后不咽下，连唾液均吐出。2h 内每 15 min 测定胃酸量和 pH。如①胃酸量增高 >20 mmol/L；②假餐后

pH≤3.5；③空腹 pH<3.5，均提示迷走神经切断不完全。

6．同位素扫描：用同位素锝（Pertechnatate）作腹部扫描，可敏感地测出少量残留胃窦组织。

【手术指征】目前由于抗溃疡病药物的不断改进，大部分复发性溃疡能被控制。可一旦停药，几乎均会再发。鉴于复发性溃疡并发出血及穿孔的发生率较高，长期服药多有困难，故多数病例需考虑手术治疗。

【术前准备】

1．术者应尽可能详细了解原手术方式（最好证实原切除胃标本远侧是否包括十二指肠组织，原切取的迷走神经是否均为神经组织），术前尽可能明确溃疡复发原因。

2．应纠正贫血、低蛋白血症、电解质紊乱等，做好肠道准备，放置胃管。

【手术方式】

1．胃大部切除术后复发性溃疡：如原胃切除范围已＞50％，可单纯加做迷走神经干切断术或选择性迷走神经切断术。若溃疡病灶较大，愈合后有可能引起梗阻者，宜同时切除溃疡及原吻合口。如原胃切除范围不足应再切除部分胃组织（保留胃短血管两支，相当于切除胃 75％，包括原吻合口及溃疡），同时加做迷走神经切断术，再 Billroth Ⅱ式重建（图 23-1）。如有胃窦组织残留，需予彻底切除。

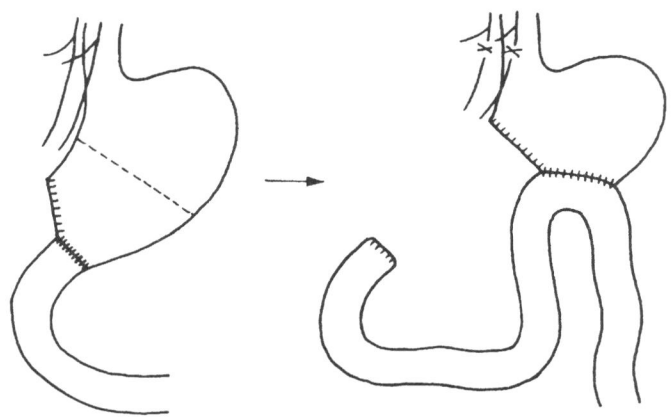

图 23-1　再切除部分胃组织＋迷走神经切断术

2．迷走神经切断加引流术后复发性溃疡：主要原因为迷走神经切断不完全。术中可用 pH 计或刚果红染色判断其切断是否完全。应在食管下段周围仔细检查有无迷走神经分支残留，特别是从后干分出者。宜采用迷走神经再切断加胃窦切除术（图 23-2）。

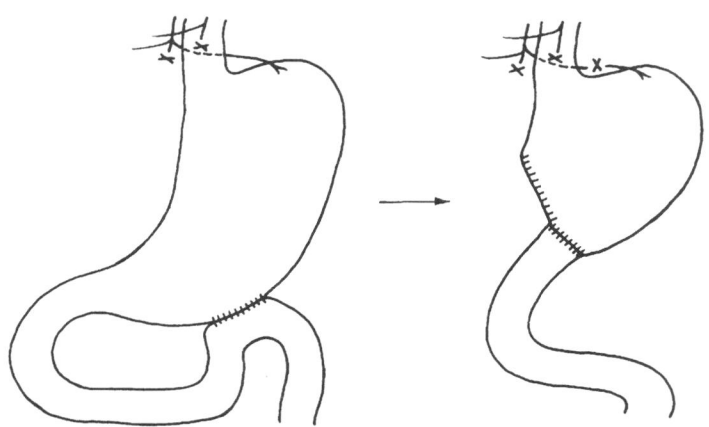

图 23-2　迷走神经再切断＋胃窦切除术

3. 高选择性迷走神经切断术后复发性溃疡：可选用胃窦切除术（Billroth Ⅰ式）加迷走神经干切断术（图 23-3）。

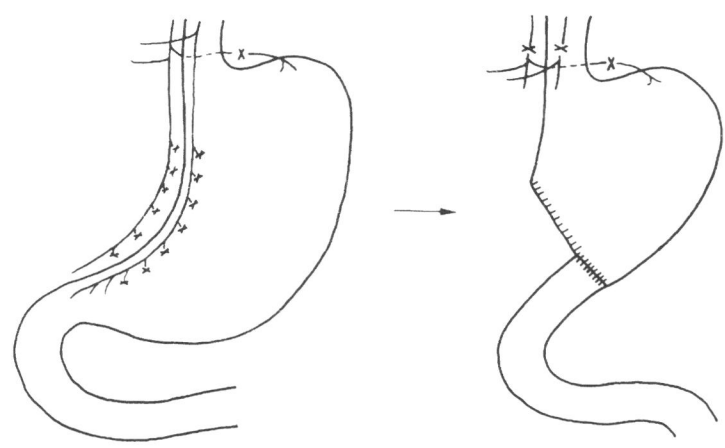

图 23-3　胃窦切除＋迷走神经干切断术

二、空肠输入袢梗阻

【病因】空肠输入袢过长，粘连折叠扭曲；输入袢过短成角；肥厚大网膜压迫，横结肠系膜滑脱压迫或内疝等。

1. 急性空肠输入袢梗阻：为完全性、闭袢性肠梗阻，属急腹症。十二指肠及输入肠襻内胆汁和胰液不断积聚，张力增高，可致肠坏死、穿孔、腹膜炎。可发生在术后早期或术后多年。表现为上腹部持续性疼痛，阵发性加剧；继而出现腹膜炎、休克；血清淀粉酶可增高。诊断不易，需提高警惕。

2. 慢性空肠输入袢梗阻：为不完全性梗阻。表现为餐后上腹饱胀，疼痛不适；突发喷射状呕吐，呕出大量不含食物的胆汁性液体。呕吐后饱胀疼痛随即缓解。必要时可做激发试验：先给予促胰液素（Secretin）刺激胰液和胆汁分泌，继给予缩胆囊素（CCK）促进胆囊收缩和十二指肠蠕动，出现上述典型症状为阳性。

【手术指征】急性空肠输入袢梗阻需及早作出诊断，急诊手术，一旦出现广泛肠坏死，则处理困难，预后险恶。慢性空肠输入袢梗阻症状轻者，不必急于手术。但症状严重，发作频繁，经久不愈者应手术治疗。

【术前准备】急性梗阻须在短时间内纠正休克和水、电解质平衡紊乱，行急诊手术，切忌拖延。慢性梗阻需纠正营养不良等，做好肠道准备。

【手术方式】

1. 单纯空肠输入袢与输出袢侧侧吻合（Braun 吻合）。

2. Henle 手术（图 23-4）：①在空肠输入袢近胃处切断，关闭胃侧切端（A）。②于空肠输出袢 25 cm 处切断，近侧切端（b）与胃十二指肠残端（D）吻合（亦可行端侧吻合）。③将空肠输入袢近切端（a）与输出袢远切端（B）行端端吻合。即改 Billroth Ⅱ式吻合为 Billroth Ⅰ式吻合。

3. Roux-en-Y 胃空肠吻合术（图 23-5）：在近胃处切断空肠输入袢，胃侧（A）关闭。空肠输入袢近切端（a）与原胃空肠吻合口 40～50 cm 处空肠输出袢作端侧吻合。注意，以上手术均宜同时加行迷走神经切断术，以免术后溃疡复发。

4. 如有部分肠坏死，可局部切除后重建，或改为 Roux-en-Y 吻合。若十二指肠和输入空肠襻广泛坏死，将被迫行胰十二指肠切除术。

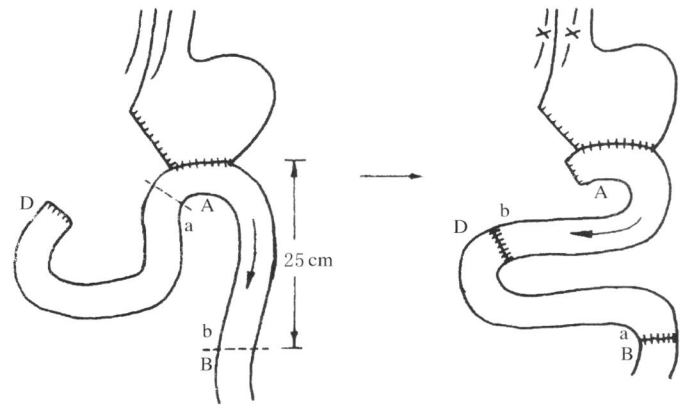

图 23 - 4　Henle 手术（顺蠕动）

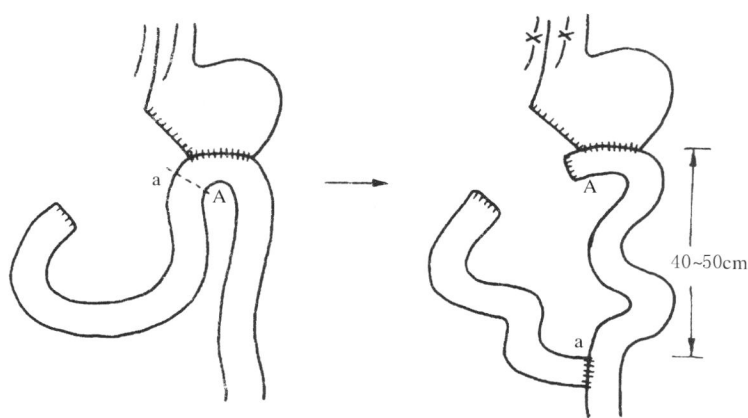

图 23 - 5　Roux-en-Y 胃空肠吻合术

三、倾倒综合征

【分类】

1. 早期倾倒综合征：幽门功能丧失，多量高渗食物迅速进入小肠，致大量细胞外液移至肠腔内，血容量明显减少。肠管膨胀，蠕动亢进，排空加速，导致腹胀、肠鸣、绞痛、腹泻等消化道症状。同时多种消化道激素（包括 5 -羟色胺、缓激肽、血管活性肠肽等）释放，致乏力、眩晕、潮红或苍白、大汗、心悸等循环系统症状。多在摄入过量含糖流质或淀粉类食物后 20 min 内发生，症状持续 60～90 min 可自行缓解。

2. 晚期倾倒综合征（反应性低血糖综合征）：高渗食物被吸收后，刺激胰岛素大量释放，继而发生反应性低血糖。在餐后 2～4 h 出现上述循环系统症状，饮用糖水可缓解。

【术前检查】

1. 钡餐和同位素检查：见胃排空加速。此现象在胃术后常见，不能由此确定诊断。

2. 倾倒激发试验：空腹口服葡萄糖 75 g（50％葡萄糖 150 mL），或将导管插入十二指肠或空肠上段，注入葡萄糖 50 g（20％葡萄糖 250 mL），出现典型倾倒症状者为阳性。

【手术指征】绝大多数早期倾倒综合征病人经过饮食调理，随着时间的推移，症状可减轻或消失。如宜少食多餐，进干食（低糖、高纤维、高蛋白，适当增加脂类）：餐时限制饮料、饮水；餐后平卧 20～30 min。另可服用果胶，试用生长抑制素类药物，如醋酸奥曲肽。晚期倾倒综合征饮食调理同上，重者餐前可适当应用胰岛素或 D-860。对极少数（约 1％）症状严重而持久，饮食调理及药物治疗无效，继发营养不良和贫血，严重影响工作和生活者，应考虑手术治疗。

【手术方式】

1. 倒置空肠间置术（图 23 - 6）：即取长约 10 cm 带蒂近侧空肠插入残胃和十二指肠之间：①空肠段远端（b）与原胃残端吻合，空肠段近端（A）与原十二指肠残端吻合。②空肠切断处近端（a）与远端（B）行端端吻合。术后疗效良好者可达 80% 左右，但后期约有 10% 病人可能发生碱性反流性胃炎。对于原行 Billroth Ⅱ 式吻合者，可行 Henle 逆蠕动手术（图 23 - 7）：①在距空肠输入袢口约 10 cm 处切断输入袢，远切端（A）与原十二指肠残端（D）吻合（可行端侧吻合）。②于空肠输出袢起始部切断，胃侧（b）关闭。③将空肠输入袢近切端（a）与输出袢远切端（B）行端端吻合。

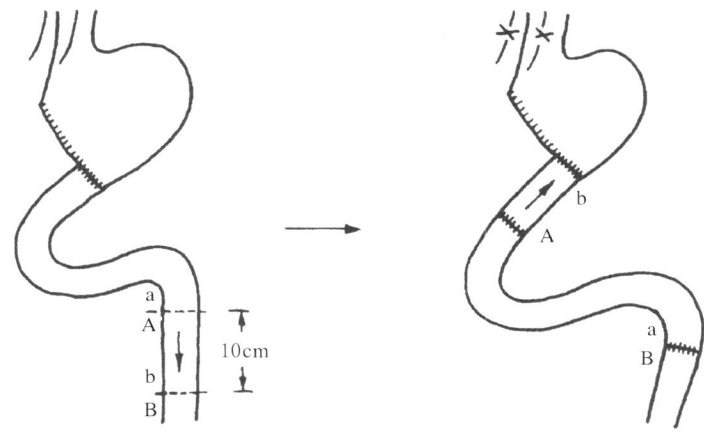

图 23 - 6　倒置空肠间置术

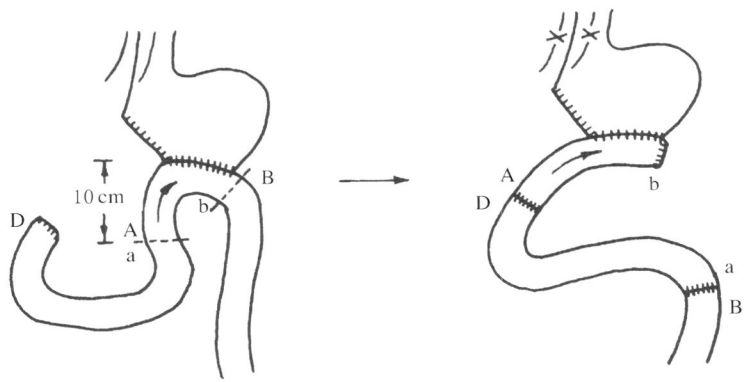

图 23 - 7　Henle 逆蠕动手术

2. Roux-en-Y 胃空肠吻合术：Roux-en-Y 手术使十二指肠和近端空肠的正常蠕动起步点与 Roux-en-Y 肠襻分离，致 Roux-en-Y 肠襻蠕动减弱，排空减缓，可用于纠正倾倒综合征，效果较好。在此基础上尚可构成各种代胃，如 Lygidakis 空肠代胃术，原吻合口空肠输出端（b）关闭，输出袢与胃残端重做吻合，原吻合口空肠输入端（a）与输出袢做端侧吻合（图 23 - 8），既增加了胃的容量，又延缓了胃的排空，据报道绝大多数效果良好。

四、碱性反流性胃炎

幽门功能丧失，十二指肠内容物反流入胃；胆汁和胰液共同作用，破坏胃黏膜屏障，大量氢离子逆向弥散；肥大细胞破裂释放 5 - 羟色胺、组胺等血管活性物质；致胃黏膜炎症、糜烂，甚至浅表性溃疡。表现为上腹持续性烧灼样痛，晨间明显，进食加重，不能为抗酸药所缓解。餐后易发生胆汁性呕吐，混有食物，呕吐后疼痛多不能缓解。

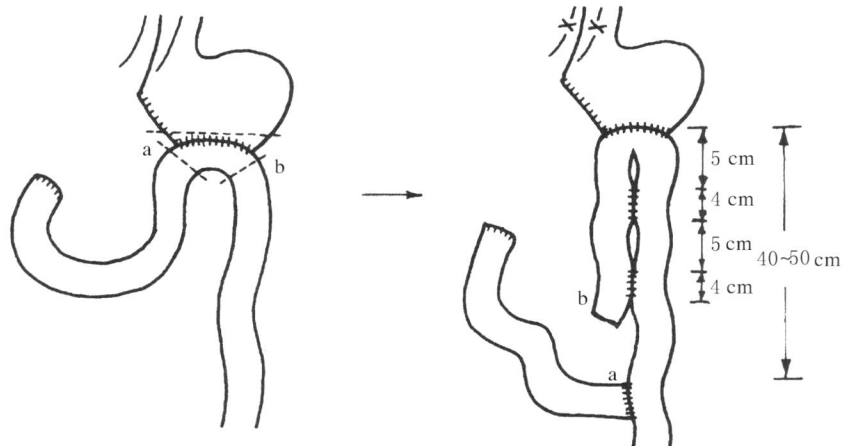

图 23 - 8   **Lygidakis 空肠代胃术**

【术前检查】

1. 胃镜：见残胃弥漫性水肿，间有红斑，组织脆弱易出血。可有多发性糜烂，或浅表溃疡。并可见胆汁反流和积聚。活检呈萎缩性胃炎或浅表性胃炎。

2. 同位素检查：用放射性同位素^{99m}Tc 标记的 HIDA 静注，病人胆汁反流指数明显增高。

3. 激发试验：经胃管分别向胃内注入 20 mL 生理盐水，20 mL 0.1 mol 的 HCl，20 mL 0.1 mol 的 NaOH，若仅注入 NaOH 后复现典型症状即为阳性，阳性者手术疗效较佳。

【手术指征】 药物治疗效果多不满意，可试用消胆胺，氢氧化铝；甲氧氯普胺、多潘立酮、西沙必利；或熊脱氧胆酸。若药物治疗无效，症状严重持久，且有营养不良或贫血，应手术治疗。

【术前准备】 全胃肠外营养（TPN）支持能有效抑制胆汁和胰液的分泌，明显缓解症状，显著改善胃黏膜炎症，并纠正营养不良。此法兼具诊断意义，并可预测手术疗效。TPN 治疗后症状明显缓解者，手术疗效较好。

【手术方式】

1. 顺蠕动空肠间置术（图 23 - 9）：即在残胃和十二指肠之间插入一段长 20～25 cm 的带蒂近侧顺蠕动空肠，空肠近端（A）与胃残端吻合，远端（b）与十二指肠残端吻合；空肠近切端（a）与远切端（B）行端端吻合，以阻止十二指肠内容物的反流。如原行 Billroth Ⅱ式吻合，可改行 Henle 手术（图 23 - 4）。

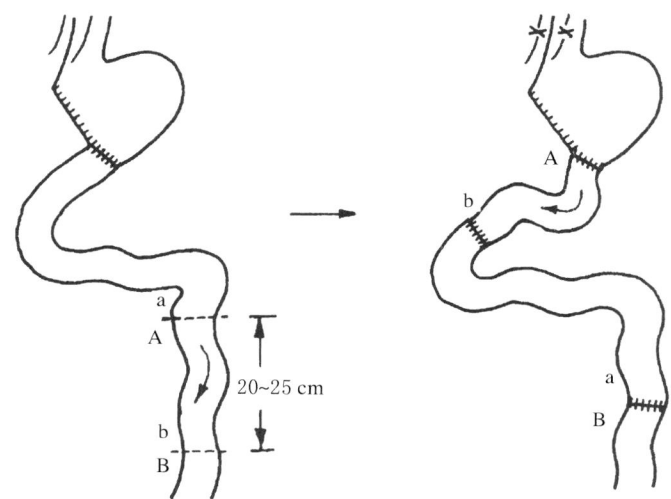

图 23 - 9   顺蠕动空肠间置术

2.Roux-en-Y 胃空肠吻合术（图 23－5）：Roux-en-Y 肠襻自身具有抗反流作用，一般长 40～50 cm，不宜过长。鉴于 Roux-en-Y 胃空肠吻合术后有部分病例可产生 Roux-en-Y 滞留综合征（见后），故有学者采用"不切断的 Roux-en-Y"胃空肠吻合术（图 23－10）：①先行 Billroth Ⅱ式吻合；②用闭合器关闭空肠输入襻（不切断）；③将闭合近端的空肠输入襻与输出襻行侧侧吻合（Braun 吻合）。这样，胆汁和胰液不能入胃，从侧侧吻合口进入空肠；胃内容物只能进入输出襻；而起源十二指肠的正常肠蠕动波却能通过闭合处，沿空肠输入、输出肠襻向下传导，保持基本正常的肠蠕动功能。若原为 Billroth Ⅱ式吻合，可在近胃处闭合空肠输入襻，再行 Braun 吻合即可。

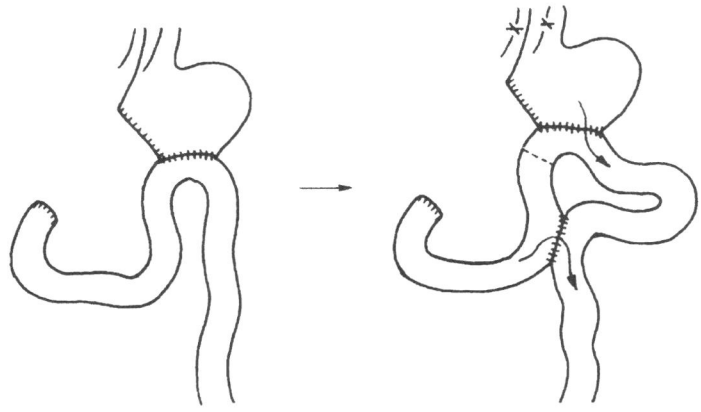

图 23－10　"不切断的 Roux-en-Y"胃空肠吻合术

五、胃手术后腹泻

各种胃手术后均可发生腹泻，但以迷走神经切断，特别是迷走神经干切断术后较为常见，故又称迷走神经切断术后腹泻。其可能与胆汁和胰液的分泌排放功能紊乱；小肠蠕动分泌功能紊乱，消化吸收不良，胃酸减少或缺乏，以及胃肠道菌群改变相关。腹泻常呈发作性，可持续数天，间歇性反复发作。诊断主要依据临床表现，排除其他疾病。

【手术指征】绝大多数经饮食调理（少食多餐，增加纤维食物比重，餐时限制饮水），在术后第二年症状逐渐缓解消失。可试用考来烯胺，止泻药及肠道抗生素。极少数（约 1%）腹泻频繁发作，饮食调理及药物治疗无效，病程持续超过 18 个月，应考虑手术治疗。

【手术方式】远侧倒置空肠间置术（图 23－11）：即在距屈氏韧带或原胃空肠吻合口约 100 cm 处。游离长约 10 cm 带蒂空肠，按逆时针方向倒转 180°，上下再作端端吻合。此术延缓了上段空肠内食物的排空，使之与胆汁和胰液充分混合，有利于消化吸收，疗效较满意。

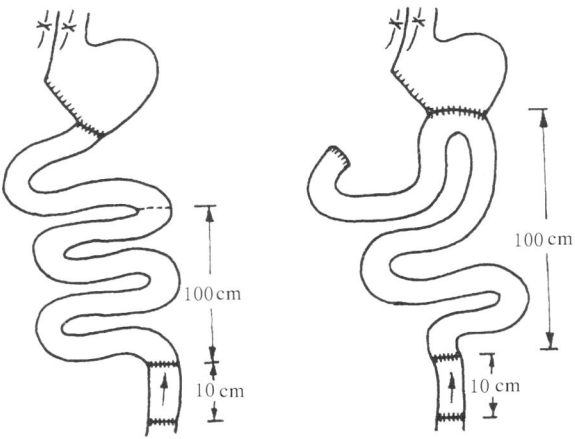

图 23－11　远侧倒置空肠间置术

六、胃潴留和 Roux-en-Y 潴留综合征

胃潴留又称胃弛缓，多见于迷走神经切断术后，特别是迷走神经干切断术后。此时胃的张力及蠕动明显减弱，胃的排空显著延缓。表现为餐后上腹饱胀、疼痛；可有恶心呕吐，呕吐宿食。少数可并发胃石。

前述数种胃手术后功能紊乱的再次手术治疗多可选用 Roux-en-Y 胃空肠吻合术，但近年观察到 Roux-en-Y 术后也可能产生一组症状，表现为餐后上腹饱胀、疼痛、恶心、食物性呕吐。亦可生成胃石。重者食欲明显减退，营养不良。原因为残胃和/或 Roux-en-Y 肠襻排空延缓，故文献中称为胃切除术后 Roux-en-Y 潴留综合征。除上述胃排空延缓外，Roux-en-Y 手术横断空肠，阻断了正常十二指肠的蠕动电位向下传导。取而代之由空肠襻自身的异位起步点控制 Roux-en-Y 肠襻，其蠕动减弱，且多为逆蠕动，拟形成一功能性梗阻，更致排空延迟。若术前原有胃排空延缓，残留胃较大，Roux-en-Y 肠襻过长者更易发生此症。

【术前检查】钡餐和胃镜见残胃扩张，缺乏收缩和蠕动，但无机械性梗阻表现。同位素检查见残胃和/或 Roux-en-Y 肠襻排空延缓，特别是固态食物排空明显延迟。需排除任何可能存在的机械性梗阻。

【手术指证】对症状严重持久，导致营养不良，试用胃动力药，如甲氧氯普胺、吗丁啉、西沙必利，或红霉素无效者，需手术治疗。

【手术方式】由于切断的迷走神经不可修复，手术主要在于减小胃的容量。

1. 胃潴留者如有原为迷走神经切断加幽门成形术，可改行胃窦切除术。若术中见胃明显扩张，重度松弛，则可行近全胃切除，仅保留 50～70 mL 容积的小残胃，再行高位 Roux-en-Y 胃空肠吻合术（图 23-12）。注意 Roux-en-Y 空肠襻不宜过长，以 40～50 cm 为宜，多可获较满意疗效。

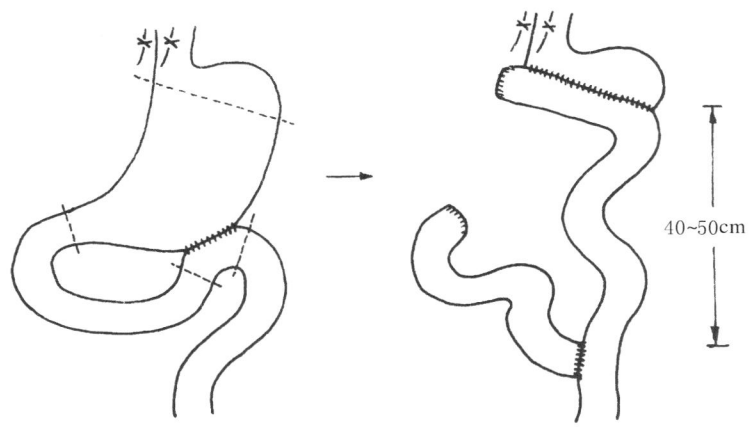

图 23-12　高位 Roux-en-Y 胃空肠吻合术

2. 已发生 Roux-en-Y 潴留综合征者，目前采用的手术方式亦为上述近全胃切除加高位胃空肠 Roux-en-Y 吻合术。据报道术后绝大部分病人症状得以缓解。为了预防 Roux-en-Y 潴留综合征，近来有学者采用"不切断的 Roux-en-Y"胃空肠吻合术（图 23-10），据报道早期疗效满意。

〔刘奎杰〕

参考文献

［1］Herrington J L Jr, Sawyers J L. Complications following gastric operation ［M］. In: Schwartz SI（ed）. Maingot's Abdomical Operations: Appleton and Lange. Norwalk，1990：701.

［2］Sawyers J L. Management of pestgastrectomy syndromes ［J］. Am J Surg，1990，159：8.

［3］　Gustavsson S. Roux-Y stasis syndrome after gastrectomy ［J］. Am J Surg，1988，155：490.

［4］　Hinder R A. Management of gastric emptying disorders following the Roux- Y procedure ［J］. Surgery，1988，104：765.

［5］　Tytgat G N J. Consequences of gastric surgery for benign condition：an overview ［J］. Hepato-gastroenterol，1988，35：271.

［6］　Tulassay Z. Long acting somatostation analogue in dumping syndrom ［J］. Br J Surg，1989，76：1294.

［7］　Delcore R，Cheung L Y. Surgical options in postgastrectomy syndromes ［J］. Surg Clin North Am，1991，71：57.

［8］　Eagon J C. Postgastrectomy syndromes ［J］. Surg Clin North Am，1992，72：445.

［9］　Thirlby R C. Postoperative recurrent ulcer ［J］. Gastroenterol Clin North Am，1994，23：295.

［10］　Van Stiegmann G，Goff J S. An ahernative to Rouxen-Y for treatment of bile reflux gastritis ［J］. Surg Gynecol Obstet，1988，166：69.

第二十四章 胃癌根治术（D₂式）

Radical Operation of Gastric Cancer（D₂）

1881 年，Billroth 首次为一位胃癌病人行胃大部切除术，此后相当长时期内，均以此术式作为胃癌手术的标准术式。

自 20 世纪 50 年代 Visalli 等阐述了胃的胚胎解剖学及其淋巴引流之后，在外科手术中，应用上述理论，开创了胃扩大根治术；20 世纪 50 年代中期，傅培彬教授于国内首创 R₃ 胃癌根治术。

近 20 年来，胃癌根治术已渐统一，即在充分切除病变器官的同时，应清除其转移的淋巴结及有转移的其他器官。至今尚有争议的为淋巴结清除范围，西方某些作者认为清除胃旁淋巴结为主的胃大部切除术（D₁）即可，而以日本、中国、韩国为主的东方学者则主张应做系统性淋巴结清除术（D₂、D₃），近 5 年来，日本学者提出了清除第 16 组淋巴结为主的 D₄ 根治术。

一、应用解剖

1. 胃的分区：将胃大弯及胃小弯各分为三等份，连接其对应点后即得胃的三个分区；上部（C）、中部（M）及下部（A）（图 24 - 1）。癌肿浸润只限于一区者，即以该区的代表字母表示，如 A、M、C。累及两个或三个分区时，则先写主要分区，再写被浸润的分区，如 MC、AM、MCA 等。对胃上部癌侵及食管者，以 CE 表示，下部癌侵及十二指肠者，则以 AD 表示。胃的血液供应较为丰富，其血流均来自腹腔动脉。胃小弯侧由胃左动脉（起源于腹腔动脉）和胃右动脉（主要起源于肝动脉）供应，胃大弯分别由胃网膜右动脉（起源于胃十二指肠动脉）及胃网膜左动脉（起源于脾动脉）供应，胃底则由胃短动脉（起源于脾动脉）供应（图 24 - 2）。上述动脉周围，均伴有淋巴结。

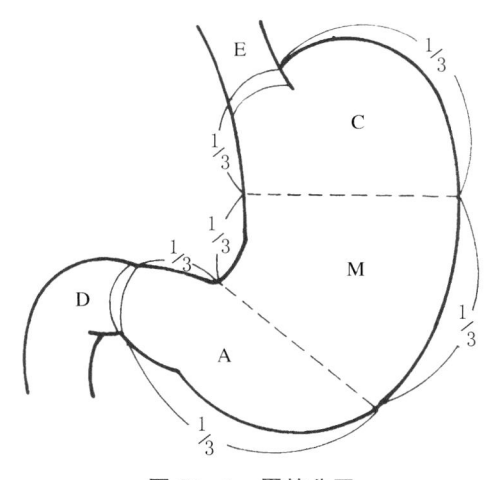

图 24 - 1 胃的分区

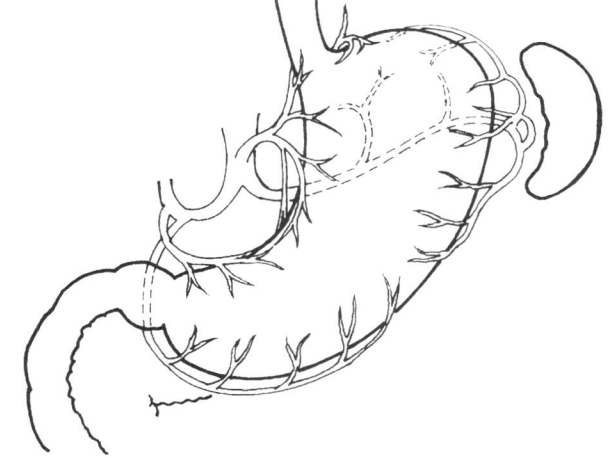

图 24 - 2 胃的血供

静脉与动脉伴行，在胃小弯有胃左静脉和胃右静脉，大弯侧有胃网膜左静脉和胃网膜右静脉及胃短静脉，均分别汇入门静脉系统。

2. 胃的淋巴结分组：胃的淋巴十分丰富，其走向与动脉平行。1995 年，日本胃癌研究会重新公布胃淋巴结分组（图 24 - 3）。

第 1 组 贲门右淋巴结

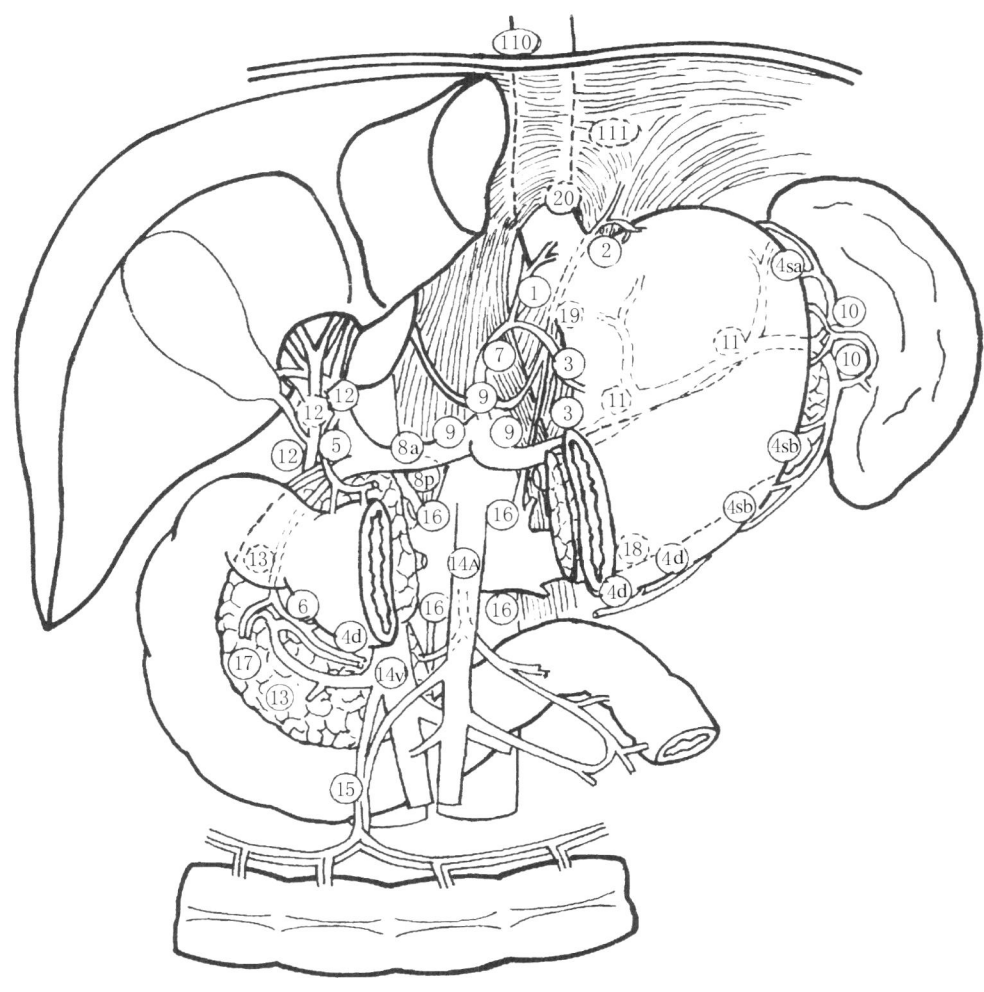

图 24-3　胃淋巴结分组

Right cardial lymph nodes

第 2 组　贲门左淋巴结

Left cardial lymph nodes

第 3 组　小弯淋巴结

Lymph nodes along the lesser curvature

第 4sa 组　大弯淋巴结左组（沿胃短动脉）

Lymph nodes along the greater curvature（along the short gastric artery）

第 4sb 组　大弯淋巴结左组（沿胃网膜左动脉）

Lymph nodes along the short gastric vessels（along the left gastroepiploic artery）

第 4d 组　大弯淋巴结右组（沿胃网膜右动脉）

Lymph nodes along the short gastric vessels（along the right gastroepiploic artery）

第 5 组　幽门上淋巴结

Suprapyloric lymph nodes

第 6 组　幽门下淋巴结

Infrapyloric lymph nodes

第 7 组　沿胃左动脉淋巴结

Lymph nodes along the left gastric artery

第 8a 组　　肝总动脉前上部淋巴结

Lymph nodes along the common hepatic artery（Anterosuperior group）

第 8b 组　　肝总动脉后部淋巴结

Lymph nodes along the common hepatic artery（Posterior group）

第 9 组　　腹腔动脉周围淋巴结

Lymph nodes along the celiac artery

第 10 组　　脾门淋巴结

Lymph nodes at the splenic hilum

第 11p 组　　脾动脉近端淋巴结

Lymph nodes along the splenic artery（proximal group）

第 11d 组　　脾动脉远端淋巴结

Lymph nodes along the splenic artery（distant group）

第 12a 组　　肝十二指肠韧带淋巴结（沿肝动脉）

Lymph nodes in the hepatoduodenal ligament（along hepatic artery）

第 13 组　　胰头后淋巴结

Lymph nodes on the posterior surface of the pancreatic head

第 14v 组　　沿肠系膜上静脉淋巴结

Lymph nodes along the superior mesenteric vein

第 14a 组　　沿肠系膜上动脉淋巴结

Lymph nodes along the superior mesenteric artery

第 15 组　　沿结肠中动脉淋巴结

Lymph nodes along the middle colic artery

第 16a1 组　　腹主动脉周围淋巴结

Lymph nodes around the abdominal aorta

第 16a2 组　　腹主动脉周围淋巴结（从腹腔动脉干上缘至左肾静脉下缘）

Lymph nodes around the abdominal aorta（From the upper margin of the celiac trunk to the lower margin of the left renal vein）

第 16b1 组　　腹主动脉周围淋巴结（从左肾静脉下缘至肠系膜下动脉上缘）

Lymph nodes around the abdominal aorta（From the lower margin the left renal vein to the upper margin of the inferior mesenteric artery）

第 16b2 组　　腹主动脉周围淋巴结（从肠系膜下动脉上缘至腹主动脉分叉）

Lymph nodes around the abdominal aorta（From the upper margin of the inferior mesenteric artery to the aortic bifurcation）

（17）第 17 组　　胰头前区淋巴结

Lymph nodes on the anterior surface of the pancreatic head

（18）第 18 组　　沿胰下缘淋巴结

Lymph nodes along the inferior margin of the pancreas

（19）第 19 组　　膈下淋巴结

Infradiaphragmatic lymph nodes

（20）第 20 组　　横膈食管裂孔内淋巴结

Lymph nodes in the esophageal hitaus of the diaphragm

第 110 组　　胸部下食管旁淋巴结

Paraesophaeal lymph nodes under the sternum

第 106 组　胸内气管淋巴结

Tracheal lymph nodes in the thorax

第 107 组　气管分叉淋巴结

Lymph nodes of the tracheal bifurcation

第 108 组　胸中部食管旁淋巴结

Paraesophageal lymph nodes in the middle thorax

第 109 组　肺门淋巴结

Lymph nodes of the pulmonary hilum

第 111 组　膈上淋巴结

Supradiaphragmafic lymph nodes

第 112 组　后纵隔淋巴结

Posterior mediastinal lymph nodes

癌肿部位与淋巴结分站：

部　位		AMC，MAC MCA，CMA	A，AM	M，MA，MC	C，CM
LNN_0	1	N_1	N_2	N_1	N_1
	2	N_1	N_3	N_2	N_1
	3	N_1	N_1	N_1	N_1
	4	N_1	N_1	N_1	N_1
	5	N_1	N_1	N_1	N_2
	6	N_1	N_1	N_1	N_2
	7	N_2	N_2	N_2	N_2
	8	N_2	N_2	N_2	N_2
	9	N_2	N_2	N_2	N_2
	10	N_2	N_3	N_2	N_2
	11	N_2	N_3	N_2	N_2
	12	N_3	N_3	N_3	N_3
	13	N_3	N_3	N_3	N_3
	14	N_3	N_3	N_3	N_3
	15	N_4	N_4	N_4	N_4
	16	N_4	N_4	N_4	N_4
	110	N_3			N_3
	111	N_3			N_3

二、胃癌分期

迄今能反映肿瘤生物学特性最合理分期法为胃癌 AJCC/UICC 第 8 版 TNM 分期系统。该系统主要根据癌穿透胃壁深度（T）、区域淋巴结转移个数（N）和有无远处转移（M），将胃癌分为Ⅳ期（图 24 - 4）。

T：原发肿瘤，主要按癌穿透胃壁深度而定

Tx：原发肿瘤无法评估

T_0：无原发肿瘤证据

Tis：原位癌：上皮内肿瘤，未侵及固有层，高度不典型

T_1：肿瘤侵犯固有层，黏膜肌层或黏膜下层

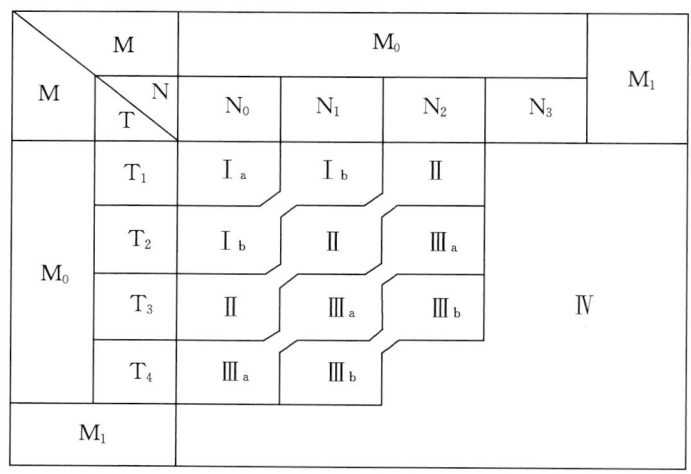

图 24-4　胃癌的 TNM 分期

T_{1a}：肿瘤侵犯固有层或黏膜肌层

T_{1b}：肿瘤侵犯黏膜下层

T_2：肿瘤侵犯固有肌层＊

T_3：肿瘤穿透浆膜下结缔组织，而尚未侵犯脏层腹膜或邻近结构＊＊，＊＊＊

T_4：肿瘤侵犯浆膜（脏层腹膜）或邻近结构＊＊，＊＊＊

T_{4a}：肿瘤侵犯浆膜（脏层腹膜）

T_{4b}：肿瘤侵犯邻近结构

N：区域淋巴结，主要按区域淋巴结转移个数而定

N_x：区域淋巴结无法评估

N_0：无区域淋巴结转移

N_1：1～2 个区域淋巴结有转移

N_2：3～6 个区域淋巴结有转移

N_3：7 个或 7 个以上区域淋巴结有转移

N_{3a}：7～15 个区域淋巴结有转移

N_{3b}：16 个或 16 个以上区域淋巴结有转移

M：远处转移，按是否有远处转移而定

M_0：无远处转移

M_1：有远处转移（应具体说明远处转移的部位）

G：组织学分级

G_x：分级无法评估

G_1：高分化

G_2：中分化

G_3：低分化，未分化

＊肿瘤可以穿透固有层达胃结肠韧带或肝胃韧带或大小网膜，但未穿透覆盖这些结构的脏层腹膜，这种情况下原发肿瘤的分期为 T_3。如果肿瘤穿透覆盖胃韧带或网膜的脏层腹膜，则应当被分为 T_4 期。

＊＊胃的邻近结构包括脾、横结肠、肝脏、膈肌、肾上腺、肾脏、小肠以及后腹膜。

＊＊＊经胃壁内扩展至十二指肠或食管的肿瘤不考虑为侵犯邻近结构，而是应用任何这些部位的最大浸润深度进行分期。

肝十二指肠韧带（12 组）、胰头后（13 组）、肠系膜血管（14 组）、结肠中动脉（15 组）、腹主动脉旁（16 组）淋巴结受累时，均作远处转移 M_1 论。

三、远端胃癌根治术（D_2 型）

【适应证】

1. 凡属胃下部（A）或中下部（AM）的局限性肿瘤，仅有一二站淋巴结受累者，可行 D_2 型远端胃癌根治术。

2. 胃窦部早期肿瘤。

3. 进展期局限性胃癌。

4. 进展期浸润性癌，尚未侵及浆膜层。

【禁忌证】 高龄体弱，免疫功能低下或伴有重要脏器功能不全者。有远处转移或淋巴结转移超过第 3 站的晚期胃癌。病灶呈弥漫浸润型，并广泛侵及胃周围组织和器官者。

【术前准备】

1. 预防性抗生素之应用：在麻醉诱导前，静脉滴注广谱抗生素，如第二代头孢菌素。

2. 胃肠道准备：因胃癌有侵犯横结肠系膜及横结肠可能，也有可能需全胃切除、空肠代胃或 Roux-en-Y 吻合，因此术前肠道准备实属必需，一般术前 3 d 开始口服甲硝唑、链霉素、硫酸镁导泻，术前一天清洁灌肠并口服泻药。

3. 术前营养支持及辅助化学治疗：术前对于有贫血、低蛋白血症、体重下降及免疫功能减退者，以结晶氨基酸混合液为氮源，高渗葡萄糖注射及脂肪乳剂为热源，按每天氮 $0.15\sim0.25$ g/kg 和 $126\sim168$ J/kg，再加适量胰岛素及电解质，经深静脉插管滴注，持续 1 周。

4. 由于营养支持，可促使肿瘤细胞的 S 期增加，故在营养支持之第 2 d 开始，静脉滴注 5-Fu 500 mg/d，滴速宜慢。

5. 麻醉诱导后，可静脉滴注 5-Fu 500 mg。

【注意】 于用药过程中检查白细胞，如低于 4×10^9/L 则需停用。

【麻醉与体位】 气管内插管静脉全身麻醉，取仰卧位。

【手术步骤】

1. 切口：选用上腹正中切口，自剑突至脐下 3 cm，切除剑突（图 24 - 5）。

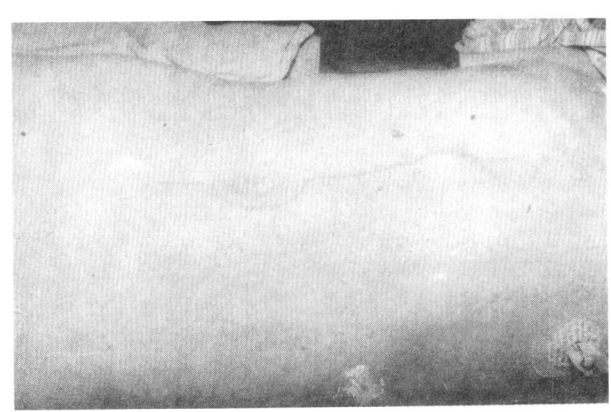 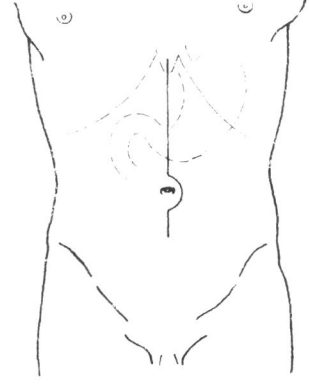

图 24 - 5　切口

2. 保护切口：用切口保护圈保护切口，以防肿瘤细胞种植（图 24 - 6）。

3. 腹腔内探查：自下而上、由远及近检查腹腔内各脏器（包括盆腔），最后检查病灶（图 24 - 7）。需查明下列各项：

（1）肿瘤部位、大小、活动度、浆膜面浸润情况（Borrmann 大体分型）及估计肿瘤浸润深度（T）。

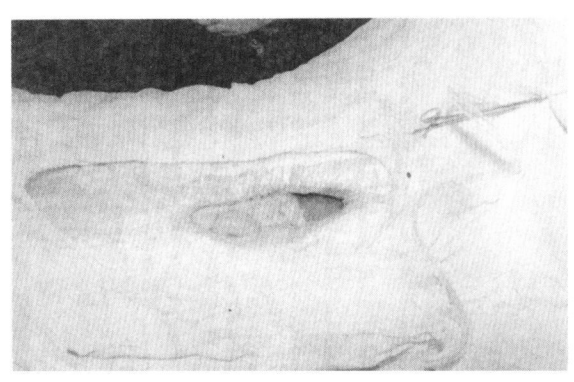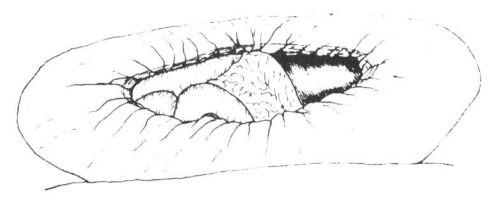

图 24‑6　保护切口

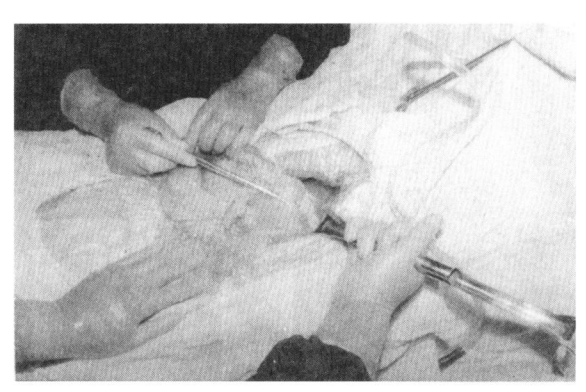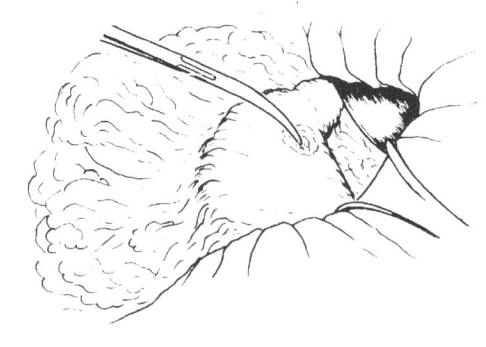

图 24‑7　检查病灶

（2）癌肿与胰腺，横结肠系膜，肝脏等邻近脏器有无粘连侵犯。

（3）有无腹膜播散（腹膜、肠系膜、直肠膀胱陷凹、肠壁浆膜等）。

（4）女性病人须探查是否有卵巢转移。

（5）肉眼下探明各组淋巴结转移情况。

4.分离大网膜：

（1）显露右侧大网膜起始部，即十二指肠第二、第三段角及结肠肝曲（图 24‑8）。由此开始，自右向左分离大网膜（图 24‑9）。继而沿胰腺下缘间隙分离至横结肠边缘（图 24‑10）。然后沿结肠缘之疏松层向左分离（图 24‑11）。

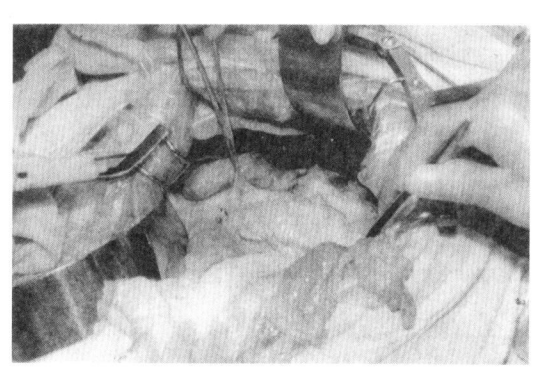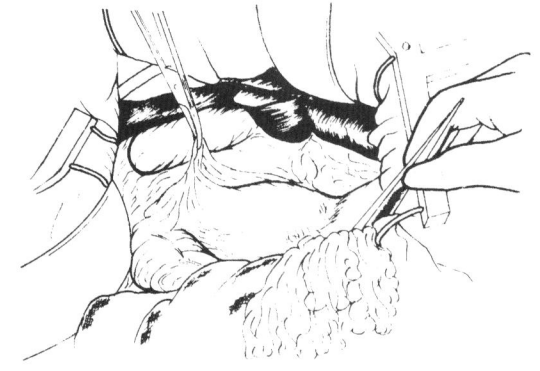

图 24‑8　显露右侧大网膜起始部

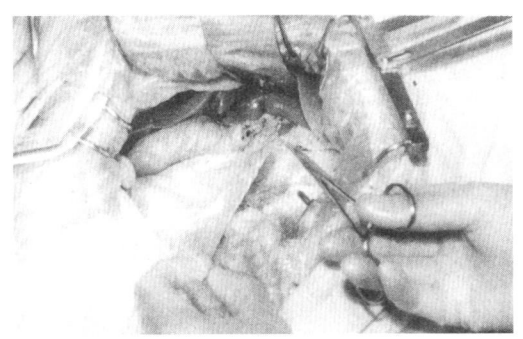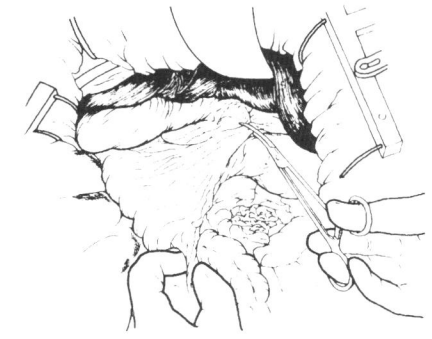

图 24－9　切断脾结肠韧带

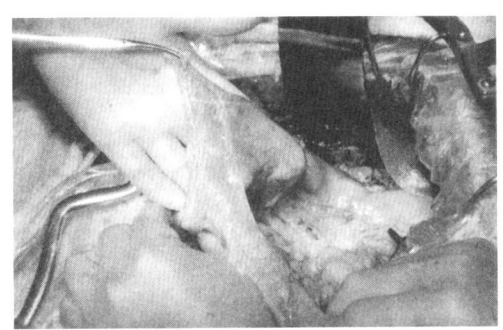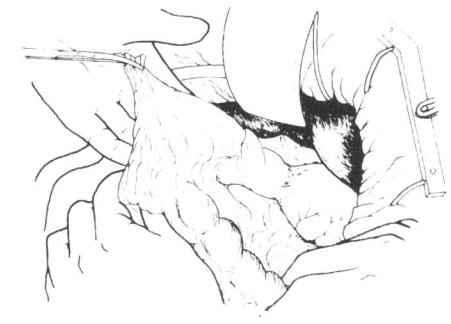

图 24－10　切断脾胃韧带

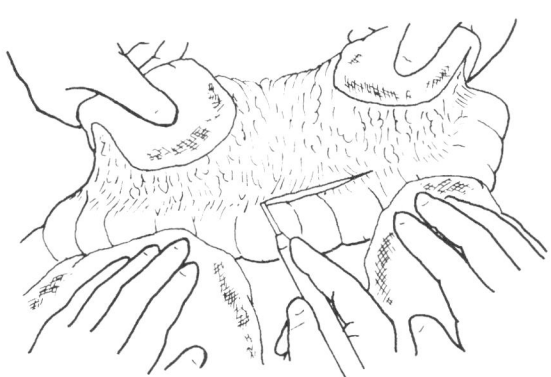

图 24－11　沿横结肠上缘切开大网膜

（2）显露大网膜左侧起始部，即膈结肠韧带及脾结肠韧带（图 24－12）。断离膈结肠韧带及脾结肠韧带，自左向右沿胰尾下缘分离至横结肠（图 24－13）。

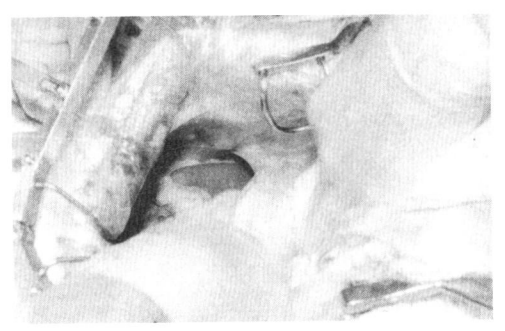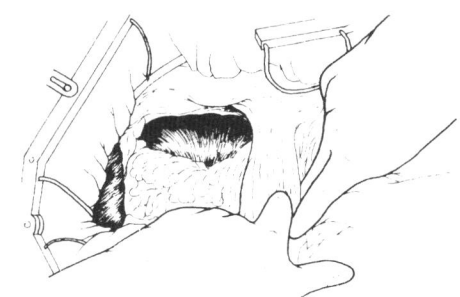

图 24－12　显露膈结肠韧带及脾结肠韧带

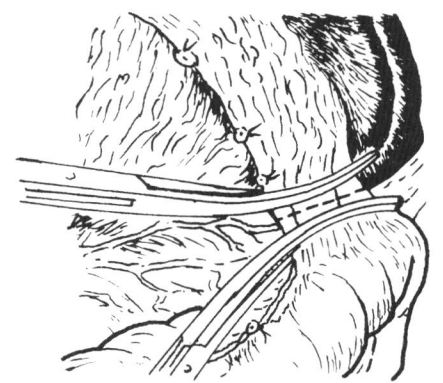

图 24‑13 切断脾结肠韧带

（3）沿横结肠边缘断离大网膜附着处（图 24‑14）。

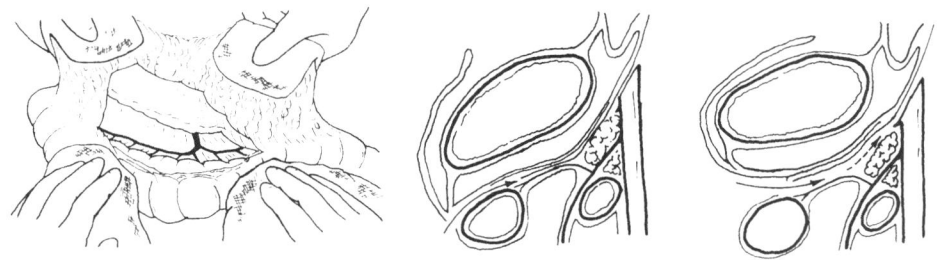

a. 离断大网膜横结肠附着处　　　　　　　b、c. 分离横结肠系膜上叶

图 24‑14 分离大网膜横结肠附着处

（4）将大网膜、横结肠系膜上叶一并分下（图 24‑15）。

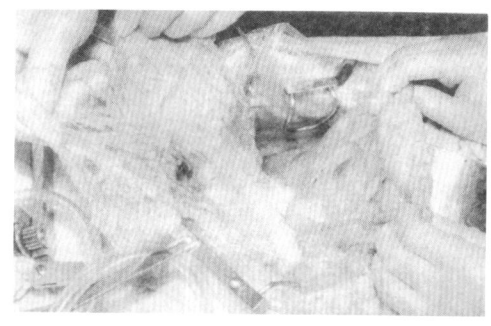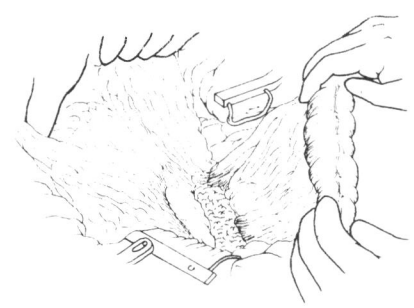

图 24‑15 分离大网膜和横结肠系膜

5. 于胰腺钩突部，显露肠系膜上静脉，清除其周围淋巴结组织（图 24‑16）。

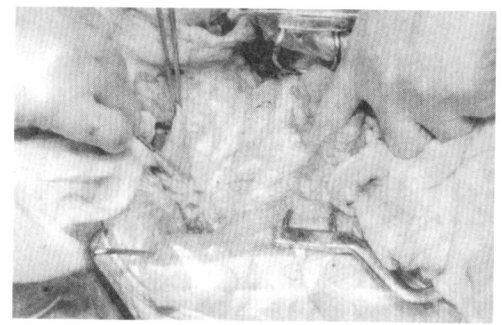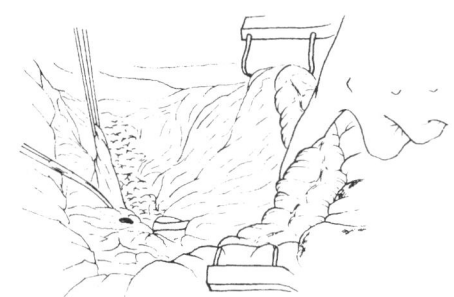

图 24‑16 清除周围淋巴组织

6. 显露结肠共同干（图 24 - 17），分离其胃支（胃网膜右静脉），结扎切断（图 24 - 18），清除其周围脂肪，淋巴组织。

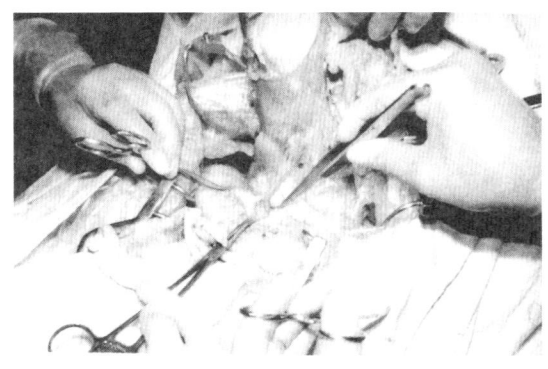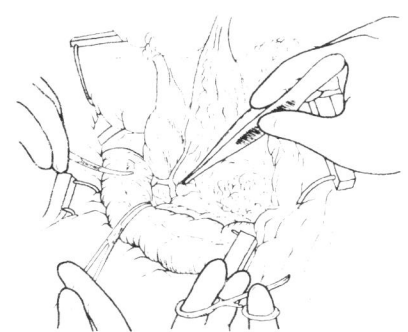

图 24 - 17　显露结肠共同干

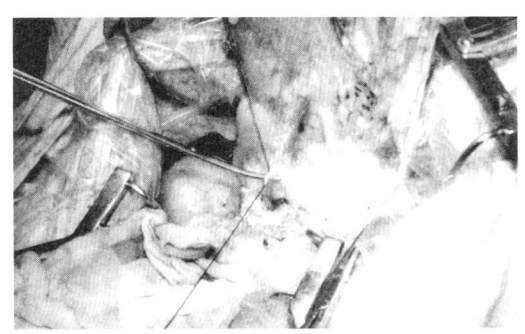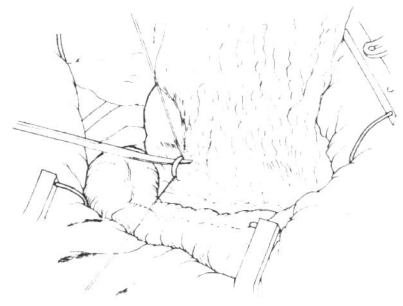

图 24 - 18　结扎切断胃支

7. 于十二指肠第一段下缘，显露胃网膜右动脉，结扎切断，清除第 6 组淋巴结（图 24 - 19）。

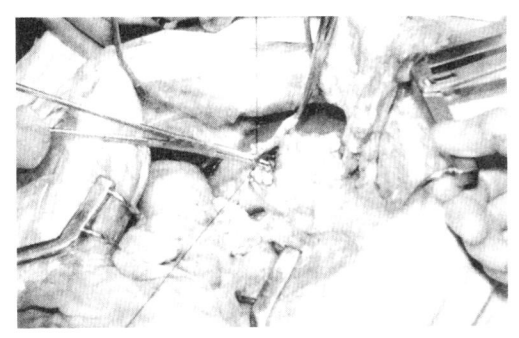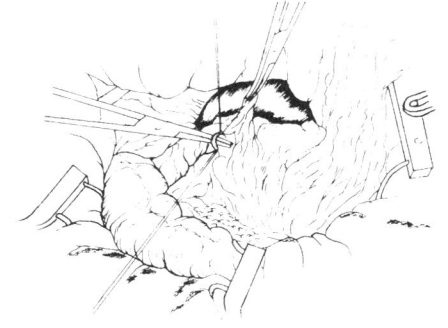

图 24 - 19　结扎切断胃网膜右动脉

8. 于脾脏下极内侧，胰尾前方，仔细分离出胃网膜左血管，近脾侧将其结扎切断（图 24 - 20）。

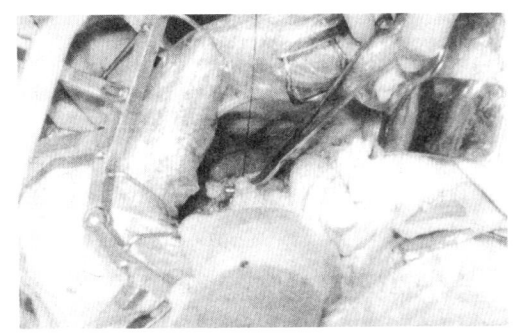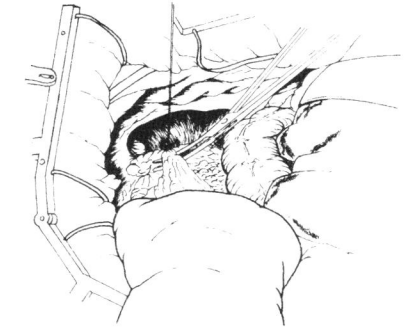

图 24 - 20　结扎切断胃网膜左血管

9. 沿脾门，自下而上逐支分断胃短血管，保留最上 2~3 支（图 24 - 21）。

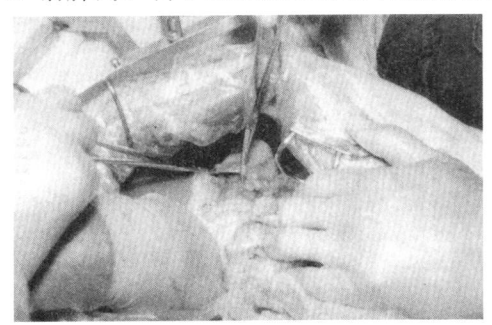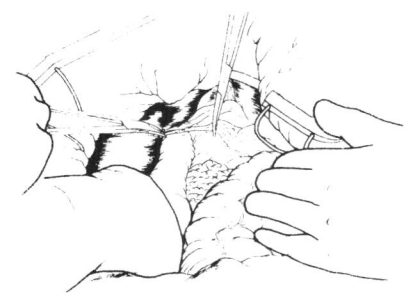

图 24 - 21　切断胃短血管

10. 显露脾门，探查第 10、第 11 组淋巴结。

11. 沿十二指肠第二段外侧，作 Kocher 切口，翻起十二指肠及胰头，探查第 13 组淋巴结（图24 - 22）。

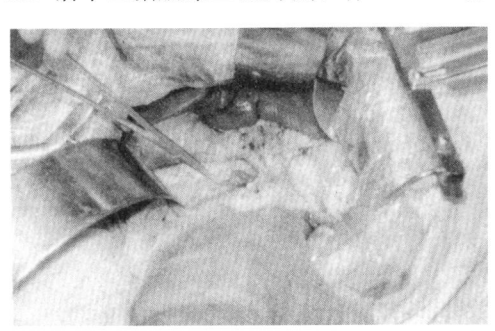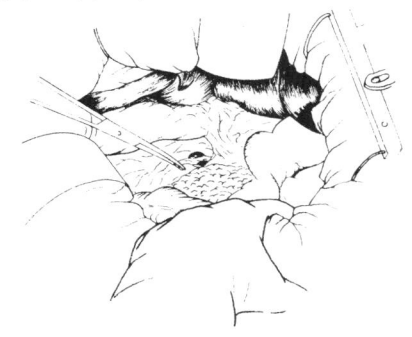

图 24 - 22　游离十二指肠及胰头

12. 从肝缘下，自上而下清除肝十二指肠韧带内之脂肪、淋巴组织及第 12 组淋巴结（图 24 - 23）。

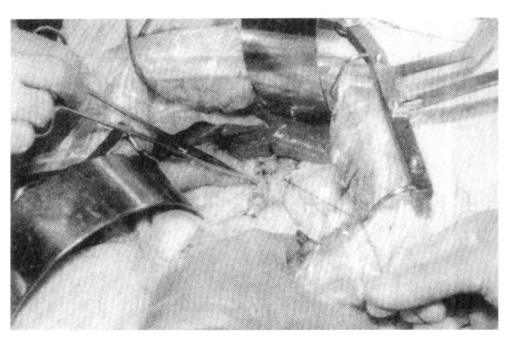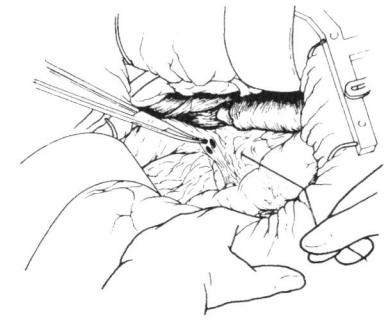

图 24 - 23　清除肝十二指肠韧带内之脂肪、淋巴组织及第 12 组淋巴结

13. 从肝动脉起始部，分离、结扎、切断胃右动脉（图 24 - 24），清除第 5 组淋巴结。

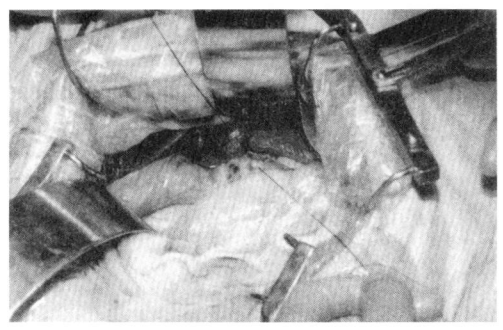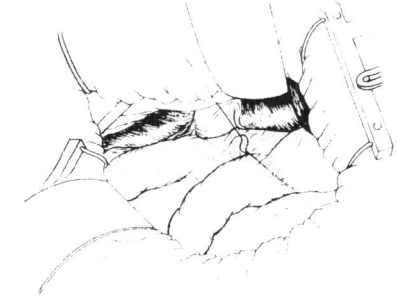

图 24 - 24　切断胃右动脉

14. 沿肝总动脉上缘，自右至左分离其周围脂肪淋巴结组织，清除第 8 组淋巴结。显露腹腔动脉三分支：肝总动脉、脾动脉、胃左动脉（图 24 - 25）。

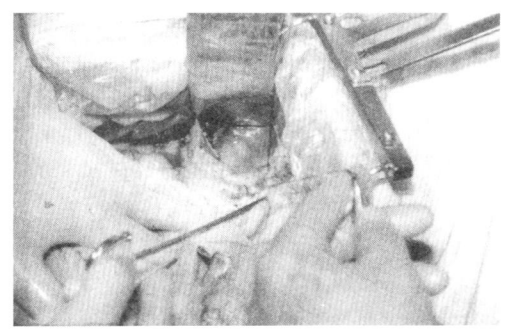 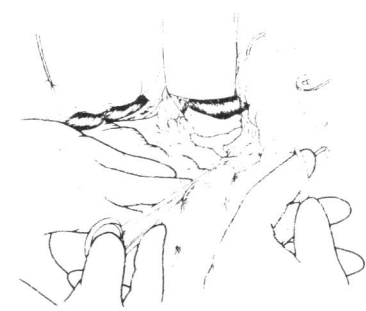

图 24 - 25　显露腹腔动脉分支

15. 根部结扎、切断胃左动脉（图 24 - 26），清除第 7 组淋巴结。

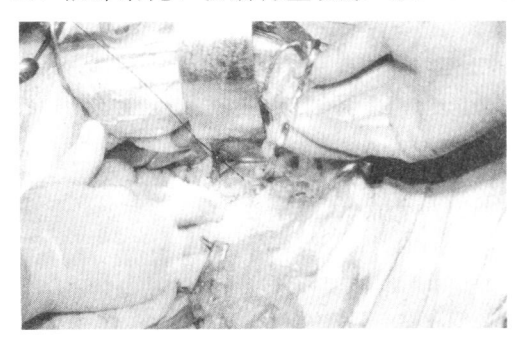 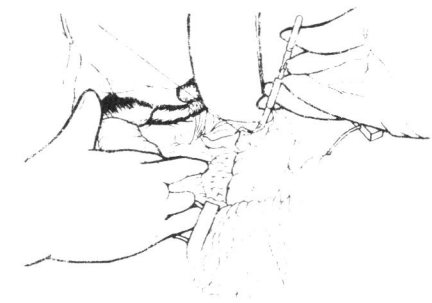

图 24 - 26　切断胃左动脉

16. 清除脾动脉起始部周围之脂肪、淋巴组织。离幽门 3～5 cm 处，切断十二指肠（图 24 - 27）。

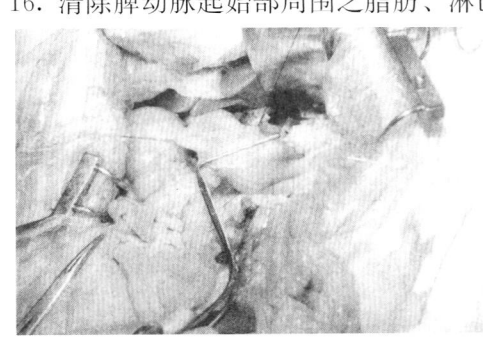 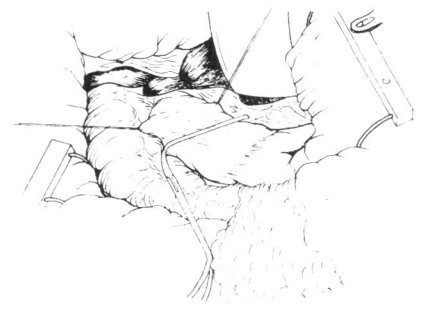

图 24 - 27　切断十二指肠

17. 提起胃窦部，切除胰包膜及清除胰腺上缘淋巴结。于贲门右侧，断离小网膜（图 24 - 28），切除贲门右旁脂肪淋巴组织，清除第 1 组淋巴结。

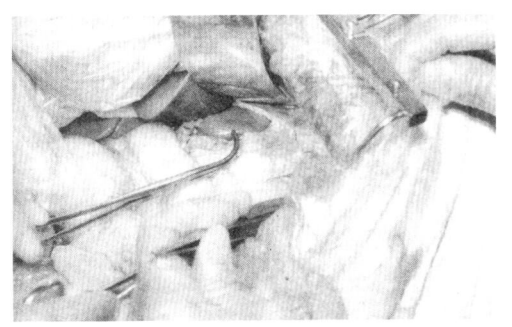 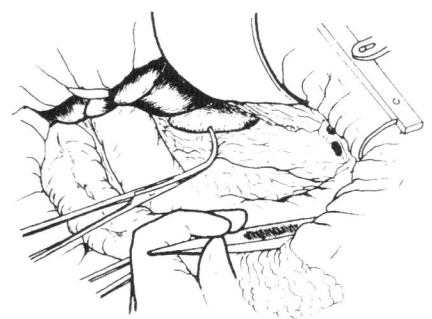

图 24 - 28　离断小网膜

18. 在贲门下小弯侧 3 cm，与相对应的大弯连线安放一把肠钳（保留胃 20%）（图 24 - 29），切开胃壁浆肌层，用 3 - 0 丝线，缝扎显露于黏膜下之血管（或电灼各黏膜下血管）。保留胃 20%，将胃大部、十二指肠第一段、大小网膜、横结肠系膜上叶及相关脂肪淋巴组织整块切除。

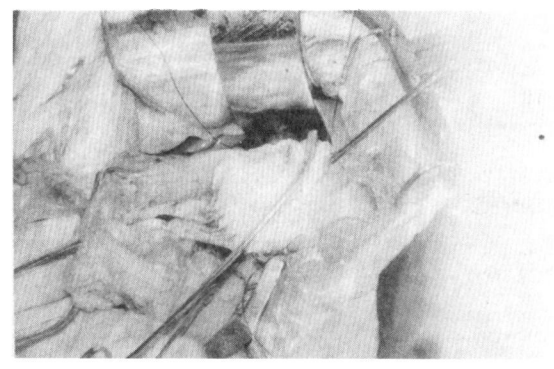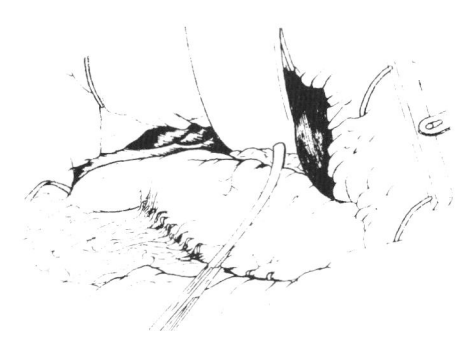

图 24 - 29　贲门下方安置一肠钳

19. 断胃开放，检查残胃内有无肿瘤残留（图 24 - 30）。

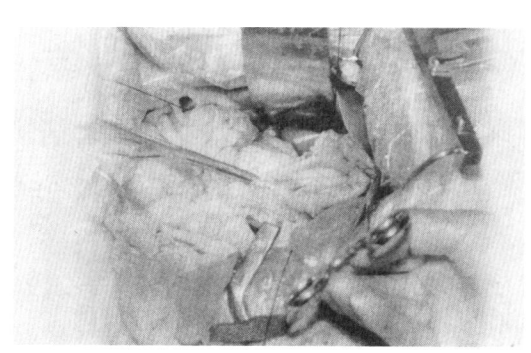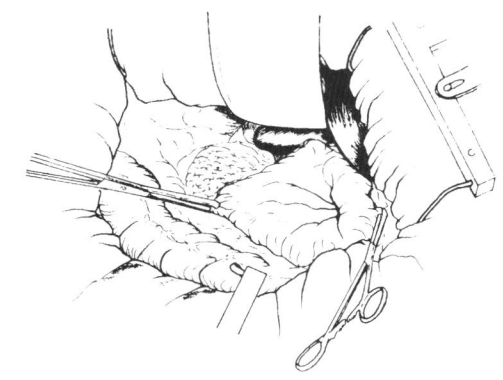

图 24 - 30　开放残胃检查有无肿瘤残余

20. 胃十二指肠一层吻合（Billroth Ⅰ式）（图 24 - 31）。

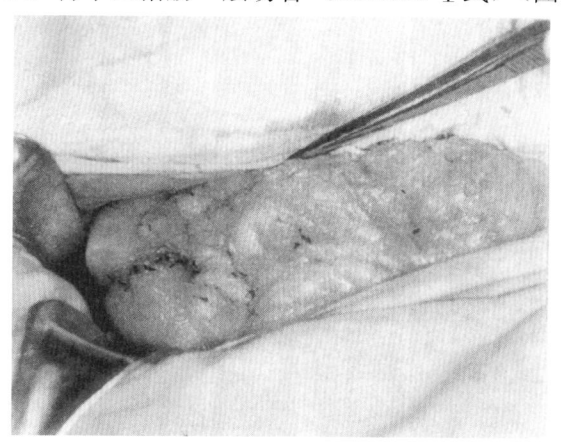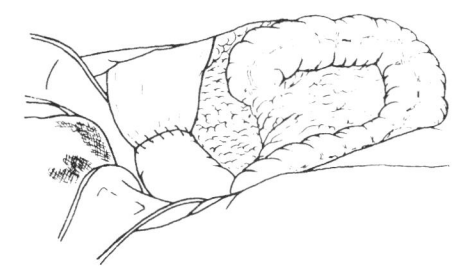

图 24 - 31　胃十二指肠吻合

【手术关键与注意事项】

1. 必须要有良好的麻醉及满意的切口显露。

2. 必须采取严密措施保护切口。

3. 提倡"整块切除"的原则，反对做各组淋巴结分别摘除术。

4. 各主要血管（胃左动脉、胃右动脉等），均应在起始部结扎、切断，以利淋巴结的彻底清除。

5. 切除胃标本时，应同时切除胰体部包膜，以利第 7、第 8、第 9 组淋巴结的清除。

6. 沿结肠缘分离大网膜时，尽量避免损伤结肠营养血管，以免结肠壁坏死。

7. 消化道重建时，吻合口应无张力，胃、肠吻合口径应相适应。

8. 瘤缘十分接近幽门/十二指肠球部，或行 Billroth Ⅰ式重建有困难者，宜选用 Roux-en-Y 术式或 Billroth Ⅱ式。

【术后处理】

1. 如有需要，尽早开始术后化学治疗。

2. 术后继续加强全身营养和必要的支持治疗。

3. 合理应用有效抗生素，以防感染。

4. 消化道功能恢复后，早期、逐步恢复饮食。

〔姚宏亮　刘奎杰〕

第二十五章　胃底贲门部胃癌全胃切除术
Total Gastrectomy for Gastric Cardia Cancer

【适应证】

1. C 区或 CM 区进展期胃癌（贲门部、贲门下、胃底部或胃体上部）。

2. 全胃癌，尚能根治者。

3. 浅表扩散型早期癌，从幽门窦浸润至贲门，同时伴第三站淋巴结转移者。

4. A 区进展期胃癌，伴第 10、第 11 组淋巴结转移者。

【禁忌证】

1. 高龄、体弱，免疫功能低下或伴有重要脏器功能不全者。

2. 有远处转移或淋巴结转移超过第三站的晚期胃癌。

3. 病灶呈广泛弥漫浸润，已与后腹壁固定者。

【术前准备】

1. 预防性抗生素的应用：在麻醉诱导前，开始静脉滴注广谱抗生素。

2. 胃肠道准备：

（1）术前一天流质饮食。

（2）术前一天口服甲硝唑 0.4 g 和卡那霉素 0.5 g，每 4 h 1 次，共 4 次。

（3）术前一天中午口服蓖麻油 60 mL。

3. 辅助性化学治疗：手术开始时，于胃管内注入化学治疗药物，如 5-氟尿嘧啶（5-Fu）15～30 mg/kg。

4. 营养支持：术前如有贫血、低蛋白血症、体重明显下降及免疫功能减退者，以结晶氨基酸混合液为氮源，高渗葡萄糖注射液及脂肪乳剂为热源，按每天氮 0.15～0.25 g/kg 和 126～168 J/kg，再加适量胰岛素及电解质，经深静脉插管滴注，持续 1 周。

【麻醉】气管内插管静脉复合麻醉。

【手术方法与操作步骤】

1. 体位：左胸抬高 45°（图 25-1）。

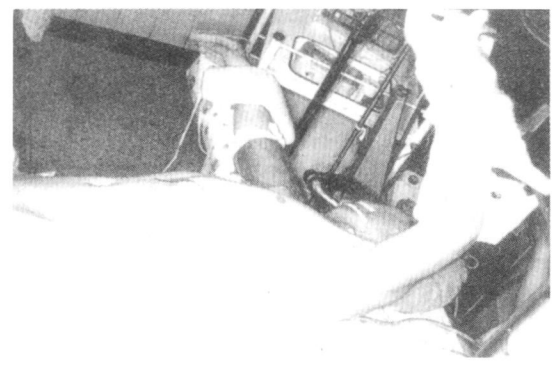 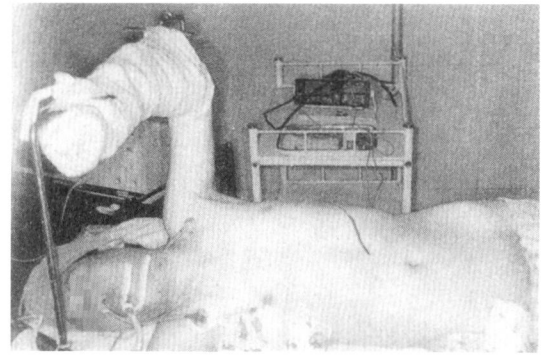

图 25-1　手术体位

2. 切口：取左胸腹联合切口，上起第 6 肋间腋中线处，下及剑突-脐孔中点（图 25-2）。

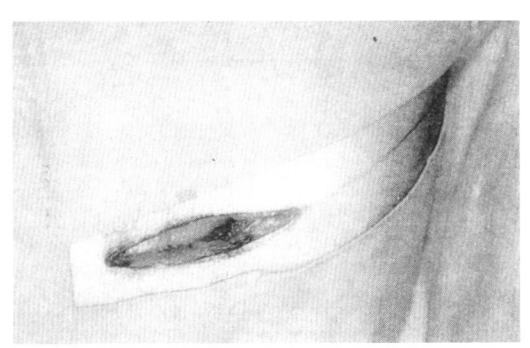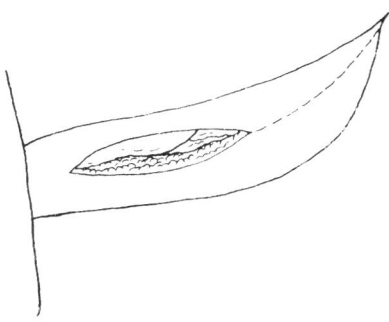

图 25 - 2　左胸腹联合切口

3. 先作切口的腹腔部分，探查肿瘤，如能根治，则继续作胸部切口，经第 6 肋间进入胸腔，"》"形切断肋软骨弓（图 25 - 3）。

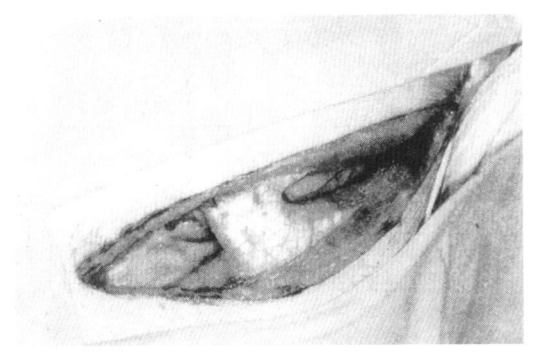

a. 切开胸腹壁

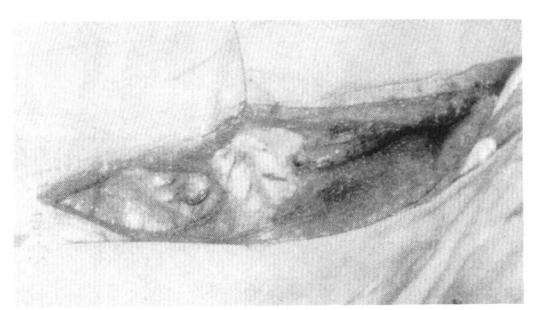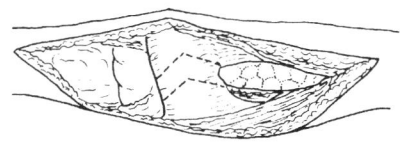

b. 切断肋缘

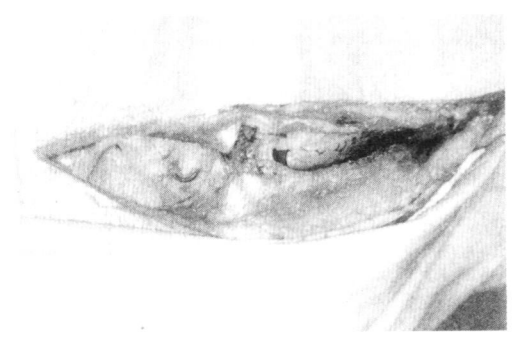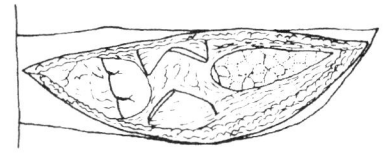

c. 进入胸、腹腔

图 25 - 3　行左侧胸腹壁联合切口

4. 切开膈肌，因膈肌血供丰富，并有一定张力，故宜逐步钳夹、分断、加缝扎（图 25 - 4）。

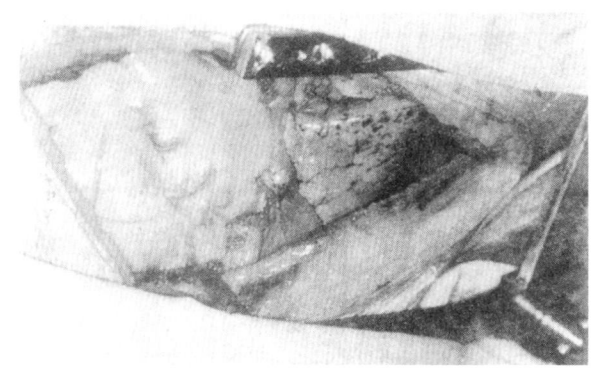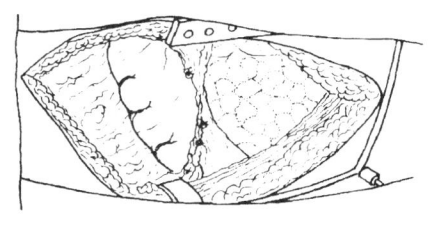

图 25 - 4　切开膈肌

5. 切开食管裂孔（图 25 - 5）。

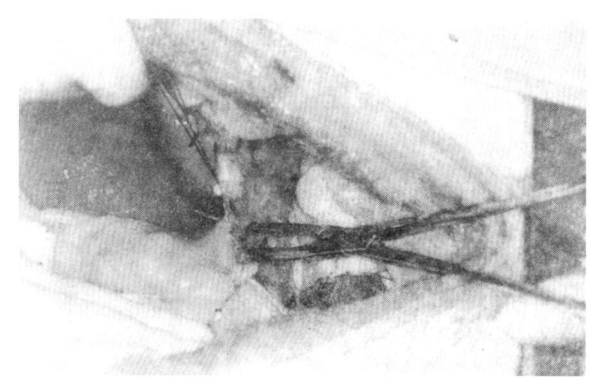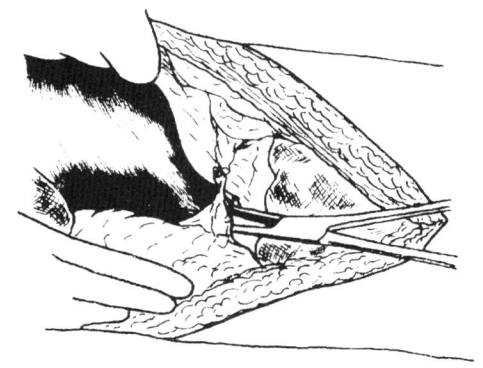

图 25 - 5　切开食管裂孔

6. 断离左肝三角韧带及冠状韧带。将左肝外侧叶向上固定于切口（图 25 - 6）。显示病灶。

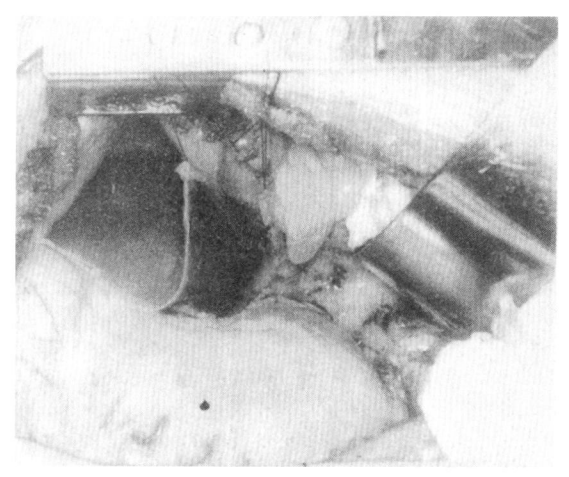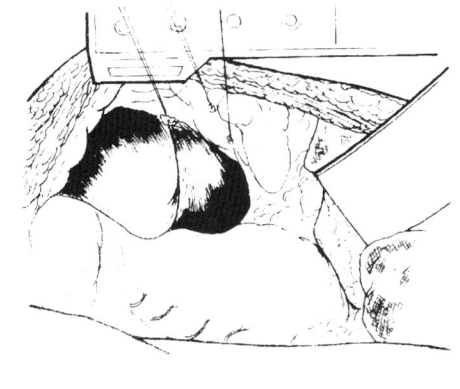

图 25 - 6　游离肝左外叶

7. 游离食管，并解剖食管下段旁淋巴结、结缔组织（图 25 - 7）。

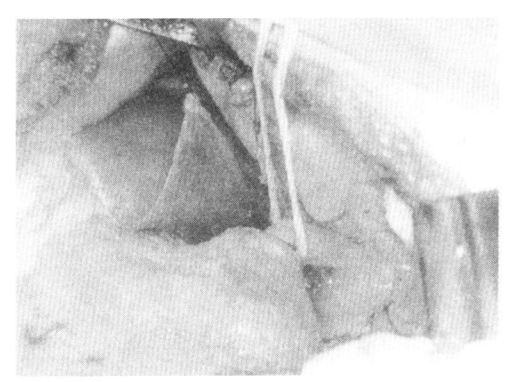 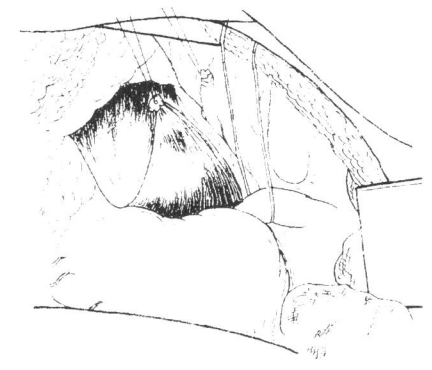

图 25 - 7　游离食管

8. 分断脾肾韧带、脾膈韧带及脾结肠韧带（图 25 - 8）。

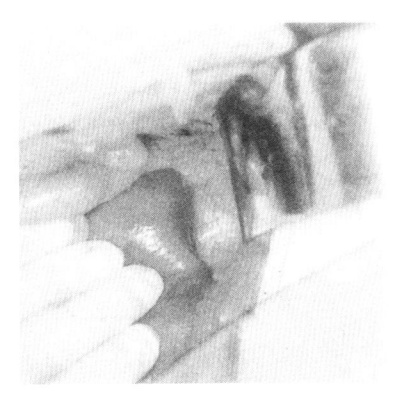 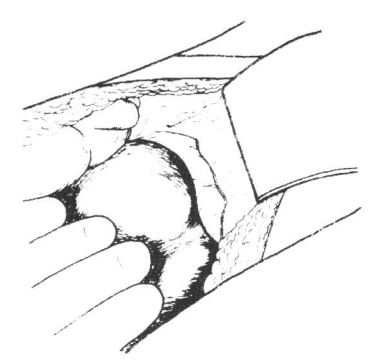

图 25 - 8　切断脾肾、脾膈韧带

9. 从横结肠平面分离大网膜（图 25 - 9）。

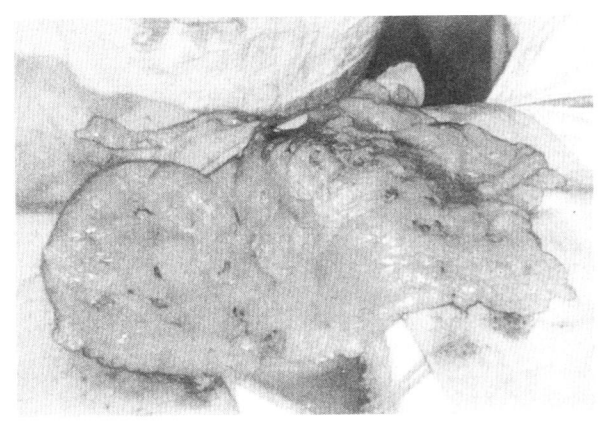 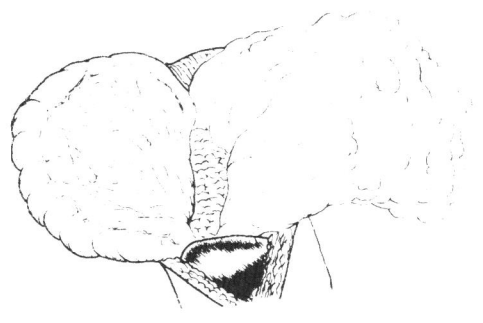

图 25 - 9　分离大网膜

10. 分离脾脏及胰体尾后之自然间隙，将脾脏和胰体尾翻向右侧，清扫腹主动脉旁淋巴结。显露腹腔动脉的各个分支（图 25 - 10）。

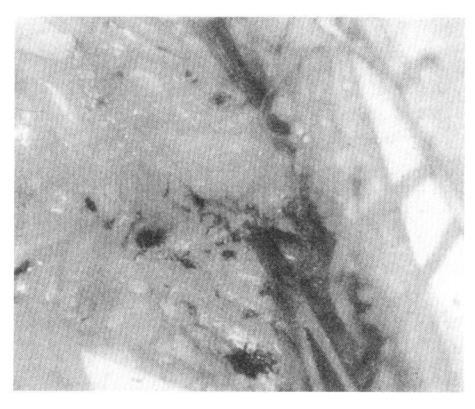
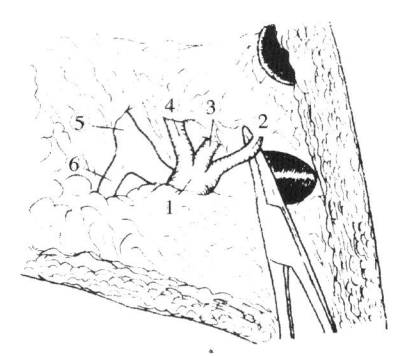

1. 腹腔动脉；2. 胃左动脉；3. 肝总动脉；4. 脾动脉；5. 脾静脉；6. 肠系膜下静脉

图 25 - 10　分离胰腺尾部

11. 胃左动脉根部结扎、切断，清除其周围淋巴结（图 25 - 11）。

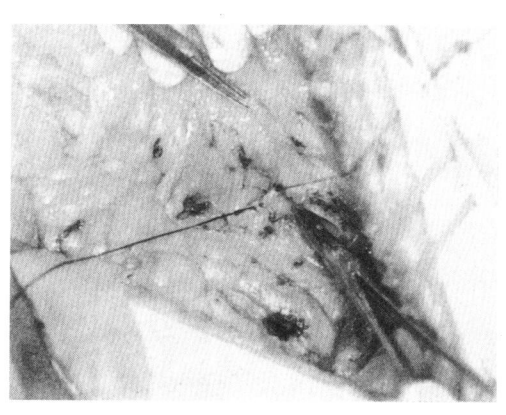
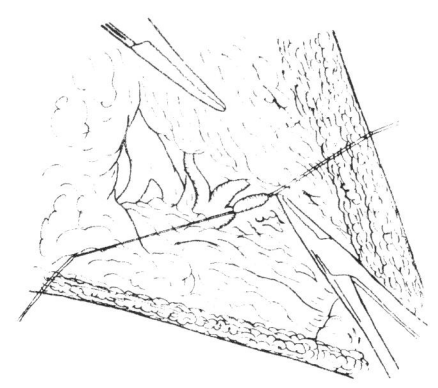

图 25 - 11　切断胃左动脉

12. 脾动脉根部结扎、切断，清除其周围淋巴结（图 25 - 12）。

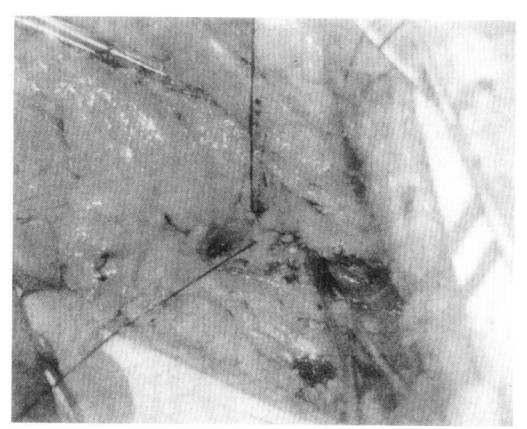
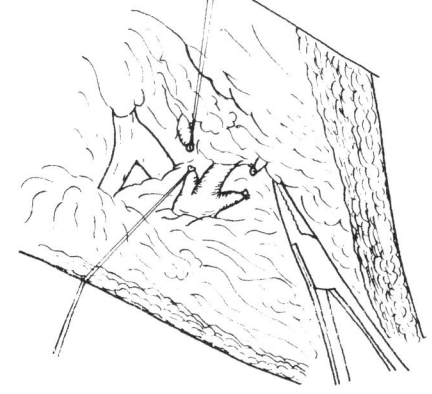

图 25 - 12　结扎脾动脉

13. 显露脾静脉与肠系膜下静脉汇合处，保留后者，结扎、切断脾静脉（图 25 - 13）。

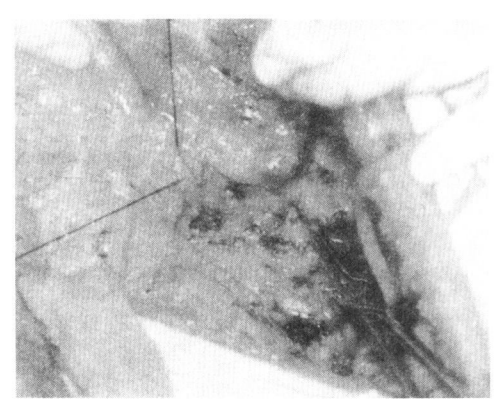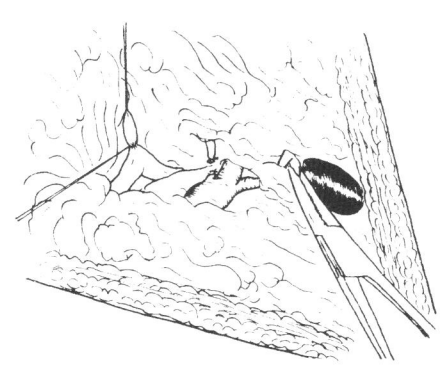

图 25 - 13　结扎、切断脾静脉

14. 在脾动脉根部与肠系膜下静脉根部之间，沿胰小叶间隙钝性离断胰腺，充分止血。结扎、切断胰管。胰腺断面不作缝合（图 25 - 14）。

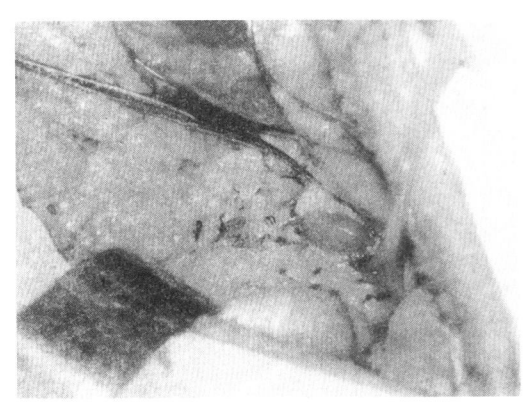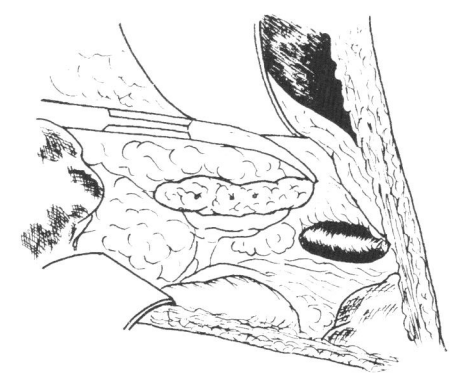

图 25 - 14　切断胰腺

15. 切断十二指肠，残端二层连续内翻缝合（图 25 - 15）。

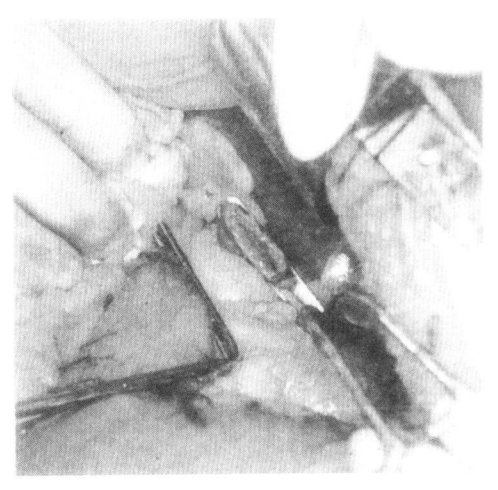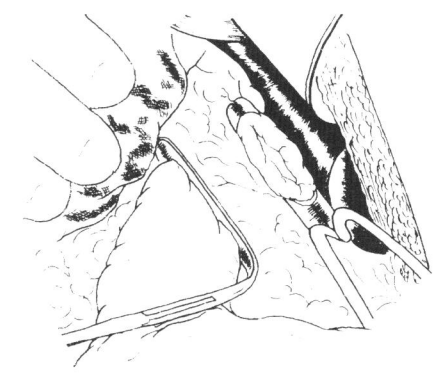

a. 切断十二指肠

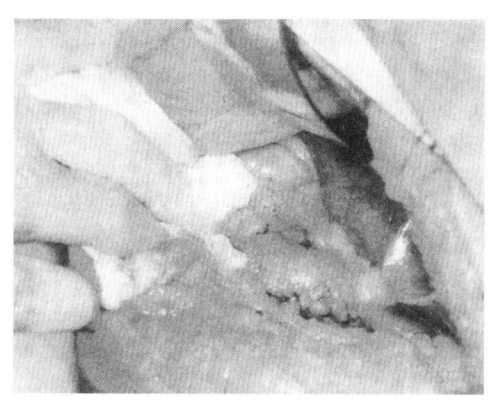
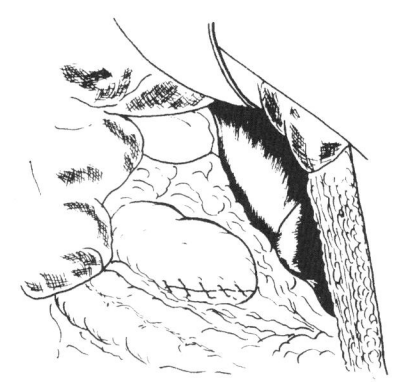

b. 缝合十二指肠残端

图 25‑15　十二指肠的切断及残端处理

16. 食管切断，将切除标本整块移去（图 25‑16）。

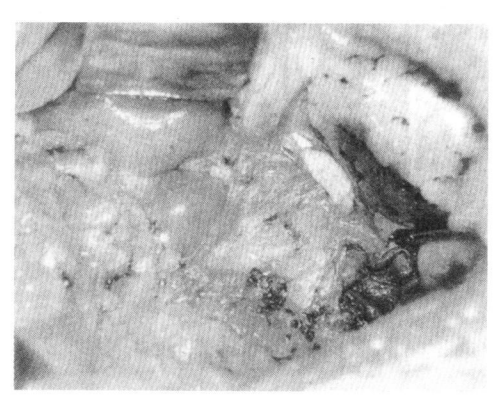
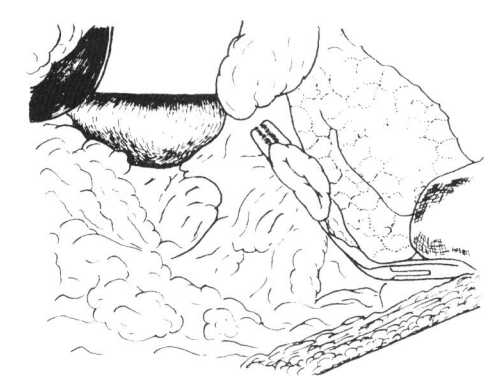

图 25‑16　切断食管，移除胃

17. 消化道重建

（1）Roux-en-Y 式重建：空肠与空肠，空肠与食管作 Roux-en-Y 式吻合（图 25‑17）。

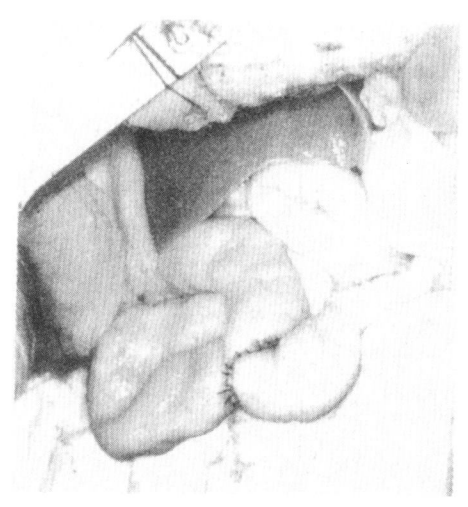
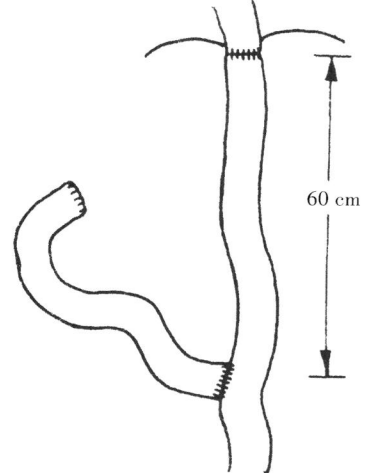

60 cm

图 25‑17　Roux-en-Y 重建

（2）Lygidais 式空肠代胃（图 25 - 18）。

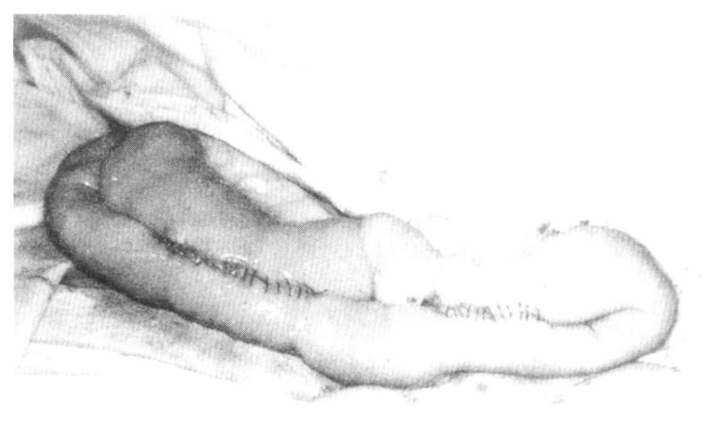
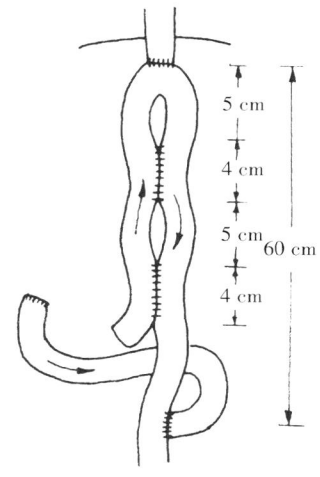

图 25 - 18　空肠代胃

18. 关闭胸腔。对合肋软骨断端，关闭肋间隙（图 25 - 19）。

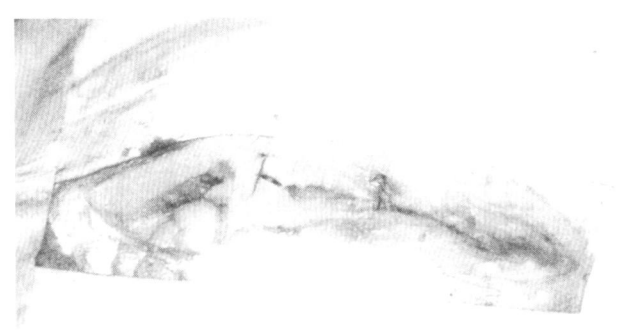
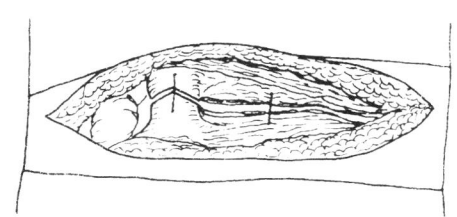

图 25 - 19　关闭胸腔

19. 缝合切口，胸腔引流（图 25 - 20）。

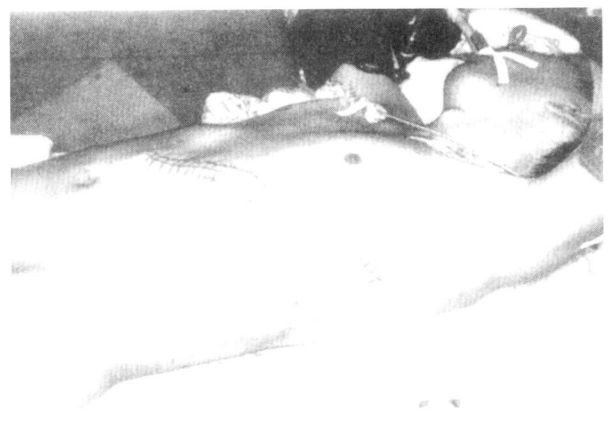

图 25 - 20　置胸腔引流

【手术关键与注意事项】

1. 需有良好的全身麻醉。

2. 进腹后，需仔细探查肿瘤大小、部位、与周围脏器关系、淋巴结转移情况等，以决定是否可作根治性切除。

3. 膈肌切开，宜用血管钳边夹、边切、边缝扎，以求止血彻底、可靠。

4. 手术全过程须强调在直视下、按胚胎解剖层次进行操作，以利根治并减少出血。

5. 本文介绍两种消化道重建术式，可由术者自行选择。食管与肠道吻合口，要求血供良好而无张力，各针间距务必均匀。

【术后处理】

1. 术后当天，严密观察血压、脉搏、呼吸等指标。保持胸腔引流管通畅，并注意引流液的性质和量。

2. 早期完善化学治疗，术中给 5-FU 500 mg 静脉滴入，术后第 2、第 3 d 各给 5-FU 500 mg 静脉滴注。

3. 术后继续加强全身营养支持治疗，持续 1 周。

4. 适当应用有效抗生素。

5. 消化道功能恢复后，先给予流质饮食，少量多餐，以后逐步过渡至半流质及普食。

6. 术后警惕肺部及膈下感染等并发症，有问题者及时处理。

7. 如发现吻合口瘘，应及时行手术引流、瘘口修补及空肠造瘘。

〔姚宏亮　刘奎杰〕

参考文献

尹浩然. 胃癌根治术〔M〕//林言箴. 胃肠手术图解. 上海：上海三联书店，1994：146.

第二十六章　胃癌第 16 组淋巴结清扫术

Paraaortic Lymph Node Disection in Gastric Cancer Operation

胃癌扩大淋巴结清扫术可行与否在临床上存在着争议。近来，日本很多学者对腹主动脉旁淋巴结（No. 16LN）进行了详细深入的研究。他们通过放免法或活性炭标记观察发现胃周淋巴结与 No. 16LN 有密切交通联系，提出 No. 16LN 是胃淋巴回流的最终归宿；同时有资料显示，在进展期胃癌中 No. 16LN 的转移率相当高，可达 21.3%～39.0%；该组淋巴结存在可能影响术后癌肿的复发和转移，因此在日本已经开展了彻底廓清 No. 16LN 的 D_4 式胃癌根治术。因为淋巴结清扫范围更为广泛，所以取得了令人鼓舞的结果，其预后与 D_2 或 D_3 式清扫术比较有明显改善。国内这方面工作还开展较少，但庞达等人通过观察研究也有类似观点，并指出即使 No. 16LN 阳性者，施行 D_4 式淋巴结清扫术后仍有治愈可能。而欧美国家尚无这方面的文献报道。

【应用解剖】

1. No. 16LN 的分组：日本胃癌研究会（JRSGC）的第十二版"规约"将 No. 16LN 分组如下（图 26 - 1）：

在纵断面上，以腹主动脉周围为主体，将膈肌裂孔至髂动脉分叉之间分成四段：膈肌裂孔至腹腔动脉干上缘之间为 No. 16A1LN；腹腔动脉干上缘至左肾静脉下缘之间为 No. 16A2LN；左肾静脉下缘至肠系膜下动脉上缘之间为 No. 16B1LN；肠系膜下动脉上缘至髂动脉分叉处之间为 No. 16B2LN。

在横断面上分为腹主动脉与腔静脉前、腹主动脉与腔静脉之间、（左）腹主动脉旁、（右）腔静脉旁以及腹主动脉与腔静脉后等 5 个区域的淋巴组织。

2. No. 16LN 与胃周淋巴结交通：Sasagawa 等人用放射性同位素（RI）胶体进行胃淋巴管造影，显示出胃贲门区和幽门区与 No. 16LN 之间有丰富的淋巴回流路线。

胃贲门部与 No. 16LN 之间的淋巴交通主要有三条：

（1）No. 1LN、No. 2LN→No. 7LN→No. 9LN→No. 16LN。

（2）No. 1LN、No. 2LN→No. 11LN→No. 9LN→No. 16LN（左上区域）（图 26 - 2）。

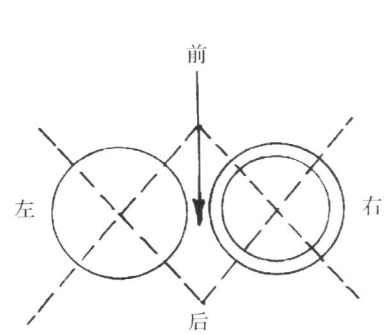

图 26 - 1　腹主动脉旁淋巴结的分组

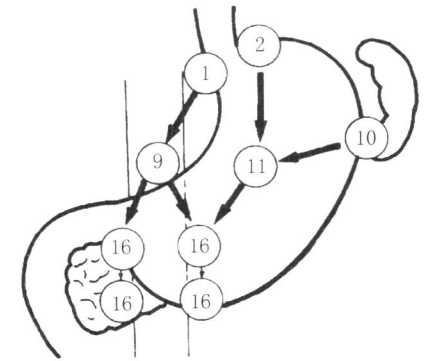

图 26 - 2　贲门区淋巴结至 No. 16LN 的淋巴回流

（3）No. 1LN、No. 2LN→左膈下动脉周围淋巴管→No. 16LN（左上区域）（图 26 - 3）。

胃幽门部与 No. 16LN 之间的交通主要有两条（图 26 - 4）：

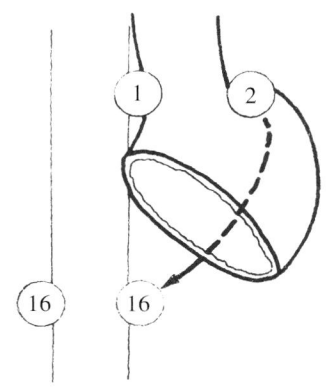

图 26 - 3 贲门淋巴结至 No. 16LN 的淋巴回流

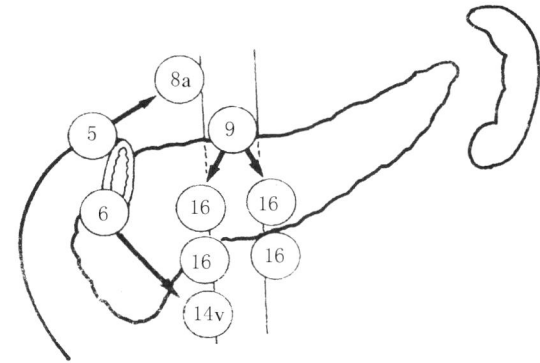

图 26 - 4 幽门部淋巴结至 No. 16LN 的淋巴回流

（1）No. 6LN→胃结肠干淋巴管→No. 14LN→No. 16LN。

（2）No. 5LN→No. 8LN→No. 9LN→No. 16LN。

根据庞达等人的染色观察发现，胃的淋巴液还可沿浆膜下淋巴管通过十二指肠壁直接引流至腹主动脉旁淋巴结（No. 16LN）。

【适应证】扩大淋巴结清扫术对机体组织的损伤较大，因此需严格掌握 D_4 式淋巴结清扫术的手术指征，以提高手术效果。根据文献及现有的经验，我们将 D_4 式淋巴结清扫术的适应证归纳如下：

1. 术前 CT 或 B 超发现腹主动脉周围存在疑似淋巴结肿大。

2. 术中肉眼观察到病灶已侵犯浆膜（S+）或可疑。

3. 第 2 站或更广泛的淋巴结有肿大表现。

4. 发现贲门左淋巴结（No. 2LN）有肿大。

【手术步骤】

1. 剖腹探查：上腹正中切口（剑突至脐下 3 cm），探查符合施行 D_4 式淋巴结清扫术的指征。

2. 右后腹膜入路暴露腔静脉和腹主动脉（图 26 - 5）：打开十二指肠侧腹膜，松动游离十二指肠，沿屈氏筋膜（胰后筋膜）层向左分离，以便足够推开胰腺头部，清扫 No. 13LN，充分暴露腔静脉和腹主动脉，以右侧为主（图 26 - 6）。

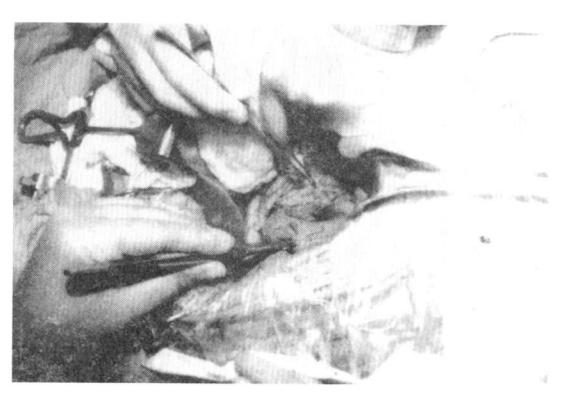

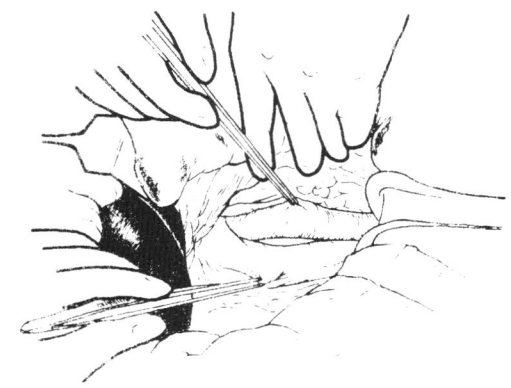

图 26 - 5 暴露腔静脉和腹主动脉

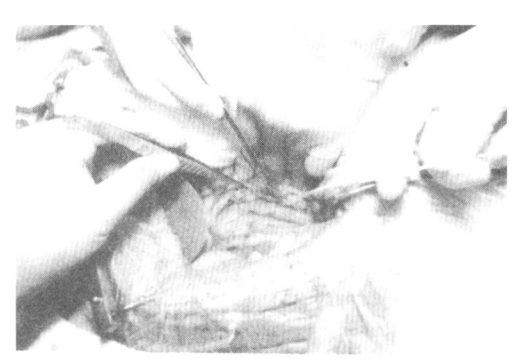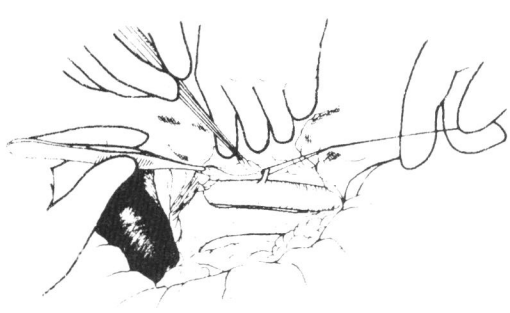

图 26 - 6　清除腔静脉右侧淋巴结

3. 清扫 No. 16B1LN：由左肾静脉水平将腔静脉外侧、腔静脉主动脉前、腔静脉主动脉之间以及腹主动脉左侧的淋巴脂肪组织整块切除至肠系膜下动脉水平（图 26 - 7）。仔细结扎血管小分支及伴行的淋巴管。

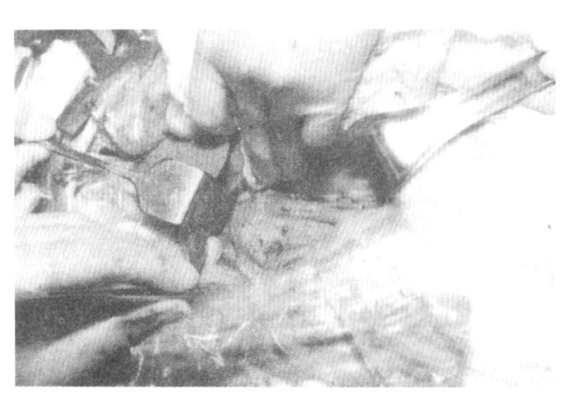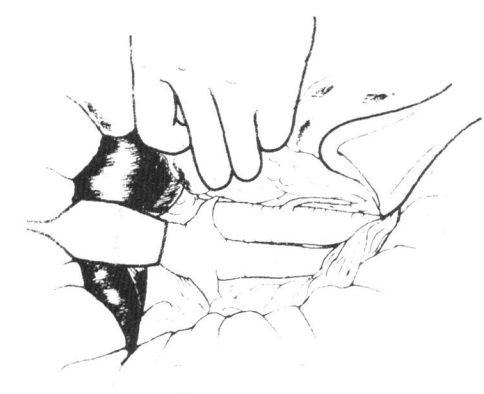

图 26 - 7　清除淋巴结至肠系膜下动脉水平

4. 局部探查 No. 16A2LN：游离左肾静脉，用软皮带牵拉之（图 26 - 8）；探查该处腹主动脉外侧左肾静脉三角区有否肿大淋巴结（No. 16A2LN）。

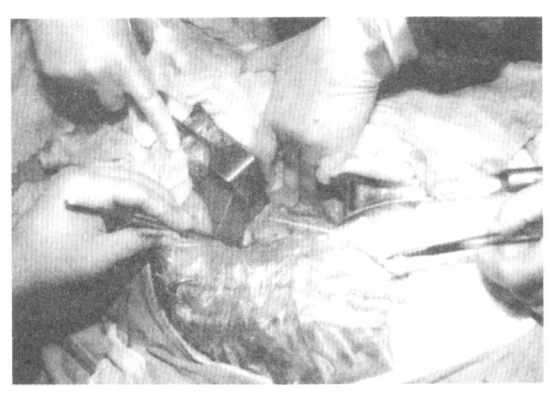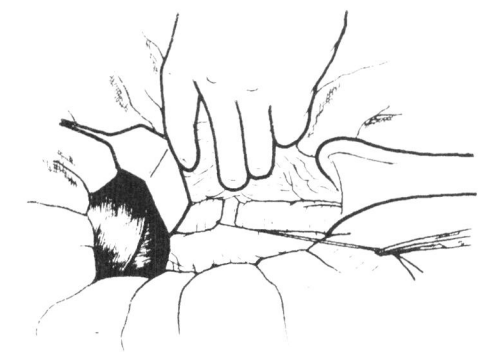

图 26 - 8　游离左肾静脉

5. 解剖分离大网膜（以下手术附图参见 D₂ 术式）：自结肠肝曲大网膜附着处向左分离大网膜及横结肠系膜前叶，结扎切断网膜右动静脉，清扫 No. 6、14v、15、4LN。在左侧断离脾结肠韧带、于脾门胰尾前断离胃网膜左动静脉。切开脾胃韧带，结扎切断胃短动脉（保留头侧 2～3 支），探查 No. 10LN。

6. 解剖小网膜：在肝门处向下解剖肝十二指肠韧带，清扫 No. 12LN；根部结扎切断胃右血管，清扫 No. 5LN；沿肝动脉、自右向左解剖，清扫 No. 8（a，p）LN；暴露腹腔干三分叉，仔细辨清肝左动脉、肝动脉和脾动脉三分支后，根部结扎切断胃左血管，清扫 No. 7、9LN 和 No. 11LN（脾动脉起始部周围）。

7. 清扫贲门右、小弯侧淋巴组织：于贲门右侧，断离右贲门支血管，显露食管下端，彻底清扫 No. 1LN；沿胃小弯结扎切断小弯侧血管至切胃平面，彻底清扫 No. 3LN。

8. 断胃，移去标本。

9. 清扫 No. 16A2LN：条件允许，游离脾脏、胰尾，向右翻转，充分显露左肾静脉水平以上的腔静脉腹主动脉段，在其前清扫腹腔干至左肾静脉水平的淋巴脂肪组织（No. 16A2LN）。

10. 重建消化道。

【手术关键与注意事项】由于 No. 16LN 紧靠腹主动脉和腔静脉，位置较深，因此充分暴露手术区域以利于淋巴清扫十分重要。目前 No. 16LN 的清扫可经右后腹膜入路或左后腹膜入路。前者较为常用，便于暴露腹主动脉右侧的 No. 16LN；后者难度较高，要涉及左肾、左肾上腺、脾脏等重要脏器，但易于清扫腹主动脉左侧的 No. 16LN。在清扫过程中，No. 16B2LN 和 No. 16A1LN 是重点清扫区域；对于胃底贲门部癌，往往还需附加清扫 No. 16A1LN；而 No. 16B2LN 一般可以不予以清扫。文献报道，当 No. 16LN 发生转移时，更集中于腹主动脉外侧组，这点需在术中引起重视。

同时，在手术过程中，我们要注意以下几个问题：

1. 解剖要清楚，确认腹腔干、左肾静脉、肠系膜下动脉的位置，以明确清扫区域。

2. 由于附近是全身最重要的血管（主动脉、腔静脉），因此操作要绝对小心，任何差错都可引起手术并发症。

3. 腹主动脉旁有腹段胸导管伴行，因此在清扫 No. 16LN 时，应注意避免其受损伤，防止术后形成乳糜漏，必要时可在此处放置引流。同时在其他部位的淋巴组织清扫中，也需对细小淋巴管一一结扎，防止发生淋巴漏。

【术后处理】D₄ 式淋巴结清扫术手术范围广，手术时间明显延长，机体组织损伤也明显增加，因此术后监护和处理也极其重要。

1. 病人失血可能较多，术后注意血色素变化，必要时输血纠正。

2. 淋巴脂肪组织清除较多，创面大，吻合口周围的支持作用减小，不利于组织生长，因此术后需加强营养支持（如静脉高能营养、白蛋白支持等）。

3. 术中对后腹膜剥离较广泛，术后可能影响胃肠功能的恢复，因此需适当延长胃肠减压时间。

4. 加强抗感染治疗和护理工作。

5. 注意吻合口漏、淋巴漏、胰腺炎等并发症的发生。

〔姚宏亮　刘奎杰〕

参考文献

[1] Takahashi S，Takahashi T. Studies on para-aortic metastatic lymph node of gastric cancer after endoscopic injection of activated carbon particles [J]. Journal of Japan Surgical Society，1987，1：35.

[2] Takeda J，Koufuji K. Para-aortic lymph node dissection for the treatment of advanced gastric cancer [J]. Kurume-Med-J，1993，40（3）：101.

[3] 庞达，薛英威. 胃癌 R4 式手术的临床及解剖学研究 [J]. 中国实用外科杂志，1994，14（10）：605.

[4] 太田惠一朗. 胃癌における大动脉周围リンパ节廓清の意义につして [J]. 日本外科系连合学会志，1989，21：1.

[5] 北村正次. 胃癌における大动脉周围リンパ节廓清の成绩とその功罪 [J]. 外科治疗，1995，73：301.

第二十七章　腹腔内温热化疗防治胃癌术后腹膜复发

Hyperthermic Intraperitoneal Chemotherapy（HIPEC）for Prevention and Treatment of Postoperative Peritoneal Recurrence in Patients with Advanced Gastric Cancer

随着人们对胃癌淋巴结转移规律的深入研究与胃癌规范化手术的推广开展，术后淋巴结转移性复发率有了较大程度的降低；但与此同时，胃癌术后因癌细胞种植而导致的腹膜转移复发已成为导致胃癌死亡的主要原因。据文献报告，在胃癌术后复发的诸类型中，腹膜转移性复发约占50%之多，腹膜转移可导致大量恶性腹水、肠梗阻、输尿管梗阻、营养严重匮乏、恶液质等，且系多数复发病人致死的直接因素，系临床最为棘手的治疗难点，故应引起临床工作者的极大重视。近几十年来，全球广泛开展的腹腔内温热化疗（Hyperthermic Intraperitoneal Chemotherapy，HIPEC）无论在预防或治疗胃癌术后腹膜转移和复发中，均具明显疗效，且毒副反应小、操作简便易行，已成为一种治疗中晚期胃癌的重要外科辅助疗法。

一、胃癌术后腹膜复发的可能机制

造成胃癌术后腹膜复发的机制主要可归纳于所谓的"种子-土壤"学说。即首先由于浸润至胃浆膜外的癌细胞脱落入腹腔，形成复发的"种子"；其二，腹膜面由于受到手术解剖的机械性损伤，使腹膜间皮下结缔组织裸露，形成了癌细胞易于种植的"土壤"。癌细胞脱落入腹腔的方式主要有：

1. 癌肿侵犯至浆膜或浆膜外，即有可能脱落入腹腔着床并增殖。Mikami 等依据国际胃癌新分期法，发现限于黏膜层（T_1）、肌层（T_2）的胃癌121例中无一例发现腹腔内游离癌细胞；而癌肿侵犯浆膜层（T_3）时，腹腔内游离癌细胞检出率为17%；一旦癌肿穿透至浆膜外（T_4），该检出率即升至75.0%。此外，脱落入腹腔内的癌细胞数量与胃浆膜面受浸润范围、肿瘤细胞的病理生物学行为等有关。Kaibara 等发现，胃浆膜受浸润面积<10 cm^2 组的癌细胞检出率为22%；10～20 cm^2 组为24%；>20 cm^2 组高达72%。饭琢保夫等报告，当胃浆膜受浸润面积>20 cm^2 时，即使做了根治性切除术，术后仍有62.5%的病人可发生腹膜复发。上海交通大学医学院附属瑞金医院外科的资料表明，胃癌呈膨胀型、中间型及浸润型生长病人的腹腔内游离癌细胞检出率依次递增，分别为91%、30.4%和45.0%，差异显著；若按 Borrmann 分类法比较，Ⅰ、Ⅱ、Ⅲ和Ⅳ型胃癌病人的腹腔内游离癌细胞阳性率亦逐级增加。

2. 手术过程中被切断组织中的淋巴管及门脉系血管内癌栓细胞随淋巴液和血液溢入腹腔内。随着肿瘤的发展，淋巴管及血管内癌栓细胞增多，溢入腹腔内造成腹膜种植的机会亦明显增加。临床上发现某些胃癌虽未侵犯至浆膜，日后也发生腹膜种植性复发，显然与此因素有关。

3. 消化道腔内液体外溢伴脱落肿瘤细胞进入腹腔。此外，术后病人的免疫防御功能减弱，加上手术解剖区域大量纤维素沉积所形成的"隔离层"，保护了已着床的肿瘤细胞免被体内免疫活性细胞所吞噬。

二、HIPEC 的作用机制

HIPEC 的作用机制系在术中综合应用腹腔内灌洗、温热效应及化疗药物以杀灭癌细胞。据研究，温热对癌细胞的效应是多重性的。当温度上升到 43 ℃以上，将增加细胞膜通透性，使得化疗药物更易进入肿瘤内。在分子水平上，温热效应使癌细胞膜上蛋白质变性，使维持细胞内自稳状态的某些多分子复合物如受体、转导或转录酶等功能丧失，并干扰蛋白质、DNA 或 RNA 的合成。在细胞水平上，由于癌细胞在分裂过程中对温热特别敏感，可直接导致 S 期或 M 期癌细胞死亡。在组织水平上，癌组织受温热作用后，不能像正常组织那样通过扩张血管来散热，且由于引起瘤内微小血管栓塞，造成细胞缺氧、酸中毒或营养摄入障碍等，最终亦可导致肿瘤细胞变性坏死。

另一方面，由于存在着"腹膜-血浆屏障"作用，按化疗药物分子量和亲脂性的不同，腹腔内给药浓度较经血管内给药可高出数倍之多。例如经腹腔内注入顺铂后，可使该区域癌灶内的药液浓度比静脉给药时增高 4～10 倍。由于存在这样一个药物浓度梯度差，腹腔内注入化疗药物可望增强杀瘤效应，而又不导致严重的全身性毒副反应。温热效应还可大大地提高肿瘤细胞对某些化疗药物的敏感性，由此产生的效果不是单纯的累加作用，而是倍增关系。例如在 43 ℃条件下，肿瘤细胞对丝裂霉素 C 的摄取量可增加 78%，药物的细胞毒作用也从 30% 提高至 50% 左右。近年来，以紫杉醇为代表的新化疗药物也逐步应用于胃癌的临床治疗中，因其分子量较大，不易通过腹膜屏障而保持腹腔内较高浓度及较小的全身性毒副反应，也广泛应用于 HIPEC 治疗中。

此外，在 HIPEC 治疗过程中所应用的大量温热化疗药液对腹腔进行的反复灌洗亦对腹腔内游离癌细胞起到机械性清除作用，因而亦可能减少种植的机会。

近年来，由于腹腔镜技术在外科中的迅速推广，腔镜下的闭合式 HIPEC 治疗已应用于临床。除常规开放式 HIPEC 的温热、化疗和灌洗的治疗优势得以保留外，腔镜下闭合式 HIPEC 还具有如下优势：①在腹腔封闭的环境内，腹腔内循环灌注药液的温度可保持相对恒定；②腹腔内气腹产生的压力有利于药物向组织细胞浸入；③闭合式 HIPEC 可显著减少化疗药物因热而致的挥发等。

三、HIPEC 的适应证与操作方法

凡胃癌病人无肝、肺、脑、骨骼等远处转移，不伴有心、肺、肝、肾等重要脏器严重器质性疾病，具有下列情况之一者，均适于进行腹腔内温热化疗：①癌肿浸润至浆膜或浆膜外和/或伴有腹膜种植者；②术后腹膜复发，或伴有适量癌性腹水者；③腹腔游离癌细胞阳性。近年来，有学者提出对晚期胃癌病人应积极施行去肿瘤负荷手术（Cytoreductive Surgery，CRS），即尽可能地切除原发灶及转移灶，包括联合切除转移脏器与腹膜面较大的癌性结节，以期最大限度地减少腹腔内肿瘤负荷，再施行 HIPEC，以提高疗效。此外对于浆膜浸润的胃癌采取术前联合 HIPEC 的新辅助或转化治疗，以预防或降低术后腹膜转移等临床研究也已在国内多个临床中心开展。

【操作方法】病人在全麻或镇静状态下，可分别给病人头枕冰袋，背垫凉水垫，使其体温降低；或保持 22 ℃～25 ℃室温，以避免因腹腔内升温对神经中枢造成不良影响。腔镜或者开放手术后，分别在盆腔 Douglas 窝及左、右膈下腔隙内置无菌硅胶管 3～5 根，连接于一控温灌洗驱动装置。然后在腹腔内，使灌洗驱动装置、管道及腹腔组成一个封闭式的循环灌流系统。常用的灌流液有 Elreflac 液或生理盐水。可选用的化疗药物较多，如丝裂霉素 C（MMC）、顺铂、紫杉醇等。整个疗程所需灌流液总量为 3000～5000 mL，持续灌流 1～2 h。另一方法系采取非循环性灌流系统，即注入腹腔内的液体不予重复使用，经输出管弃之。液体输入以每分钟 100～200 mL 之速率进行，持续 1～2 h，总量达 8000～12000 mL。腹腔输入、输出端液温应分别保持在 44.0 ℃～45.0 ℃和 40.0 ℃～42.0 ℃，使腹内液温恒定在 42.0 ℃～43.0 ℃，以确保疗效和安全。

欲获得较理想的效果，另一个重要因素系必须保持灌洗液与腹膜面的充分接触，为此有人提倡开放手术后应用腹腔扩容器（peritoneal cavity expander，PCE）采用开放性灌洗，使灌入腹腔内的液体能增至 10 L 以上，从而大大增加腹膜与液体的接触面积，避免腹腔内存在温热化疗的"死腔"。治疗过程中，应加强对病人的监护，密切观察腹腔内温热状态对体内重要器官的影响，包括：①放置一组温度计分别监测输入端、输出端、Morisor 窝和 Douglas 窝及结肠脾曲上间隙灌流液温度，以维持输入端液温

于 44.0 ℃～45 ℃，输出端液温于 40 ℃～42 ℃；②监测回心血流的温度，使不高于 41 ℃的安全阈，可采用经肺动脉内置导管的直接测温法或在食管下端插入温度计的间接测温法；③心、肺功能指标，包括血压、心率、呼吸、心排血指数（cardiac index，CI，又称心指数或心脏指数）及动脉血氧分压等，并采取相应措施以维持心肺功能于正常状态。

四、HIPEC 在防治胃癌术后腹膜复发中的临床疗效及研究进展

自 HIPEC 应用于临床以来，无论在预防胃癌术后腹膜复发或治疗腹膜转移中均取得了较明显的疗效。在预防术后腹膜复发方面，Koga 等对 137 例癌肿浸润至浆膜外的晚期胃癌病人进行了对照研究，术毕时作 50～60 min 的腹腔内温热化疗。结果该组术后腹膜复发率较对照组明显降低，生存率有明显改善；3 年生存率达 73.7%，而对照组仅为 52.7%；术后未经 HIPEC 治疗者有 50% 死于腹膜复发，而经治疗者则为 36.4%。Fujimura 等报道 23 例进展期胃癌，术毕时进行 60 min HIPCH 治疗，灌洗液温度为 41.0 ℃～42.0 ℃，内含 CDDP 和 MMC，术后 2 年、4 年生存率分别为 85% 和 60%，单纯手术组 19 例的相应生存率分别为 30% 和 20%；HIPEC 组术后死于腹膜复发者 3 例（13%），对照组 5 例（26%），均具显著差异。作者曾对 96 例进展期胃癌进行 HIPEC 预防腹膜转移的临床研究，随机分为 HIPEC 组（胃癌根治术＋HIPEC）42 例，对照组（单纯胃癌根治术）54 例，结果显示：经 Cox 模型分析，HIPEC 组术后腹膜复发率 10.3%，明显低于对照组 34.7%（$P=0.0128$）；HIPEC 组术后 1、2、4 年生存率分别为 85.7%、81.0% 与 63.9%，对照组分别为 77.3%、61.0% 与 50.8%；HIPEC 组 mOS 为（43.4±2.6）个月，明显高于对照组为（41.8±3.8）个月（$P=0.0477$），再次表明对于进展期胃癌预防性应用术中 HIPEC 后，可有效降低病人根治性手术后腹膜复发率，并显著提高术后逐年生存率。

对业已出现腹膜复发或转移，并伴有癌性腹水的晚期胃癌病人，单纯手术或化疗多已无济于事，但经 HIPEC 治疗后预后有所改善。Fujimoto 等分别报告三组晚期胃癌病人的 HIPEC 疗效，绝大多数受试者均伴有腹腔内游离细胞、腹膜播散性种植、Douglas 窝转移性结节或癌性腹水等；经 HIPEC 治疗后，大多数病人的腹水都随之消失；术毕时反复检测腹腔内游离癌细胞均示阴性。对术前已证实有腹膜种植性转移的 20 例病人，术后半年、1 年和 2 年生存率分别为 94%、78.7% 和 45%，而未经 HIPEC 治疗的对照组计 7 例病人，术后 9 个月内均因腹膜复发而死亡。Yonemura 等则报道一组已呈腹膜转移或术后有腹膜复发的晚期胃癌病人 83 例，施行积极的去肿瘤负荷手术，然后辅以含 MMC、CDDP 和 Etoposide 的 HIPRC 疗法（灌洗液温度 42.0 ℃～43.0 ℃，作用时间 60 min），在完全反应组（complete reaction，CR）中，1 年生存率为 88%，5 年生存率为 47%。Fujimoto 等对 HIPEC 的疗效进行了电镜观察，发现腹腔内游离癌细胞在温热与化疗药物的协同作用下，迅速地发生核固缩或核溶解，种植于腹膜面或腹膜下直接在 5 mm 以内的癌结节几乎均有类似被破坏的现象。故他们都提出对腹膜业已呈转移的胃癌病人，仍应积极地施行肿瘤减瘤手术（Cytoreductive surgery，CRS），并辅以 HIPEC 疗法。近年来，针对晚期及复发胃癌 CRS 联合 HIPEC 治疗的探索研究也在全球多中心开展，Newhook 等应用术前全身化疗联合腹腔镜 HIPEC 与 CRS 治疗腹膜转移胃癌，使部分转化手术病人中位生存时间从通常的 6～15 个月提高到 30.2 个月。法国也有研究发现对于胃癌发生腹膜转移病人，与单纯行 CRS 相比，CRS 联合 HIPEC 组其中位生存时间从 12.1 个月提高到 18.8 个月，其 5 年生存率从 6.4% 提高到 10.8%。但值得注意的是有些研究发现 HIPEC 联合 CRS 其 3～4 级并发症发生率可能高达 22%～34%，手术相关死亡率可达 3.6%～6.5%。其姑息性治疗效果与 CRS 肿瘤残留度及有无其他部位的转移相关，疗效和生存率差异较大；此外，HIPEC 的疗效与腹膜转移指数（peritoneal carcinomatosis index，PCI）密切相关，PCI>10 则疗效相当有限。

五、HIPEC 的并发症与副作用

因 HIPEC 治疗直接导致病人死亡的病例鲜见报道，且其并发症发生率与副作用均相对较轻。胃肠道吻合口瘘发生率一直是人们关注的重点，据 Koga 等的观察，作 HIPEC 后胃肠道浆膜面可发生轻度

水肿，但不影响吻合口愈合，吻合口瘘发生率为 3.1％～8.5％，与未作 HIPEC 者（7.1％～12.8％）无显著差异。Fujimoto 等亦报告 30 例 HIPEC，仅 2 例发生小吻合口瘘，均无需作进一步外科治疗而自行愈合。此外，HIPEC 治疗亦不增加粘连性肠梗阻的发生率，文献报告为 3.1％～51％，略低于对照组的 5.1％～7.1％。HIPEC 术后，可见暂时性肝功能损害，表现为术后血清 GPT、GOT 升高，血浆白蛋白、血小板降低，但经过保肝治疗，2～3 周后基本上可恢复至正常水平。作者所在中心也进行了 HIPEC 相关的安全性研究，发现无论开腹 HIPEC 或腔镜下 HIPEC 治疗均安全可靠，并发症极少发生。少数病人可能出现恶心、呕吐、腹胀、食欲减退等消化道症状。这主要与化疗药物的种类和剂量有关，治疗结束后一周内多可自行缓解。

〔朱正纲　刘文韬〕

参考文献

［1］Sugarbaker P H. Rationale for integrating early postoperative intra-peritoneal chemotherapy into the surgical treatment of gastrointestinal cancer ［J］. Semin Oncol, 1989, 16: 83.

［2］Mikami Y. Intraperitoneal lavage cytology&continuous hyperthermo-chemotherapoutic peritoneal perfusion for advanced gastric cancer patients ［M］. In: Nishi M. Book of First International Gastric Cancer Congress. Bologna, Italy: Monduzzi Editore, 1995: 1661.

［3］Kaibara N. Relationship between area of serosal invasion and prognosis in patients with gastric carcinoma. Cancer, 1987, 60: 136.

［4］饭琢保夫. 腹膜播种转移形成机序とその治疗 ［J］. 癌の临床, 1987, 60: 136.

［5］朱少俊. 胃癌浆膜侵犯与腹腔内游离癌细胞的相互关系 ［J］. 中华消化杂志, 1995, 15 (1): 24.

［6］Elias D. Treatment of peritoneal carcinomatosis by intraperitoneal chemo-hyperthermia: reliable and unreliable concepts ［J］. Hepato-Gastroenterol. 1994, 41: 207.

［7］Yonemura Y. Hyperthermo-chemotherapy combined with cytoreduetive surgery for the treatment of gastric can-cer with peritoneal dissemination ［J］. World J Surgery, 1991, 15: 530.

［8］Fujimoto S. Positive results of combined therapy of surgery and intraperitoneal hyperthermic perfusion for far-advanced gastric cancer ［J］. Ann Surg, 1990, 212: 592.

［9］Fujimoto S. Clinical trial with surgery and intraperitoneal hyperthermic perfusion for peritoneal recurrence of gas trointestinal cancer ［J］. Cancer, 1989, 64: 154.

［10］Fujimoto S. Intraperitoneal hyperthermic perfusion combined with surgery effective for gastric cancer patients with peritoneal seeding ［J］. Ann Surg, 1988, 208: 36.

［11］Koga S. Prophylactic therapy for peritoneal recurrence of gastric cancer by continuous hyperthermic peritoneal perfusion with Mitomycin C ［J］. Cancer, 1988, 61: 232.

［12］Fujimura T. Continuous hyperthermic peritoneal perfusion for the prevention of poritoneal recurrence of gastric cancer: A randomized controlled study ［J］. World J Surg, 1994, 18: 150.

［13］Shime N. Cardiovascular changes during continuous hyperthermic peritoneal perfusion ［J］. Anesth Analg, 1994, 78: 938.

［14］Yonemura Y. A novel treatment for the peritoneal dissemination of gastric cancer: Peritonectomy&hyperther mochemotherapy ［M］. In: Nishi M. Book of First International Gastric Cancer Congress. Bologna, Italy: Monduzzi Editore, 1995. 1673.

［15］Fujimoto S. Cytohistologic assessment of anticancer effects of intraperitoneal hyperthermic perfusion with Mito mycin C for patients with gastric cancer with peritonel metastasis ［J］. Cancer, 1992, 70: 2754.

［16］Fujimura T. Prevention of peritoneal recurrence in gastric cancer by chemohyperthermic peritoneal perfusion ［M］. In: Nishi M. Book of International Gastric Cancer Congress. Bologna, Italy: Monduzzi Editore. 1995. 1655.

［17］Zhu ZG. Efficacy and safety of intraoperative peritoneal hyperthermic chemotherapy for advanced gastric cancer patients with serosal invasion ［J］. Dig Surg, 2006, 23: 93.

［18］朱正纲、汤睿、燕敏，等. 术中腹腔内温热化疗对进展期胃癌的临床疗效研究［J］. 中华胃肠外科杂志，2006，9（1）：26－29.

［19］Beeharry M K. A critical analysis of the cytoreductive surgery with hyperthermic intraperitoneal chemotherapy combo in the clinical management of advanced gastric cancer：an effective multimodality approach with scope for improvement［J］. Transl Gastroenterol Hepatol，2016，1：77.

［20］Beeharry M K. Optimization of perioperative approaches for advanced and late stages of gastric cancer：clinical proposal based on literature evidence，personal experience，and ongoing trials and research［J］. World J Surg Oncol，2020，18：51.

［21］Bonnot P E. Cytoreductive Surgery With or Without Hyperthermic Intraperitoneal Chemotherapy for Gastric Cancer With Peritoneal Metastases（CYTO-CHIP study）：A Propensity Score Analysis［J］. J Clin Oncol，2019，37：2028.

［22］Newhook T E. Laparoscopic Hyperthermic Intraperitoneal Chemotherapy is Safe for Patients with Peritoneal Metastases from Gastric Cancer and May Lead to Gastrectomy［J］. Ann Surg Oncol，2019，26：1394.

第二十八章　小肠切除吻合术

Resection and Anastomosis of the Small Intestine

　　小肠部分切除吻合术是腹部外科手术中应用非常广泛的方法。小肠部分切除已形成定型的手术方式，系膜切除呈扇形，肠管断端吻合常用的有：端端吻合术、端侧吻合术和侧侧吻合术。随着医疗器械研究的发展，吻合器技术的应用也相当普遍，但由于小肠的手工吻合技术并不困难，所以吻合器用于小肠吻合的时候并不多。

　　【解剖生理概要】小肠包括十二指肠、空肠和回肠三部分，全长 5～7 m，空肠起始部以 Treitz 韧带为标志，占小肠全长的 2/5，大部分位于左上腹，回肠占小肠远侧段的 3/5，在右髂窝处与盲肠相连，大部分位于右下腹，两者之间无明显界限。

　　小肠系膜呈扇形，自左上向右下附着于腹后壁，根部长约 15 cm 肠系膜根部至肠管的距离长短不一，最长可达 25 cm，故小肠活动度很大。小肠系膜由两层腹膜构成，内含有血管、淋巴、神经和脂肪组织。远端小肠系膜含脂肪较多，故回肠系膜血管网不易看清。

　　小肠的血液供应主要来自肠系膜上动脉，此动脉发出小肠动脉 12～18 支，其分支互相吻合成弓。近 1/4 段小肠只有一级血管弓，中 2/4 段有二、三级血管弓，远 1/4 段有四级血管弓。小肠的静脉与动脉伴行，最后汇入肠系膜上静脉。小肠系膜末端小动静脉分两支，由肠管两侧供应肠壁（图 28 - 1）。小肠是人体重要的消化、营养吸收器官，由于各种原因所致的小肠切除过多，可能导致营养不良。

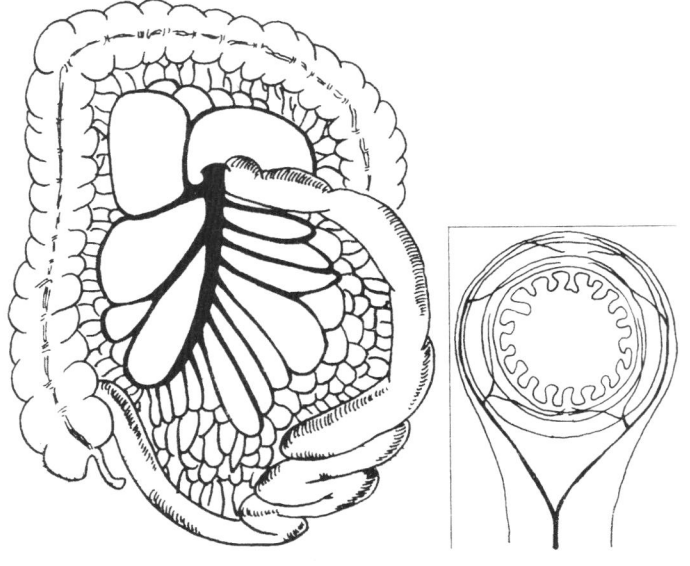

图 28 - 1　肠系膜上动脉供应小肠及结肠的血管弓，右下图为肠系膜动脉在小
肠壁的分布：在肠系膜缘动脉分成两支分布于肠管的两侧

【适应证】

1. 小肠及其系膜上的各种肿瘤。
2. 小肠局部炎症如节段性肠炎、肠结核、伤寒等引起的肠穿孔、梗阻者。
3. 肠系膜血管栓塞、肠系膜血管损伤影响肠壁的血运。
4. 绞窄性肠梗阻、急性肠扭转、肠套叠引起的肠坏死、穿孔。

5. 小肠广泛损伤或多处穿孔不宜修补者。

6. 各种胸部、腹部、泌尿系手术需要用小肠移植者。

【禁忌证】全身情况极差或严重肝肾功能损害不能耐受麻醉者。

【术前准备】根据原发疾病对病人的影响而定。急诊病人应纠正水、电解质及酸碱平衡紊乱，按需要给予输血、输液、抗休克，补充血浆蛋白。全身应用抗生素。择期手术病人也应尽可能改善病人的全身情况。插胃管行胃肠减压。

【麻醉与体位】硬膜外麻醉，或根据全身情况需要行气管内插管全身麻醉。若急诊病人有感染休克或严重创伤出血致休克，应同时行中心静脉压、动脉压监测，血氧饱和度监测。病人平卧位。

【手术步骤】

1. 选择腹部正中切口或右旁正中切口，逐层切开腹壁，探查腹腔，观察腹腔渗液量、性质。探查要有顺序地进行，一般从空肠起始部到回盲部，操作轻柔，以免损伤肠管浆膜。发现病变部位，随时做缝线标记，所有肠管探查完毕，根据病变，确定肠管切除范围。

2. 将需要切除的肠管提出腹腔外，以湿纱垫隔开周围肠管保护好。在预定切除肠管范围作扇形切开肠系膜的两层腹膜（图 28-2），用止血钳分离肠系膜，分束钳夹，切断肠系膜及其血管，以中丝线结扎，血管近端双重结扎，对脂肪组织较厚的系膜，每次钳夹组织不宜过多，近端最好加贯穿缝合结扎，防止血管滑脱出血。逐钳分离肠系膜，至完全切断（图 28-3、图 28-4）。

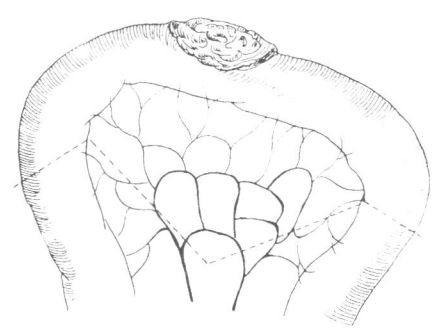

图 28-2　确定小肠切除范围及预定切除线

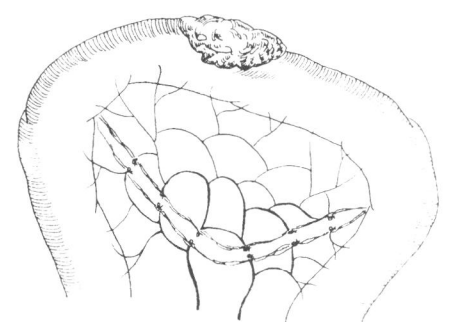

图 28-3　逐步钳夹切断系膜上血管弓

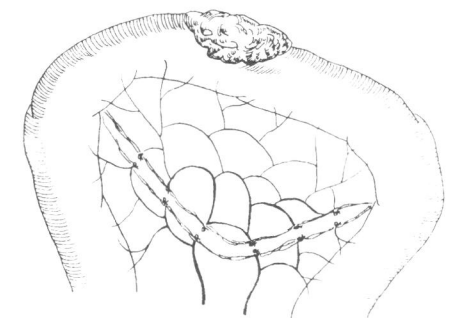

图 28-4　V 型切断小肠系膜

3. 在小肠预定切断处，向两保留端分离系膜 1.0 cm，以有齿直血管钳夹住拟切除肠管的两端，钳身向保留端的对系膜缘倾斜，与肠管纵轴呈 60°，以保证断端血运良好（图 28-5）。在病变肠管下垫一纱垫，保留肠管的近段夹一肠钳，然后沿有齿直血管钳切断并移去病变肠管，断端以新洁尔灭棉球擦拭，垫以纱布，准备吻合。

4. 端端吻合法：将肠管两断端靠拢，使两端肠腔的轴线对齐，在肠管系膜缘和对系膜缘各缝 1 针中丝线，结扎后留作牵引，以中丝线间断缝合肠管后壁全层（图 28-6），针距 0.3～0.5 cm，边距 0.2～0.3 cm。然后间断内翻缝合肠管前壁全层（图 28-7），线结打在肠腔内，最后 2～3 针在缝好线

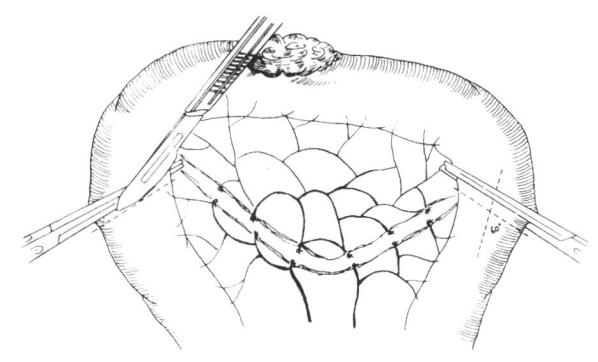

图 28 - 5   以有齿血管钳钳夹肠管，切线斜向对肠系膜缘

后再分别打结。松开肠钳，以细丝线间断缝合浆肌层 1 周（图 28 - 8）。针距与全层缝合相同，进针部位最好与全层缝合部位错开，呈交错状。从系膜缘开始缝合，避免缝针刺及系膜血管引起出血、血肿，影响吻合口的血运。检查吻合口大小，以能通过拇指末节为宜。用细针线缝合肠系膜两侧切缘，封闭裂孔，注意勿刺破系膜血管（图 28 - 9）。

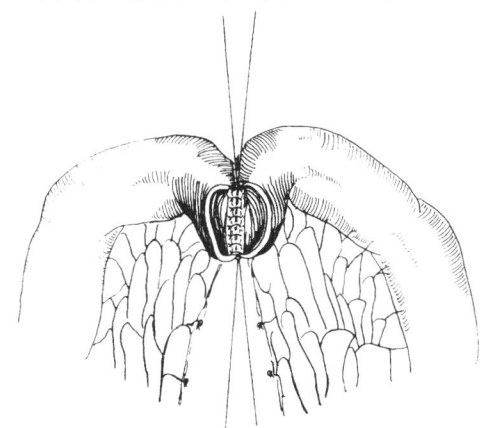

图 28 - 6   对端吻合：缝合吻合口后层

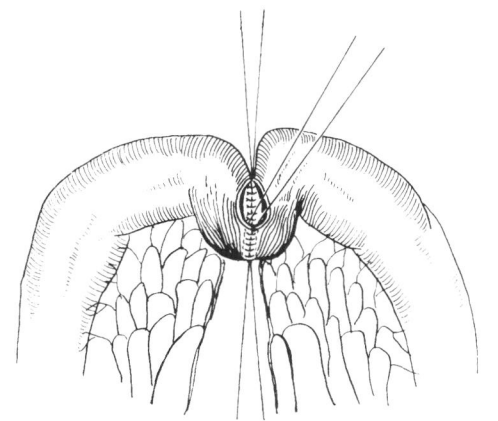

图 28 - 7   内翻缝合吻合口前层肠壁

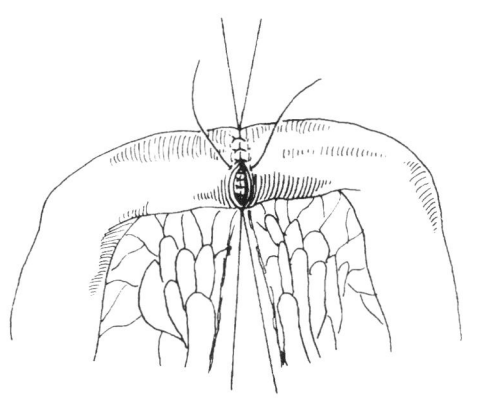

图 28 - 8   间断缝合浆膜层

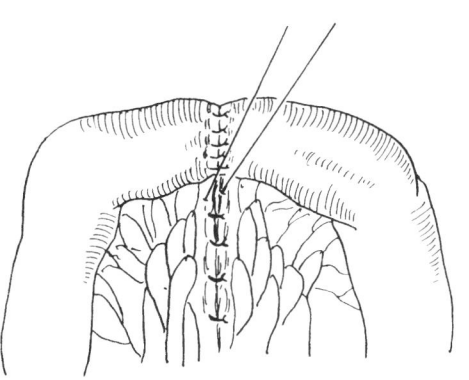

图 28 - 9   缝合肠系膜的切开处

　　对端吻合法也可根据肠腔大小情况及个人的习惯行连续缝合。先于肠管系膜侧及对系膜侧各缝一针牵引线后，后壁做连续锁边缝合，到前壁用连续全层水平褥式内翻缝合。完成全层缝合后加浆肌层间断缝合。

　　5. 侧侧吻合法：切除肠管后，将两保留端肠管全层间断缝合关闭，再加浆肌层缝合包埋两断端（图 28 - 10）。将两断端靠拢，保持顺蠕动方向，以细丝线间断缝合对系膜侧肠壁的浆肌层 6～8 cm 长

（图 28-11），距此缝合线 0.5 cm 处，顺肠管纵轴方向切开两侧肠壁全层 4～6 cm（图 28-12），清除肠腔分泌物，以中丝线间断全层缝合吻合的后壁（图 28-13），至前壁以中丝线间断内翻缝合全层（图 28-14），再以细丝线间断缝合前壁，完成侧侧吻合。两肠管断端以细针缝合固定在邻近肠壁上，缝合系膜裂孔（图 28-15）。侧侧吻合口应尽量靠近断端。若为短路手术，则不需切断小肠，但近侧段的吻合口应尽量靠近梗阻处，以减少盲襻综合征的发生。侧侧吻合法也可根据习惯行后壁全层连续锁边缝合，前壁全层连续水平褥式内翻缝合。

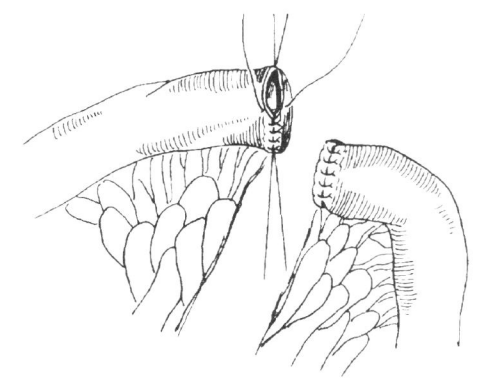

图 28-10　小肠侧侧吻合术：缝合关闭小肠断端

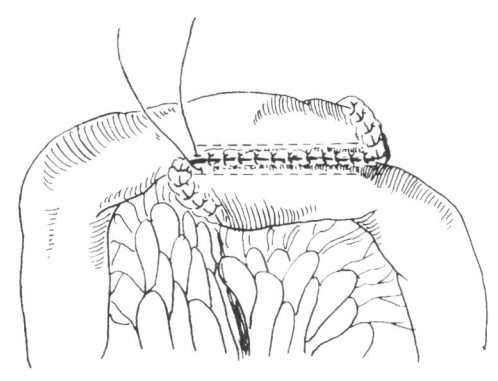

图 28-11　顺纵轴方向缝合肠壁的浆肌层

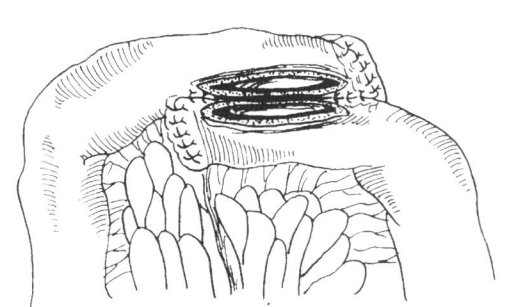

图 28-12　纵行切开对肠系膜缘肠壁

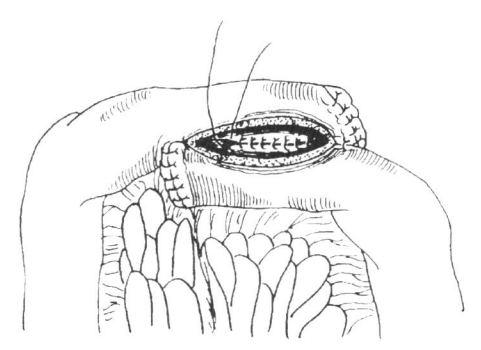

图 28-13　间断缝合吻合口后层

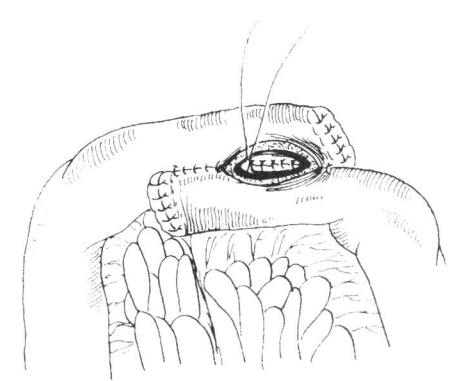

图 28-14　内翻缝合吻合口前层

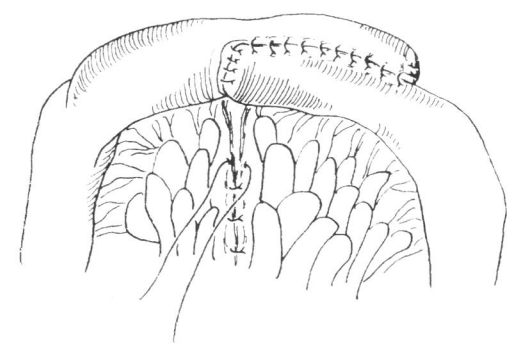

图 28-15　间断缝合前壁浆肌层，关闭系膜上裂隙

6. 应用直线型切割吻合器的侧侧吻合法：切除病变肠管后，以全层和浆肌层间断缝合关闭近侧断端，距此断端 6～8 cm 处的对系膜侧全层切开 1.5 cm 小口，将直线型切割吻合器的上页抵钉座金属叉经此口插入肠腔，朝向盲端。再将远断端肠管套在直线切割吻合器的下页钉仓金属叉上，使远近两段肠管的对系膜侧对齐，肠管壁扩平，扣紧锁定板，检查两肠管的对系膜侧完全展开，对合良好后，以拇指推动击发钮，至吻合器的活动槽顶端，完成侧侧吻合和肠壁切开，退回击发钮至原始位置，松开锁定

板，即可从肠腔内移去直线切割吻合器。双层缝合关闭远侧肠管断端和近端肠管对系膜侧的小口。完成侧侧吻合（图 28－16～图 28－20）。

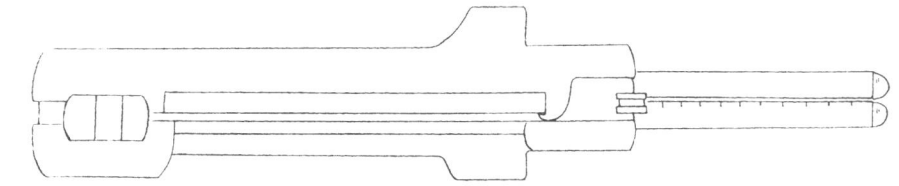

图 28－16 直线型切割吻合器

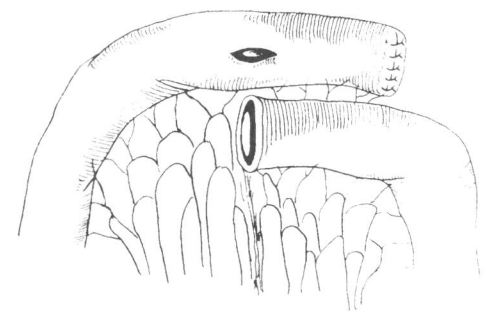

图 28－17 在一端肠管上切开一小口

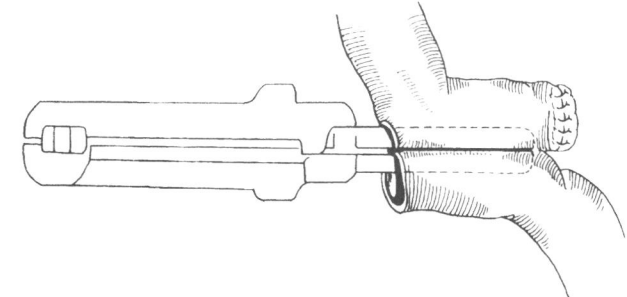

图 28－18 两端肠管的对肠系膜缘伸进直线切割吻合器

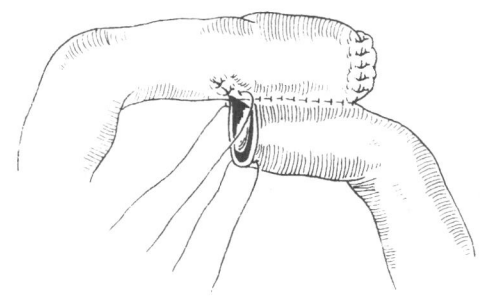

图 28－19 吻合完成，关闭肠端及小切口

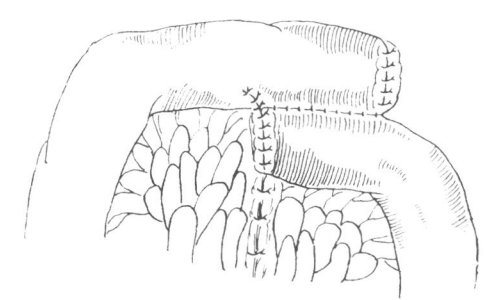

图 28－20 缝合肠系膜的切缘

7. 端侧吻合法：切除病变肠管后，一般以近段肠管断端对远段肠管侧壁。依据近端肠管粗细，将远段肠管的对系膜侧肠壁顺肠管纵轴，全层切开相应长度，以中丝线全层间断缝合远段肠管侧壁切口和近侧肠管断端后壁，再以中丝线间断全层内翻缝合前壁，以细丝线间断缝合吻合口的浆肌层 1 周，完成端侧吻合，以拇指和示指捏住吻合口，以通过拇指为宜。将系膜间的裂隙间断缝合关闭（图 28－21～图 28－23）。

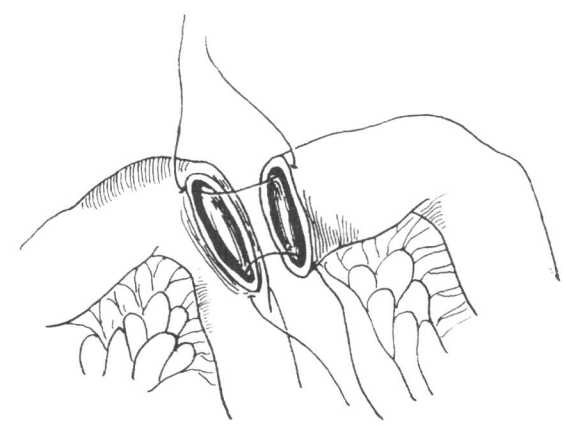

图 28－21 小肠端侧吻合术：对合肠端与肠壁切口

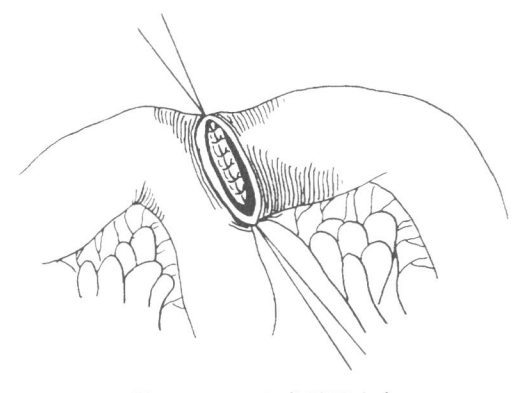
图 28－22　完成后层吻合

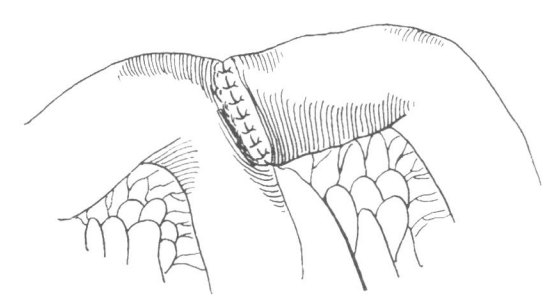
图 28－23　完成前层吻合

【术后处理】

1. 禁食，胃肠减压至肠蠕动恢复、肛门排气。
2. 输液，维持水、电解质及酸碱平衡，纠正营养不良及贫血。
3. 全身应用抗生素。
4. 注意腹腔引流管的引流量和情况，及时拔除引流管。
5. 协助病人翻身活动，做深呼吸、咳嗽排痰，防止肠粘连和肺部并发症。

【术后并发症、预防与处理】

1. 吻合口出血：预防吻合口出血应注意肠管切端的止血，活动性出血应妥善结扎，吻合时针距不能过疏，缝合打结松紧适度，以免组织坏死，继发出血。吻合口的少量出血，大多经保守治疗可自行止血。较大量的活动性出血经保守治疗无效者，应剖腹手术止血。

2. 吻合口渗漏：多是因缝合技术失误，吻合口血运不佳，张力过大等原因致吻合口愈合不良引起。所以术中应注意肠管断端的血供。吻合前充分游离较固定的肠襻，吻合口保持无张力状态。缝合时针距疏密适度，并去除吻合口远端梗阻因素。若出现吻合口渗漏，可引起弥漫性腹膜炎或局限性腹膜炎、腹腔脓肿，后期形成肠外瘘，局部应置入双套管冲洗负压吸引，加强全身营养支持疗法，控制感染。多数肠瘘可经保守治疗愈合。若形成肠外瘘长期不愈，则应进行手术修补或切除。

3. 吻合口狭窄：小肠端端吻合口以间断全层缝合为佳，浆肌层缝合时不要内翻过多。端侧、侧侧吻合时，肠壁切口要够大。吻合完毕应检查吻合口通畅情况，以顺利通过拇指末节为好。若为炎症水肿所致的狭窄经保守治疗可缓解；若为瘢痕挛缩狭窄，则需手术处理。

4. 内疝形成：预防内疝形成的方法是仔细缝闭肠系膜切缘间的裂隙。若术后出现肠梗阻怀疑为内疝者，应剖腹手术还纳内疝肠襻，并缝闭系膜裂隙。

5. 粘连性肠梗阻：预防肠粘连应注意术中操作手法轻柔，尽量避免挫伤肠管浆膜，形成粗糙面，减少肠粘连的机会。肠吻合完毕，应将小肠按顺序放回腹腔。

【手术经验与有关问题讨论】

1. 小肠部分切除后的端端吻合术在腹部外科手术中应用非常广泛，一般情况下小肠连续性的重建都采用端端吻合。端侧吻合术也很常用，如空肠上端的 Y 形吻合及空肠代胃时的"9"字形吻合以及回肠末端与横结肠的吻合。

2. 小肠侧侧吻合术有两种形式。一种是病变切除后进行吻合，如全结肠切除后，回肠末端造瘘，为了延缓回肠末端的排空，做回肠末段的侧侧吻合，增大回肠末段容量。另一种是不切除病灶的小肠侧-侧吻合，即短路手术，临床上应用较广泛，如恶性肿瘤广泛转移引起的肠梗阻，而病灶无法切除，或严重的肠粘连引起的肠梗阻无法松解均可采用短路手术。此式的缺点是近侧肠管的远端可形成一盲襻，术后引起盲襻综合征。因此做侧侧吻合时，吻合应尽可能靠近近侧断端或梗阻部位。

3. 小肠吻合一般采用两层缝合法，第一层全层缝合时应使肠黏膜内翻，吻合口对合准确。全层缝合浆肌层进针距切缘 0.2～0.3 cm，黏膜出针距切缘 0.1 cm，对合时内翻好。第二层浆肌层缝合时，从系膜侧开始缝合为佳，因该处有系膜阻碍，有时不易看清，应注意进针准确可靠，避免盲目进针，防止刺伤系膜血管，影响吻合口血运。浆肌层内翻缝合时，进针出针必须缝经肌层中部，以透过浆膜面看不见缝线为标准，太浅易撕裂或达不到内翻此层的目的。太深如针尖进入肠腔，则易造成两层间的感染。

4. 对肠管血运障碍的判断：小肠扭转或其他原因所致肠管的血运障碍在扭转复位或解除肠管血运受阻的因素后，若部分肠管已坏死，部分肠管难以判断是否存活，原则上应做到尽量保存可存活的肠管，但也不能留下无生机的肠管。一般应先将上述肠管用温生理盐水纱垫湿敷 5 min 以上，并可在相应肠系膜根部用 0.5%～1.0% 普鲁卡因浸润封闭。然后再观察肠管的血运状况，以决定切除范围。

5. 吻合器吻合技术可用于小肠的端端、端侧和侧侧吻合。可分别选择圆形端端吻合器和直线型切割吻合器。但因为小肠手术大多术野暴露良好，手工缝合操作不困难，所以吻合器应用并不广泛。应用吻合器的侧侧吻合，操作快捷，节省较多时间，而应用吻合器的空肠食管吻合，也减少了手工缝合的难度，节省了时间，吻合可靠，值得推广。选用吻合器应注意了解其性能、特点，才能操作自如。国外进口的一次性吻合器性能优良，但价格较贵。

〔陈　凛　郗洪庆〕

参考文献

［1］Mullen，K M. A Review of Normal Intestinal Healing，Intestinal Anastomosis，and the Pathophysiology and Treatment of Intestinal Dehiscence in Foreign Body Obstructions in Dogs［J］. Top Companion Anim Med，2020，41：100457.

［2］Pye，J. Preoperative factors associatedwithresection and anastomosis in horses presenting with strangulating lesions of the small intestine［J］. Vet Surg，2019. 48（5）：786－794.

［3］Nematihonar，B. Early postoperative oral feeding shortens first time of bowel evacuation and prevents long term hospital stay in patients undergoing elective small intestine anastomosis［J］. Gastroenterol Hepatol Bed Bench，2019. 12（1）：25－30.

［4］Cuevas-Ramos，G L Domenech，M Prades. Small Intestine Ultrasound Findings on Horses Following Exploratory Laparotomy，Can We Predict Postoperative Reflux？［J］. Animals（Basel），2019. 9（12）.

［5］孟柠，叶心怡，许媚，等. 腹腔镜下应用可降解可示踪支架行小肠吻合的研究［J］. 中华实验外科杂志，2020，37（5）：864－866.

［6］朱江帆. 十二指肠-小肠单吻合口手术的现状与展望［J］. 中华消化外科杂志，2019，18（9）：830－833.

第二十九章　肠梗阻手术

Operations of Intestinal Obstruction

急性和慢性肠梗阻是最常见的腹部外科疾病，可分为机械性和非机械性的两大类，后者多是由于血循环障碍和肠管的功能改变引起肠管的通过障碍。小肠在腹腔内较为游离，容易受多种机械因素影响；而结肠则部分固定在腹膜外，故急性肠梗阻多是发生在小肠。急性肠梗阻时，根据其是否已发生肠壁的血循环闭塞，已有血循环障碍者，称为绞窄性肠梗阻（如绞窄性疝、肠扭转、肠套叠、肠系膜血管栓塞等），无血循环障碍的称为单纯性肠梗阻（最常见的如早期时的粘连性肠梗阻）。

急性肠梗阻所引起的临床病理过程常因梗阻的部位、梗阻的性质和有无血循环障碍而异。临床上的共同表现是肠道通过受阻，出现阵发性腹痛、呕吐、腹胀、不排气，后期时可出现肠管血循环障碍的毒素吸收、肠壁坏死、腹膜炎等严重症状。急性肠梗阻所致的急性生理紊乱有大量的体液丧失至第三间隙、脱水、低血容量、电解质和酸碱平衡紊乱。在梗阻肠段的上方，肠管膨胀，充满大量液体和气体，肠腔内细菌繁殖滋生，肠黏膜屏障能力受破坏，故有肠腔内细菌和内毒素外移，引发感染和脓毒症表现。

对于肠梗阻的诊断，在考虑手术治疗之前，必须肯定：

1. 是急性肠梗阻而不是其他的急腹症，在这方面，有时亦可能难于确定。例如有时在急性胰腺炎时却在急性肠梗阻的诊断下施行了手术。

2. 确定梗阻的部位，一般是根据临床表现和腹部的影像学检查；高位的小肠梗阻时，病人呕吐频繁但腹部膨胀和肠积气不显著；小肠中部肠梗阻在腹部 X 线平片上可见充气的空肠呈"鱼骨"样的图像；结肠梗阻时腹胀明显，可能很少呕吐，全部小肠均积气，盲肠充气扩大更为明显。故根据腹部的 X 线平片，常可以估计梗阻的部位。

3. 估计梗阻的性质。不同病理改变所致的急性肠梗阻常与梗阻的部位有关，例如高位的小肠梗阻，当发生在十二指肠的降段时，多见于先天性的疾病，如中肠回转不良、十二指肠狭窄、环状胰腺等，此等情况有时在成年期时才首次出现症状（图 29 - 1、图 29 - 2）；曾有过腹部手术者（最常见是阑尾切除术），粘连性肠梗阻最为常见；小肠肿瘤的肠梗阻并不常见，小肠原发性肿瘤仅占胃肠道肿瘤的 3%～6%，但结肠梗阻多是由肿瘤引起。

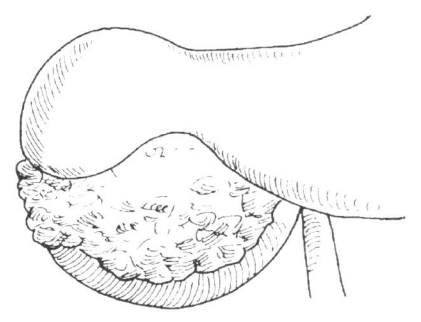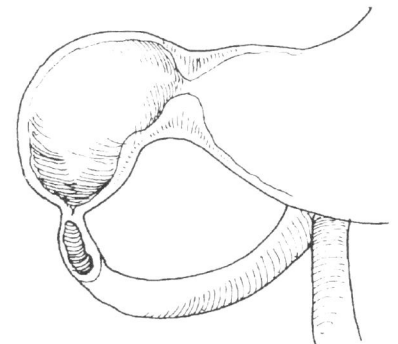

a. 先天性环状胰腺引起十二指肠第二段的梗阻　　　　b. 十二指肠第二段先天性隔膜畸形

图 29 - 1　儿童十二指肠梗阻

4. 需要鉴别肠梗阻是属于单纯性的或是绞窄性的。这问题涉及手术治疗的时机，但临床上常不容易完全确诊。绞窄性肠梗阻的诊断常根据剧烈而持续的腹痛、在一般保守治疗下病情未能缓解、有腹膜

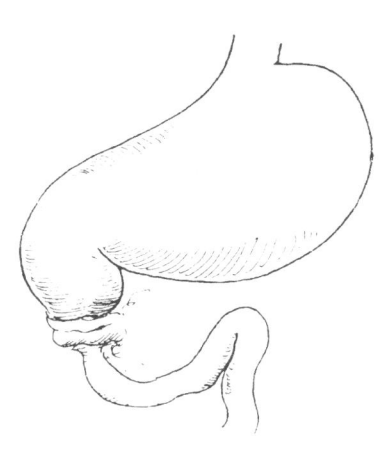
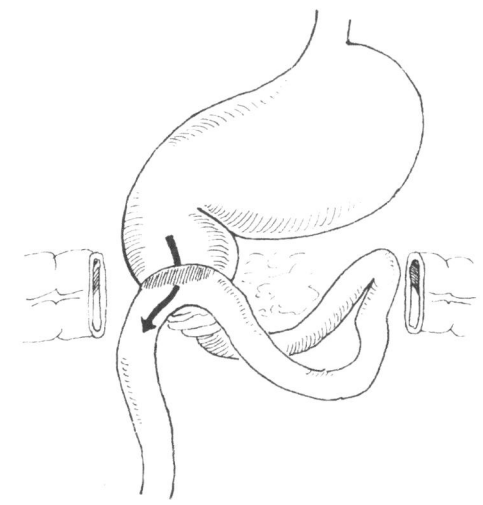

a. 十二指肠梗阻之空肠　　　　　　　　　b. 十二指肠吻合术

图 29‑2　十二指肠梗阻

刺激征、腹部的不对称膨隆、局限性的肠管膨胀而不改变、呕吐带血性物或排血性便、腹膜腔积液为血性、病情迅速恶化等。故绞窄性肠梗阻的诊断多依靠严密的、连续性的临床观察，在虽然尚未能完全确诊的情况下，积极的手术治疗亦常属必要。

一、急性肠梗阻剖腹探查术

【适应证】

1. 机械性肠梗阻经保守治疗未能缓解。
2. 绞窄性肠梗阻。
3. 疑有肠管血循环障碍。
4. 诊断尚不清但有外科急腹症的手术指征。

【术前准备】

1. 继续有效的胃肠减压治疗。
2. 纠正脱水、电解质和酸碱平衡紊乱。
3. 全身应用抗生素。
4. 补充液体使有足够尿量。
5. 补充足够的血容量和组织间液容量，手术前的短时间积极准备甚为重要。

【麻醉与体位】根据病人的全身状况，可用连续硬膜外阻滞或气管内插管全身麻醉。一般采用仰卧位。

【手术步骤】

1. 一般用中腹部直切口，根据病变的可能部位而向上或向下方延长。急性肠梗阻的剖腹探查术切口宜有足够长度和良好的腹肌松弛，因肠管高度膨胀，过短的切口和腹壁紧张，使手术探查困难，并有发生肠管破裂的危险。

2. 切开腹膜后，注意腹腔内游离液体的量和性质，并采取样品送细菌培养。若有肠绞窄坏死，腹腔内液体为血性且混浊。绞窄肠段的颜色改变，在腹腔内显而易见。

3. 以手术巾保护好手术切口。

4. 寻找肠梗阻的部位和原因。急性肠梗阻时肠段高度膨胀，占据着腹膜腔，难于操作和显露。故常首先将膨胀的肠段移置于腹腔外，覆盖以盐水纱垫，以便于腹腔内操作。寻找梗阻部位时，注意找到萎陷的肠段，在萎陷和扩张的肠段交接处，一般便是梗阻的所在。

5. 若无萎陷的肠段，则应注意盲肠和结肠是否充气膨胀，当盲肠有明显充气扩张时，说明梗阻部在回盲部以下。

6. 梗阻的原因可能是纤维性索带、成角性粘连、肿瘤或炎性肿块、肠套叠、肠扭转、肠内异物、内疝等。不要忘记小肠壁性疝可造成急性肠梗阻。

7. 对于最常见的粘连性肠梗阻，在腹腔内探查的过程中，便可以将粘连索带切除，恢复肠道通畅；对于广泛而有次序的粘连，除了肠管成锐角粘连加以分离纠正外，他处的粘连可不必过多分离，因分离之后，必将又形成新的粘连。

8. 腹腔内粘连最紧密处，一般是以往的手术切口瘢痕、引流管窦道、残留的慢性炎症灶、异物存留包括粗丝线结、大块组织结扎处等。广泛的粘连部并不一定是梗阻的部位，因该处的肠管比较固定。因在手术中术者的手套穿破时将滑石粉洒入腹腔内致广泛的粘连，现时已较少见。最困难的局面是在广泛腹腔内粘连和多次复发急性肠梗阻及手术的病人，对此种情况有主张加用置胃肠减压管内固定或肠排列缝合外固定的手术方法。对于分离后的肠段，常有多处的浆膜层缺损，一般无法做到完全的腹膜化，亦不宜遗留过多的缝线结，因浆膜层的愈合迅速。

9. 当遇有绞窄性肠梗阻时，肠管可能已呈坏死，如常见于急性小肠扭转，此时不必将扭转复位，以减少恢复血流时肠内毒素吸收，可以将扭转上下肠段钳闭切断，切除坏死肠段后再行肠吻合术。

10. 若为广泛的肠坏死，如见于上肠系膜血管栓塞、中肠回转不良扭转、上肠系膜血管损伤等，则需要仔细判断受累小肠的生活力，因此时应尽量保存仍有生活力的小肠，以避免术后发生严重的短肠综合征。可在上肠系膜血管处注入 0.5% 普鲁卡因溶液、温热盐水纱垫覆盖约 20 min，再检查肠壁的颜色是否恢复、系膜边缘血管是否恢复搏动；若需行肠切除吻合时，则必须确定两侧肠端血运良好，有动脉性出血。当病人的全身状况不好，有低血压、低血容量、全身处于低灌流状态下，有时很难判断肠管的生活力；此时亦可以将有疑问的肠管回置腹腔内，关腹，积极进行全身性支持治疗，经过 12~24 h 后，再度开腹时，便可以较为容易确定肠坏死和需要切除的范围。

11. 急性肠梗阻手术时，特别是在病程的晚期，肠管高度膨胀、变薄，甚至易被损伤穿破。此时可行肠减压术。若主要为肠内充气，可用 15 号穿刺针连接吸引器抽出气体减压，穿刺口以细线缝闭；若肠内容主要为液体，则可经小切口放入双套吸引器，吸除肠内容物，并可经此切口放入肠造瘘管。肠减压操作需在腹腔之外进行，并严格防止污染。

【术后处理】

1. 注意观察生命体征，保持血压平稳，吸氧。

2. 输血、血浆，扩充液体容量。

3. 维持足够的尿量。

4. 持续胃肠减压，直至肠蠕动恢复。

5. 维持酸碱平衡。

6. 全身使用抗生素。

7. 静脉内营养支持。

二、肠扭转手术

成人的肠扭转多发生在回肠，常因为粘连带的定点牵引、肠蠕动增强的因素所致。发生肠扭转的解剖学因素是肠系膜过长，如在活动盲肠时，亦可发生回盲部扭转和在老年人时的乙状结肠扭转。

在胚胎发育过程中，中肠旋转，盲肠下降至右下腹部，小肠系膜固定附着于后腹壁。当有中肠回转不全时，盲肠在右上腹部，小肠系膜与后腹壁附着处很窄，故容易发生全小肠的扭转，此情况多见于儿童，但有时亦见于成年人。

【手术步骤】

1. 手术时辨认肠扭转的方向，以手将扭转肠段托出至腹腔外，若肠管尚未明显坏死，按其扭转相反的方向，旋转复位。复位后，将肠系膜用缝线缩短，并缝合固定于后腹膜上，以防复发。

2. 在先天性中肠回转不全时，应同时剪开十二指肠第二段前面的纤维带，解除对十二指肠的压迫，使盲肠恢复其左上腹位置，可一并行阑尾切除术（图 29 - 3、图 29 - 4）。

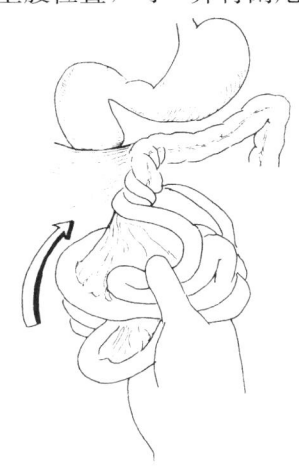

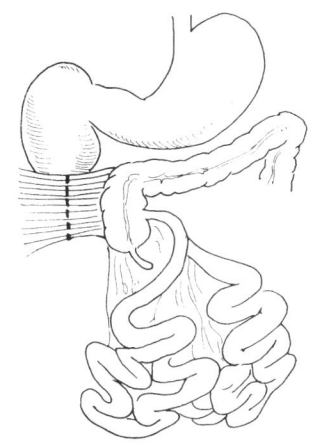

十二指肠第二段为纤维带压迫致梗阻需手术切开；

小肠扭转按其反方向（↑）旋转复位

图 29 - 3　先天性中肠回转不全所致之中肠扭转

手术将扭转复位后，压迫十二指肠的纤

维带需要切开（……）

图 29 - 4　先天性中肠回转不全肠扭转

3. 乙状结肠扭转复位后，将结肠系膜固定于外侧腹膜，经肛门放入一肛管至梗阻上方，排出肠内容物，留置 2～3 d 后拔除。

若肠扭转已发生明显的肠坏死，宜将坏死肠段切除，行肠吻合术。乙状结肠扭转坏死者，肠切除后，近端结肠造瘘，待以后作二期修复。

【术后处理】同急性肠梗阻剖腹探查术。

三、肠套叠手术

肠套叠多发生在幼儿期，原因常不清楚，当加压灌肠未能使套叠复位时，需行手术复位。成年人的肠套叠多有机械性因素，故多需行手术治疗。

【手术步骤】

1. 一般取右腹部直切口。腹腔内探查时可较容易扪到"香肠"样的套叠肠段。复位的方法是双手在套叠端缓慢地加压使其退出，不可用力牵引套入肠段，以防发生破裂（图 29 - 5、图 29 - 6）。

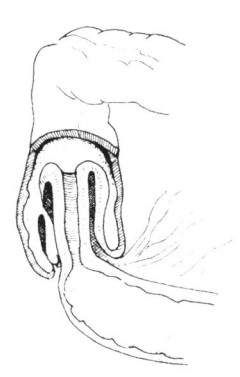

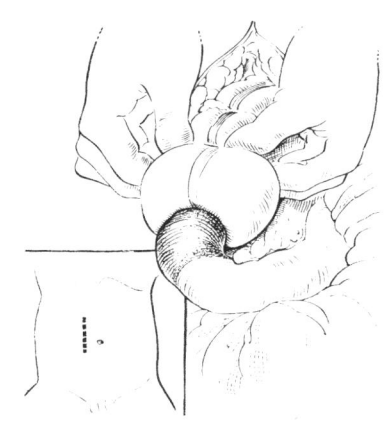

图 29 - 5　常见的回结肠型肠套叠：回肠末端套入至盲肠和升
结肠内

图 29 - 6　回结肠套叠的手法复位

2.若套叠部不能复位或其顶端有肿瘤时，可将该肠段切除，行肠对端吻合术（图 29-7、图 29-8）。

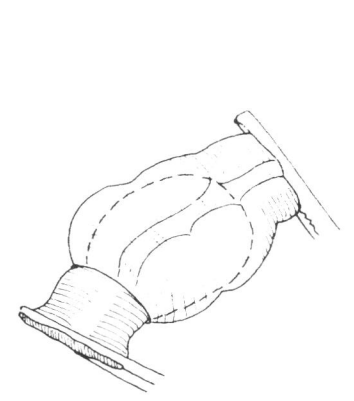 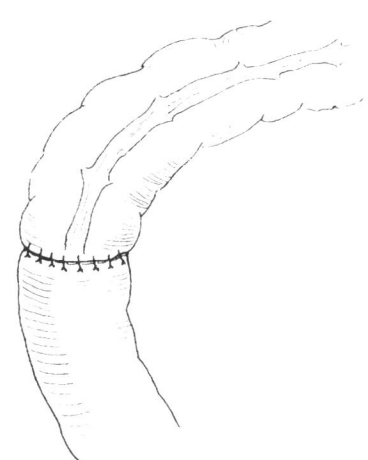

a. 不可复位的肠套叠部分切除　　　　　　　　　　　b. 回结肠对端吻合

图 29-7　肠对端吻合术

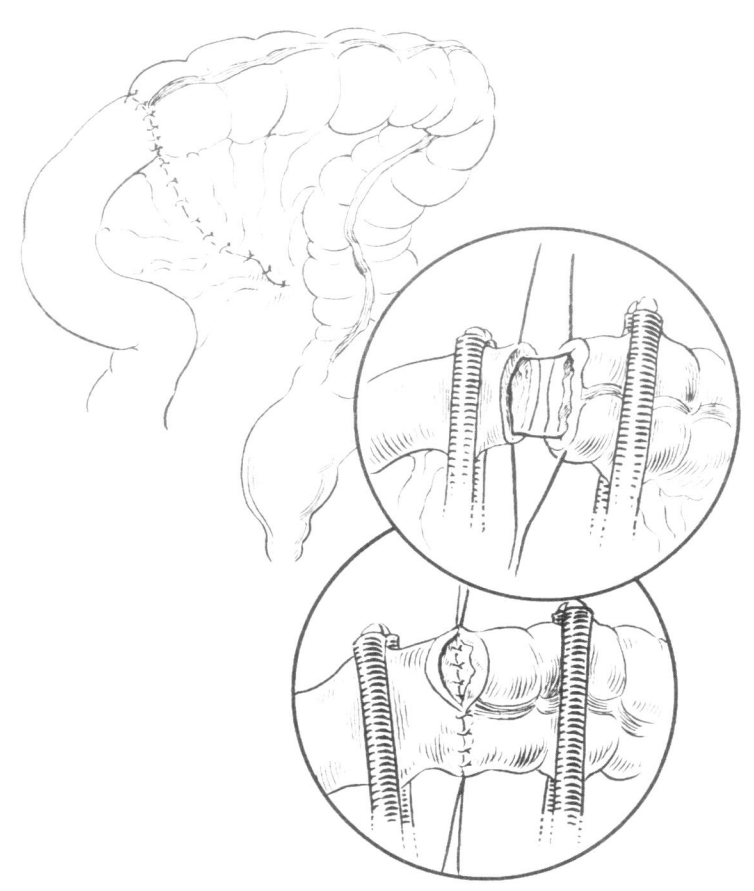

图 29-8　肠套叠时之右结肠切除，回肠末端横结肠吻合（右下图）

3.肠套叠可以有回肠-回肠套叠、回肠-结肠套叠、结肠-结肠套叠，处理原则相同（图 29-9～图 29-11）。

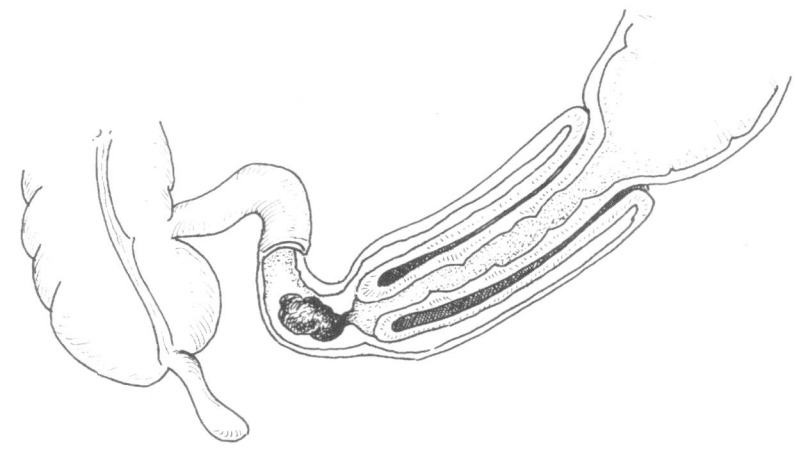

图 29 - 9　小肠内带蒂肿瘤引起的小肠-小肠套叠

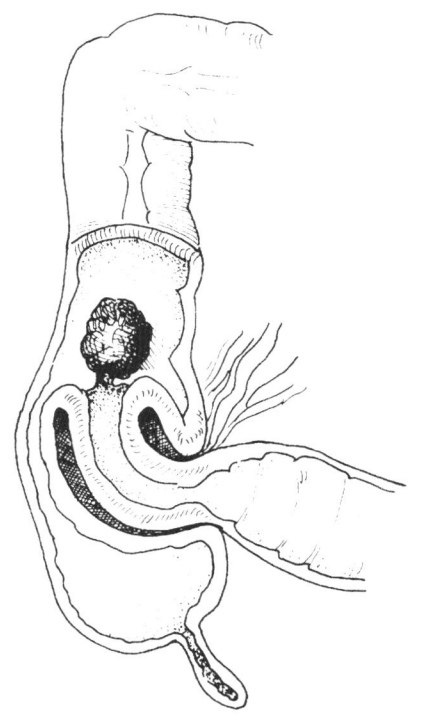

图 29 - 10　回盲部带蒂肿瘤引起的肠套叠

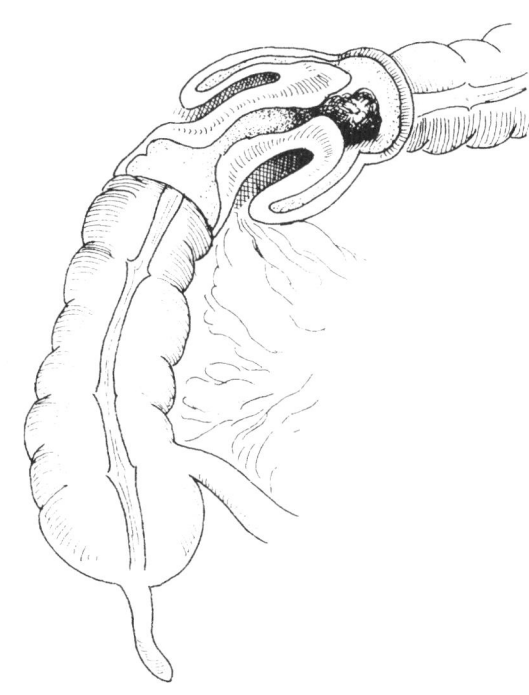

图 29 - 11　横结肠内带蒂肿瘤引起的结肠-结肠套叠

【术后处理】同急性肠梗阻剖腹探查术。

〔黄志强　黄晓强整理〕

第三十章　　Meckel 憩室切除术

Resection of Meckel's Diverticulum

　　Meckel 憩室是卵黄管的残余，但在临床上可能引起多种并发症而需要手术处理，如憩室炎、憩室出血、穿孔，或闭塞的卵黄管形成索带与腹壁相连，引发急性肠梗阻等（图 30-1）。急性 Meckel 憩室炎手术前可能与急性阑尾炎难于区别，故当手术中发现阑尾尚属正常时，应该检查回肠下端，Meckel憩室一般距回盲瓣约 50 cm，位于肠系膜的对侧缘。

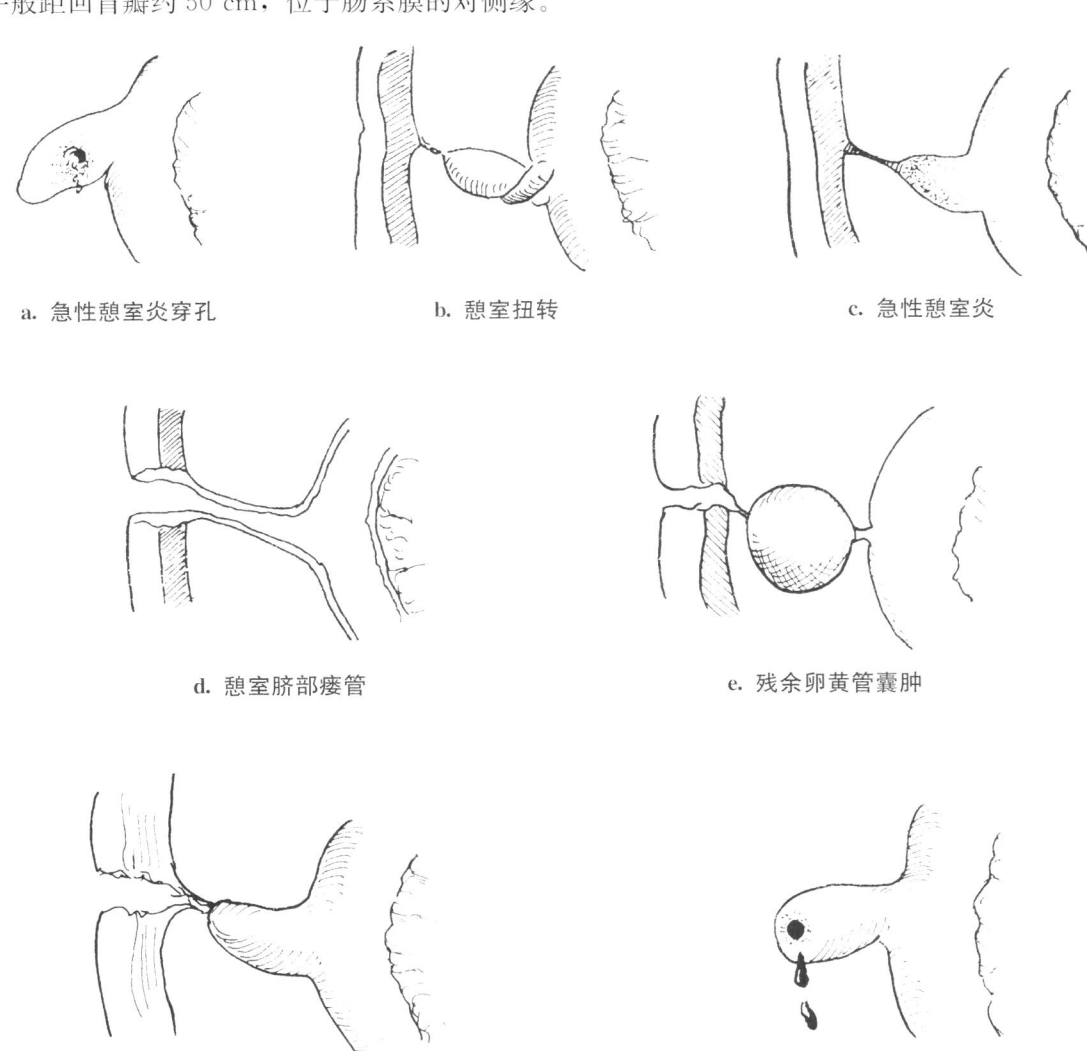

a. 急性憩室炎穿孔　　　　　　　b. 憩室扭转　　　　　　　c. 急性憩室炎

d. 憩室脐部瘘管　　　　　　　　　　　　e. 残余卵黄管囊肿

f. 憩室脐部窦道　　　　　　g. 憩室消化性溃疡出血（发生于胃黏膜异位）

图 30-1　小肠 Meckel 憩室的病理类型

【麻醉与体位】连续硬脊膜外阻滞或全身麻醉。仰卧位。

【手术步骤】

1. 通常会采用腹腔镜手术或采用右中腹部直切口，该处常是临床检查时压痛最明显的位置，比阑尾炎的痛点靠内侧。

2. 分离腹直肌纤维进入腹腔后，注意腹内有无渗出液及其性质并取样本送细菌培养。若有粘连索带，应将其切除。

3. 检查阑尾、盲肠和小肠他处。

4. Meckel 憩室一般有较宽的基底部，不容易发生梗阻。

5. 憩室黏膜可能有异位的胃黏膜分泌胃酸，引起发生消化性溃疡，可发生穿透、出血和急性穿孔。此时的憩室切除可连同一小段肠壁，也可用切割闭合器切除。

6. 憩室切除后，小肠可按常规方法缝合，宜做横向缝合，以免发生肠腔狭窄（图 30 - 2）。

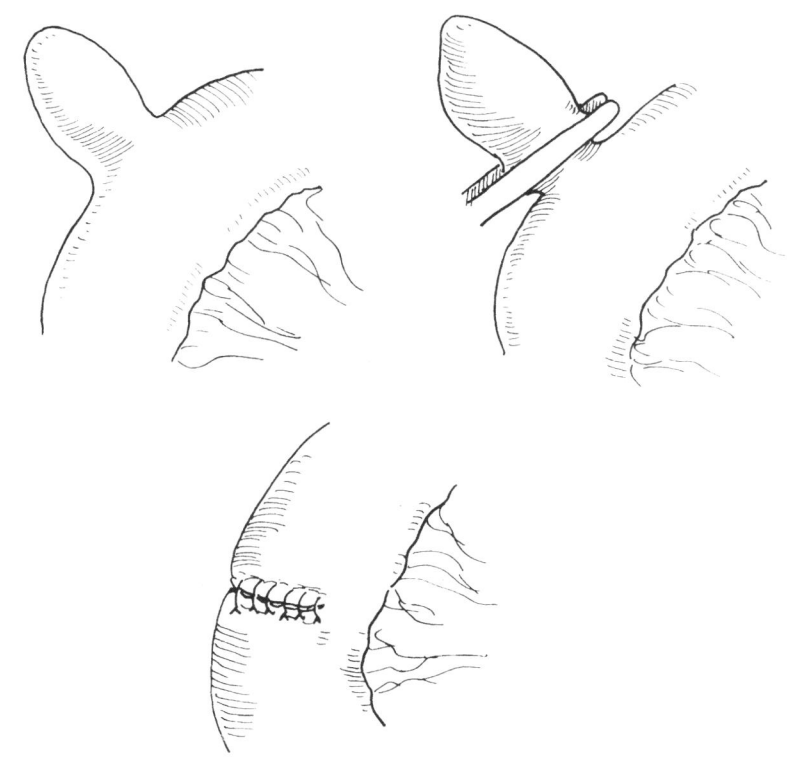

图 30 - 2　Meckel 憩室切除术

【术后处理】同阑尾切除术。

〔黄志强　黄晓强整理〕

第三十一章　小肠广泛切除的病理生理效应

Patho-physiologic Effect of Extensive Small Intestine Resection

小肠包括十二指肠、空肠、回肠三部分，但十二指肠部分位于腹膜后、较固定、接受胃十二指肠动脉的血供，故从外科角度上，小肠一般是指空肠和回肠，它接受肠系膜上动脉的血供。

自十二指肠空肠连接部以下至回盲瓣，是小肠的全长，含空肠及回肠两部分，发生上来自中肠。据估计小肠的长度约为身高的 1.6 倍。空肠长度为 100～110 cm，而回肠长度为 150～160 cm。

小肠的主要功能是对营养物质的消化和吸收，小肠黏膜特别是空肠的黏膜有众多的黏膜皱襞，以扩增肠黏膜与肠内容物的接触面。在腹部的 X 线平片上，充气的空肠因环形的黏膜皱襞的关系，表现为"鱼骨"样的象征。小肠的长度有较多的富余，只要约有一半的小肠的长度，便足够以维持身体的生理功能。但过多地切除小肠，可以发生"短肠综合征"和因消化吸收功能障碍引发的一系列生理功能紊乱。

空肠位于左上腹部，肠管较粗，黏膜层较厚，肠系膜上脂肪较薄，直血管支较长，只有 1～2 个血管弓，因而有利于做远距离的转移手术，如常用的 Roux-en-Y 手术。手术时区别空肠与回肠甚为重要。除了辨认 Treitz 韧带的附着处之外，还要注意肠管本身的特点。与空肠相比，回肠的肠腔较细、黏膜层较薄、黏膜环形皱襞较少、系膜上脂肪较多、系膜上血管弓较多。

肠系膜上动脉分支供血至十二指肠、整个小肠、阑尾、盲肠、升结肠和横结肠的右半，所以在肠系膜上动脉栓塞时，可能产生广泛的小肠坏死和需行广泛的小肠切除术，这是发生短肠综合征的主要原因。另外是伤及肠系膜上动脉的外伤、肠扭转、肠坏死时的广泛小肠切除术。小肠本身的疾病如原发性小肠肿瘤等，比肠道的其他部位少见。

小肠是体内最大的内分泌器官，同时亦是重要的免疫防御屏障，使细菌限制在肠腔内，一旦在创伤、休克、严重应激状态下，肠黏膜的屏障作用受到削弱，可使肠道细菌得以移位，成为继发感染的细菌来源和激发身体的脓毒症反应。

一、小肠广泛切除综合征的发生

小肠的外科手术治疗中，有时常要广泛切除小肠，结果使残留的小肠过短，小肠的吸收面积极度减少而致严重的吸收不良，便称为小肠广泛切除综合征或短肠综合征（short bowel syndrome）。所以短肠综合征是一个肠吸收面积缺失的表现。此种情况既可以发生于小肠切除过多时的解剖上的缺失，也可以发生在捷径手术时的功能性缺失，最典型的例子是胃部分切除胃肠吻合时将末端回肠误当作上端空肠而与胃吻合，将绝大部分的肠的吸收面旷置，结果造成严重的营养不良，在功能改变上，亦属于短肠综合征范畴。

切除多少长度的小肠才能导致短肠综合征？目前尚无一确定的标准。人的小肠长度有一定的幅度范围，同时，切除的肠管若在体外测量时，要比在位测量者长得多。故重要的不是切除了多少肠管，而是存留在位的还有多少肠管。残留肠管的长度，一般认为若在 100 cm 以下时，可能出现明显临床症状。另外，临床的印象是若原来的肠管较短者，残留肠管的长度虽然相同，但其吸收的效率高，故症状亦会较轻。一般认为若切除肠管长度的 80% 时，将引起极严重的症状；切除 70% 时若能保存末端回肠和回盲瓣，可不致严重的吸收不良，反之，若切除了回盲瓣，则虽然只切除小肠的 50%～60%，亦会产生严重症状，因而保存回肠末端比保存空肠更为重要。

导致小肠的广泛切除，常发生在急症手术的情况下，此时往往是被迫的、无可选择的。可能发生短肠综合征的如上肠系膜血管栓塞、广泛的小肠扭转、中肠回转不良的肠扭转及坏死、内疝、出血坏死性肠炎、小肠及其系膜广泛损伤、腹腔内肿瘤等;造成功能性的短肠综合征者有胃-回肠错误吻合、胃空肠吻合术后的胃-空肠-结肠瘘、回肠结肠吻合以治疗严重的高胆固醇血症和肥胖症等。

二、小肠广泛切除后的临床过程

小肠广泛切除术后余留的小肠经历一个增生代偿的动态的过程,此过程受到局部的、全身性的和治疗性因素的影响。小肠广泛切除后综合征的临床过程一般分为3个阶段,在此过程中有的病人经治疗和小肠功能代偿而症状有所改善而停止发展,而有的病人却出现多种营养不良的并发症。

第一阶段是于术后早期至术后3～4周时。术后早期,因病人常经历重大的手术创伤和严重的疾病的打击,所以早期的症状常与"短肠"无关,首次症状出现在恢复进食之后。此时的表现为大量的水样泻,导致严重的水与电解质代谢紊乱,肛门周围皮肤受消化液刺激而致糜烂,全身营养不良状况急剧恶化,因免疫功能低下而易患感染并发症。全胃肠道外营养一般可使病人度过此阶段。

第二阶段为功能代偿期,为期约1年。此过程中病人每天的腹泻次数和腹泻的量渐有减少,水与电解质平衡可获维持,但慢性营养不良的表现仍很明显,如消瘦、贫血、低血浆蛋白、低钙、水肿、维生素缺乏症等。但亦有些病人因肠功能代偿不够满意而需用持续或间断的静脉内营养支持治疗。

第三阶段为适应期,多在1年之后。病人的体重可略有回复,但仍常有维生素 B_{12} 的吸收不良,部分病人可能发生溃疡病。

因此小肠广泛切除后的临床过程是多样性的并受诸多因素的影响,除了切除小肠的长度外,尚有切除的部位、原来的疾病、病人年龄、治疗的措施等,部分病人最后表现顽固的"短肠综合征"。

三、小肠广泛切除的病理生理效应

(一)回肠切除与空肠切除的影响比较

上部小肠的排空迅速,尸检时内容空虚,故有空肠之称。然而肠道吸收营养物质的能力是与肠黏膜细胞与肠内容物接触的时间有关,故切除回肠对肠道吸收的影响更为明显。

肠内营养物质的吸收是有主动运转和被动扩散两种方式,后者的扩散速率由肠腔内外的浓度差决定,同时,扩散吸收可在整个肠道中进行。主动运转要消耗一定能量,并且在肠道的一定区域中进行,例如回肠末端之吸收胆盐和维生素 B_{12},切除回肠末端后,将发生维生素 B_{12} 缺乏,同时,胆盐不能被吸收,进入结肠后,受肠道内细菌作用分解成游离胆汁酸,刺激结肠黏膜产生水样腹泻。故切除回肠不超过 100 cm 者,常是产生水样泻而不是脂肪泻。

回肠的末端连接着回盲瓣,回盲瓣是一单向瓣,实际上起着一定的括约肌功能。当回盲瓣保持一定的收缩状态时,可减慢回肠内容物的排空速度。因而对营养物质的吸收来讲,保留回肠比保留空肠的作用更大一些。

(二)胃酸分泌的改变

食糜从胃排入小肠,通过小肠时,对胃的分泌和排空起到反馈性调节。广泛小肠切除后,胃窦部 G 细胞群增生,胃黏膜泌酸细胞群增生,胃酸分泌增多,血清中胃泌素水平升高,所以溃疡病的发生率增加。溃疡病发生率增加的情况亦见于有大段的小肠被旷置的手术,常见的如 Roux-en-Y 肝管空肠吻合术后。

短肠综合征时的胃酸分泌增多,可能与取消了小肠对胃的反馈性抑制的调控有关。上部小肠分泌的激素如肠抑胃肽(GIP)、VIP、生长抑素、缩胆囊素、5-羟色胺等均有抑制胃酸分泌作用,且多分布在上部小肠,故空肠切除对胃酸分泌增多的影响甚于回肠切除。

胃酸分泌增多使小肠腔内酸化,抑制脂肪酶的活性和加重肠腔内的渗透负荷,因而加重小肠广泛切除后的腹泻。

（三）小肠黏膜代偿性增生

小肠广泛切除之后，余下的小肠黏膜便呈迅速的代偿性增生改变，肠黏膜上的绒毛呈代偿性增大，细胞数目增多，虽然绒毛的数目未有增加，但增加了肠黏膜的吸收面积，故属于代偿性肥大。人们用空肠回肠短路手术作为研究对象时，大约需要 1 年的时间，肠黏膜线毛的代偿才达到其最后代偿高度的 90%，在代偿的同时，黏膜的吸收功能亦有明显改善。

促进肠黏膜代偿的机制可能是多方面的，肠道内的营养物、消化道激素、消化液特别是胆汁等均是重要的。在完全肠道外营养下，小肠黏膜有变薄、萎缩，但若使用小剂量的胃泌素时，可保存肠黏膜的完整性；然而胃肠激素的作用并非单纯是胃泌素，因为切除了胃和血清中无可测出的胃泌素时，小肠黏膜增生仍然在进行。故余肠代偿是受到局部和全身的作用，可能局部的作用更为重要。

（四）手术治疗原则

手术治疗原则是延长小肠内容的通过时间，以增加肠容物与肠黏膜接触的时间。小肠移植术亦在研究之中。

〔黄志强　黄晓强整理〕

第三十二章　　短肠综合征的手术

Operations for Short Bowel Syndrome

现时，全胃肠道外营养（TPN）已经是短肠综合征的标准治疗，大部分病人均可借此长期生存。TPN 的缺点是可能造成代谢紊乱，长期中心静脉插管也可能导致导管并发症，少数病人甚至因此死亡；此外，昂贵的费用也限制了 TPN 的应用。因此，尽管短肠综合征的手术治疗颇为困难，疗效亦不能尽如人意，手术对少数病人仍是必要的。

短肠综合征一旦发生，残存的肠段会发生结构和功能上的适应性变化而使肠道吸收功能得到改善，少数病人经饮食治疗后可能恢复正常饮食。这一变化需时至少 6 个月，因此，短肠综合征发生后至少应利用 TPN 维持营养半年，以后才能考虑手术治疗。

【适应证】

1. 病人残留小肠长度不足正常长度的 25%，在成人，这一长度界限约为 75 cm。

2. 停止 TPN 后病人有营养障碍，体重不能维持正常的 70%。

3. 病人因各种原因不可能继续 TPN 治疗。

上述的手术指征并不是绝对的。每个短肠综合征病人都应该被作为特殊情况对待，并在全面分析情况后慎重决定手术指征。例如，回盲瓣是否仍存在对残留小肠功能的影响极大，在回盲瓣仍起作用时，残留小肠少于 75 cm 仍可能无需手术。绝对禁忌的是在第一次切除时立即针对短肠综合征做"预防"性手术，一则避免不必要的手术，避免残存肠段的进一步丧失，再则避免干扰残存肠道的功能代偿。

短肠综合征的主要问题是小肠有效吸收面积不足和排空过速，这也是治疗手术的设计依据。

【手术种类】

（一）延缓小肠排空

1. 逆蠕动小肠间置：取残留小肠远侧肠段，切断、倒置后再行吻合恢复肠道通畅（图 32-1）。手术时需注意倒置肠段系膜不可过分扭转以免发生肠管血供障碍。手术疗效取决于逆蠕动小肠段的长度，过短无效，过长则可能导致严重的肠梗阻；较适宜的长度是成人约 10 cm，小儿约 3 cm。这种手术是目前临床上用以治疗短肠综合征最常用的手术，早期治疗效果尚满意，但疗效会随时间推移逐渐消失，文献报道仅个别病例疗效维持到 7 年以上。在残留小肠已经很短的情况下，冒手术失败再丢失部分肠段的风险采取此法治疗，较难为医师及病人接受。

2. 结肠间置：有两种方式，在近侧顺蠕动间置和在远段逆蠕动间置，都能有效地延缓小肠排空。一般用横结肠作间置，间置结肠段的长度对疗效影响较小，因此不像小肠间置时有较严格的规定。尤其在近段小肠顺蠕动间置，发生肠梗阻的可能性很小，近年来有成为短肠综合征首选手术治疗方式的趋势。顺蠕动间置结肠时，间置结肠近侧仍有一定长度的小肠，因此，间置结肠实际上应位于残留小肠的中段。但目前有研究结果表明：14 例施行结肠间置术病人手术效果满意者仅有 8 例，其他 6 例症状无改善并最终死于败血症或肝衰竭。因此，结肠间置术不应作为治疗短肠综合征首选术式。

3. "人工瓣膜"术：是将小肠套入结肠（Ricotta）或将结肠套入小肠（Wadell）形成乳头状的"瓣膜"，以延缓小肠内容物的排空，阻止结肠内容物的反流。动物实验结果表明：人工瓣膜及人工括约肌可延长肠内容物通过时间，提高吸收能力，改善预后，但对肠道代偿不起作用。两种方式的临床应用都很少，疗效亦欠佳，主要缺点是易致肠梗阻、肠套叠及瓣膜坏死等并发症。人工瓣膜能否达到天然瓣膜的效果及其远期疗效仍有待进一步的研究结果验证。

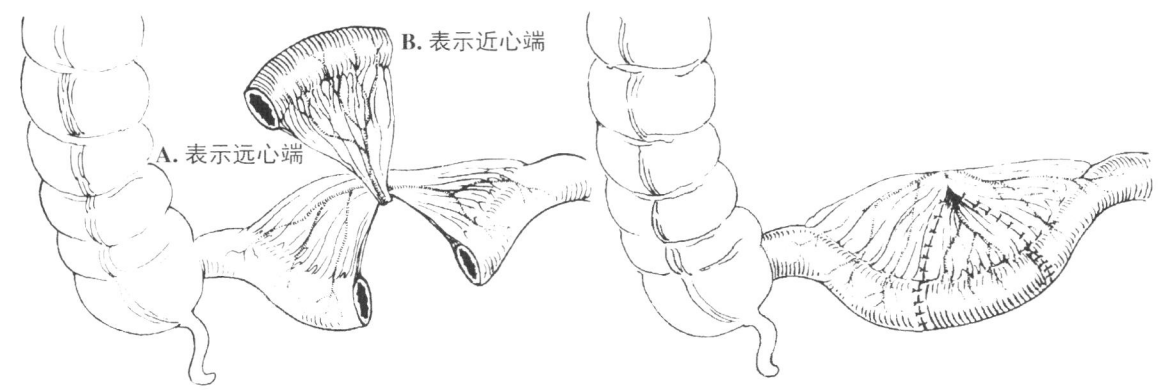

图 32 - 1　逆蠕动小肠间置术

（二）增加小肠有效吸收面积

这类手术迄今尚无成熟的经验，且手术复杂而困难，目前还难以推广。

1. 小肠延长术：短肠综合征发生后肠道适应性变化常使近段肠管扩张，影响食糜与肠黏膜的接触，而且影响正常有效的肠蠕动。由此，Weber 为 4 例婴儿施行部分肠壁切除，即切除扩张肠管对系膜侧的多余肠壁，使肠管变细，取得了令人满意的效果。此种术式不仅可使小肠变细改善肠蠕动，减轻肠道淤滞和细菌繁殖，还可增加食糜与肠黏膜的接触面积。在这一基础上，Bianchi 试将扩张肠段分隔成为两个肠管再行吻合，使肠管变细的同时得以延长。这一术式的解剖基础是小肠的供应血管系交错贴着小肠系膜两叶中的一叶进入小肠（图 32 - 2），术中将系膜两叶极小心地分开，使两叶都有血管附着，再在两叶系膜间纵行切开扩张肠段，然后缝合成平行的两个小管腔，最后吻合两管腔成为延长了一倍而直径仅为原来一半的一整段肠管（图 32 - 3、图 32 - 4）。Bianchi 报道 5 例成功，1 例失败；以后 Waag 收集了 17 例，15 例成功，仅 2 例仍需 TPN 治疗。此手术只能在扩张肠段直径超过 4 cm 时施行，操作极为繁杂，尤其分离系膜成带血管的两叶，如稍有不慎而破坏了某一肠段的血液供应，手术可能全盘失败。此外，肠管的长段纵行缝合部亦极易发生漏。分隔肠段较长时，系膜血管在吻合后也有可能发生扭折而招致肠管血运障碍，一般最多只能取 30 cm 肠段延长为 60 cm。种种因素使这一手术方式的应用受到相当大的限制。

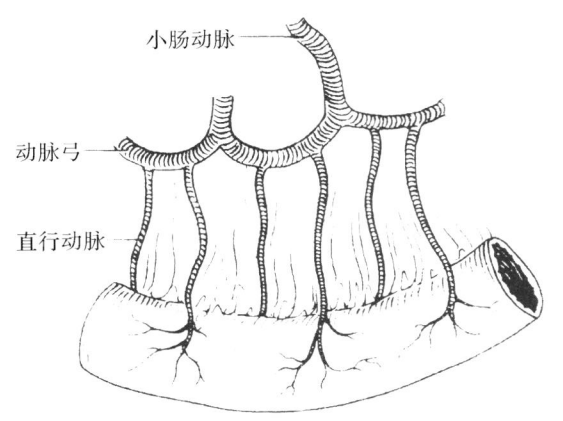

图 32 - 2　小肠动脉供应示意图

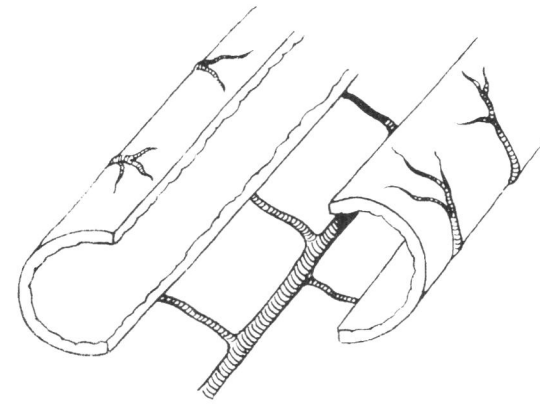

图 32 - 3　小肠肠管一分为二示意图

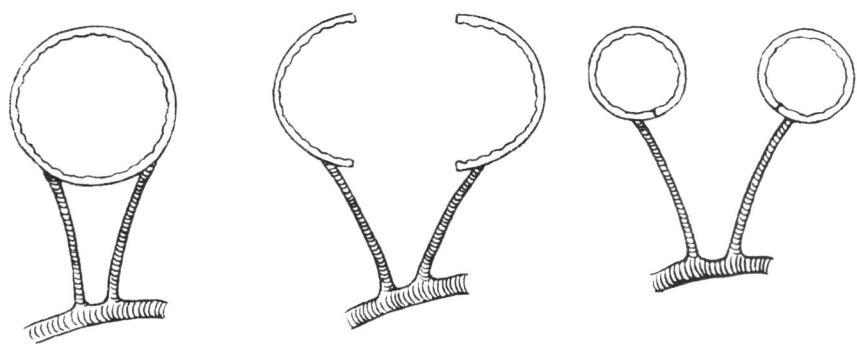

图 32 - 4　小肠肠管及系膜血管一分为二示意图

2003 年，Kim 等在动物实验中提出了 STEP（serial transverse enteroplasty）手术，该术式采用直线切割缝合器沿肠系膜侧及其对侧将肠壁横向切开一系列平行的小口，使原来扩张的肠管变成"Z"字形，在恢复肠管口径的同时也显著延长了肠管的长度，手术操作简单易行，避免了 Bianchi 手术切开缝合操作繁琐的缺点。STEP 手术可促进肠道吸收，有效改善病人营养状况，这与 Bianchi 手术的疗效相似，同时其并发症发生率低于 Bianchi 术（图 32 - 5）。

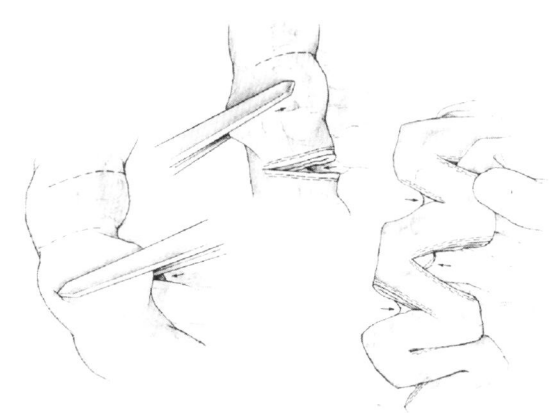

图 32 - 5　STEP 手术示意图

补片法是一种促进小肠新黏膜生长的方法，即在空肠上段作一切口，以结肠片段作补片，或在全层肠壁缺损处采用结肠浆膜、腹壁肌瓣、假体等其他材料进行修复，促进小肠黏膜长入并覆盖补片，从而增加小肠消化吸收面积。目前此种方法仅处于动物实验研究阶段，手术过程也受小肠部位、修补材料和生长因子等因素的影响，临床应用尚不成熟。

2. 小肠移植：与心、肾移植比较，小肠移植的发展是很缓慢的。小肠上皮细胞中所含抗原多，肠系膜内又有大量淋巴结，因此，小肠移植后的排斥反应不但发生率高，其剧烈程度也比现时所进行的其他器官移植更强，而且还较易发生移植物抗宿主反应（GVHD），导致临床小肠移植失败。直到环孢素 A、FK506 等新型免疫抑制药问世，临床小肠移植才有了进步和发展，但其并发症仍然严重地影响着手术效果。

小肠移植的外科技术已相对完善，手术成功率在 90% 以上。其手术适应证主要包括中心静脉导管反复感染、中心静脉通路丧失以及肠衰竭引起肝功能损害的病人。目前所施行的大多数为单独小肠移植；少数伴有肝衰竭者可行肝肠联合移植。仅个别血栓性疾病引起的短肠综合征，在血栓累及腹腔动脉而使胰腺和结肠的血液供应发生障碍时，才考虑多器官联合移植。

切取移植小肠（供体）时应尽可能保证包括一小块腹主动脉壁的完整的腹腔动脉和肠系膜上动脉，

在移植时吻合于受体腹主动脉或髂总动脉建立移植肠段的动脉血供应。移植肠段的静脉回流最好进入受体的门静脉，能保证肠道血液中的"肝脏营养因子"直接入肝，远优于回流入腔静脉，也是目前多数移植外科医师采取的方式。为此，在切取供体小肠时不但要保证完整的肠系膜上静脉，还必须尽量保留门静脉。

移植中的肠管处理，有一期及两期两种方式。一期即在移植手术中一次性完成移植肠段的血管吻合及肠吻合。这种方式的优点是一期完成手术，肠道连续性得到保持，术后无大量消化液丢失，消化液对肠黏膜的刺激有利于移植肠段功能的恢复。缺点是不利于取移植肠段组织做病理检查或行腹腔镜检查以便早期诊断急性排斥反应。鉴于小肠移植后排斥反应的严重性，采用这种一期方式处理肠段是极其危险的，稍有不慎即可导致病人死亡，因而，到目前为止，临床实践中几乎无人在小肠移植中对肠段作一期处理。

移植肠段的两期处理方式是，在一期手术中仅作血管吻合，肠襻置于腹腔内但其近、远侧管端分别外置造口。术后可经造口处取植入肠管黏膜组织做病理学检查，也可做腹腔镜检查，便于判断有无排斥反应发生及其强度。此外也可经造口灌注肠腔，判断移植肠的功能状况；一旦必须移除植入肠段，操作上亦较简便。一次手术后2～3周，在确认急性排斥反应已得到控制、植入小肠功能恢复、无感染发生后，再行二次手术吻合肠管，恢复肠道连续性。这种方式在现今小肠移植中应用较多，缺点是大量消化液经造口处丢失，且需要二次手术进腹。

另一种介于上述两种方式之间的处理方式是在一期手术中完成血管吻合后，在植入肠管的近端与受者肠管的近侧切断端间作吻合，吻合后作肠腔内置管；肠管远端与受者肠管的远侧切断端一起外置造口（图32-6）。如此，则在确定可还纳肠管入腹腔、恢复肠道连续性时，手术不必在腹腔内进行，操作简便，而检查、灌注等可一如两期处理方式进行。

小肠移植后的主要问题是排斥反应、感染以及移植小肠吸收、运动和屏障功能障碍。因此，在术后一段时期内，包括静脉营养在内的综合治疗仍然是必要的。

肝肠联合移植和包括肠管在内的多器官联合移植仅适用于少数病例，移植中肠管的处理原则与单独小肠移植时相同，其他器官的处理方法不在本节讨论范围内。

小肠移植如能成功，无疑是短肠综合征的最佳治疗方式。然而移植后的排斥反应至今还是施行和推广这一治疗的极大障碍，抗排斥治疗本身带来的一系列问题及其严重性使大部分医师和病人都宁可忍受

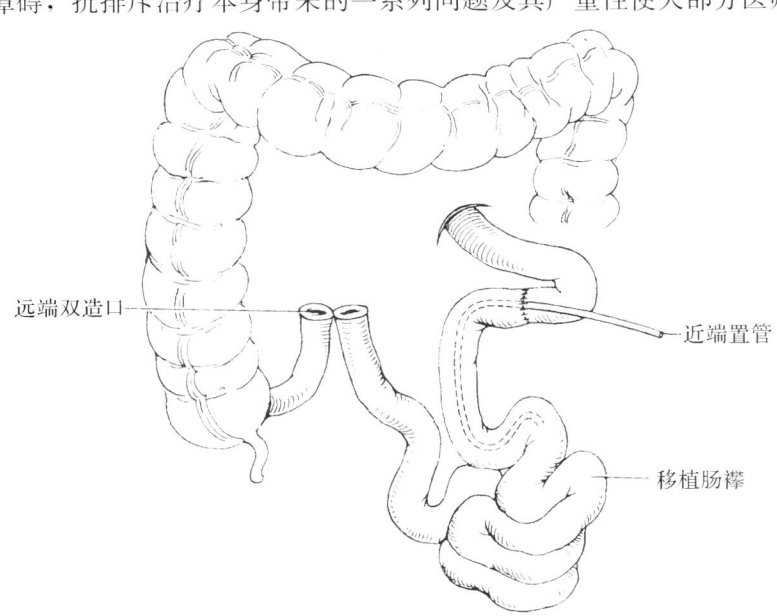

远端双造口

近端置管

移植肠襻

图 32 - 6　肠管远端外置造口

长期全胃肠道外营养的不便和并发症。只有在排斥反应问题得到较满意的解决，例如通过基因工程改变供体遗传特性成为可能时，小肠移植才能取代全胃肠道外营养，成为治疗短肠综合征的标准治疗。

〔胡俊波〕

参考文献

［1］ Thompson J S，Rochling F A，Weseman R A，et al. Current management of short bowel syndrome ［J］. Curr Probl Surg，2012，49（2）：52－115.

［2］ Wilis S，Klosterhalfen B，Titkova S，et al. Effect of artificial valves on intestinal adaptation in the short bowel syndrome：an in tegrated study of morphological and functional changes in rats ［J］. EurSurgRes，2000，32（2）：111－119.

［3］ Kim H B，Fauza D，Garza J，et al. Serial transverse enteroplasty （STEP）：a novel bowel lengthening procedure ［J］. J Pediatr Surg，2003，38（3）：425－429.

［4］ 刘志华，黄南祺，李超，等. 短肠综合征的手术治疗进展 ［J］. 中华消化外科杂志，2014，2（13）：157－160.

第三十三章　阑尾切除术

Appendectomy

【解剖生理概要】阑尾长 6～12 cm，位于盲肠后下端，开口于盲肠内，远侧为盲端。顺升结肠带向下，可达阑尾根部，其根部与盲肠的位置关系是固定的，但阑尾尖端活动度很大，位置多变，可位于盲肠的外侧、内侧、下方或后方，甚至完全在腹膜后。阑尾的位置也随着盲肠位置的变化而变化。当活动性盲肠或中肠旋转不全时，盲肠及阑尾的位置可在右上腹或左下腹，给诊断和手术寻找阑尾带来困难。

　　阑尾系膜中有血管、淋巴和神经。阑尾动脉来自回结肠动脉，一般为一支，有时亦可有两支，为终末支，与盲肠血运没有交通，一旦发生血运障碍，阑尾将被坏死。阑尾静脉经回结肠静脉、肠系膜上静脉汇入门静脉，故行阑尾切除时勿挤压阑尾，以免细菌毒素进入门静脉，引起门静脉炎（图 33 - 1）。

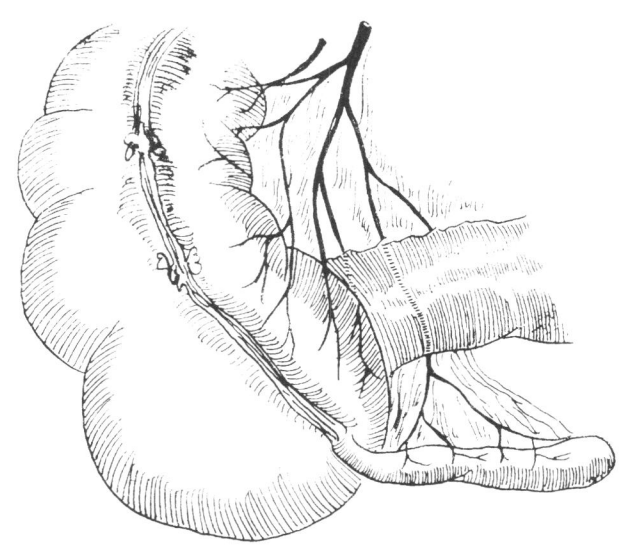

图 33 - 1　阑尾的血供

　　一般认为阑尾是消化道的退化器官，可有可无，但现代的观点认为阑尾有较丰富的淋巴组织，尤其是年轻人的阑尾与免疫有关，阑尾切除可能导致免疫功能低下。

【适应证】

1. 急性单纯性阑尾炎保守治疗效果不佳，症状、体征加重，体温、白细胞计数增高。
2. 急性化脓性或坏疽性阑尾炎，或伴穿孔者。
3. 小儿、老年和孕妇急性阑尾炎，症状明显者。
4. 慢性阑尾炎反复发作。
5. 阑尾脓肿经治疗好转后，仍有慢性阑尾炎症状。
6. 阑尾的各种肿瘤。

【禁忌证】除全身情况极差不能耐受手术者，无绝对禁忌证。

【术前准备】

1. 急性阑尾炎，术前应用抗生素。
2. 急性阑尾炎穿孔并弥漫性腹膜炎，病情重者，应注意纠正水、电解质紊乱与酸碱平衡失调。

【麻醉与体位】硬膜外阻滞或局部浸润麻醉。仰卧位。

【手术步骤】

1. 切口选择：一般经右下腹麦氏切口（Mc Bumey），即髂前上棘至脐连线中外 1/3 交界处。由于阑尾位置各人有所不同，可根据腹部压痛最明显的部位，相应调整切口的位置。若诊断尚难肯定或估计手术较复杂，可选用右下经腹直肌切口，便于探查和延长切口（图 33 - 2）。

2. 切开皮肤皮下组织后，顺腹外斜肌腱膜纤维切开向外上，分开腹外斜肌 2 cm 以合适暴露腹内斜肌，顺肌纤维切开肌膜，用止血钳交替分开腹内斜肌、腹横肌，直达腹膜，再用拉钩将肌肉向两旁拉开，以扩大切口。用纱布保护切口然后用止血钳将腹膜提起，注意避开肠管，在两钳间将腹膜切一小口，以止血钳提起切口的两侧缘，再剪开腹膜，将腹膜切缘提起外翻与保护切口的纱布钳夹固定，注意及时吸去腹腔渗出物，避免污染切口（图 33 - 3～图 33 - 6）。

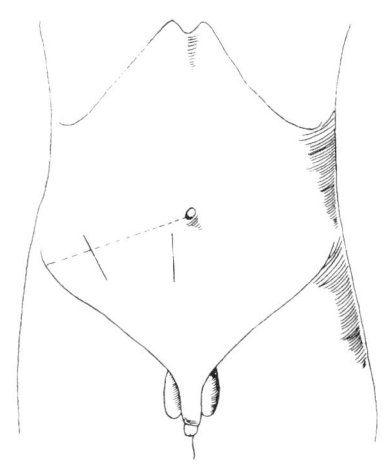

图 33 - 2　切口选择

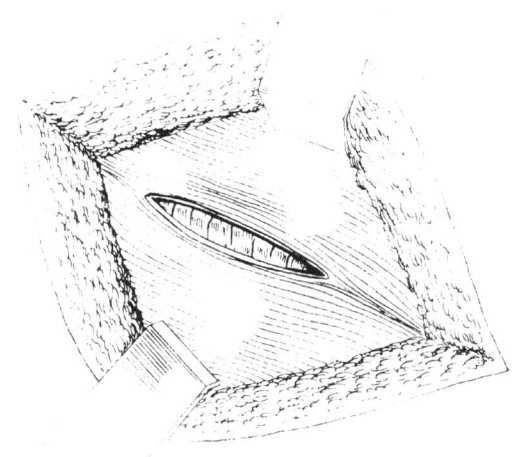

图 33 - 3　切开腹外斜肌腱膜

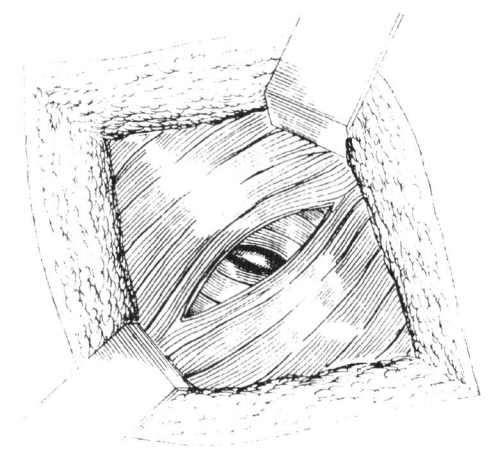

图 33 - 4　分开腹内斜肌

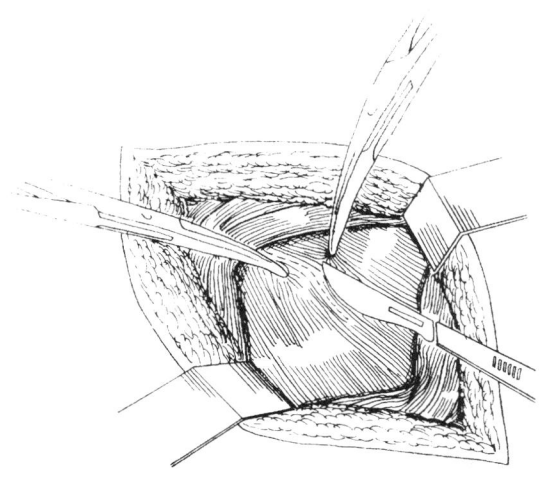

图 33 - 5　切开腹膜

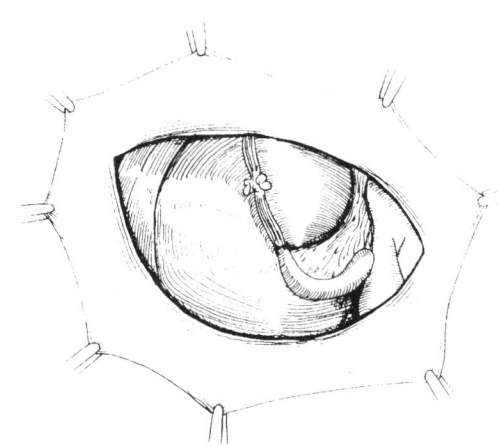

图 33 - 6　暴露回盲部与阑尾

3. 切开腹膜后，以拉钩牵开切口，一般即可看到盲肠，用无齿镊顺结肠带向下后寻找阑尾，暴露阑尾根部，以阑尾钳或组织钳夹住阑尾系膜，将阑尾轻轻提至切口外，即可处理阑尾系膜。若寻找盲肠困难，则可将小肠向内侧牵开，沿外侧腹膜至髂窝，找到较固定的盲肠。有时盲肠位置较高，可到右中上腹部，则应将切口向上延长。盲肠位于左侧腹腔的机会极少。若病人由于系膜的牵拉出现上腹不适、恶心，可在阑尾系膜上用 1‰ 普鲁卡因封闭。

4. 在阑尾系膜根部无血管区，以止血钳分离戳孔，用两把止血钳夹住系膜和血管，在两钳间切断系膜，分别以 4 号丝线结扎，保留端双重结扎或再加缝扎。若系膜较厚、炎症较重，明显缩短，有时需分数次分离系膜（图 33 - 7、图 33 - 8）。

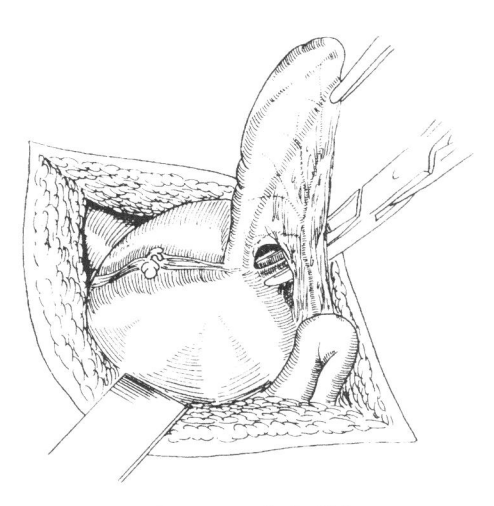

图 33 - 7　分离系膜

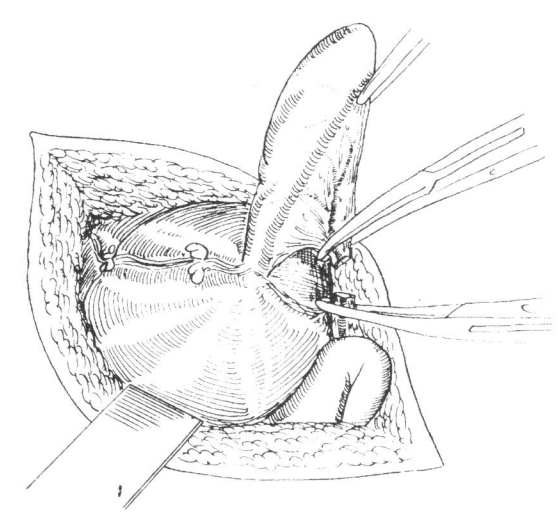

图 33 - 8　切断系膜

5. 围绕阑尾根部在盲肠壁上以中丝线作一荷包缝合，此荷包缝合的大小需根据阑尾根部的粗细和盲肠壁炎症轻重及柔软度来决定，要保证收紧荷包缝合时能将阑尾根部完全埋入。靠近阑尾根部以直止血钳轻轻压榨阑尾，然后将止血钳向阑尾尖端方向移动约 0.5 cm，以中丝线或 0 号肠线结扎阑尾根部，在止血钳和结扎线之间切断阑尾，残端以石炭酸、乙醇、盐水涂擦。在收紧荷包缝线的同时，将阑尾残端埋入盲肠内。必要时在荷包缝合外作几针浆肌层间断缝合或 8 字形缝合，以加固残端的埋入。吸尽或用纱布拭尽腹腔内局部渗液，一般不做腹腔内冲洗（图 33 - 9～图 33 - 11）。

6. 盲肠放回腹腔，检查无出血后，缝合腹膜，冲洗切口后缝合切口各层。

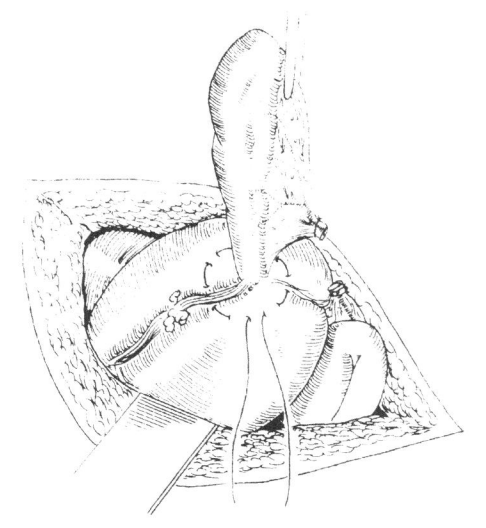

图 33 - 9　缝荷包缝线

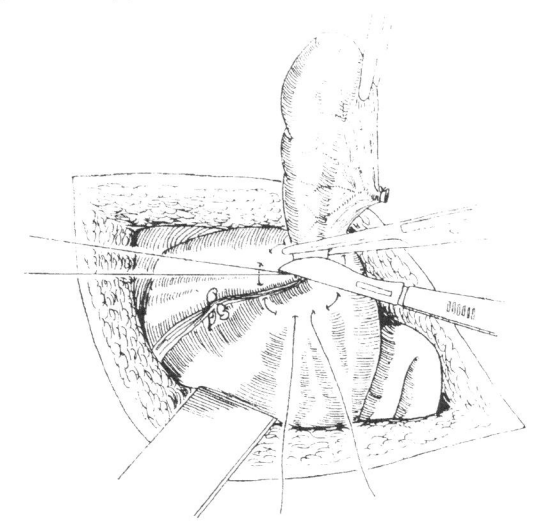

图 33 - 10　切除阑尾

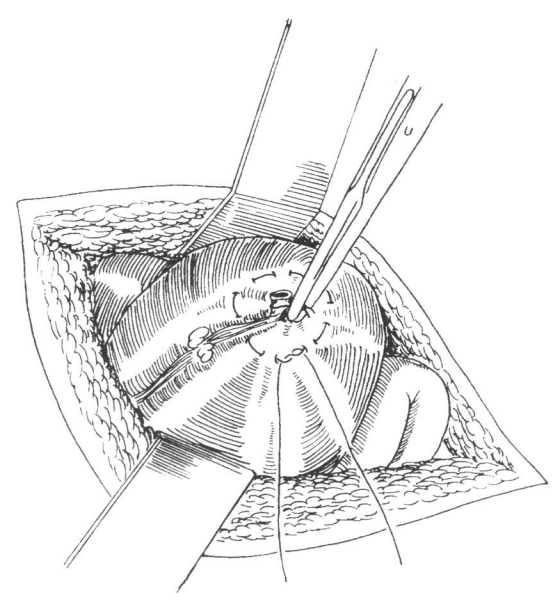

图 33 - 11　包埋阑尾残端，结扎荷包缝线

【特殊情况下的手术处理】

1. 阑尾根部炎症水肿明显，残端荷包埋入有困难者，阑尾残端结扎后，可加中丝线缝扎，残端再以脂肪垂覆盖，不作包埋。若为阑尾根部的坏疽、穿孔，且炎症涉及盲肠，宜行全阑尾切除，再缝合修补盲肠壁上的切口，避免阑尾残株炎或残端瘘的发生。

2. 位于盲肠后的腹膜后阑尾，可将盲肠外侧腹膜剪开，游离并翻起盲肠，显露阑尾，再依次切除。

3. 若阑尾位置深，粘连严重，系膜短者，阑尾游离有困难，可采用逆行切除法。先游离阑尾根部，切断阑尾根部，处理残端。再逐步向阑尾远端分离四周粘连和系膜，至阑尾尖端，移去阑尾。

4. 阑尾炎若因诊治延误形成阑尾周围脓肿，经保守治疗症状无明显好转，脓肿有增大趋势，则应及时切开引流。可经右下腹麦氏切口逐层切开入腹，分离脓肿表面粘连，以手指钝性分开脓肿，尽量吸除脓液，如有坏死组织、粪石一并清除，脓腔置乳胶管引流，从切口旁另戳孔引出。缝合切口。

【术后处理】

1. 术后早期活动，促进肠蠕动恢复，减少肠粘连。

2. 术后当天禁食，肠蠕动恢复后可进食。

3. 急性阑尾炎术后继续应用抗生素 3～5 d。伴有腹膜炎者抗生素应使用至体温、血常规正常。

【术后并发症、预防与处理】

1. 术后腹腔内出血：多因阑尾系膜结扎不牢、松脱，阑尾动脉或静脉出血。预防措施在于阑尾系膜要结扎牢靠，系膜肥厚或炎症水肿明显者应分次切断结扎，关腹前仔细检查阑尾系膜及游离创面有无出血，结扎线是否牢靠。发生阑尾切除术后腹腔内出血时，如出血量少，病人全身情况良好，血压脉搏平稳，血色素下降不明显，可采用保守治疗。出血量大者，应及时剖腹，清除积血，找到出血的阑尾动脉，给予结扎或缝扎，同时输血、输液抗休克。全身抗生素治疗。

2. 腹腔脓肿：多因急性化脓性阑尾炎穿孔，阑尾切除后，腹腔清洗不彻底、引流不畅所致。所以若腹腔有较多的脓性渗出应彻底清除，必要的进行腹腔清洗，并放好引流。小的腹腔脓肿可经加强抗感染、局部理疗等保守治疗痊愈。大的脓肿应切开引流，抗感染，全身支持疗法。

3. 粪瘘：多因残端处理不妥，阑尾根部炎症重，或盲肠原有的病变［如结核、克罗恩病（曾称克隆病）等］术后未作处理所致。预防的方法是，阑尾残端结扎牢靠，荷包包埋满意。阑尾根部炎症重，有坏疽时，全阑尾切除，盲肠部切口双层缝合好。处理上以非手术疗法为主，通畅引流，加强抗感染，换药，全身支持。若瘘口经久不愈或回盲部有其他疾病，则需再次手术。

4. 阑尾残株炎：多因阑尾根部留得过长，术后再次发炎所致。所以阑尾切除时应辨明根部位置，残端不应超过 0.5 cm。根部与盲肠粘连严重时，应仔细分离至根部时再行阑尾感染切除。阑尾切除术后再次出现阑尾炎的典型症状就应考虑到阑尾残株炎的可能，根据病情轻重给予抗感染治疗或手术治疗。

5. 切口感染：是因手术过程中切口保护不善，切口污染严重所致。故手术过程中应注意切口保护，尤其是急性化脓性阑尾炎伴穿孔，腹腔有较多的脓性渗出物时。若切口不慎污染，则应以生理盐水和抗生素溶液反复冲洗。若切口感染已形成皮下脓肿，应拆除部分缝线通畅引流，加强换药，大多可自行愈合。若切口对合不良，可待炎症消退后二期缝合。

6. 术中误伤：常见的误伤有回盲部肠管损伤、髂血管损伤和输尿管损伤，多发生于阑尾炎症明显、周围组织粘连严重时，所以遇到这种情况，应辨明解剖关系，仔细分离粘连。若以手指钝性分离阑尾与后腹膜的粘连，应动作轻柔，避开髂血管和输尿管。若术中发现误伤，应及时作相应的缝合修补。

【手术经验与有关问题讨论】

1. 阑尾炎是外科急腹症中最常见的疾患，居腹部急腹症手术之首位。阑尾切除术应为每一位外科医师所熟悉。然而阑尾切除术的失误情况却时有发生，所以重视阑尾切除术操作的每一细节和处理原则非常必要。

2. 关于阑尾切除术后的腹腔冲洗和引流，一般阑尾切除后不必常规作腹腔冲洗，包括化脓性阑尾炎，以干净湿纱布擦拭回盲部四周即可。若阑尾穿孔腹腔有较多的脓性渗出，则应以生理盐水冲洗右髂部，并及时吸净冲洗液。弥漫性腹膜炎渗出较多者，也应作相应冲洗。阑尾穿孔，脓性渗出多者，术后应放置烟卷和乳胶管引流，切记引流管从切口旁另戳孔引出，以免影响切口愈合。

3. 腹腔脓液较多，污染切口严重者，可不缝合腹膜，以利切口引流。若估计切口感染的可能性很大者，可做切口延期缝合，即皮肤缝合线缝好后不打结，待术后 3 d 左右，切口清洁无感染征象时，再收紧缝线对合皮肤切口。

4. 逆行阑尾切除术解决了阑尾粘连严重、尖端及系膜暴露不良时阑尾切除困难问题，但提前切断阑尾，暴露了阑尾腔，增加了污染机会，所以应注意阑尾断端的保护并及时包埋残端。应严格控制逆行切除的指征。

5. 若阑尾炎术前有寒战、高热，个别出现黄疸者，应诊断合并门静脉炎。手术时应尽量切除阑尾系膜，若留下较多炎症重的系膜，门静脉炎难以控制。

〔陈　凛　郗洪庆〕

参考文献

［1］ Vons，C. Amoxicillin plus clavulanic acid versus appendicectomy for treatment of acute uncomplicated appendicitis：an open-label，non-inferiority，randomised controlled trial ［J］. Lancet，2011. 377（9777）：1573 - 1579.

［2］ O'Leary D P，H P Redmond，E J Andrews. Low-dose abdominal CT for diagnosing appendicitis ［J］. N Engl J Med，2012，367（5）：478 - 479.

［3］ Minneci P C. Association of Nonoperative Management Using Antibiotic Therapy vs Laparoscopic Appendectomy With Treatment Success and Disability Days in Children With Uncomplicated Appendicitis ［J］. Jama，2020. 324（6）：581 - 593.

［4］ Flum D R. Clinical practice. Acute appendicitis-appendectomy or the "antibiotics first" strategy ［J］. N Engl J Med，2015，372（20）：1937 - 1943.

［5］ 郑民华. 腔镜手术在普外科的应用与发展趋势 ［J］. 中国微创外科杂志，2010，10（12）：1057 - 1059.

［6］ 中华医学会外科分会腹腔镜与内镜外科学组. 腹腔镜阑尾切除术常规 ［J］. 腹腔镜外科杂志，2006（04）：359 -360.

［7］ 刘允怡. 腹腔镜检查在急腹症中的应用 ［J］. 中国实用外科杂志，2001（01）：12 - 14.

第三十四章　小肠、大肠息肉病手术
Operations of Intestinal Polyposis

一、小肠息肉的内镜摘除及手术切除

摘除小肠息肉，传统方法是在剖腹术中用手摸探查，切开肠壁逐个切除，或切除息肉较多的一段肠管。术中手摸探查，对小息肉、肠系膜侧的息肉，以及腹膜后肠管中的息肉均不易扪及，常使息肉遗留，故部分病人需反复行剖腹术。并且该法肠壁切口多，术后并发症多。

近年来由于电子小肠镜的应用和推广，小肠的息肉可以用双气囊小肠镜切除，但对于内镜下无法切除的息肉，外科手术仍然是首选的治疗方式。采用剖腹术＋电子内镜摘除，从小肠中段切口插入达全小肠，也可采取经口、经肛门内镜插入法进行息肉摘除。见息肉蒂粗<1.0 cm，经内镜用高频电摘除，蒂>1.0 cm切开肠壁切除。该法清除小肠多发性息肉彻底，息肉不易遗留，术后复发少，肠壁切口少，术后并发症少。

【解剖生理概要】

1. 小肠长 5～7 m，上接胃幽门，下连接盲肠。小肠每天分泌消化液 1～3 L，呈弱碱性，小肠是消化、吸收的主要消化管。如切除小肠 50%，吸收将受到影响。小肠可分为十二指肠、空肠和回肠。十二指肠长约 25 cm，大部分位于后腹膜。小肠近端的 2/5 为空肠，远端 3/5 为回肠。

2. 血供：十二指肠的血供主要是胃十二指肠动脉。空、回肠由肠系膜上动脉供血，共有 15～20 条，均起自肠系膜上动脉左侧，经肠系膜到空肠和回肠，行经系膜中时分支互相吻合，形成动脉弓。空肠的动脉弓长而疏松，回肠的动脉弓短而密集，这是活体上区别空、回肠的标志之一，最后一个动脉弓发出直的小动脉进入肠壁，在肠壁内吻合不多。故在行小肠切除时，应作扇形切除（即系膜缘比对系膜缘少切除一些）。静脉与动脉同名、伴行，它收集肠系膜上动脉和胃十二指肠动脉分布区的静脉血，回流到肠系膜上静脉。

3. 淋巴引流：小肠系膜淋巴结收集小肠来的淋巴管，又名乳糜管，肠系膜淋巴结的输出管与腹腔淋巴结的输出管共同组成肠干，然后注入胸导管，沿脊柱前上行注入左静脉角。

【适应证】

1. 小肠多发性息肉，如 P-J 综合征病人，无肠梗阻及明显肠粘连。

2. 息肉蒂<1.0 cm 者。

3. 无出血倾向，心肺及肝肾功能正常，有剖腹手术指征。

【禁忌证】

1. 小肠多发性息肉合并有急性肠梗阻者。

2. 有肠穿孔及腹膜炎者。

3. 有严重高血压，心、肺、肾等功能不全，不能耐受手术者。

【术前准备】

1. 肠道准备：①术前半流饮食 2 d，流质 1 d。②术前 1 d 口服卡那霉素 1.0 g，4 次/d；甲硝唑0.4 g，3 次/d；维生素 K₄ 8 mg，3 次/d；25%硫酸镁 30 mL，1 次，适量饮水。③若摘除大肠息肉，术前晚 5～7 时服 50%硫酸镁 80～100 mL，温开水 1500～2000 mL。④配血备用。⑤备皮。⑥留置导尿。

2. 内镜的准备：电子内镜可选用 OLYMPUS PCF-260 型电子结肠镜，因镜身细，能防水，全镜可浸泡在 1∶1000 的氯己定溶液中 30 min 消毒。也可用 OLYMPUS CF-260 型等电子结肠镜。

3. 插镜者的准备：插镜者与手术医师相同，刷手、穿无菌手术衣。

【麻醉与体位】

1. 全身麻醉。

2. 体位：①经小肠切口插入内镜摘除小肠息肉者取平卧位。②经肛门插入电子结肠镜摘除回肠及大肠息肉者取截石位。

【手术步骤】

1. 皮肤消毒、铺巾同剖腹术。

2. 切口：正中切口或剖腹探查切口。

3. 进入腹腔后探查，在小肠中段的大息肉处切开小肠，切除息肉后肠壁切口不缝合。在切口边缘用 4 号丝线作一荷包缝合，然后牵出腹壁切口外。在肠壁切口周围加盖无菌治疗巾，防止污染。内镜从小肠切口插入后，适当收紧荷包缝合线打结（图34-1），并且由术者保护切口，防止污染和拉伤小肠切口。

4. 镜先向切口近端插入，插镜动作要轻柔。术者逐渐向镜身上套入肠襻，镜向上插到十二指肠。边插镜边仔细观察，手术者用透照法观察，这样肠内细小病变不易遗漏。在插镜过程中，室内光线要暗。发现小息肉或息肉蒂＜1.0 cm，当即经内镜用高频电或微波摘除。摘除的方法同大肠息肉经电子结肠镜摘除法。大息肉不能经内镜摘除时，在肠壁上用丝线缝一针作标记，待镜退出后再切开肠壁切除。然后退镜，在退镜过程中再次仔细观察，镜退到切口时，不要将镜退出，将镜转向切口远端，向小肠的远端插入，以同样的方法寻找及切除息肉。在向远端插入前，在回肠末端上一把肠钳，防止气体进入大肠，发生腹胀。

5. 切开肠壁切除小肠息肉：在有蒂息肉的对侧缘纵行切开小肠壁（图34-2），切口约小于息肉的直径，因挤压息肉时，息肉可使切口撑大挤出暴露于切口外。在息肉根部用 4 号丝线结扎，然后缝扎，切除息肉。而后横行缝合关闭切口（如是切除结肠息肉，肠壁可纵切纵缝），先全层连续或间断缝合，再浆肌层缝合（图34-3）。如此操作可多处切开肠壁切除息肉。

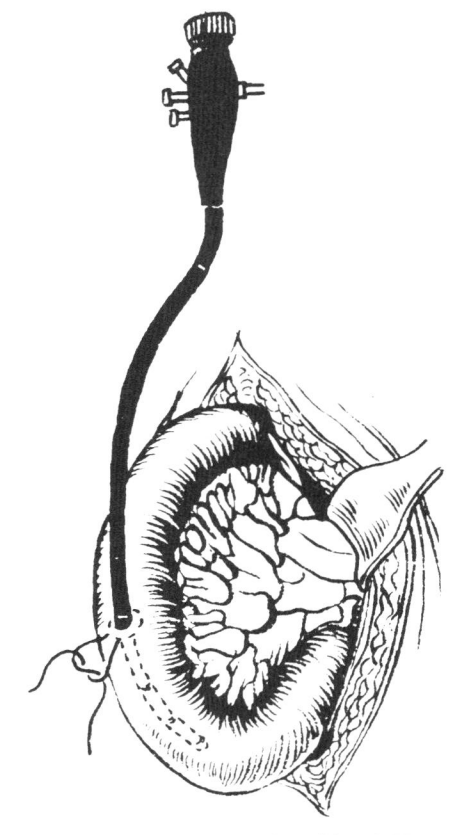

图 34-1　从小肠中段切口插入电子内镜摘除小肠多发息肉

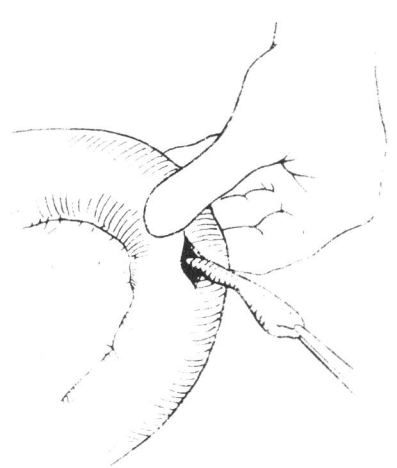

图 34-2　纵行切开小肠壁挤出息肉

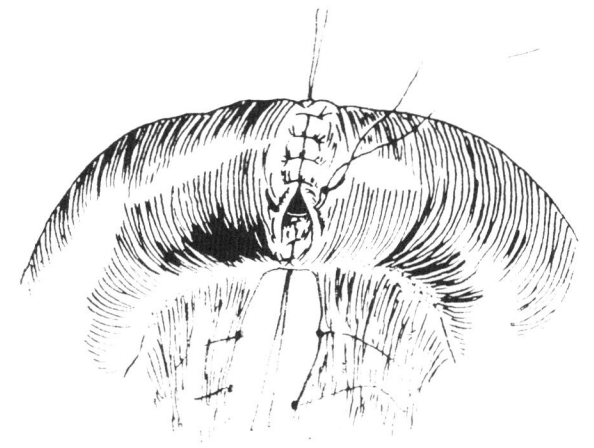

图 34-3　息肉切除后横行缝合小肠切口

【特殊情况下的手术处理】

1. 术中如遇肠内容物多，看不清楚肠黏膜时，可反复用 30～50 mL 无菌生理盐水从镜的活检管道注入冲洗。冲后应立即将水吸出。

2. 经镜摘除息肉过程中，残蒂有出血或有出血可能时，应立即缝扎止血。

【术后处理】

1. 持续胃肠减压，待肛门排气肠功能恢复后拔除胃管，进流质。

2. 适当应用抗生素。

3. 补液，注意防治水、电解质紊乱。

【术后并发症、预防与处理】 术后并发症常见息肉残蒂出血，多发生在术中，或术后 1 周息肉残蒂焦痂脱落时。因此，摘除息肉过程中，应注意通电与收紧圈套器要配合好。如收紧圈套器过快，通电不及时，就容易产生出血。反之如通电时间过长，收紧圈套器不及时，就容易烧穿肠壁。术后 10 d 内不洗热水盆浴，不饮酒，不剧烈活动。

【手术经验与有关问题讨论】 长海医院用剖腹术＋电子结肠镜摘除了 8 例，62 枚小肠多发性息肉，每例小肠壁仅一个切口，最多的 1 例摘除小肠息肉 11 枚。值得注意的是，如多发性息肉等病变是在空肠，镜不宜从肛门插入清除。因小肠长，而镜短，术中在往镜身上套小肠时，容易损伤小肠。并与小肠多发性血管瘤等病变造成误诊。

二、大肠息肉的内镜摘除

结直肠肿瘤近年来发病率呈上升趋势，而腺瘤性息肉是典型的癌前病变，因此，息肉的摘除可降低大肠癌的发病率。20 世纪 70 年代以前，除直肠远端的息肉可经肛门摘除外，其余部位的大肠息肉均用剖腹手术切除。但自 70 年代结肠镜应用于临床以来，随着插镜技术及诊断水平的提高，逐渐开展了经电子结肠镜用高频电或激光，或微波摘除大肠散发性息肉，既往对于无蒂息肉＞2.0 cm，或息肉蒂粗＞2.0 cm 往往手术治疗，但随着内镜设备、辅助工具的不断进步，目前，即使对于＞2.0 cm 的大息肉甚至＞5.0 cm 的巨大息肉，也可以经电子结肠镜摘除。对于粗蒂息肉内镜下摘除的主要风险来自于蒂部血管的出血，因此，对于这类息肉，笔者采取先在粗蒂靠近基底部上尼龙圈并收紧以夹闭血管（图 34 - 4），然后采用圈套丝在尼龙圈与息肉头部之间的蒂部用切、凝的混合电流摘除息肉，该法安全、可靠。对于基底部＞2.0 cm 的大息肉，笔者采取内镜下黏膜切除（endoscopic mucosal resection，EMR）和内镜下黏膜下剥离术（endoscopic submucosal dissection，ESD）进行处理。上述的高级肠镜治疗技术相比传统息肉钳除及电凝而言，术后发生大出血、穿孔的概率加大，为了预防出血、穿孔等并发症的发生，笔者在大息肉、广基息肉切除术后的创面使用金属钛夹创面钳夹，在预防并发症上取得很好的疗效。

但要特别提出的是，并非所有的息肉均能或者均适合在内镜下摘除，近年来腹腔镜技术在结直肠疾病的诊疗作用越来越大。但由于腹腔镜缺乏直接触觉反馈，因此在术中如何精准地确定息肉部位成为准确切除病变肠段的前提。笔者采取术前一天肠镜联合钛夹＋腹部立卧位片、纳米碳黏膜下注射及亚甲蓝黏膜下注射标记法均取得满意的定位效果。

家族性腺瘤性息肉病以全大肠超过 100 枚腺瘤性息肉为特点，肠镜下表现为大小不等、形态各异的腺瘤性息肉，以往多采用全大肠切除＋回肠造口术，该法解决了息肉的残留问题，但有人工肛门的痛苦。为了减少人工肛门的痛苦，故有的行回肠与直肠吻合术，或盲肠与直肠吻合术，该手术常使部分息肉残留，数年后有的息肉仍发生癌变。70 年代中期以来为了解决以上两种手术带来的不良效果，逐渐开展了全大肠切除＋回肠储袋与肛管吻合术，从而既防止了息肉恶变，又解除了病人人工肛门的痛苦。

【解剖生理概要】 大肠长约 1.5 m，上接回肠、下连接肛管。大肠可分为盲肠、结肠和直肠；结肠又分为升结肠、横结肠、降结肠和乙状结肠。大肠在运送肠内容过程中，主要吸收无机盐及水分。

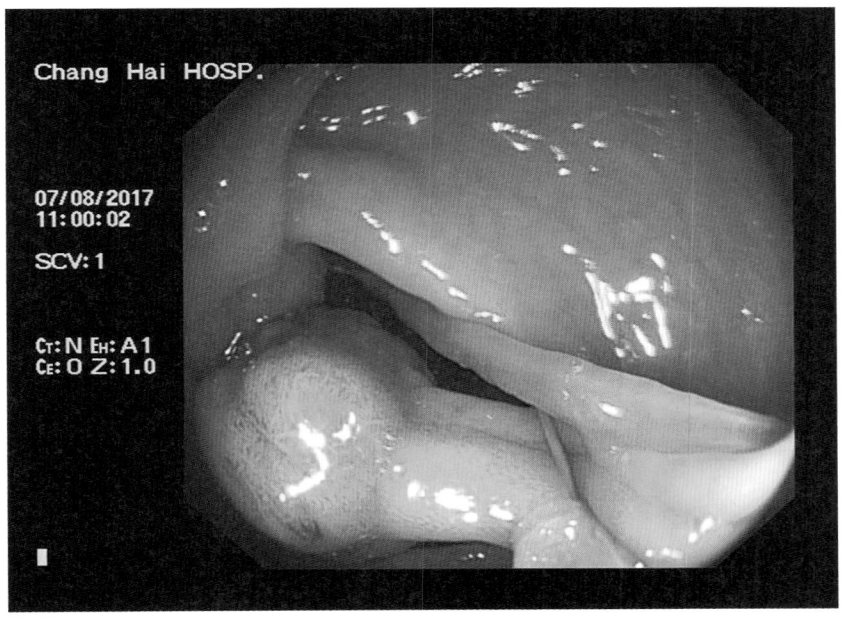

图 34-4　息肉蒂部上尼龙图

1. 血液供应：右半结肠的血液供应如下。①回结肠动脉，支配回肠末端及盲肠；②结肠右动脉，支配升结肠；③结肠中动脉，支配横结肠右半，它们均由肠系膜上动脉发出。

左半结肠及直肠的血供是：①肠系膜下动脉，它发出结肠左动脉支配降结肠及横结肠左半；乙状结肠动脉支配降结肠和乙状结肠；直肠上动脉支配直肠上段和中段。②直肠下动脉，从髂内动脉发出，支配直肠中、下段。肛门动脉，来自阴部内动脉，它供给肛周及直肠下段的血液。静脉回流以与动脉同名的静脉收集该动脉支配区的静脉血。

2. 淋巴引流：结肠的淋巴引流是到结肠系膜淋巴结，再到相应的动脉旁淋巴结。肛管直肠的淋巴回流分上、下两组。上组在齿状线之上，主要经直肠上动脉旁淋巴结回流到肠系膜下动脉根部淋巴结，另一条途径是沿直肠下动脉旁淋巴结回流到髂内淋巴结，再一条经坐骨直肠窝淋巴结，穿过肛提肌到髂内淋巴结。下组在齿状线之下，经会阴到腹股沟淋巴结。上下两组淋巴结有吻合支互相交通。

【适应证】

1. 无蒂的小息肉。

2. 有蒂息肉，其蒂<2.0 cm。

3. 息肉呈宽基底，原则上息肉本身 2.0 cm、少数可以>2.0 cm，无癌变。

4. 能耐受及配合电子结肠镜检查者。

【禁忌证】

1. 严重高血压、冠心病者。

2. 有腹痛、腹胀等肠梗阻症状。

3. 弥漫性或局限性腹膜炎，或疑有肠穿孔者。

4. 出血性疾病未治愈者。

5. 装有心脏起搏器者。

6. 息肉基底>2.0 cm（相对禁忌）。

7. 息肉恶变已浸润到蒂部。

8. 息肉集簇存在范围较广。

9. 妊娠期病人。

10. 病人较衰竭，或不能配合者。

【术前准备】

1. 检查出血时间、凝血时间及血小板。

2. 高频电仪模拟试验：检查高频电发生仪工作是否正常，并且根据息肉大小，调整电流强度。

3. 肠道准备：检查前 1 d 流质饮食。检查前 5 h 口服 50% 硫酸镁 80～100 mL，然后饮温开水 1000～1500 mL，90 min 内饮完。

4. 摘除息肉的病人不能用甘露醇做肠道准备，因该药在肠道细菌作用下可产生易燃气体甲烷，遇电火花时产生爆炸。

【麻醉与体位】 无需麻醉。儿童不能配合时，可用作用时间短的全身麻醉。体位用左侧卧位或仰卧位。

【手术步骤】

1. 圈套摘除息肉法：

(1) 清除息肉周围的粪水及黏液，以防导电击伤肠壁。

(2) 必要时调换病人体位，以充分显露息肉，使息肉暴露在 3、6、9 点的位置，便于圈套。

(3) 抽换肠腔内空气 2～3 次，防止肠腔内易燃气体浓度高，引起爆炸。

(4) 圈套丝套在息肉颈部（图 34-5）；小息肉提起悬空，大息肉使息肉头部广泛接触对侧肠壁，切勿接触过少，电流密度大会烧伤肠壁（图 34-6、图 34-7）。

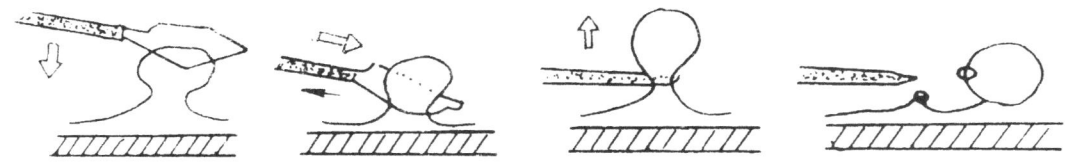

图 34-5　息肉摘除步骤示意图

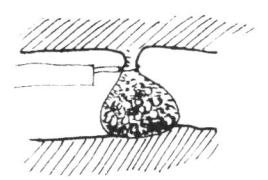

图 34-6　息肉头部广泛接触对侧肠壁（正确）

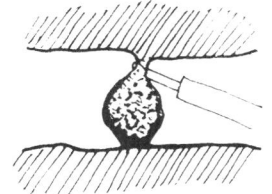

图 34-7　息肉头部接触对侧肠壁过少（错误）

(5) >3.0 cm 不呈分叶状的巨大息肉，每次圈套息肉组织不能 >2.0 cm，防止因圈套息肉组织过多，当切割组织到一定程度时，被切割部分组织相互接触，电流密度分散不能产生高温切除息肉，圈套丝陷入息肉组织内，进退不能。

(6) >3.0 cm 的巨大分叶状息肉，应从息肉周围逐叶向息肉蒂部烧除，使息肉蒂内血管多次受到热及电流的影响而凝血，切勿盲目套入蒂部，因视野不清，发生并发症。或用强大的电流快速切除，使蒂凝固不完全而发生出血。混合电流一般用 2.5～3.5 挡。

(7) 接通电源，通电，每次通电 2～4 s，酌情可通电 1 次或多次。

(8) 通电见圈套丝处组织发白或冒白烟时，方令助手逐渐收紧圈套器，边收紧圈套器边间断通电。术者和助手一定要配合得当，防止因通电不足或收紧圈套器过快产生凝固不全而出血，或因通电过久而烧穿肠壁。

2. 热活检钳钳除息肉：用热活检钳钳除息肉，多用于 0.5 cm 大小的息肉。①用混合电流 2.5～3 挡；②钳住息肉头部提起，使息肉基底部形成一细长假蒂，通电时假蒂部位的电流密度增大产生高温摘除息肉（图 34-8），钳杯内的息肉受电流影响小，送组织学检查。

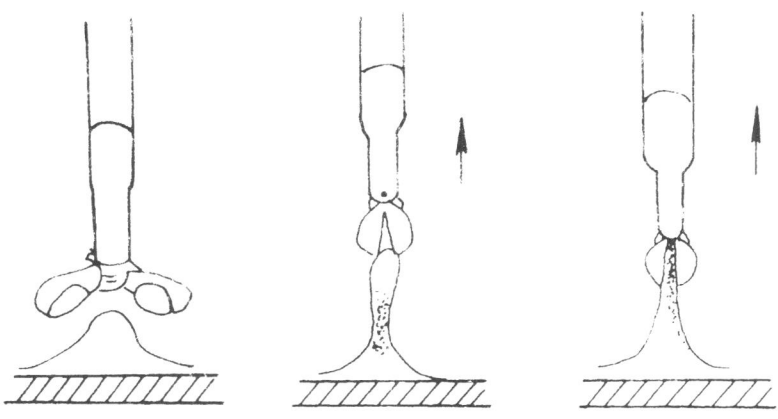

图 34 - 8　热活检钳钳除息肉法

3. 电凝器凝除息肉法：①高频电发生仪用凝固电流 2～3 挡。②电凝器对准息肉头部，凝除息肉 2/3 才能达到治疗目的，但不宜凝除过深，以防穿孔。

4. 内镜下黏膜切除术（EMR）：避免了常规活组织检查方法摘取黏膜组织标本太小，对许多病例未能作出正确诊断的缺陷，是治疗癌前期病变有效而可靠的方法，具体步骤如下：①高频电发生仪用凝固电流 2～3 挡。②用黏膜下注射针于黏膜下层注射果糖＋亚甲蓝＋肾上腺素注射液，在息肉与肠壁肌层之间形成一层"水垫"（图 34 - 9）。③采用圈套丝圈除或钳除息肉。④对于巨大扁平息肉一次无法圈除者，也可采取分次圈套切除。

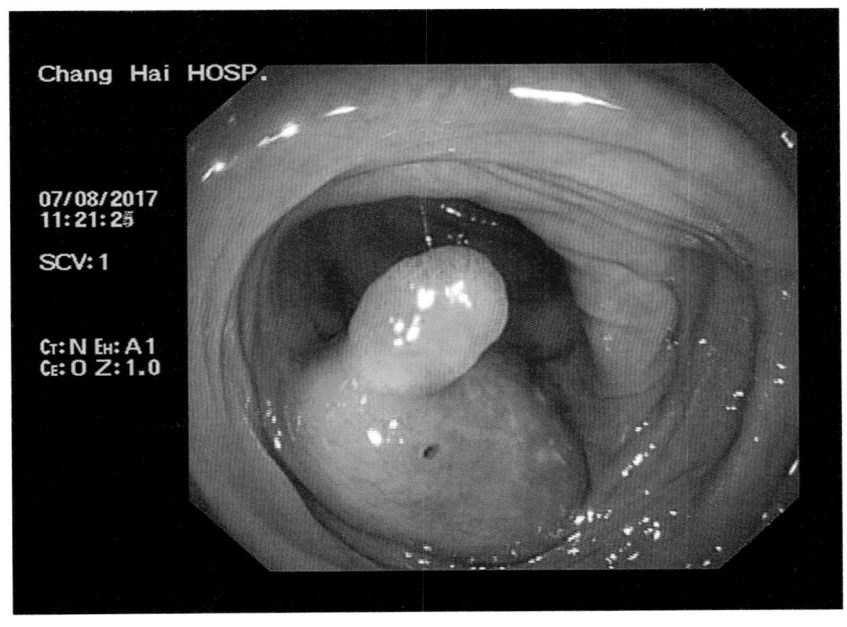

图 34 - 9　黏膜下层注射果糖＋亚甲蓝＋肾上腺注射液形成"水垫"

5. 内镜黏膜下剥离术（ESD）：使用高频电刀与专用器械，将肠道病灶与其下方正常的黏膜下层逐步剥离，以达到将病灶完整切除的目的，近年已逐渐成为治疗肠道早期癌及癌前病变的有效方法。具体步骤如下：①高频电发生仪用凝固电流 2～3 挡。②用黏膜下注射针于黏膜下层注射果糖＋亚甲蓝＋肾上腺素注射液，在息肉与肠壁肌层之间形成一层"水垫"。③然后用针刀或圈套丝头端在病变边缘 1 cm 左右正常黏膜上标记切除范围。④沿标记点或标记点外侧缘切开病变周围黏膜，深达黏膜下层，再逐步切除病变。随着时间延长，黏膜下注射的液体会被逐渐吸收，必要时可反复进行黏膜下注射以便维持病灶的充分抬举，并根据病灶具体情况选择合适的治疗器械。切开过程中一旦发生出血，冲洗创面明确出血点后电凝止血。⑤病变剥离后，可用金属夹夹闭创面，特别是对局部剥离较深、肌层有裂隙者应予金属夹夹闭。

【特殊情况下的手术处理】

1. 术中如发生残蒂出血，应立即用高频电凝器止血，或用热活检钳钳夹电凝止血。前者在拔出电凝器前应稍提起电凝器，再通电 2～3 s，碳化焦痂，防止拉掉焦痂出血。后者见出血停止后，张开热活检钳，使被钳夹组织停留在原位或用金属夹夹闭创面止血。如止血不成功应立即剖腹手术，缝扎止血。

2. 分叶摘除巨大息肉时，应将摘下来的息肉组织拉到远端肠腔内，避免已摘掉的息肉组织接触还未摘掉的息肉而导电，烧伤正常肠壁。

3. 操作过程中一旦发生穿孔，可用金属夹缝合裂口后继续操作，特别是 ESD 操作时间长，消化道内积聚大量气体，压力较高，有时较小肌层裂伤也会造成穿孔，须时刻注意抽吸肠腔内气体。若穿孔较大，无法进行内镜下处理时，应立即剖腹手术修补，一般不需行肠造瘘，因病人在行电子结肠镜摘除息肉前已做肠道准备。

【术后处理】

1. 留观 1d 至 1 周，息肉摘除较多、较大者应用止血药，适量补液及应用抗生素。

2. 息肉摘除术后半年至 1 年复查 1 次，如无异常以后可适当延长复查时间。

3. 腺瘤性息肉恶变属原位癌者，半年内 1～2 个月复查 1 次，半年至 1 年内 3 个月复查 1 次。如无异常，以后延长复查时间。

【手术并发症、预防与处理】

1. 肠穿孔：一旦发生应立即手术治疗。预防与处理：①在圈套摘除息肉时，要防止圈套丝尖接触息肉旁正常黏膜（图 34 - 10）。并且术者通电与助手收紧圈套器要配合得当，不要因通电时间过长，而收紧圈套器过慢发生肠穿孔，或因收紧圈套器过快，通电不及时，而发生大出血。②电流强度不能过大。③热活检钳摘除小息肉时，应钳夹着息肉顶部，不能将周围的正常黏膜钳夹进去。

2. 息肉残蒂出血：包括术中出血或术后 1 周左右焦痂脱落出血，出血可经电子结肠镜用高频电电凝止血。预防与处理：术中要防止电流强度过小，收紧圈套器过快而出血。术后 1 周内病人不要洗热水盆浴，不要饮酒，不要剧烈活动，不要进大量的纤维素食物，防止焦痂脱落过早出血。

3. 腹膜后气囊肿：应用抗生素，待其逐渐吸收，并注意心肺功能。预防与处理：术中少注气，并防止撕裂肠黏膜。

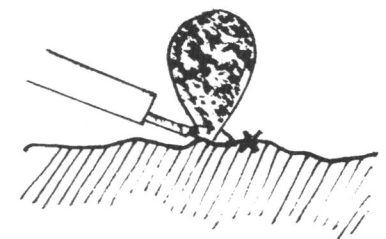

图 34 - 10　圈套丝尖接触息肉旁
正常黏膜（错误）

【手术经验与有关问题讨论】 上海长海医院肛肠外科自 1984 年 10 月至 1996 年 2 月用高频电或激光治疗大肠息肉 2746 例，摘除息肉 7112 枚，其中最大的良性分叶状息肉是 10 cm×9 cm×8 cm，分 118 块摘除，重 137 g（图 34 - 11、图 34 - 12）。该病人随访 8 年健在。一次圈套摘除息肉最多的是 46 枚（图 34 - 13），一次凝除息肉最多的是 70 枚。摘除的这 2746 例中，术后发生中等量出血的有 6 例，少量出血的有 21 例，均经电子结肠镜用高频电止血，无大出血及肠穿孔。电子结肠镜在消化道疾病中的诊断治疗作用优越，故发展迅速，仅我院 2000 年 1 月至 2012 年 12 月完成诊断和治疗性结肠镜病人共 110785 例，其中治疗性肠镜 23985 例，在所有治疗性肠镜病人中，仅 5 例发生肠穿孔。

对多发性息肉病人，一次摘除多少枚息肉合适，目前仍有争议，以往认为一次圈套摘除不能超出 8 枚，凝除不能超出 20 枚，笔者认为对中青年病人，如果息肉有蒂，病人无出血性疾病，术者技术熟练，一次圈套摘除 1.0～2.0 cm 息肉可以多一些。

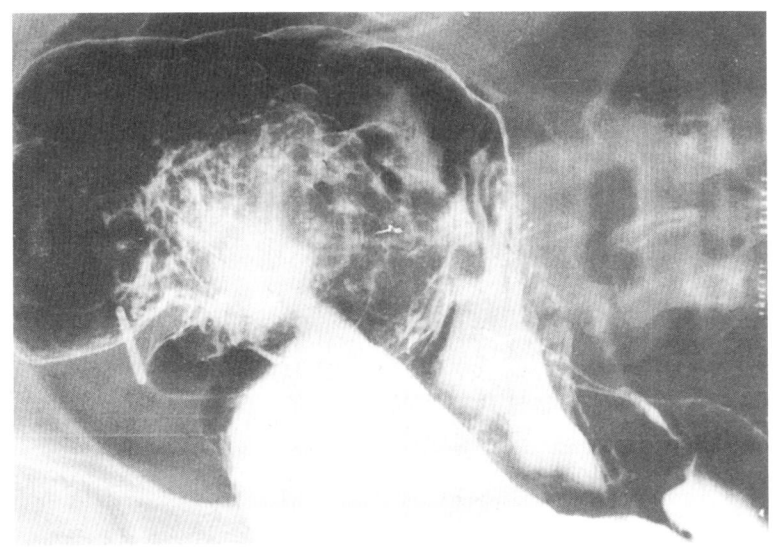

图 34 - 11 巨大息肉在钡灌肠时的图像

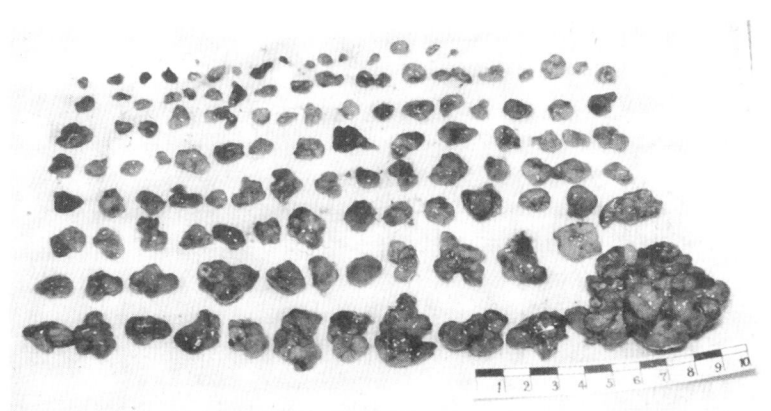

图 34 - 12 巨大息肉分 118 块摘除

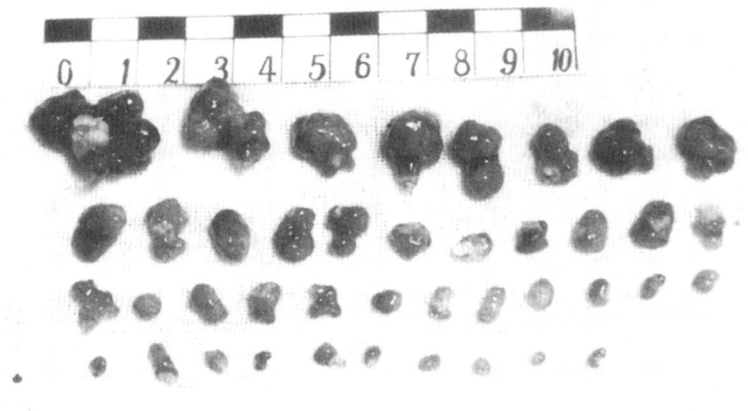

图 34 - 13 一次从大肠摘除 46 枚息肉

三、大肠息肉病的手术治疗（回肠储袋与肛管吻合术）

1826 年 Lisfranc 提出了建立回肠肛管吻合的设想，1885 年 Kraske、1933 年 Nissen 重提此事，但由于条件有限，没获得成功。直到 1947 年 Ravitch、1955 年 Bacon 等又重提上述学者的观点，并进行了动物实验，而后逐渐应用于人。到 1960 年做了 41 例回肛吻合术，其中 54％的效果较满意。1960—1977 年又做了 45 例，效果较满意者占 77％。1977—1981 年又报道 123 例，91％的效果良好。后来开展该项手术的逐渐增多。

一个理想的回肠储袋代替切除的直肠壶腹部，可以改善回肠肛管（回肛）吻合后对粪便节制不佳的功能。1955 年 Valiente 和 Bacon 在动物实验中做了回肠储袋。1969 年 Kock 证实了储袋的作用，并做了回肠储袋的回肠造口术。1978 年 Parks 和 Nicholls 采用了 Kock 的创建，首次做了结、直肠切除 S 型回肠储袋（图 34－14a）与肛管的吻合术。1980 年 Utsunomiya 又做了 J 型回肠储袋（图 34－14b）与肛管吻合术，Fonkalsmd 做了 H 型回肠储袋（图 34－14c）与肛管吻合术。1985 年 Nicholls 和 Pezim 又做了 4 个襻的 W 型回肠储袋（图 34－14d）与肛管吻合术。储袋长约 15.0 cm。

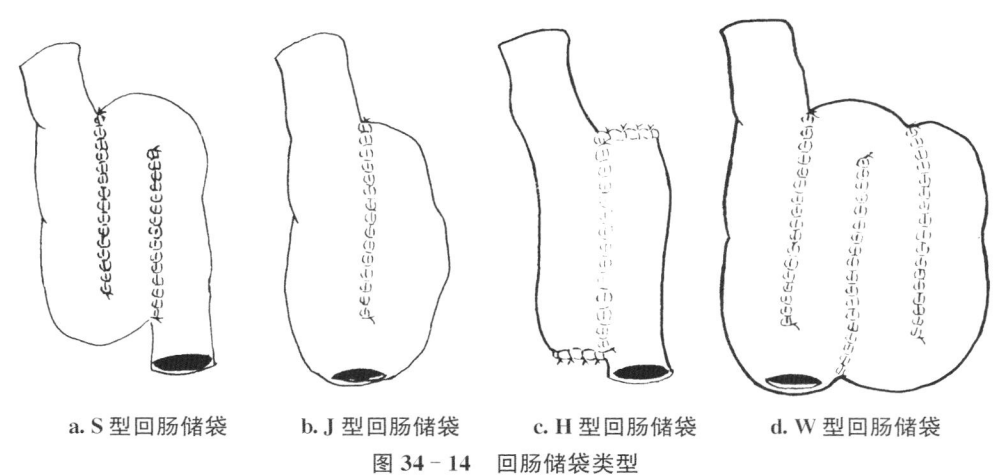

a. S 型回肠储袋　　b. J 型回肠储袋　　c. H 型回肠储袋　　d. W 型回肠储袋

图 34－14　回肠储袋类型

【适应证】

1. 全结肠型的溃疡性结肠炎。

2. 家族性腺瘤性息肉病。

3. 家族性腺瘤性息肉病行全结肠切除，回肠与直肠吻合后，直肠严重息肉。

4. 病人小于 60 岁。

【禁忌证】

1. 肛门括约肌松弛。

2. 有肛瘘，肛旁脓肿。

3. 肛门瘢痕有狭窄。

4. 克罗恩病。

【术前准备】

1. 术前 2 d 半流质饮食，术前 1 d 吃流质、适量补液。

2. 术前 1 d 口服卡那霉素 1.0 g，3 次/d（或庆大霉素 8 万 U，4 次/d）；甲硝唑 0.4 g，3 次/d；维生素 K 48 mg，3 次/d。

3. 术前 1 d 晚 5～7 时口服 50％硫酸镁 70～100 mL，温开水 1500～2000 mL。

4. 术前放置导尿管及胃管。

5. 女性病人术前应做阴道检查，必要时术前 1 d 用 1∶1000 氯己定溶液冲洗阴道。

【麻醉与体位】 全身麻醉。膀胱截石位。

【手术步骤】

（一）用吻合器行回肠储袋与肛管吻合术

1. 麻醉好后放置胃管，然后消毒腹部及会阴部皮肤后，铺无菌巾、放置气囊导尿管，再铺单。取耻骨联合上至剑突下 4.0 cm 的正中切口。切开腹膜后用无菌切口保护圈保护腹壁切口，防止切口污染。探查腹腔，了解肝、胆、胰、脾、胃及小肠和大肠的情况。

2. 手术切除范围（图 34-15、图 34-16）：切除全结肠及直肠近端和直肠远端的黏膜，或切除直肠达齿状线上 1.0～2.0 cm。如息肉或溃疡无癌变，分离结扎肠系膜及血管时应靠近肠管。回肠末端切除 2.0～3.0 cm。

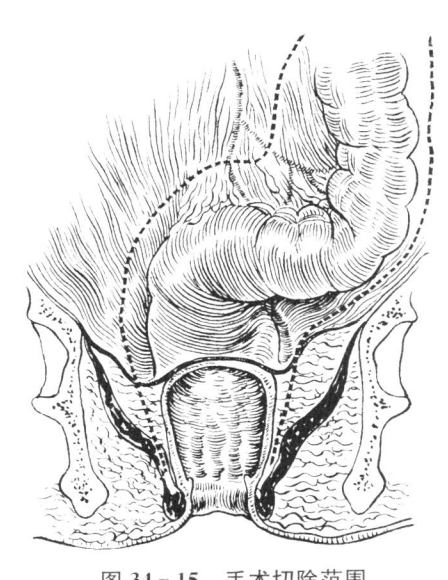

图 34-15　手术切除范围

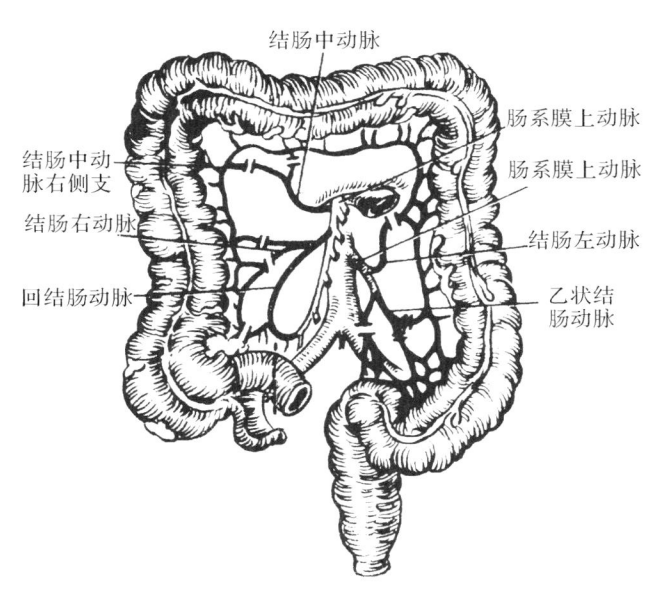

图 34-16　切断、结扎结肠血管部位

3. 将小肠和大网膜推向左侧，用温盐水纱布垫保护好，显露右半结肠系膜，在系膜中部分离、结扎和切断结肠右动、静脉，回结肠动、静脉的结肠支，注意保护回结肠动、静脉的主干，分离结扎结肠动、静脉时，血管近侧断端必须结扎两道，或结扎一道，再缝扎一道（图 34-17）。

4. 将升结肠和盲肠推向内侧，在其外侧缘剪开侧腹膜直达肝曲，并剪断肝结肠韧带，再分离结扎胃结肠韧带（图 34-18）。

5. 剪开降结肠外侧侧腹膜，分离结扎脾结肠韧带游离脾曲。再分离结扎左侧的胃结肠韧带。然后剪开乙状结肠及降结肠系膜，分离结扎血管，血管近断端双重结扎（图 34-19）。亦可用腹腔镜先游离横结肠及肝、脾曲，然后做下腹正中长约 10 cm 的切口切除直肠，并做回肠储袋及肛管吻合。

6. 向上向后提起直肠，用剪刀或剥离子分离直肠前壁，使之与膀胱、输精管、精囊、前列腺后壁分开，分到距齿状线上 1.0～1.5 cm 处（女性病人应将直肠与阴道后壁分开）。如果是保留直肠肌管，以保留 5.0～8.0 cm 为宜，将齿状线以上 5.0～8.0 cm 的直肠黏膜剥除。在分离乙状结肠及直肠时，注意保护输尿管（图 34-20）。

7. 游离直肠后侧：分离乙状结肠系膜后，将乙状结肠提起，在骶前筋膜和直肠固有筋膜间分离，直达尾骨尖的肛提肌水平。分离时应靠近乙状结肠及直肠，避免进入盆壁筋膜的深面，防止损伤骶前静脉丛及盆神经丛（图 34-21）。

8. 距回肠末端 2.0～3.0 cm 切断回肠，在分离结扎回肠系膜时注意保留回结肠动脉的主干，以保证回肠有足够的血供。切断回结肠动脉旁的一分支血管，注意保留其血管弓，以延长小肠系膜，保证吻合口无张力（图 34-22）。

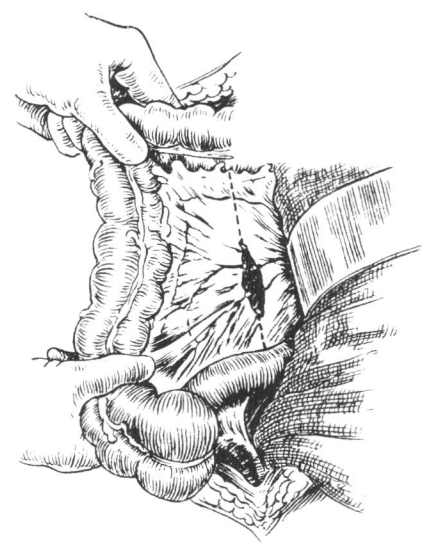

图 34 - 17　显露结肠右侧的血管并分离结扎

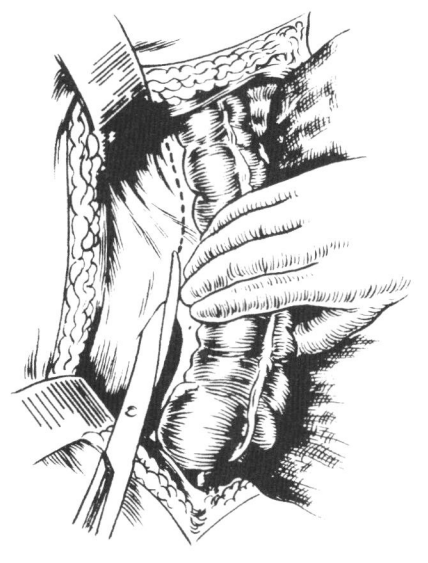

图 34 - 18　剪开升结肠侧腹膜及肝结肠韧带

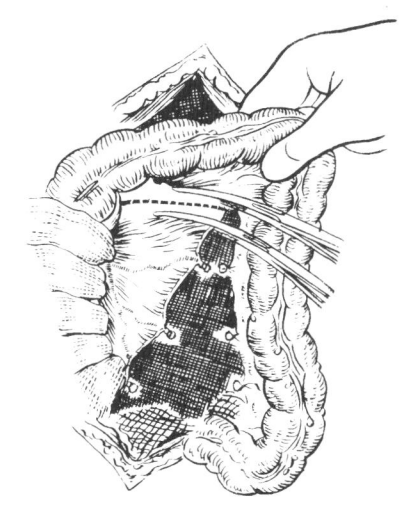

图 34 - 19　剪开乙状结肠及降结肠系膜，
　　　　　　分离双重结扎血管近断端

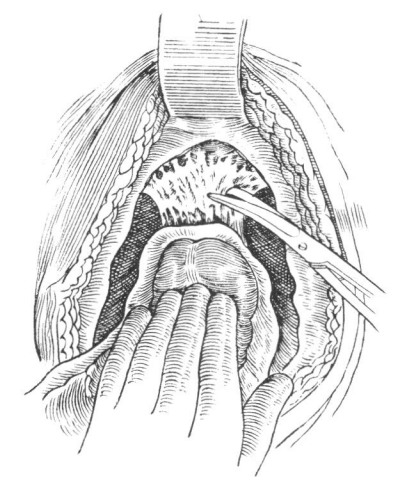

图 34 - 20　分离直肠前壁

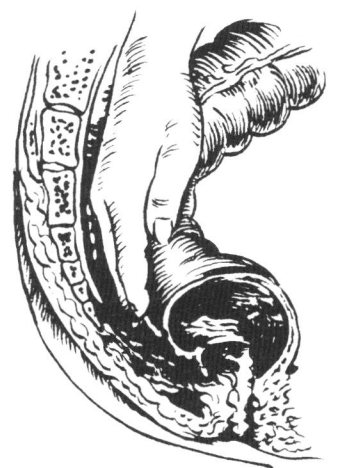

图 34 - 21　分离直肠后壁

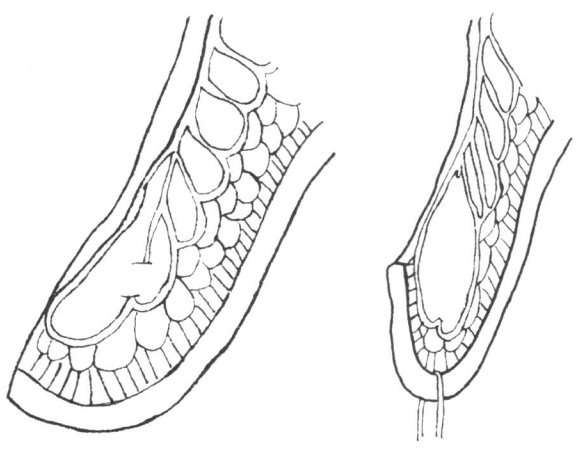

图 34 - 22　切断结扎回结肠动脉旁的一分支血管，延长系膜

9. 小肠残端用闭合器或用徒手缝合关闭。

10. 在肠系膜对侧缘用 2 把 7.5 cm 长的侧侧吻合器吻合做 J 型储袋（图 34 - 23）。

11. J 型储袋用侧侧吻合器吻合的插入方向如图 34 - 25。但储袋也可用徒手缝合做成。以下是徒手做 J 型储袋，用吻合器将储袋与肛管吻合的手术步骤。

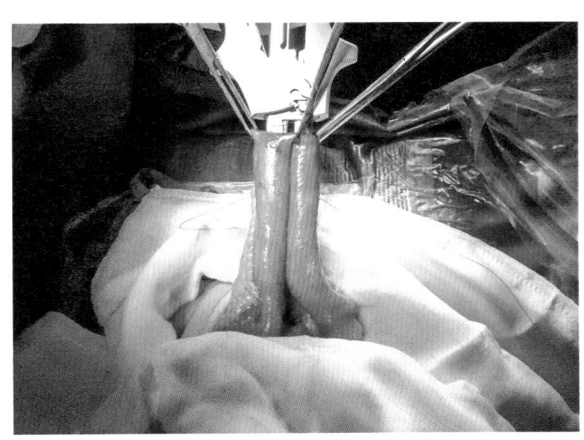
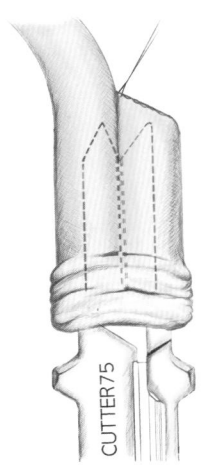

图 34 - 23　用侧侧吻合器吻合储袋　　　　　图 34 - 24　侧侧吻合器吻合储袋吻合器插入方向示意图

12. 回肠残端用闭合器闭合后，剪开肠系膜对侧缘约 15.0 cm，徒手间断全层及浆肌层缝合做 J 型储袋，并准备用管状吻合器行回肠储袋与肛管吻合，置入吻合器头之前，在剪开的储袋顶端缝合 1～2 针（图 34 - 25）。

13. 置入管状吻合器头后，再逐渐缝合储袋（图 34 - 26）。

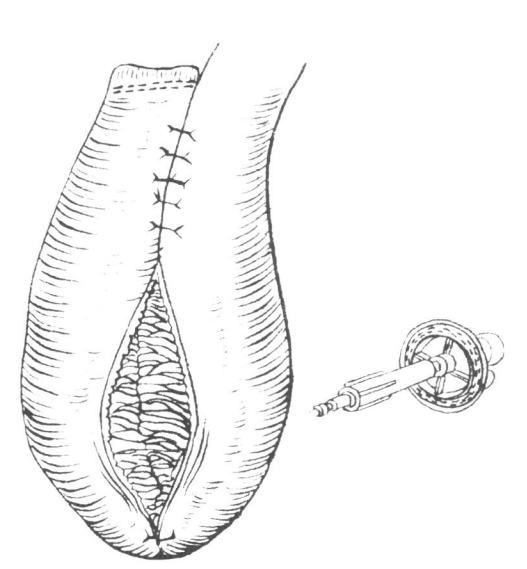
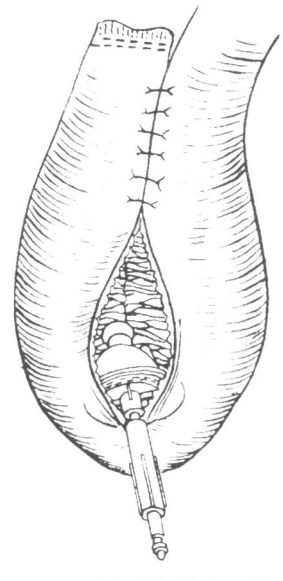

图 34 - 25　用闭合器闭合回肠残端后，徒手缝合储　　　图 34 - 26　置入吻合器头，继续缝合储袋
　　　　　　袋，并准备将吻合器头置入

14. 储袋缝合即将完成（图 34 - 27）。缝合时注意不要将储袋对侧的黏膜缝上，防止储袋内形成膈，术后发生储袋炎。

15. 完成整个 J 型储袋的缝合及吻合器头的置入（图 34 - 28）。

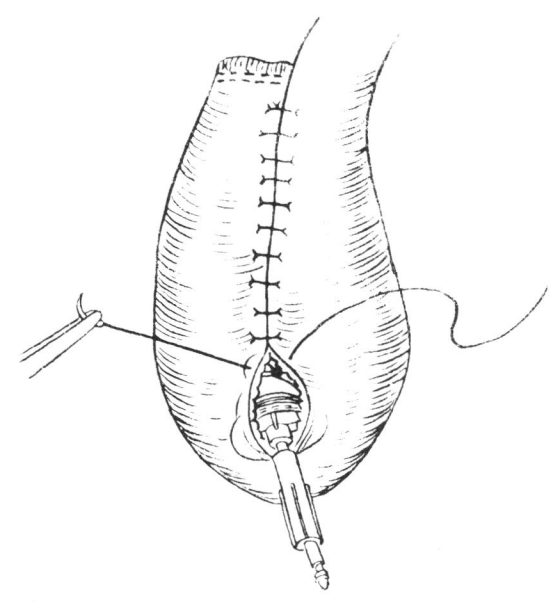

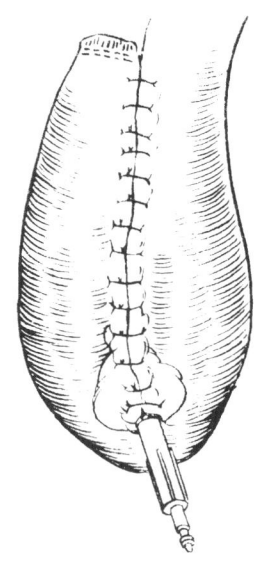

图 34‐27　储袋缝合即将完成　　　　　　　　　图 34‐28　已完成储袋缝合及吻合器头的置入

16. 在齿状线上方 2.0～2.5 cm 处切断直肠，移除标本，然后将直肠远断端从肛门拖出，再继续分离直肠至齿状线上方 0.5～1.0 cm。然后在齿线上方 1.0 cm 处作荷包缝合，吻合器杆从肛门拉出后，收紧直肠荷包缝合线、打结，套入吻合器，准备吻合。近年来多采用闭合器在距齿线上方 1.0 cm 处闭合直肠（图 34‐29），吻合器中心杆经肛门穿过闭合端与回肠储袋吻合，较为快捷。

17. 用吻合器行回肠储袋与肛管吻合术，方法同图 34‐30。

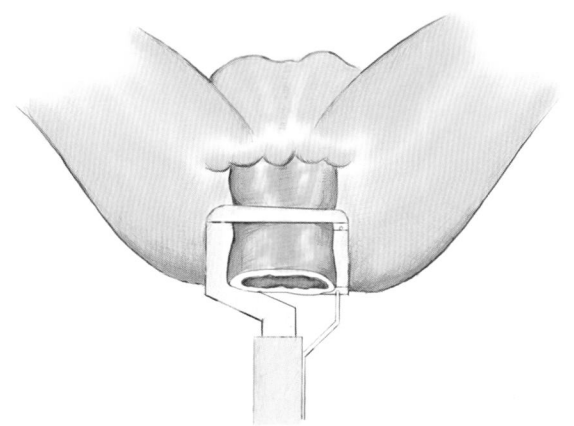

图 34‐29　闭合器闭合直肠

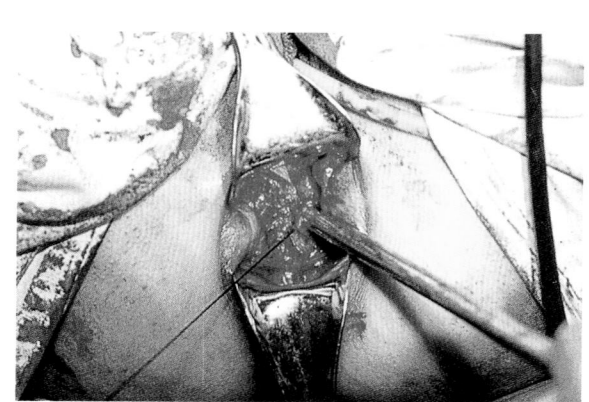

图 34‐30　用国产吻合器行回产肠储袋与肛管吻合术

18. 用吻合器完成吻合，拔出吻合器（图 34‐31～图 34‐33）。

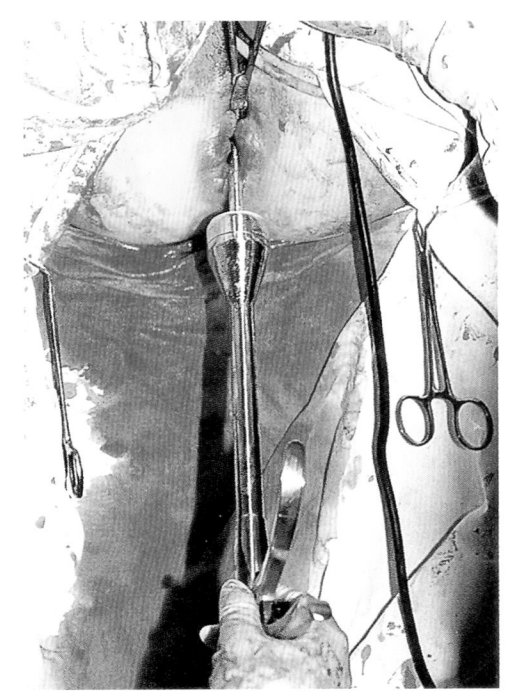

图 34 - 31　用国产吻合器完成吻合

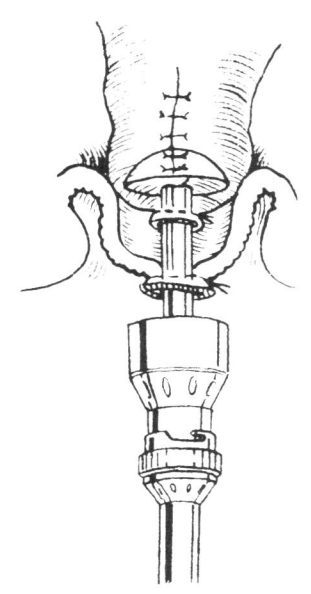

图 34 - 32　直肠拖出肛门外，完成荷包缝合后，准备行吻合

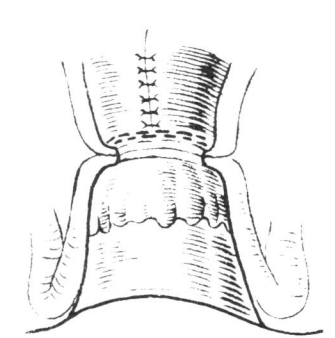

图 34 - 33　完成回肠储袋与肛管的吻合

20. 距回肠储袋与肛管吻合口约 30 cm 处行预防性襻式回肠造口（图 34 - 34）。然后冲洗盆腔，仔细止血。检查无出血，在骶前置 1 双套管引流，双套管的另一端从腹壁另戳孔引出。清点纱布、器械无差错。缝合盆底腹膜重建盆底。关腹，逐层缝合，对皮，包扎。

近年来，随着腹腔镜技术不断的进步，越来越多的中心开展腹腔镜下全大肠切除＋回肠 J 型储袋肛管吻合口术。腹腔镜手术避免了传统开腹手术大切口、出血偏多的缺点，具有术后出血少、恢复快的优势。但腹腔镜手术对术者及团队技术要求高，即术者要有成熟的开腹经验、对各部位解剖的熟悉、熟练的腹腔镜技术和团队的协调配合能力。对于全大肠的游离先后顺序目前尚无定论，笔者习惯从右半、横结肠、左半结肠，最后游离直肠，特别要提出的是，在从腹部切口取出肠管时，要避免小肠扭转，笔者的体会是先取左半结肠后取右半结肠，注意小肠系膜根部的走行。

（二）保留直肠肌管的回肠储袋与肛管吻合术

1. 切除结肠步骤同前，但在切断直肠前，用加有几滴肾上腺素的生理盐水 30 mL（肾上腺素与生理盐水的比例是 1∶5000）从直肠的腹膜反折线处注入到直肠黏膜下层，以利黏膜的剥除。然后在腹膜反折线处环形切开直肠壁的浆肌层逐步向下游离黏膜，游离黏膜时可用电刀，以减少出血。直肠肌管保留长度为 5～8 cm（图 34 - 35）。

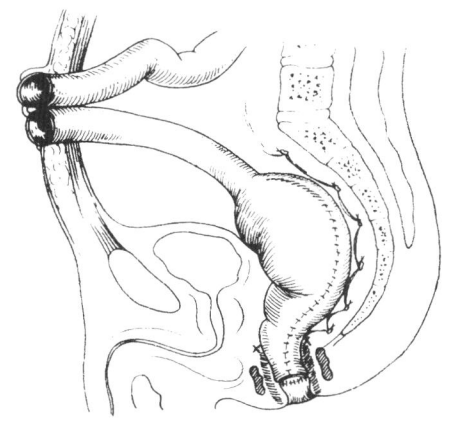

图 34 - 34　襻式回肠造口

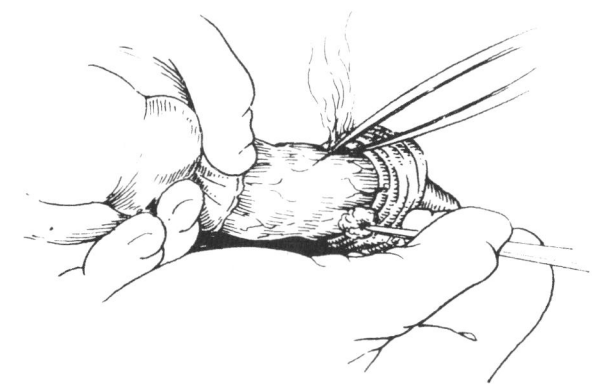

图 34 - 35　腹腔手术组剥离直肠近端黏膜

2. 消毒会阴部及肛门周围皮肤，铺巾、单。扩肛 3～4 指。在齿状线下方用 4 号丝线缝 6～8 针牵引线。并在直肠黏膜下注射含肾上腺素的生理盐水 20～30 mL。

3. 紧靠齿状线环形切开直肠黏膜 1 周（图 34 - 36）。

4. 向上逐渐用电刀剥离直肠黏膜，直至与腹腔手术组剥离的直肠黏膜会师。然后移除标本。反复冲洗肌鞘、仔细止血（图 34 - 37）。

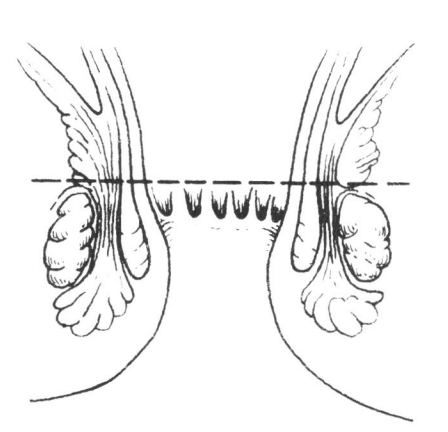

图 34 - 36　紧靠齿线环形切开直肠黏膜的位置

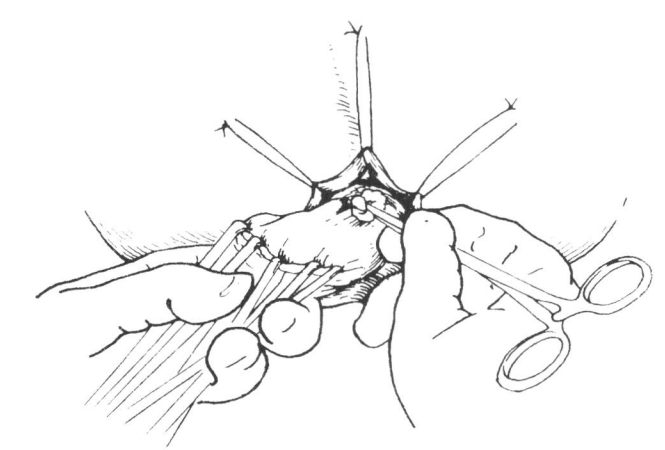

图 34 - 37　向上剥离直肠黏膜

5. 回肠末端储袋的做法同前，在做好的储袋顶端做一小的荷包缝合后，置入气囊导尿管，结扎荷包缝合线，注入 8～10 mL 的生理盐水于导尿管的气囊内。然后将导尿管从直肠肌管穿出肛门，把储袋从直肠肌管拖到肛门口。储袋的顶端应拖出肛门切口外 1.5～2.0 cm（图 34 - 38）。

6. 紧围绕导尿管的荷包缝合处做切口，与肛管切口作对端吻合，全层缝合。然后移除导尿管，逐针缝合吻合。缝合 1 周共 25～30 针。在肌鞘的两侧各置一半橡皮管引流从肛门切口引出。该引流片 24～48 h 拔除。如止血好，也可不放置引流（图 34 - 39）。

7. 腹腔手术组将直肠肌鞘与储袋的浆肌层缝合固定 1 周。然后行回肠造瘘，方法同前。冲洗盆腔，仔细止血，在骶前置双套管引流，引流管的另一端从腹壁另切口引出。缝合盆底腹膜，重建盆底，关腹。

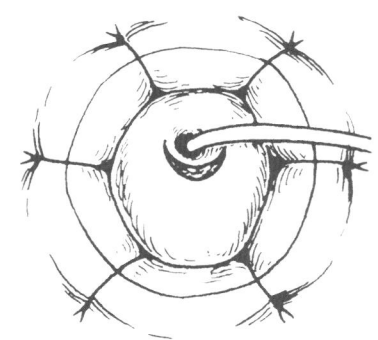

图 34 - 38　储袋内置好导尿管后从直肠肛管拖出肛门外

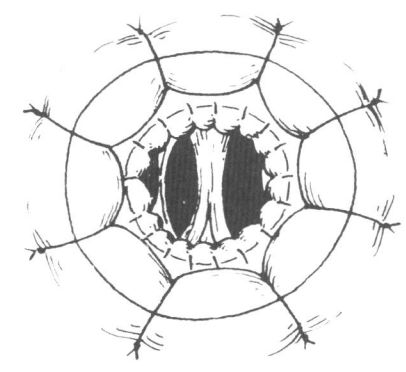

图 34 - 39　回肠储袋与肛管吻合完毕

笔者认为采用腹腔镜辅助全大肠切除、回肠储袋经直肠肌管与肛管行对端吻合术治疗家族性腺瘤性息肉病病人，取得了满意效果，相比开腹手术，不仅手术创伤小，而且减少了可能发生的盆底肌肉和肛门括约肌损伤，更好地保留病人控排便功能。

【特殊情况下的手术处理】 如果回肠系膜短不能做 J 型储袋者，可做 S 型储袋，以减少吻合口张力。

【术后处理】

1. 持续胃肠减压 3～4 d。

2. 留置导尿 5～7 d。

3. 补液和维持水、电解质平衡。可给予营养治疗 1 周，以利吻合口愈合，减少并发症。

4. 骶前双套管引流持续负压吸引 7～8 d，如有吻合口漏应延长引流时间。

5. 适当应用抗生素 1～2 d。

6. 术后 2～3 个月，经钡灌肠及电子结肠镜检查无吻合口漏者，行回肠造口还纳术。

【术后并发症、预防与处理】

1. 吻合口漏：是该手术的一个严重并发症。为了防止吻合口漏，对病人应作好围手术期的处理，术中要防止污染，缝合要得当、可靠，吻合口不要有张力，血循环要好。

2. 储袋炎：以 S 型储袋炎发生率高，其次为 H 型及 W 型，而 J 型储袋排空好，发生储袋炎的少。如有严重储袋炎者，经保守治疗无效，可手术切除储袋，行回肠造口。

3. 泌尿生殖功能障碍：术中注意勿损伤上腹下神经丛、双侧腹下神经、血管神经束和盆神经丛。

【手术经验与有关问题讨论】 目前认为保留齿状线以上 1.0～1.5 cm，术后不会产生息肉复发，因为该部位是柱状上皮和立方上皮均存在的过渡黏膜。加之手术在此吻合，术后该区域黏膜产生瘢痕化，故不会有息肉发生。有作者随访了该类手术后的病人 10 余年，而没发现有息肉发生及癌变者。但有的作者认为该区域仍可能发生息肉。笔者认为如保留的齿线上不到 1.0 cm 的过渡黏膜发生息肉，用高频电或微波清除也是容易的。

四、经肛门行直肠下端息肉摘除术

【适应证】

1. 有蒂息肉能脱出肛门外者。

2. 直肠下端息肉虽不能脱出肛门外，但麻醉肛门松弛后可用手指或组织钳将息肉拉至肛门缘者（图 34 - 40）。

【术前准备】 术前 1 d 半流质饮食。卡那霉素 1.0 g，4 次/d；甲硝唑 0.4 g，3 次/d；术前 24 h 口服 50%硫酸镁 70～80 mL，5%温开水 1500～2000 mL。必要时应用温盐水清洁灌肠。

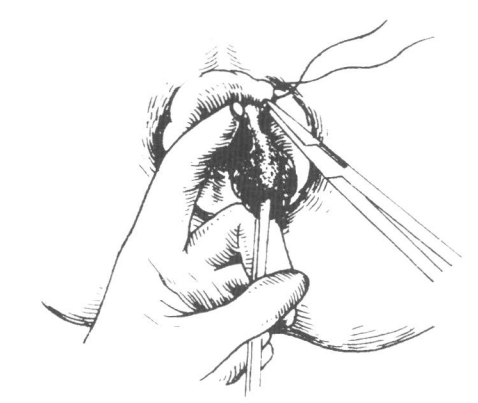

图 34 - 40　将直肠远端息肉拖出肛门切除

【麻醉与体位】 如息肉能脱出肛门，可不用麻醉。如不能脱出肛门可用鞍麻或骶麻。用截石位或下肢低、头低臀部高的俯卧位。

【手术步骤】

1. 扩肛。

2. 用手指将息肉勾出肛门外，或用组织钳夹住息肉牵至肛门外或肛缘。

3. 用血管钳钳住息肉蒂部或基底部，用 7 号丝线结扎，然后在结扎的远端再用 4 号丝线贯穿缝扎（图 36－40）。切除息肉。

4. 在直肠内放一油纱条从肛门引出，包扎。

【术后处理】 术后一周内，便后用 1∶5000 高锰酸钾液坐浴，痔疮栓 1 枚塞肛，1～2 次/d。必要时口服甲硝唑 0.2 g，3 次/d。

〔孟荣贵　楼　征〕

参考文献

［1］ 孟荣贵，于恩达，屠岳，等. 大、小肠息肉及肿物的腔内治疗［J］. 中国肿瘤临床，1996，23（30）：163.

［2］ 孟荣贵，喻德洪，屠岳. Peutz-Jegher 综合征肠道息肉治疗方法的改进［J］. 中华外科杂志，1992，30（3）：131.

［3］ 楼征，刘鹏，隋金珂，等. 纳米炭染色在 T_1 期结肠直肠癌补救性手术中的应用［J］. 外科理论与实践，2018，23（5）：77－79.

［4］ 张卫，郝立强，王锡山. 腹腔镜结直肠手术学［M］. 上海：上海科学技术出版社，2018.

［5］ 张卫，姚琪远，楼征. 肠造口手术治疗学［M］. 上海：上海科学技术出版社，2019.

［6］ Utsunomiya J，Yamamura Y，Kusonoki M，et al. The Current Technique of Ileoanal Anastomosis［J］. Dis Surg，1988，5：207－214.

［7］ Johnston D，Williams N，Neal D，et al. The Value of preserving colitis and polyposis：A review of 22 mucosal proctectomies［J］. Br J Surg，1981，68：874.

［8］ Parks A，Nicholls R，Belliveaup. Proctocolectomy with ileal reservoir and anal anastomosis［J］. Br J Surg，1980，67：533.

［9］ Hampton J. Rectal Mucosal stripping：A technique for preservation of the rectum after total colectomy for chronic ulcerative colitis［J］. Dis Colon Rectum，1976，19：133.

［10］ Connell P，Pemberton J，Kelly K. Motor function of the ileal J-pouch and its relation to clinical outcome after ilial pouch-anal anastomosis［J］. World J Surg，1987，1：753.

第三十五章　慢传输型便秘手术治疗

Operation for Slow Transit Constipation

慢性便秘是一种排便困难、排便不尽或排便次数减少的临床症候群。在外科领域为了确定手术方式通常将慢性便秘分为 3 类：慢传输型便秘，出口梗阻型便秘以及二者兼有的混合型便秘。其中结肠慢传输型便秘（slow transit constipation，STC）是慢性便秘的一种常见类型，病人临床表现为大便次数减少、便意降低或消失、粪便干硬等，部分病人伴有腹痛，多依靠泻剂辅助排便，X 线影像学表现为结肠传输时间延长。

【流行病学与发病机制】据统计，慢性便秘在西方人群中发病概率为 2%～28%，在东方人群中发病概率为 11.6%～14.3%。其中 13%～37%慢性便秘病人属于 STC。

STC 发病原因至今不明，目前已有的研究提示可能参与 STC 的发病机制包括：①肠道神经元以及肠道起搏细胞（interstitial cells of cajal，ICC）减少甚至缺失，例如肠道组织慢性炎症导致肠道神经元以及 ICC 减少；②肠道菌群失衡，例如厚壁细菌及拟杆菌增多，引起肠道内短链脂肪酸以及胆盐含量改变，导致肠道 5-羟色胺（5-hydroxytryptamine，5-HT）水平异常；③肠道组织离子通道或者受体蛋白表达改变，例如电压门控 Na^+ 通道蛋白表达水平异常，引发肠道平滑肌收缩能力减弱；④脑肠轴功能改变，例如各种神经递质，中枢神经系统，肠道神经系统等脑肠轴组成部分发生异常都有可能影响脑肠轴正常功能。以上机制都有可能通过影响肠道运动能力，参与 STC 发病机制。

【分类】根据术前影像学以及功能学检查，将 STC 分为 4 型：

1. 部分结肠 STC：部分结肠运行异常缓慢，其余部分结肠运行正常。

2. 全结肠 STC：全结肠运行异常缓慢。

3. 全肠道 STC：全小肠以及全结肠运行异常缓慢。

4. 混合型便秘以 STC 为主型：STC 合并出口梗阻型便秘，症状以 STC 为主。

【生理与病理】

结肠的生理功能主要有 3 种：消化、吸收、运动及传输。

1. 结肠消化能力来源于定植于结肠微生物与宿主共生体。肠道定植正常菌群作用底物主要为非消化淀粉以及非淀粉多糖，但是多肽类以及吸收不全蛋白质同样能够被结肠微生物利用。

2. 吸收作用以右半结肠为主，其复杂核心功能是对水分、少量的糖和其他水溶性物质、电解质尤其是钠的吸收，但不吸收蛋白质和脂肪。结肠黏膜有大量的杯状细胞分泌黏液，使黏膜滑润，以利于粪便的推动。

3. 结肠平滑肌由肌源性神经以及内脏神经共同支配，其中肌源性神经主要来自结肠 ICC 细胞，作为结肠实际的起搏点细胞，结肠 ICC 细胞决定慢波发生。参与调节结肠平滑肌外源性神经主要包括 4 种内脏神经，其中有胆碱能和非胆碱能兴奋性神经，肾上腺素和非肾上腺素能抑制性神经，目前对于参与结肠运动的神经起作用机制尚未完全明确。

4. 结肠运动及传输分为 3 类：

（1）节段运动：典型的结肠节段运动振幅小，每分钟 3～8 次。但各肠段内容物的运动速度不一。如钡餐后钡剂在 4 h 后达肝曲，6 h 到达脾曲，24 h 完全排出。

（2）团块蠕动：是结肠内容物的主要传递方式，大多发生于餐后即刻，结肠蠕动活跃时，30～45 cm 一段结肠的袋形消失，变成狭窄状，持续 2～3 s，肠内容已被传送至收缩段的远端，然后再恢复原状。此阶段是节段性、长程以及巨大移行收缩的整体作用，经过逐段结肠的团段蠕动，肠腔内粪便最终排至直肠。

（3）逆蠕动：有人用少量钡剂灌肠证实，钡剂在 2～3 h 后可逆流至脾曲，甚至达升结肠。这一现象为治疗性灌肠提供了依据。右半结肠具有特殊的环形收缩逆蠕动形式，可以阻止肠内容物推进，更为彻底混合肠内容物，促进结肠内定植微生物代谢和物质吸收。

STC 结肠病理表现如下。①大体观：相对于正常结肠（图 35 - 1a），STC 病变结肠（图 35 - 1c）蠕动功能差，肠壁相对正常结肠管壁薄、苍白、张力差，病变部位结肠带及结肠袋不明显或者缺乏，病变部位肠管不同程度塌陷或扩张；②镜下观：正常结肠组织（图 35 - 1b），STC 病变组织（图 35 - 1d）肌层变薄，肠道组织神经节、神经元细胞，ICC 细胞减少甚至消失。

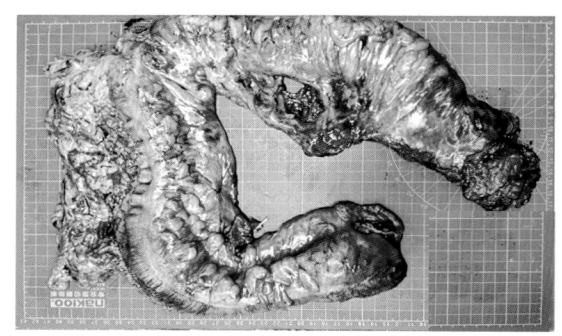

a. 正常结肠

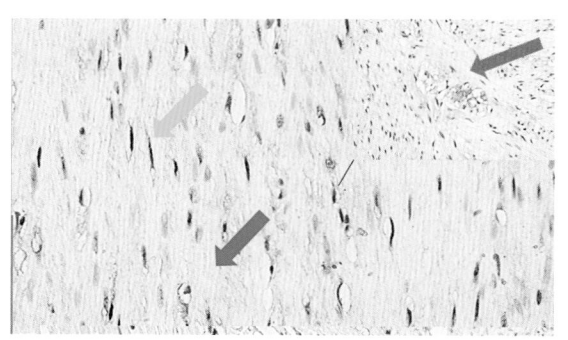

b. 正常结肠（镜下）

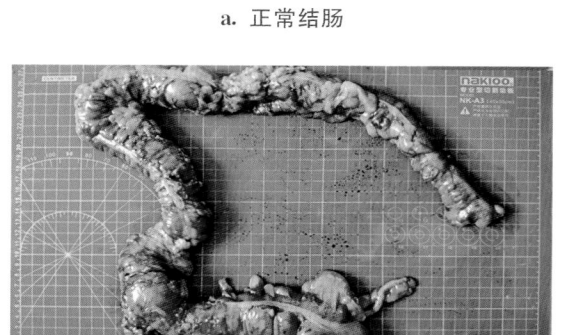

c. STC 结肠：STC 病变结肠蠕动功能差，肠壁相对正常结肠管壁薄、苍白、张力差，病变部位结肠带及结肠袋不明显或者缺乏

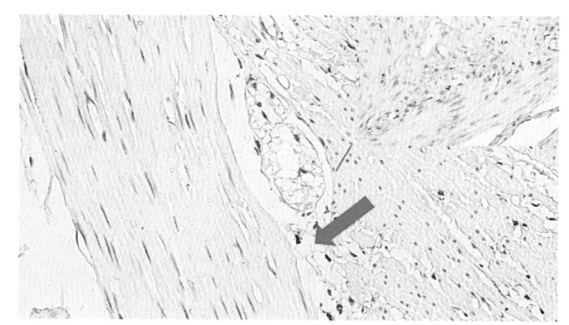

d. STC 结肠（镜下）：STC 病变结肠组织肌层变薄，肠道组织神经节、神经元细胞，ICC 细胞减少甚至消失（结肠组织肌层：蓝色箭头，肠道组织神经节、神经元细胞：红色箭头，ICC 细胞：黄色箭头）

图 35 - 1　STC 结肠与正常结肠大体标本及病理学特征对比

【解剖】成人结肠平均长 150 cm（120～200 cm），约为小肠的 1/4。结肠容积可因扩张而显著增加，外观有 4 个特征，易与小肠鉴别。①结肠带：是结肠壁纵肌层集聚而成的 3 条纵带，自盲肠端至乙状结肠直肠交界处。②结肠袋：因结肠带较短而结肠较长，引起肠壁皱缩成囊状。③脂肪垂（肠脂垂）：是结肠的脏层腹膜下脂肪组织集聚而成，沿结肠带分布最多，在近端结肠较扁平，在乙状结肠则多呈带囊状。④肠腔较大，肠壁较薄。

结肠包括盲肠、升结肠、横结肠及乙状结肠。其直径在盲肠最大，约 7.5 cm，以后逐渐变细，至乙状结肠为 2.5 cm，至直肠下段又扩大呈壶腹状。

1. 盲肠：长度和宽度均为 6～8 cm，囊状结构，是全结肠最薄、位置最浅的部分。一般位于右髂窝，直接附着在髂腰肌，活动度小，偶见于肝下或盆腔内，形成游离盲肠。回肠进入盲肠的开口处，称回盲瓣，由回肠的黏膜、黏膜下层及环形肌凸入结肠腔内形成回盲肠括约肌，其作用为调节回肠排空，而不是阻止结肠内容物反流到回肠。

2. 升结肠：从回盲肠交界水平延伸到右结肠动脉或者结肠肝曲，长约 15 cm，后壁无腹膜覆盖，直接沿着腰大肌平面延伸，故该处外伤穿孔可致腹膜后的严重感染。升结肠系膜与后壁腹膜相贴而融合成 Toldt 筋膜，该处无血管走行，在升结肠处手术时，沿此筋膜层分离，可不发生出血。升结肠的内侧与肾结肠韧带相连，位于右肾上极腹侧、十二指肠降部之上形成结肠肝曲，同时内后方有输尿管及精索血管通过，术中分离存在损伤十二指肠可能。

3. 横结肠：位于结肠肝曲与脾曲之间，为结肠最长部分（约 45 cm），结肠肝曲以及脾曲之间横结肠完全由腹膜覆盖，是结肠最活动的部分。其前上方与大网膜融合，游离横结肠进入小网膜囊之前需要切开此处大网膜组织。结肠脾曲通过膈结肠韧带与膈肌相连，游离脾曲容易牵拉撕裂脾脏造成难以处理的脾脏出血，因此又称"罪恶韧带"，手术过程需要注意避免损伤。

4. 降结肠：自结肠脾曲至骨盆入口处长约 25 cm，类似升结肠后面亦无腹膜覆盖，降结肠系膜与后壁腹膜相贴而融合成 Toldt 筋膜。

5. 乙状结肠：长短以及外形差异很大，平均为 38 cm(15～50 cm)。乙状结肠活动度较好，特别是系膜根部较窄病人，易发生乙状结肠扭转。乙状结肠完全被腹膜覆盖，其系膜附着于盆腔，其后方有生殖血管以及输尿管通过，在第三骶骨平面与直肠相连。

6. 结肠的血液供应：结肠血供来自于肠系膜上动脉以及肠系膜下动脉。肠系膜下动脉供应盲肠、升结肠以及横结肠近端 2/3，其余结肠由肠系膜下动脉供血。其中右半结肠的血液供应来自肠系膜上动脉分出的结肠中动脉右侧支、结肠右动脉和回结肠动脉。横结肠血液供应来自肠系膜上动脉的结肠中动脉。左半结肠血液供应来自肠系膜下动脉分出的结肠左动脉和乙状结肠动脉。

两条动脉之间存在沿着结肠肠系膜形成边缘动脉弓，即为边缘动脉和终末动脉。其中需要注意的是肠系膜下动脉最高分支，左结肠动脉分出升支上达脾曲形成 Riolan 血管弓，此血管弓在部分病例存在缺失，如不保留左结肠血管可能造成术后吻合口缺血。

结肠静脉的分布大致与动脉相同，肠系膜上静脉与动脉伴行，注入门静脉；肠系膜下静脉沿脊柱左侧上行注入脾静脉。

【适应证】

1. 病人有长期便秘史，便秘症状 3 年以上，症状严重，大便次数每周＜2 次，无便意，伴腹胀，需靠泻药维持排便或泻药无法维持排便者，经过系统内科治疗无明显好转，明显影响生活质量及工作。

2. 有确切结肠运输无力的证据，结肠传输实验提示结肠传输功能障碍，无严重胃小肠传输功能障碍。

3. 结肠镜排除结直肠器质性病变。

4. 排粪造影证实无出口梗阻以及盆底功能失调症状或者病史，对于混合型便秘病人，症状、体征以及检查提示为慢传输症状为主者。

5. 肛管直肠测压证实肛管直肠功能无减弱，没有肛门失禁风险，必要时行经肛超声评估肛门括约肌形态功能。

6. 无重度的抑郁等精神症状者。

【禁忌证】

1. 临床上有明显的焦虑、抑郁及其他精神异常者。

2. 并存肠道应激综合征等。

【术前准备】术前 1 周进少渣饮食，术前 3 d 开始进无渣饮食，例如能全素粉，以减少肠道粪便堆积。术前 1 d 分别于 14：00、17：00 口服泻剂每一袋半复方聚乙二醇加温开水 1500 mL 混合后，在 1 小时内服用以清洁肠道。并行常规腹部及会阴部备皮。

【麻醉与体位】

1. 连续硬膜外阻滞或全身麻醉气管内插管。如需用吻合器自肛门插入作吻合，则需用截石位，头部略低，如用手法缝合，可用头低足高仰卧位。其中开腹结肠次全切除，盲直逆蠕动吻合可取平卧位，吻合器自升结肠残端置入，钉毡放置直肠残端直接端端吻合。

　　2. 手术体位应根据手术方式为开腹手术或者腹腔镜手术确定。开腹手术取截石位（图 35 - 2a），腹腔镜手术病人取人字位（图 35 - 2b），使用截石位腿架，两侧髋关节微屈，双下肢高度低于腹部，同时内收两侧下肢体。开腹手术过程中无需调整病人体位，腹腔镜手术应根据操作部位调整病人整体位置，游离左半结肠时，监视器位于足侧放置，选取头低足高，右低左高位。游离脾曲，调整监视器调整至头侧，头高足低，右低左高位。游离右半结肠以及肝区，监视器方向自足侧调整至头侧，选取头低足高，左低右高位。术中应用上述体位改变能够将小肠移向相应低位，利于手术视野暴露。

【手术方式】

（一）手术切口

　　1. 开放手术切口（图 35 - 2c）：取腹正中绕脐切口长约 15 cm，下至耻骨联合上方，上至脐上 5 cm。

　　2. 腹腔镜手术穿刺孔位置（图 35 - 2d）：多采用五孔法，脐上放置 10 mm 穿刺器作为观察孔置入监视器，右下腹麦氏点置入 12 mm 穿刺器作为主刀第一操作孔游离乙状结肠，左半结肠以及脾曲使用，右侧锁骨中线平脐置入 5 mm 穿刺器作为副操作孔，左下腹反麦氏点置入 5 mm 穿刺器作为副操作孔，右侧锁骨中线平脐置入 5 mm 穿刺器作为主刀第二操作孔游离右半结肠，肝区以及剩余横结肠使用。

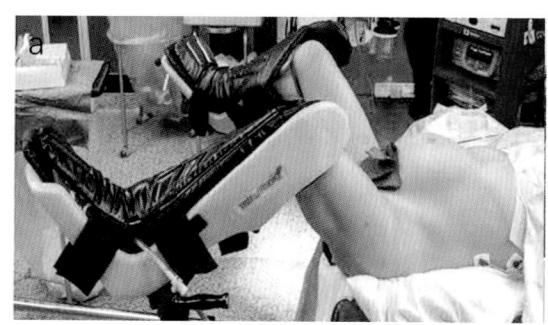

a. 开腹手术取截石位

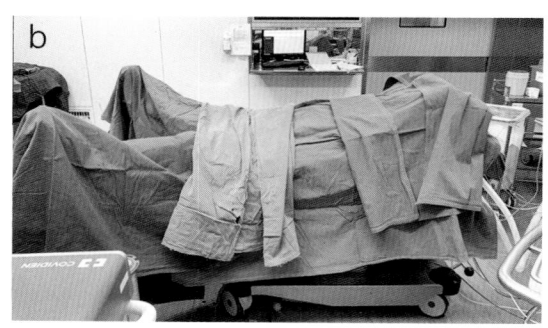

b. 腹腔镜手术人字位

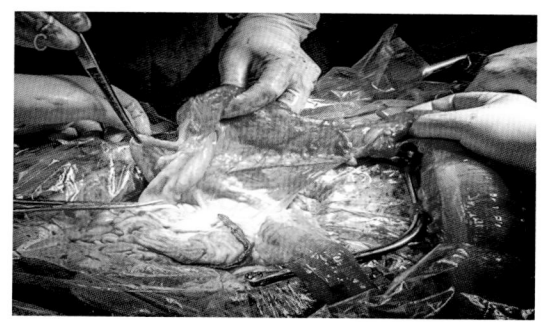

c. 开放手术切口

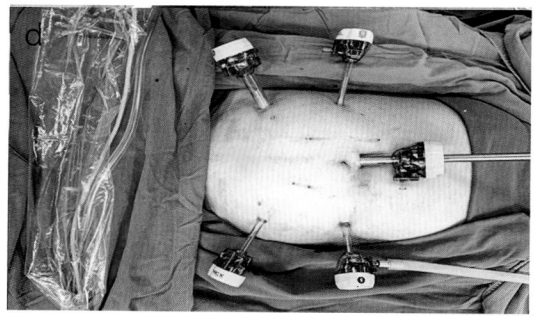

d. 腹腔镜手术穿刺孔位置

图 35 - 2　开放手术及腹腔手术治疗 STC 体位及切口（穿刺孔）

（二）结肠游离

　　1. 全结肠切除：

　　（1）游离顺序：乙状结肠→左半结肠→脾曲→横结肠→肝曲→右半结肠。

　　（2）游离乙状结肠以及左半结肠（图 35 - 3）：因为便秘是良性疾病，因此无需进行血管高位结扎离断，也不需要切除大网膜以及清扫淋巴结。直肠上段自乙状结肠、降结肠外侧结肠旁沟上下锐性剪开侧腹膜，进入 Toldt 间隙，上至脾下极，下至髂窝区，使肠管外侧处于游离状态即可，内侧用超声刀或者 Ligasure 靠近肠管游离，上至脾曲，下至直肠与乙肠交界处。

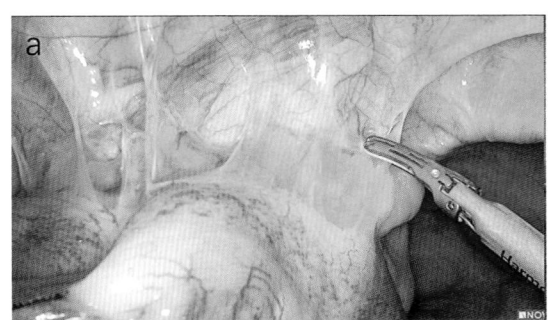

a. 侧方切开乙状结肠系膜与侧腹膜"黄白交界"

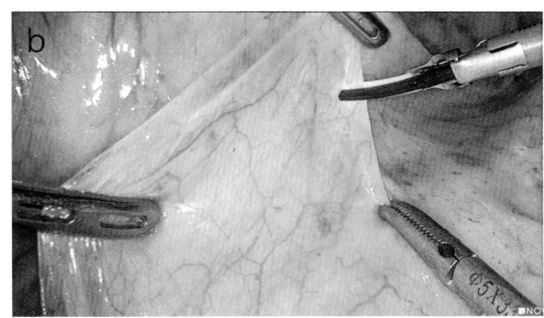

b. 直肠与乙状结肠交界处右侧系膜根部切开后腹膜

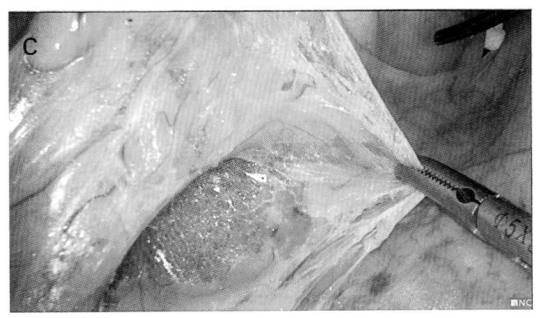

c. 进入 Toldt 间隙

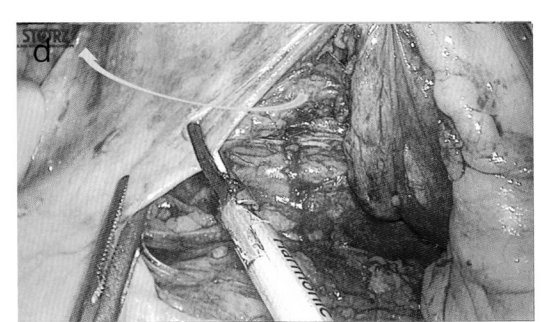

d. 超声刀或者 Ligasure 靠近肠管游离至脾曲

图 35 - 3　游离乙状结肠以及左半结肠

（3）游离脾曲（图 35 - 4）：根据脾曲位置高低以及脾结肠韧带显露难易程度分为 3 种方式：①脾曲位置较低，显露较为容易，外侧入路切开侧腹膜游离直至结肠脾曲，显露脾结肠韧带（图 35 - 4a）；②脾曲位置较高，从脾曲结肠后方内侧入路进行游离，直至显露脾结肠韧带，及脾曲结肠左侧与侧腹膜结合处（图 35 - 4b）；③脾曲位置高，难以显露脾结肠韧带，可以分别从脾曲结肠左侧腹膜游离（外侧入路），脾结肠后方游离（内侧入路），横结肠左侧胃结肠韧带切开（头侧入路）以及大网膜与脾曲附着点切开，逐步显露脾结肠韧带，最终离断脾结肠韧带，完成结肠脾曲游离（图 35 - 4c、图 35 - 4d）。

（4）游离横结肠（图 35 - 5）：提起胃结肠韧带，靠近大网膜与横结肠附着点离断胃结肠韧带。靠近横结肠血管边缘弓分离、结扎、切断结肠中动脉左右分支。左侧至结肠脾曲，右侧至结肠肝区。

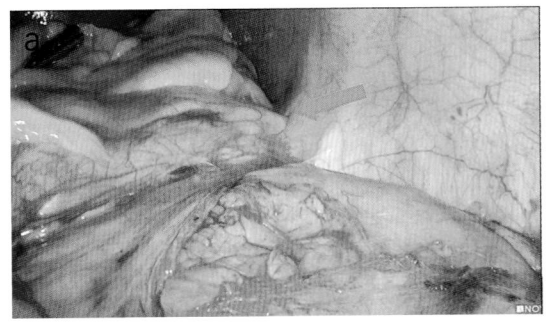

a. 脾曲位置较低，外侧入路切开侧腹膜游离直至结肠脾曲，显露脾结肠韧带（蓝色箭头）

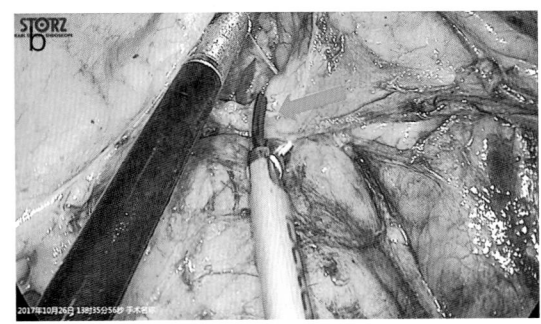

b. 脾曲位置较高，从脾曲结肠后方内侧入路进行游离，直至显露脾结肠韧带（蓝色箭头）

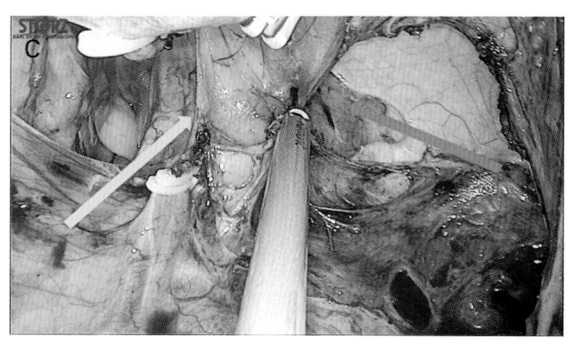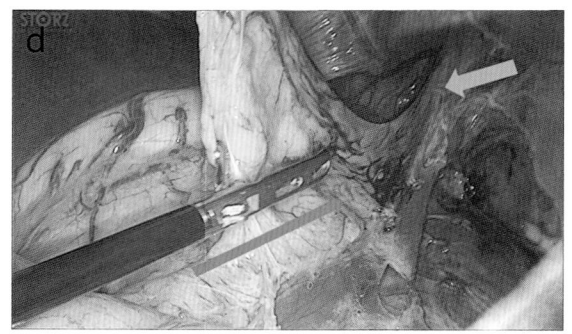

c、d. 脾曲位置高，分别从脾曲结肠左侧腹膜游离（外侧入路，c，红色箭头），脾结肠后方游离（内侧入路，c，
　　　黄色箭头），横结肠左侧胃结肠韧带切开（头侧入路，d，红色箭头）以及大网膜与脾曲附着点切开，逐步
　　　显露脾结肠韧带（d，蓝色箭头）

图 35 - 4　游离脾曲

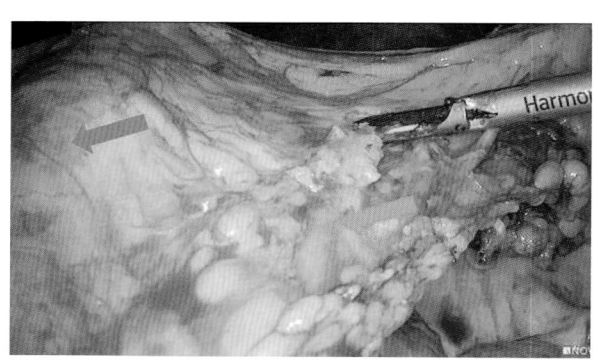

靠近结肠离断胃结肠韧带或靠近结肠血管边缘弓分离、结扎、切断（红色箭头横结肠，蓝色箭头边缘弓）

图 35 - 5　游离横结肠

　　（5）游离肝区及右半结肠（图 35 - 6）：主刀和第一助手分别提起胃壁和横结肠，在幽门下沿胃横
结肠系膜间隙游离（图 35 - 6a），此间隙为无血管区，离断肝结肠韧带，显露结肠肝曲，注意保护深层
十二指肠降部（图 35 - 6b）。沿右结肠旁沟上下剪开升结肠外侧腹膜（图 35 - 6c），上至肝区，下至盲
肠下级，向后进入 Toldt 间隙并拓展（图 35 - 6d），注意保护右侧输尿管以及生殖血管。系膜缘游离应
尽可能靠近肠管，依次离断结肠肝区，升结肠，盲肠以及末端回肠系膜。

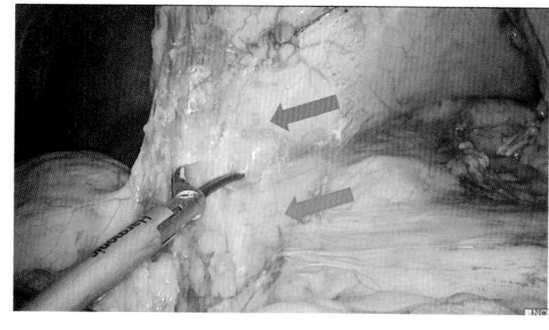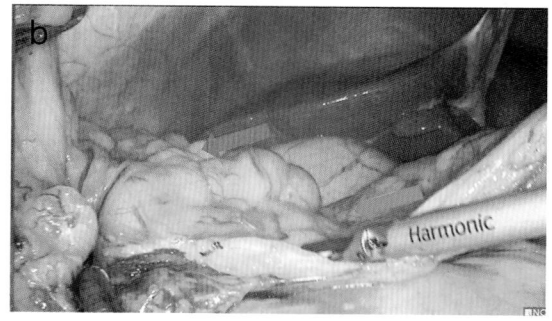

a. 沿胃系膜（红色箭头）与横结肠系膜（蓝色　　　**b.** 显露结肠肝曲（红色箭头）及十二指肠（蓝
　　箭头）间隙游离　　　　　　　　　　　　　　　　色箭头）

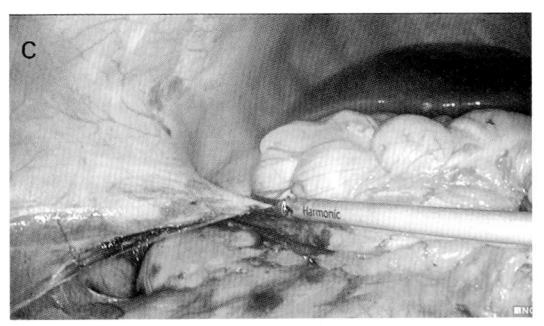

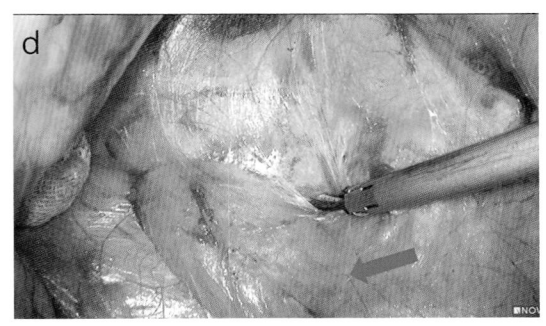

c. 切开升结肠右侧腹膜，盲肠及末端回肠后侧　　　　　d. 扩展右侧 Toldt 间隙（蓝色箭头，十二指肠）
腹膜

图 35 - 6　游离肝区及右半结肠

结肠肝曲与十二指肠、肝脏、胆囊、大网膜粘连严重时，可分别自横结肠向肝曲游离，盲肠、升结肠自下而上游离肝曲结肠后方直至显露肝结肠韧带，将肝脏周围脏器与结肠肝曲分离，最后离断肝结肠韧带，全部结肠游离完毕。

2. 保留回盲部的结肠次全切除

（1）按照结肠全切除方式游离至肝曲后，将回结肠血管游离至根部，保留回结肠血管（图 35 - 7a）。

（2）自末端回肠回盲部向上游离至显露十二指肠水平部（图 35 - 7b）。

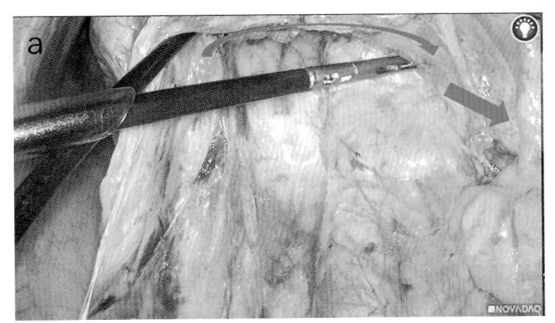

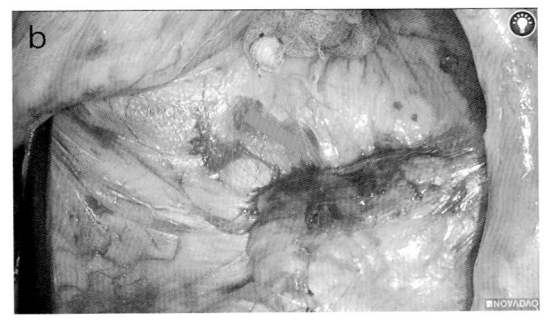

a. 保留回盲部的结肠次全切除，回结肠血管　　　　　b. 保留回盲部的结肠次全切除，显露十二指肠
（红色曲线）游离至根部（红色箭头）　　　　　　　水平部（蓝色箭头）

图 35 - 7　游离肝区及右半结肠

（3）完成游离后，选择升结肠近肝曲部位离断肠管（具体保留升结肠长度根据吻合方式确定，参考消化道重建部分描述）。

3. 保留乙状结肠结肠次全切除

（1）游离乙状结肠至系膜根部在肠系膜下动脉分出乙状结肠动脉前将其离断，具体保留乙状结肠长度根据术前结肠传输时间以及术中肠管功能评估决定。

（2）按照全结肠切除步骤依次游离降结肠，结肠脾曲，横结肠，结肠肝曲，升结肠以及盲肠，完成结肠游离。

4. 全结直肠切除（图 35 - 8）

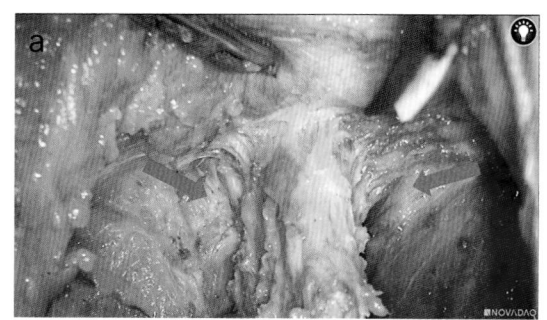

a. 直肠两侧游离至肛提肌（红色箭头）起始处

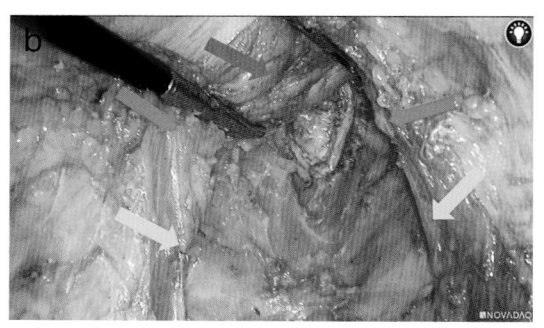

b. 显露保护精囊腺（红色箭头）（阴道后壁），
盆丛（黄色箭头）以及两侧神经血管束（蓝
色箭头）

图 35‑8　全结直肠切除

（1）按照全结肠切除方式进行全结肠游离。

（2）直肠游离：在盆筋膜脏层和壁层之间直肠后间隙游离直肠后方至尾骨水平，直肠两侧游离至肛提肌起始处（图 35‑8a），显露盆底肌，注意保护腹下神经（hypogastric nerve）及盆腔自主神经丛（pelvic autonomic nerve plexus，PANP）。腹膜折返上方 1 cm 处打开盆腹膜（或经腹膜反折处进入），前方进入直肠前间隙，保留邓氏筋膜并向远端进一步游离，直至与后方以及两侧相同游离水平，游离过程中注意保护阴道后壁（精囊腺），盆丛以及两侧神经血管束（Neurovascular bundle，NVB）（图 35‑8b）。到达肛提肌裂孔水平停止游离。两侧游离至相应水平，游离过程尽可能靠近直肠系膜，避免盆丛和 NVB 的损伤。离断直肠，完成直肠乙状结肠游离。

（三）消化道重建

消化道重建部分开放手术与腹腔镜手术步骤相同，本部分以腹腔镜手术为例说明。

1. 回肠‑直肠吻合：有 4 种吻合方式，前三种方式下吻合完毕均需要关闭系膜裂孔。

（1）回肠直肠端端吻合（图 35‑9a）：骶骨岬水平关闭离断直肠，保留骶骨岬以下水平直肠，提起回结肠血管蒂并向小肠裁剪。取下腹正中切口长约 5 cm，将末端回肠及回盲部拉出腹腔，靠近回盲瓣离断回肠，回肠断端置入管型吻合器钉砧并固定，肛门内置入管型吻合器行回肠直肠端端吻合。

（2）回肠直肠逆蠕动侧侧吻合（图 35‑9b）：骶骨岬水平关闭离断直肠，保留腹膜折返以上 10 cm 直肠，直肠前壁与末端回肠对系膜缘以 80 mm 或者 100 mm 直线切割缝合器侧侧吻合，3‑0 可吸收线加固吻合口，再以 80 mm 直线切割缝合器关闭残端，3‑0 可吸收线加固吻合口。

（3）回肠直肠顺蠕动侧侧吻合：操作复杂，较少临床应用，保留骶骨岬水平关闭离断直肠，保留腹膜折返以上 10 cm 直肠，末端回肠残端关闭，距离残端 100 mm 对系膜缘打孔，放置 100 mm 直线切割缝合器与直肠前壁侧侧吻合，直肠残端以及回肠共同开口处用 2‑0 可吸收线全层加浆肌层缝合。

（4）回肠 J 型储袋肛管吻合（图 35‑9c）：操作复杂，并发症较多，目前较少应用于 STC 手术消化道重建。术中靠近回盲部切断回肠并移除手术标本。松解末端回肠系膜，行系膜对称性开窗，过程中注意保护回肠边缘血管弓无损伤，确定距回肠下拉肠管最低点处（通常距离断端 15 cm 处做储袋，如果此处无法达到至耻骨联合下 3 cm 以上，需要继续胰腺下缘根部离断肠系膜下静脉松解小肠系膜张力）后切开此处肠壁，自此切口置入 60 mm 切割缝合器，行侧侧吻合，检查储袋长度约 15 cm，回肠断端切割缝合器关闭，做回肠 J‑pouch 储袋，储袋各吻合口以及残端均以 3‑0 可吸收抗菌线间断缝合加固，检查储袋各吻合口通畅无出血，储袋底部共同开口做荷包，置入合适吻合器钉砧并固定，检查小肠系膜无扭转，SMV/A 无张力之后，重建气腹，用管型吻合器经肛门置入，检查肠管以及储袋系膜无扭转，将储袋下拉与肛管行吻合。

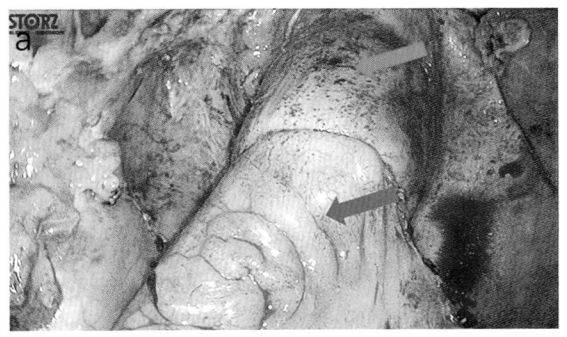

a. 回肠（红色箭头）直肠（蓝色箭头）端端吻合

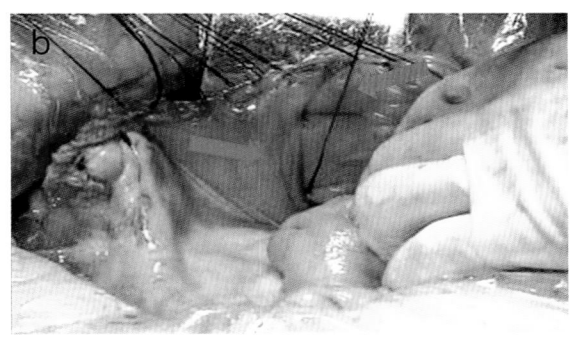

b. 回肠（红色箭头）直肠（蓝色箭头）逆蠕动侧侧吻合

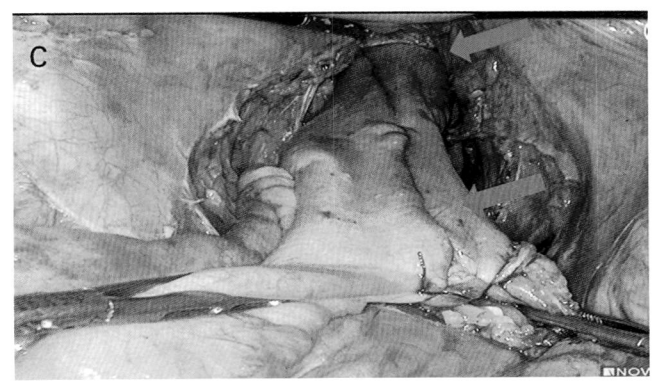

c. 回肠 J 型储袋（红色箭头）肛管（蓝色箭头）吻合

图 35－9　回肠直肠吻合，回肠直肠吻合完毕均需要关闭系膜裂空

2. 盲肠-直肠逆蠕动吻合：

（1）开放手术：保留回结肠血管，需要切除阑尾，在直肠断端置入吻合器钉砧，经升结肠置入吻合器完成盲肠直肠吻合，最后关闭升结肠断端。

（2）腔镜手术（图 35－10）：保留回结肠血管，需要切除阑尾（图 35－10a），距回盲部约 5 cm 用关闭器离断升结肠（图 35－10b），切开盲肠顶端并置入管型吻合器钉砧并荷包缝合固定（图 35－10c），肛门置入管型吻合器完成盲肠直肠端端吻合（图 35－10d）。

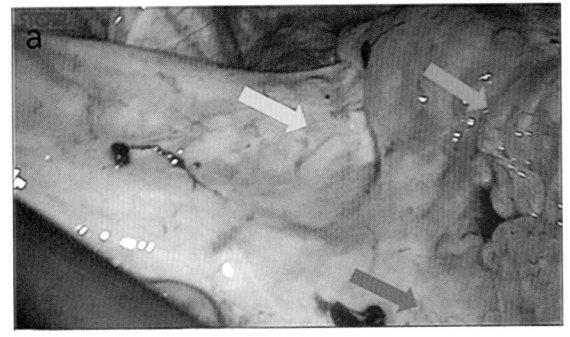

a. 保留回结肠血管（黄色箭头，末端回肠；红色箭头，回结肠血管；蓝色箭头，盲肠），切除阑尾

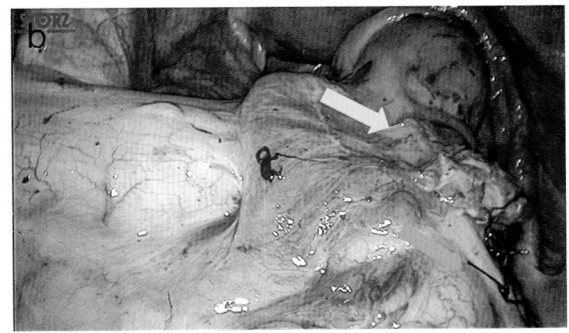

b. 距回盲部（黄色箭头，回盲肠部）约 5cm 用关闭器离断升结肠（蓝色箭头，结肠断端）

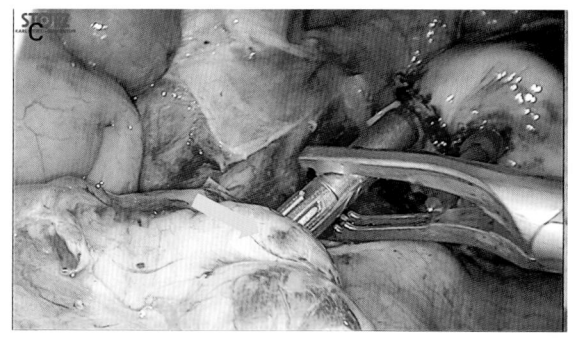

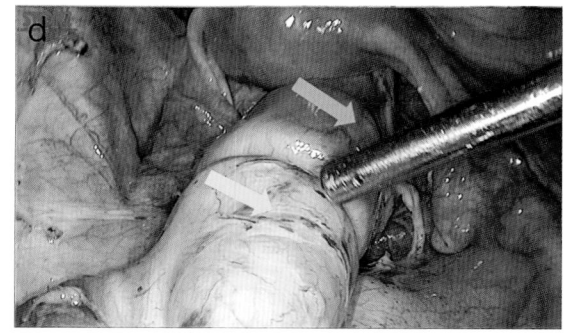

c. 切开盲肠顶端（黄色箭头）并置入管型吻合器
钉砧并荷包缝合固定

d. 肛门置入管型吻合器完成盲肠（黄色箭头）直
肠（蓝色箭头）端端吻合

图 35 - 10   盲肠-直肠逆蠕动吻合

3. 升结肠-直肠顺蠕动吻合（图 35 - 11a）：保留回结肠血管，无需切除阑尾，距回盲部约 10 cm 用关闭器离断升结肠，将升结肠按逆时针方向旋转 180°，置入管型吻合器钉砧并荷包缝合固定，肛门置入管型吻合器完成升结肠直肠端端吻合。

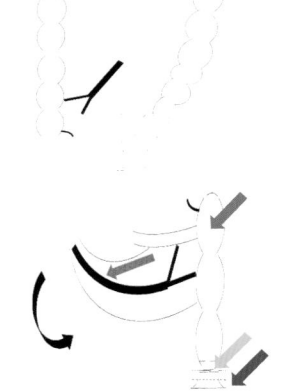

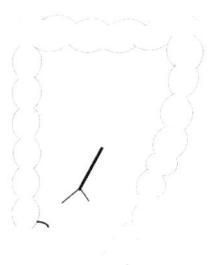

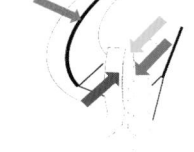

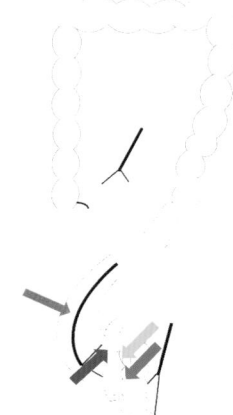

a. 升结肠直肠顺蠕动吻合（蓝色箭头：升结肠，黄色箭头：吻合口，红色箭头：回结肠血管，紫色箭头：直肠）

b. 回肠乙状结肠逆蠕动侧侧吻合（蓝色箭头：乙状结肠，黄色箭头：吻合口，红色箭头：回结肠血管，紫色箭头：回肠）

c. 回肠乙状结肠顺蠕动侧侧吻合（蓝色箭头：乙状结肠，黄色箭头：吻合口，红色箭头：回结肠血管，紫色箭头：回肠）

图 35 - 11   盲肠-直肠逆蠕动吻合

4. 乙状结肠-回肠吻合：有两种吻合方式，吻合完毕均需要关闭系膜裂孔：

（1）回肠乙状结肠逆蠕动侧侧吻合（图 35 - 11b）：根据术前 X 线结肠传输实验以及术中探查情况决定乙状结肠保留长度，乙状结肠前壁与末端回肠对系膜缘侧侧吻合（80 mm 或者 100 mm 直线切割缝合器），用 3 - 0 可吸收线加固吻合口，再以 80 mm 直线切割缝合器关闭共同开口残端，用 3 - 0 可吸收线加固吻合口。

（2）回肠乙状结肠顺蠕动侧侧吻合（图 35 - 11c）：根据术前结肠传输实验以及术中探查情况决定乙状结肠保留长度，末端回肠残端关闭，距离残端 100 mm 对系膜缘打孔，放置 100 mm 直线切割缝合器与乙状结肠前壁侧侧吻合，末端回肠残端用 3 - 0 可吸收线包理加固，乙状结肠残端以及回肠共同开口处用 2 - 0 可吸收线全层加浆肌层缝合。

5. 金陵术：

（1）按照保留回盲部结肠次全切除方式完成结肠游离（图 35 - 12a），因金陵术消化道重建特殊性，需要保留回结肠血管及近端升结肠 10～12 cm。

（2）继续游离直肠后壁直至显露肛尾韧带（Hiatal 韧带），离断 Hiatal 韧带后两侧游离直肠侧边盆底腹膜至能够向头侧垂直牵拉直肠为止（图 35 - 12b）。游离过程建议尽量靠近直肠系膜，因为是良性疾病，无需严格遵循 TME 原则，应以保留盆腔神经尤其是两侧神经血管束（NVB）完整性，保护术后病人性功能，排尿以及排便功能为主。

（3）升结肠近端远离回盲瓣置入管型吻合器钉砧（根据吻合器型号决定钉砧置入升结肠管壁位置，保证回盲瓣不在吻合口范围内）。常规切除阑尾。

（4）保留直肠 8～10 cm，扩肛后置入管型吻合器，于齿状线上 2 cm 做直肠后壁戳孔引出吻合器中心杆，套入升结肠残端的抵钉座，行升结肠直肠后壁侧侧吻合（图 35 - 12c）。

（5）经肛门通过直肠吻合口将 60 mm 直线切割闭合器的两臂分别置入升结肠和直肠残端。行升结肠前壁直肠后壁大口径侧侧吻合（图 35 - 12d），吻合口位于齿状线上 1.5 cm，吻合口口径 8～9 cm。

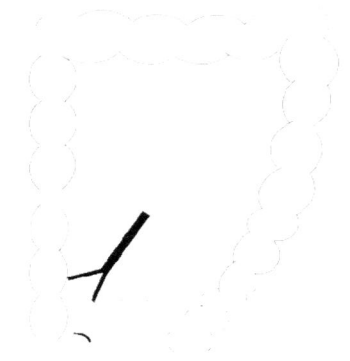

a. 保留回盲部结肠次全切除

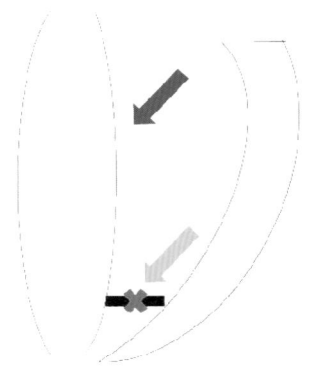

b. 离断肛尾韧带（Hiatal 韧带）后两侧游离直肠侧边盆底腹膜至能够向头侧垂直牵拉直肠为止（紫色箭头：直肠，黄色箭头：肛尾韧带）

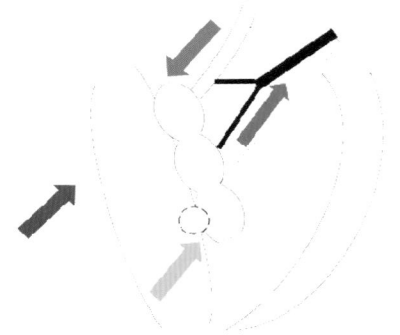

c. 升结肠直肠后壁侧侧吻合（紫色箭头：直肠，蓝色箭头：升结肠，黄色箭头：吻合口，红色箭头：回结肠血管）

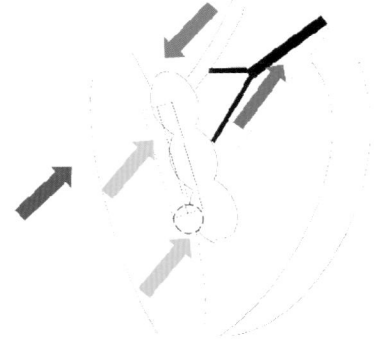

d. 升结肠前壁直肠后壁大口径侧侧吻合（紫色箭头：直肠，蓝色箭头：升结肠，黄色箭头：吻合口，红色箭头：回结肠血管）

图 35 - 12　金陵术

（四）结肠旷置术（colonic exclusion）

1. 术中腹腔镜探查，结合术前传输实验结果，确定旷置结肠范围。

2.以全结肠旷置、回直逆蠕动为例,腔镜下距离回盲部 10 cm 离断回肠,远端 3−0 可吸收线缝合加固。

3.取下腹部正中切口,长约 5 cm,切口保护圈保护切口,在骶骨岬水平下方、直肠上段前壁做一小切口,直径以能够置入 60 mm 腔镜切割缝合器为宜。

4.调整末端回肠方向,回肠肠管与直肠肠管之间无小肠疝入后,再以 60 mm 腔镜切割缝合器将末端回肠对系膜缘与近端直肠前壁位置行侧侧吻合。

5.再以 3−0 可吸收线关闭回肠系膜与直肠后腹膜之间的裂隙,回肠末端切割缝合线 3−0 可吸收线间断缝合加固。

【手术方式选择与疗效评价】自从 1908 年 Lane 等学者首次报道全结肠切除,回肠直肠吻合术,该术式目前已经成为全世界范围内最为外科医师接受的治疗 STC 的手术方式。随访结果也证实该术式能够有效缓解便秘症状,治愈率 84.9%～92.5%。但是,术后病人出现大便失禁或者腹泻(发生率 2.6%～30%),肠梗阻(发生率 7.4%～11.4%),以及腹痛的概率也随之增加,影响病人术后满意度。因此,外科学者也在坚持不懈开发新的可选择术式。目前除全结肠切除、回肠直肠吻合术外,可供选择的治疗 STC 术式包括结肠次全切除、升结肠(盲肠)直肠吻合术,结肠次全切除、盲肠直肠逆蠕动吻合,全结直肠切除术、回肠肛管吻合术,结肠旷置术,回肠(盲肠)造口术等。

结肠次全切除,升结肠(盲肠)直肠吻合术因为术中需要将回结肠血管以及盲肠旋转 180° 造成手术方式较为复杂繁琐,而且术后发生小肠梗阻以及血管扭转概率增加,而且只能在保留升结肠,盲肠及直肠功能均正常时使用。意大利学者 Sarli 等人 2001 年率先报道结肠次全切除,盲肠直肠逆蠕动吻合,此种术式保留功能正常升结肠,盲肠,回盲瓣以及末端回肠,术后能够发挥盲肠吸收水分、电解质、胆盐以及维生素功能,同时回盲瓣能够调节回肠排空,因此术后病人腹泻以及肛门失禁症状出现概率下降。因为结肠次全切除,盲肠直肠逆蠕动吻合术不涉及盲肠以及回结肠血管旋转 180° 吻合,操作简单合理,而且通过盲肠直肠吻合使得盲肠填充盆腔,避免小肠疝入盆底,术后出现小肠梗阻,血管扭转发生风险降低。但是据报道病人术后出现腹胀以及腹痛发生率 11%～64.7%,原因可能为术中保留部分升结肠导致。有报道认为减少保留升结肠长度能够降低结肠次全切除,盲肠直肠逆蠕动吻合术术后发生腹胀腹痛概率,但还需进一步深入研究证实。

结肠旷置术手术创伤小,操作简单,手术时间短,术后恢复快,适合于治疗高龄 STC 病人,尤其是合并全身系统性疾病无法耐受全结肠切除,回肠直肠吻合术,结肠次全切除,盲肠直肠逆蠕动吻合术等复杂手术的病人。但是,由于旷置肠管存在粪便反流且为盲襻,术后病人腹痛腹胀症状改善通常不明显甚至加重。因此该术式仅针对特殊 STC 人群使用,并不作为常规术式推广。回肠(盲肠)造口术极大影响术后生活质量,仅对于不能耐受结肠切除老年体弱病人人群,或者全结肠切除,回肠直肠吻合术,结肠次全切除,盲肠直肠逆蠕动吻合术术后症状依然无明显改善病人,选择需要慎重。此外,还有全结肠切除,部分回肠切除,以及部分结肠切除报道,但由于报道的病人例数较少,其疗效需要更深入研究。

针对结肠 STC 手术方式选择,目前尚未有"金标准",美国结直肠外科协会推荐全结肠切除,回肠直肠吻合术作为首选术式。但目前每种术式以及实施方案均有其优势,同时也存在不足。腔镜手术是目前完成手术主流方案,近来减孔手术有望成为新的微创手术方案,但对部分高龄,合并严重内科疾病不能耐受微创手术病人,开放手术依然是最佳选择。此外,STC 目前发病机制尚不明确,对于手术切除范围确定目前主要依赖术前胃肠传输实验(gastrointestinal transit time,GITT)以及术中术者根据肠道外观以及运动能力主观判断,难以做到精确评估。有研究提示,采用核素胶囊或者内镜胶囊方法,可能会获得较为精确的胃肠道运输功能评估,但还需要更深入研究推动其应用于临床。因此,术者丰富 STC 诊疗经验,手术适应证的严格把控,术前检查完备,术中仔细评估肠管功能显得尤为重要,这是指导手术方式选择的核心环节,同样也是目前保证结肠慢传输型便秘手术疗效的关键要素。

实际上,临床上单纯型 STC 病人较少,大部分病人为混合型便秘,病人同时合并出口梗阻型便秘

(obstructed defecation syndrome，ODS) 症状，还有部分病人合并盆底腹膜疝、盆腔脏器脱垂，甚至合并不同程度精神障碍疾病：①对于单纯型 STC，采用结肠全切除或者次全切除手术方案疗效显著且相当。②对于合并 ODS 症状显著的混合型便秘病人，以及合并目前治疗手段难以纠正的盆底腹膜疝、盆腔脏器脱垂病人，不建议采用结肠全切或者次全切除手术方案，疗效较差。对这部分病人治疗方案抉择，需要每个外科医师结合病人实际临床症状以及体征综合考量，慎重选择。对于 STC 合并症状显著 ODS 症状混合型便秘病人，应考虑先经肛门处理 ODS，根据治疗效果决定是否二期处理 STC。③对于 STC 合并无明显 ODS 症状直肠内脱垂病人，建议行结肠（次）全、部分直肠切除（吻合口位于腹膜反折上方）联合直肠悬吊术（直肠系膜与骶骨岬直接缝合固定悬吊直肠）。对于 STC 合并无明显 ODS 症状直肠前突病人，可以考虑行金陵术，结合结肠次全切除对于 STC 疗效以及改良 Duhamel 吻合对直肠前突病理改变纠正作用，能够较好同时治疗改善病人混合型便秘症状。④对于 STC 合并轻度症状盆底腹膜疝以及会阴下降病人，建议行结肠（次）全、部分直肠切除，盆底腹膜抬高联合直肠悬吊术。⑤对于 STC 合并盆底痉挛综合征病人，建议行生物反馈联合耻骨直肠肌部分离断术后，完成直肠肛管测压，如果盆底痉挛未改善，推荐回肠造口，如果盆底痉挛改善者，则行结肠（次）全切除。同时对于部分盆底痉挛症状较轻病人，良好沟通之后可以考虑选择金陵术进行治疗。⑥对于 STC 合并全胃肠道传输减缓病人，不建议手术，建议内科治疗。⑦STC 合并精神症状病人，建议术前神经内科进行详细评分，如果评估证实病人合并重度精神症状，例如重度抑郁症病人，建议首先内科治疗。

　　STC 的治疗任重而道远，还有许多难点需要突破，需要更多长期前瞻性、多中心随机对照研究提供更多循证医学证据指导制定更为合理有效的临床治疗方案。

〔钱　群　刘韦成　江从庆〕

参考文献

［1］中国医师协会肛肠医师分会. 便秘外科诊治指南（2017）［J］. 中华胃肠外科杂志，2017，20（3）：241 - 243.

［2］Paquette I M，Varma M，Ternent C，et al. The American Society of Colon and Rectal Surgeons' Clinical Practice Guideline for the Evaluation and Management of Constipation ［J］. Diseases of the colon and rectum，2016，59：479 -492.

［3］Cheng C，Chan A O，Hui W M，et al. Coping strategies，illness perception，anxiety and depression of patients with idiopathic constipation：a population-based study ［J］. Alimentary pharmacology & therapeutics，2003，18：319 - 326.

［4］Liu W，Zhang Q，Li S，et al. The Relationship between Colonic Macrophages and MicroRNA-128 in the Pathogenesis of Slow Transit Constipation ［J］. Dig Dis Sci，2015，60（8）：2304 - 2315.

［5］黄志强. 腹部外科手术学 ［M］. 长沙：湖南科学技术出版社，2001.

［6］Xie X Y，Sun K L，Chen W H，et al. Surgical outcomes of subtotal colectomy with antiperistaltic caecorectal anastomosis vs total colectomy with ileorectal anastomosis for intractable slow-transit constipation ［J］. Gastroenterol Rep (Oxf)，2019，7（6）：449 - 454.

［7］Jiang C Q，Qian Q，Liu Z S，et al. Subtotal colectomy with antiperistaltic cecoproctostomy for selected patients with slow transit constipation—from Chinese report ［J］. International journal of colorectal disease，2008，23：1251 - 1256.

［8］Marchesi F，Percalli L，Pinna F，et al. Laparoscopic subtotal colectomy with antiperistaltic cecorectal anastomosis：a new step in the treatment of slow-transit constipation ［J］. Surgical endoscopy，2012，26：1528 - 1533.

［9］Marchesi F，Sarli L，Percalli L，et al. Subtotal colectomy with antiperistaltic cecorectal anastomosis in the treatment of slow-transit constipation：long-term impact on quality of life ［J］. World J Surg，2007，31：1658 - 1664.

［10］Sarli L，Costi R，Sarli D，et al. Pilot study of subtotal colectomy with antiperistaltic cecoproctostomy for the treatment of chronic slow-transit constipation ［J］. Diseases of the colon and rectum，2001，44：1514 - 1520.

［11］钱群，江从庆. 结肠慢传输型便秘手术方式的选择 ［C］//中华医学会武汉大学中南医院. 2010 中国武汉便秘诊治高峰论坛论文集，2010：92 - 96.

［12］钱群，张中林. 重视慢性便秘的诊断与规范化治疗 ［J］. 临床外科杂志，2010，18（4）：217 - 219.

［13］ Scarpa M，Barollo M，Keighley M R. Ileostomy for constipation：long-term postoperative outcome ［J］. Colorectal Dis，2005；7（3）：224 – 227.

［14］ Saad R J. The Wireless Motility Capsule：a One-Stop Shop for the Evaluation of GI Motility Disorders ［J］. Curr Gastroenterol Rep，2016；18（3）：14.

［15］ 钱群，江从庆，刘志苏，等. 结肠次全切除逆蠕动盲直吻合术和结肠全切除回直吻合术治疗慢传输型便秘的疗效比较 ［J］. 中华胃肠外科杂志，2008，11（6）：548 – 550.

［16］ 钱群，江从庆，张亚杰，等. 结肠次全切除、逆蠕动盲肠直肠吻合术与结肠全切除、回肠直肠吻合术治疗慢传输型便秘的对比研究 ［J］. 中华外科杂志，2009（24）：1849 – 1851.

［17］ 姜军，陈启仪. 金陵术治疗顽固性混合型便秘的手术要点和疗效评价 ［J］. 中华胃肠外科杂志，2016，19（12）：1329 –1334.

［18］ 喻德洪. 结肠慢运输型便秘的诊断及治疗 ［J］. 中国实用外科杂志，1993，13（12）：725.

［19］ 喻德洪. 结肠切除与便秘的关系 ［J］. 中国实用外科杂志，1993，13（12）：757.

［20］ 徐忠法. 现代肛肠肿瘤外科学 ［M］. 济南：山东科学技术出版社，1993：150.

［21］ Pemberton J H. Evaluation and surgical treatment of severe chronic constipation ［J］. Ann Surg，1991，24：403.

［22］ Vasilevsky C A. Is subtotal colectomy a viable option in the management of chronic constipation? ［J］. Dis Colon Rectum，1988，31：679.

［23］ Beahrs O H. An Atlas of the Surgical Techniques ［M］. Philadelphia：W B Saunders Co，1985：275.

［24］ Wexner S D. Colectomy for constipation：Physiological investigation is the key to success ［J］. Dis Colon Rectum，1991，34：581.

［25］ Wexner S D，Bartolo D C C. Constipation：Etiology，Evaluation and Management ［M］. London：Butterworth Heinemann，1995：158.

第三十六章　结肠造口术与其处理

Colostomy and Ostomy Care

早在 1710 年，法国人 Litte 设想在左髂窝经腹行结肠造口术治疗新生儿先天性锁肛，他在一具死于锁肛并发症的 6 岁男尸上尝试了这种手术；直至 83 年后，Duret（1793）才为 1 例先天性锁肛婴儿完成了选择性髂腰部结肠造口术，手术成功，病人生存 45 年，Duret 被誉为"结肠造口之父"。1839 年 Amussat 复习文献上的结肠造口，并报道结肠造口术 29 例，其中 21 例为先天性锁肛，8 例为成人恶性肿瘤，术后 4 例婴儿、5 例成人存活。Amussat 认为腹膜炎是主要死亡原因，因此他主张在左腰区腹膜外行降结肠造口术，Amussat 被誉为"结肠造口术的缔造者"。但是腹膜后腰部结肠造口护理困难，造口狭窄多见，是其不足。1884 年，Moydi 重新采用了经腹行襻式结肠造口，并使用硬质玻璃棒作为支持，形成双腔结肠造口。1887 年 Allingham 主张在切开肠腔前，将结肠浆肌层与腹壁皮肤缝合，预防造口回缩，但该法直至 1951 年才由 Patey 推广使用。1908 年 Miles 在前人的基础上改进及完善了腹会阴联合切除及永久性乙状结肠末端造口治疗直肠癌，直至目前，Miles 手术仍是下端直肠癌的标准手术。1958 年 Sames 及 Goligher 同时各自报道了腹膜外结肠造口技术，此法在腹腔内消除了结肠旁沟间隙，避免发生内疝及由于粘连所致的肠梗阻，由于相对固定了结肠，也能防止术后结肠造口的回缩和脱出。

1975 年 Feustel 等报道采用磁性底环、磁性帽达到结肠造口排泄自制，但由于感染而致失败者较多，故未能推广使用。1961 年 Turnbull 首次提出肠造口康复治疗是一门新的学科，并培养出世界上第一位专业造口治疗师（Enterostomal Therapist，ET）Norma Gill，他被誉为"肠造口治疗之父"。1969 年，Turnbull 和 Norma Gill 在克利夫兰成立了造口治疗师协会，即世界造口治疗师学会（WCET）的前身。目前全世界已有 6000 余名 ET，200 余个造口协会。1988 年长海医院喻德洪教授举办首届"肠造口培训班"，开启了我国造口事业的发展之路。自 1988 年至 2005 年，我国先后在 36 个城市建立了造口联谊会。

肠造口有 3 种，结肠造口、回肠造口及尿路造口，其中以结肠造口多见。英国 1988 年报道，结肠造口约 10 万人/年，回肠造口约 1 万人/年，尿路造口 2000～3000 人/年。美国结肠造口也是 10 万人/年。我国初步估计结肠造口约 10 万人/年，以平均生存 10 年计算，累计现有造口者约 100 万，因此我们对结肠造口手术及其康复治疗要引起重视，为提高造口者的生活质量而努力。

一、适应证与禁忌证

结肠造口术有盲肠造口术、横结肠襻式造口术、乙状结肠襻式造口术、乙状结肠端式造口术、乙状结肠双管造口术及隐性结肠造口术。

（一）盲肠造口术

1. 适应证：仅限于年迈、极度衰竭，伴心、肝、肺、肾功能不全，或不能耐受其他经腹减压手术的结肠梗阻者。盲肠造口术有两种：盲肠插管造口及皮肤盲肠造口，前者易致引流管堵塞，后者不需冲洗，护理简单，且可立即减压，优于前者。

2. 禁忌证：凡可选做其他结肠造口术或内转流术者，均不宜作盲肠造口。

（二）横结肠襻式造口术

结肠粪便常需转流，若转流是为左侧结肠切除手术做准备，则近端横结肠襻式造口应首选。

1. 适应证：

（1）左侧结肠癌或直肠癌伴急性梗阻时作为先期减压，以后再行切除。若癌肿已无法切除，手术则作为永久性造口。

（2）左侧结肠癌或直肠癌伴急性梗阻拟行一期切除吻合时，作为短期保护性造口。

（3）左侧结肠或直肠急性损伤或穿孔行修补手术时，作为短期保护性造口。

（4）直肠低位吻合时，若吻合不满意，作为短期保护性造口。

（5）乙状结肠憩室炎穿孔或巨结肠不能切除或切除吻合不满意时，行短期保护性造口。

2. 禁忌证：凡近端结肠有梗阻性病变时，不宜做横结肠造口术。

（三）乙状结肠襻式造口术

1. 适应证：

（1）直肠癌伴急性梗阻时作为先期减压手术。

（2）肛管直肠损伤、穿孔行修补后作为保护性造口，以转流粪便，保证愈合。

（3）晚期直肠癌无法切除但伴梗阻者。

2. 禁忌证：凡乙状结肠或更近侧结肠有梗阻性病变者，不宜选做乙结肠襻式造口术。

（四）乙状结肠端式造口术

1. 适应证：这是直肠癌根治术最常用的永久性结肠造口术，常用于：

（1）直肠经腹-会阴联合切除术＋永久性乙状结肠造口（Miles 术）。

（2）直肠经腹切除＋永久性或暂时性乙状结肠造口（Hartmann 术）。

2. 禁忌证：

（1）凡乙状结肠不易拉出，或拉出有张力时应行近端结肠造口。

（2）年龄过高（＞80 岁）和（或）有恶液质症状。

（3）一般情况极差或有中毒性休克。

（4）有严重心肺疾患。

（5）直肠癌梗阻。

（五）隐性结肠造口术

1. 适应证：隐性结肠造口又称隐性人工肛门或皮下人工肛门。凡直肠癌、盆腔或其他肿瘤，经手术探查病期较晚，不能手术切除，目前排便情况良好，预计在近期内将发生肠梗阻而必须作人工肛门时，在关腹前将病变近段肠管拖至腹膜外埋置于皮下，粪便可正常通过。待发生肠梗阻时，即在皮下切开肠管，这可避免第二次开腹行人工肛门术，减轻病人痛苦。

2. 禁忌证：凡病人预计短期内不会发生肠梗阻者，都不宜行此手术。

二、麻醉与体位

其术前准备同结肠手术。一般用持续硬膜外麻醉或气管内插管全身麻醉，若病情危重，手术简单，如盲肠造口术或横结肠襻式造口术，也可用局部浸润麻醉。常用体位脚高平卧位。

三、手术步骤与术后处理

（一）盲肠造口术

1. 盲肠插管造口术：

（1）右下腹麦氏切口：分层切开腹外斜肌腱膜、腹内斜肌、腹横肌及腹膜。进腹后，提出盲肠，周围用盐水纱布保护。用 1 号丝线在盲肠前结肠带处作两个同心荷包缝合，彼此相距 1 cm，用电刀在荷包缝合中央作一小切口（图 36-1）。

（2）从切口插入双套管，吸出肠内容物（图 36-2）。

（3）取出吸引管，插入一蕈状导尿管，结扎第一荷包缝线，剪去线尾（图 36 - 3）。

（4）结扎第二荷包缝线，使盲肠壁内翻，再将线尾穿过腹膜后打结，使盲肠壁固定于腹膜上。造口管从腹壁切口引出（图 36 - 4）。

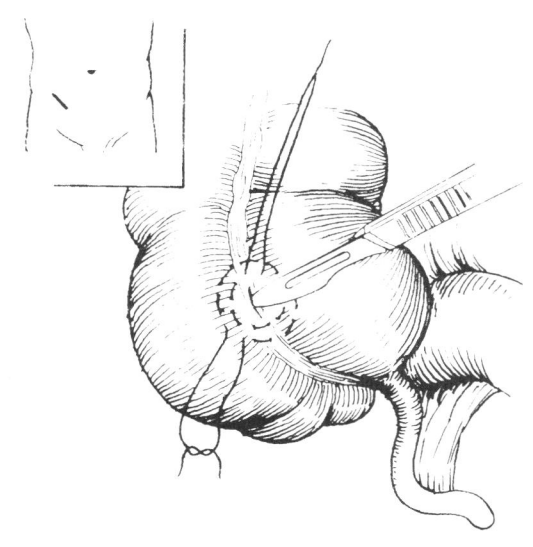

图 36 - 1　盲肠插管造口术：在盲肠前壁作两个荷包缝合（左上图示切口）

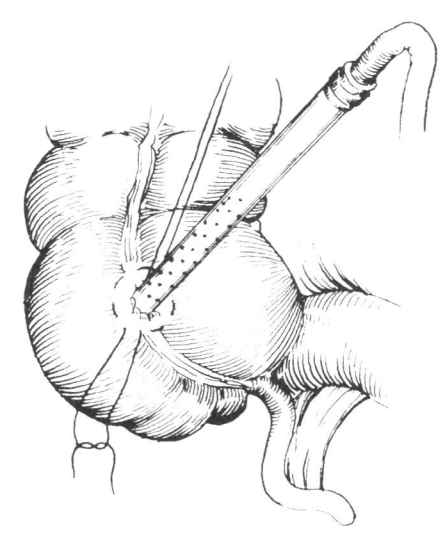

图 36 - 2　从切口插入双套管，吸出肠内容物

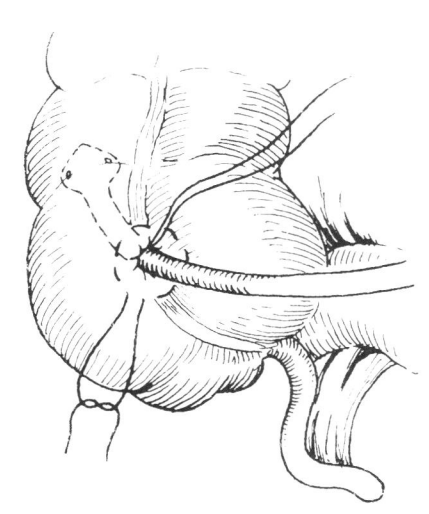

图 36 - 3　取出吸引套管插入一蕈状导尿管

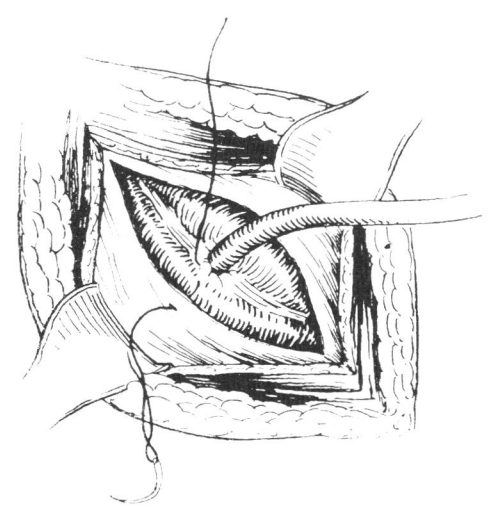

图 36 - 4　结扎荷包缝线，将盲肠固定于腹膜上

（5）逐层缝合腹壁切口，并将导管固定于皮肤上（图 36 - 5）。

［术后处理］

（1）将导管接于床旁引流瓶。术后 24 h 内，应每 4 h 用盐水冲洗引流管，以保持管腔通畅。

（2）导管可于术后 1～2 周拔除。创口如有粪便流出，须更换敷料。如结肠梗阻已解除，则瘘口可自行愈合。

2. 皮肤盲肠造口术：

（1）右下腹麦氏切口，进腹后即可见扩张盲肠，有时需用手指轻柔分离，将盲肠提出伤口外（图 36 - 6）。

（2）若盲肠膨胀厉害不能游离出，可用粗针穿刺减压，减压后盲肠即可突出伤口外（图 36 - 7）。

（3）用细肠线将盲肠浆肌层与腹外斜肌腱膜或皮下筋膜作间断缝合，防止切开盲肠时污染腹腔（图 36 - 8）。

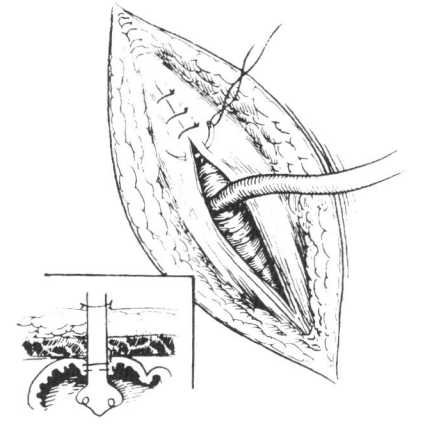

图 36 - 5　逐层缝合切口

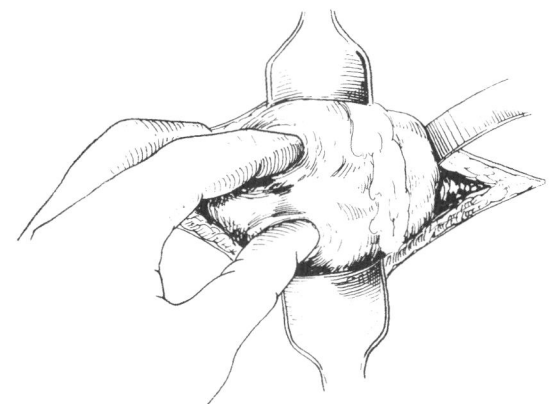

图 36 - 6　显露盲肠

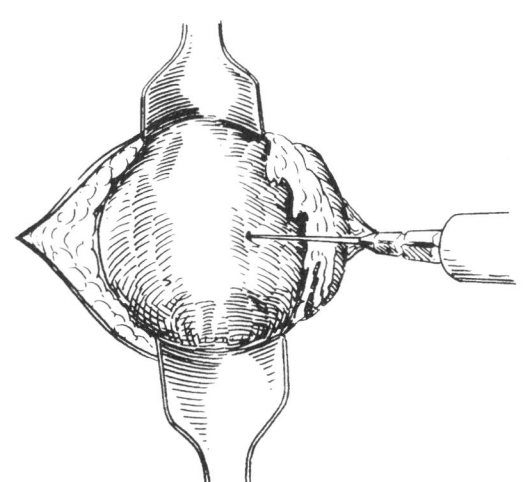

图 36 - 7　必要时行穿刺减压

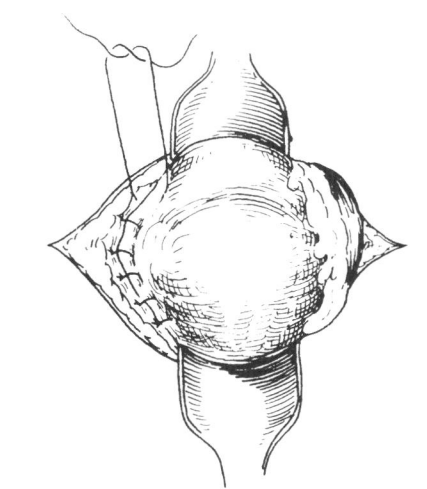

图 36 - 8　将盲肠浆肌层与腹外斜肌腱膜间断缝合

（4）盲肠用电刀切开减压。若伤口污染严重，最好将盲肠与皮肤作间断缝合，可防止盲肠回缩（图 36 - 9）。

（5）用铬制肠线将切开盲肠与皮肤作间断缝合，术后贴上一件式或二件式造口袋（图 36 - 10）。

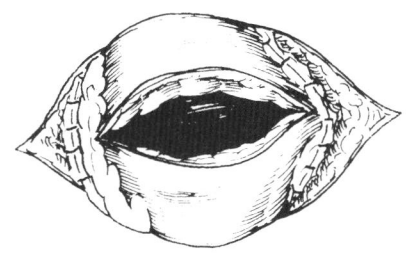

图 36 - 9　将盲肠切开减压

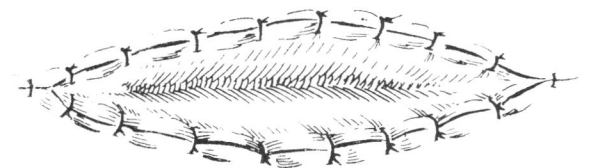

图 36 - 10　将切开盲肠与皮肤作间断缝合

［术后处理］每天定期更换造口袋。并密切观察盲肠血运，看有无肠缺血或肠坏死。

（二）横结肠襻式造口术

1. 仰卧位，在脐与剑突连线中点的右侧作一横切口，长约 8 cm，切断右腹直肌。进入腹腔后，取出拟外置的横结肠，将连着于该段横结肠的大网膜，沿横结肠边缘剪开（图 36 - 11）。

2. 术者用左手捏住横结肠的系膜缘，右手用止血钳在肠系膜无血管区戳一小口（图 36 - 12）。

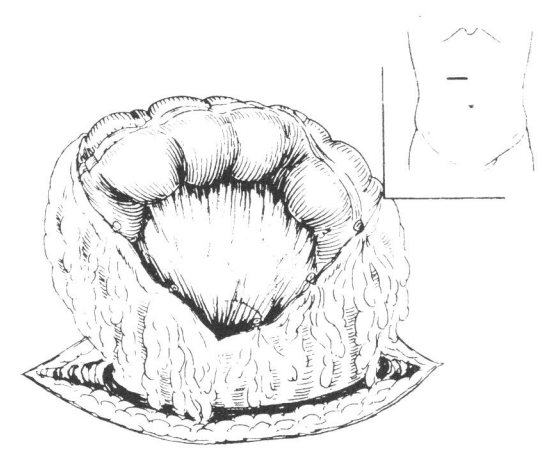

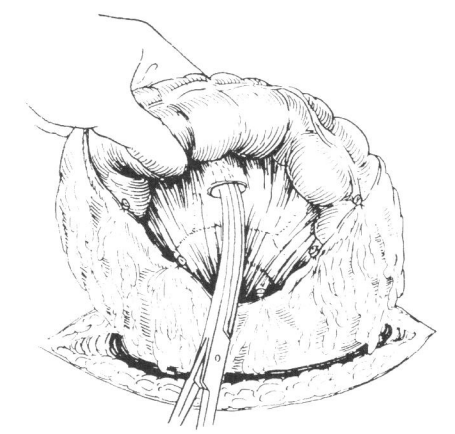

图 36 - 11　剖腹后，取出拟外置的横结肠（右上图示切口）

图 36 - 12　用止血钳在肠系膜无血管区戳一小口

3. 将一根玻璃管通过此孔，在玻璃管两头接上橡皮管（图 36 - 13）。

4. 切口两端的腹膜稍缝数针，以免肠襻脱出（以能在结肠旁插入一指为度），但也不要太紧，以免造成狭窄。肠壁上的肠脂垂可与腹膜缝合固定。切口两端的皮肤和皮下组织，同样稍加缝合。造口部的肠曲和切口周围用油纱布覆盖，外加干纱布垫包扎（图 36 - 14）。

5. 如结肠胀气明显，可在结肠壁上作一荷包缝合，于荷包缝合中央处切开肠壁，插入一根橡皮管到结肠近端进行减压。结扎荷包缝线，固定好橡皮管（图 36 - 15）。

6. 如肠胀气不明显，也可暂不切开肠壁。待术后 2～3 d 用电刀在肠段的结肠带上纵形切开 3～4 cm，或作椭圆形切开，排出肠内容物。造口部周围用油纱布覆盖，外加干纱布包扎（图 36 - 16）。

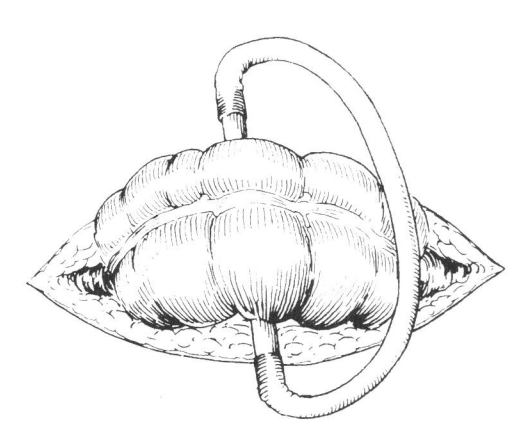

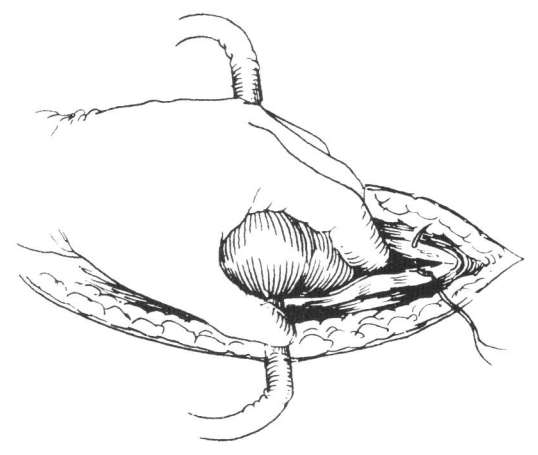

图 36 - 13　将一根玻璃管通过此孔，在玻璃管两头接橡皮管

图 36 - 14　缝合切口

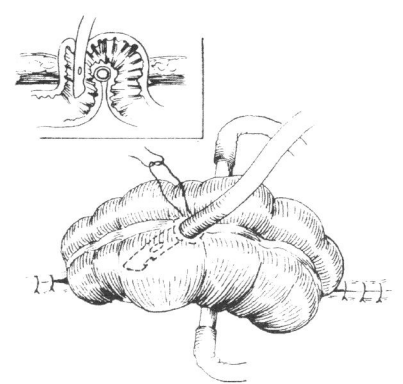

图 36 - 15　如结肠胀气明显，可插入一根橡皮管减压

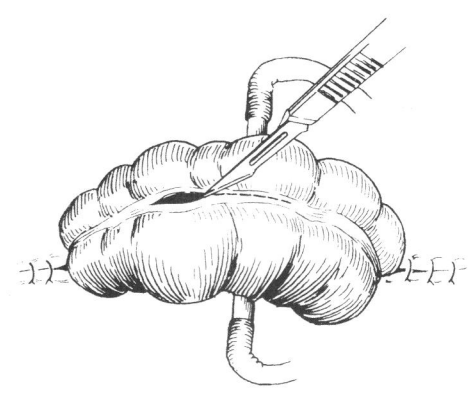

图 36 - 16　一般在术后 2～3 d 切开减压

[术后处理]

（1）非梗阻病例，一般在术后 2～3 d，切开肠壁，造口有粪便排出，需经常更换敷料。也可用粘贴式造口袋，减轻护理工作，提高病人生活质量。

（2）手术时作插管减压者，术后连接引流瓶，并固定好勿使脱出，以免粪便污染腹壁切口，术后 3～4 d 切开结肠时拔除。

（3）若无张力，支撑肠段的玻璃管在术后 1 周可拔除。如有张力则不宜过早拔除，一般放 2 周，以免外置肠段缩进腹腔。

〔附〕横结肠造口关闭术

暂时性横结肠造口术后，若病人情况好转，造口远端的结直肠通畅，可以将造口关闭。一般在造口术后 2～3 个月施行关闭术为妥。术前准备与结肠手术相同。

1. 围绕结肠造口周围，用电刀紧贴黏膜作梭形切口，切开皮肤和皮下组织，分离结肠。用剪刀剪除黏膜边缘和其上附着的皮肤和瘢痕组织（图 36 - 17）。

2. 用 3 - 0 号铬制肠线作横形全层内翻缝合，关闭造口（图 36 - 18）。

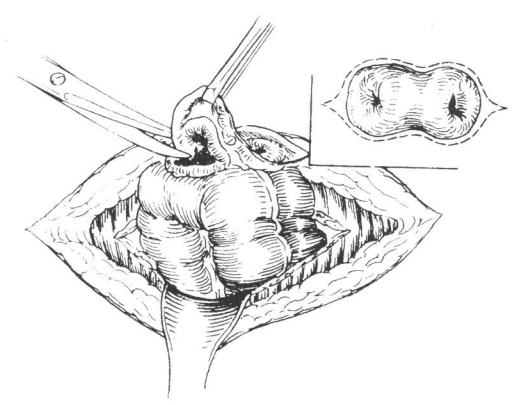

图 36 - 17　用剪刀剪除黏膜边缘和其上附着的皮肤和瘢痕组织

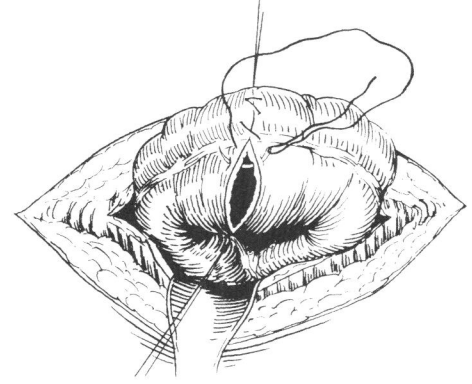

图 36 - 18　用铬制肠线作横行全层内翻缝合

3. 再用细丝线作一排浆肌层间断缝合。然后术者更换手套，重新消毒手术野皮肤，更换手术巾及全部污染器械（图 36 - 19）。

4. 继续分离结肠与腹壁的粘连，直达腹腔，使肠管与腹壁完全分开，然后将肠段送回腹腔（图36 - 20）。

5. 以 1 号铬制肠线连续缝合腹膜后，以盐水冲洗创口，再以丝线按层间断缝合腹壁切口，腹直肌前鞘下置一橡皮条引流，从切口引出（图 36 - 21）。

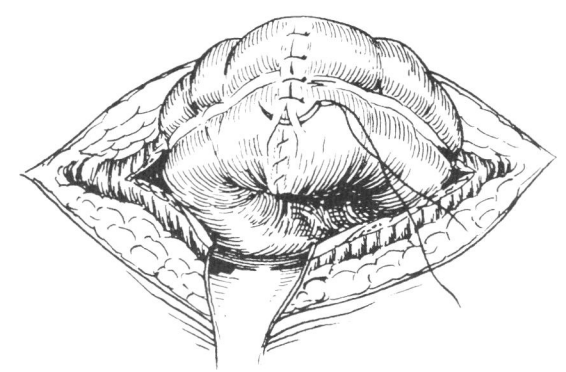

图 36 - 19　再用细丝线作一排浆肌层间断缝合

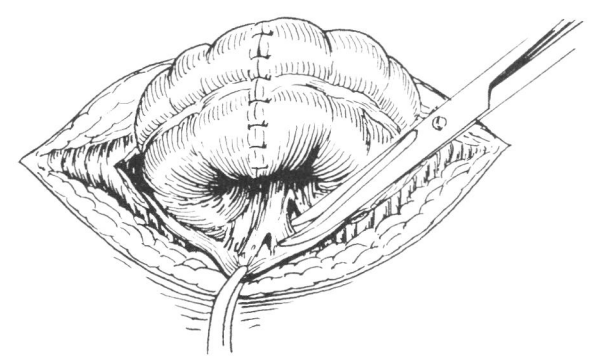

图 36 - 20　继续分离结肠与腹壁的粘连

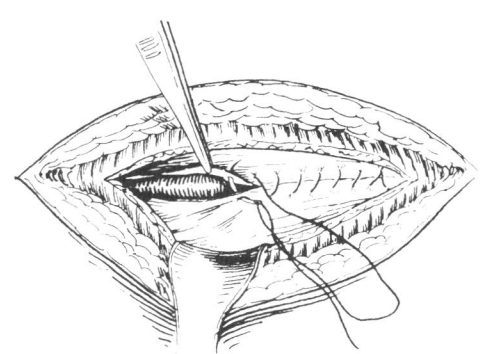

图 36 - 21　按层缝合切口

（三）乙状结肠襻式造口术

1. 仰卧位，行左下腹直肌切口，长约 8 cm。剖腹后，游离拟外置的乙状结肠并拖至切口外。若乙状结肠段游离，拖出无张力，可在肠系膜处置一玻璃管，如同横结肠襻式造口术，完成手术。如病人较胖，乙状结肠系膜较短，不易拖出，也不易放玻璃管作支架，可经皮下深部置一塑料管或细玻璃管，可减少张力（图 36 - 22）。

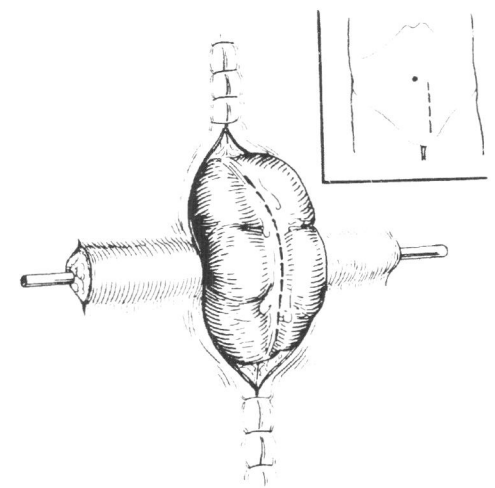

图 36 - 22　经皮下深部置一塑料管或细玻璃管（右上图示切口）

2. 皮下插玻璃管：将乙状结肠切开，并作皮下牵引线以暴露远、近端造口，插入玻璃管并不影响结肠皮肤缝合，是其优点（图 36 - 23）。

3. 将结肠切缘与皮肤切口用细铬制肠线作全层间断缝合，远、近端开口至少距离 5 cm，可保证完全分流粪便。伤口感染机会极少（图 36 - 24）。

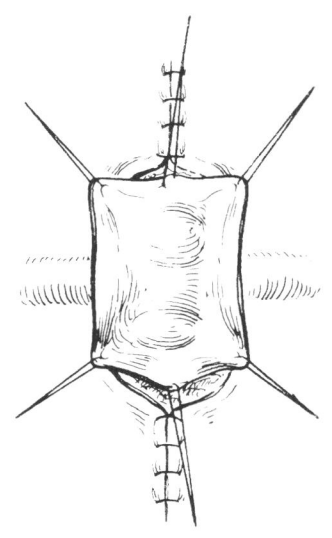 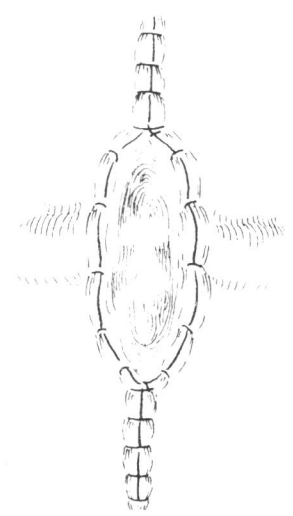

图 36 - 23　切开乙状结肠　　　　　　　图 36 - 24　将结肠切缘与皮肤切口作间断缝合

[术后处理]

（1）每天定期更换造口袋，并密切观察外置结肠之颜色，有无肠缺血或肠坏死。

（2）若无张力，7 d 后可拔除支持杆。

（四）乙状结肠端式造口术（Turnbull 法）

1. 正中或左正中旁切口对 Miles 手术显露很好。在脐下左腹直肌处作一横切口为结肠造口用，横切口可使结肠造口保持关闭状态，而不是开放式，明显的优点是没有黏液外溢（图 36 - 25）。

2. 将乙状结肠末端经腹壁孔拖出。将游离的结肠与侧腹壁用细丝线间断缝合以封闭结肠与侧腹壁的间隙。小图示末端结肠与皮肤用铬制肠线行间断缝合（图 36 - 26）。

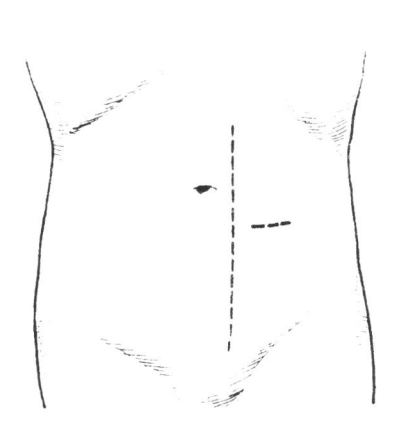 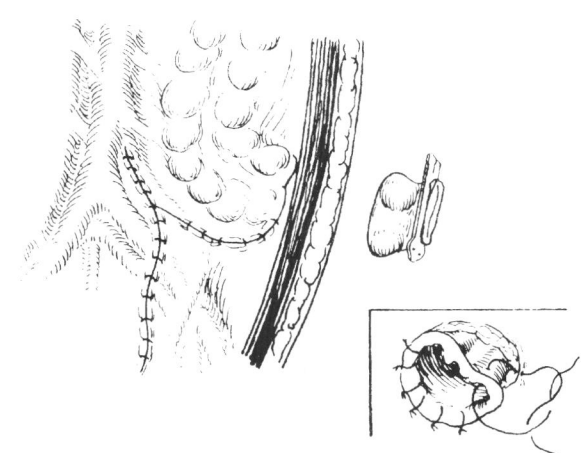

图 36 - 25　脐下左腹直肌作一横切口　　　　图 36 - 26　将乙状结肠末端经腹壁孔拖出

3. 另一种方法是腹膜外结肠造口，这可防止造口旁疝及造口脱垂，图示乙状结肠预备经腹膜外拖出（图 36 - 27）。

4. 侧腹膜自腹壁分开，腹膜外隧道一定要够大，可容纳外科医师的整个手指（图 36 - 28）。

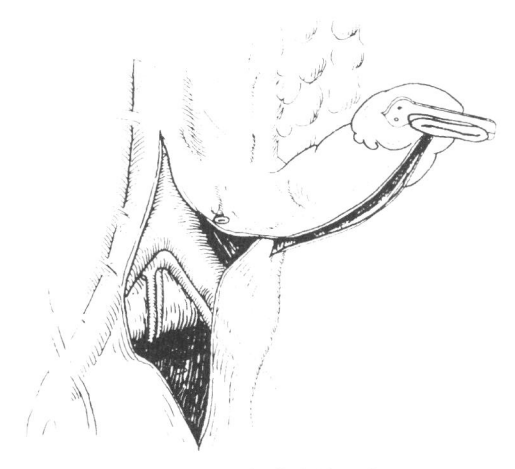

图 36 - 27　腹膜外结肠造口

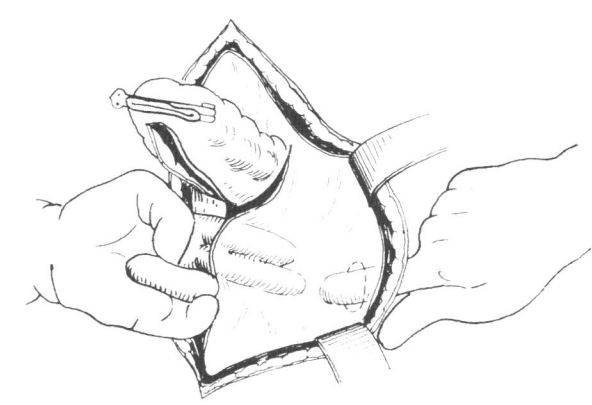

图 36 - 28　侧腹膜自腹壁分开

5. 结肠经腹膜外隧道自腹壁孔拖出，结肠末端暂用一小夹子钳闭，拖出结肠应无张力（图 36 - 29）。

6. "潮红式"结肠造口（黏膜皮肤直接缝合）：在腹壁切口缝合后，松开夹子，将末端结肠全层与皮肤一期缝合，其他各层不需缝合（图 36 - 30）。有人也主张将结肠浆肌层与腹直肌鞘缝合，作固定用，不主张用的原因是可影响结肠血循环。

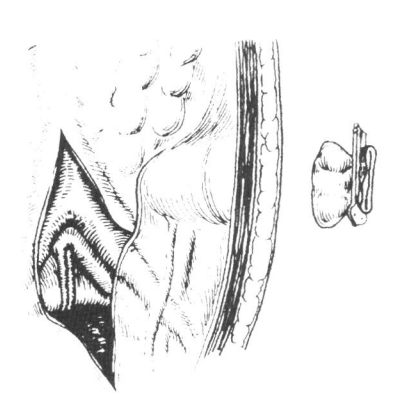

图 36 - 29　结肠经腹膜外隧道自腹壁孔拖出

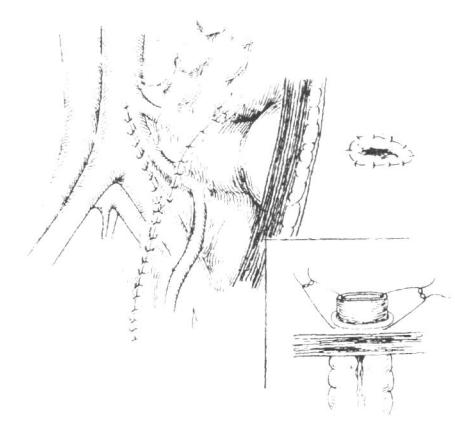

图 36 - 30　"潮红式"结肠造口（黏膜皮肤直接缝合）

7. 外翻式结肠造口：下列情况不宜将黏膜皮肤直接缝合，而需作外翻式结肠造口：

（1）以前有小肠切除术或放射性回肠炎；

（2）近端结肠较短，其肠内容物为液状或病人患炎症性肠病；

（3）因急性肠梗阻行急症结肠造口，疑造口末端血循环不佳者。外翻式结肠造口主要优点是可以保护造口周围皮肤。方法是将结肠外层外翻后行一圈全层与皮肤缝合（图 36 - 31）。

（五）隐性结肠造口术

1. 将肿瘤近端结肠自切口拖出，腹壁筋膜经肠系膜小孔用细丝线间断缝合数针（图 36 - 32a）。

2. 在肠襻上用细丝线将皮肤行间断缝合，但要有足够间隙，不能影响结肠血液循环及功能。在肠襻处的切口下注射少许亚甲蓝，作为以后切开的标志（图 36 - 32b）。

3. 侧面观，显示隐性结肠襻与腹壁及皮下组织的关系，这不影

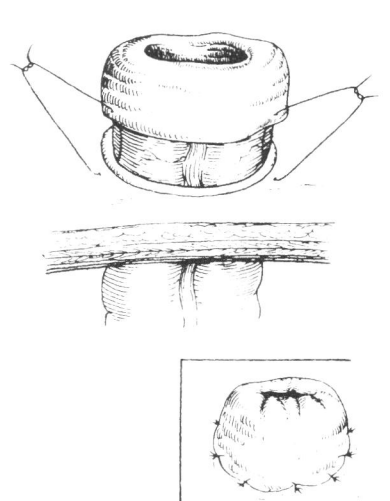

图 36 - 31　外翻式结肠造口

响肠襻的功能（图 36 - 32c）。

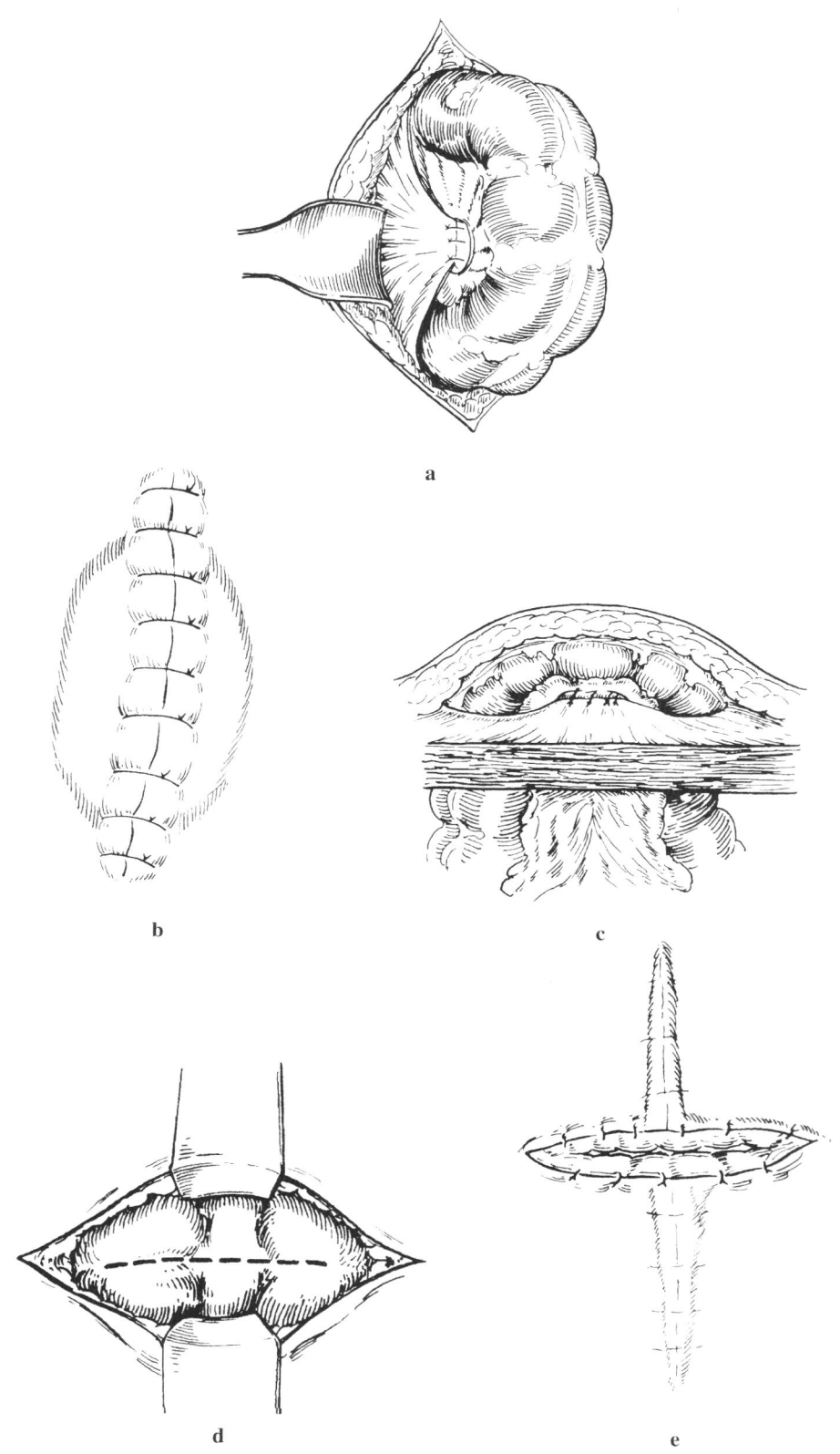

a

b

c

d

e

图 36 - 32 隐性结肠造口术

4. 若结肠梗阻明显，则在梗阻结肠上（在有亚甲蓝记号处）切开皮肤，切开后膨胀结肠常凸出伤口（图 36 - 32d）。

5. 在肠系膜对侧切开结肠襻，并将结肠切缘与皮肤用细丝线作间断缝合。切开手术可在病房用局麻完成（图 36 - 32e）。

［术后处理］

（1）未切开前，应注意伤口及隐性结肠有无受压。

（2）切开后，可用贴式造口袋护理。

四、特殊情况下的手术处理

当因疾病或肿瘤造成大肠急性梗阻时，常需急症结肠造口。急症结肠造口对高危病人仍是一个有相当风险的手术，因其死亡率高，并发症多。Stothert 等报道因肠梗阻、感染或外伤而行急症肠造口并发症的发生率大于 50%，9 例死亡，其死亡率为 18%，其中 4 例死亡与造口有关。认为这些并发症归咎于：①对扩张的肠管未做准备即行手术；②用缺血或即将失活的肠段作造口；③造口有张力；④造口位置不正确。因此，Stothert 强调：①急症肠造口是一个有潜在危险的手术；②技术不佳可致很高的手术死亡率；③对术前、术后存在的问题进行仔细地处理将会降低并发症及病死率；④不应将造口轻视为一个小手术，而不加指导地让没有经验的年轻医师去做。因此，对急症肠造口手术不能掉以轻心（表36 - 1）。

表 36 - 1　　　　　　　　　急症肠造口的并发症发病率（Stothert，1982）

并发症	回肠造口（10 例）	横结肠造口（23 例）	乙状结肠造口（18 例）
腹内脓肿	2	4	1
造口周围脓肿	0	3	0
坏死性筋膜炎	1	1	0
梗阻	1	0	0
造口坏死	2（1*）	2（2*）	0
筋膜裂开	1	1	0
造口周围疝	0	2（1*）	0
脱垂	0	1	0
皮肤湿疹	5	2	1
皮肤张力性坏死	0	1	0

＊死于造口并发症。

急症结肠造口多为暂时性结肠造口，常用的方法有：

1. Hartmann 结肠造口：即切除结、直肠病变，拖出近端结肠作端式结肠造口，远端肠段缝合关闭并置于腹内。此造口法优点是切除病变、手术操作不难；缺点是恢复肠道连续性较困难。

2. 双筒式结肠造口：这是完全转流粪便离开远端病变的有效方法，造口小、易于护理；但肠道重建困难、易污染手术野。

3. 襻式结肠造口：这是最常用的暂时性结肠造口术式，优点是手术简单、快速、无污染、关闭容易，有时也可达到完全性转流粪便的目的。缺点是造口大、不便护理。

4. 病变外置结肠造口：特别适用于穿孔病人，因不必担心粪便的继续污染，切除病变后可进行组织学诊断，关闭也比较容易。缺点是若结肠不能移动，操作常较困难。

5. 预防性结肠造口：横结肠襻式造口常用于保护直肠癌前切除术后低位结直肠肛管吻合。目前趋向于除非绝对必要，一般不必作预防性结肠造口。

五、术后并发症、预防与处理

结肠造口在术中若处理不当，在术后易发生并发症，根据位置，常见的并发症有以下 4 类：

（一）造口本身的并发症

1. 造口缺血性坏死：末端肠造口缺血性坏死比襻式造口多见，坏死原因多为合并术后其他并发症，如造口旁疝、脱垂、狭窄等，影响了结肠血供。或提出肠管时牵拉张力过大或扭曲；或因造口孔过小压迫肠系膜血管所致。造口缺血性坏死是术后早期严重并发症，因此术后 1～2 d 要严密观察造口黏膜色泽。坏死通常在肠系膜对侧距造口几厘米处。

[治疗] 凡疑有肠管坏死，应判明坏死范围，如坏死位置表浅、局限，不影响肠管收缩者，仅需清除坏死组织，局部置引流，应用抗生素；如坏死区已延至腹膜内，已不能清楚地看到正常肠管，应立即进行再手术，以免结肠坏死回缩至腹腔内，肠内容外溢，造成严重后果。

[预防] 术中要保护好肠壁血供，选择造口肠段应充分考虑造口的血供，术中要松动造口肠段，避免压迫肠壁血管。在作襻式结肠造口时，应将支持杆远离肠壁血管，以防压迫动脉阻断肠壁血供。腹壁造口切口不宜过小，一般宜取 2～2.5 cm 直径，以防术后挤压造口致缺血。

2. 造口回缩：双腔结肠造口发生回缩机会多，常因结肠游离不充分、结肠短、外置结肠有张力或过早去除支持架而发生；而腹腔内有炎症、瘢痕粘连、癌肿浸润、肥胖、肠系膜过短时，更易发生此并发症。目前认为，造口端肠黏膜和皮肤一期缝合可减少肉芽组织生长，减少纤维组织形成及造口部狭窄的发生。但如病例选择不当，可增加造口端回缩机会。有人建议下列情况不宜作一期缝合：①存在肠梗阻、肠腔膨胀；②肠道准备不足，肠腔内有大量粪便储存，不宜一期缝合，因当结肠排空后，肠壁将收缩，造口端有回缩危险；③过度肥胖，对腹壁外肠管易产生牵拉张力；④肠系膜短；⑤造口部血供差。

[治疗] 如部分回缩，肠端尚在腹膜外，一般不需做紧急手术，但需加强对造口创面的护理，严密观察回缩进展情况；如断端已回缩到腹腔内，产生腹膜炎征象，需立即行剖腹术。

[预防] 襻式造口可应用支持杆穿过肠系膜固定，必要时延长拔除时间，腹膜或肌鞘通过肠系膜孔与对侧缝合，对预防肠管回缩有一定效果。

3. 造口处穿孔：穿孔多在结肠缝合于腹壁处，结肠附着固定与游离交界处。早期发生原因多与手术操作有关，如电灼时损伤结肠；结肠与侧腹壁固定造口时，缝线穿过结肠全层或缝扎过紧；牵拉结肠过猛，往往术后即可发生穿孔。故固定结肠时，可利用肠系膜、肠脂垂进行缝合，或缝针仅穿过浆肌层行固定缝合。穿孔发生于腹膜内，短期即可引起腹痛，产生腹膜炎征象，一旦确诊，应立即手术，根据穿孔大小、时间、污染情况决定手术方式。

4. 造口脱垂：多发生于移动性大的横结肠处，而附着于后腹壁之降结肠部位发生率低，故襻式横结肠造口的发生率较末端乙状结肠造口多上 10 倍。脱垂可为远端内套叠或双管内套叠，脱垂肠管长度可从几厘米到 30 cm。在腹内压升高时偶可导致急性脱垂，常需紧急处理，如静脉内注射地西泮镇静，减低腹压，以防血循环障碍，如无效则需手术纠正。若肠管经常脱出，粪袋与脱出之肠壁黏膜接触摩擦，而致顽固性溃疡，有时需手术治疗。

[预防] 造口肠段与腹膜、腹直肌鞘及腹前壁宜用非吸收性缝线固定；襻式造口时拖出的肠襻下用一支持杆固定，若有张力，则支持杆放置时间应稍长；造口外皮肤切口不宜过大。

（二）皮肤-黏膜连接处的并发症

1. 出血：通常在术后 48 h 内发生，一般不会造成严重后果。渗血多源于静脉或毛细血管，用 1 ：1000 肾上腺素浸湿的药棉敷在造口肠管上即可止血。严重出血往往源于皮肤-黏膜连接深部的某一肠系膜动脉小分支，宜拆去出血部的皮肤-黏膜连接的缝线，找到出血的动脉分支，结扎或电凝止血。肝硬化门脉高压并发的造口黏膜-皮肤连接处的静脉曲张破裂虽少见，但一旦发生后果严重，甚至致命，故要注意掌握手术适应证。止血靠局部压迫、结扎或局部注射硬化剂。

2. 分离：常发生于术后 1 周内，是造口回缩的后果。多见于营养不良的病人，如克隆病较易发生；造口器材的大小不恰当，也可导致皮肤-黏膜连接处溃疡发展成皮肤-黏膜连接处分离。

[预防] 术前需加强营养；术中需彻底止血；如皮下或黏膜下有小脓肿或溃疡则应尽早治疗。

3. 瘘：硬质造口器材压迫造口处可引起局部坏死形成表浅瘘，很少能自愈。若保守治疗无效，则需切除瘘管，重建造口。深部瘘管常由缝线造成，术后早期可发生，深度常超过瘘壁浆肌层。

[预防] 建立造口时，术中应严格无菌操作，清除一切异物、血肿。皮肤-黏膜缝合最好用可吸收缝线，如用非吸收性缝线，则术后 7～10 d 必须拆线。

4. 狭窄：可早期或晚期发生，多在皮肤-黏膜连接处，偶在造口顶端，以往常将肠管拖出腹壁外 3～4 cm，腹壁各层与浆膜层间断缝合，皮肤也与浆膜层缝合。由于浆膜易受粪便、分泌物等刺激而引起浆膜炎，炎性肉芽组织增生，日久瘢痕挛缩，是严重造口狭窄的主要原因。

[预防] 将肠黏膜连同肠壁全层与皮肤一期缝合，可减少造口狭窄，同时术后也不需扩张。此外造口部坏死、回缩也可引起狭窄。

[治疗] 可先用手指扩张治疗，如无效且排便困难，则应环形切除造口部瘢痕组织，将肠管全层和皮缘用细肠线间断缝合，或采用放射形切口及"Z"形切口重建缝合边缘。

（三）造口旁区并发症

最常见的是造口旁疝，即小肠从结肠旁脱出，发病率约为 10％，仅次于脱垂。疝的发生与随访时间有关，乙状结肠造口旁疝比回肠造口旁疝更易发生。

1. 病因：

（1）医源性：与造口位置的选择、造口技术及手术前后的处理有关。目前认为腹直肌旁造口及经剖腹切口处造口最易发生造口旁疝，而经腹直肌造口可减少造口旁疝的发生。

（2）病人全身状况：如造口周围肌肉和组织的萎缩、营养不良、术后感染、慢性咳嗽、过度肥胖以及尿路梗阻等腹内压增高的因素都可诱发造口旁疝的发生。临床症状：多数无明显临床症状，或仅有造口旁肿胀，少数巨大造口旁疝可有症状，如肠功能不全、影响穿衣及正常生活。若疝囊扩张牵拉腹壁和造口皮肤可有腹痛，由于造口旁疝的颈部一般较宽大，肠狭窄的发生率较低。

2. 治疗：早期或症状轻微者，使用合适的腹带或特制的造口带后可缓解症状，并可预防其发展。

（1）有下列情况应考虑手术治疗：①原造口位置不满意，在造口移位同时修补疝；②原造口处合并肠脱垂而致狭窄或功能不满意时；③疝的存在妨碍佩戴造口袋或造口灌洗；④疝颈过小使复位困难，有急性狭窄的发生或潜在的危险；⑤造口旁疝巨大引起严重的体形外观。

（2）有下列情况不宜手术：①肿瘤只行姑息手术或已有转移的造口者；②有严重的心、肺疾病或慢性咳嗽者；③肥胖为一相对禁忌证，术前尽可能控制或调节体重。

3. 手术方法：有疝原位修补和造口移位两种，传统认为后者长期效果好，但随着外科技术和材料学的发展，应用合成 Marlex 网修补，取得较好效果。特别是较大的筋膜缺损、多次复发、持续多年的巨大造口旁疝都是应用 Marlex 网的适应证。对 Marlex 网是用内置法还是外置法，有人形象地将 Marlex 比作澡盆内的塞子，用它由外向内堵塞孔，水压必将塞子推开；若用塞子由内向外堵，水压将把塞子牢牢地顶在澡盆的壁上。正确应用 Marlex 网可大大降低造口旁疝的复发。

（四）造口周围的皮肤病

1. 损伤性皮炎：如应用造口器材不当，在更换时，上皮易从真皮撕下，诱发损伤性皮炎。

[预防] 应用皮肤保护软膏及胶剂，选用无张力软质造口袋。

2. 接触性皮炎：常由于造口器材对皮肤的刺激或造口排泄物漏出刺激皮肤。最初症状为红斑，以后有脱皮、细菌感染（主要为大肠埃希菌、葡萄球菌）和真菌感染（主要为念珠菌）。营养不良或糖尿病将增加感染的机会。

[预防] 正确选择造口位置，尤其是肥胖病人，须避开皮肤皱褶，在各种体位下标出无皮肤皱褶的区域，选择出最佳位置。

Philips 等（1985）分析 276 例结肠造口结果：72％病人为大肠癌，51％为暂时性造口，34％为急症造口。生存的 243 例中有 60 例（25％）发生并发症，其中 25 例（10％）需再手术治疗。最常见的并发症为表皮脱落（12％）、漏（7％）及造口处感染（8％）。Porter（1989）也有类似的结果（表 36-2）。

表 39 - 2   结肠造口并发症的发生率（%）（Knightly，1993）

并发症	Philips 等 (1985)	Porter 等 (1989)	并发症	Philips 等 (1985)	Porter 等 (1989)
表皮脱落	12	13	出血	1	0
漏	7	0	瘘	0	1
造口处感染	8	9	小肠梗阻	0	7
疝	5	11	狭窄	1	9
脱垂	2	3	梗阻	1	0
回缩	2	0			

六、手术的经验与有关问题的讨论

（一）理想的永久性结肠造口术

该术应该是单口（容易护理），能顺利通过成形粪便，造口位置易于更换造口袋及护理。最常见的永久性结肠造口是用 Miles 术治疗低位直肠癌同时作乙状结肠造口。

1. 肠造口部位的选择：以 Cleveland 临床中心为例。

（1）造口位置应让病人能看清楚，便于自己更换造口器材，因此造口位置不应在术中选择，而应在术前医师、护士与病人及其家属共同选择，特别是肥胖者更应在术前选择好造口的位置。

（2）左下腹直肌处：该部位的优点是能预防造口旁疝的形成。

（3）脐上：适于坐轮椅和横结肠造口者。

（4）造口位置一定要避开瘢痕、皮肤凹陷、浸润区及骨骼突起处，使造口器材便于装戴。一般结肠造口放在左侧，回肠造口及尿路造口放于右侧。

2. 注意事项：

（1）从腹壁切口拖出的结肠必须垂直且无张力，这是防止肠管梗阻及回缩的重要措施。

（2）造口位置必须在术前与病人一起选择好，以便于术后病人自己佩戴人工肛门袋及使用造口灌洗装置。

（3）造口段的结肠必须有动脉搏动，以保证结肠段的活力，这是防止造口处肠管坏死的要点。

（4）避免过分修剪造口边缘的脂肪及网膜组织，避免筋膜或浆肌层的假性缝合，防止肠造口缺血及脱垂。

（5）腹膜外结肠造口：这可避免发生内疝及由于粘连所致的肠梗阻。近 10 多年来，除肥胖或个别原因外，大多采用此法，对防止内疝及造口旁疝有明显效果。若结肠造口不能经腹膜外拖出，则左结肠旁沟间隙必须缝合。

（6）肠造口部的黏膜与皮肤应一期缝合，可预防造口部的浆膜炎及皮肤瘢痕挛缩，术后也不需扩肛。

若在手术操作上注意以上六点，结肠造口的主要并发症，如狭窄、脱垂、坏死、回缩及造口旁疝多可避免。

（二）暂时性结肠造口

1. 虽多为临时性措施，但应符合以下条件：①手术操作简单并容易安全地恢复肠道的连续性；②造口的设置必须能立即、完全转流粪便，即术后造口能立即开放。

2. 注意事项：

（1）注意拖出肠管远近段的方向，勿使扭曲或成角，以免造成狭窄或排便不畅。

（2）切口二端的腹膜缝合松紧须合适，过松可致肠襻脱出，过紧则可造成血循环不良或造口狭窄。

（3）提起乙状结肠或横结肠，在肠系膜近肠壁无血管区作小切口，放置一玻璃棒或塑料支持架支持肠管，避免回缩，于玻璃棒两端套入橡皮管以防玻璃棒滑脱。

（4）腹膜与腹直肌前鞘和结肠壁分别缝合数针，防止造口旁疝的发生。

（三）Hartmann 结肠造口术注意事项

1. 在首次手术时应做到：

（1）将横结肠充分游离并拉至左下腹，使造口位置尽量接近远端大肠闭合口。

（2）远端结肠（直肠）闭合后也应作适当游离，将其靠近造口位置。闭合结肠（直肠）一侧以黑粗丝线作好标志并固定于腹膜上，便于在二期重建时容易找到闭合的肠端。

2. 如在二期手术时在腹腔内无法找到远端肠段（即术中未作标记），可使用卵圆钳经肛门缓慢插入直肠，向上顶至远端肠段闭合口，再将此钳撑开并切开肠腔即可。Hartmann 手术二期重建时间一般可在 1～2 个月后施行，根据：

（1）此时腹腔和肠道炎性水肿均已消退，作二期吻合时不会因肠道炎症水肿、血供不良而发生瘘。

（2）此时腹腔内粘连多为膜性粘连，分离容易且不会损伤肠管，远端肠段也易找到。

（3）此时病情多已稳定，必要时可做进一步癌肿根治术。

（四）结肠造口闭合术

结肠造口闭合术不能简单地认为是一种小手术，若术前准备不充分，闭合时机不当，手术方式不妥，则并发症可达 24%（14%～38%）。目前对结肠造口闭合时机、闭合的手术方式及腹壁伤口是否应一期缝合仍有不同看法。

1. 结肠造口闭合时机：文献上认为术后 4～6 周、8 周或 3～4 个月为妥。但是闭合时机应取决于下列条件：①造口的周围组织及肠道有无炎症，腹内或伤口感染炎症是否完全消退；②病人全身状态：有无贫血、低蛋白血症及发热等；③造口术的原来疾病情况。Mirelman 等曾比较了不同时间闭合的并发症，认为 3 个月以内闭合者并发症为 51%，而 4～6 个月、7～12 个月、>12 个月各为 34.3%、34.5% 及 18.8%。说明 3 个月以内者并发症高。

2. 造口闭合的手术方式：手术方式有简单闭合与切除两断端后闭合；腹膜内闭合及腹膜外闭合。如造口周围瘢痕形成较广泛，则应采用整块切除造口及周围各层的瘢痕组织，将两断端切除后，采用端对端吻合。这种手术可以获得一个满意的大吻合口，不易发生狭窄，术后并发症少。Freund 认为缝合方式及时间与并发症有关，单纯缝合并发症少，术后 12 个月闭合比在术后 12 个月以内并发症减少一半。

3. 腹壁伤口是否应一期缝合：若腹部伤口污染较重，则伤口应开放，行二期缝合。先做好皮肤缝合，不打结，将缝线固定于一压舌板上，伤口用碘仿填塞，3～4 d 后再拉紧打结。若伤口污染不重，将伤口充分冲洗后，也可行一期缝合，皮下放一引流。Berne 曾比较了一期缝合、一期缝合＋皮下引流及延迟一期缝合三种方法，认为以上三种闭合伤口方法的感染率在统计学上差别不大，总的伤口感染率为 4.8%。

文献上报道结肠造口闭合常见的早期并发症有粪瘘（11%）及伤口感染（3%）；晚期并发症有切口疝（1%～16%）、肠梗阻（1%～7%）及缝线窦道（1%～7%）（Keighley，1992）。因此对以上并发症要重视预防。

七、结肠造口康复治疗

过去普通外科医师甚至结直肠外科专业医师仅对肠造口的手术技术及术后并发症的防治加以重视，而对肠造口后的康复治疗不太关心，在护士专科教育中肠造口治疗及康复护理也不占重要地位。因此肠造口者常诉说："我是医师不管、护士又管不了的多余人。"这是值得我们医护人员深思的。

医疗康复事业的目标是要为病人造就一个有价值、有质量的生命。我们不仅要让病人生存，而且要让他们生活愉快、活得有尊严。具体说就是让造口者术后生活快乐，能与家人、朋友欢聚一堂，并在心理、社交、经济、感情、文化、信仰及性生活等各方面都尽量得到满足与愉快。有人认为，不能把生命的质与量混为一谈，有的病人觉得没有质量的生命，即使延长了也不能活下去，甚至有轻生念头，我们医护人员就是要想办法尽量帮助造口者获得正常人拥有的一切，使他/她们在生理上健康，并且活得有尊严、有价值。

结肠造口的康复治疗有 3 种方法：

1. 自然排粪法：即将造口袋直接贴在腹部造口皮肤上收集粪便，每天更换 1 次或 2 次。造口袋有一件式（图 36-33）及两件式（图 36-34），密口袋与开口袋，根据病人的爱好习惯可任意选择。手术后立即使用，可减少护理工作量，也提高了病人的生存质量。本法优点是使用简单，适合各类造口，不需限制饮食。缺点是粪便不能节制，需用造口袋，有臭味，皮肤易损伤。

2. 结肠造口灌洗法：每天或隔天灌洗 1 次，每次灌 500～1000 mL 温水（最好是温盐水），可以达到 1～2 d 造口处无粪便。目前使用圆锥形灌洗头作灌洗，绝对安全，不会损伤结肠黏膜，更不会导致肠穿孔。灌洗优点是能定时排粪，气味小，皮肤损伤轻，有时可不用造口袋。缺点是需要一定的灌肠技术和卫生条件（可用桶或痰盂代替厕所），每天需耗时 40～60 min，有时偶有不适（图 36-35、图 36-36）。

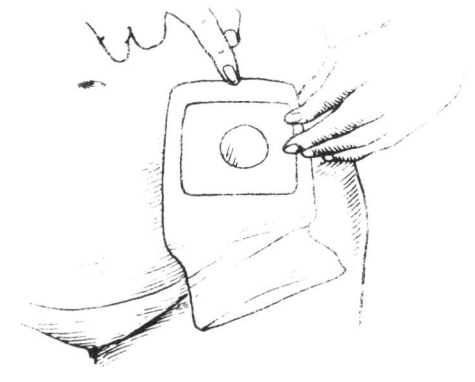

图 36-33　一件式造口袋

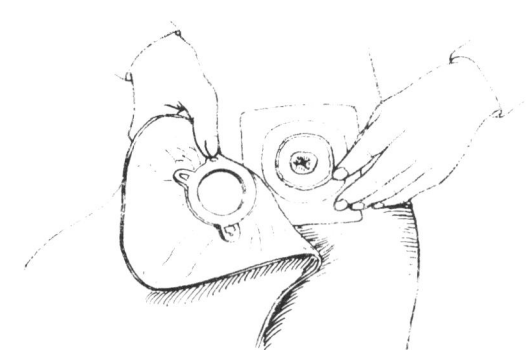

图 36-34　两件式造口袋

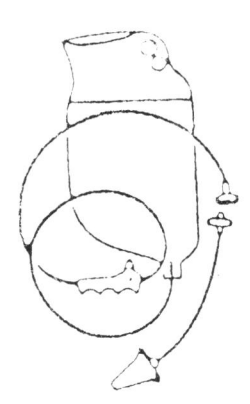

图 36-35　集水袋及圆锥形灌洗头

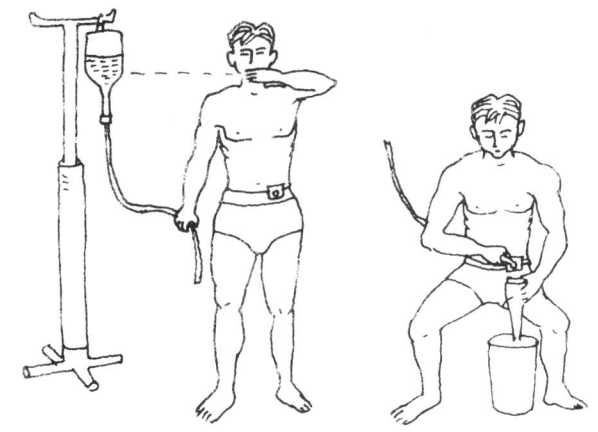

图 36-36　灌洗方法示意图

3. 结肠造口栓（图 36-37）：栓子用聚亚安酯泡沫制成，压缩在溶水性薄膜内，栓子放入造口内可以膨胀而阻止粪便、臭气排出，起到塞子作用，栓子上有一碳过滤器，肠腔内气体经过滤器排出而无任何气味。优点是隐蔽性好，节制粪便、无臭味，不用造口袋，还可与造口灌洗合用，而延长栓子使用时间。缺点：只适用于单腔结肠造口，需要学习适应、价贵，栓子有时易脱落及渗漏，每枚栓子只能用 10～20 h。

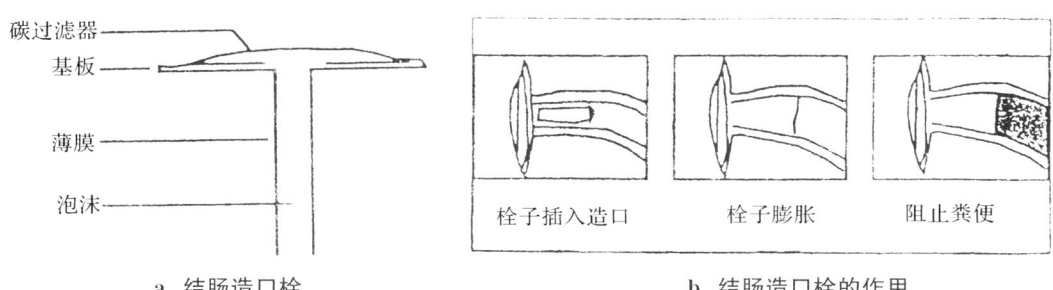

碳过滤器
基板
薄膜
泡沫

a. 结肠造口栓

栓子插入造口　　　栓子膨胀　　　阻止粪便

b. 结肠造口栓的作用

图 36 - 37　结肠造口栓

以上三种方法以结肠造口灌洗最好，因灌洗后 1～2 d 无粪便，且较经济，适合国情，值得推荐。

〔华颂文〕

参考文献

[1] 喻德洪. 肠造口治疗进展 [J]. 实用外科杂志，1990，10：394.

[2] 喻德洪. 结肠造口灌洗术 [J]. 实用外科杂志，1990，10：418.

[3] 喻德洪. 结肠造口术的新进展 [J]. 普外临床，1993，8：337.

[4] Celestin L R. A colour atlas of the surgery and management of intestinal stomas [M]. England：Wolfe Medical Publications，1987：8.

[5] Turnbull R B，Weakley F L. Atlas of intestinal stomas [M]. Saint Louis：The C. V. Mosby Company，1967：161.

[6] Philips R. Analysis of a hospital based on stoma therapy service [J]. Ann R Coll Surg Ensl，1985，67：37.

[7] Porter J A. Complications of colostomies [J]. Dis Colon Rectum，1989，32：299.

[8] Keighley M R B，Williams N S. Surgery of the Anus，Rectum and Colon [M]. London：W. B. Saunders，1993：228.

[9] Stothert J C Jr. Complications of emergency stoma formation [J]. Arch Surg，1982，117：307.

[10] Mirelman D. Colostomies：Indications and contraindications：Lahey Clinic experiences 1963—1974 [J]. Dis Colon Rectum，1978，21：172.

[11] Freund H R. Factors affecting the morbidity of colostomy closure：A retrospective study [J]. Dis Colon Rectum，1982，25：712.

[12] Berne T V. Colostomies wound closure [J]. Arch Surg，1985，120：957.

第三十七章　结肠-直肠癌切除术

Resection of Colorectal Carcinoma

第一节　结肠切除术

一、结肠解剖概要

结肠始于回盲瓣，止于乙状结肠直肠交界处。总长约 150 cm，约相当小肠长度的 1/4。分为盲肠、升结肠、横结肠、降结肠、乙状结肠。升结肠与横结肠交界部分称为结肠肝曲，横结肠与降结肠交界部分称为脾曲。脾曲位置高，是结肠最固定处。盲肠位于右髂窝部，少数情况盲肠下降不全，可位于右肝下，或下降过低，可入盆腔内。有的因右结肠系膜与后腹膜融合不完全形成游离盲肠。这些可以致阑尾异位于肝下、盆腔内、腹膜后位，或超过中线位于左侧腹部。盲肠后方紧邻有髂腰肌、髂血管、右输尿管、精索血管（卵巢血管）、股神经。升结肠前方及两侧有腹膜覆盖，后方有疏松结缔组织，其内有神经，与右肾、髂腰肌筋膜，后内侧与右输尿管、十二指肠降段、精索（卵巢）血管相邻，内侧与大网膜、小肠相邻。结肠肝曲依靠肾结肠韧带及肝结肠韧带悬吊固定，与胆囊、右肝叶、十二指肠关系密切。横结肠完全位于腹腔内，有较长系膜，与肾、胃、十二指肠、胰腺关系密切，上方有胃结肠韧带与胃大弯相连，前方有网膜，下方有小肠襻，术中容易损伤这些脏器。脾曲位置较高，靠后，有膈结肠韧带固定于后腹壁，上方有降结肠韧带，手术时易损伤胰尾及脾下极。降结肠自脾曲向下，在左肾前外方及髂腰肌前面下行至髂嵴水平延及乙状结肠，其前面及两侧均有腹膜覆盖。乙状结肠自髂嵴水平向内下达第三骶椎前方与直肠交接，长度变化较大，全部有腹膜披覆固定于盆壁上，有较长系膜，活动度大，较易发生扭转，后方与左输尿管及左侧髂血管关系密切。乙状结肠与直肠移行部的解剖学特点：①肠管腔变狭小；②部分被腹膜覆盖，肠系膜消失；③结肠带消失，变为直肠壁肌层，结肠袋消失；④肠脂肪垂消失；⑤乙状结肠黏膜皱褶逐渐展平消失。借助这些以区别乙状结肠与直肠。

结肠的血管、神经、淋巴简述于下：

1. 动脉：结肠分别由两部分动脉供血，即肠系膜上动脉分支的结肠中动脉、右结肠动脉、回结肠动脉供给右半结肠血运；肠系膜下动脉分支的左结肠动脉供给左半结肠血运。这些动脉分支在系膜内形成血管弓，相互吻合沟通。

2. 静脉：结肠静脉与动脉基本相伴行。右侧结肠静脉汇入肠系膜上静脉，而后汇入门静脉。左半结肠静脉流入肠系膜下静脉，而后汇入脾静脉，最后亦入门静脉。

3. 淋巴：结肠淋巴结分为结肠上淋巴结、肠旁淋巴结、中间淋巴结、中央淋巴结。结肠上淋巴结位于肠壁浆膜下及脂肪垂中。浆膜下淋巴管丛与黏膜下淋巴管丛在肌层内汇合，汇入结肠上淋巴结。肠旁淋巴结位于边缘动脉周围。中间淋巴结沿动脉弓分布。肠旁淋巴结汇入中间淋巴结。右半结肠至横结肠脾曲近侧淋巴汇入肠系膜上动脉根部之中央淋巴结，脾曲远侧之左半结肠淋巴汇入肠系膜下动脉周围中央淋巴结，而后流入腹主动脉周围之淋巴结群。结肠系膜内相邻之动脉弓周围中央淋巴结互相沟通。故结肠癌切除时必须同时切除相应肠段系膜内淋巴结。

4. 神经：结肠神经支配分别来自交感及副交感神经。交感神经纤维来自腰交感神经丛。副交感神经来自迷走神经。交感、副交感神经均沿肠系膜上、下动脉走行。交感神经分布至全部结肠，副交感神经则分布到结肠脾曲以右半结肠，脾曲以下结肠则由骶 2、3、4 节段发出之副交感神经支配。一般认为交感神经对结肠的运动及分泌起抑制作用，而副交感神经则加强结肠运动及分泌功能。

二、结肠切除术

（一）术前准备

病人多数病程较长，因消化吸收不良，慢性失血，感染，发热，全身消耗增加，有不同程度贫血、低蛋白血症，病情常常较重，需要做好充分术前准备，为手术成功创造条件。

1. 对重要脏器，如心、肺、肝、肾功能全面了解，尤其高龄病人。癌症病人注意有否远处转移。

2. 纠正贫血及低蛋白血症以改善全身状况。病人入院后给予营养丰富，易于消化吸收少渣膳食。术前一天改流食。有梗阻不能进食者，应给予静脉营养支持，必要时适量补血，纠正水、电解质及酸碱失衡。注意补充适量维生素 B_1、维生素 K 及维生素 C。

3. 溃疡性结肠炎长期应用激素的病人，术前应逐渐停用激素。

4. 术前半小时注射 1 次广谱抗生素，防止术后感染。

5. 肠道准备：目的是排空结肠内积存粪便及气体，减少肠道内细菌，以防止腹腔、切口感染，保证吻合口愈合。无梗阻者术前 3 d 进食少渣半流，术前 1 d 改流食。有便秘及部分梗阻者，入院后给缓泻剂。肠道准备各家医院不相同，方法较多，各有优点。我们采用术前 1 d 午后 3 时让病人服 10% 甘露醇 1000 mL，用药后排稀水便 4～5 次，多在晚上睡觉前肠道可以排空，无需再灌肠。老年体弱病人要慎用或给予输液，有梗阻者禁用。同时给予肠道抗生素，即术前 1 d 午后 2、3、4、6、10 时各服红霉素 0.5 g、卡那霉素 1 g、甲硝唑 0.2 g。多数病人能做好满意的肠道准备。完全梗阻者，应尽快安排手术，不适做常规肠道准备。如梗阻时间长，肠壁充血、水肿、炎症较重者，先行梗阻近端肠造瘘，待二期肿瘤切除肠吻合。如梗阻时间不长，肠扩张较轻，肠壁充血，肿胀不重者，可以术中作肠道清洗，一期切除吻合亦能收到满意效果。我们对这类病人采用术中灌洗清洁肠道，一期切除吻合可收到良好效果。即切除肿瘤肠段及相应系膜淋巴结后，近侧结肠断端提出切口外，并插入较长胶管，最好插至盲肠内（或切除阑尾，自残端插入 1 根导尿管至盲肠内，拔管后结扎残端，荷包缝合包埋）反复注入等渗盐水灌洗，手术者轻轻挤推协助将干粪散开便于排出肠内积粪，直至肠腔流出清亮液体。在拔管前注入卡那霉素 1 g、新霉素 0.5 g、甲硝唑 500 mg，拔出胶管作肠吻合。

6. 术晨放置胃管及导尿管。

（二）右半结肠切除术

【适应证】回盲部恶性肿瘤（盲肠、阑尾、回肠末端）、升结肠癌及结肠肝曲癌、右侧结肠内多发性息肉及溃疡性结肠炎、回盲部结核。手术切除范围包括回肠末端约 10 cm，盲肠、升结肠、结肠肝曲、横结肠右半部分，包括右半部分大网膜及相应肠系膜、血管及其内淋巴结清除（图 37 - 1）。

【麻醉与体位】连续硬膜外腔阻滞或气管内插管全身麻醉。病人平卧位。

【手术步骤】以盲肠癌为例。选择右腹直肌或右正中旁切口，使之能充分显露手术野，便于手术操作。依次切开腹壁各层。

1. 探查：用盐水纱布保护肿瘤部位，避免探查过程中将脱落瘤细胞带到他处种植转移。全面探查腹腔，注意肝、盆腔有否转移种植病灶及结肠系膜肿大淋巴结。用盐水纱布垫保护小肠并将其推向左侧，以显露右侧结肠及其系膜，最后探查肿瘤侵犯范围，决定行一期根治切除。

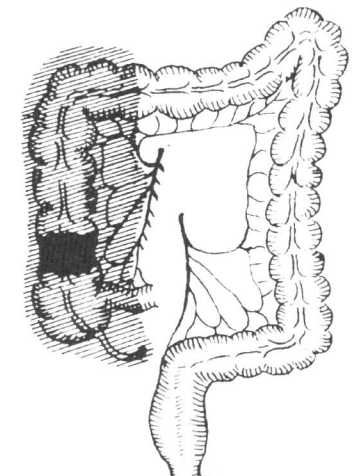

图 37 - 1　右半结肠切除范围

2. 在预定切除之回肠末端及横结肠切线上，用血管钳在系膜上戳孔引入布带结扎肠管，以防手术中肿瘤细胞脱落肠腔内种植转移（图 37 - 2）。

3. 用纱布垫保护好盲肠、升结肠并将其推向内侧。沿盲肠、升结肠外侧切开侧腹膜，钝性、锐性分离后方疏松组织，注意勿损伤十二指肠、右输尿管、右精索（卵巢）血管。游离回肠末端 5～10 cm（图 37 - 3）。游离之后腹壁创面填入干纱布垫压迫止血。

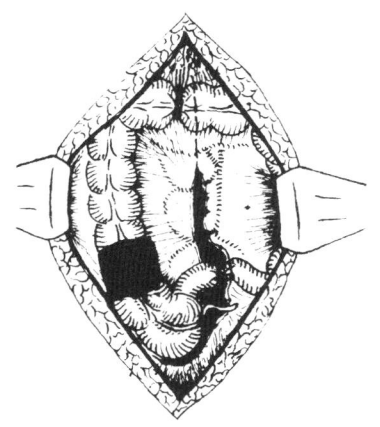

图 37 - 2　结扎回肠及横结肠

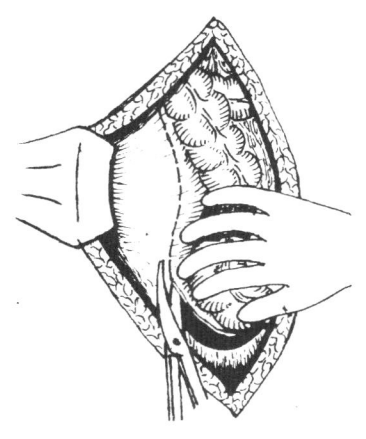

图 37 - 3　剪开侧腹膜

4. 在胃网膜右血管弓外切断胃结肠韧带右侧部分，包括右半大网膜，注意仔细清除胃网膜右血管根部肿大淋巴结。切断肝结肠韧带、肾结肠韧带，将横结肠右半向下牵拉，在结肠系膜内找到结肠中动、静脉右支切断结扎（图 37 - 4），此时注意清除血管根部周围肿大淋巴结。沿肠系膜上动、静脉血管右侧向下分离切断结扎右结肠动、静脉及回结肠动、静脉，并清除系膜内及血管周围肿大淋巴结（图 37 - 5）。至此右侧结肠系膜及血管完全分离切断。

5. 肠切除吻合：在回、结肠预定切线上分别置有齿血管钳，在血管钳外侧分别置二把肠钳控制回肠、结肠内容物溢出。切断回、结肠，移开切除的肠标本。将回、结肠断端靠拢，系膜缘对系膜缘作肠对端吻合，缝合回、结肠系膜切缘（图 37 - 6～图 37 - 8）。

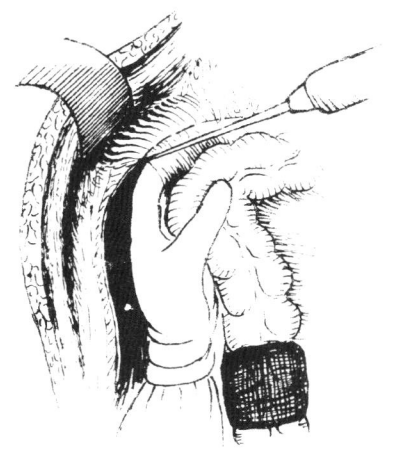

图 37 - 4　切断结肠肝曲韧带

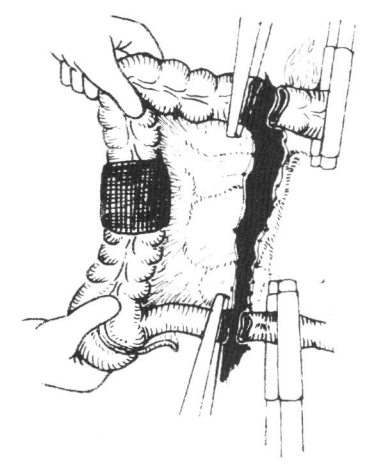

图 37 - 5　切断结肠、回肠及系膜血管

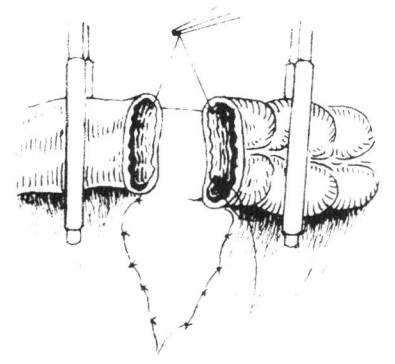

图 37 - 6　回肠-结肠对端吻合

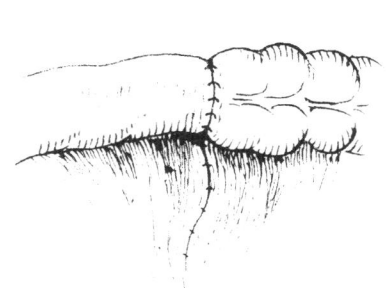

图 37 - 7　缝合系膜缘

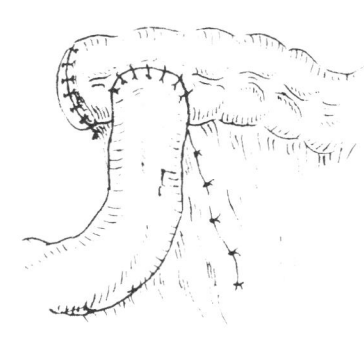

图 37 - 8　回肠-结肠端侧吻合

6. 生理盐水冲洗手术野，检查创面止血。尽量缝合后腹膜消灭创面。一般不放置引流物。缝合腹壁切口。

7. 用圆筒吻合器完成回结肠吻合（图 37 - 9、图 37 - 10）。

【术后处理】

1. 禁食，持续胃肠减压，一般术后 2～4d 待肛门排气后拔除胃管。

2. 术后第 1 天多数病人不能自行排尿，应留置导尿管 1～2d，病人能自行排尿后拔除。

3. 禁食期间，每天静脉补液，注意水、电解质、酸碱平衡、能量供给及维生素的补充。如病人术前贫血、低蛋白血症明显，应适量输全血及白蛋白，有利于手术恢复。

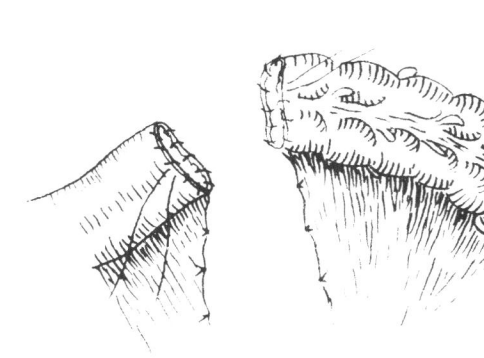

a. 荷包缝合

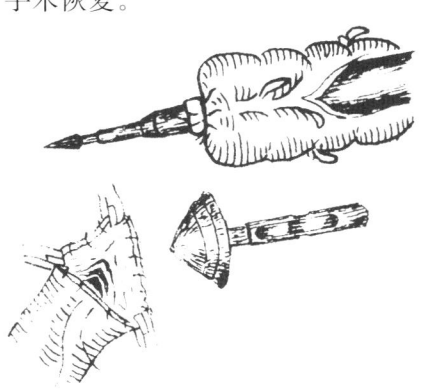

b. 吻合器插入，结扎荷包缝线

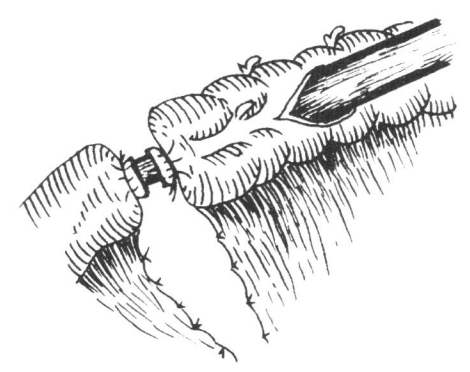

c. 中心杆与抵钉座衔接

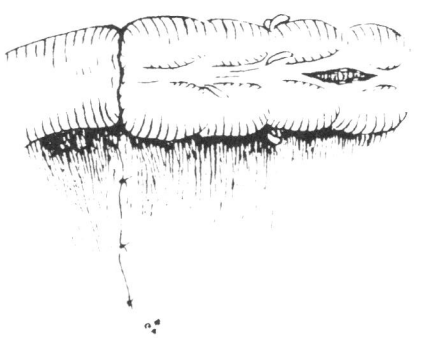

d. 吻合完成退出吻合器

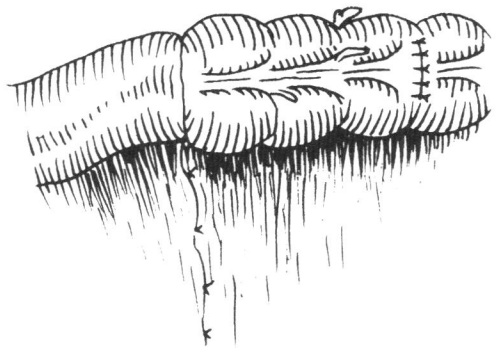

e. 缝合肠壁切口

图 37 - 9　吻合器回肠结肠对端吻合术

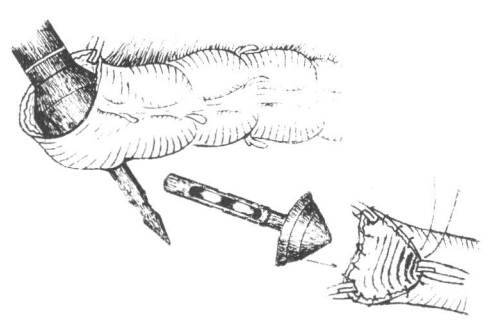

a. 吻合器穿出结肠壁，抵钉座置入回肠内

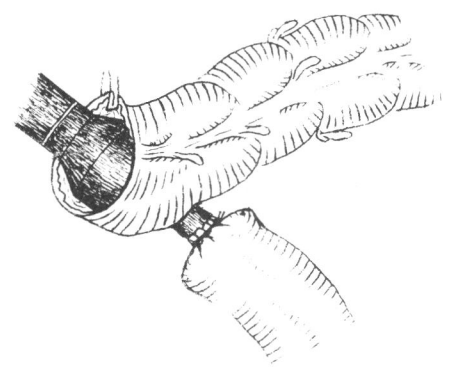

b. 扎紧荷包线，抵座套入中心杆

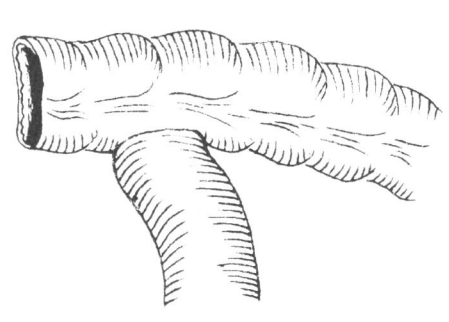

c. 完成吻合，退出吻合器

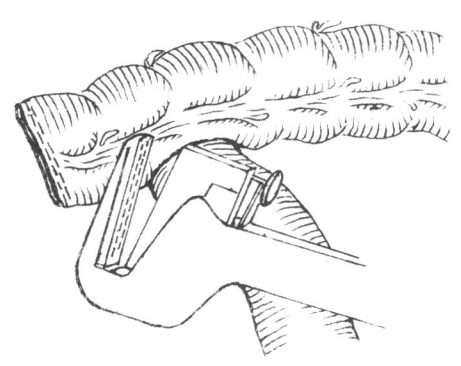

d. 关闭结肠断端

图 37 - 10　吻合器回-结肠端侧吻合术

4. 全身应用广谱抗生素（包括抗厌氧菌）4～5 d，待病人体温正常后停用。

5. 胃肠功能恢复，肛门排气后开始进流食，1～2 d 后病人无腹胀不适改为半流饮食。一般术后 10～15 d 可以进普通饮食。术后 3 周内禁止灌肠。

【术中注意事项】

1. 开腹后应首先对肿瘤以外腹腔做全面仔细探查，了解有无远隔部位转移及腹膜面种植病灶。最后探查肿瘤局部，以减少因探查时将肿瘤脱落细胞带到他处种植转移机会。手术过程中应尽力避免对肿瘤挤压，以免促进扩散转移。肿瘤局部用干纱布垫包裹，防止肿瘤细胞脱落污染。

2. 在肿瘤远、近侧 10～15 cm 处分别用布带扎紧肠管，两带间肠腔内注入 5-FU 500 mg（加生理盐水 100 mL 稀释），减少手术过程中肿瘤细胞脱落入肠腔内后种植转移可能。

3. 肿瘤肠段相应之主干血管内，如右结肠动、静脉，回结肠动、静脉，中结肠动、静脉及肠系膜下动、静脉内注入 5-FU 500 mg。主干血管根部切断结扎并清除周围淋巴结，切除相应系膜及大网膜，防止术中肿瘤经血管、淋巴转移。

4. 游离结肠时注意肿瘤对邻近脏器组织的浸润情况，必要时作相应脏器组织切除，以保证对肿瘤的完整彻底切除，如输尿管部分切除吻合、十二指肠局部切除修补或吻合、肝局部切除、脾及胰体尾部切除等。

5. 吻合肠管应作充分游离，保证吻合口无张力，注意吻合肠段血运要良好，以保证吻合口愈合。开放吻合时注意无菌操作，用纱布垫保护防止肠液的污染，肠断端用聚维酮碘（或碘酊、乙醇）消毒，减少细菌污染及肿瘤细胞在吻合口处种植机会。内翻缝合时，肠壁不要翻入过多致吻合口狭窄。缝合关闭系膜切缘，防止术后肠襻突入致肠梗阻。

6. 腹壁切口，腹腔内尤其结肠切除创面用生理盐水、蒸馏水冲洗，以减少细菌及脱落之肿瘤细胞污染。

7. 对不能根治切除病例，应力争姑息性切除，以解除梗阻，防止出血穿孔，为术后辅助治疗创造一定条件，可能优于单纯肿瘤旷置肠造瘘。

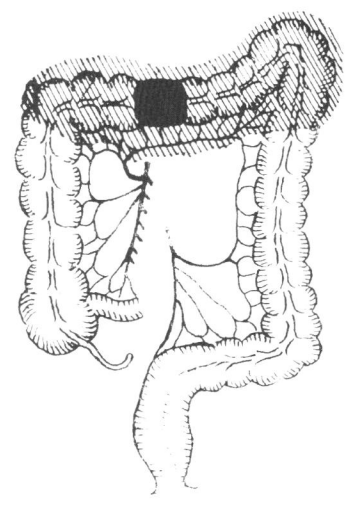

图 37-11　横结肠切除范围

（三）横结肠切除术

【适应证】横结肠癌，应切除横结肠及其系膜、大网膜、胃结肠韧带。横结肠癌偏右或偏左侧时，应切除结肠肝曲或脾曲及部分升结肠或降结肠。横结肠癌容易与胃大弯、胰体尾部、十二指肠、小肠及其系膜根部粘连或浸润，应根据具体情况作相应粘连松解或脏器、组织切除，结肠肝曲癌作右半结肠切除，脾曲癌行左半结肠切除（图 37-11）。

【手术步骤】上腹正中切口，开腹后全面探查决定行横结肠切除。

1. 提起横结肠，距肿瘤远近侧段约 10 cm 处用布带结扎结肠及系膜边缘血管，横结肠系膜根部找到中动静脉，缝扎 1 针（图 37-12），以防手术操作中挤压致肠腔内肿瘤种植及癌细胞经系膜血管转移。

2. 切开胃结肠韧带，沿胃网膜血管弓外切断韧带及大网膜，清除胃网膜右血管周围淋巴结、横结肠向下牵、在胰腺下缘结肠系膜内将已缝扎之中结肠动、静脉，在根部切断结扎，清除动静脉周围淋巴结（图 37-13）。注意清除胰头下方、肠系膜上静脉右侧及前方肿大淋巴结。

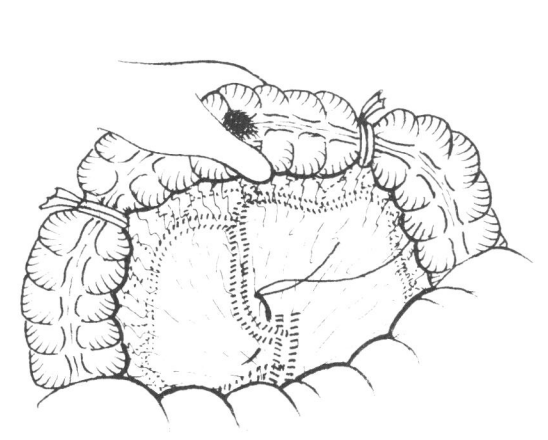

图 37-12　缝扎中结肠动静脉

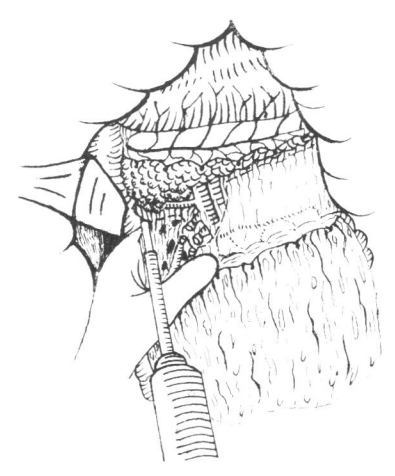

图 37-13　切断横结肠系膜

3. 近肝曲切开升结肠外侧腹膜，向上游离切断肝结肠韧带，肝曲结肠向内下牵将其与右肾、十二指肠分开。将大网膜与横结肠向下拉，切断脾结肠韧带，切开降结肠近端外侧腹膜，切断左肾结肠韧带与左肾分离开（图 37-14），切断横结肠系膜。

4. 切除横结肠吻合：在距肿瘤两侧 10~15 cm 近远侧横结肠上置 2 把有齿血管钳，在血管钳外侧分别置 2 把肠钳，贴近血管钳切断结肠，取走标本（图 37-15）。检查远侧结肠断端血运及系膜小动脉搏动是否良好。有的结肠中动脉左支与左结肠动脉弓吻合支不够充分，中结肠动脉左支切断后致脾曲结肠血运不良，此时应切除结肠脾曲，2 把肠钳靠拢作肠对端吻合，先在系膜侧及系膜对侧全层缝 2 针反向牵引，行等距离间断全层内翻缝合后壁，绕至前壁缝合（图 37-16），拿走肠钳，外加间断浆肌层缝合。缝合系膜切缘，注意吻合口不能有张力，否则应将升结肠、降结肠作适当游离，保证吻合口在无张力情况下愈合。用蒸馏水及生理盐水冲洗腹腔，进一步检查止血，一般不需要放引流物。

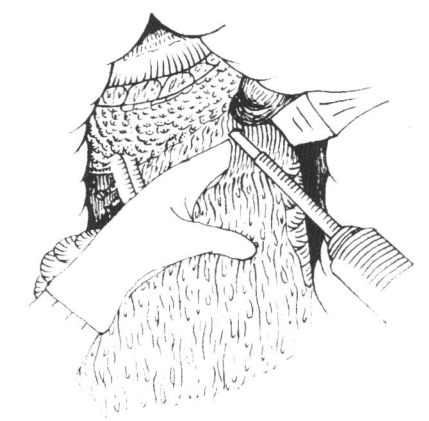

图 37 - 14 游离结肠脾曲

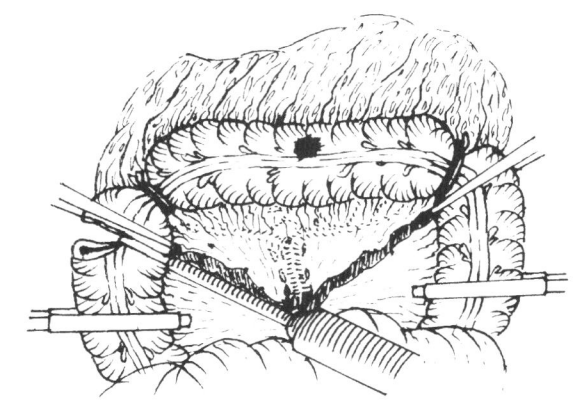

图 37 - 15 切除横结肠及相应系膜

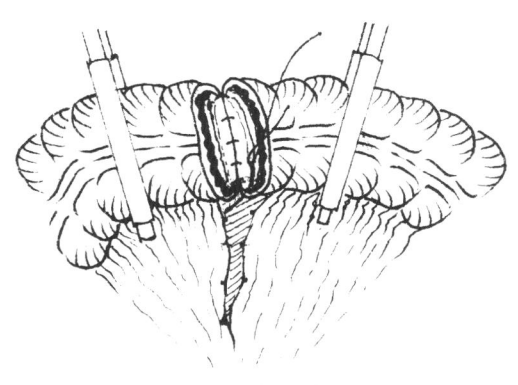

a. 后壁全层缝合

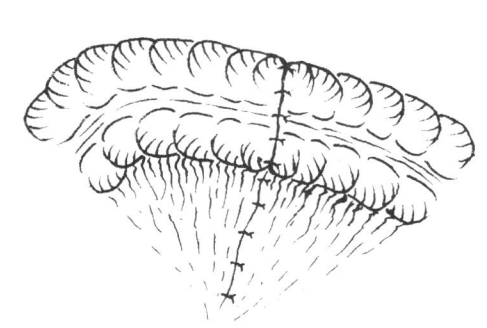

b. 前壁浆肌层、系膜缝合

图 37 - 16 横结肠对端吻合

5. 横结肠对端或端侧吻合亦可用吻合器施行（图 37 - 9、图 37 - 10）。

【术后处理与术中注意点】同右半结肠切除术。

（四）左半结肠切除术

【适应证】主要用于结肠脾曲、降结肠及乙状结肠癌以及某些溃疡性结肠炎、多发性息肉。手术切除横结肠左半部、脾曲、降结肠、乙状结肠及其相应系膜和血管（图 37 - 17）。如脾门部有淋巴结肿大亦应作清除。

【麻醉与体位】连续硬膜外阻滞或气管内插管全身麻醉。病人取平卧位。

【手术步骤】取左侧腹直肌或正中旁切口。切口足够长，以充分显露手术野，便于手术操作。开腹后作全面探查，注意肝脏、盆腔及腹主动脉周围淋巴结有否肿瘤转移，结肠肿瘤局部侵犯及相应系膜区域淋巴结情况。决定行左半结肠切除。

1. 用盐水纱布垫保护小肠并推向右侧。将降结肠及乙状结肠略向内侧牵，剪开外侧腹膜，略加分离，在肿瘤近、远侧约 10 cm 处用布带结扎结肠（图 37 - 18）。

2. 切断胃结肠韧带及大网膜左半部分，切断脾结肠韧带（图 37 - 19）。将横结肠左半、脾曲及降结肠向下内牵拉，在其后方疏松纤维脂肪组织内钝、锐性分离（图 37 - 20），此时注意勿损伤左肾、输尿管及精索（卵巢）静脉，切断结扎结肠中动脉左支及横结肠左半系膜、降结肠系膜及乙状结肠系膜。

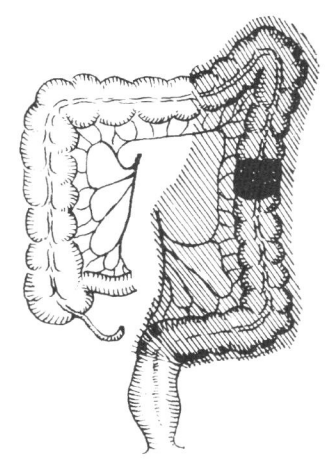

图 37-17　左半结肠切除范围

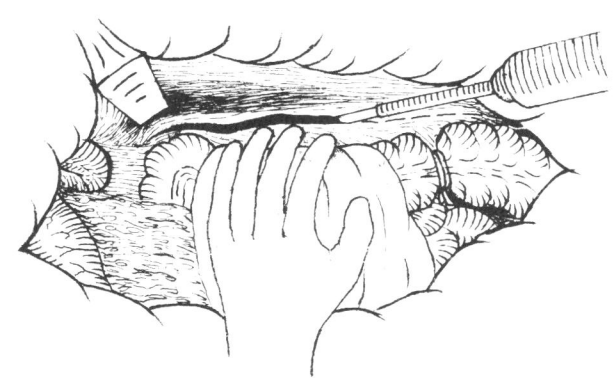

图 37-18　切开左结肠外侧腹膜

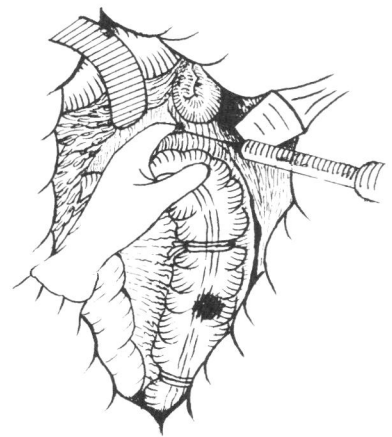

图 37-19　切断结肠脾曲韧带

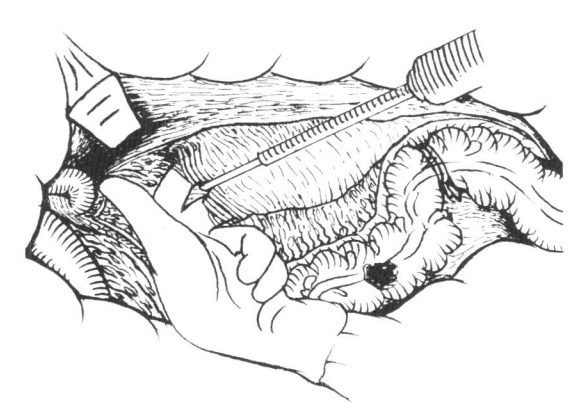

图 37-20　分离结肠后侧

3. 降结肠、乙状结肠向外牵开暴露后腹膜，在腹主动脉（分叉上方）前方切开后腹膜，找到肠系膜下动脉根部，钳夹切断，结扎（图 37-21），清除该动脉周围淋巴结。沿主动脉向上解剖清除附近肿大淋巴结，直到 Treitz 韧带左侧，胰腺下缘找到肠系膜下静脉予以切断结扎。

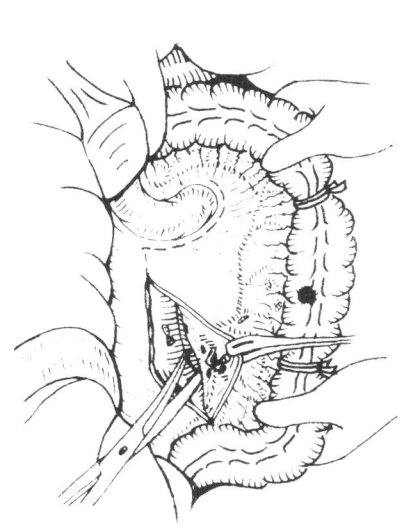

图 37-21　切断肠系膜下动脉清除周围淋巴结

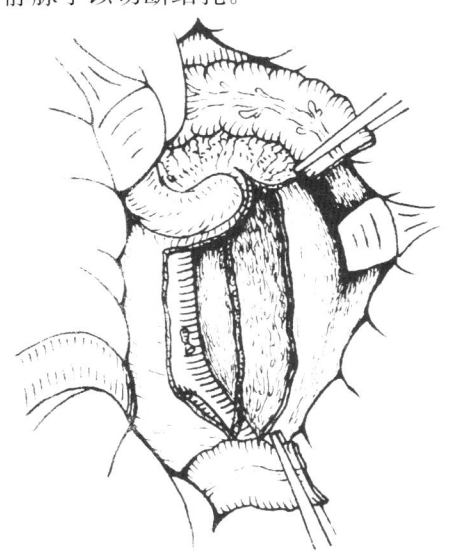

图 37-22　切断横结肠及乙状结肠

　　4. 肠切除吻合，在横结肠及直乙状结肠交接处预定切线上置 2 把血管钳，二钳外侧约 5 cm 处各置肠钳 1 把控制肠液勿溢出，贴近血管钳切断结肠（图 37 - 22），移除标本，肠断端用碘酊、乙醇消毒。将横结肠断端下拉靠近直肠。如横结肠拉下有张力，进一步游离横结肠右半部、胃结肠韧带及结肠系膜，使横结肠与直肠吻合后无张力。在系膜缘及系膜对侧缘缝合 2 针反向牵引，作后壁间断全层内翻缝合，绕向前壁全层内翻缝合，放开肠钳，外加浆肌层间断缝合（图 37 - 23）。横结肠系膜切缘与后腹膜缝合（图 37 - 24）。

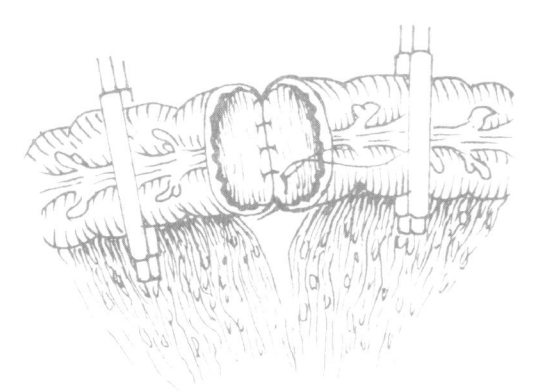 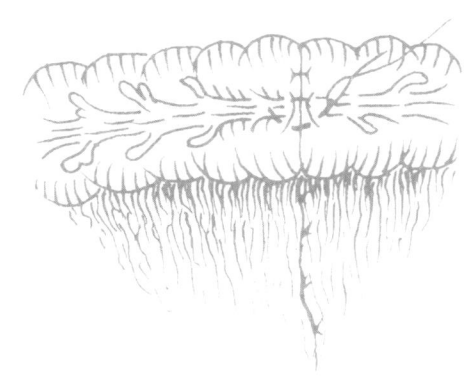

a. 后壁全层缝合　　　　　　　　　　　　　　　　　　　　　　　　　　**b. 前壁浆肌层缝合**

图 37 - 23　　　横结肠与直肠对端吻合

　　5. 用蒸馏水及生理盐水冲洗腹腔。进一步检查后腹壁创面止血。一般不放引流物。分层缝合腹壁切口。

　　【术后处理与术中注意事项】同右半结肠切除术。

　　（五）次全大肠切除术

　　1. 次全大肠切除，回肠直肠吻合术：

　　（1）适应证：家族性结肠息肉病直肠内无息肉或息肉少，某些多原发结肠癌位于直肠以上者，可以保留直肠，术后直肠内息肉在直肠肛门镜下电灼处理并定期随诊复查。

　　（2）术前准备：同结肠切除术。

　　（3）麻醉与体位：气管内插管全身麻醉或连续硬膜外阻滞。病人取平卧位。

　　（4）手术步骤：

　　1）腹部正中切口，上自脐上 10 cm，下至耻骨联合上一长切口以便充分显露手术野。

　　2）依次切开腹壁各层作全面探查，了解结肠病变情况，决定次全大肠切除。

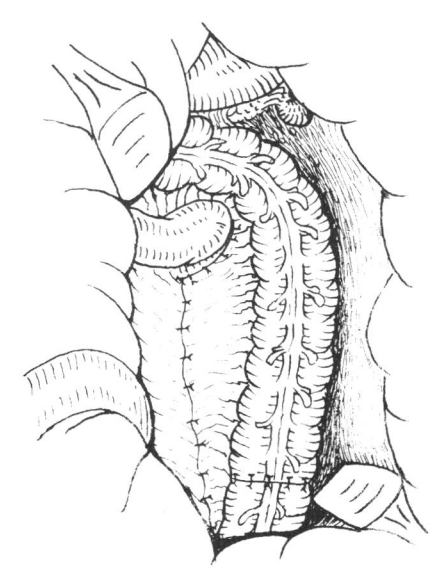

图 37 - 24　　缝合后腹膜

　　3）用盐水纱布垫保护小肠并向内侧推开，提起回盲部，切开后腹膜，盲肠升结肠向内侧牵引，切开侧腹膜，向上切断肝结肠韧带，后方疏松纤维脂肪组织略作游离，距回盲瓣 5～10 cm 处回肠上置 2 把有齿血管钳，二钳间切断回肠，断端碘酊、乙醇消毒。回肠近侧断端用纱布保护防止污染，远侧断端用布带或粗丝线结扎。靠近结肠用电刀切断盲肠、升结肠、肝、结肠韧带及系膜，血管予以结扎。肠切除创面用纱布垫压迫止血。盲肠、升结肠有癌变者，应同时切除相应系膜，血管及淋巴结清除。

　　4）小肠向下推开，大网膜翻向上，沿横结肠缘用电刀切断大网膜、胃结肠韧带及横结肠系膜，直到脾结肠韧带，血管分别予以结扎。横结肠有癌变者应切除大网膜、相应结肠系膜，结肠中动脉根部切断结扎并清除淋巴结。

5）小肠推向右内侧，降结肠、乙状结肠向内侧牵，切开侧腹膜直至直乙状结肠交界处，结肠后方疏松脂肪组织稍作分离，沿降结肠、乙状结肠切断系膜，血管分别予以结扎。在直肠、乙状结肠交界处置 2 把有齿血管钳，二钳间切断结肠，拿走切除之结肠标本（图 37 - 25）。降结肠、乙状结肠有癌变者应按左半结肠癌切除范围清除相应淋巴结。直肠腔内用 1∶2 000 的苯扎溴铵及生理盐水冲洗干净。

6）回肠末端下拉与直肠对端吻合。如回肠口径较小，可将系膜对缘适当切开扩大与直肠口径同大，作全层内翻缝合外加浆肌层缝合（图 37 - 26、图 37 - 27）。

7）生理盐水冲洗腹腔及盆腔，彻底止血。尽量将结肠系膜及左、右侧腹膜缝合，覆盖创面。回肠系膜缘与后腹膜缝合数针以防小肠襻坠入发生梗阻。腹腔内一般不放引流物。分层缝合腹壁切口。

（5）术后处理：同右半结肠切除术。

2. 次全大肠切除、直肠黏膜剥除、回肠经直肠肌鞘与肛管吻合术：

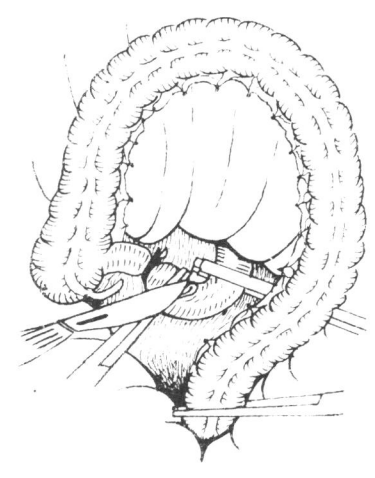

图 37 - 25　切断回肠及乙状结肠

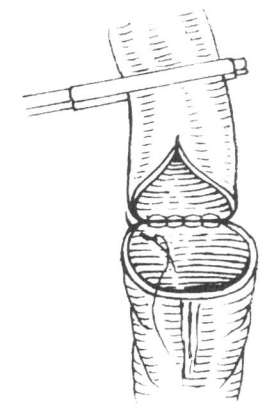

图 37 - 26　回肠直肠对端吻合后壁全层缝合

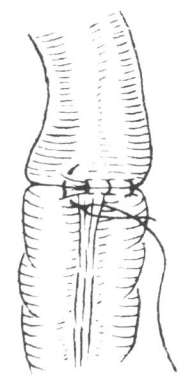

图 37 - 27　前壁浆肌层缝合

（1）适应证：溃疡性结肠炎，病变尚未损害直肠肌层或在直肠以上有癌变者。家族性结肠息肉病直肠内息肉多，不能行单个息肉处理。直肠以上结肠多原发癌。个别重度结肠气囊症等。这类病人行结肠、直肠及肛管一并切除，回肠腹壁永久造瘘给病人精神上带来很大负担及生活上极大不便，不少病人拒绝手术治疗。行全结肠切除，直肠黏膜剥除，保留肌鞘，回肠经直肠肌鞘内与肛管吻合，大便行正常途径，克服腹壁回肠造瘘的缺点。

（2）术前准备：同结肠切除术。

（3）麻醉与体位：气管内插管全身麻醉或连续硬膜外阻滞。病人取膀胱截石位。

（4）手术步骤：腹壁切口，腹腔探查，结肠切除同全结肠切除。

1）提起直肠，剪开两侧腹膜至前侧直肠膀胱（子宫）腹膜反折处并向下分离 2～3 cm，直肠两侧及后方游离至相同平面。

2）距肛门缘约 6 cm 处，直肠肌层作环形切断，用生理盐水（或 1∶200000 肾上腺素液）黏膜下注入，使黏膜比较容易剥离。提起肌鞘断端，黏膜下钝、锐性潜行剥离直至齿线上 1 cm 处环形切断黏膜，将其与结肠一并取出（图 37 - 28）。如肌鞘内有明显出血。用电灼止血或用 3 - 0 可吸收线结扎止血。有的作者认为从肛门在齿线上向上剥离黏膜比较方便。即在会阴部先扩肛，括约肌松弛后，牵开器牵开肛门（图 37 - 29）。在齿上 1 cm 处环形切断直肠黏膜，黏膜下潜行分离，保留直肠肌鞘约 6 cm 处切断，直肠黏膜与结肠一并自腹部取出。直肠肌鞘内仔细止血。

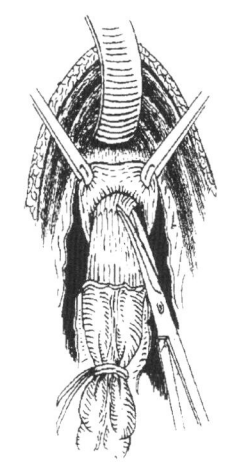

图 37 - 28　剥离直肠黏膜

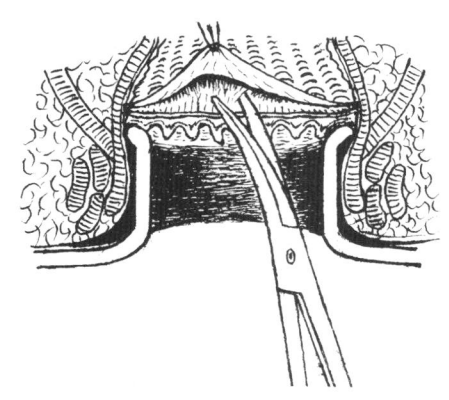

图 37 - 29　自肛门齿线上向上剥离直肠黏膜

3）扩肛后，用粗丝线将肛门缘皮肤与会阴皮肤缝合 4 针，牵拉肛管外翻，便于回肠肛管吻合（图 37 - 30）。回肠末端用粗丝线结扎，经直肠肌鞘内下拉至肛门口。注意回肠系膜不能有张力，否则应作适当松解延长。在齿线上方将回肠浆肌层与直肠肌鞘作间断缝合一周，一般约 8 针（图 37 - 31）。切开回肠末端结扎部分，回肠断端全层与齿线上残留之 1 cm 黏膜及部分内括约肌间断缝合，边切边缝（图 37 - 32），完成回肠肛管吻合（图 37 - 33）。拆除肛缘牵引线，托送肛管及吻合口一并入肛门内。直肠肌鞘与套入之回肠间放一乳胶管或橡皮片自会阴部肛旁截孔引出并与皮肤固定，引流肌鞘，以防积液感染，术后 48～72 h 拔除。

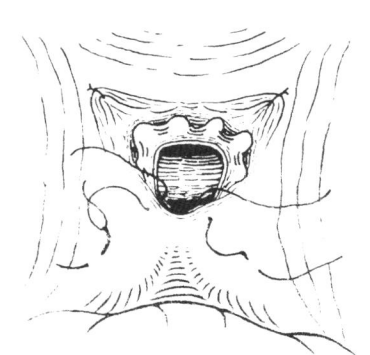

图 37 - 30　肛缘与会阴皮肤缝合 4 针牵引肛管外翻

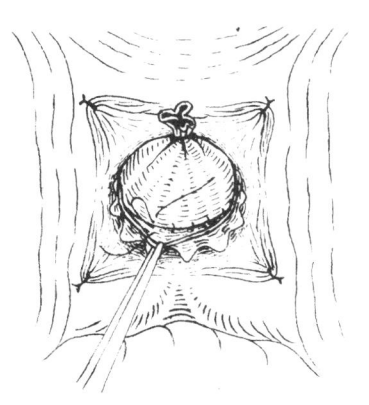

图 37 - 31　回肠浆肌层与直肠肌鞘缝合

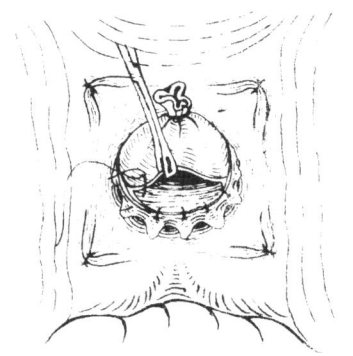

图 37 - 32　回肠全层与直肠黏膜缝合

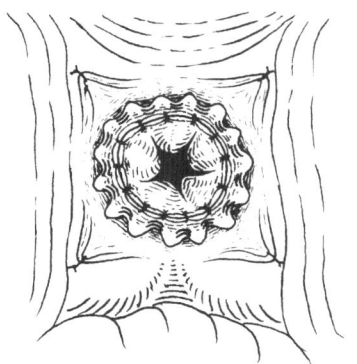

图 37 - 33　回肠与肛管吻合完毕

4）盆腔内用抗生素液冲洗，检查直肠肌鞘有否出血或破裂，仔细止血或缝合修补破裂。肌鞘与回肠浆肌层间断缝合数针，消除空隙，防止术后积血、积液并发感染（图 37 - 34）。肌鞘断端与回肠缝合固定 1 周（图 37 - 35）。盆底放乳胶管 2 根自下腹部戳孔引出并与皮肤固定。放置双套管术后冲洗吸引具有优越性。术后 4～5 d 拔除。回肠系膜与骶前筋膜缝合数针固定，以防系膜回缩影响吻合口愈合。缝合盆底腹膜，尽量缝合后腹膜覆盖创面。

5）回肠肛管吻合约 30 cm 之近侧回肠在右下腹部作暂时性腹壁造瘘，以保证回肠肛管吻合口愈合。术后 3～6 个月关闭造瘘。如回肠肛管吻合十分完善，回肠末端血运良好，吻合无张力，亦可以不必作近侧回肠造瘘。

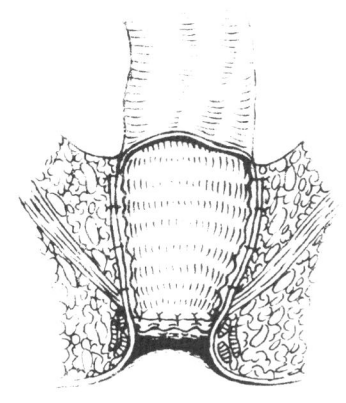 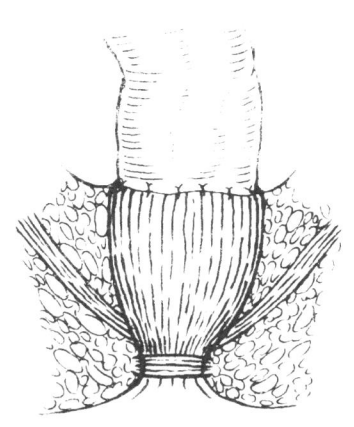

图 37 - 34　肌鞘与回肠浆肌层间断缝合　　　　图 37 - 35　肌鞘断端与回肠固定

分层缝合腹壁切口，结束手术。

（5）术后处理：

1）胃管减压 2～3 d，待肠功能恢复，造瘘口或肛门有排气排液时拔除。造瘘口装戴上粪袋。开始进流食。

2）术后留置导尿管，能自行排尿后拔除。

3）术后静脉给抗生素 3～4 d。

4）术后静脉补液 3～4 d。如病人术前全身营养状况较差，术后应辅以静脉内营养支持，以保证病人顺利恢复。

5）会阴部引流管术后 3～4 d 拔除、盆腔引流管术后 4～5d 拔除（图 37 - 36）。

6）注意腹部造瘘护理，戴上粪袋，防止瘘口周围发生皮炎，可以用氧化锌软膏保护瘘口周皮肤。

7）术后如便次多，可以服用复方苯乙哌啶或洛哌丁胺。

（6）术中注意事项：

1）结肠无癌变者，游离结肠时应尽量多保留系膜，使之后腹膜较容易缝合覆盖创面。如有癌变者，应按结肠癌切除原则处理其系膜血管及淋巴结清扫。

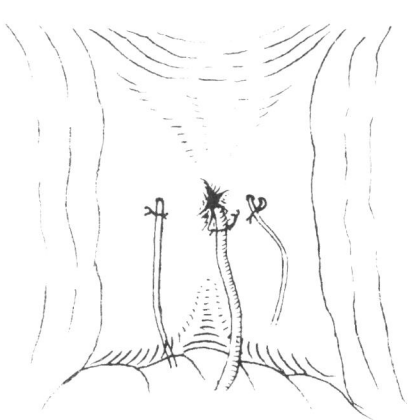

图 37 - 36　会阴部引流管放置

2）剥除直肠黏膜至齿线上保留 1 cm，因保留该黏膜区可能有利于对气体与粪便的辨别。黏膜下注射 1∶200000 肾上腺生理盐水，使之比较容易剥除，减少出血。保留肌鞘约 5 cm 长，勿过长。注意肌鞘止血彻底，以防术后积血感染影响其功能。

3）下拉回肠及其系膜既要有足够长度，又要保证远端肠管血供良好，使回肠与肛管在无张力下吻合及良好血供下愈合。系膜与骶前筋膜缝合数针固定，降低吻合口张力及防止肠管扭曲。

4）充分扩肛，肛缘皮肤与会阴部皮肤缝合 4 针牵引肛管外翻显露便于吻合。回肠与肛管吻合先作浆肌与直肠肌鞘间断缝合，一般约 8 针。切断回肠末端结扎部分，最好边切边缝合，将回肠断端全层与齿线上残留黏膜及部分内括约肌缝合。

5）直肠肌鞘与套入之回肠间放置引流条（或管）1～2 根，充分引流，避免积血积液。肌鞘与肠管间缝合数针，减少空隙防止积液感染。盆底放置双套管术后冲洗吸引，防止积血积液导致盆底感染。

回肠经直肠肌鞘下拉与肛管吻合术较之回肠储袋与肛管吻合方法简单，手术时间缩短，术后并发症少。但由于肠腔较小，容量小，术后便次多，常有肛周皮炎，病人比较痛苦，术后较长时间需要服药控制排便。但亦有作者认为虽然术后早期便次多，但用药物可以控制。术后经过一段时间的适应，下拉回肠扩张代偿便次逐渐减少，病人完全可以适应接受。

3. 次全大肠切除，直肠黏膜剥除，回肠储袋经直肠肌鞘与肛管吻合术：手术切除全部结肠及近侧直肠，保留下段直肠肌鞘、剥除黏膜至齿线上 1 cm（图 37-28、图 37-29），取一段回肠形成储袋经直肠肌鞘内下拉与肛管吻合。目前采用较多回肠储袋，有二叠型（J 型及 H 型），三叠型（S 型），四叠型（W 型）。分别予以介绍。

（1）回肠二叠型（J 型）储袋经直肠肌鞘与肛管吻合术：Nissen 于 1933 年首先叙述，时隔 40 多年后 Utsunomiys 于 1980 年重新提出这一方法。近年来得到推广应用。手术时回肠末端缝合关闭，取其 30～40 cm 肠襻对折，将顺逆蠕动肠管系膜对缘全层切开并作侧侧吻合（图 37-37），形成一扩大之肠腔储袋。储袋经直肠肌鞘内下拉，顶部与肛管齿线上吻合。充分扩肛，肛缘皮肤与会阴部皮肤缝合四针使肛管外翻显露，储袋肠壁浆肌层与直肠肌鞘间断缝合一周，约 8 针，切开储袋顶部肠壁并全层与齿线上保留之 1 cm 黏膜及部分内括约肌间断缝合，完成储袋肛管吻合（图 37-38）。亦可用 29 mm 圆筒吻合器吻合（图 37-39）。剪断肛缘皮肤与会阴皮肤缝线，托送肛管及吻合口入肛内。储袋与肌鞘之间放置橡皮片或较细乳胶管自肛旁戳孔引出并与皮肤固定，术后接无菌引流瓶。盆腔内及直肠肌鞘与储袋之间用抗生素液冲洗，储袋与肌鞘间缝合数针使贴近消除腔隙，以防积血积液继发感染。肌鞘断端与储袋缝合固定一周，防止回肠回缩增加吻合口张力。储袋系膜与骶前筋膜缝合固定数针以减低吻合口张力。盆腔内放双套管自下腹部戳孔引出并固定、术后冲洗负压吸引、盆底腹膜缝合避免小肠坠入。

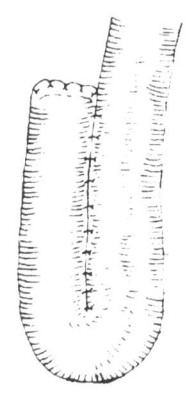 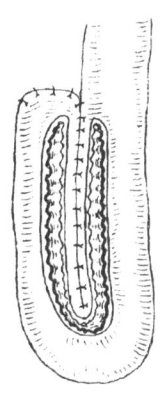 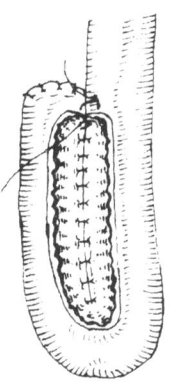 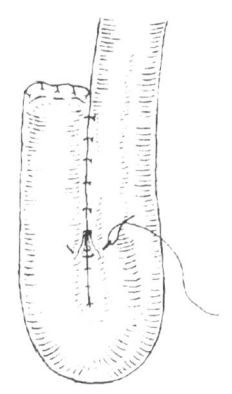

a. 后壁浆层缝合　　　　b. 肠壁全层切开　　　　c. 后壁全层缝合　　　　d. 后壁浆肌层缝合

图 37-37　回肠二叠型（J 型）储袋的制作

（2）回肠顺蠕动二叠型（H 型）储袋经直肠肌鞘与肛管吻合术：回肠末段截取 15～20 cm 一段，两断端缝合关闭，相应系膜作适当部分切断，但必须注意勿损伤血管弓以保证截取回肠段血供良好。将远近侧肠段以顺蠕动方向重叠 12～15 cm，末端留 3～5 cm 备吻合用（图 37-40a）。二肠段系膜对缘全层切开作侧侧吻合，全层及浆肌层缝合（图 37-40b、图 37-40c）。充分扩肛，肛缘皮肤与会阴皮肤缝合四针牵拉肛管外翻便于进行吻合。回肠储袋自直肠肌鞘内下牵，储袋末端回肠端与肛管吻合，先将回肠浆肌层与直肠肌鞘间断缝合一周，后将回肠壁全层与齿线上保留之 1 cm 黏膜及部分内括约肌吻合一周（图 37-40d），亦可用 29 mm 圆筒吻合器吻合（图 37-41）。剪断肛管皮肤与会阴皮肤牵引线，托送吻合口及肛管入肛内。肌鞘内放橡皮片或乳胶管于肛旁戳孔引出并固定。冲洗盆腔，储袋与肌鞘间缝合数针使之贴附不留空隙，以防积血积液继发感染。肌鞘断端与储袋缝合固定一周以防回肠退缩增加吻合口张力，防止扭曲。回肠储袋系膜与骶前筋膜缝合固定数针减轻吻合口张力。盆底放双套管自下腹部戳孔引出并固定，术后冲洗负压吸引。缝合盆底腹膜，避免小肠坠入。近侧回肠作腹壁造瘘，保证储袋肛管吻合口愈合，3～6 个月后关闭造瘘。

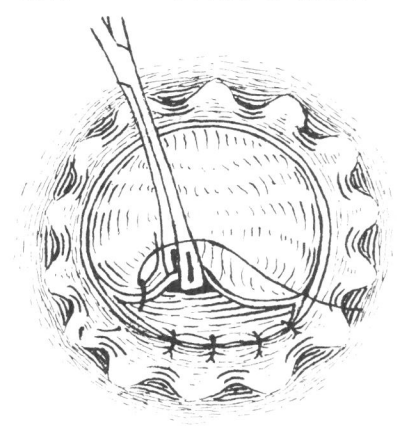

a. 肠襻顶部浆肌层与直肠肌层缝合

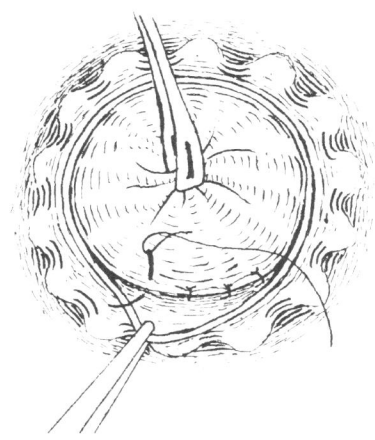

b. 肠壁全层与直肠黏膜缝合

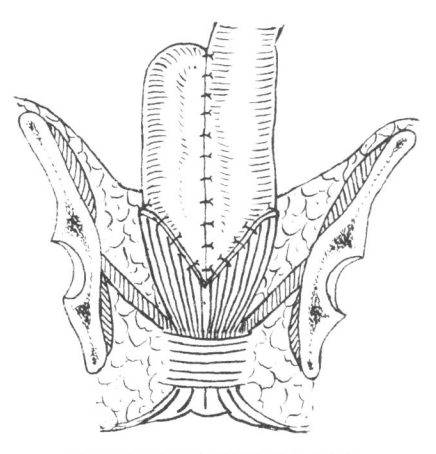

c. 直肠肌鞘包绕肠襻缝合固定

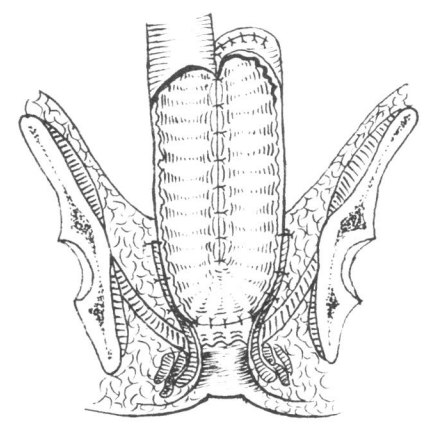

d. 剖面观

图 37 - 38　回肠二叠型（J 型）储袋经直肠肌鞘与肛管吻合

该形储袋具有 J 型储袋优点，因储袋二肠段均为顺蠕动，储存粪便容易排净，不会发生淤积，避免发生储袋肠炎，是目前较理想储袋类型之一。

（3）三叠型（S 型）储袋：取末段回肠 40 cm 对折成三叠，末端留 3～4 cm 排出管备吻合用。系膜对缘肠壁全层全长切开，彼此侧侧吻合，全层加浆肌层缝合，形成更大腔袋（图 37 - 42）。会阴部进行充分扩肛后，肛缘与会阴部皮肤缝合 4 针，牵拉肛管外翻。储袋经直肠肌鞘内下拉与肛管吻合。储袋排出管末端肠壁浆肌层与直肠肌鞘间断缝合 1 周。肠壁全层与齿线上保留之黏膜及内括约肌缝合 1 周，完成吻合，亦可用 29 mm 圆筒吻合器作吻合（图 37 - 41）。剪断肛门皮肤牵引线托送吻合及肛管入肛门内。储袋腔内放置一粗乳胶管（剪侧孔）自肛门引出固定以引流储袋内积液及术后对储袋冲洗用。储袋与肌鞘间放橡皮片或较小之乳胶管自肛旁戳孔引出并固定，术后 3～4 d 拔除。引流储袋与肌鞘间防止积液避免感染。用生理盐水及抗生素液冲洗盆腔及直肠肌鞘。因储袋较原直肠粗，若肌鞘包裹储袋较紧，影响储袋容积及系膜血管受压影响血供，可将肌鞘前侧或后侧纵行切开。储袋与肌鞘间缝合数针防止空隙积液感染。肌鞘切缘及断端与储袋间断缝合数针固定，储袋系膜与骶前筋膜缝合固定几针以防储

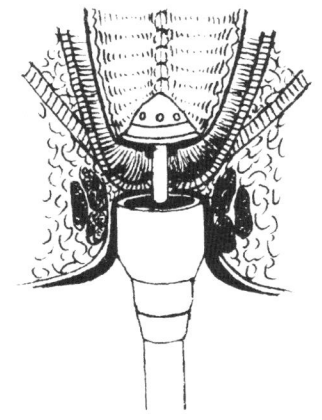

a. 装上吻合器

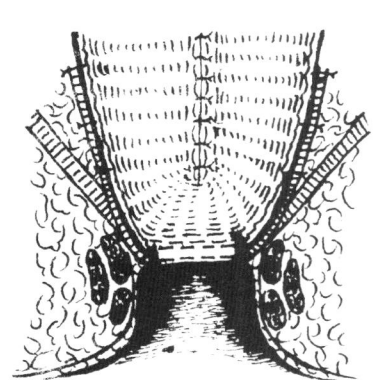

b. 吻合器完成吻合后

图 37 - 39　回肠二叠型（J 型）储袋经直肠肌鞘与肛管用吻合器吻合术

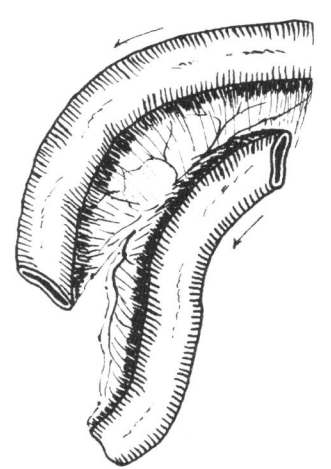

a. 截取肠段

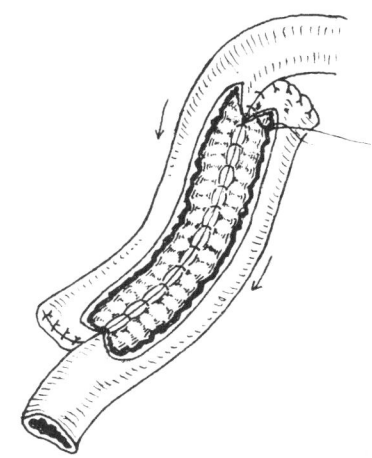

b. 储袋后壁缝合

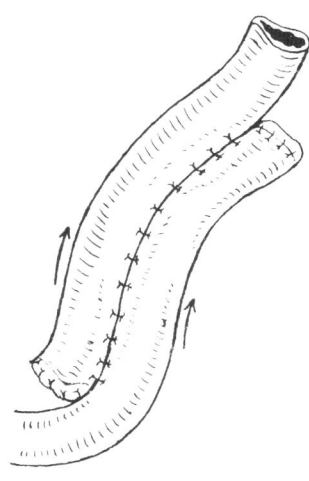

c. 储袋前壁浆肌缝合

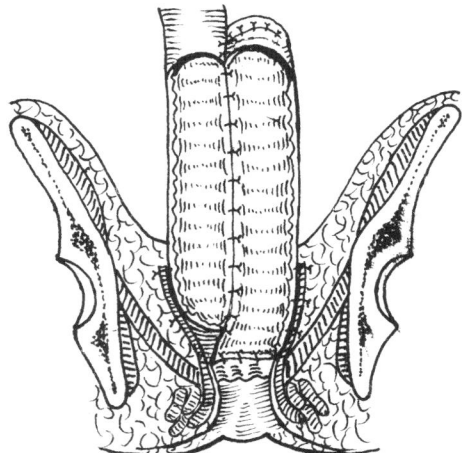

d. 储袋末端与直肠肛管吻合

图 37 - 40　回肠顺蠕动二叠型（H 型）储袋经直肠肌鞘与肛管吻合术

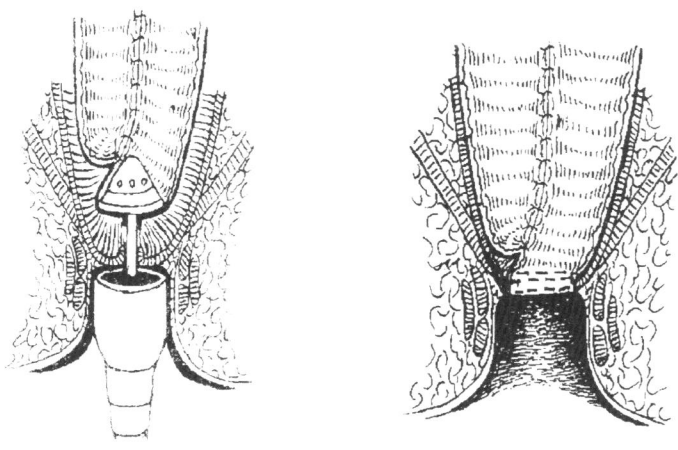

图 37‐41　用吻合器完成吻合

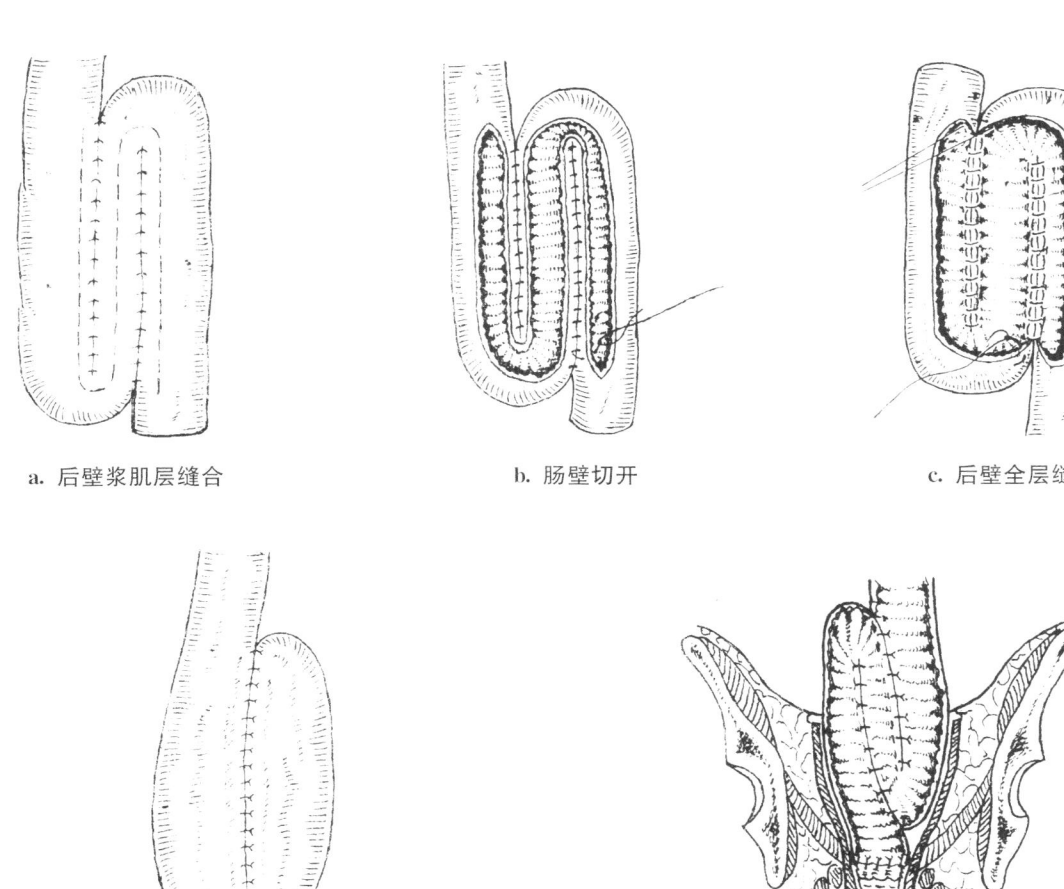

a. 后壁浆肌层缝合　　　　　　　b. 肠壁切开　　　　　　　c. 后壁全层缝合

d. 前壁浆肌层缝合　　　　　　　e. 储袋末端与肠管吻合

图 37‐42　三叠型（S型）储袋

袋回缩影响吻合口愈合。盆底放双套管自下腹壁戳孔引出，固定，术后冲洗，吸引。术后 4～5 d 拔除。缝合关闭盆底腹膜。近侧回肠作腹壁暂时造瘘，术后 3～6 个月关闭造瘘。

　　该形储袋容积大，储存粪便多，术后排便次数较少，亦是目前较理想之储袋类型之一。但手术较 J

型或改良 J 型储袋更费时，并发症亦较多，如粪便淤积、储袋炎等。

　　（4）四叠型（W 型）储袋（图 37 - 43）：取回肠 45～50 cm 对折成四叠，回肠末端缝合关闭。系膜对缘肠壁全层全长切开侧侧吻合，形成更大储存腔（图 37 - 44）。会阴部充分扩肛，储袋自直肠肌鞘内下拉与肛管吻合，储袋最低点肠壁浆肌层与直肠肌鞘间断缝合 1 周，切开储袋肠壁与齿线上保留之黏膜及内括约肌缝合 1 周。储袋与肌鞘间放橡皮片或乳胶管（剪有侧孔）自肛旁戳孔引出固定，术后 3～4d 拔除。自肛门放入一粗乳胶管入储袋内并缝合固定于肛缘皮肤，术后引流储袋内积液及冲洗储袋，后侧纵行剪开直肠肌鞘以防肌鞘过紧影响储袋容积及压迫系膜影响血供。储袋与肌鞘缝合固定，储袋肠系膜缘与骶前筋膜缝合固定数针以减低吻合口张力。盆底放双套管，自下腹部戳孔引出固定，术后冲洗吸引 4～5 d 拔除。缝合盆底腹膜。近侧回肠作暂时腹壁造瘘，术后 3～6 个月关闭造瘘。

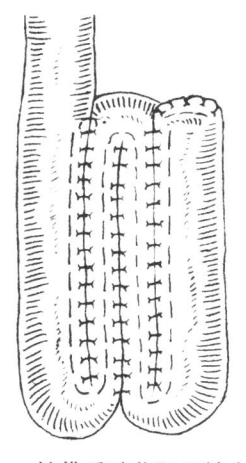 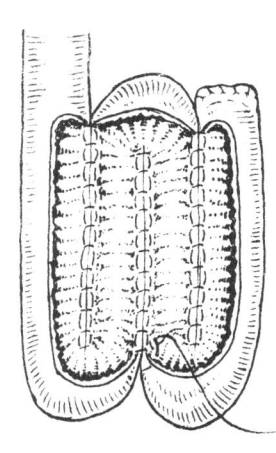 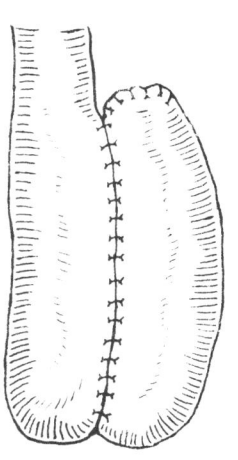

　　a. 储袋后壁浆肌层缝合　　　　　　b. 后壁全层缝合　　　　　　c. 前壁浆肌层缝合

图 37 - 43　四叠型（W 型）储袋

　　此型储袋容积最大，储存粪便量多，排便次数少是最大优点。但储袋容易淤积大量粪便，不易排净，容易发生储袋肠炎，病人感觉十分不适。术后常常需要作储袋内冲洗排便，十分不便。

　　（5）术后处理：

　　1）禁食，胃管减压 2～3 d，待胃肠功能恢复，肠造瘘口有排气排液时拔除，开始进食流食。造瘘口戴上粪袋。加强造瘘口护理。

　　2）术后留置导尿管 1 周，以防充盈过度之膀胱压迫回肠储袋。

　　3）术后静脉注射抗生素 4～5 d，以防储袋、直肠肌鞘内、盆腔内感染。

　　4）术后静脉补液 3～4 d。如病人术前全身营养状况较差、贫血或低蛋白血症，术后应予以中心静脉营养支持，以保证病人顺利恢复。

　　5）会阴部引流管术后 3～4 d 拔除，盆腔内双套管术后 4～5 d 拔除。储袋内引流管每天用生理盐水加抗生素液冲洗 2～3 次，三叠型及四叠型储袋应增加冲洗次数以防储袋淤积继发感染。

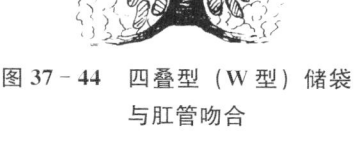

图 37 - 44　四叠型（W 型）储袋与肛管吻合

　　6）术后造瘘口排稀便过多，适当服用复方苯乙哌啶或洛哌丁胺。

　　（6）术中注意事项：

　　1）剥除直肠黏膜时用生理盐水或 1∶200000 肾上腺素液作黏膜下注射，使黏膜与肌层分开，便于剥离，减少出血，缩短黏膜剥除时间。保留齿线上 1 cm 黏膜，对排便功能有利。

2）保留直肠肌鞘5～6 cm。在直肠膀胱（子宫）腹膜反折下2～3 cm环形切断直肠肌层作黏膜剥离，肌鞘不宜留得过长，肌鞘止血要彻底，用电灼止血，较明显出血点，用可吸收线结扎或缝扎止血，以防术后鞘内积血继发感染。

3）回肠储袋长度要求合适。二叠型储袋15～20 cm似较合适，三叠型储袋应在12 cm左右，四叠型储袋以不超过10 cm为宜。储袋过长对其排空有影响。

4）回肠储袋与肛管吻合不能有张力，否则应将回肠系膜作适当延长，但必须注意储袋肠壁血供良好，以保证吻合口愈合。

5）储袋较宽，肌鞘较窄，如三叠型、四叠型储袋通过肌鞘时受压影响储袋血运和储存功能，应从肌鞘后侧纵行剖开。

6）储袋下拉与肛管吻合时不能扭结，储袋系膜向后侧、并将系膜与骶前筋膜缝合数针固定，防止储袋扭结及近侧小肠襻突入嵌顿梗阻，同时固定储袋防止回缩。

7）储袋与肌鞘间放置橡皮片或较小乳胶管（多侧孔）术后引流。肌鞘与储袋间缝合数针减少空隙，防止术后积液继发感染。肌鞘断端与储袋缝合固定一周。

8）肌鞘及盆底用多量生理盐水或抗生素液冲洗，盆底放双套管术后冲洗吸引。缝合盆底腹膜，将储袋部分置于腹膜外，若储袋及其吻合口渗漏或盆腔内感染，使之局限在腹膜外，不致向腹腔扩散，便于引流。同时防止小肠襻坠入盆底发生梗阻。

9）距储袋近侧30 cm回肠襻切断作腹壁暂时性造瘘，保证储袋及其与肛管吻合口愈合。

（六）全大肠切除回肠储袋右下腹壁造瘘术（图37－45）

家族性结肠息肉病直肠低位癌变，溃疡性结肠炎直肠病变已累及肌层或直肠低位癌变，多发性结肠癌直肠低位已有癌侵犯，这些病例全大肠切除包括直肠肛门切除，不适于保留直肠肌鞘及肛管。需要行回肠腹壁造口。单纯回肠造口，术后大便次数多，给病人生活上造成很大不便。如行回肠储袋腹壁造瘘，术后一段时间后，便次明显减少，术后病人比较方便。

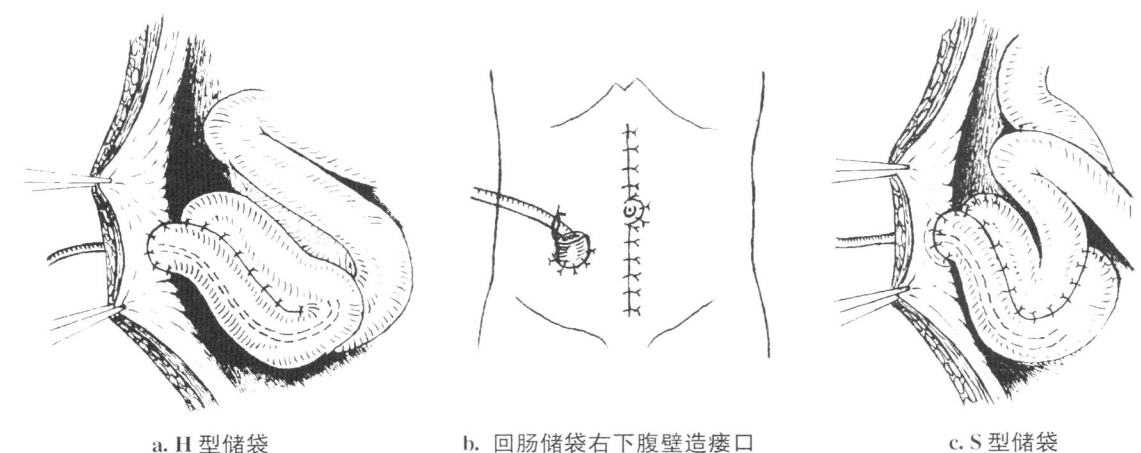

a. H 型储袋　　　　　　b. 回肠储袋右下腹壁造瘘口　　　　　　c. S 型储袋

图 37－45　全大肠切除回肠储袋右下腹壁造瘘术

全大肠包括肛门切除，回肠末段形成储袋。各型储袋均可采用。以H型及S型为例，右下腹壁造口术时末段回肠做成H型或S型储袋。右下腹部麦氏切口为4～5 cm，分层切开，切口可纳2横指。将储袋输出端自切口提出腹壁外3～5 cm，并与腹壁切口分层缝合固定以防回缩。储袋肠系膜或肠壁与侧腹膜缝合数针关闭侧方间隙，以防小肠襻坠入致梗阻。自造瘘口插入较粗之硅胶管（多侧孔）至储袋内，造瘘口肠壁缝合1针，固定硅胶管防止脱出。术后及时接引流袋。每天用生理盐水或抗生素液冲洗2～3次，防止引流管堵塞及储袋感染。待病人开始进食，排便后拔除。造瘘口戴上假肛袋。

第二节　直肠癌切除术

一、直肠肛管解剖概要

直肠上接乙状结肠，下与肛管相连，平均长约12.5 cm。直肠上、下两端较窄，中间较膨大，即直肠壶腹。直肠上1/3前面、两侧及中1/3前面有部分腹膜覆盖，下1/3完全位于腹膜外。腹膜在反折处形成凹陷即直肠膀胱凹陷或直肠子宫凹陷。腹膜反折处距肛门7～8 cm。直肠沿骶骨体向下向前，至尾骨尖处转向后，形成二个弯曲及三个侧弯。直肠肌层分为内环、外纵，比较均匀地分布于肠壁，远侧与提肛肌及肛门内括约肌相连，内环肌到直肠远端逐渐加厚形成肛管内括约肌，为平滑肌，属不随意肌，其外包绕有横纹肌之外括约肌。直肠在腹膜反折以下有由盆筋膜脏层所形成之筋膜鞘包绕。鞘的前面为前列腺、精囊、输精管，女性与子宫颈及阴道后穹窿部相邻。腹会阴筋膜的壁层在直肠两侧形成侧韧带，将直肠固定于盆壁上；韧带内含有直肠下血管，神经及淋巴结。该筋膜后方与骶骨筋膜之间为一疏松纤维结缔组织，易于解剖分离，是直肠手术必经之间隙。其内有骶前血管丛，容易被损伤，可能造成严重出血。直肠黏膜较厚，黏膜下较疏松，比较容易解剖剥离。直肠黏膜形成3个半月状皱襞呈螺旋状排列，直肠充满时皱襞展平、消失。直肠下部变窄，由于肌肉收缩，形成6～10条纵行黏膜皱襞，称为直肠柱，直肠扩张时直肠柱消失。

直肠肛管的血管、神经、淋巴简述于下：

1. 直肠肛管动脉：供血主要来自4条动脉。

(1) 直肠上动脉，是肠系膜下动脉末梢支。向下在左髂总动脉前方越过，至直肠上端分为左、右两支沿直肠两侧斜向下向前，在直肠下段分数支穿过肠壁肌层达黏膜下层供给齿线以上直肠壁血运，并有分支与直肠下动脉及肛管动脉吻合。

(2) 直肠下动脉是髂内动脉分支。位于骨盆两侧，经侧韧带至直肠下部前侧，主要供给直肠前壁肌肉及下部各层血运，并在黏膜下与直肠上动脉及肛管动脉分支吻合。

(3) 肛管动脉是阴部内动脉的分支，走行于会阴两侧，经坐骨直肠窝后分支至肛提肌，肛门内外括约肌，肛管末端及肛门皮肤。在直肠下段黏膜下与直肠上、下动脉分支相吻合。

(4) 骶中动脉自腹主动脉分叉稍后上方发出，在左髂总动脉后方紧贴骶骨向下，分支至直肠后壁并与直肠上、下动脉分支相吻合。该动脉较细，无恒定分支，供血量有限，但手术时不慎损伤可致较多出血，应予以结扎。

2. 直肠肛管静脉：分为两个静脉丛，即痔内静脉丛和痔外静脉丛。

(1) 痔内静脉丛：位于齿线以上，直肠黏膜下静脉丛穿过肌层达外膜形成外膜丛，在直肠下部两侧汇集成两条静脉向后上方走行合成直肠上静脉，流入脾静脉，最后注入门静脉。

(2) 痔外静脉丛：即直肠外静脉丛或肛门静脉丛，在齿线以下肌层外绕肛管周围。在齿线部位与直肠上静脉丛互相交通吻合。下部静脉丛经肛门静脉丛流入阴部内静脉。中部静脉丛经直肠下静脉流入髂内静脉。门静脉系统与腔静脉系统在齿线附近的交通支互相沟通，因而在门静脉高压症时此处为一侧支循环通路，直肠肛管癌可往该静脉扩散转移。

3. 直肠肛管的淋巴：分上、下两组，并互相吻合沟通。上组淋巴在齿线上方，收集直肠及肛管上部的淋巴。直肠黏膜下，肌层，浆膜下淋巴在直肠壁外形成淋巴网。其淋巴引流分为向上流经直肠后淋巴结，乙状结肠系膜根部淋巴结，达腹主动脉周围淋巴结；向两侧经直肠侧韧带内及直肠下淋巴流经肛提肌上淋巴结及闭孔淋巴结注入髂内淋巴结。下组淋巴在齿线下方，位于肛管及外括约肌附近收集肛管下部、肛门及外括约肌周围淋巴网的淋巴液，经会阴部入腹膜沟淋巴结，注入髂外淋巴结。

4. 直肠肛管神经：肛管及肛门受脊神经支配，即由来自2～4骶神经的阴部内神经分支到阴囊，会阴部外括约肌及肛提肌。因而肛门及肛管对刺激的反应敏锐。直肠受自主神经系统支配，即交感，副交感神经支配。盆腔交感神经自骶前神经丛（腹下神经丛）发出左右两支腹下神经，沿左右髂总动脉及髂内动脉内侧下行，在直肠侧后方进入盆神经丛，还有部分来自骶 4 交感神经节后纤维所形成的骶内脏神经直接进入同侧盆神经丛。盆腔交感神经使逼尿肌抑制，膀胱内括约肌收缩致尿潴留。盆腔交感神经还支配射精功能，一旦损伤将导致小便失控及不能射精。副交感神经由左、右骶 2～4 神经节前纤维在腹下神经丛与交感神经混合，这些神经纤维在膀胱、直肠、前列腺处形成盆神经丛，伴随直肠动脉进入直肠、膀胱、前列腺、阴茎，可使膀胱壁肌肉收缩，内括约肌松弛导致排尿及阴茎的勃起，一旦损伤将导致尿潴留及阳痿。直肠手术应尽力避免损伤。

二、直肠癌切除术

直肠癌手术需要根据肿瘤部位、病理类型、肿瘤浸润范围、有否转移、病人全身疾病情况决定手术方式，早期黏膜内癌可以考虑局部切除。一般认为直肠中、上段癌适于前切除。低位直肠癌应行经腹、会阴切除术。有盆腔脏器侵犯，无远处转移，条件允许者可以考虑盆腔脏器切除或扩大根治切除术。

（一）直肠癌经腹、会阴联合切除术（Miles）

手术经腹、会阴部二组进行。切除乙状结肠远侧部分及相应系膜、全部直肠及系膜、肛提肌、坐骨直肠间隙内脂肪组织、肛管、肛门及周围部分皮肤。乙状结肠腹壁永久性造口（图 37 - 46）。

【适应证】中、下段直肠癌，肛管癌。

【术前准备】同结肠切除术前准备。女性病人术前 3d 作阴道冲洗。

【麻醉与体位】全身麻醉或连续硬膜外阻滞。取膀胱截石位。

【手术步骤】麻醉成功后放置导尿管并接无菌瓶（袋）。缝合关闭肛门，防止术中粪便污染。

1. 下腹正中或左旁正中切口，自耻骨联合上缘向上绕至脐上 3～5 cm，分层切开腹壁。腹腔内作全面探查，如肝、胆、脾、胃、小肠、结肠及其系膜，腹主动脉、腔静脉周围等有否转移病灶及肿大淋巴结。最后探查盆腔内脏器及盆腹膜有否转移病灶，肿瘤对周围组织器官有否压迫侵犯，决定是否行根治术。

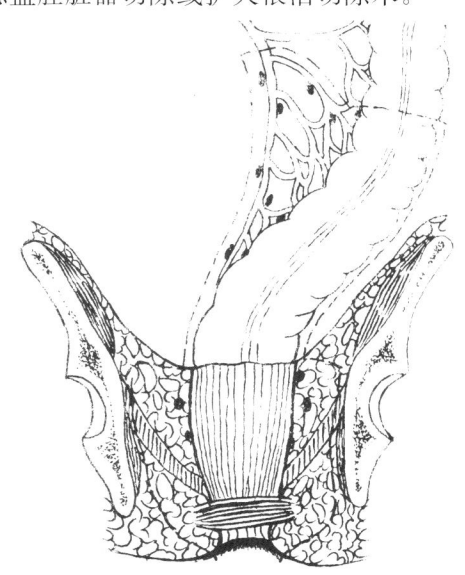

图 37 - 46　直肠癌经腹会阴联合切除术（Miles）范围

2. 纱布垫保护小肠，用大直角拉钩或 S 型拉钩将其牵向上腹部，腹壁牵开器牵开切口。提起乙状结肠在预定切线上用布带扎紧肠管，并向右侧牵开，剪开系膜根部左侧腹膜；使之与后腹壁、左输尿管、左髂血管、精索（卵巢）血管分开予以保护，清除左髂血管周围淋巴结。向下至直肠膀胱（子宫）凹陷腹膜反折处。乙状结肠牵向左侧，剪开系膜右侧腹膜，向下到直肠膀胱（子宫）凹陷腹膜反折与左侧会合，清除右髂血管周围脂肪组织及其内淋巴结，注意勿损伤右输尿管、右髂血管及精索（卵巢）血管（图 37 - 47）。

3. 分次钳夹、切断，结扎乙状结肠及直肠上动脉并切断系膜（图 37 - 48）。在乙状结肠预定切线上放置 2 把血管钳，二钳间切断结肠，断端用碘酊、乙醇消毒，近端用纱布包裹暂置于切口上方，远侧断端用粗线结扎并置入橡皮手套内，外用布带扎紧。

4. 将直肠向前上牵拉，沿直肠后侧固有膜与骶前筋膜之间疏松纤维组织间用剪刀或长柄电刀作锐性解剖分离，向下达尾骨尖及提肛肌平面（图 37 - 49）。

5. 用深 S 型拉钩将膀胱（子宫）向前提，术者左手将直肠向后、上压拉，在狄农维利埃（Denovillies）筋膜前面用钝头弯剪作锐性解剖分离，将直肠前方与膀胱底部输精管、精囊（子宫、阴道后壁）分开，向下达前列腺尖后侧及提肛肌平面（图 37 - 50）。

6. 将左侧输尿管牵向外侧予以保护，术者左手伸入盆腔内，将直肠向右侧牵拉，手指钝性分离左侧韧带后下方疏松纤维脂肪组织，示指钩住侧韧带，用长弯血管钳近盆壁处钳夹、切断，粗丝线结扎（图 37 - 51、图 37 - 52），向下达提肛肌平面。

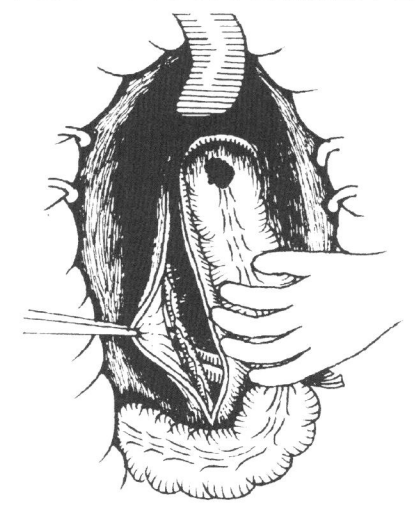

a. 解剖游离直肠左侧

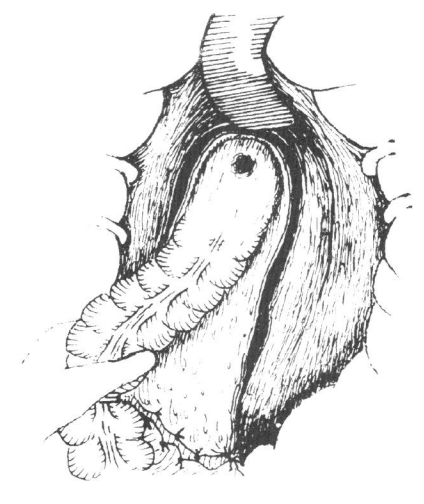

b. 游离直肠右侧

图 37 - 47 游离直肠两侧

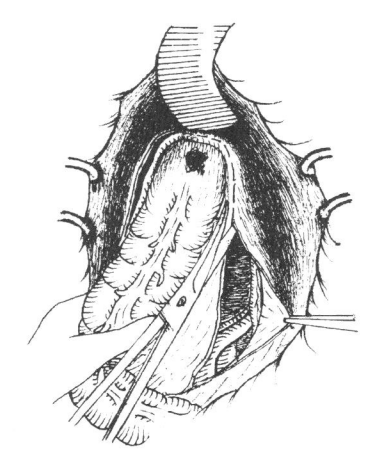

图 37 - 48 切断乙状结肠及直肠上血管

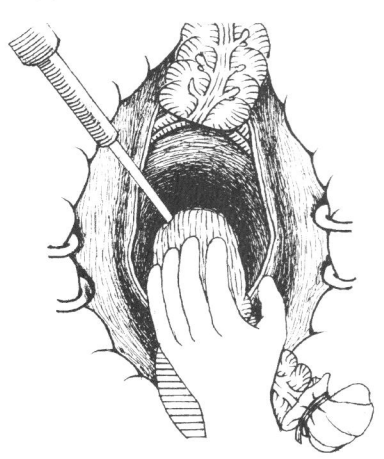

图 37 - 49 游离直肠后方

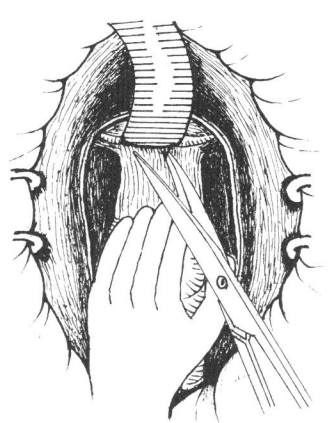

图 37 - 50 游离直肠前侧

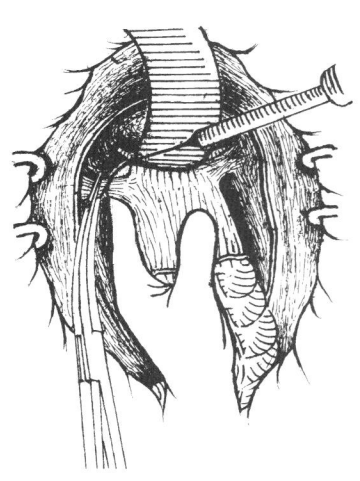

图 37 - 51 切断左侧韧带

直肠经腹盆腔游离完成后，手术分两组进行。

7. 腹部手术：乙状结肠左下腹壁造瘘。在左下腹脐至左髂前上棘连线中点处作斜行切口 4～5 cm 切开皮肤、皮下脂肪组织，切开腹外斜肌筋膜分开腹内斜肌，切开腹横筋膜及腹膜与皮肤切口等长。乙状结肠系膜切缘与外侧侧腹膜缝合至造瘘口腹膜，关闭外侧间隙，以防术后小肠襻突入引起肠梗阻。造瘘之乙状结肠外侧与腹壁造瘘切口外侧腹膜间断缝合外侧半圈（图 37－53）。自腹壁造瘘切口伸入一把血管钳重新夹住乙状结肠断端并提出切口外 3～4 cm，乙状结肠与切口分层缝合固定（图 37－54、图 37－55）。

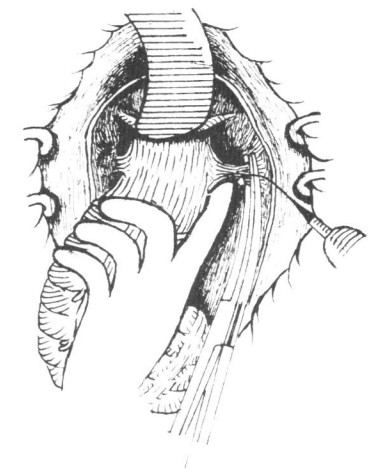

图 37－52　切断右侧韧带

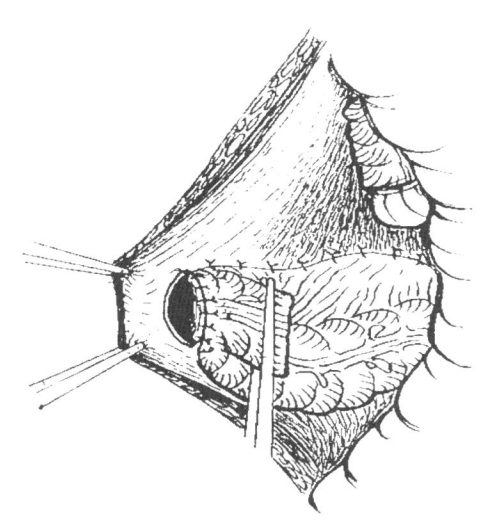

图 37－53　造瘘结肠与外侧腹膜缝合

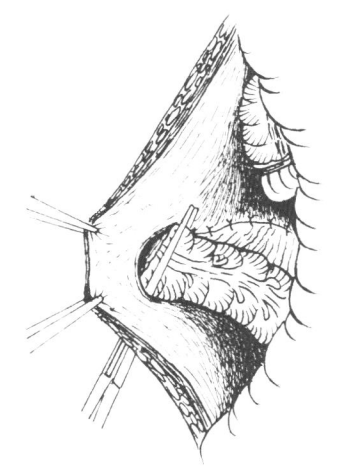

图 37－54　造瘘结肠自切口拉出

8. 会阴部手术：用乙醇重新擦拭会阴部皮肤。以肛门为中心作梭形切口自会阴中点至尾骨尖（图37－56）。切开皮肤、皮下脂肪，清除臀大肌及坐骨结节内侧之脂肪组织，达提肛肌表面，注意结扎阴部内动脉至肛管分支。切断尾骨直肠韧带（图 37－57、图 37－58）。示指伸入提肛肌深面钩住肌肉，近盆壁侧用血管钳分次钳夹、切断或用电刀切断，结扎出血点（图 37－59）。将肛管向前牵拉，切开骶前筋膜（图 37-60），与盆腔打通，示指伸入指示向肛管、直肠左右侧切断。肛管向后下牵拉，将会阴横肌向前推开，血管钳分次钳夹、切断或用电刀切断耻骨直肠肌及尿道直肠肌（图 37－61）。左手示指放在直肠前列腺（阴道后壁）之间，向外勾顶，锐性将直肠与前列腺（阴道后壁）分离开，出血点用缝扎或电凝止血。至此直肠肛管游离完毕，将标本自会阴切口拉出（图 37－62）。盆腔内用温生理盐水冲洗，自会阴切口流出。进一步检查创面有否出血，尤其前列腺（阴道）后壁有出血应分别予以缝扎或电凝止血。骶尾关节前盆腔最低位

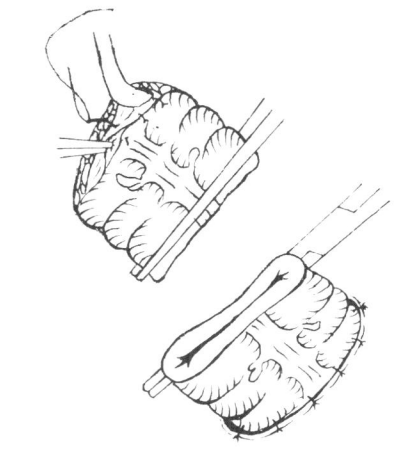

图 37－55　造瘘结肠与腹壁缝合固定

放一粗乳胶管（剪侧孔）自会阴切口外侧，另戳孔引出并与皮肤缝合固定一针，术后接无菌引流袋。分层缝合会阴切口，切口盖消毒纱布，胶布固定（图 37 - 63～图 37 - 65）。

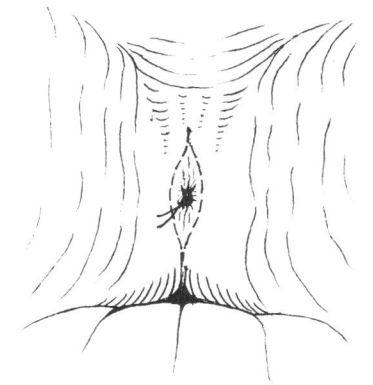

图 37 - 56　会阴部切口

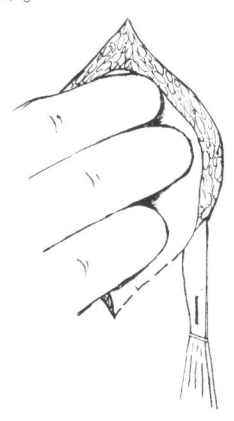

图 37 - 57　切开皮肤

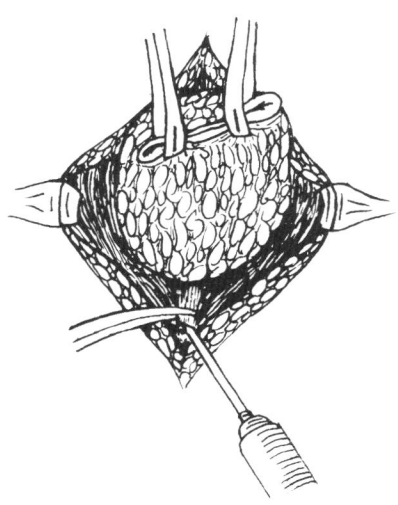

图 37 - 58　切断直肠尾骨韧带

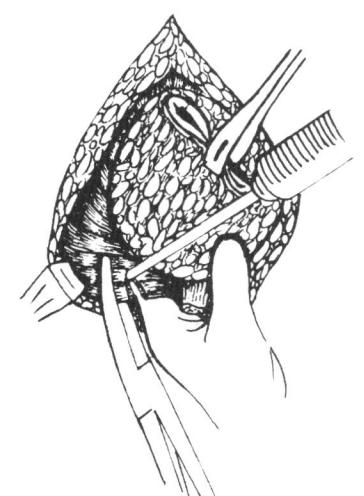

图 37 - 59　切断提肛肌

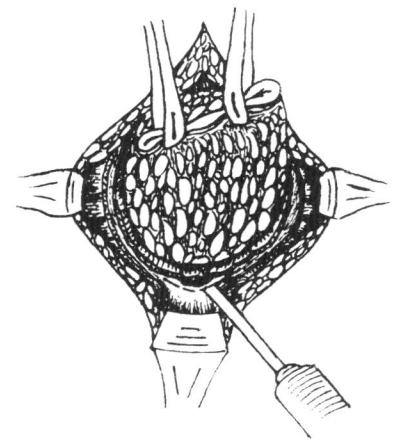

图 37 - 60　切开骶前筋膜

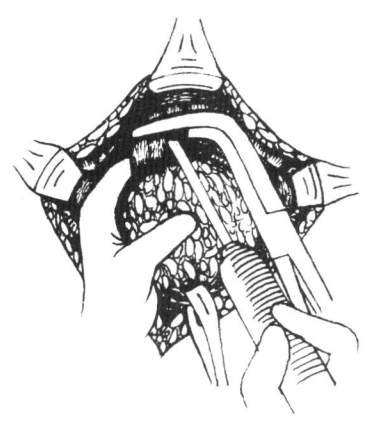

图 37 - 61　切断耻骨、尿道直肠肌

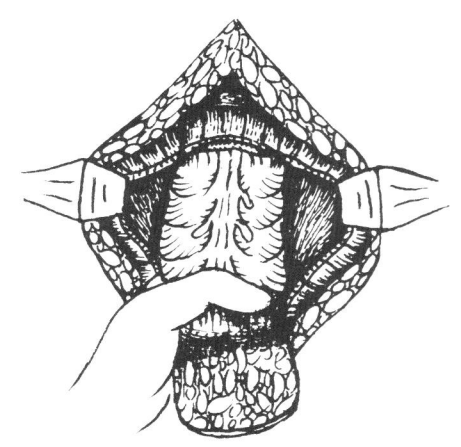

图 37-62　切除标本自会阴切口拉出

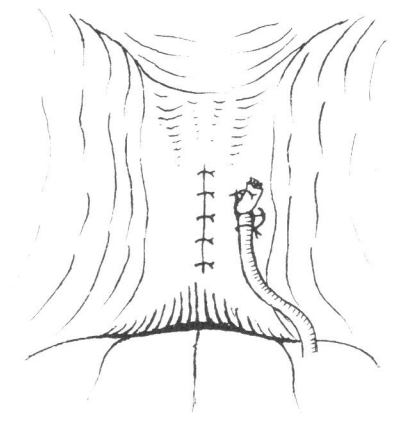

图 37-63　盆底放置引流管自会阴戳孔引出

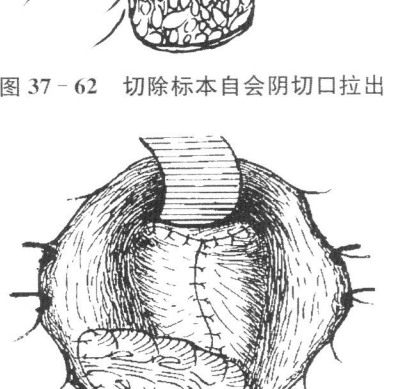

图 37-64　缝合盆腔腹膜

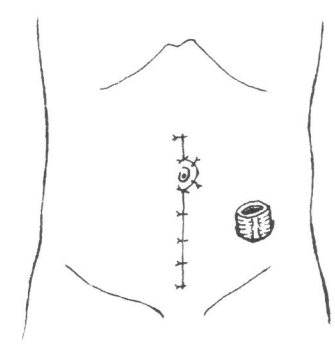

图 37-65　乙状结肠造瘘口

9. 腹部组须清点纱布、器械数目相符。缝合盆腔腹膜，让小肠襻自然坠入盆腔内。分层缝合腹壁切口，切口盖消毒纱布，胶布固定。固定造瘘口血管钳。腹带加压包扎。手术结束。

【术后处理】

1. 禁食、持续胃肠减压 2～3 d，待肠鸣音恢复或病人觉腹部阵发性窜胀不适，开放造瘘口，拔除胃管，及时装戴上假肛袋。开始进食流食。

2. 静脉补液，注意水、电解质、酸碱平衡及营养补充。术中出血较多，血红蛋白低，应适当输血。

3. 静脉给予抗生素 5～7 d，防止感染发生。

4. 盆腔内引流管术后 4～5 d 拔除，如引流液较多，应适当延长拔管时间。

5. 导尿管引流 5～7 d。在拔管前先夹闭尿管，每 4 小时开放引流 1 次，夹闭尿管期间嘱病人试排尿，如尿液能自导尿管周围溢出可以拔管。鼓励病人自行排尿。

6. 术后注意观察造瘘结肠血运情况。术后 7～10 d 手指探查造瘘口有否狭窄，如有狭窄应定期扩张，每周 1～2 次。并教会病人及家属学会自己扩张及造瘘口护理。

7. 术后 1 周左右拆除腹壁切口及会阴切口缝线。

【术中注意事项】

1. 选择下腹正中切口向上绕脐（左或右），切口组织损伤小，对腹壁组织血供影响小，便于手术操作，尤其向上清除腹主动脉、腔静脉周围淋巴结时，切口向上延长方便。切口距左下腹壁结肠造瘘较远，便于隔离，对切口污染机会减少。术后早期装戴粪袋不受影响。

2. 腹腔应作全面探查，重点注意肝、腹主动脉，腔静脉周围，肠系膜下动、静脉根部周围，乙状结肠系膜内、髂血管周围有否可疑转移结节及肿大淋巴结。盆腔腹膜面，女性病人子宫及其附件有否转移、种植病灶。

3. 肛门缝合关闭，以减少术中大便污染机会。常规的肛门皮肤荷包缝合，常常因两针之间皮肤折叠留有空隙，手术分离直肠挤压时肛门有稀的肠液外溢。如改用三角针 6～7 号丝线紧贴皮肤作潜行皮下缝合一周，扎紧后不会漏肠液，可以避免术中污染。

4. 提起乙状结肠在预定切线处用 1 根布带（或粗丝线）扎紧肠管（包括边缘血管弓），可向直肠腔内注 5-Fu 500 mg（加生理盐水 100 mL）。避免手术操作过程中因肠壁破裂，脱落入肠腔内的肿瘤细胞污染术野，发生种植转移危险。

5. 乙状结肠血管及直肠上血管应先行结扎，以防术中操作促进肿瘤血行播散转移，先结扎肠系膜下静脉（在肠系膜下动脉根部外侧 3～4 cm，结肠系膜内）。但动脉血管结扎部位选择应恰当，以防乙状结肠断端血运不良，如在腹主动脉前方发出之肠系膜下动脉根部结扎时，乙状结肠血供来自中结肠动脉左支，当中结肠动脉左支与左结肠动脉升支在脾曲附近血管吻支不充分时，则降结肠与乙状结肠有血供不良的危险。动脉结扎应在左结肠动脉与乙状结肠动脉第一支之间结扎，乙状结肠血供靠左结肠动脉下行分支与乙状结肠动脉分支形成之肠旁弓，该处结扎乙状结肠远侧血管是安全的。如左结肠动脉下行分支与乙状结肠动脉分支形成之肠旁弓不充分时，应在乙状结肠动脉第一分支远侧结扎动脉，以防乙状结肠断端血供不良。肥胖病人，肠系膜内脂肪多，不容易辨认系膜内血管，应在灯光透视下看清血管结扎点。

6. 乙状结肠系膜两侧腹膜及直肠中、上段两侧腹膜尽量多保留，便于直肠、肛管切除后，能有足够腹膜缝合覆盖盆底，以防术后小肠襻坠入易导致肠梗阻。

7. 分离直肠后侧时应在直肠系膜固有筋膜与骶前筋膜之间疏松纤维组织内进行。术者左手推直肠向前，用长弯剪或长柄电刀进行锐性游离。避免用手指强行钝性分离，以防损伤骶前筋膜撕破骶前静脉，引起难以控制的大出血。骶前静脉壁很薄弱，在骶骨孔出口处与骨膜融合，破裂后不能自行收缩止血，向上与腰静脉相通，无静脉瓣，在麻醉情况下该静脉系统扩张成一巨大血池，一旦破裂，出血迅猛量大，可致病人血压下降，甚至危及病人生命。简单填入干纱布常难以有效止血。这时应迅速用手指压迫出血点止血，深部拉钩将直肠向前拉，用长柄直角钳或长弯血管钳夹一块裹紧纱布团（比花生米略大一点）压住出血点，用三角针粗丝线在出血处骶骨上作 8 字缝合，缝线下面出血点放明胶海绵加一小块网膜组织，迅速将缝线打结。或用一长脚图钉垫入明胶海绵或小块网膜组织钉入骶骨内能达到止血目的。禁止用血管钳盲目钳夹或电灼止血或在骶前筋膜及骨膜面上慌乱缝扎，否则将加重出血。此时结扎髂内血管常常达不到有效止血目的的。

8. 游离直肠前侧时，应在腹会阴筋膜（Dinovillires 筋膜）前面解剖与膀胱底、输精管、精囊、前列腺（女性子宫颈、阴道后壁）分离开。如这些器官有侵犯，应予以部分或全器官切除。尽力防止将直肠分破。前列腺（或阴道后壁）表面容易出血，应予以缝扎，如为渗血则用电灼止血。电灼不要直接接触组织，利用电灼尖端在接近组织前火花止血。如有条件，用氩气刀止血效果很好。输尿管末端有肿瘤侵犯时，应将肿瘤一同切除，将输尿管重新与膀胱吻合。

9. 游离清扫髂血管周围淋巴结时应注意防止骶神经丛损伤，在钳夹、切断、结扎侧韧带时，注意勿强牵拉，或过于贴近血管壁钳夹切断，以避免损伤盆神经丛，以防术后影响膀胱功能及性功能。

10. 缝合关闭造瘘乙状结肠与侧腹膜之间隙时，笔者的体会是在造瘘乙状结肠提出切口前，由深向浅，将乙状结肠系膜切缘与侧腹膜缝合至造瘘腹壁切口处。乙状结肠提出后从腹腔侧缝合造瘘口腹膜较方便。

（二）经腹直肠前切除术（Dixon 术）

手术切除乙状结肠远侧及相应系膜、直肠中上段及相应系膜、清扫肠系膜下血管根部周围及髂血管周围淋巴结。

【适应证】肿瘤下缘距肛缘 7 cm 以上直肠中、上段癌及乙状结肠远端癌。

【术前准备】同结肠切除术。

【麻醉与体位】全身麻醉或连续硬膜外阻滞，病人取膀胱截石位。

【手术步骤】

1. 腹壁切口，腹腔内探查及直、乙状结肠游离同 Miles 手术（图 37 - 66、图 37 - 67）。

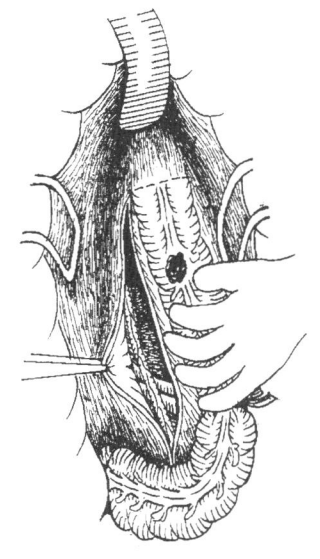

图 37 - 66　游离直肠左侧

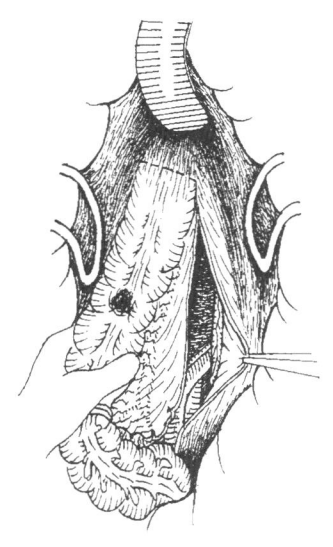

图 37 - 67　游离直肠右侧

但高位直肠癌及乙状结肠远端癌不必作直肠侧韧带切断。如肿瘤下缘位于腹膜反折处，应游离切断侧韧带并清除其内淋巴结。

2. 在乙状结肠预定切断线上用 2 把血管钳钳夹、切断肠管，断端用碘酊、乙醇消毒，分别用纱布包裹，近侧端置切口上方。提起直肠向前在直肠系膜固有膜与骶前筋膜之间疏松纤维组织内锐性游离至肿瘤下缘远侧 4～5 cm，并切除直肠周围脂肪组织，清除其内淋巴结，出血予以结扎止血（图 37 - 68）。

3. 距肿瘤下缘 3～4 cm 处用大号直角钳钳夹、切断直肠，移去切除标本远侧直肠及肛管内用 1：1000 氯己定或 1：2000 苯扎溴铵冲洗。

4. 乙状结肠近侧置肠钳控制肠液外溢，切断血管压榨部分，将乙状结肠向下靠近直肠断端，用小圆针 2 号丝线作后壁浆肌层间断缝合及后壁全层间断缝合，绕至前壁全层及浆肌层缝合（图 37 - 69～图 37 - 71），放开肠钳，检查吻合口是否完好。

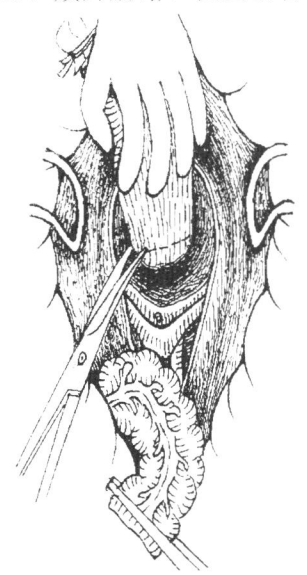

图 37 - 68　切断乙状结肠，游离直肠后侧

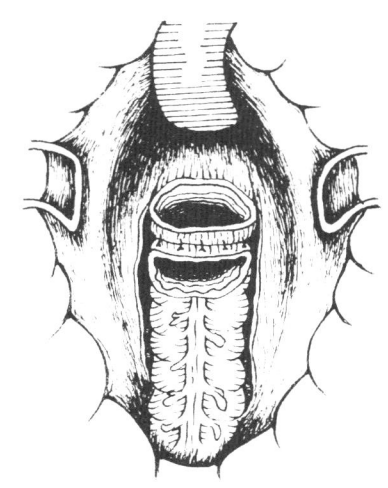

图 37 - 69　乙状结肠与直肠吻合（后壁浆肌层缝合）

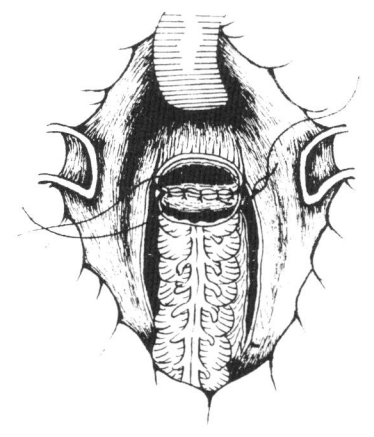

图 37－70　后壁全层缝合

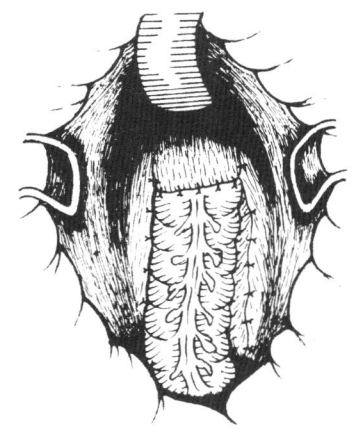

图 37－71　前壁浆肌层缝合

5. 用圆筒肠吻合器吻合：

（1）在乙状结肠及直肠切线上分别置荷包钳作荷包缝合，同时切断乙状结肠及直肠，移去切除的肠段，放开荷包钳（图 37－72）。

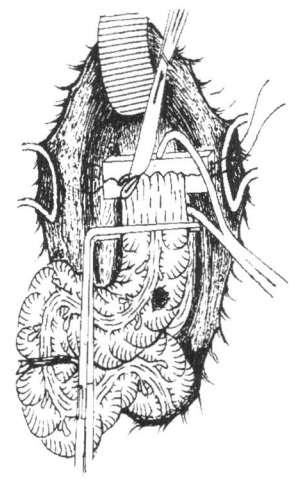

a. 直肠断端荷包缝合

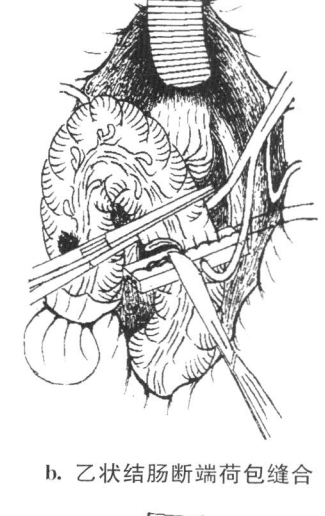

b. 乙状结肠断端荷包缝合

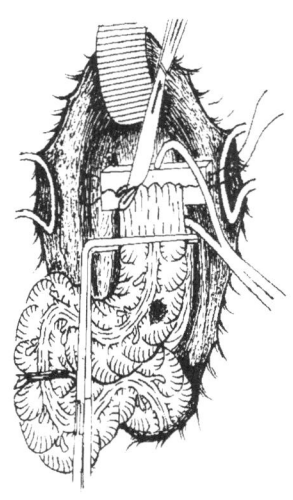

c. 分别结紧结肠直肠荷包线

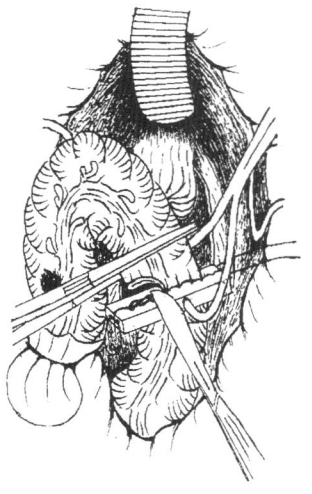

d. 吻合完毕，缝合盆腔腹膜

图 37－72　Dixon 术（吻合器吻合）

（2）先行扩肛，自肛门插入 33～34 mm 圆筒吻合器，逆时针旋转尾端旋钮直至中心杆上黄红色标记露出，将抵座送入乙状结肠断端内，结扎荷包缝线及扎紧直肠断端荷包缝线（图 37－72b）。顺时针转动尾端旋钮，拧紧吻合器，扣动扳机击发，完成吻合，略松开旋钮，退出吻合器。检查切割之上、下二环是否完整，吻合口是否完善（图 37－72c、图 37－72d）。

生理盐水冲洗盆腔。吻合口旁放置乳胶管及烟卷自下腹部戳孔引出并与皮肤缝合固定一针。吻合口如在腹膜反折以下，应将吻合口置于腹膜外，腹膜与结肠缝合。

清点器械、纱布，分层缝合腹壁切口，结束手术。

【术后处理】

1. 术后处理同结肠切除术。

2. 留置导尿管 5～6 d 开始夹闭，3～4 h 开放一次，待病人能排尿或尿液能从导尿管周围排出，可以拔管。

3. 盆腔引流管术后 4～5 d 如引流液不多可以拔除。术后 1 周拆除腹壁缝线。

4. 术后半个月内不应作肠灌洗及服用较强泻剂。

【术中注意事项】

1. 手术操作过程中注意防止肿瘤自血运、淋巴道转移及肿瘤细胞脱落种植。

（1）用布带结扎肿瘤近侧肠管，包括肠旁血管弓。远侧肠腔内注入 5-Fu 500 mg 加生理盐水 100 mL。对防止脱落入肠腔内瘤细胞在肠断端面上种植及降低肿瘤细胞生物活性可能有所裨益。

（2）手术操作轻巧，避免对肿瘤挤压，防止促进肿瘤转移。如肿瘤浸透肠壁，应用纱布包裹，防止肿瘤细胞脱落种植造成术后复发。肿瘤切除后，用蒸馏水、生理盐水冲洗，尽量清除脱落肿瘤细胞。

（3）在游离肿瘤前应先切断、结扎乙状结肠系膜内血管及淋巴管，以阻断肿瘤经血运及淋巴道转移。在血管结扎前，先自乙状结肠动脉，直肠上动脉及肠系膜下静脉内注入 5-Fu 500mg。

2. 注意无菌操作，结、直肠切断前用纱布垫隔开，断端用碘酊、乙醇消毒。开放吻合时乙状结肠用肠钳控制，防止肠液流出污染。敞开之结、直肠腔内用 1：2000 苯扎溴铵或 1：1000 氯己定及生理盐水冲洗干净。

3. 乙状结肠血管结扎应在左结肠动脉根部远侧。如肠系膜下动脉周围有淋巴结转移，需要在动脉根部即自腹主动脉前壁发出部位结扎时，因乙状结肠血供来自结肠中动脉左支，这时必须注意左结肠动脉与乙状结肠动脉之间吻合弓的保护，以保持乙状结肠断端血运。肥胖病人系膜内脂肪较厚，不易辨认血管走行，应在手术灯光透视下选择结扎血管点。

4. 高位直肠癌主要向近侧转移，除上行淋巴管被肿瘤阻塞外，不会向远处转移。距离肿瘤下缘远侧 3 cm 切断直肠是安全的。尽力清除髂血管周围淋巴结。

5. 乙状结肠下拉与直肠吻合时不应有张力，否则应游离降结肠，有时需要游离脾曲结肠及横结肠左半部分才能保证直、乙状结肠吻合无张力。如吻合口在腹膜反折以下，应将盆腹膜切缘与乙状结肠壁及其系膜缝合，吻合口位于腹膜外，吻合口旁放置乳胶管引流，术后一旦发生吻合口瘘，使之局限在腹膜外，不致向游离腹腔扩散。

（三）直肠癌全盆腔脏器切除术

【适应证】 直肠癌已侵及膀胱底部、前列腺、尿道。直肠癌术后盆腔内复发。膀胱癌、前列腺癌及子宫颈癌已侵及膀胱底及直肠。这些病人无远隔部位淋巴结转移，无血行播散转移，无广泛腹膜种植转移。

【手术切除范围】 手术切除乙状结肠远侧段、直肠、肛管、肛提肌、括约肌、肛门及其周围皮肤、膀胱、输尿管远端、部分尿道、前列腺、精囊、输精管（女性：子宫、卵巢、阴道壁部分），向上清除第三站淋巴结及腹股沟部淋巴结。乙状结肠腹壁造瘘，双侧输尿管造瘘（图 37－73）。

【术前准备】 同结肠切除及 Miles 手术。

【麻醉与体位】 全身麻醉或连续硬膜外阻滞。取膀胱截石位。

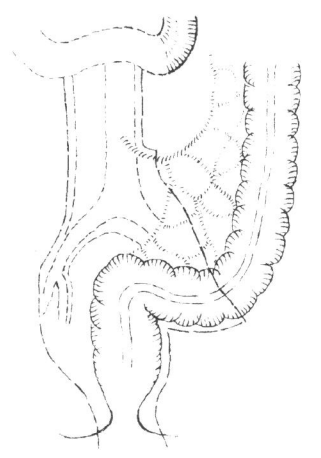

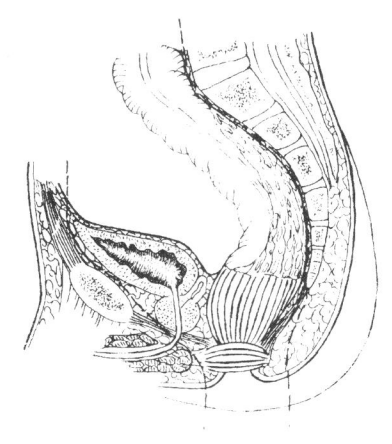

a. 全盆脏器切除范围正面观   b. 侧面观

图 37-73   直肠癌全盆腔脏器切除术

【手术步骤】 麻醉成功后放置导尿管（女病人用 1:2000 苯扎溴铵或 1:1000 氯己定液冲洗阴道）。缝合封闭肛门皮肤。腹部及会阴部手术野皮肤用碘酊、乙醇（或聚维酮碘）消毒，铺无菌巾。

1. 下腹正中切口，自耻骨联合上缘向上绕脐上 4~6 cm。依次切开腹壁各层。探查：腹腔作全面仔细探查，注意肝、脾、胃、大肠、小肠及其系膜、腹主动脉及腔静脉周围，肠系膜下动脉周围、髂血管周围以及腹膜面等有否转移病灶，淋巴结肿大情况。注意直肠癌肿部位及与周围组织、器官浸润情况决定行全盆腔脏器切除后，用湿纱布垫保护小肠，用直角拉钩将其牵拉向上腹部，纱布垫保护腹部切口，腹部牵开器牵开腹壁切口。

2. 乙状结肠及其系膜处理同 Miles 手术。如系 Miles 手术后盆腔内复发病例，乙状结肠已行腹壁造瘘，则省去该步骤。

3. 在左、右髂总血管分叉前方向上纵行剪开后腹膜，向上至十二指肠空肠曲绕左侧剪开屈氏韧带，将十二指肠向上牵开，腹膜左侧切缘向左外牵，沿腹主动脉，腹前左侧解剖清除动脉前左侧淋巴结，同时在肠系膜下动脉根部切断、结扎，并清除该动脉周围肿大淋巴结。后腹膜右侧切缘向右外牵，沿腔静脉前右侧解剖清除腹主动脉与腔静脉之间以及腔静脉前右侧淋巴结至十二指肠后方（图 37-74）。

4. 提起乙状结肠及直肠，沿系膜左右侧向下剪开左右侧腹膜至直肠、膀胱（子宫）反折处。将左右侧腹膜外切缘向外牵开，解剖分离出左右输尿管至膀胱入口以上数厘米（尽量多保留输尿管长度及保护输尿管血管）予以切断，膀胱侧结扎，近侧插入 8 号导尿管接一引流袋分别置于腹部切口左右侧引流出尿液（图 37-75）。

5. 在预定切线上分次钳夹、切断、结扎乙状结肠系膜及其内血管。沿髂血管表面（必要时切开髂血管鞘）仔细解剖清除髂血管周围肿大淋巴（图 37-76、图 37-77）。在乙状结肠预定切断处用 2 把有齿血管钳，钳夹、切断乙状结肠，断端用碘酊、乙醇消毒，近侧用纱布包裹置于腹壁切口上方。远侧端粗线结扎并套入橡皮手套内，用布带扎紧（图 37-78~图 37-80）。

6. 解剖游离直肠后侧，手术者左手牵直肠向前，沿直肠系膜固有膜与骶前筋膜之间用剪刀或电刀锐性解剖分离（注意结扎骶中动脉）向下达尾骨尖水平（同 Miles 手术），向左右扩大分离至侧韧带上、后、下侧。直肠后方游离面用干纱布填入压迫止血。

7. 游离膀胱前侧，沿膀胱顶部向后下纵行剪开腹膜直至膀胱直肠反折与直肠两侧腹膜切缘相通（图 37-81）。在腹膜下与膀胱肌壁之间作钝、锐性分离，直至膀胱外侧盆壁。沿耻骨联合后缘膀胱间隙钝、锐性分离达前列腺韧带表面，将膀胱向后压，用直角钳自前列腺下缘、尿道前方与前列腺韧带之间分离，钳夹、切断前列腺韧带，予以缝合结扎（图 37-82、图 37-83）。前列腺韧带近侧断端向后方分离出尿道，拔出导尿管，用深弯血管钳钳夹、切断尿道，结扎尿道断端（图 37-84）。继续沿膀胱左右侧间隙之疏松纤维脂肪组织内贴近盆壁作钝、锐性分离，分别达膀胱侧韧带、前列腺侧韧带及直肠侧韧带前侧。

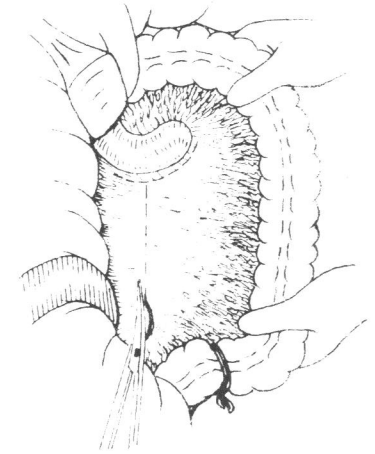

图 37－74　剪开后腹膜

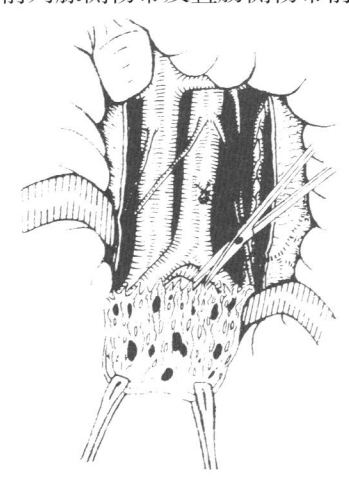

图 37－75　清除主动脉、腔静脉周围淋巴结

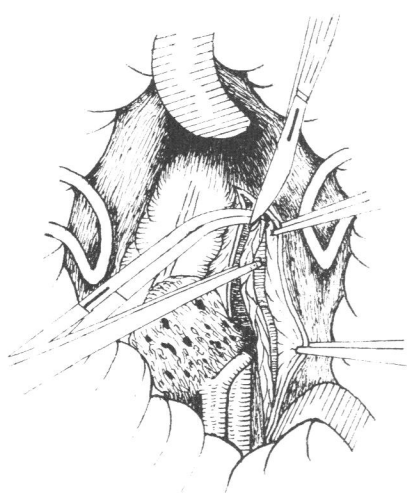

图 37－76　切断输尿管

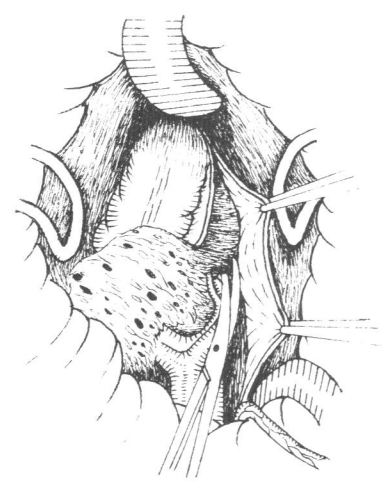

图 37－77　清除右髂血管周围淋巴结

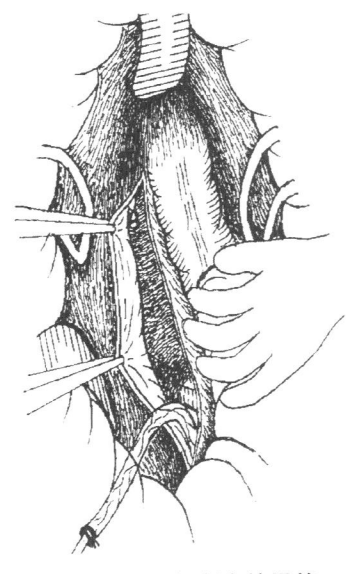

图 37－78　切断左输尿管

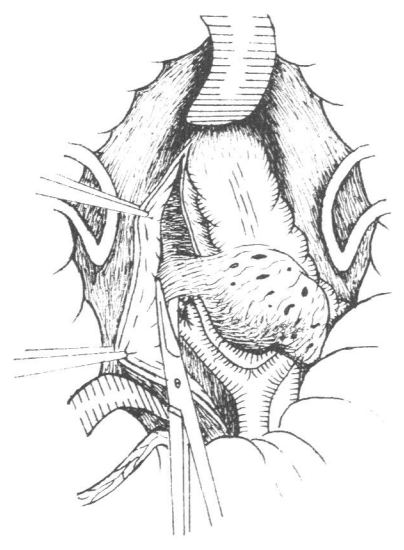

图 37－79　清除左髂血管周围淋巴结

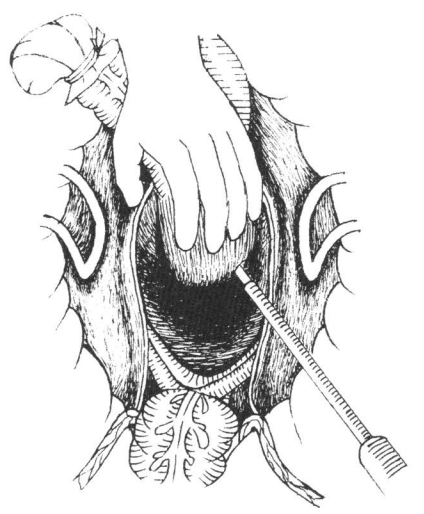

图 37 - 80　切断乙状结肠，游离直肠后侧

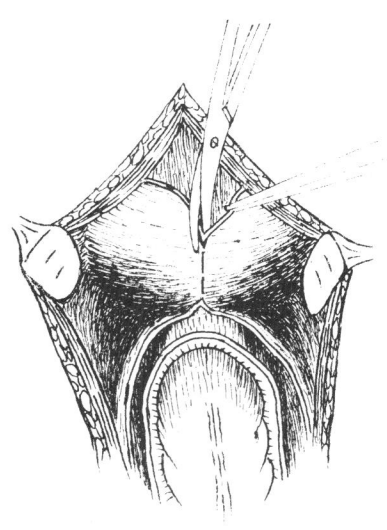

图 37 - 81　剪开膀胱顶及后方腹膜

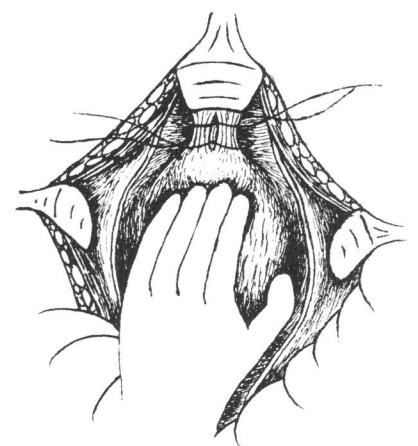

图 37 - 82　切断前列腺韧带

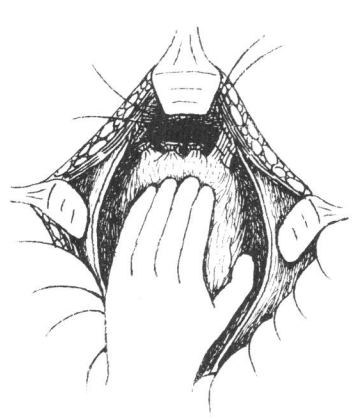

图 37 - 83　切断前列腺侧韧带

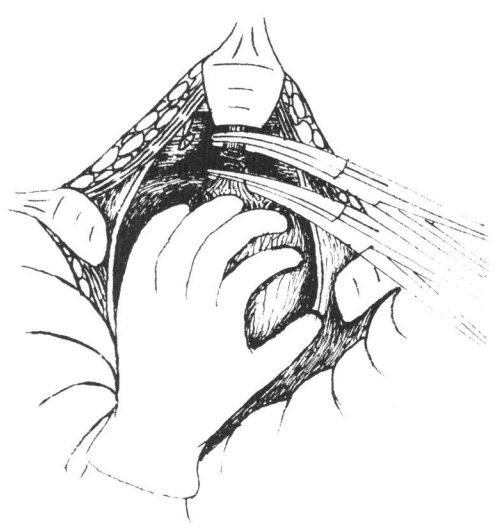

图 37 - 84　切断尿道

8. 游离直肠左右两侧并淋巴清扫，将直肠牵向右侧，切开髂内动、静脉鞘向下分离，在臀上动脉分支处远侧结扎髂内动脉。沿血管表面及盆侧解剖分离并清除血管周围纤维脂肪组织及其内淋巴结。分离膀胱上动脉予以钳夹、切断，结扎。沿闭孔筋膜面游离至闭孔管处切断，结扎闭孔动脉，并清除该处肿大淋巴结（图 37 - 85），注意保护闭孔神经勿损伤。继续向下后方游离在近盆壁侧分别钳夹、切断，结扎直肠侧韧带、膀胱侧韧带、前列腺侧韧带及其内直肠中动脉、膀胱下动脉与前列腺动脉，游离已达提肛肌上面。以相同方法游离直肠右侧达同一平面（图 37 - 86～图 37 - 88）。至此直肠、膀胱、前列腺、精囊、输精管（子宫及附件）已与盆壁分离开。会阴手术开始进行。会阴手术步骤同 Miles 手术。

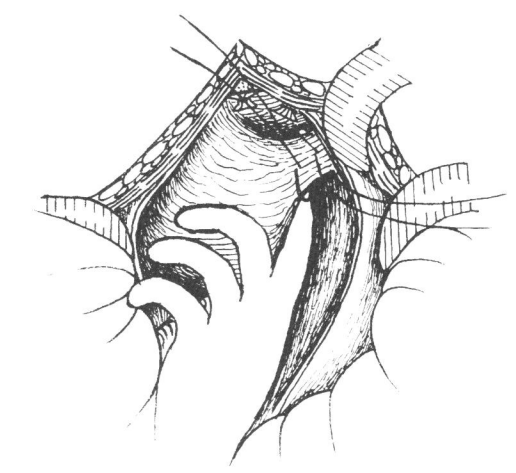

图 37 - 85　切断右侧膀胱韧带

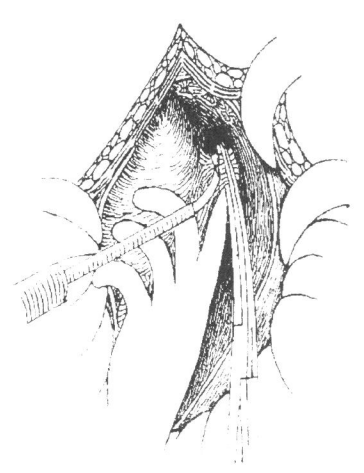

图 37 - 86　切断直肠右侧韧带

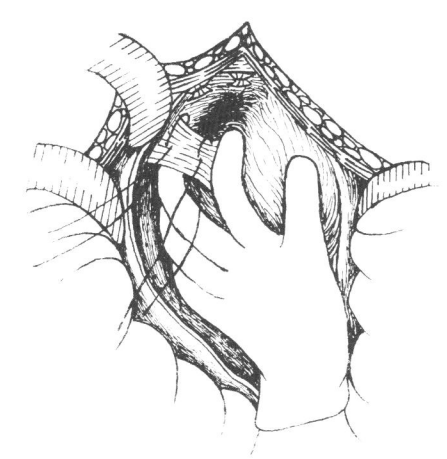

图 37 - 87　切断膀胱左侧韧带

9. 输尿管的处理：常用方法有回肠代膀胱术及输尿管与乙状结肠吻合术。

（1）回肠代膀胱术：①距回盲瓣 15～20 cm 处截取带血管弓回肠段约 20 cm，用 1∶1000 氯己定或 1∶2000 苯扎溴铵液反复冲洗肠腔，备用。②远近侧回肠断端对端吻合，全层加浆肌层缝合，恢复回肠通畅。缝合系膜切缘。③截取之回肠段近心端缝合关闭。④距闭合端约 5 cm 处之系膜对缘切开肠壁约 0.5 cm（视输尿扩张情况适当扩大切口），将左侧输尿管断端及插入输尿管内之 8 号导尿管一起经切口送入肠腔内，导尿管经肠腔自远侧断端引出，5 - 0 可吸收人工合成线将输尿管与肠壁切口之黏膜层及浆肌层吻合数针。以相同方法做左侧输尿管与回肠段吻合（二吻合口相距不小于 5 cm）。

5）回肠段近心端与右下后腹膜缝合固定数针。远侧端右下腹壁造瘘：右下腹作麦氏切口 3～4 cm，切开腹壁各层，将回肠断端及导管一并提出切口外约 3 cm，肠壁与腹壁切口分层缝合固定。两根导尿管与造瘘肠壁缝合固定，防止脱出。

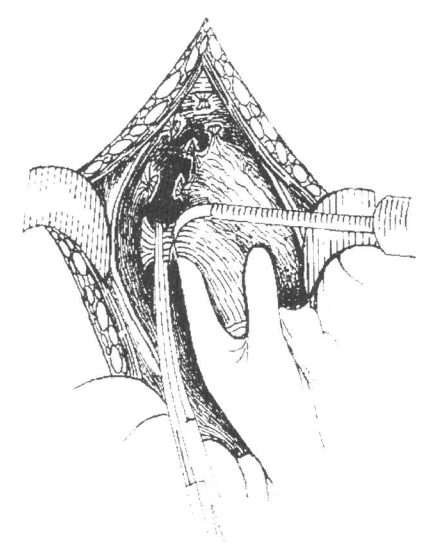

图 37 - 88　切断直肠左侧韧带

回肠段与侧腹膜缝合关闭外侧间隙，防止小肠襻疝入致肠梗阻。

（2）输尿管与乙状结肠吻合术：

1）输尿管断端乳头成形。拔出输尿管内导尿管，清除断端周围纤维脂肪组织，纵剪开输尿管约1 cm，将其向上翻转，用5-0可吸收人工合成线，将翻转断端与输尿管肌层间断缝合，形成乳头（图37-89）。

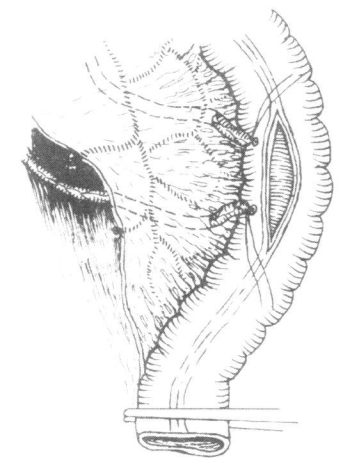

a. 左、右输尿管穿过乙状结肠系膜

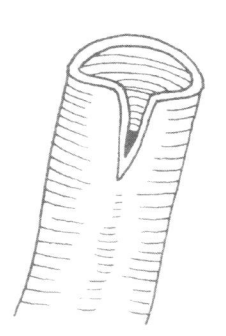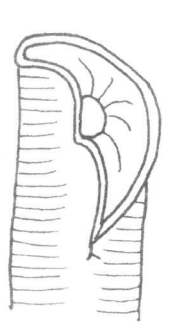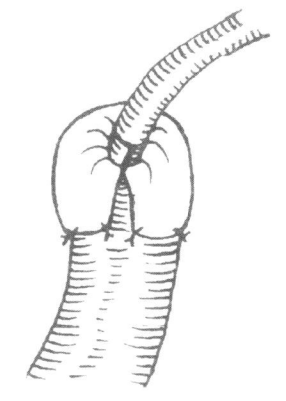

b. 输尿管纵行剪开约 1 cm　　　**c. 断端翻转 1 cm 缝于输尿管肌层**　　　**d. 乳头形成，插入 8 号导尿管**

图 37-89　输尿管乳头成形

2）输尿管经腹膜后自乙状结肠系膜戳孔穿向前。

3）乙状结肠距断端10～15 cm处纵行切开结肠浆肌层约6 cm，在浆肌层与黏膜层之间向两侧作潜行分离，宽约1 cm，勿分破黏膜。

4）在切开之结肠带旁浆肌层戳孔（孔大小视输尿管粗细定），将输尿管自戳孔引至结肠黏膜准备与之吻合（图37-90）。

5）在结肠带切口一角处将黏膜切开一小口即有少许肠液溢出，自输尿管人工乳头插入8号硅胶导尿管约10 cm，并与输尿管缝合固定1针（5-0可吸收合成线），自乙状结肠断端插入一环钳，将输尿管内导尿管引出同时将输尿管乳头一并自黏膜孔送入肠腔内。用5-0可吸收之合成线将黏膜与输尿管肌层间断缝合1周（6～8针）（图37-91），外面间断缝合结肠带浆肌层切口（图37-92），输尿管在黏膜与肌层间潜行约3 cm，输尿管穿出结肠浆肌层处缝合固定1周（约6针）。输尿管与乙状结肠系膜戳孔缝合固定数针，防止输尿管回缩并减低吻合口张力（图37-93）。以相同方法将另一侧输尿管与结肠吻合。

10. 乙状结肠左下腹壁造瘘（输尿管与乙状结肠吻合术的输尿管内导尿管一并引出，导尿管与造瘘肠壁缝合固定一针以防脱出）：方法同 Miles 手术（图37-94）。

11. 盆腔组织缺损空腔处理：全盆腔脏器切除后，盆腔组织缺失多，留下一巨大空腔，需要慎重处理，否则容易发生合并症。

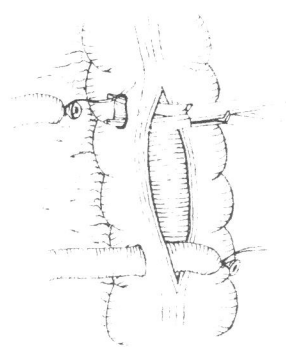

图 37 - 90　输尿管自肠壁
肌戳孔引入

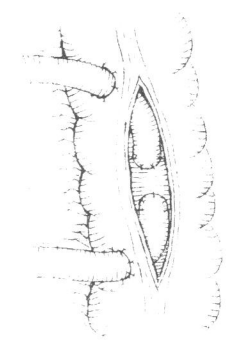

图 37 - 91　输尿乳头送入肠
腔，与黏膜吻合

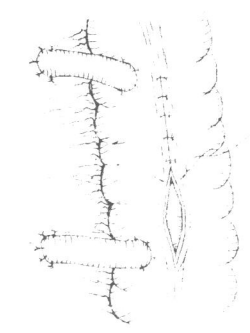

图 37 - 92　缝合结肠浆肌层
腔，与黏膜吻合

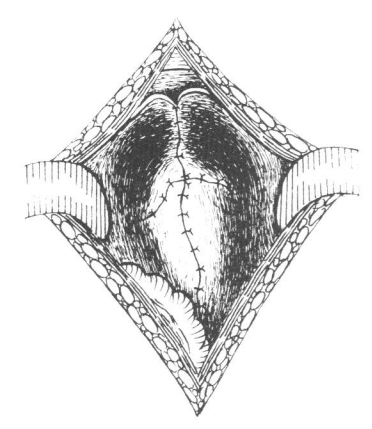

图 37 - 93　输尿管与乙状结肠吻合术

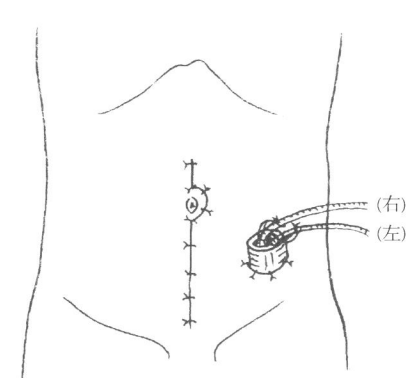

图 37 - 94　双侧输尿管导管自造瘘口引出固定

（1）盆腔残留腹膜缝合。将小骨盆腔与腹腔隔开，阻止小肠襻坠入盆底。如肿瘤位于腹膜反折以下，盆腔腹膜无肿瘤浸润及种植转移病灶，盆腔腹膜保留较完整时，缝合腹膜关闭盆腔比较容易。如盆腔腹膜缺损较多，缝合较困难时，可将左右两侧盆壁残留部分腹膜向上游离，而后将左右两侧腹膜在腰骶前缝合呈幕状隔开盆腔，阻止肠襻坠入盆底。

（2）当病人较瘦，尤其是女病人盆腔较宽时，可以让小肠襻自行坠入盆腔内，但注意勿使肠襻扭结，以防术后肠梗阻发生。

（3）大网膜填入盆底。将大网膜截剪延长后填入盆腔内，使盆底变浅而后让小肠襻坠入。

（4）利用人工合成材料织布（网）与小骨盆入口处与盆壁四周缝合固定，表面覆盖网膜或让小肠系膜贴上，防止肠襻直接接触。

12. 会阴部切口旁（或下腹部耻骨上缘）皮肤戳孔放置乳胶管，术后接无菌引流，或放置双套管，术后冲洗负压吸引。

【术后处理】

1. 禁食，胃肠减压至胃肠功能恢复，造瘘口有排气、排便后拔除。开始进流质饮食，2～3 d 后改半流质饮食。

2. 静脉补液，注意水、电解质、酸碱平衡，血红蛋白低应适量输血。低蛋白血症应适量补充白蛋白、血浆，予以纠正。

3. 静脉注射广谱抗生素，包括抗厌氧菌抗生素至体温、血常规恢复正常后停用。

4. 盆腔引流管术后 5～7 d，如引流液不多，可以拔除。

5. 回肠代膀胱回肠段腔内放入较粗乳胶管（多侧孔）引流，术后 7～10 d 拔除，而后装上储尿袋。

6. 如系输尿管乙状结肠吻合，双侧输尿管内之导尿管（标明左右）分别接无菌引流袋（瓶），2 周左右拔出。乙状结肠造口术后即可装戴上假肛袋。

7. 腹部及会阴部切口术后 7～10 d 拆线。

【术中注意事项】

1. 游离双侧输尿管时，在不影响肿瘤彻底切除下，应尽量多保留输尿管长度，以免输尿管与乙状结肠吻合时长度不够。注意输尿管血供良好，在游离时注意保留周围纤维脂肪组织和内纵行血管及其分支，以防输尿管缺血坏死。

2. 解剖清扫腹主动脉、腔静脉周围淋巴结时注意结扎引流淋巴管，以防术后淋巴漏。

3. 清扫髂血管周围淋巴结时应将血管鞘切开，在鞘内分离比较容易些。因肿大淋巴结常与血管周围组织包括血管鞘粘连，但较少直接浸润血管壁。如果肿瘤已浸润髂内动、静脉无法将其分离开，可以在髂内血管根部切断、结扎。将血管远侧与肿瘤一并向内牵，在血管外侧游离并切断、结扎外侧分支，同肿瘤一起切除一段髂内动、静脉，既能避免血管破裂出血过多，又比较彻底切除肿瘤及清扫周围淋巴结。

4. 在清扫闭孔淋巴结时，要注意勿损伤闭孔神经。有时肿瘤侵及闭孔内肌，甚至向坐骨大孔延伸，切除肿瘤或清扫淋巴结时，应小心勿损伤坐骨神经。

5. 在离断前列腺耻骨韧带时，注意其内静脉丛勿撕破。先自韧带两侧分离，再用直角钳在韧带与尿道之间打通、钳夹、切断，缝合结扎。一旦静脉破裂出血，立即手指压迫出血点，近耻骨侧缝扎，避免用血管钳盲目钳夹，容易造成更多出血。

6. 回肠代膀胱输尿管与肠吻合时，缝合不宜过密或过稀，以不漏尿液为准。如输尿管不扩张较细时，吻合前将输尿管断端纵行切开少许，扩大出口与肠壁吻合，防止术后吻合口狭窄。肠管内放粗乳胶管（剪侧孔）引流减压肠腔，经肠管造瘘口引出并与肠壁缝合固定一针，防止脱出。术后 7～10 d 拔出。

7. 输尿管乙状结肠吻合，要求右侧输尿管有足够长度，将输尿管向上作分离，经腹膜后自乙状结肠系膜后方穿出至系膜前侧防止扭曲。乳头长度适宜（1 cm 左右）。输尿管有足够长度时，应尽量靠近造瘘口与结肠吻合，有利于尿液及时引流，防止尿液在肠腔内积留过多和时间过长，减少尿液被吸收量。输尿管内插入 8 号硅胶导尿管起支撑引流作用，防止术后狭窄及有碍吻合口愈合。输尿管在肠壁潜行 3 cm 以上，肠壁肌肉收缩时起一定括约作用，对防止尿液反流有一定帮助。导尿管分别与输尿管末端及造瘘口肠壁各缝合一针固定，防止术后过早脱出。

8. 全盆脏器切除后，盆腔组织缺失严重，留有巨大空腔，术后容易发生并发症。术中对盆腔处理应根据具体情况决定，不应一律对待。如盆腔腹膜比较完整，应尽量将其缝合封闭盆腔，术后小肠襻坠入使腹膜能较好贴于创面，缩小盆底空腔，防止盆腔感染，防止小肠坠入盆底粘连梗阻，一旦盆腔感染防止向游离腹腔蔓延。但腹膜缺损严重者无法将腹膜缝合。如大网膜比较发达，应尽力将网膜裁剪延长，填入盆底，使盆腔底部变浅，小肠襻坠入不易发生粘连梗阻，网膜血运丰富，对防止盆腔感染有益。但多数病例网膜较小或粘连呈团，不能利用。如病人较瘦，尤其女病人，盆腔较宽，可让小肠自行坠入盆腔，方法简便，能消除盆底空腔，对减少盆腔感染有利。但肠襻容易发生扭结粘连，尤其是盆腔狭小者，常合并肠梗阻。当会阴部皮肤切口因感染或血供不良发生裂开时，肠襻有脱出会阴切口外而导致肠瘘的危险。

9. 盆腔创面要认真止血，防止术后积血，容易并发感染。手术结束时盆腔内用蒸馏水及生理盐水冲洗，尽力减少细菌及脱落之肿瘤细胞的污染。盆底放置双套管，术后冲洗负压吸引（冲洗液加抗生素），防止积液感染。

〔宋少柏〕

参考文献

［1］吴阶平，裘法祖. 黄家驷外科学［M］. 北京：人民卫生出版社，2000.

［2］钱礼. 腹部外科学［M］. 上海：上海人民出版社，1973.

第四篇　肝脏外科手术

第三十八章　肝脏的解剖与生理

Anatomy and Physiology of the Liver

一、肝脏的外科解剖

（一）肝脏与其周邻关系

肝脏是体内最大的实质性脏器，略呈三角形，借助于其周围韧带结构固定于腹上部和膈下；肝的背面为裸区，无腹膜覆盖，由结缔组织、下腔静脉韧带、肝后段下腔静脉将肝脏固定。在腹腔内，肝脏与其周围脏器的关系密切。解剖学上常将一器官的出、入管道所经之处称为"门"，肝脏的结构不同于一般的器官只有一个"门"，而是有三个"门"，即：下肝门，常称为第一肝门；上肝门，称为第二肝门；后肝门，称为第三肝门。当无特殊说明时，"肝门"则是指第一肝门（图38-1）。

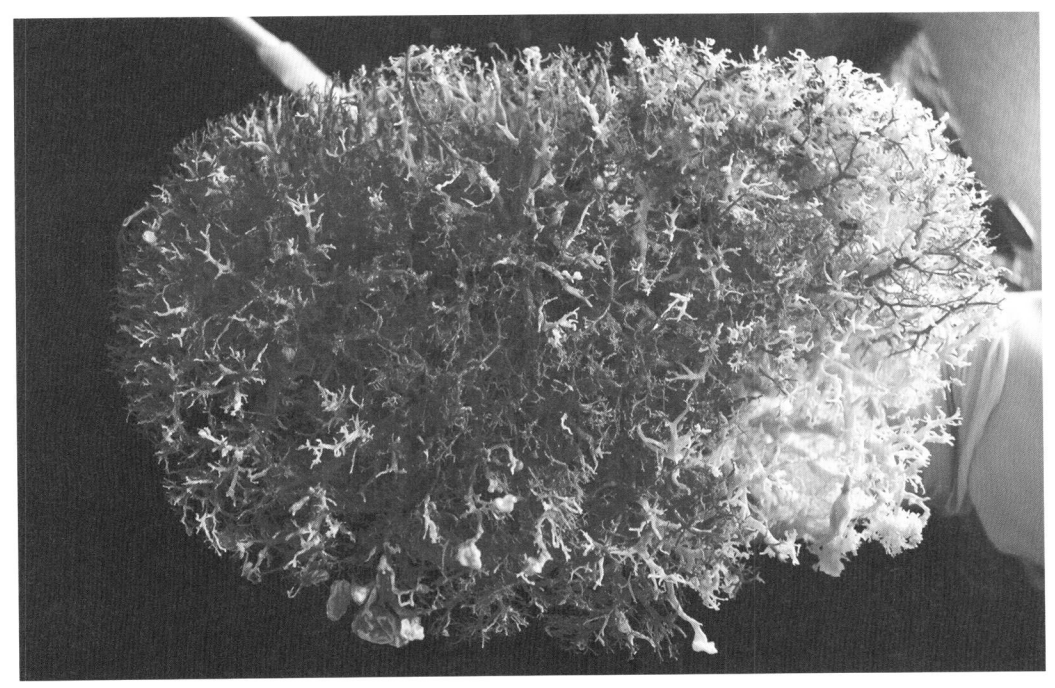

图 38-1　肝脏的血管铸型

（二）肝门和肝蒂

肝门（porta hepatis）常是指第一肝门，通向肝门的结构包括肝动脉、门静脉、神经、胆管、淋巴管等被包裹在一层结缔组织鞘内，称为肝脏的胆管血管蒂（biliary-vascularpedicle）或简称为肝蒂。肝蒂只是指第一肝门，其他处肝门不形成肝蒂。所以肝蒂亦相当于肝十二指肠韧带。

第一肝门在解剖上和临床上的含义并不完全相同。解剖上肝门是指肝脏面上的横沟和左右两侧的纵沟所构成的 H 型沟，为肝脏的管道出入所在；而临床上所指的肝门是位于该处的一个空间，故实际上是指肝门部。

肝动脉、门静脉、胆管是肝蒂内的主要管道，三者间有一定的解剖关系，但同时有诸多变异，使肝门部外科手术显得特别复杂，而许多异常的解剖关系又不能术前一一了解，常是造成手术困难和手术失误的原因。

　　第二肝门是主要肝静脉汇至下腔静脉的部位，不形成肝蒂。第二肝门是肝脏外科手术时最难于处理的部位，并且因该处位置深在、静脉壁薄、血流量大，使手术困难而有很大危险性。晚近的一些特殊的措施如全肝血流阻断、离体及半离体肝切除、肝脏循环隔离灌注等，均是针对累及第二肝门部和肝后下腔静脉的肿瘤切除手术时而设计的。

　　第三肝门是指肝脏下腔静脉窝处，有肝右后下静脉和众多的肝短静脉直接汇至下腔静脉的前面及侧面，其所造成的手术困难是，当肿瘤侵犯下腔静脉时，需要切除和修复肝后下腔静脉，因而该部的肝肿瘤切除术在常规的手术条件下难于完成（图 38‑2～图 38‑4）。

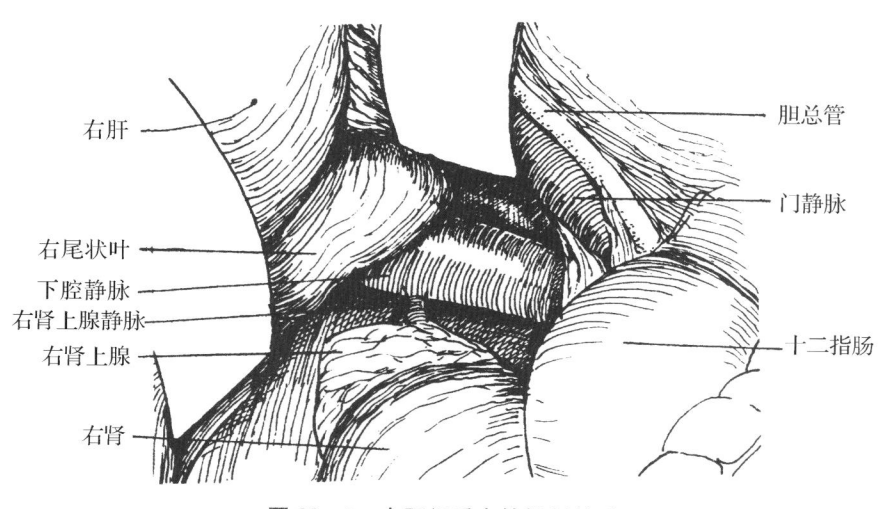

图 38‑2　右肝门后方的解剖关系

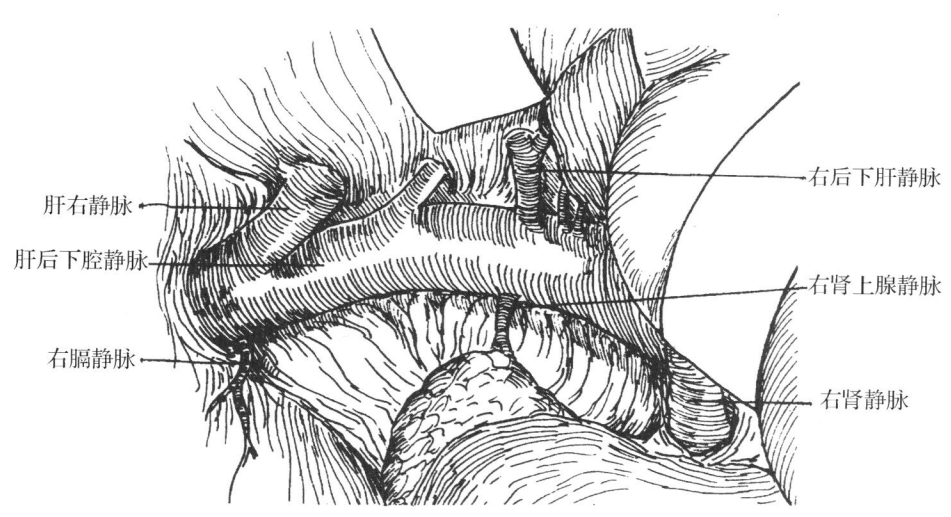

图 38‑3　肝右叶背面的解剖

（三）肝内管道系统

　　肝内的管道系统包括由门静脉、肝动脉、肝胆管三联支构成的门脉系统管道，外有一纤维鞘包裹（Glisson 鞘）和外无纤维鞘包裹的肝静脉系统，二者在肝脏内呈交指状排列。肝脏的管道系统在肝门处的解剖变异较多，只是门静脉的分支比较恒定；当进入肝实质后，因其属于终末性分支且共同包裹在 Glisson 鞘内，故关系比较恒定。有重要的外科意义者是在肝门部处的解剖学变异。

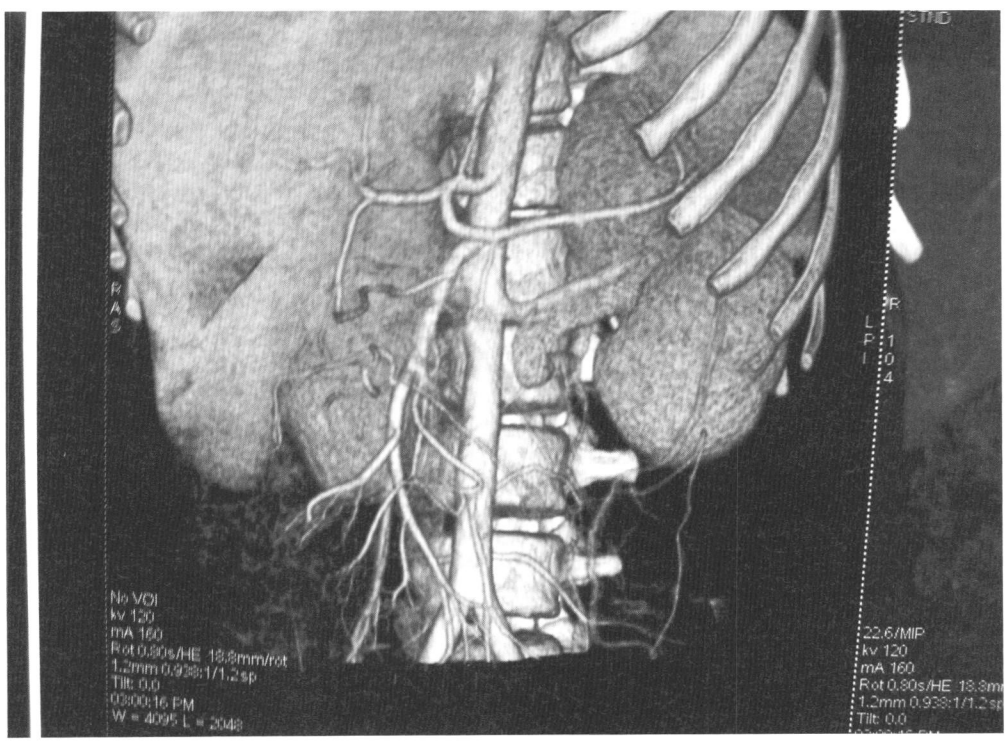

图 38－4　肝动脉的 3D 成像

门静脉和肝胆管在肝内并无重要的侧支沟通，故当某一肝叶的门静脉支和胆管支阻塞之后，其所供应和引流范围的肝叶组织便发生相应的纤维化萎缩改变。肝动脉在肝外、肝门区、肝被膜下等处有丰富的吻合支；肝动脉在肝内分支至胆管，形成胆管周围血管丛（peribiliary plexus），胆管周围血管丛亦可成为肝内动脉交通的侧支途径。因此，手术时结扎某支肝动脉的作用不能持久，不能达到去动脉化的作用。

肝内胆管的解剖变异较为常见，并且各肝内胆管均是引流一定区域的肝脏胆汁，彼此之间并不形成侧支交通。肝内胆管的解剖曾引起解剖学家的重视。1948 年 Hjortsjö 用肝内胆管灌注腐蚀和 X 线照相的方法研究了肝内胆管解剖，提出肝内胆管的分段性的特点（segmental pattern）。1953 年 Healey 和 Schroy 通过对 100 例肝脏的胆管灌注腐蚀标本和 X 线照相的观察，并根据肝内胆管的分支提出关于肝脏的分叶和分段的意见。

肝静脉是肝脏血液的流出通道，包括左、中、右三支主要肝静脉和肝短静脉（或称肝背静脉）系统。肝静脉位于肝裂内，接受不同范围的肝组织回流血液，流向第二肝门，在肝脏的下腔静脉沟上缘处汇入下腔静脉。肝右静脉位于右叶间裂内，一般有上后支、下后支、前支和右上缘支，约 17％的人右下后支直接开口于下腔静脉，且管腔粗大，称为肝后静脉或肝旁静脉。肝右后下静脉主要引流肝右前叶和右后叶下段的血液，若管径粗大时，结扎肝右静脉并不影响肝脏后下区的静脉回流。肝右静脉在肝外的行程短。据 Nakamura 的资料，从肝右静脉分支与下腔静脉汇接部的距离，最长只有 2.5 cm，故在右肝切除术时处理肝右静脉是手术的难点之一。

肝中静脉位于肝正中裂内，接受来自左侧和右侧的属支，它在进入下腔静脉之前，常与肝左静脉合干，其合干至下腔静脉的平均长度为（1.0 cm±0.5）cm（Nakamura）。肝左静脉的近侧部分位于左叶间裂内，引流肝左外叶的全部和左内叶的一部分血液。

肝后静脉系是肝后下腔静脉接受来自肝裸区的数目不恒定的静脉支，其中有较重要的外科意义的是尾叶静脉和肝右后静脉。肝右后下静脉分为三组，其中以下组最重要，管径最粗（图 38－5）。

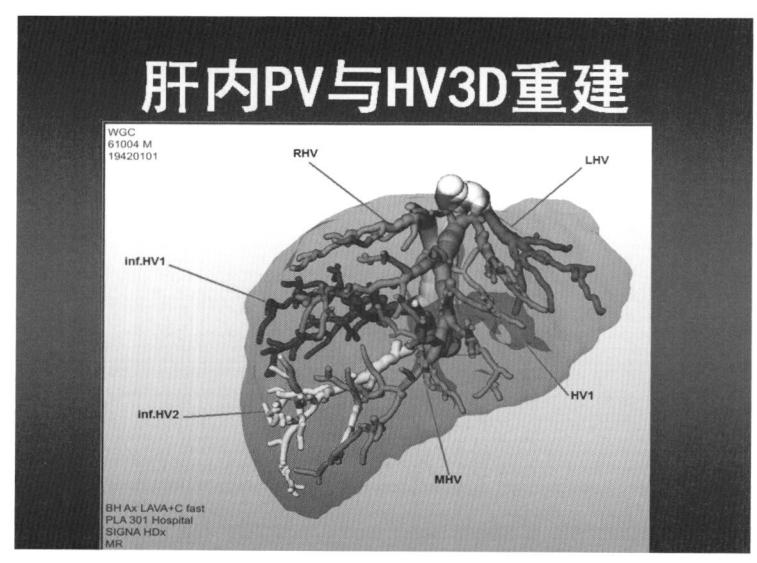

图 38-5 肝左静脉（LHV），肝中静脉（MHV），肝右静脉（RHV），肝右下
静脉 1（inf. HV1），肝右下静脉 2（inf. HV2），肝静脉 1（HV1）

二、肝脏的分段与分叶

肝脏尚无统一的分段与分叶的标准，由于以往所用的划分标准和命名方法不同，因此在概念上常有混淆。

传统的肝脏分叶是按照镰状韧带在肝脏上的附着分为肝左叶和肝右叶。传统的分类方法因不符合肝内的解剖结构，故在外科临床上已不再使用。

Cantlie（1898）和随后的肝脏灌注腐蚀标本的研究，均证明肝中裂（相当于 Cantlie 线）是肝脏的解剖学分界线。在肝内存在三个矢状位的叶间裂，即右肝裂、正中裂、左肝裂，将肝脏纵向分成四份；在纵裂内，各有一主要肝静脉占据，即肝右、肝中和肝左静脉；肝动脉、门静脉、胆管从肝门横沟横向入肝，将肝门横沟两端的肝脏分成上、下两部，这便是当前肝脏分段和分叶的基本依据。

Healey 及 Schroy（1953）通过对肝内胆管系统灌注腐蚀标本和 X 线照相的研究，将肝胆管分为第一级分支、第二级分支和第三级分支，相当于第一级分支引流的区域称为"叶"，第二级胆管分支引流区域称为"段"（segment），而第三级胆管分支引流的区域称为"次肝段"（subsegment）。胆管的肝内分支与门静脉分支包裹在同一纤维鞘内，故此分段亦称为门脉肝段（portal segment）。

在生物学上，"段"是指身体或器官的一部分，具有独立的生理功能，有独立的血管、神经供应和引流系统，可供解剖学上辨认和外科切除；在外科学上，"段"应是可行手术切除的最小的功能性单位。根据功能性肝段的概念，1957 年 Couinaud 提出肝脏的功能性分段的标准。这一分类是以第三级分支作为分段的标准，将全肝分成 8 个段，以罗马字Ⅰ～Ⅷ来标志。故 Couinaud 分类的肝段是相当于 Healey 及 Schroy 的次肝段，而 Couinaud 分类中不用"叶"这一命名。

以上的分类命名是在美国（Healey 及 Schroy）和欧洲大陆（Couinaud）常用的肝的分段及分叶的命名方法。

我国较常用的是 1960 年第七届中华外科学会提出的命名方法，根据第二级分支的范围，称为肝叶，全肝分为右前、右后、左内、左外、尾状叶，故我国的"肝叶"命名相当于 Healey 及 Schroy 分类的段。文献上若无特别注明，所用的分段多是按门脉肝段分类，所以肝段切除（segmentectomy）是相当于我国命名的肝叶切除，次肝段切除（subsegmentectomy）相当于我国和 Couinaud 分类的肝段切除，而肝叶切除（lobectomy）则相当于我国的半肝切除（hemihepatectomy）。北美所用的肝切除术命名多是根据1957年由Goldsmith&Woodburne所提出的命名系统，此系统是采用Healey&Schroy的分类方法，但使用了次肝段代替其区域（areas）的命名和以平面（plane）代替线（line）来表达一个三维结构物体的划分。

Couinaud的分类是根据肝内门静脉支解剖划分的，肝内门静脉支虽然一般与胆管的分支是一致的，但是当有肝胆管的解剖变异时，门静脉分支并非经常随之而改变。

三、肝脏的外科生理与病理生理

肝脏并非是单一的细胞群体，所以结构复杂、功能繁多，是体内物质代谢的中心；肝细胞在数量上占最多数，故是肝外科中的重点。但肝脏拥有全身网状内皮系统功能细胞群体的80%～90%，故肝脏亦是一个免疫器官。肝脏内的胆管和血管床，亦是肝脏外科中常涉及的问题。肝脏有极强的代偿能力，在一般情况下，余留20%～30%的功能性肝组织便可以满足生理上的需求；然而在病理情况下，只切除肝脏的20%～30%，便可能引发手术后肝衰竭，危及生命。影响余留肝组织的功能代偿有许多因素，既有肝脏局部的，亦有全身性的因素，至今尚不十分清楚。当前由于对肝脏的功能储备状况了解不透彻，许多时候手术的决策是带有经验性的，因而影响肝脏外科的进一步发展。然而，由于肝脏功能的多样性，目前亦没有哪一种或多种实验室检查能全面地反映肝脏的功能状态和其储备，不过这种指标的需要是显而易见的。

（一）白蛋白代谢

肝细胞是体内合成白蛋白的唯一场所，外科临床上常用血清白蛋白水平的高低以评定肝脏功能和蛋白质营养状况。白蛋白在体内的半衰期较长（18～20 d），故血清白蛋白水平的改变是反映慢性营养不良和慢性肝损害的重要指标。此外，在正常状况下，肝细胞的群体中只有很少的一部分（约15%）肝细胞在积极合成白蛋白，因而当血清白蛋白水平明显降低时，表明肝脏有弥漫性损害。

肝硬化病人和广泛的肝切除术后病人，常表现有明显的低白蛋白血症和大量腹水，这与白蛋白的丢失增加、合成减少、体内液体潴留和稀释有关。广泛肝切除术后的急性低白蛋白血症可能导致恶性循环和严重的后果，此种情况多发生在术后2周之内，特别是术后1周时。术后急性低白蛋白血症应该用浓缩人体白蛋白补充治疗，以度过术后早期这一段危险时期，早期的替代治疗是为余留肝组织的恢复创造有利的条件，这和慢性的和终末期肝病时用白蛋白治疗的含义不同。

（二）肝脏与凝血

肝脏亦是合成凝血因子的主要场所，慢性肝脏疾病常表现有凝血障碍和出血倾向。凝血酶原活动度一向被认为是衡量肝细胞功能的一项敏感指标，当凝血酶原活动度小于正常的60%时，是择期性肝脏手术的禁忌证。

肝脏合成维生素K依赖的凝血因子（因子Ⅱ、Ⅶ、Ⅸ、Ⅹ）和非维生素K依赖的凝血因子（因子Ⅴ、Ⅷ、Ⅺ、Ⅻ、ⅩⅢ），手术前肝功能检测时，若发现有凝血酶原活动度降低，应该在使用维生素K后重复检查。肝硬化病人中最常见的是因子Ⅶ降低，其次为因子Ⅴ、凝血酶原、因子Ⅹ的降低，凝血因子的改变常与病人的临床症状和病理改变成比例。治疗手术后因凝血因子缺乏而出血的方法是输入冷冻新鲜血浆，因该制品能保存凝血因子的活性。

肝脏手术时可出现纤维蛋白溶解活性增加，伤口广泛渗血的现象，此现象是纤维蛋白聚合物受血浆中胞浆素（一种非特异的蛋白水解酶）的作用而消化裂解，使出血的血管创口重新开放。正常时，肝脏能合成和分泌抗胞浆素因子，使血管内纤维蛋白凝块稳定；但在肝硬化时，肝脏合成抗胞浆素因子减少，同时对消除胞浆素原激活物质的能力减退，以致出现纤维蛋白溶解和出血现象。对羧基苄胺（DAMBA）和6-氨基己酸均有抑制胞浆素原转化为胞浆素的作用，故可以在肝脏手术时使用。肝脏手术时的纤维蛋白溶解活性增高应与弥散性血管内凝血（disseminated intravascular coagulation，DIC）鉴别，后者的死亡率很高。Tsuzuki认为肝脏手术时与DIC有明显关系的因素是：①肝切除量>2个肝段；②失血量＞4000 mL。诊断为 DIC 时需要用肝素抗凝，但同时可与 6-氨基己酸联用。

（三）肝脏对损伤的反应

在创伤、失血、休克、感染等情况下，肝脏很快便做出反应。严重创伤、重大手术后，特别是合并有感染、休克、术中肝血流阻断者，病人可出现黄疸、肝功能障碍，称为创伤后肝功能不全综合征（post-traumatic hepatic insufficiency syndrome），实质上它是属于多器官功能障碍综合征（multiple organ dysfunction syndrome，MODS）的一部分。此症可以是轻型的，一般在 2 周后自行恢复；亦可以是严重的，发展成为肝衰竭及多器官衰竭（MOF）。

诱发创伤后肝功能不全的原因可以是直接的，如手术中的肝血流阻断，造成肝细胞的缺氧性损害（ischemic injury）和恢复血流后的再灌流损害（reperfusion injury），后者是由复流后产生的氧自由基介导肝细胞的损害。间接的作用则是由于肝内单核巨噬细胞系统（mononucleous phagocytic cell system，MPS）的激活释放多种细胞因子、激活的中性多核白细胞在肝内聚集释放的细胞因子和酶系统介导的肝细胞损伤。肝内的 MPS 细胞是 Kupffer 细胞，它占体内网状内皮系统细胞的 $80\%\sim90\%$。在创伤及感染时，肝细胞通过 Kupffer 细胞的介导迅速作出反应，优先合成及释放急性时相蛋白（acute phase protein）。急性时相蛋白包括：α_1-抗胰蛋白酶，α_2-巨球蛋白、铜蓝蛋白、转铁蛋白、C-反应蛋白、纤维蛋白原，它起到对细菌入侵的即时防御、活化补体、促进细胞转移、局限感染、保护组织的作用。

（四）肝血流阻断与肝细胞损害

肝脏连接着内脏循环与体循环，血流丰富，故止血常是肝脏外科中的核心问题。1908 年，Pringle 报告压迫肝十二指肠韧带以控制肝外伤出血的方法，现在称之为 Pringle 手法（Pringle's maneuver），并广泛用于肝切除术时的止血。阻断肝血流切肝时，出血甚少，关键的是安全阻断肝血流的时限。以往经动物实验研究，提出临床上安全阻断肝血流的时限应在 20 min 以内，故一般定为 15～20 min，但重复阻断，肝脏仍然可以很好耐受。

复杂的肝脏肿瘤切除手术常需要较长时间地阻断入肝血流。Hannoun 分析 34 例连续阻断入肝血流＞60 min 的病人，均无手术死亡或严重的术后并发症，提出正常的肝脏可以耐受到 90 min 的缺血。Huguet 认为正常肝脏阻断血流 60 min 是安全的。以上的论断是用于肝脏除了病变处以外其他部分的结构和功能均属正常的情况下，原有广泛的肝损害的肝硬化病人，尚不能超过 20 min 安全时间的肝血流阻断时限。

对肝血流阻断所致的肝损害的机制和预防措施曾有过广泛的研究。肝细胞在肝血流阻断过程中经历缺血性损害和再灌流损害，氧自由基释放介导肝细胞的损害；但进一步的研究结果发现氧自由基和脂质过氧化反应并不是来源于肝实质细胞，而肝窦的非实质性细胞起主要作用。介导肝窦内膜细胞损伤的是激活的中性多核细胞，它们首先是附着在血管内皮细胞上面，释放细胞因子和蛋白水解酶而致内膜细胞损伤。防止中性多核白细胞黏附和减少中性多核白细胞的数量时，亦能减轻肝脏缺血-再灌流损伤。当前对肝脏缺血-再灌流损伤机制已有进一步的了解，但有效的预防措施仍然是沿用在阻断肝血流前使用肾上腺皮质激素制剂作保护，临床实践中用甲泼尼龙 30 mg/kg、氢化可的松 100～300 mg，地塞米松 10～20 mg 是有效的。

〔黄志强　黄晓强整理〕

参考文献

［1］吴孟超. 正常人肝内胆管和肝动脉的解剖学观察［J］. 解放军医学杂志，1965，2：358.

［2］黄志强. 肝脏外科［M］. 北京：人民卫生出版社，1981.

［3］黄志强. 肝脏外科手术学［M］. 北京：人民军医出版社，1996.

［4］ Bismuth H. Surgical anatomy and anatomical surgery of the liver ［J］. World J Surg，1982，6：3.

［5］ Goldsmith N A，Woodburne R T. The surgical anatomy pertaining to liver resection ［J］. Surg Gynecol Obstet，1957，195：310.

［6］ Healey Jr J E，Schroy P C. Anatomy of the biliary ducts within the human liver：Analysis of the prevailing pattern of branching and the major variation of the biliary ducts ［J］. Arch Surg，1953，66：599.

［7］ Strasberg S M. Terminology of liver anatomy and liver resection：Coming to grips with hepatic babel ［J］. J Am Coll Surg，1997，184：413.

［8］ Hannoun L，Borie D，Delva E，et al. Liver resection with normothermic ischemia exceeding 1 h ［J］. Br J Surg，1993，80：1161.

［9］ Huguet C，Addario-Chieco P，Cavelli A，et al. Technique of hepatic vascular exclusion for extensive liver resection ［J］. Am J Surg，1992，163：602.

［10］ Huguet C，Stipa F，Chieco P A，et al. Liver ischemia for hepatic resection：where is the limit？ ［J］ Surgery，1992，111：251.

第三十九章　术前肝脏代偿功能的评估
Preoperative Evaluation of Liver Function

肝脏具有丰富的血液供给和旺盛的再生能力。在没有肝硬化的正常肝脏，切除肝脏体积的
75%～80%时，余肝可以迅速增生代偿，以维持正常的生理功能。然而，在有肝硬化的情况下，肝切除
术时的手术死亡率比无肝硬化者明显升高。原发性肝癌的肝切除是当前我国肝脏外科的主要内容，我国
的肝癌病人，85%以上合并程度不同的肝硬化，并且多属于肝炎后肝硬化，肝实质受到弥漫性损害。在
肝硬化情况下施行肝切除手术时，余肝的代偿储备多少便往往成为决定手术成败的重要因素。

一、肝硬化的肝功能分级

根据肝功能检测和临床上发现的综合判断，最常用的是 Child 的肝功能分类法，将肝功能代偿状态
分为 A、B、C 三级；中华外科学会根据我国的情况将肝脏功能状况分为Ⅰ、Ⅱ、Ⅲ三级（表 39-1）。
Child 分级比较简单、易行，不需做特殊检查，故常为临床上采用。但 Child 分类法的划分又较笼统，
作为肝切除术前的评估尚嫌不足。临床上，Child 分级主要用于非肝脏手术的肝硬化病人。实践中发现
对预后有较重要意义的指标为：

1. 血清白蛋白浓度。
2. 凝血酶原时间较正常对照延长的时间。
3. 腹腔内有无感染或污染。

肝脏外科时术前肝脏功能评估一般包括常规的肝功能检测、临床指标、肝脏的廓清试验、肝体积和
切除范围的测量等综合因素评定。

表 39-1   肝功能检查分级标准

检查项目	Child 分级标准			中华外科学会分级标准		
	A	B	C	Ⅰ	Ⅱ	Ⅲ
胆红素（mg%）	<2.0	2.0～3.0	>3.0	<1.0	1.2～2.0	>2.0
白蛋白（g%）	>3.5	3.0～3.5	<3.0	>3.5	2.6～3.4	<2.5
腹水	无	易消退	高度	无	少量，易控制	大量，不易控制
脑病	无	轻度	高度	无	无	有
凝血酶原时间延长（s）				1～3	4～6	>6
ALT（金氏单位）				<100	100～200	>200
（赖氏单位）				<40	40～80	>80

二、肝脏的廓清试验

临床上常用的是吲哚氰绿（ICG）排泄试验，测定其注药后 15 min 时在血浆内的滞留率
（ICGR15）。不常用的有氨基酸清除率（CRAA）和一些其他的试验。ICGR15 是当前最常用的对肝储
备功能评估的方法，通常是一次静脉内注射 ICG 量为 0.5 mg/kg，于 15 min 时抽血测定其血浆中滞留
量；正常时应低于 10%，而在肝硬化的病人则>10%。ICGR15 与肝脏的功能储备关系密切，亦能反映
肝细胞线粒体的能量代谢，但 ICGR15 与安全的肝切除量间的关系，因受影响的因素较多，尚难作为准
确的定量的指标。

其他的肝功能检查如氨基酸清除率、动脉血酮体比值（KBR）、口服法葡萄糖耐量试验等，有时亦

用于对肝脏储备功能的评估。

三、肝脏体积测量

肝切除术后的肝功能代偿不全与肝切除量（准确地说应是余留的功能性肝组织的量）有关。肝脏体积和肝内肿瘤所占据的比率可以根据术前肝脏的 CT 图像进行测量。肝脏体积的 CT 人工测量方法是，将每一 CT 断层作为一定的厚度（例如 1.0 cm）的组织块，根据全肝的全部层面积乘以厚度的总和，便可以得到肝脏的计算容积；将肝脏容积乘以肝实质的密度［肝脏的密度为（1.058±0.011）g/mL］，便可以得到肝实质量（liver mass），其偏差范围约为±5%。根据肝脏体积测量，临床上在手术前可以预测肝实质切除率（PHRR）。

PHRR＝［（将要切除的肝容量）－（肝癌容量）／（全肝容量）－（肝癌容量）］×100%

临床上检测肝脏功能储备的方法虽然很多，但影响手术效果的因素更多，当前尚无确定的标准，多是根据多因素来综合评定。一般说来，Child A 的病人，有可能耐受达 50% 的肝切除量；Child B 级者，最大肝切除量<25% 的肝脏；Child C 级者，鲜有能耐受较大的肝切除。从 ICGR15 的结果来看，0～10% 者可耐受 2 肝段（30% 肝脏）切除；11%～20% 者，只能切除 1 肝段（15% 肝脏）；>20% 者不能承受 1 肝段切除，而>30% 者，甚至亚肝段切除也不可能。

在评估肝脏的储备功能时，手术切除瘤块的大小并不是主要的，因为巨大的肝脏肿瘤并不具有肝脏的生理功能，而重要的是余下肝组织的功能状态。肝炎后肝硬化时，肝实质损害和肝纤维化的程度常是不均匀的，并且常见在增生活跃的肝组织上发生癌变；若遗留肝组织的体积虽然不小，但有广泛的损伤和纤维化时，则难于维持术后肝脏的生理功能，此种情况在肝左叶较常见。用单光子体层扫描（SPCT）有可能区分肝实质的功能状态，亦有助于提高对肝功能代偿预测的准确性。

术中和术后的一些因素亦影响余肝的早期功能代偿状态，如术中的失血、缺氧、低血压、低组织灌流、肝血流阻断、再灌流损伤、腹腔内感染和腹腔污染、营养状况等，所以肝功能代偿预测只是代表在术后的顺利条件下，故在围手术期应积极创造适宜于肝功能恢复的条件，良好的外科技术是其中不可缺少的。

〔黄志强　黄晓强整理〕

第四十章 肝占位性病变的术前评估

Preoperative Evaluation of Liver Space Occupxing Lesions

当前肝脏外科手术主要是针对肝脏肿瘤的治疗。在我国原发性肝癌的发病率高，术前应该对肿瘤的部位、手术可行性、手术途径、手术方法的选择等问题有准确而全面的估计。

一、影像诊断的准确性与灵敏度

术前对肝内占位性病变的发现和诊断，主要是依靠现代的影像诊断技术。超声常是作为第一线的检查方法。超声检查有很高的检查者依赖性和仪器依赖性，并且受到肋骨、胃肠道气体、病人肥胖的影响，亦不容易做前后对比。超声检查的灵敏度高，可发现 1.0 cm（甚至 0.6 cm）的病变，但不容易对微小病灶做到准确定性诊断。

CT 扫描是诊断肝脏占位性病变的重要的基础检查，当前 CT 的扫描速度已大为提高，加以静脉内注射增强对比的血管造影剂，可以获得清晰的照片，提供三维图像讯息，可供前、后对比，已成为外科医师在术前评估时不可缺少的资料。CT 不受肋骨、内脏气体、脂肪层厚薄的影响，但对<2.0 cm（特别是<1.0 cm）的结节，在常规的扫描层距离为 1.0 cm 的条件下，有时会被遗漏。

磁共振成像（MRI）近年来因有了快速成像的产品，可提供清晰的肝脏扫描图像，故已常用于一些复杂的肝脏占位性病变时的评估。MRI 的优点是它的无损伤性、可做多种切面扫描，能较好地显示血管，能区分血液、囊肿、脂肪组织、纤维组织、血管结构等，这些均是手术时非常需要了解的。晚近的磁共振胆胰管成像（MRCP）更能清晰地显示胆胰管系统，当涉及肝内、外胆道系统改变时更是不可缺少的检查。肝脏占位性病变常通过超声作为第一线检查发现，再结合 CT 和 MRI 检查而定性；对性质尚难确定的病灶，超声引导下穿刺活检常是一项重要的检查措施。

原发性肝癌切除后复发是很常见的，术后 5 年的累计复发率一般可超过 70%，复发的部位多在肝脏，故在局限性肝切除时因未能包括所有原有的转移性结节往往是一重要原因。肝转移癌手术切除时亦可能因手术范围未能包括所有的癌灶而致失败。当前的现代影像诊断技术在发现直径>2 cm 的病变已不存在困难，但对<2 cm 及在 1 cm 以内的结节（亚厘米结节），则在发现和定性诊断上都可能有困难，因而需要在术前多种检查方法联合使用以及术中行 B 超检查，以提高对病变的检出率和确诊率。在肝硬化时，应注意增生性结节与肿瘤性结节的鉴别。

二、手术切除可行性的术前评估

肝脏占位性病变在手术之前应着重分析根治性手术切除的可行性，包括对病变的肝段定位和病变与重要结构间的关系。

（一）肝段定位

肝内占位性病变的肝段定位，一般可通过增强对比的 CT 图像进行。占位性病变在肝脏的定位是按 Couinaud 肝分段系统（肝内胆管病变的定位则按 Healey&Schroy 分类系统）；若用门静脉造影 CT 以显示门静脉支的肝内分布，则可以得到更好的效果。

CT 横断层扫描是上自肝顶，下至肝右叶下缘，常规的层厚为 10 mm，约共有 20 个层面。阅读 CT 图像时，应按顺序自上而下地进行。肝门结构与肝内占位性病变的关系是手术前评估的一项重要内容。通过门静脉左右干的平面，可将肝脏分成上、下两个横段，一般称之为上肝段和下肝段。上肝段包括 Couinaud Ⅶ、Ⅷ、Ⅳa 肝段，而下肝段则包括Ⅳb、Ⅴ、ⅥCouinaud 肝段；上、下肝段分别有第二和第一肝门，在外科手术上有不同的含义。下段肝切除亦称横形肝切除（transverse hepatectomy），有时用于胆囊癌时的肝切除、原发的及继发的肝下段肿瘤切除、良性肝脏肿瘤切除术等；上肝段切除则是最困难的手术，因其涉及主要肝静脉和有时对下腔静脉的处理，上肝段的巨大的海绵状血管瘤可包绕着主要的肝静脉。

在 CT 图像上，除了肝左外叶（Ⅱ、Ⅲ肝段）外，各肝段之间并无明显的解剖学标志以供识别。从 CT 图像上对各肝段的划分，主要根据肝内肝静脉和门静脉支的位置来确定。然而，有时因肝内占位性病变对肝内管道系统的推移、挤压、侵犯等，使肝内发生血管移位和从 CT 照片上识别有困难。

肝中静脉处于肝中裂内，一般用来确定肿瘤是来源于左侧或右侧的标记：右侧来源的肝肿瘤将肝中静脉推向左侧，虽然肿瘤的体积很大，甚至将左肝推压，但若肝中静脉仍完整时，则手术切除常只是右肝的范围（可能包括肝中静脉）；反之，来自左侧的肝脏肿瘤的情况亦类似。所以，术前评估常首先是确定肝中静脉（特别是其近端）与肿瘤间的关系，根据其关系来选择手术的途径和可能的切除范围。肝中静脉的定位可从增强的 CT 图像、MRI、B 型超声检查来确定。

胆囊床是肝中裂的肝外标志，肝的脐裂则是肝左内、外段（叶）的自然解剖学分界线，故对左肝内占位性病变的定位一般不困难。左门静脉的矢状部亦常作为定位的界限。应注意在肝左叶的肝细胞癌时，左门静脉矢状部常受侵犯及静脉腔内有瘤栓，此时的手术切除应为左肝而非局限性切除。

肝右叶体积较大，各肝段间的分界不明显，在确定病变的范围时，应根据肝右静脉、下腔静脉、肝门右端、右前门静脉支和右后下肝静脉的位置作综合性评定。但是，这些解剖学标志往往不能在一张 CT 照片上清楚地显示，故需要有目的地用其他方法进行检查。MRI 对肝内血管的显示优于一般的 CT 图像。

（二）手术切除的可行性分析

手术切除的可行性问题，除了肿瘤的大小、位置、病人的整体情况等因素外，还要联系具体的技术条件和经验等多种因素进行分析。

影响肝脏肿瘤手术切除的主要因素是肿瘤与主要血管的关系。肿瘤周围的血管改变，需要区分其属于受压、推移、包绕或是直接的血管侵犯。接近第二肝门的肝上段肿瘤，因其可能侵及肝静脉和肝静脉与下腔静脉汇合部，所以手术前需要作特别的评估。不同切面的 MRI 可以显示肿瘤与主要肝静脉、下腔静脉的关系。尾状叶肿瘤与肝静脉和下腔静脉的关系特别密切，故对下腔静脉情况的调查更属重要，有时需要做下腔静脉造影。

良性的肝脏占位性病变对血管只是推移作用，但巨大的肝海绵状血管瘤则可能将肝静脉包裹，众多的肿瘤小静脉直接汇至肝静脉，肿瘤切除时肝静脉壁上可留下筛孔似的小眼出血。缓慢生长的巨大的肝海绵样血管瘤可伸至下腔静脉后方，将其抬高并推移至左侧。但肿瘤与下腔静脉间的分界明确。此种情况并不影响肝血管瘤的手术切除，因为当血管瘤的供血血管被结扎后，瘤体缩小，便有足够的空间进行分离。然而，在肝细胞癌等实质性肿瘤时，因瘤体坚硬和其浸润性，则手术时会遇到困难。

肝脏内的肿瘤可能与肝内门静脉分支关系密切，或在门静脉支的分叉部，则需要在控制肝血流下进行仔细分离，此时使用超声分离器（CUSA）将很有帮助。

三、门静脉癌栓

门静脉侵犯是肝细胞性肝癌最常见的现象，门静脉内癌栓影响病情的预后，亦影响手术的决策。术前确定有无门静脉癌栓和其扩展的范围，是肝癌病人术前的一项重要调查项目。

门静脉癌栓的诊断一般可通过 B 超、CT、MRI 检查得到证实。在超声图上，门静脉癌栓通常表现为门静脉腔内有较肝实质的回声略低的改变，彩色多普勒超声检查时未见门静脉血流。在增强的动态扫描时，CT 照片上可见增强的门静脉血管壁，但因无血流通过，门静脉腔内并未见增强，门静脉腔可能有扩大。MRI 检查时，T_1 加权影像门静脉内为与肝实质等同的信号，而 T_2 加权上则为较高的信号。肝内的节段性门静脉阻塞，使该区的肝细胞慢性营养不良、脂肪沉积，在 CT 图像上为一低密度区，指向肝门。门静脉癌栓虽不影响手术的决定，但在手术时要增加取出门静脉栓子的技术准备。

四、肝内癌结节的鉴别诊断

肝癌切除后的复发率很高，很多的原位复发（或在同一肝段、叶内复发）者，可能是手术时残留有癌结节所致。在有硬变的肝脏，深在的癌结节不容易为手术时所发现。术中超声检查虽然可以较灵敏地发现肝内的小结节病变，但在鉴别诊断上有困难，因为像小的肝囊肿、小的海绵状血管瘤、肝的再生性结节等均较常见，何况肝癌可以发生在肝的再生性结节中。所以，肝脏内的小结节（直径 1.0 cm 左右及以下的结节）常造成术前和术中鉴别诊断上的困难。

在肝转移癌方面，最常出现的困难是小的肝海绵状血管瘤与小的转移癌结节的鉴别。用双相增强显影（two-phase incremental imaging）的方法，肝小海绵状血管瘤表现多为无早期和延期的低密度改变；但在肝癌结节，则多表现为早期及延期的低密度改变。延期碘油造影，可见癌结节内碘油聚积。MRI图像上，T_2 加权时血管瘤表现为边界清楚的、均匀的高信号。选择性肝动脉造影对诊断早期的小肝癌结节是不敏感的，因为早期的小肝癌常是低血供的，待肿瘤发展、长大之后，可以转变为高血供的和有典型的肿瘤血管图像。

因此，对肝内的小结节影像的鉴别诊断，常成为术前进一步评估的重要内容，必要时可考虑经皮肝穿刺活检以确定诊断。

五、肝癌的分期

原发性肝癌在大体上可分为巨块型、结节型和弥漫型；肝癌是否合并有肝硬化，是大结节型、小结节型或是混合型的肝硬化。肝癌手术切除治疗的预后与癌块的大小间有密切关系，所以一般分为大肝癌和小肝癌。我国曾以癌块的最大直径是否超过 5 cm 和 10 cm 来划分：

$<$5 cm　　　　　小肝癌

5～10 cm　　　　大肝癌

$>$10 cm　　　　巨大肝癌

当前，趋向于将最大直径$<$3 cm 者，称为小肝癌；而最大直径$<$2 cm 者，称为微小肝癌。肝癌的大小与手术切除治疗效果间有明显关系。

国际抗癌联盟（UICC）和美国癌症联合委员会（AJCC）提出肝癌的 TNM 定期系统标准以供比较，但从肝癌病理上的多样性，根据此定期标准划分和严格比较，仍存在不少困难（表 40-1、表 40-2），另外还有很多的分期。

表 40-1　　　　　　　　　　　原发性肝癌 TNM 分期（UICC/AJCC，2010 年）

T 原发病灶

　　T_x：原发肿瘤不能测定

　　T_0：无原发肿瘤的证据

　　T_1：孤立肿瘤没有血管侵犯

　　T_2：孤立肿瘤，有血管受侵犯或多发肿瘤直径$\leqslant$5 cm

　　T_{3a}：多发肿瘤$>$5 cm

　　T_{3b}：孤立肿瘤或多发肿瘤侵及门静脉或肝静脉主要分支

　　T_4：肿瘤直接侵及周围组织，或致胆囊或脏器穿孔

N-区域淋巴腺

　　N_x：区域淋巴腺不能测定

　　N_0：无局部淋巴结转移

　　N_1：区域淋巴结转移

M-远处转移

　　M_x：远处转移不能测定

　　M_0：无远处转移

　　M_1：有远处转移

表 40 - 2 　　　　　　　　　　　肝癌 TNM 分期

Ⅰ 期	T_1	N_0	M_0
Ⅱ 期	T_2	N_0	M_0
Ⅲ A 期	T_3a	N_0	M_0
Ⅲ B 期	T_3b	N_0	M_0
Ⅲ C 期	T_4	N_0	M_0
Ⅳ A 期	T	N_1	M_0
Ⅳ B 期	任何 T	任何 N	M_1

（引自：Edge SB. The American Joint Committee on Cancer: the 7th edition of the AJCC cancer staging manual and future of TNM. Ann Surg Oncol, 2010, 17 (6): 1471）

〔黄志强　黄晓强整理〕

第四十一章　肝外科技术的发展

Recent Development of Hepatic Surgical Technique

肝脏以其所处的独特位置，有丰富的血循环，长期以来被视为一个重要而神秘的器官，在 19 世纪后期，虽然腹部外科正处于它蓬勃发展的黄金时代，肝脏仍然被作为外科的"禁区"。事实是当时外科对这浑然一体的巨大脏器的了解太少了，虽然亦曾有过肝部分切除治疗肝脏肿瘤的尝试，但多是遇到不可控制的出血而告失败。所以肝外科发展中首先遇到的问题是如何止血，时至今日，肝外科技术的发展已达到辉煌的境地，但贯穿全部的核心问题仍然是如何止血。

德国外科医师 Langenbuch 于 1888 年首先局部切除肝脏上的肿瘤，1899 年 Keen 已能收集到 76 例切除肝脏上小的肿瘤及带蒂的肿瘤的实例。战争是促使肝脏外科发展的契机，而在战争中取得的治疗肝外伤的经验又可使平时的肝脏外科技术得到发展。1910 年德国外科医师 Wendel 首次成功地以肝右叶切除术治疗肝癌，该病人生存了 9 年多，最后仍死于肿瘤复发。Wendel 对肝脏的解剖所持的看法是，肝脏可以分为两叶，其分界线是靠近胆囊，因而从外科角度看，肝脏是一个成对的器官，肝胆管引流胆汁至胆囊然后至胆总管，一如两侧肾脏、输尿管、膀胱、尿道的安排，在肝门处分离、分别结扎血管切除肝叶，余下的肝叶仍能维持生命。此观点的提出虽然在 Cantlie（1897）阐明肝脏的双侧性（bilaterality）和提出 Cantlie 线之后，但依然是很可贵的。

随后，肝外科的发展经历过两个高潮，一是 20 世纪 50～60 年代期间对肝脏内部解剖学的深入认识；二是在 70 年代以后现代影像技术的迅速发展，使外科临床上能够准确地诊断肝脏的疾病和准确地施行外科手术。至 80 年代初期以后，同种异体原位肝移植术完成了临床试验阶段而进入普遍的实际应用阶段，从肝移植术中所获得的许多有关肝外科技术的经验，又成为当前推动肝外科技术发展的因素。

平时肝外科的发展离不开肝脏肿瘤的治疗。手术切除肝脏肿瘤曾是肝癌病人的唯一希望。在我国主要是肝细胞性肝癌，而欧美国家里则多是肝转移癌。

20 世纪 60 年代初期，王成恩（1961）从广州报道 21 例肝切除术治疗原发性肝癌；1964 年曾宪九、黄萃庭报道北京地区 30 例原发性肝癌的切除治疗，此等早期报告中，手术死亡率均偏高，达手术病例数的 1/3，病人多死于术后肝衰竭。1960 年中华外科学会在郑州召开的第七届全国学术会议上，已收集到 146 例肝脏肿瘤的肝切除术，术后 30d 内死亡率 16.2%。表明早在 50 年代期间，肝切除术治疗肝脏肿瘤已在我国展开。

我国的原发性肝癌多发生在肝炎后肝硬化的基础上，肝癌病人手术时发现肝硬化的占 85% 以上。20 世纪 60 年代的肝切除术多是遵循肿瘤外科的原则，采用规则性的肝叶和超肝叶切除，切缘往往距肿瘤边缘 4 cm 或以上。因此，广泛肝切除术的高手术死亡率在合并肝硬化的病人中似乎是难以避免的。1950—1970 年间检讨肝癌的外科治疗时，形成了以下的主要观点：

1. 合并肝硬化时的肝切除量应＜50%。
2. 广泛肝切除术应极慎重。
3. 术后主要死亡原因是肝衰竭。
4. 远期疗效与肝切除量不成正比。
5. 肝硬化时应做较保守的肝切除。

以上的临床结论给我国肝癌外科治疗的发展定下了基调。20 世纪 70 年代期间，不少的回顾性分析均确定了伴同肝硬化对手术治疗结果的影响。自 70 年代以后，原发性肝癌的外科治疗似有根本的改变，即更多地采用非规则性的较保守的肝切除以代替早期的规则性肝叶切除术；加以血清学诊断（AFP 试验）和影像诊断技术的发展，有较多的较为早期的肝癌病人接受了手术，至 80 年代的报告中，手术死亡率明显降低，手术已较为安全。如我国台湾林天佑（1985）报告 225 例肝叶以上切除者手术死亡率为 8.0％；上海吴孟超（1987）的 520 例肝癌切除死亡率为 3.3％；上海汤钊猷（1980—1989）的 933 例肝癌切除的死亡率为 1.9％；北京董家鸿（2010）介绍我国的肝切除已进入精准阶段，肝切除手术死亡率已低于 3％。因而当前对有选择的肝癌病人，手术切除不但要有较低的死亡率，而且要降低术后的复发率，后者尚不能令人满意。

欧美国家里肝癌多是转移癌，特别是结直肠癌切除术后的肝转移，病人一般无肝硬化，肝功能代偿良好，外科治疗上仍然是规则性或扩大的肝叶切除术为主，所以东方的肝脏外科经验亦有别于西方的肝脏外科经验。

第一节　右肝切除术技术的发展

最常用于肝脏切除的手术是右肝切除术。由于右肝的体积大（约占肝脏体积的 65％）、解剖关系最为复杂，在肝脏外科中占很重要的位置，所以亦最受重视。右肝切除是指规则性的肝右叶切除。切除步骤可以预先解剖肝门，分别游离和切断通向右肝门的管道；但亦可以在阻断入肝血流的情况下，分离右肝，最后才切断肝门的结构。从肝右叶规则性切除技术的发展上，均是沿用预先解剖肝门的方法。我们亦着重于用解剖肝门的方法进行肝右叶的规则性切除。肝门解剖方法应是肝脏外科的基础，因此方法符合脏器切除时的外科手术原则，同时它可以提供一清楚的手术野，便于处理手术时意外和发现局部结构的解剖学异常而及时采取措施。所以解剖法应作为右肝规则性切除的常规方法，除非是当肝门区被肿瘤堵塞而无法进行预先解剖时，可以在肝门阻断下首先分离肝中裂，最后才切断右肝门结构和切除肿瘤。至于第二肝门的处理，一般亦提倡先处理肝右静脉，这在当肿瘤的体积不很大而远离第二肝门以及肝脏的质地属正常时，一般可以做到。但是，当需要做肝右叶切除时，肿瘤的体积多较大，且以位于肝脏上方后部最为常见，因而预先分离肝右静脉是很困难而常是不可能的，甚至在右侧胸腹联合切开的条件下，亦常难以完成和冒很大的风险；在肝硬化的情况下，特别是在曾接受过多次化学治疗栓塞术者，肝包膜增厚、充血，肝右静脉的肝外行程缩短，肝实质脆而易出血，此时在肝外解剖肝右静脉常是办不到的，因而我们是最后才处理肝右静脉，必要时部分阻断下腔静脉，在肝包膜内或外方切断肝右静脉。（图 41-1、图 41-2）

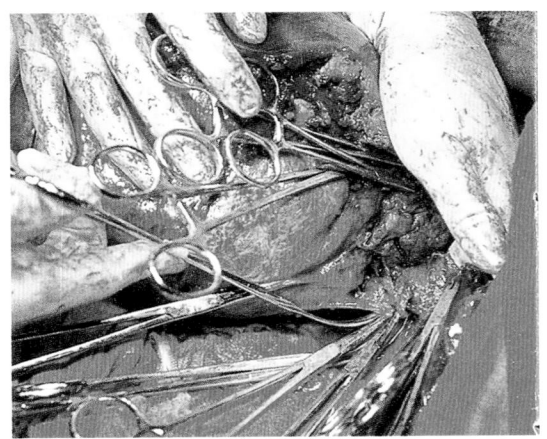

右侧胸腹联合切开，切除右肝巨大的纤维板层样肝细胞癌，最后处理肝右脉（↓），术后左手在肝右静脉后方，引导放置一无创伤性血管钳，以阻断肝右静脉-下腔静脉汇接部

图 41-1　肝右叶切除肝右静脉处理

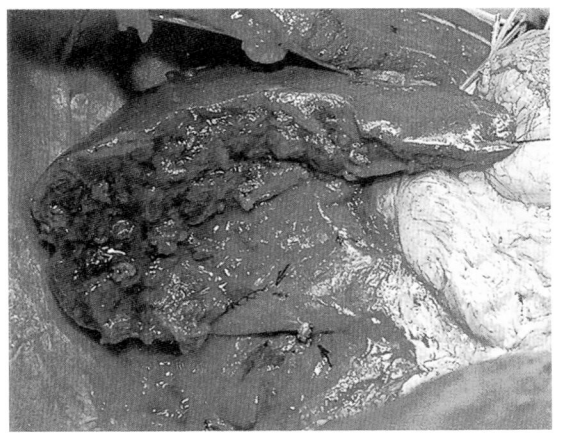

同上病例，可见肿瘤切除后除余下之肝组织，上方↑为肝右静脉腔静脉端缝合封闭；下方↑下腔静脉之肝右后下静脉端，已结扎

图 41-2　肝右静脉处理

　　肝右叶切除是一项复杂的技术，所以不同作者在他的工作过程中，都会有某些技术上的改变和自身的经验，这些不同的方法和经验都会对如何做好这个手术有一定帮助。

　　【手术切口与径路】肝脏手术时切口的选择可能是最重要的第一步骤，不适当的切口会使手术倍感困难，当有意外出血时难以处理。肝右叶切除术的传统手术切口是经右侧第7、第8肋间的胸腹联合切口（图41-3），此切口对肝右叶上部和后方有最直接而良好的显露，对处理下腔静脉、肝右静脉最为方便。由于显露良好，可以减少术中对肿瘤的挤压，可能减少术后的转移和复发。我们认为右侧胸腹联合切口仍然有其实用价值，与以往不同者是从前因缺乏准确的影像诊断检查，所以一般先行右腹部直切口作腹腔内探查，再附加一向右侧第7肋间伸延的切口。当前，对肝脏肿瘤手术切除的可行性，经过详细的术前评估，多可以确定，故在手术开始时便可以使用胸腹切口，不过可以首先切开其腹部切口部分，对肿瘤作大致的探查。如对一例肝右侧巨大的肝细胞癌（肿瘤重7.4 kg）病人，我们计划伸延至左侧腋前线的经右侧第8肋间的胸腹联合切

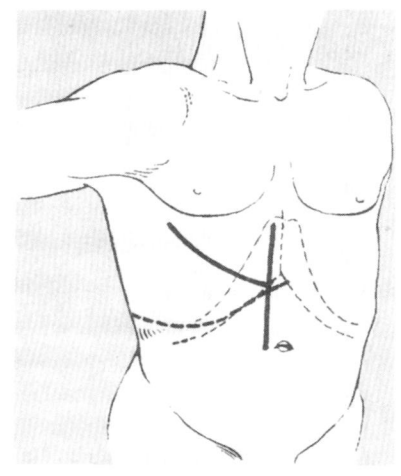

图41-3　常用的肝右叶切除术切口。粗黑线为传统的肝右叶切除切口

口，首先经腹部切开处理其肝门部血管。巨大肝右叶肿瘤经右胸腹联合切口手术时，常规的胸外科的肋骨牵开器很难满足手术需要，最好是用悬吊的框式牵开器，使切口张开程度不受限制。

　　当前绝大多数的右肝切除手术是沿腹部切口进行，最常用的是双侧肋缘下斜切口或称"屋顶"切口。此切口需配有强有力的悬吊框式牵开器，同时切口的外端应达两侧第11肋骨尖，才能达到对整个膈下区的最充分的显露。对于体积不太大的肿瘤，左侧的肋缘下切开可以稍短一些，但应该切断腹白线和部分左腹直肌，才不影响将胸骨向上牵拉，否则在用力的牵引下，可能发生右侧的肋骨骨折。

　　对处于肝右后部而位置不过高的肿瘤，可单纯使用右侧肋缘下切口，有时甚至不需要切断右腹直肌纤维。此时病人应采取右侧抬高约60°的斜卧位，切口的后端至右第11肋间腋后线处，切开部分肋间肌但不进入胸腔，对处理肝右叶外侧和下部的肿瘤可得到良好显露（图41-4）。

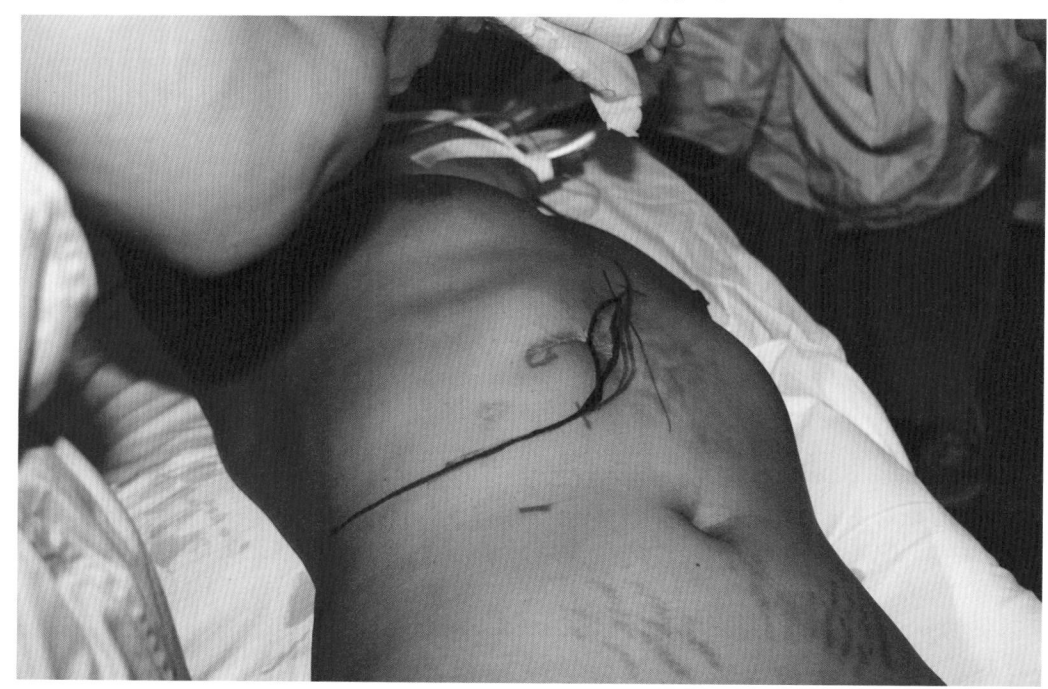

图41-4　常用肝右叶切除术切口

　　另外，当遇到向腹腔内长大的巨大的肝右叶肿瘤，常需要用复杂的胸腹联合切开。如一例肝右叶的巨大的纤维板层样肝细胞癌病人，肿瘤占据整个腹腔，我们采用从剑突下至耻骨联合上方的腹中线切口，在脐上附加左侧横切口至左侧腰部，向右则附加经右侧第 8 肋间的右胸腹联合切开，在胸腹联合广泛切开下，顺利地将一重 6.0 kg 的纤维板层样肝细胞癌切除，病人恢复良好，术后没有发生并发症（图 41 - 5）。

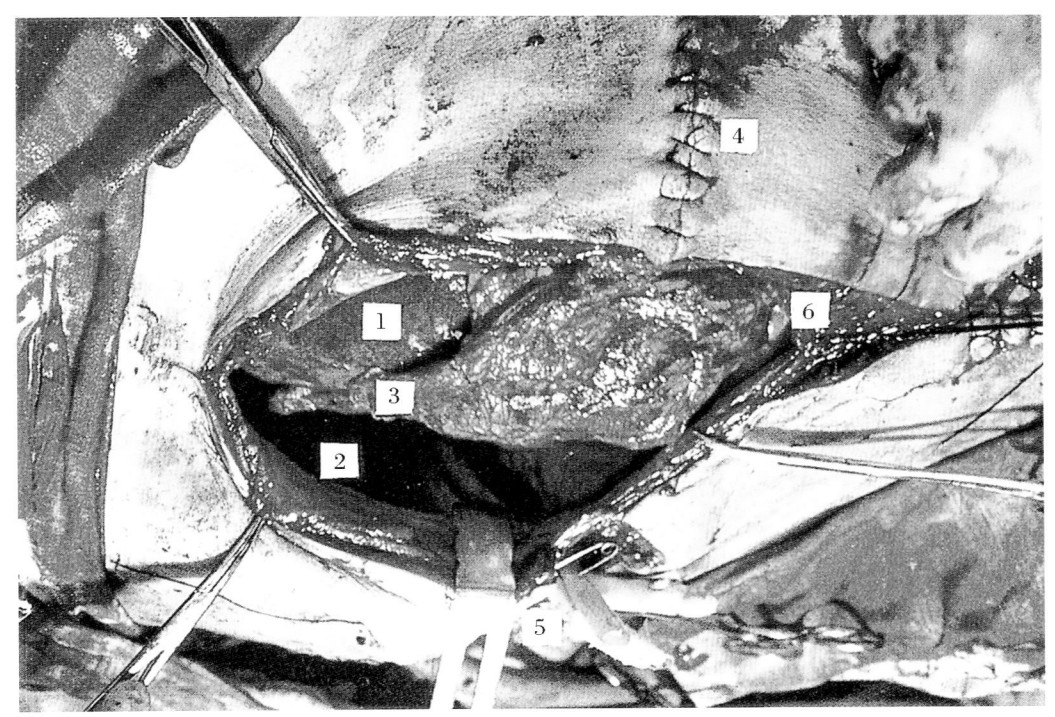

1. 遗留之肝左外叶；2. 右膈下巨大空腔；3. 大网膜覆盖肝创面；4. 向左腰部伸延切口；
5. 右第 8 肋间胸腹联合切口，已关闭；6. 从剑突至耻骨上之腹中线切口

图 41 - 5　巨大右肝肿瘤的胸腹联合切开与缝合

　　总之，右肝切除术的手术途径应该按照每位病人的情况充分具体化，不要因循"典型"的切口方式，亦不要排除往日的手术途径，要以最小损伤的方式达到最佳的显露。

　　【手术技术】 规则性肝右叶切除术的手术步骤目前已基本上定型，虽然在一些细节上，不同作者间也有自己的特点和侧重点。肝门部分别结扎管道切除肝右叶始于 1952 年，Lortat-Jacob 根据肝脏的血管解剖学，有计划地事先结扎肝门部结构；Quattlebaum 首先实施预先处理肝门行肝右叶切除治疗肝癌，便开展了肝右叶规则性切除术。而在 1953 年和随后的时间，陆续出现预先处理肝门，按解剖学范围的肝右叶切除治疗肝癌、肝脏肿瘤、胆囊癌等。1953 年 Quattlebaum 报告用手术刀柄和血管钳钳夹来断离肝实质，这在目前仍然是最常用的断肝方法。1956 年 Fineberg 用手指和刀背分离肝实质；1958 年林天佑介绍用拇指和示指捏碎肝实质断肝，当遇到有阻力的血管和胆管时，便用血管钳夹切断，此即是常称的"指捏法"（finger fracture）断肝术，它可以在不阻断肝血流时施行。1963 年越南的 Tung 介绍在阻断肝血流下指捏法断肝。为便于断离肝组织和分离血管，随后便有许多器械供使用，如超声碎肝吸引器（"超声刀"，CUSA）。CUSA 是当前使用得最多的器械。在国内曾有人使用"竹刀"，以其做钝性分离而有一定弹性，吸引管头；彭淑牖将刮刀、吸引和电凝融在一起的"刮吸刀"以分离肝实质和血管；于仁忠将吸引、组织切割结合制成"肝脏吸切器"，用负号 0.1 MPa 的负压吸引，可保存直径 >0.4 mm 的血管，在不阻断肝血流情况下，失血量少于常用的刀柄分离法（图 41 - 6）。总的来说，所有的断肝方法和器械，均较适用于无肝硬化的情况，当有肝硬化时，效果较差，失血量也增多。

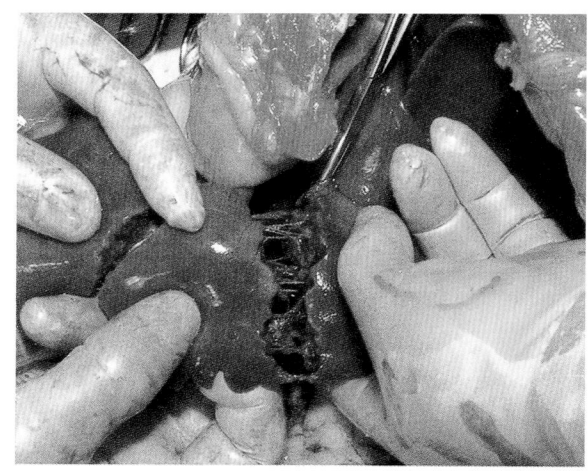
实验性断肝，肝缝中留有完整的肝内管道

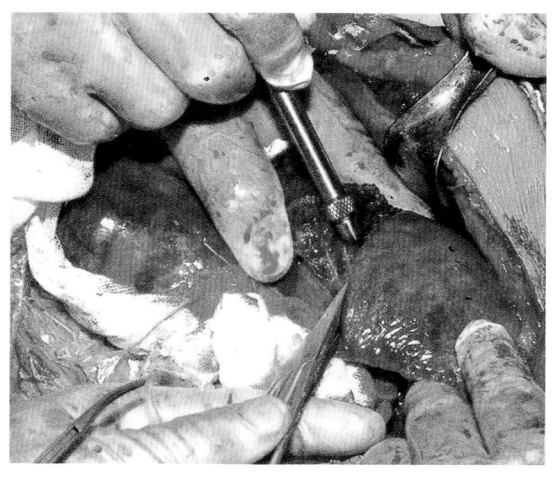
临床用于肝癌切除时断肝

图 41-6 "肝脏吸切器"断肝（于仁忠）

　　最近，德国的 Rau 提出一设计，即将高频电刀与高压水柱结合的装置，借水柱作为高频电流的传导体，将由水柱分离出来的肝内结构电凝止血，以缩短手术时间和减少失血。通过实验性肝切除，初步认为是可行的；工作条件定为以 10％NaCl 溶液为喷液，压力 80 bar（1 bar＝0.1 MPa），喷嘴直径 0.1 mm，喷嘴离组织 1.5 cm，器械附有吸引装置，经过动物实验认为可以缩短手术时间。但是，这仍然存在在正常肝脏使用和在硬化肝脏上使用的差别问题。

　　规则性肝右叶切除多采用肝门解剖法。首先分离及切断胆囊管，再向上便是肝右动脉，结扎切断该动脉之前，必须先确定阻断肝右动脉时肝左动脉搏动如常，因为肝动脉在肝门处的解剖变异很常见；有时肝右动脉是发源于肠系膜上动脉，此时它是在胆总管的外后方向上走行，进入右肝门，在检查肝十二指肠韧带时可以很容易发现。门静脉右干比较短，分离之后，先用一细橡胶带提起，一来易于钳夹操作，同时亦可以保护门静脉分叉部和左干，门静脉切断的断端应用血管线缝合。右肝管的位置最高，其外膜与肝包膜的纤维交织，故有时难于分离或发生胆管破损。故当分离有困难时，可待肝中裂已经分离之后，从上向下分离右肝管。切断右肝管时，应离其分叉部约 1.0 cm，绝不能在用力牵引下靠近分叉处切断，否则将会造成对侧肝管狭窄。第一肝门解剖可以放在游离肝右叶之前或在肝右叶已经游离之后。肝右叶游离后用纱垫在其后方垫起，可使肝门向前、变浅并向左前方移位，有利于解剖肝门操作。

　　用超声刀断离肝实质是当前常用的技术，超声刀击碎肝实质组织的同时配有盐水冲洗和吸引。Schwartz 用其仪器功率的 80％～90％，将超声刀头逐渐向前推进，使实质粉碎而包有纤维鞘的门管结构"骨骼化"（skeletonized），故在使用时应将超声刀头前后移动，而左右摆动的效果不明显。超声刀可以损坏薄壁的小肝静脉支，当有肝静脉破损时，可先用氩气光束将其凝固（此时不可用电凝，否则会使破口更扩大），然后根据情况再作修复或结扎处理。当分离到达肝静脉部位时，超声刀功率可调到 70％～80％，并且超声头的方向改为与血管平行。

　　离断肝脏时的出血主要是来自肝静脉支的裂伤。用指捏法碎肝时（图 41-7），因使用不当可变成"指压法"，最容易使肝内静脉支在其分叉处撕裂，并且越是用加压填塞法止血时，越是将裂口撕开，并出血不止，甚至有空气栓塞的危险，此种情况也可以发生于用其他的钝分离法切肝。处理方法应是从肝外施加压力止血或在阻断肝血流下缝合肝实质止血。

　　规则性的肝右叶切除术可以在预先解剖肝门或控制入肝血流下切除肝右叶。但在我国，85％以上的原发性肝癌均合并有肝硬化，故很少做规则性的肝右叶切除术，更多的是在控制入肝血流下行非规则性的肝切除或肝段切除。肝门部阻断将给全肝造成缺氧的负面影响，不利于术后恢复。因此，在右肝的非规则性切除手术时，可以用半肝血流阻断术以减少缺血影响的范围。肝脏左侧的病变亦可以使用左半肝

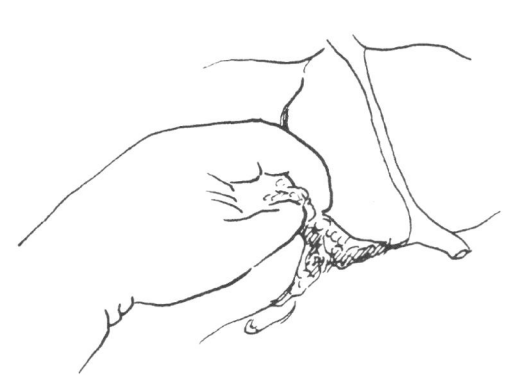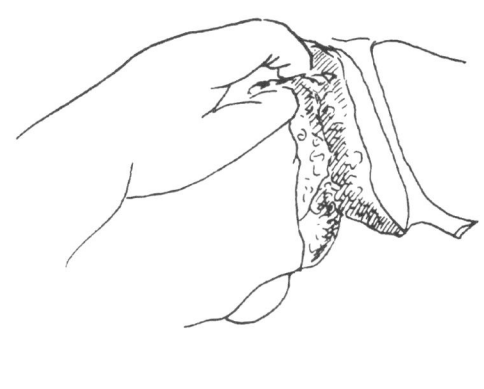

图 41 - 7　指捏法（finger fracture）碎肝术，以示指和拇指依次捏碎肝实质组织，肝内管道钳夹切断

血流阻断。此方法已在临床上广泛使用并证明其安全有效。

　　右半肝血流阻断若手术需要切除胆囊，可在胆囊管切断之后，显露肝门右侧，切开肝方叶下缘之肝包膜，沿肝包膜下钝性分离，术者以左手示指及中指置于肝十二指肠韧带之后，引导一弯血管钳通过，绕过一阻断带或细橡皮管，紧缩阻断带，便可以阻断右肝血流，在肝脏表面上出现肝左、右叶间的明显界线（图 41 - 8～图 41 - 10）。半肝血流阻断的时限，一般仍定为每次 20 min，可以重复施行。

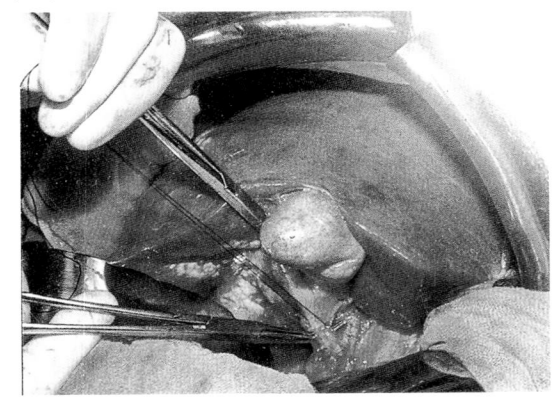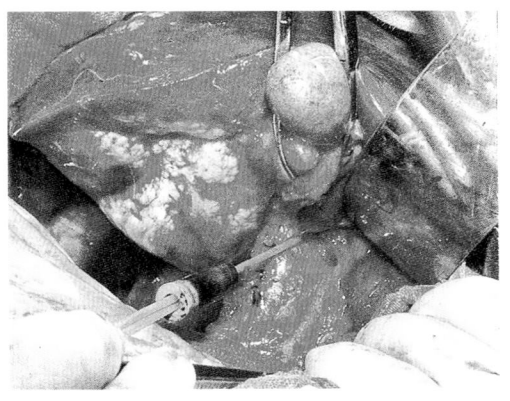

肝右叶游离后，分离胆囊管准备切断胆囊管　　　　　向上牵引胆囊管，分离出右肝蒂，套以阻断吊带

图 41 - 8　右半肝血流阻断　　　　　　　　　　　图 41 - 9　控制右肝门

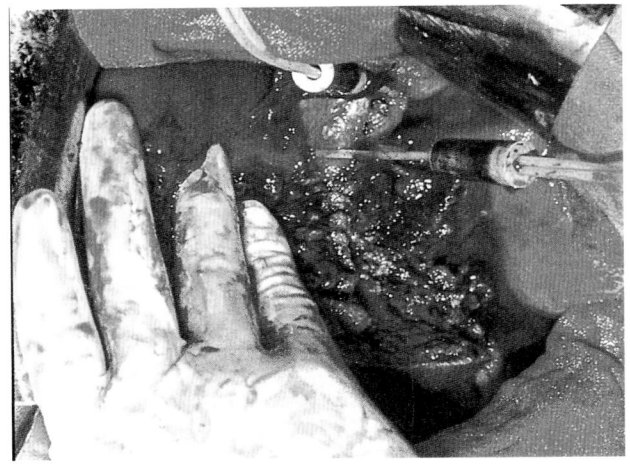

肝右叶大部分切除（Ⅵa、Ⅴ、Ⅵ、Ⅶ肝段），显示右肝蒂阻断带及第一肝门阻断带

图 41 - 10　半肝血流阻断切肝

肝右叶切除术时肝右静脉的处理是最困难的问题。Lortat-Jacob 的首例肝右叶切除术是预先分离、结扎、切断右叶肝门的解剖结构，继而在肝外分离和切断肝右静脉，但后一步骤常很困难而且很危险，有穿破肝右静脉和下腔静脉发生大出血和空气栓塞的可能，故 Lortat-Jacob 建议在分离肝右静脉前，应先在肝上下腔静脉和肝下下腔静脉放置静脉阻断带。有鉴于此，Ton That Tung 则首先分离肝中裂，然后从上向下分离切断肝门结构和从肝内切断处理肝右静脉，此方法的优点是可以不受肝门部解剖变异的影响，因为手术是在肝内从上向下进行的，但此方法的主要问题是在分离肝实质时发生出血，因而需要持续或间断阻断肝门。Bismuth（1982）提出的方法是结合二者的特点：①首先在肝门分离出肝右叶的管道结构加以钳夹控制但不结扎或切断；②分离肝中裂；③在肝内从上向下分离切断右肝胆管血管；④从肝内钳夹切断肝右静脉。总之，肝脏外科医师应掌握多种手术途径的方法，以备需要。

第二节　扩大肝右叶切除术的技术发展

扩大肝右叶切除术（extended right lobectomy）即是切除镰状韧带附着以右的自然右肝叶，Starzl 称为右三段切除（right trisegmentectomy）。40 多年前，Wangensteen 便报道用此术式治疗肝脏肿瘤，但因其手术死亡率高，便一直较少采用。此手术只能用于肝左外叶已有一定代偿且肝脏的结构和功能均正常的病人，可以用于原发性肝脏恶性肿瘤、肝脏转移瘤、良性的肝肿瘤。儿童期的巨大的右肝肿瘤多采用此术式，如 Starzl 所报道的 30 例中，有 9 例为儿童病人，平均年龄为 10.3 岁。国内亦时有报道用此手术治疗儿童期的肝脏巨大肿瘤。

我国的肝细胞癌多发生在肝炎后肝硬化的基础上，右肝切除可以有高达 50％的手术死亡率，当肝切除范围需要越过肝正中裂时，一般认为是手术的禁忌证。原发性肝癌虽然在我国很常见，但能施行此手术者只是极少数的不合并肝硬化及肝左外叶呈增大代偿的病人；偶尔在极少数的不伴有肝硬化的其他的恶性和良性肿瘤，亦可以采用此手术。

规则性的扩大肝右叶切除是从镰状韧带右侧断肝，但肝右叶肿瘤有时并不需要完全切除肝左内叶，因而当切除整个肝右叶和部分左内叶时，也应认为是属于扩大肝右叶切除术。

【切口与手术途径】施行肝脏巨大肿瘤的扩大肝右叶切除手术，胸腹联合切开常是必需的，并且应尽量扩大腹部的切口，以便于结扎处理肝门部结构。巨大的肝右叶肿瘤可将肝门推移至极左方，有时不得不从近左腰部切口处理右肝门的血管。处理肝后下腔静脉时，需要将肝右叶翻转，巨大的肿瘤翻转时，将会引起下腔静脉扭曲，影响回心血量，引起血压波动，故需要腹部的广泛切开，由助手将瘤体抱持提至腹腔外，然后在肿瘤的背面进行肝后下腔静脉分离和处理（图 41 - 11～图 41 - 20）。

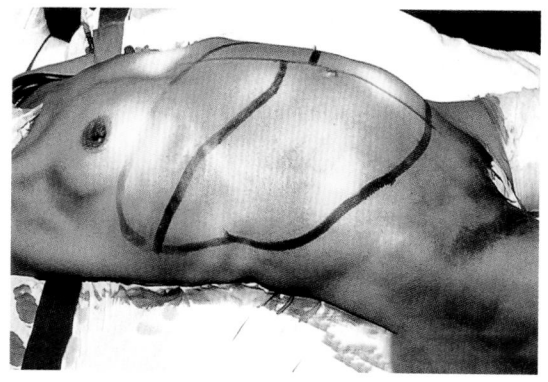

巨大的右肝纤维板层样肝细胞癌占据整个下胸及腹部（画线为肿瘤范围），用不典型的腹部"十"字切口

图 41 - 11　右肝极大肿瘤的手术切口

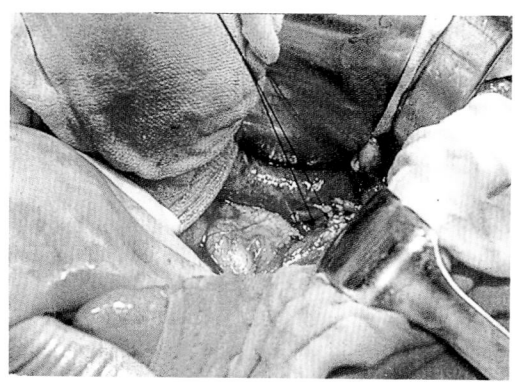

图 41 - 12　结扎左上腹处的肝右动脉

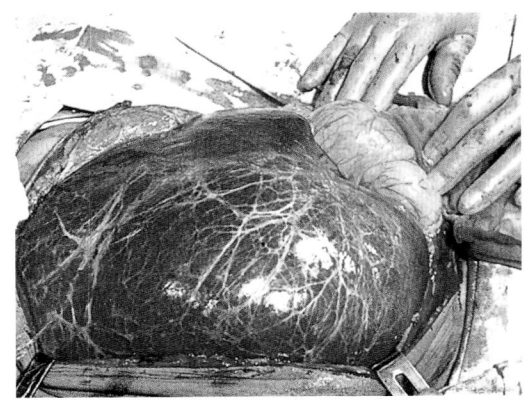

肿瘤与正常肝脏分界清楚，表面平滑，分布有粗大的网状纤维束，内有液化区

图 41－13　肝脏纤维板层样肝细胞癌的外观

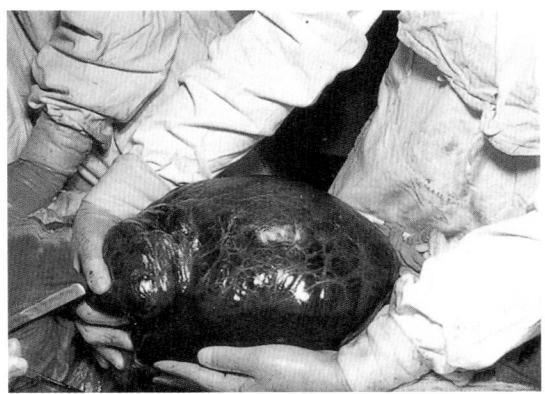

图 41－14　巨大右肝肿瘤肝后下静脉的显露

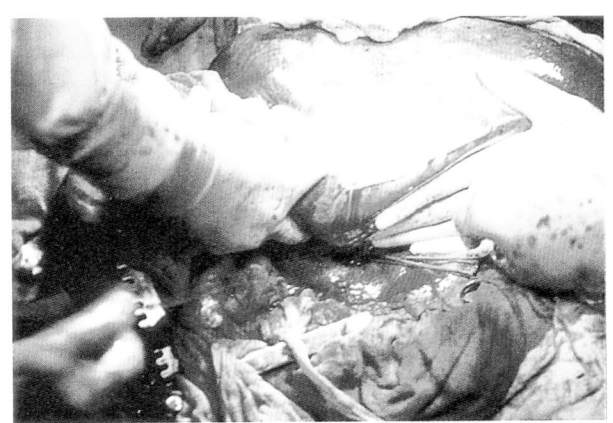

图 41－15　从肿瘤底部处理肝后下腔静脉

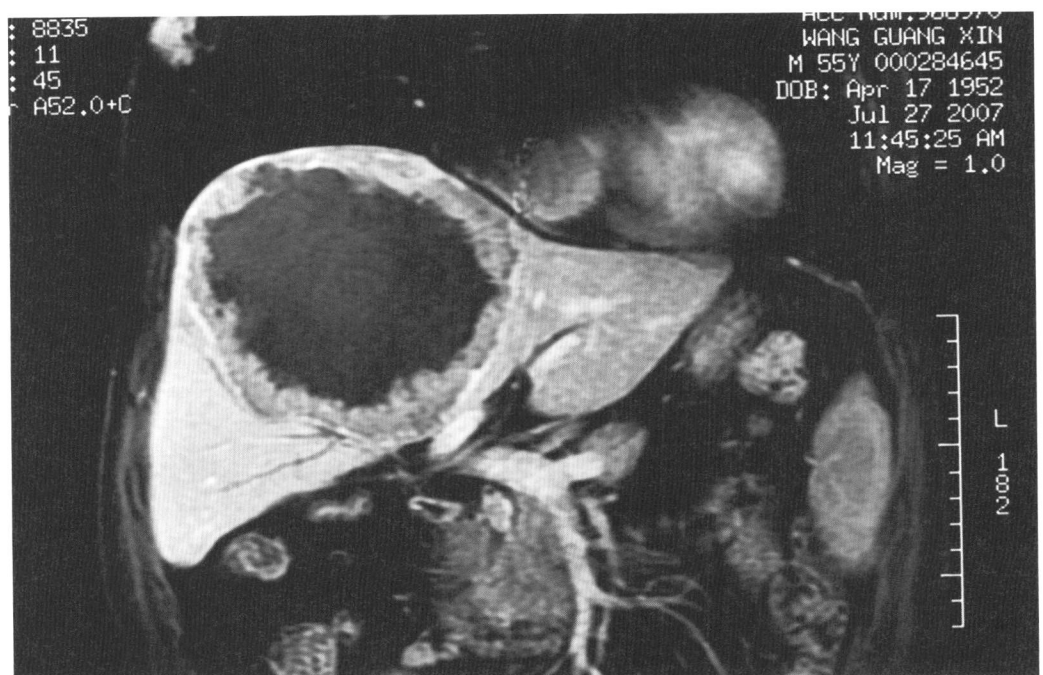

图 41－16　MRI 显示右肝和左内叶巨大肿瘤并伴瘤内出血

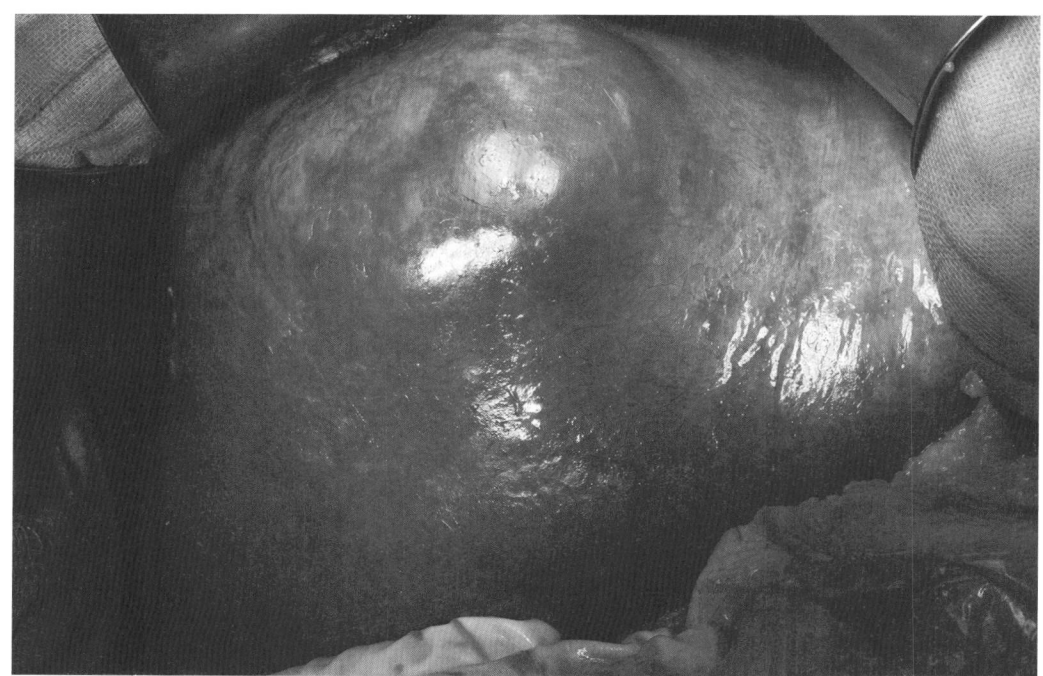

图 41 - 17　术中所见肿瘤

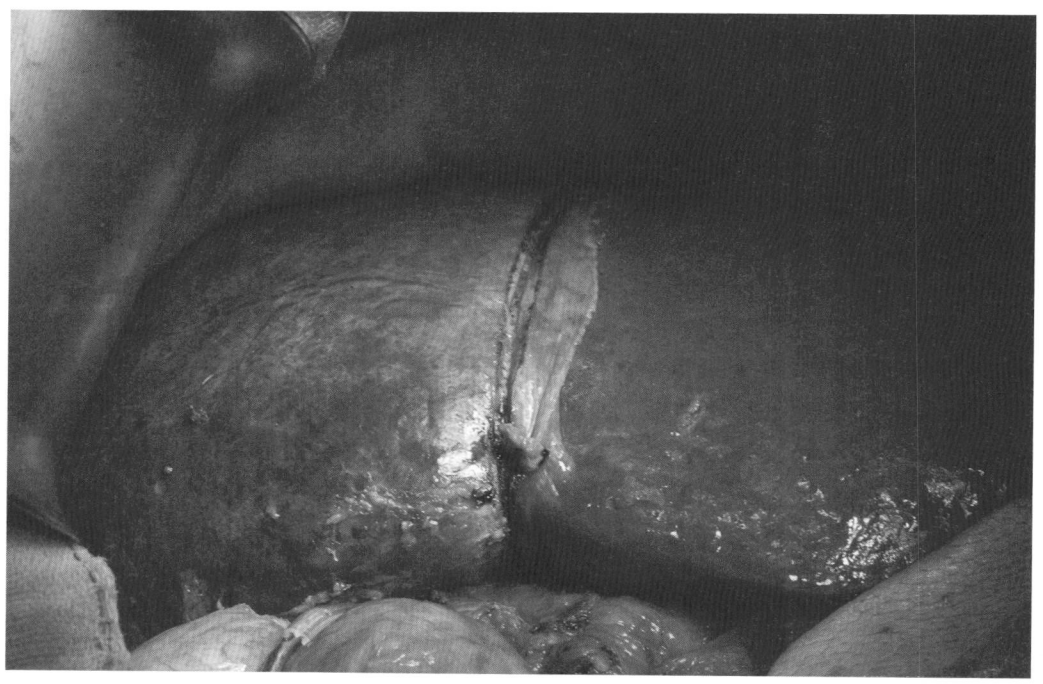

图 41 - 18　术中显示扩大肝右叶切除的切除线

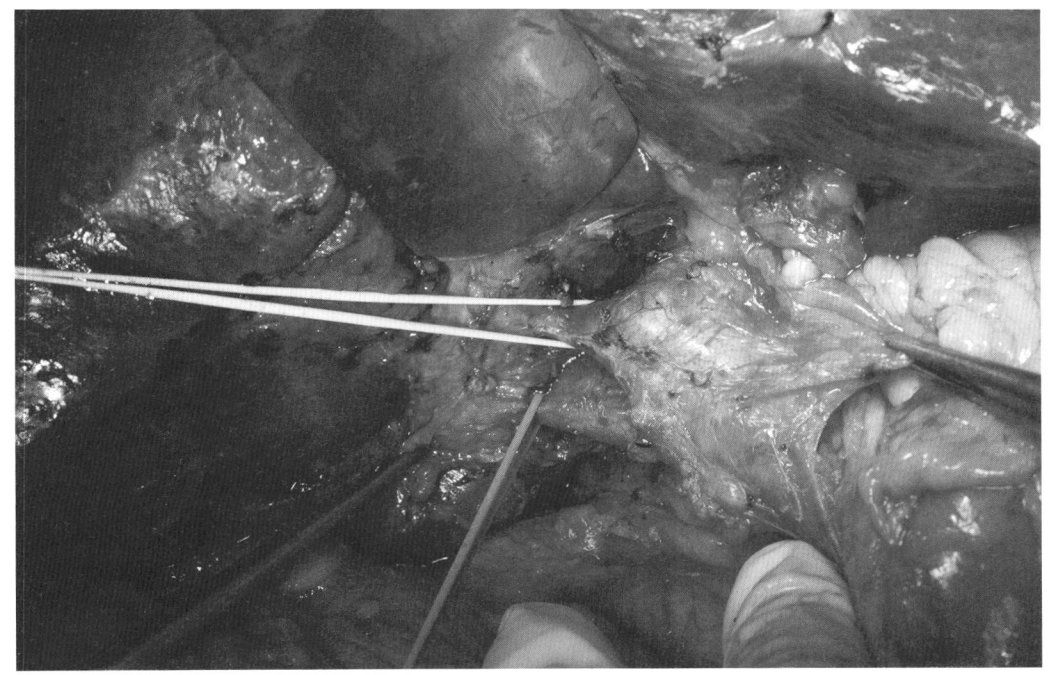

图 41 - 19　术中分离右肝管和右肝动脉

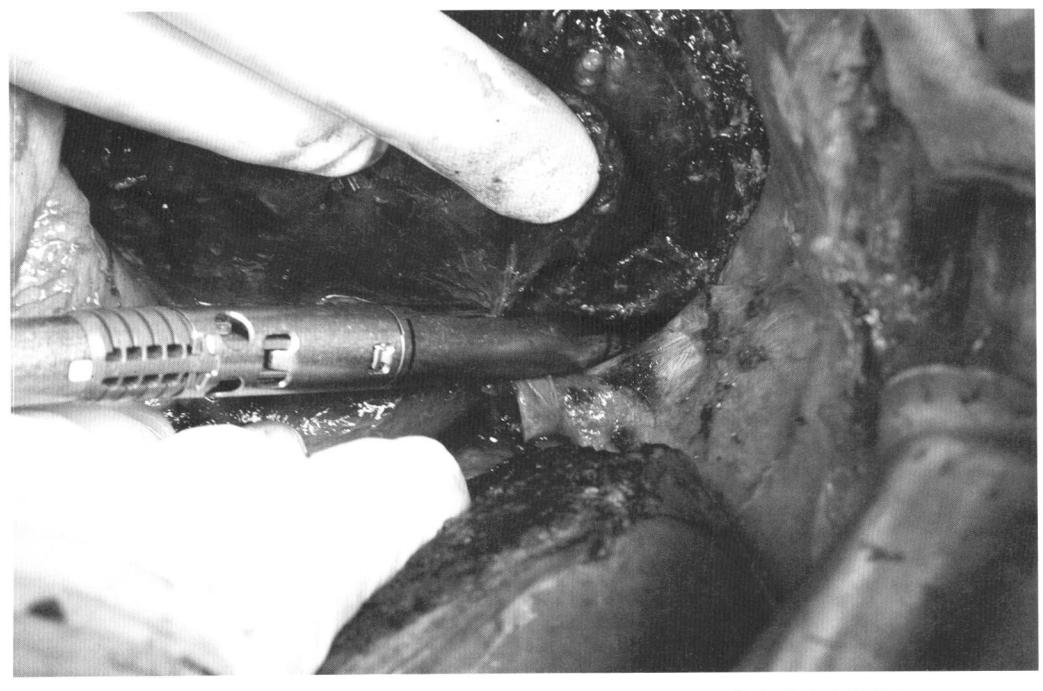

图 41 - 20　术中最后切断肝中静脉和肝右静脉（照片由董家鸿院士提供）

对于肿瘤的体积不是极大者，则常用双侧肋缘下的"屋顶"切口，后端至第 12 肋尖，在框式牵开器的帮助下，也能得到很满意的显露。此手术只适用于无肝硬化的病人。

【手术技术】Starzl 介绍的扩大肝右叶切除或称右三段切除术是分别处理右肝门结构、切断和缝闭肝静脉及在左段间裂平面（intersegmental plane）切断肝组织。所余下的正常的左外叶静脉能提供充分的肝血流出通道而不致发生门静脉高压。Starzl 在肝门部切断、结扎通向肝右叶和左内叶的解剖结构后，即在镰状韧带的右侧分离肝组织，由下而上，切断和缝闭肝中静脉，从肝内分离和切断肝右静脉

（图 41 - 21～图 41 - 23）；当有肝右叶的巨大肿瘤时，特别是位于肝右叶的上后方者，首先安放肝上下腔静脉阻断带是不容易做到的；同时先切断肝右静脉是困难而危险的。儿童病人的肝右叶肿瘤切除反而比较容易，因此时下腔静脉比较活动，处理肝右静脉较为容易。我们所做的此类手术是无肝硬化的巨大肝细胞癌、板层样肝细胞癌，我们并不严格地经左段间平面切肝而是尽可能保存小部分的肝左内叶肝组织，因而在切断肝组织时觉得出血较多，术后肝断面上亦有胆汁渗漏的可能。肝右叶扩大切除术时的两个最关键部分是：

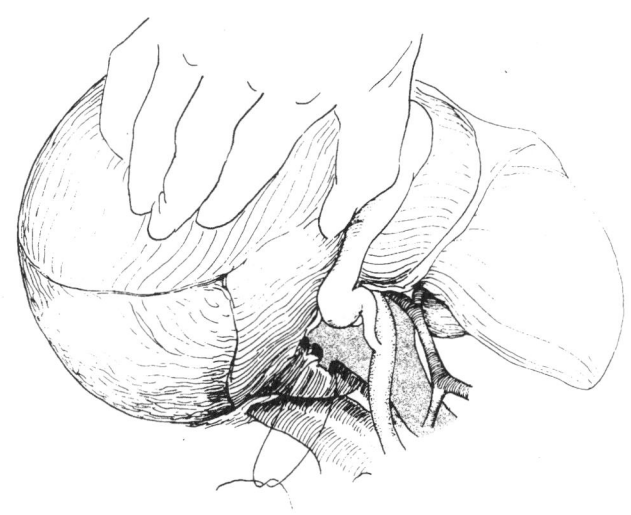

充分游离肝右叶，分离肝门，并结扎右肝门的管道系统

图 41 - 21 扩大肝右叶切除术

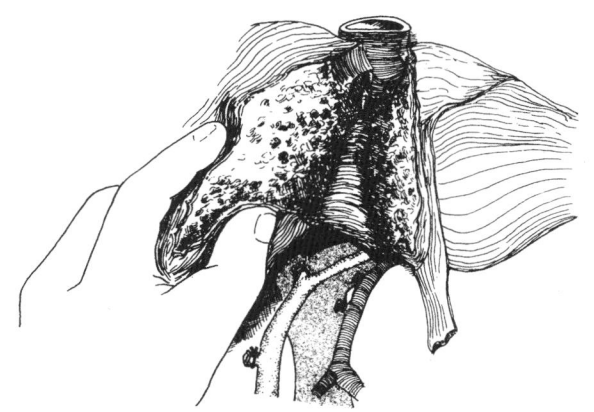

沿镰状韧带右缘分开肝实质，切断、结扎肝中静脉

图 41 - 22 分离肝左裂

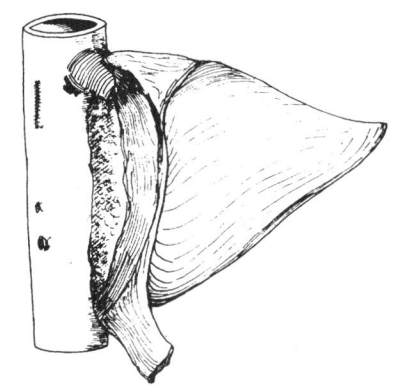

图 41 - 23 遗留肝左外叶

1. 遗留的肝左静脉必须保持完整通畅无阻，否则将导致急性 Budd-Chiari 综合征，发生大量腹水和肝功能不全。当发现肝左静脉受阻、损伤、部分狭窄时，应即行修复或血管移植，文献上有介绍用血管修复、移植方法来解决。Starzl 报道的 30 例右三段肝切除的病人中，1 例的肿瘤累及肝左静脉和下腔静脉，切除了部分下腔静脉和肝左静脉，用一倒转的尸体的下腔静脉-髂内静脉移植修复，但病人于手术后第 20d 时死于腹腔动脉血栓形成和肝衰竭。为了确保主要肝静脉支的安全，第二肝门解剖时使用超声刀分离有肯定的优越性，对于复杂病例，必要时应阻断肝上、肝下、下腔静脉。

2. 确保左肝管的完整亦是此手术的关键。左肝管横部在肝方叶下缘，管径很细，并常因肿瘤的关系而移位，有时很不容易辨认，左肝管损伤和其并发症及后期胆管狭窄严重影响手术结果。左肝管横部位于肝包膜外，故在分离肝门左份和切除肝左内叶肿瘤时，首先在肝门横沟前方切开肝包膜，钝性分离至肝门板（hilar plate，肝包膜在肝门处的增厚部分）的深面，使左肝管的附着与肝实质分离，切除肝脏时，手术者将左手示指与中指置于左肝管与肝方叶下缘之间，便可以保护左肝管不致受损伤。

当右肝和其肿瘤切除之后，右膈下区遗留一巨大空腔，易于存积液体和导致感染，膈下脓肿的发生率是较高的。Starzl 强调右膈下区放置多数软橡皮管引流并将部分切口开放，此措施反而易致感染，因在他的 30 例手术中 4 例发生膈下脓肿。我们主张右膈下区用封闭引流通过另外腹壁戳口引出，仔细止血和缝闭肝断面上的胆管漏是预防感染的关键，右膈下的巨大空隙很快便被移位的腹内脏器所占据。肝右叶扩大切除术的主要并发症是术中及术后出血、感染、胆汁瘘、大量腹水。Starzl（1980）的 30 例手术死亡率为 3.3%；然而 Fortner（1978）的 22 例手术死亡率为 14.2%，Almersjö（1976）的 13 例死亡率为 38%；但是，在儿童病人，该手术的死亡率低些，手术的效果也要好些。

在肝脏肿瘤的肝切除术中，肝脏切除范围常视肿瘤与主要肝静脉的关系而定，如需切断肝右静脉时，就认为需要切除整个肝右叶。东方的原发性肝癌常见，并绝大多数合并肝硬化，在此情况下，保存有功能的肝组织是个重要问题。规则性的扩大肝右叶切除术不适合于有肝硬化的肝癌病人。

巨块肝癌在肝脏上的分布大多是局限性的而不是弥漫性的，例如常见的是癌块位在右肝的上部和后部，而右肝的下后部分并无肿瘤，全肝右叶切除术将牺牲了有功能的右肝后下部，估计约占肝右叶体积的 27%。Nakamura 及 Tsuzuki 对 83 例肝脏的静脉系统进行观察，将肝右静脉的构型分成 3 类，其中的 C 型是肝右静脉短而细，而引流肝后下段者为一粗大的肝后或后下静脉，占 24.1%，最粗的静脉管径可达 1.8 cm，此时，结扎肝右静脉并不影响右肝后下段的静脉回流。粗大的肝右后下静脉一般可以通过术前和术中的超声检查以及术前的磁共振成像发现。根据这一解剖特点，Makunchi 提出保存肝右后下静脉的右肝切除术以治疗合并肝硬化的右肝上部肿瘤，并且在临床上实施。

Makunchi 为一例右肝上部肿瘤病人游离肝右叶显露肝后下腔静脉和直径 1.0 cm 的右后下肝静脉，沿下腔静脉前方向上分离至肝右静脉，将其切断缝闭；再沿下腔静脉前面分离，直至可见肝中静脉。在控制左侧肝脏血流下，在肝中静脉与肝左静脉之间分离肝实质，切断并结扎肝中静脉；然后沿门静脉肝门部分叉，从左到右，开放左肝血流阻断，阻断右肝血流，切除右后下肝静脉引流以外的肝右叶，术中出血 1370 mL，术后经过平稳。Makunchi 根据不同情况，复又设计了 3 种旨在保存肝右下后静脉的手术方法用于治疗合并肝硬化的肝癌病人（图 41-24～图 41-25）。

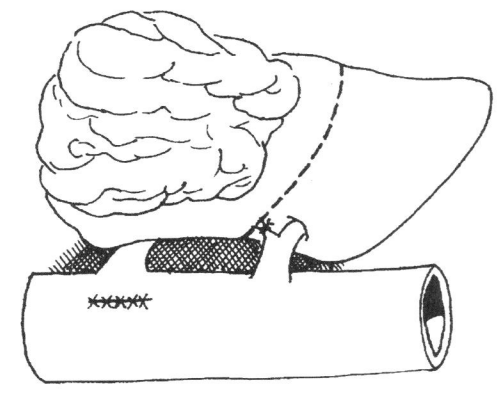
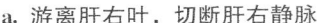
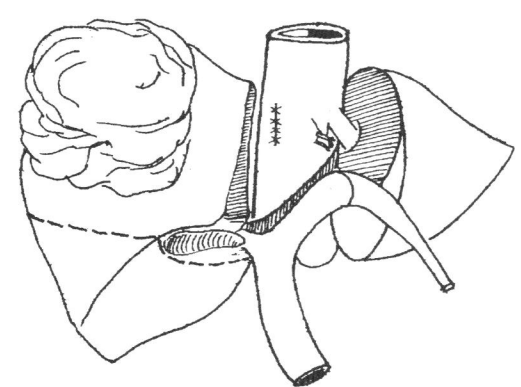

a. 游离肝右叶，切断肝右静脉　　　　　　b. 切断肝中静脉，保存肝左静脉和肝右后下静脉

图 41-24　保存肝右后下静脉的扩大肝右叶切除术

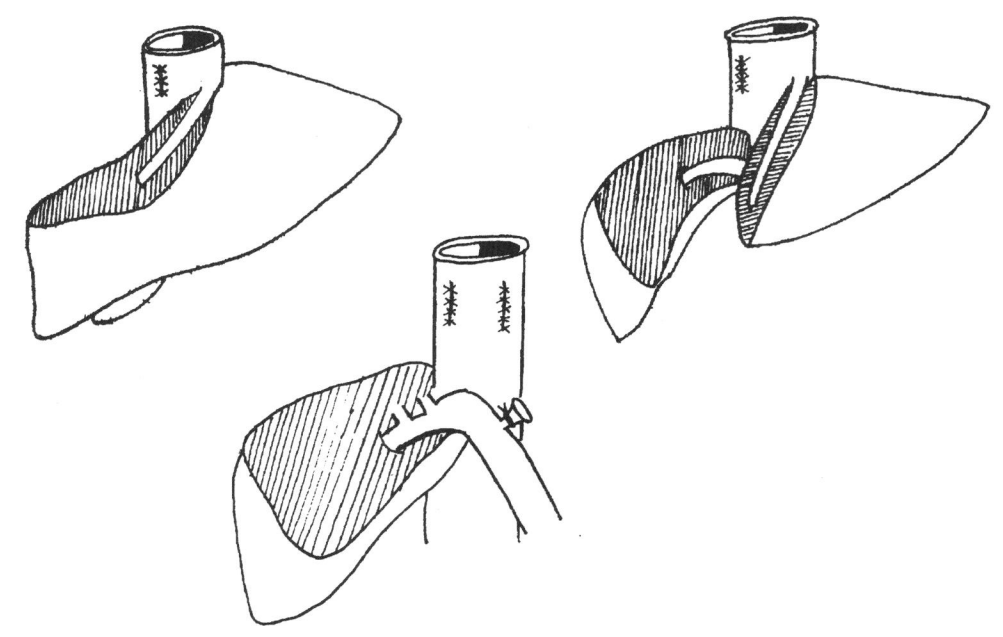

图 41-25 Makunchi 的 3 种保存右后下肝静脉的手术

第三节 扩大肝左叶切除术的技术发展

规则性的左肝和左外侧叶切除术临床上较常用于治疗肝脏的良性疾病和左肝的恶性肿瘤,外科技术上已趋定型化。但是,扩大的肝左叶切除术(extended left lobectomy),或 Starzl 称为左三段切除术(left trisegmentectomy)却在技术上存在较复杂的问题。左三段切除术的肝切除范围包括左半肝和右前叶,按 Healey 和 Schroy 的分类是含 3 个肝段。

【手术技术发展】规则型扩大肝左叶切除术的技术难点是切除右前叶。右前叶与右后叶间的叶间裂为由肝门的右端斜向外侧的平面,其中有肝右静脉,并与右后段肝管有密切关系。Starzl(1982)报道扩大肝左叶切除术的手术方法和在 4 例病人中的应用,其中 3 例为肝脏恶性肿瘤和 1 例肝血管瘤并动静脉畸形破裂至肝内胆管。一般是采用双侧肋缘下斜切口,中间向上延伸至剑突上方,切除剑突以利于显露肝静脉汇入至下腔静脉处。游离肝左外叶并将其向内侧牵开,便可以较安全地从后外侧方向分离门静脉左干,切断门静脉左干后,再处理其前面的肝左动脉和左肝管。如果左侧肝尾状叶需要保存,则门静脉和胆管切断的平面应在其分出尾叶支的远侧,沿静脉韧带切开肝包膜;或者切除左侧尾状叶,则可以将肝后下腔静脉的前面及左侧显露。继续向上方分离,直至分离出肝左静脉并切断,以血管线缝闭;若肝中静脉易于显露,亦可以同时处理。以上的步骤基本上相同于肝左叶切除术。施行左三段肝切除术时的主要难点是正确地判定右前叶与右后叶间的界面。Starzl 的方法是从上方,即从肝左静脉切断处开始,以手指钝性分离至肝右静脉前方,沿抵抗力小的方向向下,至胆囊窝,此操作时可能出血很多,需要暂时阻断肝血流。如此造成的肝右后段的创面是朝前的,上面分布着肝右后段胆管的许多分支,有小的胆瘘时,应小心地将其缝合修复,或需用直管及 U 型管将其支撑(图 41-26~图 41-29)。手术切口中部可部分敞开或放置多根引流管。Starzl 认为这是一个很复杂的手术,要花 6~8h,手术并发症是很多的,分离右侧叶间裂时会有大量失血,总失血量达 2700~20000 mL;另外是胆管并发症,3 例有胆管并发症,2 例发生狭窄。Starzl 也认为此手术的难度很大,故影响其广泛使用。

左三段肝切除术的难点在于辨认右侧的叶间裂和手术时大量出血,Huguet(1994)用肝血管隔离(vascular exclusion)方法施行此手术。从 1984 年至 1992 年,8 例病人施行了肝左叶扩大切除术,占同

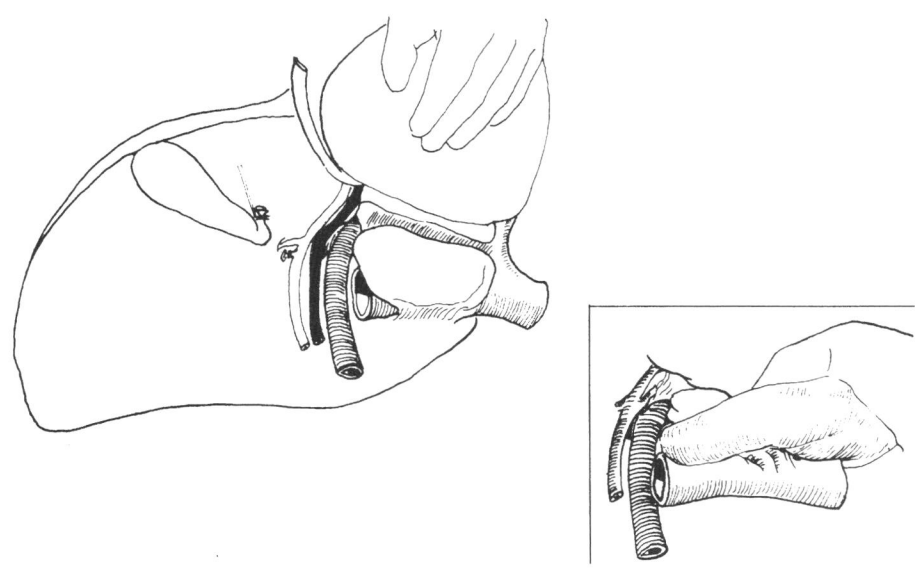

充分游离肝左叶；右下图示若需切除尾状叶，分离肝后下腔静脉

图 41－26　扩大肝左叶切除

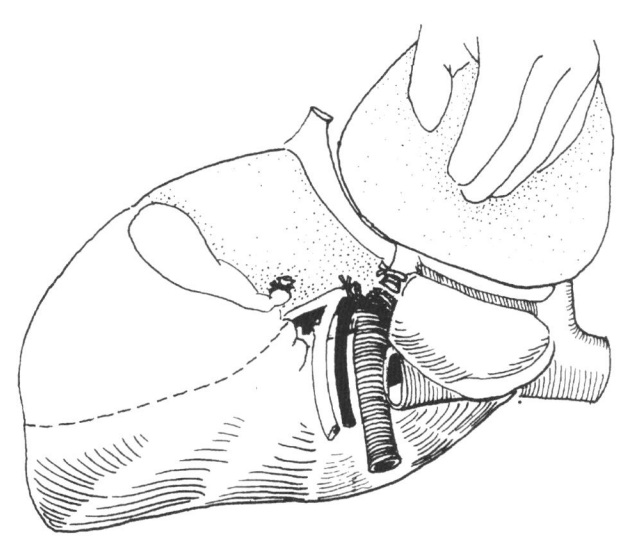

图 41－27　切断、结扎左肝门管道

期 106 例肝切除术病人的 7％；采用双侧肋缘下斜切口，必要时右侧开胸，术中使用超声探查，以确定肝右静脉和右肝门脉管道的完整。分辨 Ⅴ、Ⅷ 与 Ⅵ、Ⅶ 肝段（Couinaud 分类法）间的界面是关键所在，可以在肝门以上短时间（3 min）夹闭右前段肝蒂，使肝实质因颜色改变显示出分界线，以电凝器将其标出，沿线用血管钳压碎肝组织分离肝脏。手术是在肝血管隔离下进行，很少出血，所以可以很清楚地将肝右静脉从其起始部至与下腔静脉汇接部显露分离并切断引流第 Ⅴ 和第 Ⅷ 肝段的静脉支，做到真正地按解剖学的规则切除，肝血流阻断时间为 58～85 min，平均 70 min。术后主要并发症仍然是出血和与胆道有关的如胆管狭窄及胆瘘，1 例因腹腔内及胃肠道出血需行急症肝移植术治疗，但其他并发症数和严重程度明显轻于 Starzl 所报告的病例。Huguet 亦认为扩大肝左叶切除术是一不寻常的复杂手术，所以报告的例子较少，但肝血流阻断（肝血管隔离）确实能够减少术中出血（图 41－30、图 41－31）。

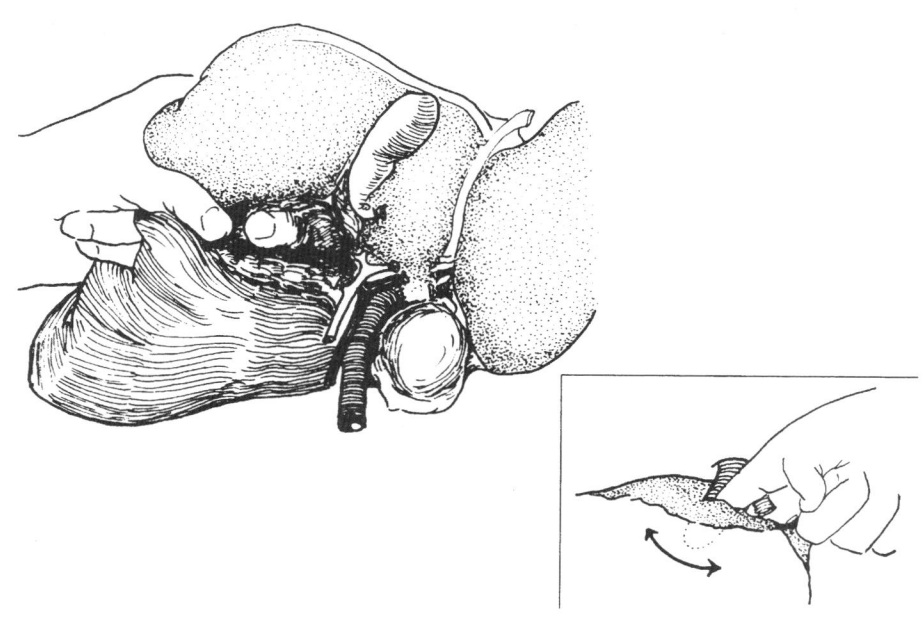

从上而下沿叶间裂分离

图 41 - 28   分离右肝裂，右下图示沿肝右静脉向下分离

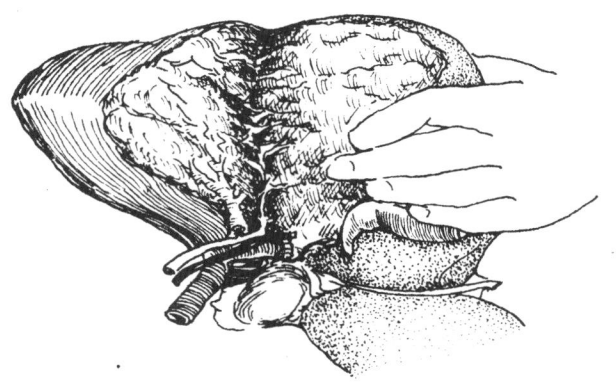

图 41 - 29   右肝裂断面上分布右后肝胆管

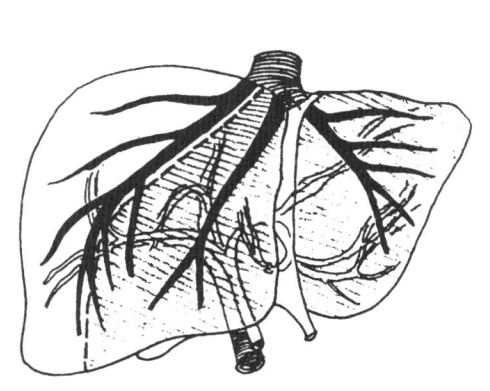

图 41 - 30   规则性扩大肝左叶切除的肝切除范围

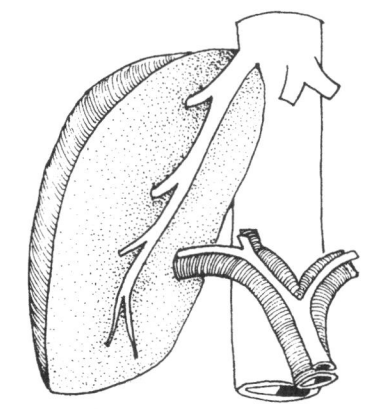

图 41 - 31   遗留肝右后叶断面上之肝右静脉

　　我们对肝左叶扩大切除术的经验是用于结直肠癌肝转移，手术的两个特点是：①用超声刀（CUSA）分离肝门部血管和管道系统；②不要求通过右肝叶间裂而是略偏于左侧遗留少量肝组织以保存肝右静脉，手术

在分次阻断肝血流下进行。使用插入式微波止血器沿预定的肝切除线依次凝固肝组织，按凝固线切肝，分别结扎切断较粗的肝内管道结构。这样可以大为减少切断肝右前叶时的失血（图 41－32～图 41－35）。

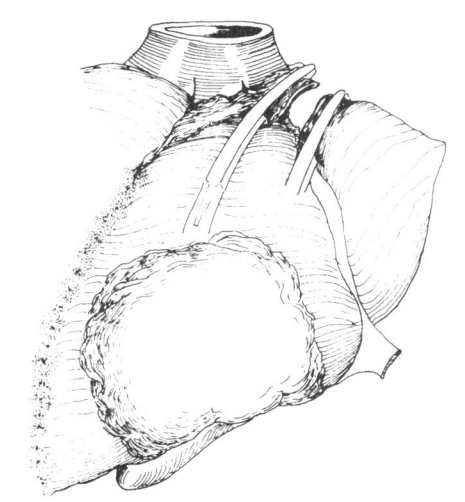

图 41－32　切断肝左静脉，微波固化肝切断线

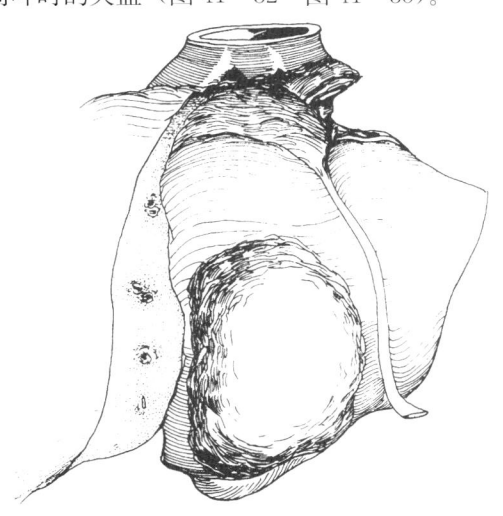

图 41－33　分开肝实质

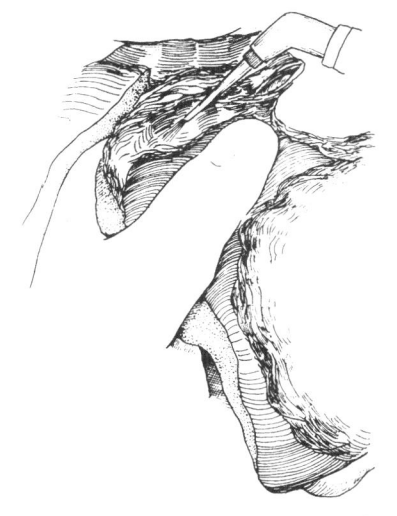

图 41－34　超声分离器分离第二肝门部血管

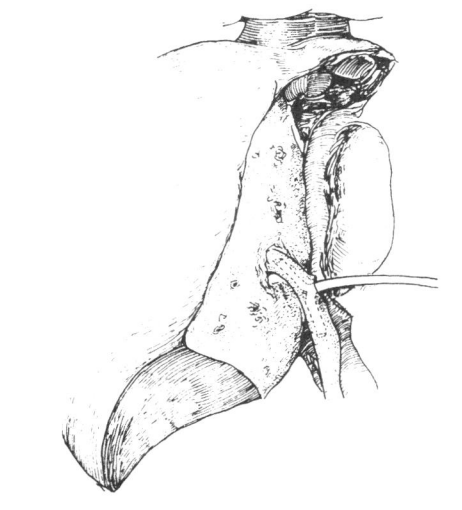

图 41－35　结扎切断肝中静脉，遗留肝右后叶及部分肝右前叶，胆总管内置 T 型管引流

　　左肝切除时可能遇到的严重问题是，当手术进行到最后步骤时，却发现遗留的唯一的肝血流出道——肝右静脉却已受肿瘤侵犯或意外受损而又不具备发达的肝后下静脉者，此时修复肝右静脉实属必要。Takayama（1996）报道 1 例因肝转移，经历 3 次肝切除术和 2 次肝静脉修复术。该病人为 36 岁，乙状结肠癌切除手术后，发现一直径 6 cm 的肝转移癌侵犯肝左和肝中静脉汇合部，施行了扩大肝左叶切除并切除肝左静脉和肝中静脉的汇合部；6 个月后，发现一直径为 2 cm 的癌结节在 V 肝段内侵犯肝右静脉的分支，施行再次肝切除术并用 2.5 cm 长的大隐静脉移植修复肝右静脉的分支；1 年多之后，又发现一 4 cm 大小的复发癌包绕唯一的遗留的肝右静脉根部，动脉灌注化疗无效并增至 8 cm 的直径，第 3 次肝切除手术时术中 B 型超声证明此病人无发达的肝后下静脉。手术时切除肿瘤及第Ⅶ、第Ⅷ肝段，肝右静脉切除，两端尚各余长约 2 cm 的残端，用一 60 cm 长的肝素包裹的 Anthron 管作肝静脉-下腔静脉转流，右肝静脉两端之间用一段直径 2 cm、长 4.5 cm 的髂内静脉架桥移植，术后半年病人仍健在，移植血管通畅（图 41－36、图 41－37）。

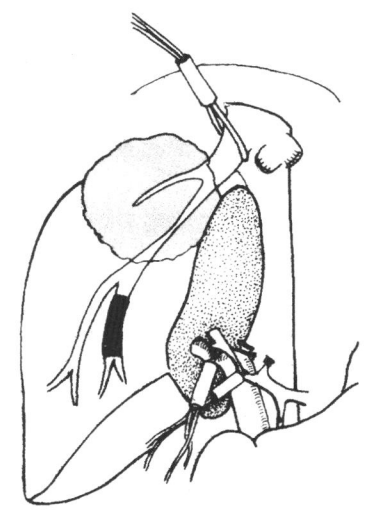

图 41-36　肿瘤（网纹）侵犯肝右静脉（Takayama）

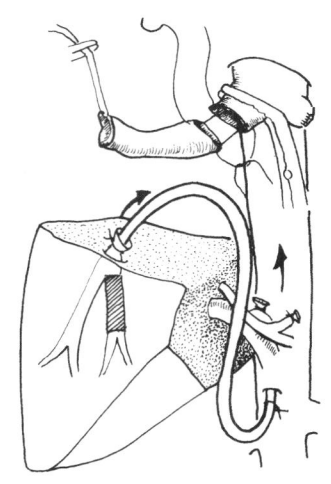

图 41-37　自体髂内静脉修复肝右静脉，肝静脉-下腔静脉转流（Takayama）

此手术虽然只是用于极个别的病例，但能显示静脉修复肝静脉缺失的可行性。

第四节　肝左叶切除术的技术改进

肝左叶切除（左半肝切除）是切除肝左内段和左外段（Healey 及 Schroy 分类），规则性的切除术一般是首先在肝门部分离及结扎肝左叶的胆管血管支。一般情况下，此部分操作比较容易，因为：①肝左动脉的分支平面较低，可以触摸到肝左动脉的搏动，较易在肝十二指肠韧带左缘，分离出肝左动脉并在其接近肝门时结扎切断；②肝门处左肝管和门静脉左支均较长，位于肝方叶下缘，肝门部门静脉左干的前面和上面并无分支通向肝实质，门静脉周围为疏松结缔组织，当肝左动脉切断后，亦较易将门静脉左干游离和切断。至于分离左肝管则有时较为困难，因为肝管外鞘与肝包膜的纤维交织，难于分开，当有胆管炎症时，分离更困难；且左肝管的位置最高，显露时亦有困难（图 41-38）。

典型的规则性肝左叶切除术是首先从肝门部分别结扎左肝的动脉、门静脉和肝管，依据肝脏表面上所显现出肝左叶和右叶的界线，在分界线以左钝性分离切断肝组织，保留肝中静脉，最后在肝内切断肝左静脉。当肝门外解剖有困难时，有时可在阻断入肝血流下，首先沿肝中裂左侧分离肝实质直至肝门部，然后从上而下钳夹肝门左方的胆管血管蒂，最后切断左肝静脉及切除肝叶。

Couinaud（1985）提出一简化的控制肝左叶切除术方法，其解剖学基础是：

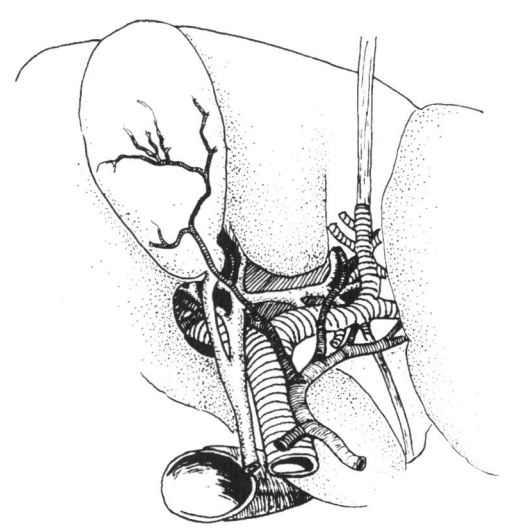

图 41-38　第一肝门的解剖。左肝门的肝管、门静脉均较长，左肝动脉分叉位置最低

1. 门脉主干分叉位于肝门的右端，故几乎整个肝门都是由左肝的胆管血管蒂占据。

2. 门脉左支在肝门处除向下分出小支到尾状叶外，向上并无分支。

3. 肝门部因无向上的胆管血管分支，可以将肝门板与肝实质分离不致发生出血，并因此可将肝门结构降低 1～3 cm。

4. 门脉肝蒂（portal pedicle）在生理上是属于终末性分支，阻断后该部分肝脏便可发生完全性缺血。

5. 肝中静脉左、右支汇合相当于肝门门静脉分叉的平面。

Couinaud 的控制性肝左叶切除术（controlled left hepatectomy）是首先切开肝方叶下缘的肝包膜，分离肝门板（hilar plate）使其降低并与肝实质分离，用一分离钩将左叶肝蒂分离，引过一结扎线将左肝蒂结扎但不要切断。Couinaud 认为此步骤甚为安全而简单，不会发生出血或损伤肝门重要结构。左肝蒂结扎后，左肝颜色改变，相当于肝中裂处便出现明显的分界线，在分界线左侧，钝性分离及指捏法断离肝组织，结扎切断肝中静脉的左侧支，直至肝门；如此，肝门部便大为敞开，分离左肝肝蒂，根据是否保存左侧尾状叶而确定门静脉切断的平面。肝中裂的分离继续向上至第二肝门，最后切断和结扎肝左静脉。Couinaud 认为以上手术

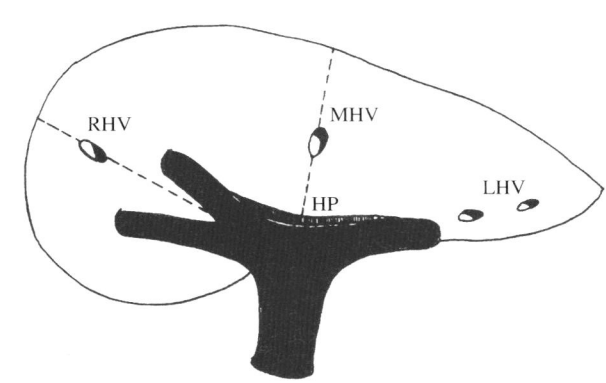

图 41-39　根据以上的解剖学特点，经过门静脉的冠状切面。RHV 肝右静脉；MHV 肝中静脉。LHV 肝左静脉；HP 肝门板

方法在有以下的肝门部解剖变异时不宜采用（图41-39、图41-40）：

1. 肝动脉来源于胃左动脉并且是唯一的肝动脉，来源于胃左动脉的肝左动脉为 12%～25%；作为唯一的肝动脉则发生于 1/352～1/252。

2. 右前段肝管开口于左肝管横部。

3. 右后段肝管开口于左肝管横部。

当有以上的肝门解剖变异时，左肝蒂的纤维鞘外集束结束时，会损伤通向右肝的管道。而这些情况若手术前不做特殊的造影检查，术中亦可能难于发觉。

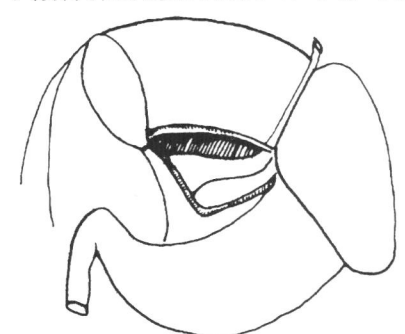

a. 分离肝门板，降低左肝门胆管血管蒂

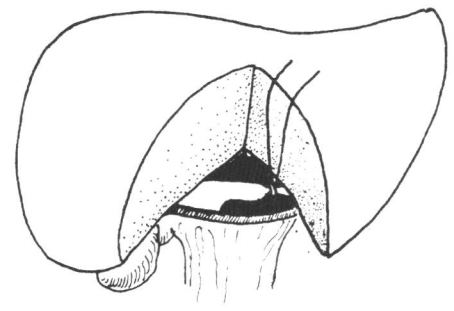

b. 集束结扎左肝门血管胆管蒂，但不切断；沿肝表面颜色分界线左侧分离肝实质

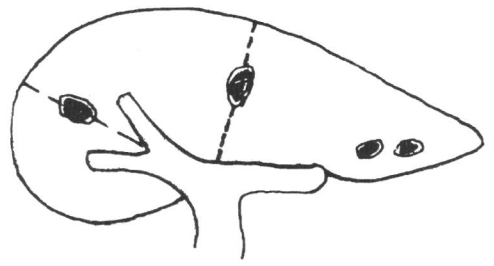

c. 沿中线分离肝实质，肝内处理肝左静脉

图 41-40　控制性肝左叶切除术（Couinaud）

第五节 肝尾状叶切除术的发展

肝脏的尾状叶又称 Spigel 叶、背段（dorsal segment），Couinaud 分类为扁肝段，形状像"逗点"（"，"），位于十分复杂的解剖位置，但该部的原发性肿瘤和转移性肿瘤均不少见，单独的肝尾状叶切除术以往甚少尝试。Elias（1992）认为它是对肝外科技术的严重挑战，可能需要应用"在体离位"（ex-situ in vito）肝脏外科技术来解决问题。"在体离位"肝切除术见本章中第八节 Sauvanet（1994）。

尾状叶的前面是第一肝门的背面，其前上边界是肝中静脉的背面，后边是下腔静脉，约 50% 有一腔静脉后突出（retrocaval process），从左方包绕下腔静脉；尾状叶的右侧为尾状突，与 Ⅵ 肝段相连而无明显的边界。尾状叶静脉直接回流至下腔静脉，属肝短（肝背）静脉系统，又称 Spigel 静脉，数目不等，从 3 支到 10 支，在有尾状叶增大或肿瘤时，静脉增粗，是手术的困难所在。文献上只有肝左叶或右叶切除时连同肝尾叶切除的报告，甚少单独的尾状叶完全切除的报道。肝尾状叶切除术的难易，取决于其肿瘤的大小和有无下腔静脉及肝静脉的侵犯。

Elias 复习 1992 年以前的有关肝尾状叶切除资料：941 例和 386 例肝肿瘤切除术中，分别只有 3 例和 2 例连尾状叶切除；在复习法国 Gustave-Roussy 癌症中心 1983—1990 年 212 例恶性肿瘤肝切除术中，有 7 例在行肝左或右叶切除术时连同尾状叶全切除及 13 例尾状叶部分切除，只有 1 例为单独的尾状叶切除。Elias 首先用上腹中线切口进腹探查，若能施行手术（配以术中超声检查），向右侧附加横切口，常规使用间断第一肝门阻断，持续阻断 20 min 后，开放 5 min，再次阻断，平均累计肝门阻断时间为 63 min，每例均预置肝上上腔静脉和肝下下腔静脉阻断带，但并不做全肝血流阻断，只供必要时需要，然而均应先做预阻断试验，观察病人的反应。肝尾状叶切除的步骤和径路视肿瘤位置和伴同肝叶切除种类而定，全组共有 3 例兼做下腔静脉部分切除，无手术死亡，平均总手术时间 63 min。

单独的肝尾状叶切除在技术含义上不同于附加的肝尾状叶切除术，后者在手术处理上比较容易一些，因为肝静脉已经得到了处理。肝尾状叶全切除术尚无标准的手术步骤，可以从左侧、右侧、前方或根据需要交替地进行。不过，最后的步骤还是要处理尾状叶静脉通至下腔静脉部。Elias 认为若要完全切除肝尾状叶，就必须显露肝中静脉的背面，亦就必须先做肝左叶或右叶切除术（图 41-41）。

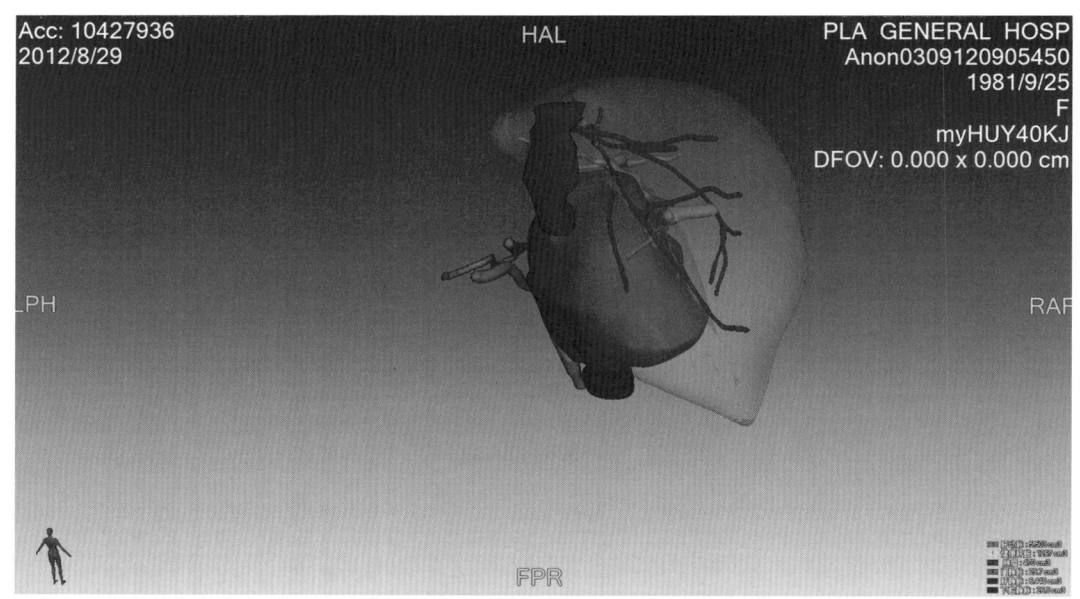

a. 肝脏尾状叶肿瘤后侧位和血管的关系

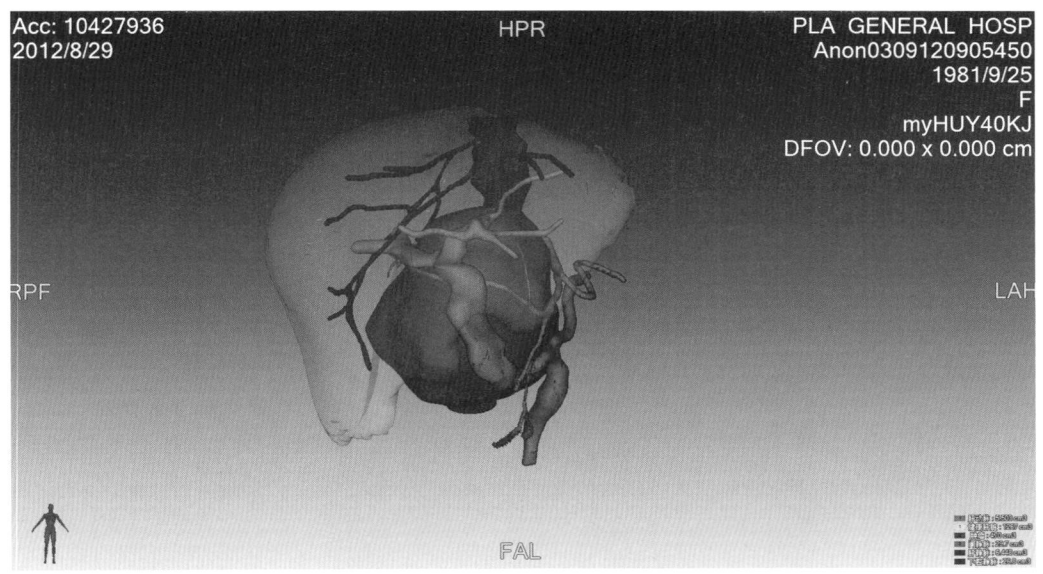

b. 肝脏尾状叶肿瘤前后位和血管的关系

图 41‐41　3D-CT 显示病人肝脏尾状叶肿瘤和血管的关系（照片由孟翔飞教授提供）

　　肝尾状叶切除手术应根据不同情况分别对待。Takayama（1990）报道 1 例肝尾状叶肝母细胞瘤原不能手术切除，经动脉化学治疗肿瘤体积缩小，之后行肝左叶切除及尾状叶切除。病人为 4 月龄女婴，经腹部切口和胸骨下部切开手术，首先在切开肝胃韧带后从左向右将尾叶与下腔静脉分离，切断肝左叶之肝动脉和门静脉左支，沿肝中静脉左方从下向上分开肝实质，从肝实质内结扎及切断肝左静脉，再将肿瘤从肝右静脉和右后门静脉支分离（图 41‐42）。肿瘤有完整包膜，90％的瘤组织有坏死。

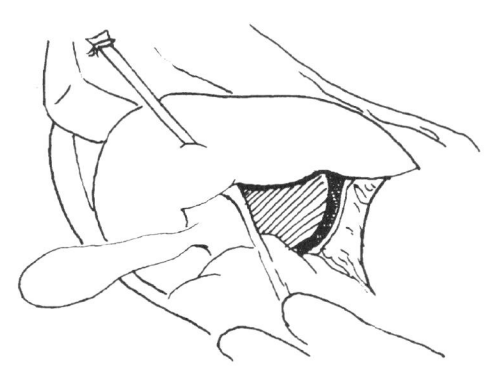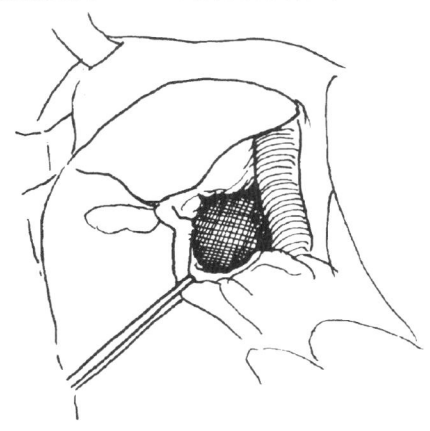

a. 切断肝胃韧带，从左向右将尾状叶从下腔静脉分离　　　b. 游离肝左叶，肝实质内切断结扎肝左静脉

图 41‐42　肝尾状叶分离途径（Takayama）

　　Colonna（1993）应用肝移植的手术经验为 3 例病人施行肝尾状叶切除术。手术经双侧肋缘下切口及中线向上伸延，切开小网膜，将肝十二指肠韧带结构向右及下方牵引以显露下腔静脉，切开腹膜后组织分离下腔静脉的前面，将尾状叶推向右侧，逐步分离切断尾状叶至下腔静脉分支，最后将其从下腔静脉分离，然后切除，腹腔内负压吸引引流（图 41‐43）。此手术方法适用于较小的肝尾状叶肿瘤切除。Lerut（1993）报道 1 例 23 岁女性病人尾状叶腺瘤合并出血，瘤体巨大（10 cm×15 cm），手术是在充分游离肝左、右叶之后，将右叶向内翻转，从肝后下腔静脉前面自下而上分离，切断所有肝短静脉直至达三个主要肝静脉的根部，从右方分离切断尾状叶的静脉支，最后肝脏只有与主要肝静脉和门脉结构相连，在第一肝门切断通向尾叶的血管支，然后在阻断肝血流下将肿瘤剜出（图 41‐44），瘤床有出血，用纱布填塞止血，3d 后逐步抽除。此手术途径提示从右侧分离结扎尾状叶静脉较易进行，但需要切断右侧的肝短静脉，才能将肝向上向内掀开，如果有粗大的肝右后下静脉而不宜切断时，则由右方进行肝后静脉分离会遇到困难。

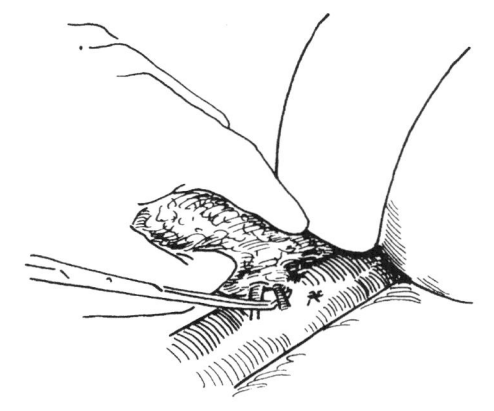
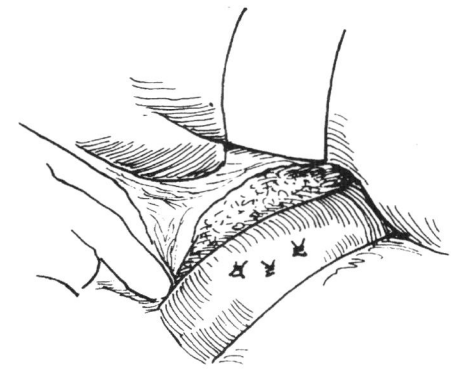

a. 游离切断尾状叶至下腔静脉的静脉支　　　　　　　　　　　　b. 切除尾状叶

图 41－43　单独的肝尾状叶切除（Colonna）

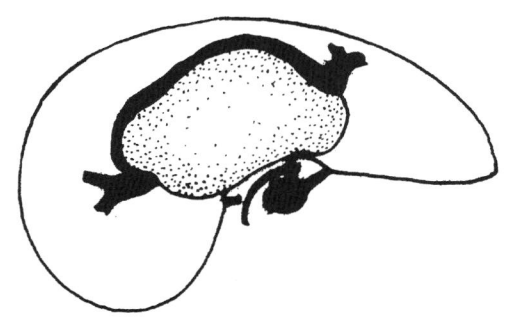
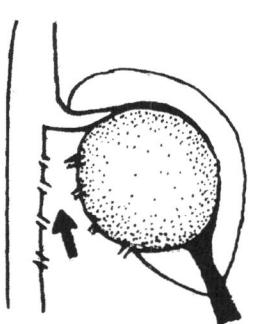

a. 从右侧进路切断肝后所有的肝短静脉

b. 肝脏只余主要肝静脉和第一肝门仍保持与身体联系，在血流阻断下从后方剜除肿瘤组织

图 41－44　后径路尾状叶剜出

　　东方国家的原发性肝癌绝大多数合并肝硬化，此时连同右叶和左叶的尾状叶切除难以实施，对局限于肝尾状叶的肝癌，以单独的全尾状叶切除术更为适宜。Yamamoto（1992）报道 1 例 66 岁的男性肝硬化病人，尾状叶有一直径 3 cm 的肝细胞癌，术中超声探查显示肝癌位于尾状叶的上部，将肝中静脉推向前方；手术首先游离肝左、右叶，从两侧将肝脏与肝后下腔静脉分离，切断一些肝短静脉，使肝脏只留主要肝静脉与下腔静脉相连；在间断阻断第一肝门下，沿肝中裂分开肝实质直至肝中静脉汇入下腔静脉处，然后分成左、右两个方向，左侧分离至静脉韧带，将尾状叶的左侧从切开处牵出，切断其门脉分支，切除部分肝中静脉，最后切除尾状突，保持肝门板的完整。切除之肿瘤显有包膜，术后 11 个月时仍无复发。

　　通过前方径路行尾状叶切除的主要优点是能预先分出肝中静脉，可以直接进行处理，如切除、结扎、止血可靠，不像 Lerut 从后方剜除肿瘤时那样遇到出血而采用纱布填塞止血。从前方径路需要保存好肝门板和第一肝门的结构。Takayama（1994）在讨论此手术方法时，认为肝尾状叶癌合并肝硬化，当 ICGR15＞20％可用单独的尾状叶切除术，以保存更多的肝组织；肝尾状叶右侧的界限与右肝后段的分界不清，可在手术台上超声引导下，向肝右后段门静脉内注入亚甲蓝（染料），据肝表面上颜色改变，以电凝器标出尾状突与肝右后段的界线，达到完全切除尾状叶，Takayama 称此手术方法为肝背部高位切除（high dorsal resection of the liver）。

　　Bartlett（1996）报道 1992—1994 年间的 21 例涉及尾状叶全切除的肝切除术，其中有 4 例为单独的尾状叶切除，强调手术的特点应根据肿瘤的位置、大小、伴同的肝切除术而定，尾状叶切除术时的危险处在于：①与下腔静脉的联系；②损伤肝中静脉根部。对于体积较小的尾状叶肿瘤，可以从左侧开始游离，最后到右侧切除；对于体积较大的尾状叶实质性肿瘤，则宜从右侧开始，游离肝右叶，结扎肝后的肝短静脉，使肝脏与下腔静脉只余主要肝静脉相连，可以通过肝尾状叶左侧上端与肝左、中静脉间的空隙阻断肝静脉，很少需用全肝血流阻断。Bartlett 等总结了 1990—1996 年有关尾状叶切除术的文献报告（图 41 - 45、图 41 - 46）。

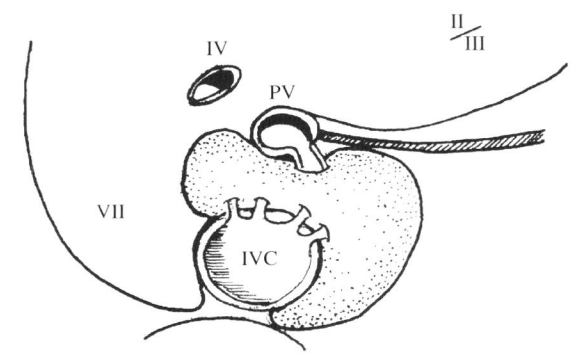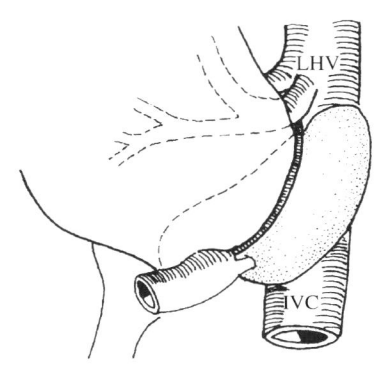

a. 横切面，前方为门静脉支、向尾叶分支、静脉韧带　　　b. 将肝左叶向右翻转，显示尾状叶与下腔静脉（IVC）和左肝静脉关系

图 41 - 45　尾状叶的解剖关系（Bartlett）

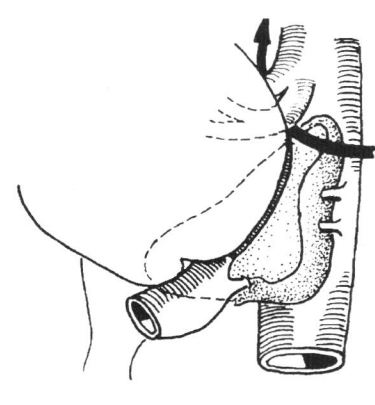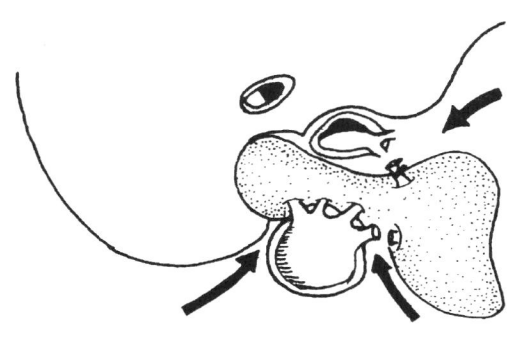

a. 在尾状叶尖与肝左静脉和肝中静脉之间有一空隙（↑方向），可供分离和阻断肝静脉　　　b. 箭头所指为切断尾状叶血管联系的途径

图 41 - 46　尾状叶切除的途径（Bartlett）

　　黄志强在 1993—1994 年间根据尾状叶的解剖特点，以相似的手术步骤，切除局限于尾状叶的肿瘤 3 例，其中 1 例为巨大的海绵状血管瘤，2 例为伴有肝炎后肝硬化的尾状叶肝细胞癌，后二者已经术后 3 年未见肿瘤复发，全部病人均经术前确诊并施行单独的全尾状叶切除术，手术的主要途径是从左侧开始，进而经右侧，再回到左侧切除肿瘤，手术的要点可归结为：

　　1. 以索带牵引肝十二指肠韧带，必要时游离十二指肠和胰头。

　　2. 分离肝固有动脉及肝左动脉，切断通向尾状叶的分支。

　　3. 充分游离肝左叶和第二肝门前面，显露肝左静脉汇入处。

4. 从右侧游离肝脏，切断下腔静脉前面的肝短静脉和尾叶静脉。

5. 分离尾状突和右尾状叶腔静脉旁部分（paracaval portion）。

6. 牵引尾状突至左侧，切断通向尾状叶的门静脉支及胆管。

7. 分离下腔静脉和肿瘤的上极。

8. 阻断部分下腔静脉，切断尾叶静脉。

9. 下腔静脉前壁缝合修复。

10. 经静脉韧带下缘切断肝实质。

11. 右肝下及左膈下放置引流。

12. 双侧肋缘下切口中间向上伸延至剑突上方（图 41－47～图 41－51）。

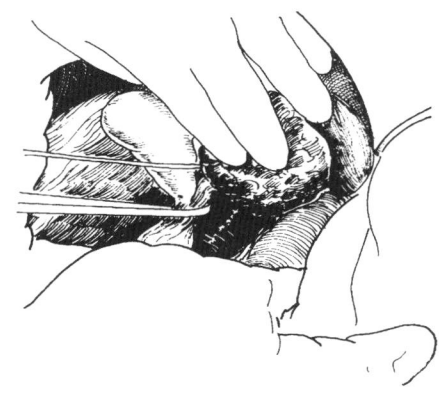 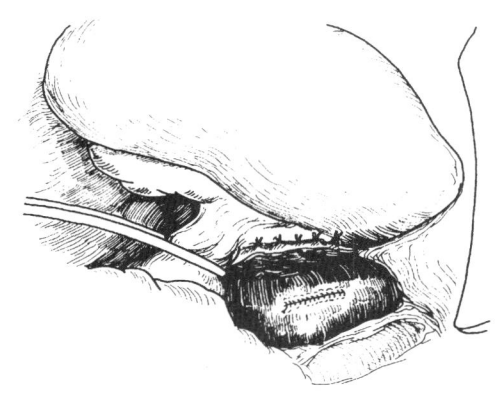

a. 肝左叶已游离并翻向右侧，肝十二指肠韧带以索
带牵引，肝尾叶血管瘤已从右侧推至左侧，切开
后腹膜，显露腹主动脉及肝后下腔静脉，向上牵
引血管瘤，分离其静脉与下腔静脉汇合部

b. 肿瘤已切除，肝十二指肠韧带用索带牵引，
肝左叶反折至内侧（手术时的位置），显示
原肿瘤与肝脏及下腔静脉的关系

图 41－47　肝尾状叶海绵状血管瘤切除

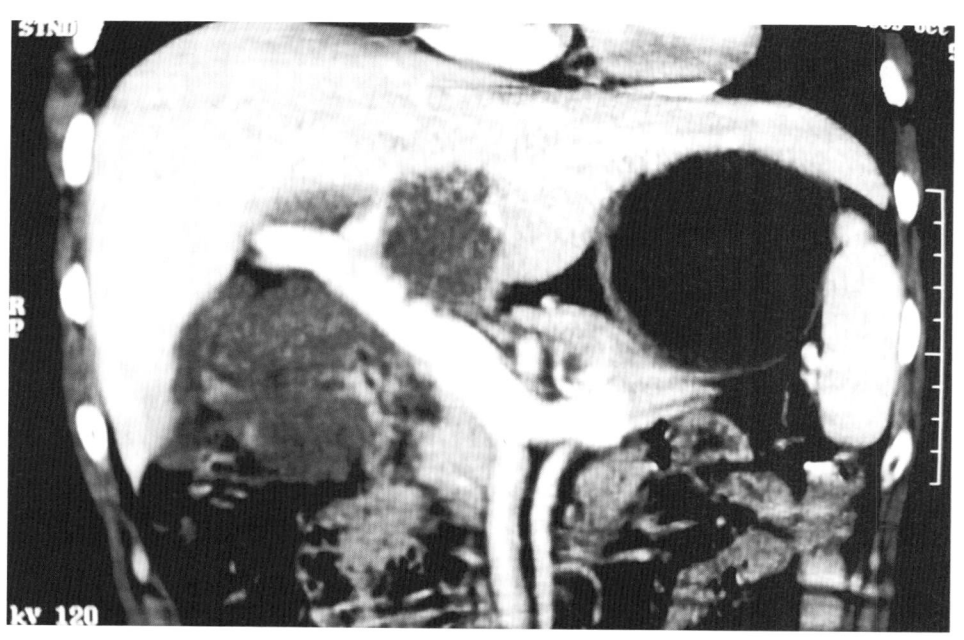

图 41－48　尾状叶肝血管瘤 CT 增强图像

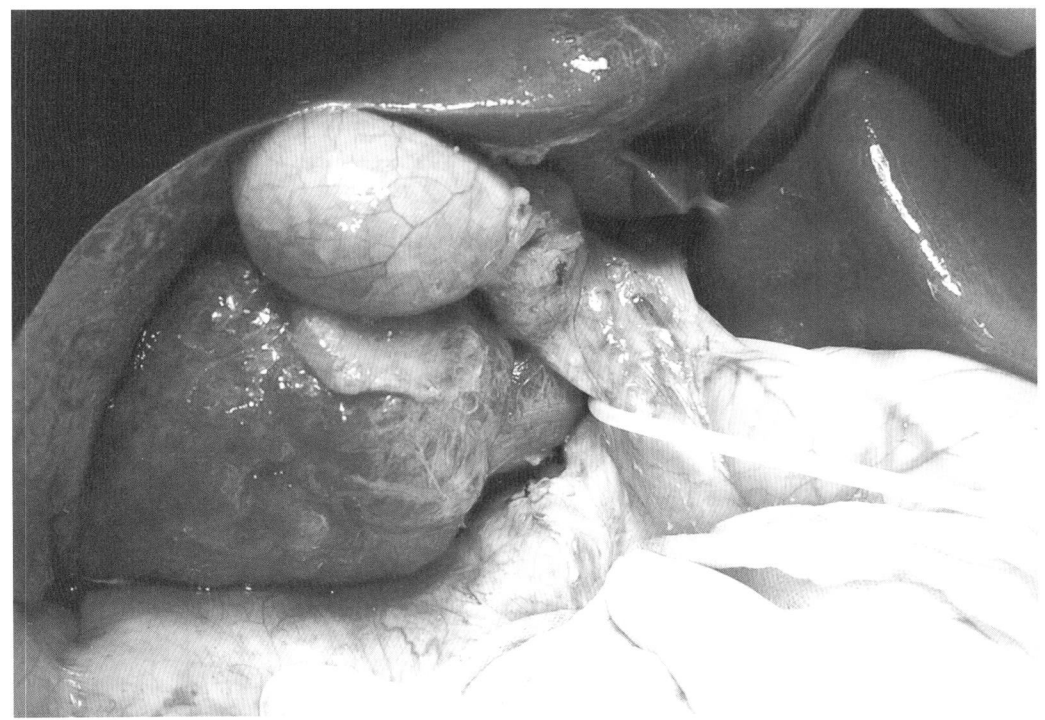

图 41 - 49　术中显露血管瘤

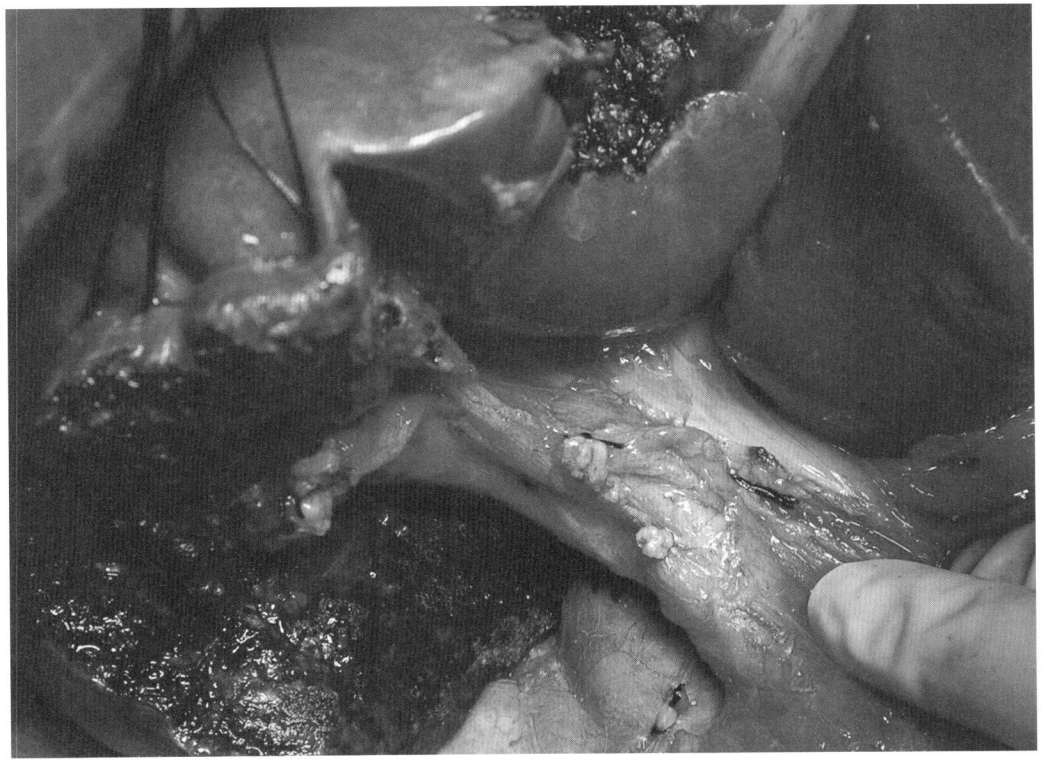

图 41 - 50　术中切除血管瘤后的情况

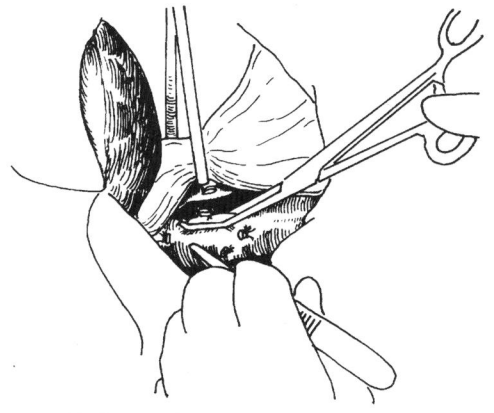

a. 尾状叶肝细胞癌，双肋缘下"屋脊"式切口入腹，从右侧切断、结扎肝短静脉，对较粗大而短的静脉，以小儿用下腔静脉钳部分钳夹下腔静脉时切断结扎

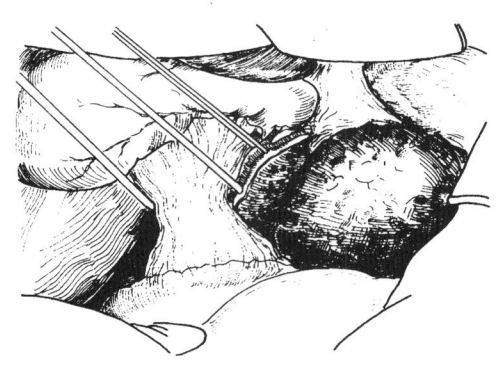

b. 从右肝将尾状突分离，将尾叶连同肿瘤推至左侧

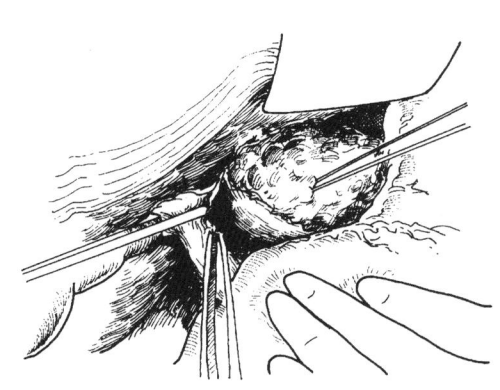

c. 尾状叶及肿瘤已从右侧及背部分离，能完全推至左侧

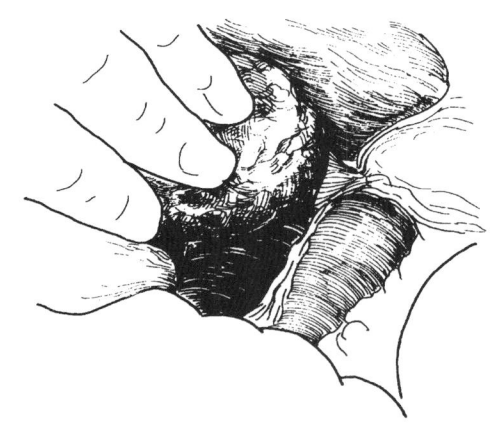

d. 尾状叶已全部在左侧，向上翻起，分离下腔静脉前面以处理尾状叶静脉及切除肿瘤

图 41 - 51　尾状叶全切除术

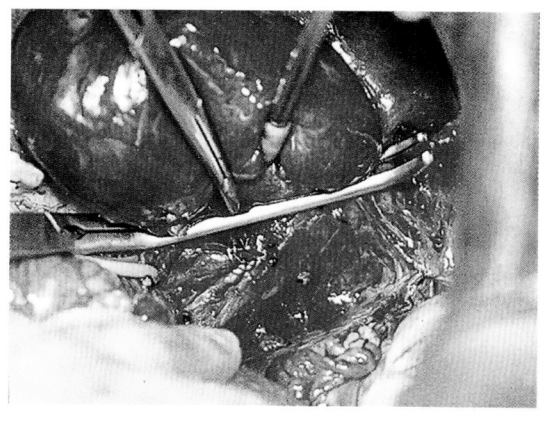

提起血管瘤，以一无创伤钳部分阻断下腔静脉，切断尾叶静脉

图 41 - 52　肝尾状叶海绵状血管瘤切除（一）

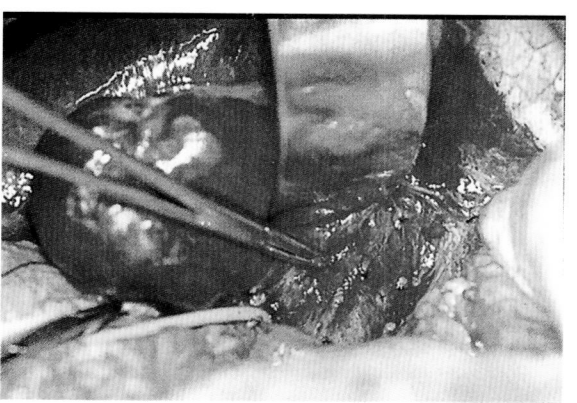

以 4 - 0 聚丙烯线连续交叉缝合修复下腔静脉壁

图 41 - 53　肝尾状叶海绵状血管瘤切除（二）

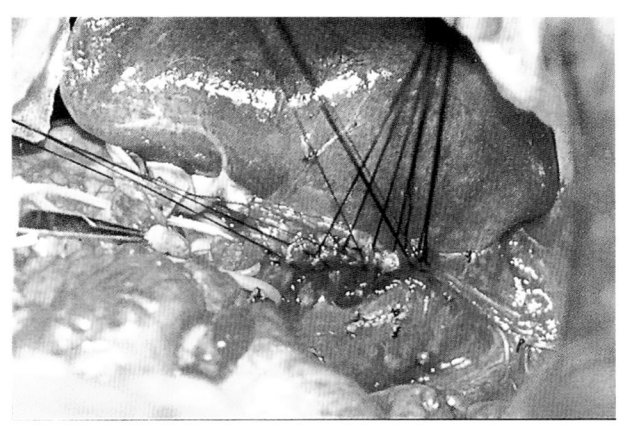

从静脉韧带及肝左叶切除尾状叶海绵状血管瘤，肝断面以丝线 8 字线贯穿缝合止血

图 41 - 54　肝尾状叶海绵状血管瘤切除（三）

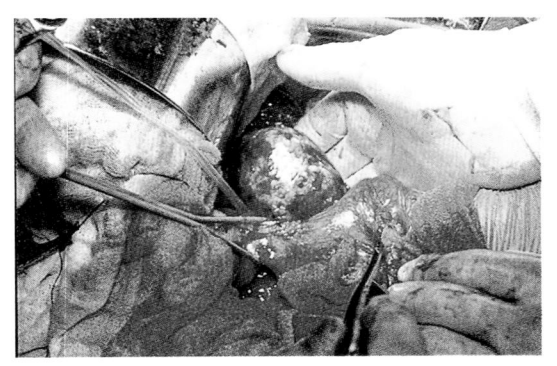

肿瘤已从右肝分离完全推向左侧，等待切除

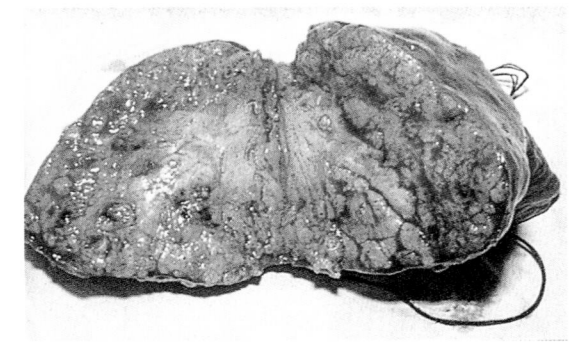

切除之尾状叶肝细胞癌剖面

图 41 - 55　尾状叶肝细胞癌

国外文献关于尾状叶切除的报告见表 41 - 1：

表 41 - 1　　　　　　　　　　1990 年以来尾叶切除术文献报告

作　者	时　间	例　数	诊　断	手　术	附　注
Takayama	1990	1	肝母细胞瘤	肝左叶＋尾叶切除	术前化学治疗
Leut*	1990	1	肝腺瘤	单独尾叶切除	右侧肝后径路
Moriura	1990	3	多种	附加 IVC 切除	IVC 修复
Nimura	1990	45	胆管癌	整块切除	常规手术
Takayama	1991	1	肝母细胞瘤	肝左叶＋尾叶＋IVC	未修复 IVC
Gardner	1992	1	转移癌	尾叶＋IVC 切除	用 Gott 管分流
Yamamoto*	1992	1	肝细胞癌	单独尾叶切除	经肝途径
Elias	1992	20	多样	尾叶联合切除 1 例单独尾叶切除	多途径
Miyagawa*	1992	1	肝腺瘤	单独肝尾叶切除	全肝血流阻断
Lyomasa*	1992	1	胆管癌	单独尾叶切除	
Colonna*	1993	3	FNH，转移癌	单独尾叶切除	左侧径路
Shimada	1994	9	肝细胞癌	联合尾叶切除	复发率高

续表

作　者	时　间	例　数	诊　断	手　术	附　注
Kosuge*	1994	1	肝细胞癌	单独尾叶切除	肝段染色
Yanaga*	1994	2	肝细胞癌	单独尾叶切除	血管隔离
Bartlett*	1996	21	多样	4 例单独尾叶切除	多途径

* 为单独尾状叶切除。IVC：下腔静脉；FNH：局部结节性增生。

第六节　肝脏良性肿瘤切除手术的发展

　　肝脏除了原发性的恶性肿瘤和转移性恶性肿瘤外，尚有各种各样的良性肿瘤和类似肿瘤的炎性肉芽肿（亦称炎性假瘤），其中有的甚为常见（如肝海绵状血管瘤、肝囊肿），有的容易发生并发症（坏死、出血、破裂）或有明显的临床症状，而有的则可能发生恶变或其本身是一癌前性病变（如肝囊腺瘤、胆管性囊肿）或与恶性肿瘤难于鉴别，故需要外科治疗。肝脏的单纯性囊肿亦有发生恶变的报道。

　　常见的肝脏良性肿瘤有：①海绵状血管瘤；②肝腺瘤；③单纯性肝囊肿；④局灶性结节性增生；⑤胆管囊肿；⑥血管平滑肌脂肪瘤；⑦囊腺瘤；⑧神经鞘瘤；⑨婴儿型血管内皮瘤。

　　肝脏的良性肿瘤多是发生在正常的肝脏上，不合并肝硬化，当其引起症状时，肿瘤多已达到较大的体积。在肝脏外科发展至当前的情况下，一般肝切除手术已较安全，故对肝脏的良性肿瘤施行切除手术已不存在意见上分歧，只是对肝脏的海绵状血管瘤的治疗态度问题，仍然尚未取得一致意见。

　　肝脏良性肿瘤切除手术可用肿瘤剜出或非解剖性切除，用于血液供应较少和肝血流阻断的情况下，以保存更多的功能性肝组织；但对高血供的肿瘤，局部切除时可能会遇到术中大量出血的危险。对于高血供的和体积巨大的良性肿瘤，特别是当肿瘤位于下腔静脉、肝静脉、第一肝门的邻近时，需要预先结扎、切断通向该肿瘤所在的血管，甚至在全肝血流阻断下施行切除手术，以减少术中出血和提高手术的安全性。当前肝脏外科中一些新技术的发展，既适用于肝脏恶性肿瘤切除，也适宜于肝脏的良性肿瘤切除。

　　肝海绵状血管瘤是肝脏最常见的良性肿瘤，约见于 2% 的尸检中，但大多数均是小的血管瘤，没有重要的临床意义。当前 B 型超声广泛用于诊断和健康检查，故临床上诊断为肝血管瘤者亦较以往为多。外科治疗主要是针对大的及巨大的肝海绵状血管瘤。临床上一般将瘤体直径＜4.0 cm 者称为小血管瘤，直径 5～10 cm 者称为大血管瘤，当直径＞10 cm 时，称为巨大的肝海绵状血管瘤。约 10% 的病人肝血管瘤为多发性。

　　小的肝海绵状血管瘤一般无明显的临床症状，而巨大的海绵状血管瘤症状一般很明显而持续。常见的症状为上腹胀痛不适，多呈持续性，餐后加重，此外如贫血、消瘦、体质下降；症状虽然多出现在大的肝海绵状血管瘤，但症状严重程度并不一定与肿瘤的体积成比例。肝海绵状血管瘤的诊断主要依靠现代的影像诊断，但有时在鉴别诊断上亦存在困难，需要用多种检查方法以互相验证，误诊的情况并不少见。最严重的是将血供丰富的原发性肝癌和其他类型的原发性肝脏肿瘤误诊为肝血管瘤而延误治疗。

　　肝海绵状血管瘤虽可以引起明显的临床症状，但其少发生致命的严重并发症，这已经被不少的临床观察所证实。肝血管瘤的严重并发症主要是出血，常见的是肿瘤内出血，使肿瘤急剧肿大、膨胀、疼痛、肝脏肿大；穿破至胆道内引起胆道出血及穿破至腹腔内引起大量出血则非常少见。使肝血管瘤发生腹腔内出血的主要原因是医源性的，如诊断性穿刺和肝活检。Iwastsuki（1988）报道的 100 例肝血管瘤切除手术中，1 例自行穿破至腹膜腔，1 例穿破至胆道，8 例为穿刺活检致出血，15 例为自发性瘤内出血，故有出血并发症者高达 35%（图 41-56）。

　　手术切除肿瘤是肝血管瘤的最有效的治疗方法，但基于肝切除手术的潜在危险性，所以对手术治疗问题曾有过不少的讨论。在当前肝脏外科的发展已趋于成熟的情况下，对于有症状的大的肝海绵状血管

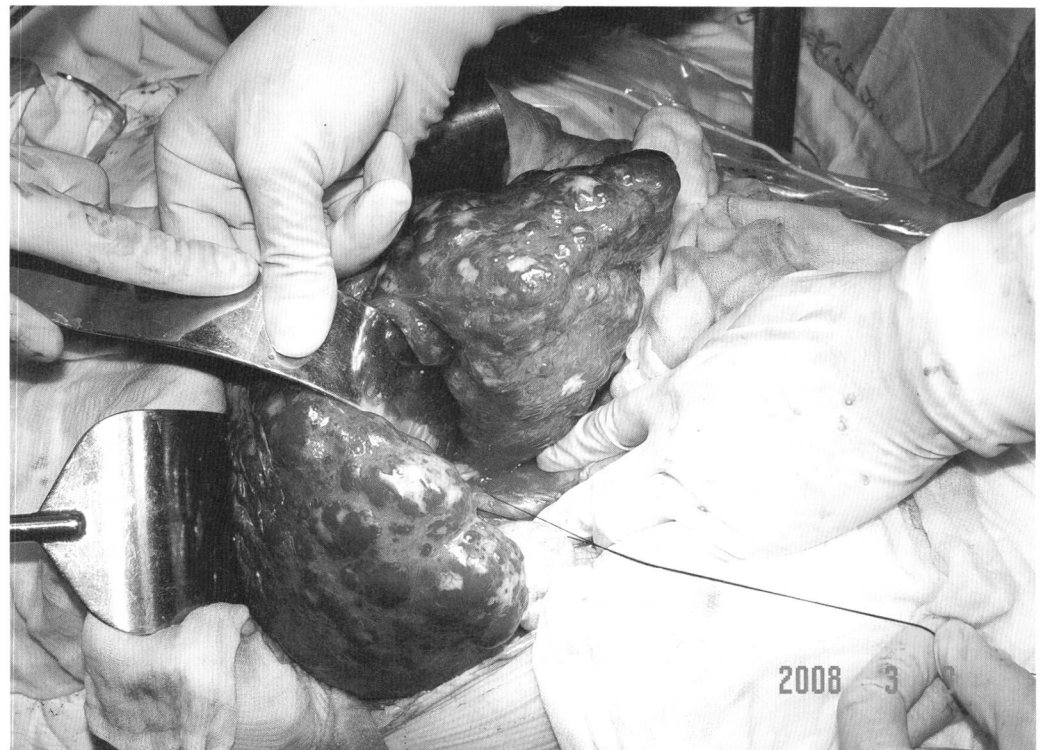

图 41 - 56　显示术中左肝巨大血管瘤

瘤，宜采用手术切除；对于虽无严重症状但在随访观察之下肿瘤有明显增大者，亦宜手术。巨大的肝海绵状血管瘤均有较明显的症状，宜行手术切除，但需考虑此时肝外科手术的复杂性和其潜在的危险性，故应更加小心从事。曾有采用经肝动脉插管栓塞治疗肝海绵状血管瘤，栓塞剂有使用无水乙醇、鱼肝油酸钠、TH 胶等，此项治疗具有很大的危险性，由栓塞后所致的广泛肝脏坏死、肝门区的损毁性病变、复杂的胆管狭窄、弥漫性的硬化性胆管炎和胆汁性肝硬化等严重并发症屡有发生，故不应使用。

　　兹以肝海绵状血管瘤为例说明肝脏良性肿瘤手术治疗的发展。

【适应证】

1. 有明显的临床症状。

2. 大的或巨大的血管瘤。

3. 年龄<60 岁。

4. 器官功能及健康情况良好，无慢性肝病及肝硬化。

5. 当诊断不明不能排除恶性肿瘤可能。

6. 肿瘤在肝脏的解剖部位有可能完全切除。

7. 急症情况下手术如肿瘤破裂出血。

8. 肿瘤内出血或胆道内出血。

【禁忌证】

1. 无症状的小的肝血管瘤。

2. 多发性或弥漫性的肝血管瘤。

3. 60 岁以上老年病人肝血管瘤无严重并发症。

4. 血管瘤发生在有肝炎及肝硬化的肝脏。

5. 肿瘤的解剖部位使手术有极大的困难和需要承受极大的风险。一般以肝脏上部包围主要肝静脉入口处的巨大血管瘤切除最为困难，并可能需要应用肝脏血管隔离技术。

6. 病人的情况不能承受重大手术。

7. 缺乏技术条件和必需的设施。

【术前评估】肝海绵状血管瘤切除可以是一比较容易的手术，但亦可能是极为复杂困难的手术，所以术前必须做好充分准备，不能抱有试探性的态度。巨大的肝海绵状血管瘤可以将肝内的主要血管推移、包裹，特别是与肝静脉的关系更为密切，而术中发生出血时亦多来自肝静脉。手术前评估应包括：①再一次确定临床诊断；②解剖学定位，特别是与肝后下腔静脉、主要肝静脉、门静脉等主要结构的关系；③选择最佳的手术途径；④计划手术切口；⑤了解肿瘤的血供来源；⑥准备好可能需用的器械和附加设备。

【手术步骤】肝海绵状血管瘤以右肝多见，根据肿瘤所占据的范围，可以施行肝右叶规则性切除或非规则性肝切除和血管瘤剜出术。规则性切除明显的优点是，当进入至血管瘤的肝动脉支被结扎切断之后，肿瘤便变软、体积缩小，因此能得到较佳的手术野显露，便于操作。血管瘤是缓慢生长的良性"肿瘤"，并不侵犯肝门部结构，故肝门部结构的分离，一般并无任何困难。对肝静脉分离和处理常最后施行。

肝血管瘤切除后所遗留的余肝断面，经过仔细止血之后，一般均可以将其缝合对拢以消灭创面，减少渗出（图 41 - 57～图 41 - 62）。

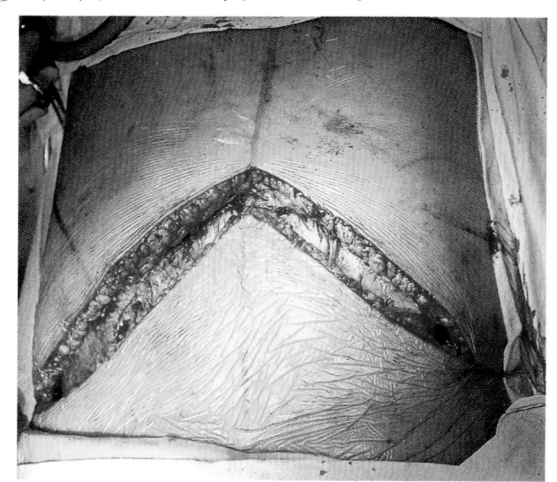

图 41 - 57　巨大海绵状肝血管瘤的常用手术切口

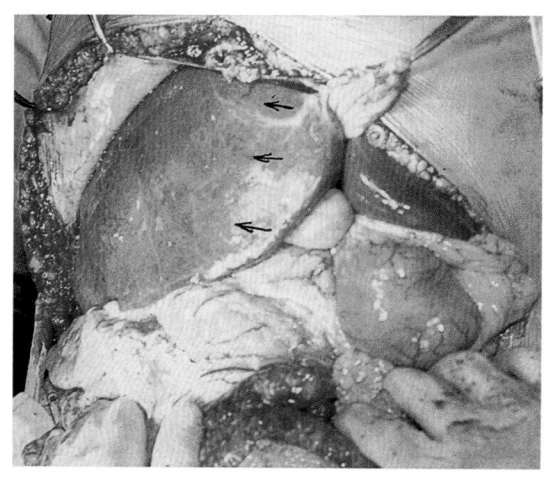

血管瘤占据整个右肝，血管瘤与正常肝脏间有明显的界线（↑）

图 41 - 58　"屋脊"口对肝脏的良好显露

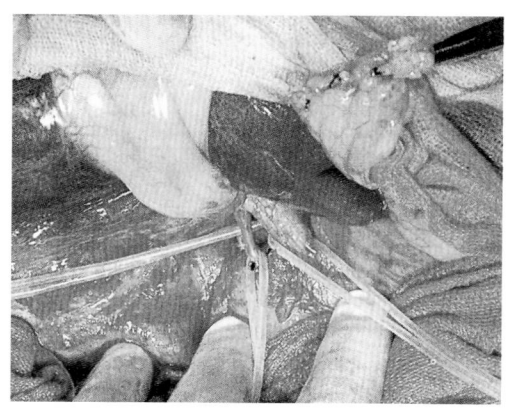

图 41 - 59　游离右肝门部血管胆管，分别用
硅胶细管牵起

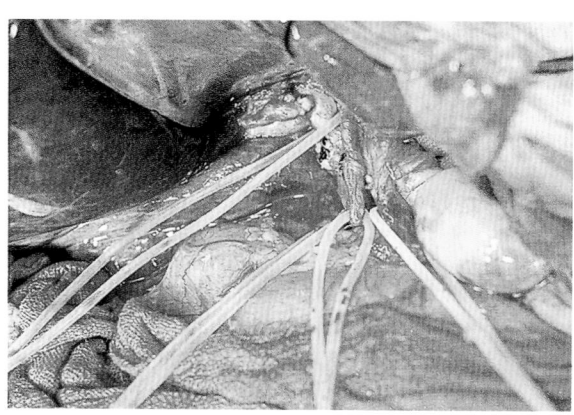

图 41 - 60　游离胆囊，解剖右肝门结构

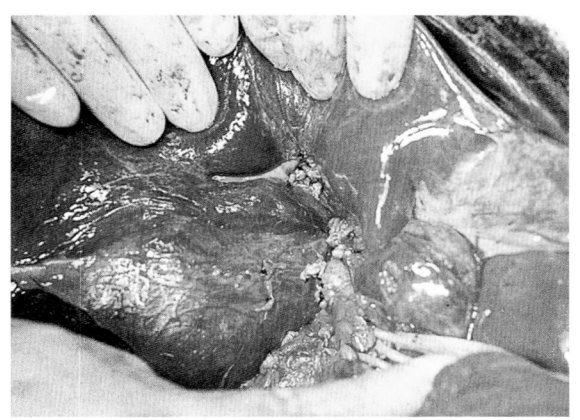

图 41 - 61　结扎及切断通向右肝及血管瘤的管道结构

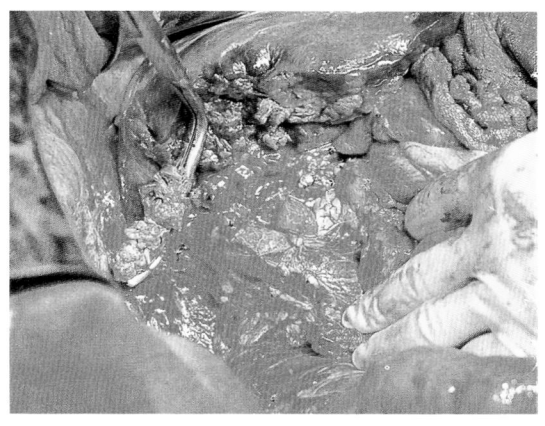

图 41 - 62　切除右半肝及血管瘤，右肝静脉在肝内以一心耳钳夹，待最后处理

对只占据右肝部分的血管瘤，为了保存更多的功能性肝组织，一般可做血管瘤剜出术。手术需要在控制入肝血流下进行，以使肿瘤的体积缩小并减少出血。切开肿瘤外缘的肝组织深入至肿瘤的表面处时，一般可发现肿瘤与正常的肝实质间有一明确的界限，可沿此界限逐步分离、切断通向肿瘤的血管。肿瘤的外周一般有扩张的肝静脉肝内分支包裹，众多的静脉回流分支开口于主要肝静脉，故将血管瘤从其邻近肝静脉分离常是术中最难和出血最多的步骤，巨大的肝血管瘤切除术时，常可发生肝静脉支的破损和出血。肝静脉损伤有可能发生空气栓塞的危险，故应与麻醉师取得密切配合，分离过程中采取正压呼吸，以减少空气栓塞的可能（图 41 - 63～图 41 - 68）。

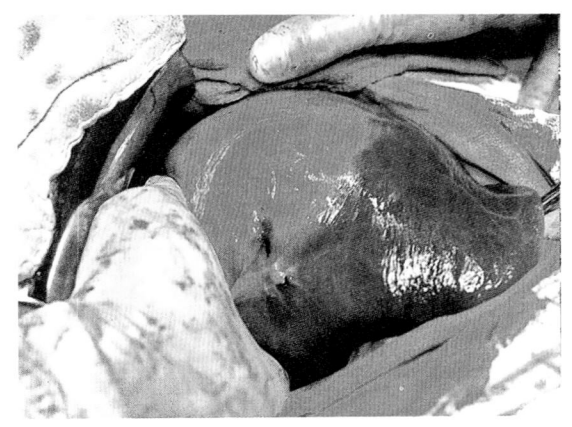

图 41 - 63　右肝后叶血管瘤

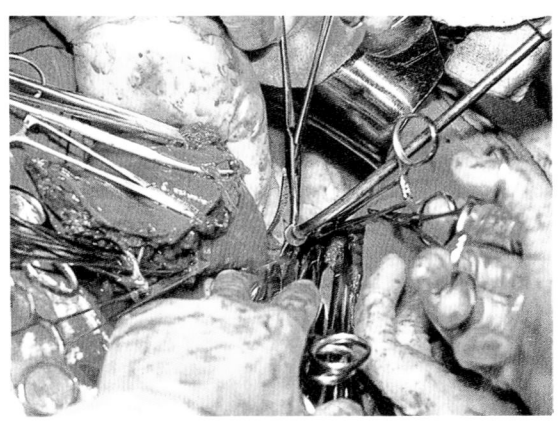

图 41 - 64　右肝后叶血管瘤切除，深部沿血管瘤壁分离

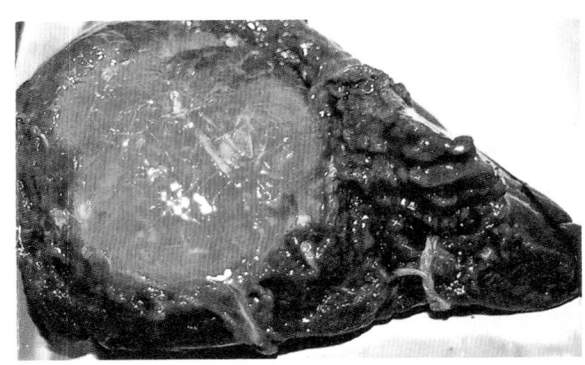

图 41 - 65　切除之右肝后叶血管瘤

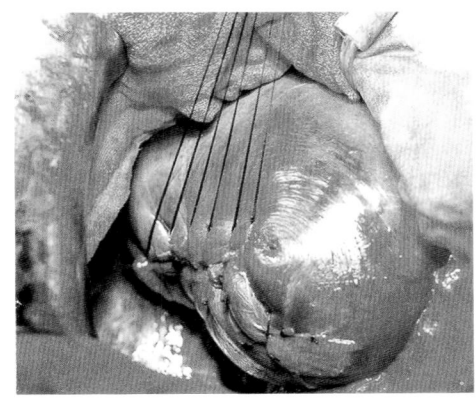

图 41 - 66　血管瘤切除后缝合肝创面

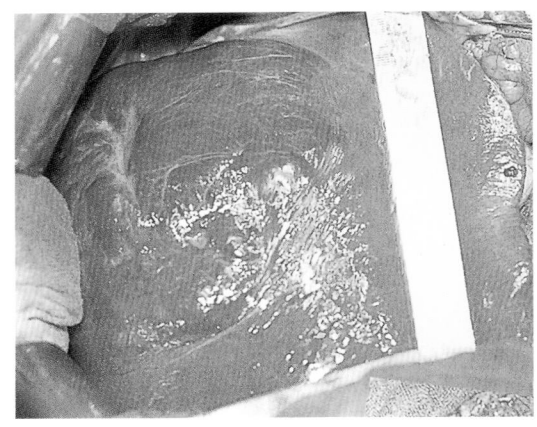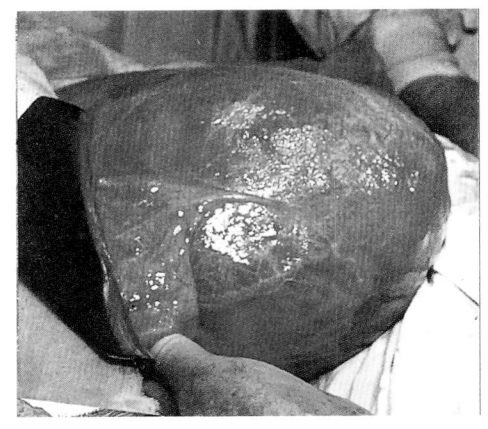

图 41 - 67　右肝上部（左图）和下部（右图）巨大血管瘤均可以将肿瘤剜除

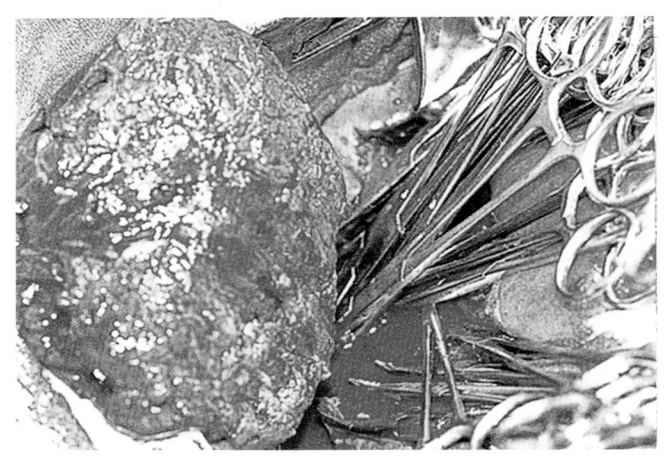

中间的是沿正确的肿瘤与肝组织分界线

图 41 - 68　肝血管瘤剜出术

　　巨大肝血管瘤切除术，特别是第二肝门处的肝上段血管瘤切除时，应游离肝上下腔静脉的膈下部分和肾静脉开口以上的肝下下腔静脉并置以阻断带，以便于一旦需要时做全肝血流阻断。一些作者亦主张巨大肝海绵状血管瘤切除术宜在全肝血流阻断下施行，以减少出血和增加手术安全性。

　　位于第一肝门部的肝血管瘤切除手术时，最重要的是避免损伤肝胆管。肝中央部的海绵状血管瘤，因其发展缓慢，可将肝门部胆管推移，例如肝方叶的血管瘤可将左肝管横部向前移位，并使其与门静脉左干分离而处于非常容易受损伤的位置；另外，切除肿瘤时牵引肝方叶的胆管支，可使左肝管横部发生撕裂伤，虽未断离，但修复困难，致术后发生胆汁漏和左肝管狭窄。

　　肝门部的胆管和血管结构是处于肝包膜之外，而肝血管瘤是在肝实质内，故二者之间有一层肝包膜相隔。肝门部的肝包膜增厚，称为肝门板。因此，对肝中央部血管瘤切除时，若能保存肝门板的完整，一般便可以保护肝门处结构免受损伤。在一些复杂情况下，亦可以切开胆总管后，向左肝管内放置一导管，以指示肝胆管的所在，避免分离过程中损伤肝胆管。

第七节　肝血流阻断、无血切肝的技术改进

　　肝脏外科技术的基本问题是如何避免和控制肝切除术过程中的出血。大量失血危及病人的生命，而大量输血又引起全身生理功能紊乱并促进手术后肿瘤转移和复发。全肝切除术和原位肝脏移植术所取得的临床经验，对切除位于肝脏危险部位的肿瘤提供了丰富的经验。近年来在控制肝血流、无血切肝的技术发展和向着肝切除术不输血的方向努力，受到普遍的关注。然而，无血切肝技术的发展，至目前仍然

多限于不合并肝硬化的情况下，在合并肝硬化的病人，解决问题仍有待于更多的努力。

　　全肝血流阻断术主要用于贴近主要肝静脉和下腔静脉及大的中央型肝肿瘤切除，可以减少出血、避免空气栓塞并能提供一"无血"的手术野以便进行细致、准确的技术操作。1966 年 Heaney 等报告全肝血流阻断下行肝切除术，手术时阻断膈肌以下腹主动脉、肝十二指肠韧带、肝下下腔静脉和肝上下腔静脉，早期时此方法的手术死亡率较高，有的高达28％，故未能普遍应用（图 41-69）。根据肝脏移植术时肝脏低温灌流的经验，Fortner（1974）提出肝脏低温灌流下全肝血流阻断术，目的是延长肝脏耐受缺血的时间，因而可以有足够时间来施行手术，此时肝血流阻断可延长至 2h。但是，肝脏低温灌流增加技术上的复杂性，故亦未能普遍使用。此后，常温下全肝血流阻断肝切除的报道见于国外及国内文献，不过使用的病例数均较少，阻断的时间亦较短。黄洁夫采用此项手术有较丰富的经验。

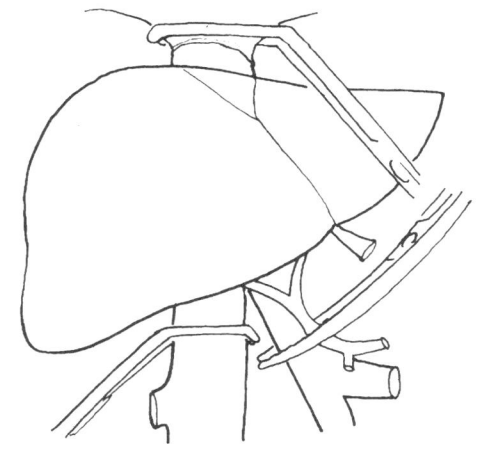

图 41-69　全肝血流阻断（全肝血流隔离）

　　法国的 Bismuth 系统地报道 1979—1988 年 53 例全肝血流隔离（total hepatic. vascular exclusion）的方法：手术中连续测量动脉压，通过中心静脉插管和 Swan-Ganz 肺动脉插管，间断记录中心静脉压和肺动脉楔压，术中 B 型超声以确定病变与肝静脉和下腔静脉间的关系，并排除他处尚有未被发现的病变。手术为肋缘下切口，必要时加用右胸腔切开；完全游离肝脏，显露下腔静脉的右侧，注意缝合切断的右肾上腺静脉断端，以防手术过程中因结扎线脱落出血；充分游离肝上和肝下下腔静脉以便于上血管阻断钳。以血管夹钳夹肝十二指肠韧带→肝下下腔静脉→肝上下腔静脉。钳夹之前，应用晶体溶液扩充血容量，但中心静脉压不能超过 1.18kPa（12 cmH$_2$O），以避免开钳后肝断面渗血过多。开始时，应作 5 min 的试验性阻断，同时观察动脉血压和肺动脉楔压，若血流动力学能保持稳定，则开钳之后再次依次钳夹。断肝时用血管钳压榨法或后来使用超声刀（CUSA），以保存大于 2 mm 直径的管道，段肝蒂结扎，肝静脉上的小开口则缝合修复，肝创面用纤维蛋白原制剂（Tissucol 或 Tisseel）封闭，待其完全干后，才按逆时针方向开放阻断钳（肝上下腔静脉—肝下下腔静脉—肝十二指肠韧带）。若再有出血，以细线缝扎。向胆囊内注入亚甲蓝溶液，以观察肝脏断面有无胆瘘，肝断面不缝合，放置粗口径的硅橡胶管引流，经戳口引出腹壁，连接至封闭引流瓶。全部手术的肝血管隔离时间为 20～70 min，平均为 46 min，术后有 1 例原合并脂肪肝的病人死于肝衰竭。Bismuth 不主张对有肝硬化的病人使用肝血管隔离手术。在此手术时，并非每例病人都需要同时阻断膈下腹主动脉，但在 53 例病人中，有 3 例不能耐受，钳夹下腔静脉时心排血量降低，心排血指数下降 40％～50％且血流动力学改变。

　　近年来血管隔离肝切除手术的安全性已有明显提高，估计在有经验的医院，手术死亡率已＜5％，故有增加应用的趋向。Huguet（法国，1992）在使用此手术时，病人仰卧于电热褥上，双侧肋缘下切口，中间向上伸延，用 2 把自动拉钩将双肋缘牵起，如果是大肿瘤不便于分离下腔静脉时，增加经右侧第 7 或第 8 右肋间隙的胸腹联合切开，此途径要比劈开胸骨好些。充分分离和游离肝脏十分重要，腹膜后的止血要彻底。肝下下腔静脉应在右肾上腺静脉入口以上钳夹，肝上下腔静脉最好能通过一吊带，不然，应分离清楚其外侧壁，安放 2 把长的下腔静脉钳最为关键，务必要将腹膜后的分支隔离，才能避免手术中的大量出血、肝脏充血和循环不稳定（图 41-70～图 41-73）。以钳夹法离断肝组织，肝内小的分支可用血管夹止血，但段肝蒂则需要单独结扎，以防术后出血。肝断面用纤维蛋白胶（fibrin glue）封闭，依逆时针移除阻断钳。经胆囊管作胆道造影以发现有无胆漏。T 型管引流并不作为常规放置。膈下和肝下置放硅橡胶管引流，外接消毒的负压引流装置。在血管隔离和大量输入晶体液扩容时，体温可能降低至危险水平，可以用电热褥将病人体温维持在 33 ℃左右。

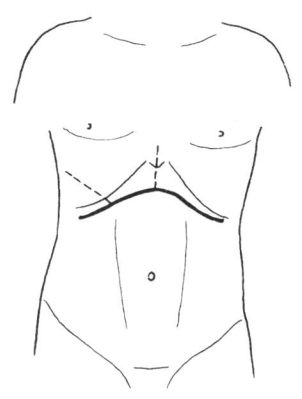

图 41 - 70　血管隔离肝切除术时之腹部
　　　　　切口及向上伸延之切开

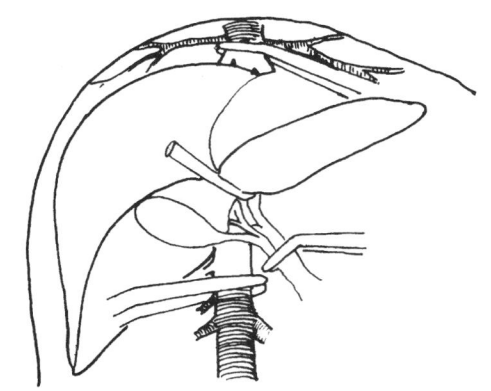

图 41 - 71　肝血管隔离的不适当钳夹法。肝
　　　　　下下腔静脉腹膜后分支尚未被阻
　　　　　断，成为术中出血的来源

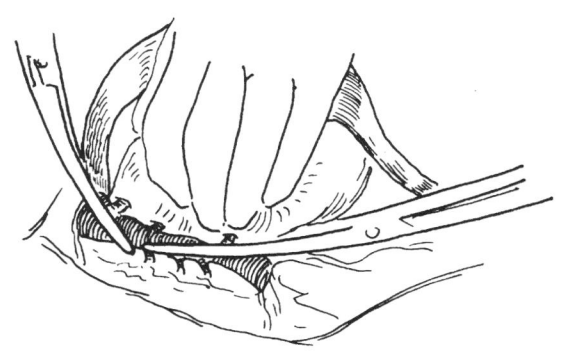

图 41 - 72　二钳法阻断下腔静脉（Huguet）

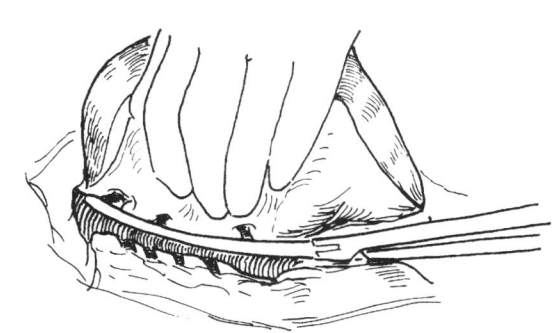

图 41 - 73　单钳法阻断下腔静脉（Huguet）

　　由于在血管隔离下肝切除术的手术死亡率已明显下降，其结果与肝门阻断下肝切除术者相当，故当前已被广泛采用，甚至有用得过多的趋向。一些良性的肝脏肿瘤切除也用血管隔离术切肝。Belghiti（1996）随机比较肝门阻断法（portal triad clamping，PTC）和肝血管隔离法（hepatic vascular exclusion，HVE）在 52 例非肝硬化病人使用的结果：28 例 HVE 者 4 例不耐受血循环动力改变，占 14%；而 PTC 组 24 例，有 3 例止血不够满意。但两组在术中的失血量和术后肝功能的改变是相似的；但在术后的腹腔内和胸腔内积液、肺并发症、住院时间则在 HVE 组增加，因而 HVE 应限于位于下腔静脉与肝静脉交接处的病变中使用，过于广泛使用并未能发挥其最好的效果。然而 Kelly（1996）回顾分析 43 例肝脏良性肿瘤切除术，23 例用了肝血管隔离技术，结果并不增加失血量，对困难的肝切除术时可以保存更多的功能性肝组织，故认为亦有一定的优点。

　　肝血管隔离肝切除术不适用于合并肝硬化的肝癌。但在东方国家里，85% 的原发性肝癌发生在肝硬化的基础上，肝实质有弥漫性损害。为了减轻血流阻断对肝脏的影响，一些作者使用半肝血流阻断，甚至肝段的血流阻断。亦有用左、右侧交替的血流阻断。Nagasue（1985）在 11 例原发性肝癌合并肝硬化的病人，阻断入肝和出肝血流，行肝段和次肝段切除，可以明显地减少术中失血量、术后并发症和死亡率。阻断血流时间最少可以达 30 min，故有利于手术操作。入肝血流阻断是通过阻断肝十二指肠韧带，而出肝血流则是分离肝镰状韧带和冠状韧带之后，以血管夹单独钳夹左或右的肝静脉，因而不需阻断下腔静脉（图 41 - 74）。此手术方法有一定难度，特别是当肿瘤的位置较高和体积较大时，常无法分离出肝静脉；而当肿瘤的体积很小，只需做亚肝段切除时，亦常并不需要做出入肝血流阻断，故此手术方法并未得到普遍认同。

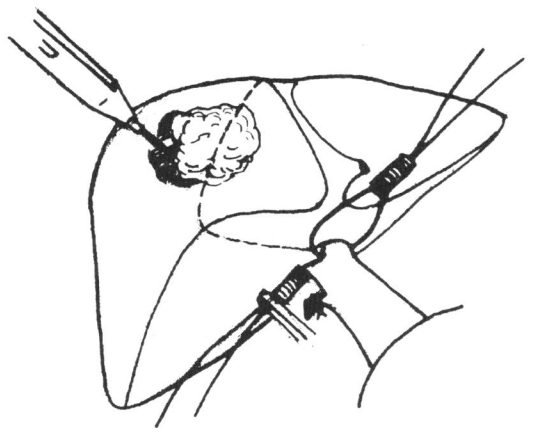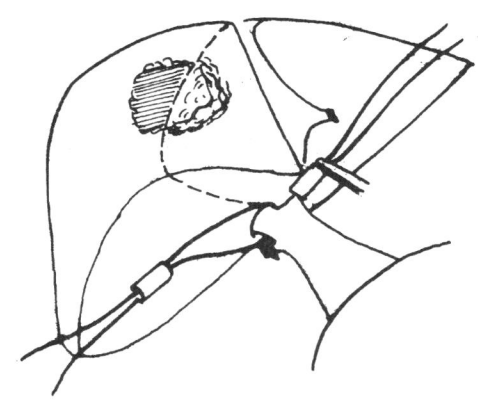

a. 肿瘤位于肝左、右叶间，先阻断右半肝血流，分离右侧肝实质　　　b. 再阻断左肝血流，切除肿瘤

图 41 - 74　交替半肝血流阻断

降低肝脏的温度，可以提高肝脏对缺氧耐受和延长血流阻断的安全时间，这是 Fortner 提出肝血流隔离低温灌注的基础；但此方法实施过程复杂，并且对于肝硬化病人，术后的并发症率和死亡率均较高，故不实用。全身降温方法的并发症率高，不被临床接受。1997 年日本 Yamanaka 等提出在肝硬化肝癌切除时的局部降温辅助肝段切除术在理论和实践上似有一定的意义，在 50 例前瞻性的右肝肝段切除术病人，23 例用了右半入肝血流阻断和局部降温。一次阻断平均时间为 53 min，对照组 27 例不用局部降温的右半肝入肝血流阻断平均为 19 min，但在术后经过比较两者并无差别，认为在局部降温下，右半肝入肝血流阻断时间可延长至 60～90 min。实施方法是在右尾状突上方右肝裂分出右后段肝蒂和需要切除的亚肝段肝蒂，以纱垫将横膈和心脏隔开，以不透水的薄膜包裹右半肝，放入冰泥（slushed ice）以降低肝温，肝组织内温度可降至 21 ℃～22 ℃，体温约下降 5 ℃；术毕以温水复温并恢复灌流，此法特点是简单（图 41 - 75）。

在全肝血管隔离、血流阻断情况下，正常肝实质可能耐受 60 min 的缺血时间，但是在钳夹肝上、下下腔静脉时，病人的血循环动力学状况可能有很大的波动，回心血量减少，心排出量降低，一些病人可能不耐受此项操作。近年体外静脉转流术已成功地用于原位肝移植术以维持在无肝期时血流动力学稳定，此项技术亦已成功地用于贴近肝静脉和下腔静脉肿瘤的无血肝切除术。其方法是在阻断肝十二指肠韧带、肾静脉以上下腔静脉和肝上下腔静脉时，若显示循环不耐受，便可以行体外静脉转流：大隐静脉和腋静脉内置入直径 7 mm 的肝素结合导管，再经肠系膜下静脉向门静脉插入一导管（Gott 管，已结合肝素，不需全身肝素化），开始时体外静脉转流量应＞1000 mL/min，随之再依次阻断肝脏循环，在无血状态下施行手术。转流一般是使用"生物泵"（离心泵）。转流过程中密切注意左房、肺动脉、动脉血压的改变。切除及修复手术完毕后，适当增加转流量和输入液体，以提高中心静脉压，减少空气栓塞的危险。然后依次打开肝脏和肝下下腔静脉和肝上下腔静脉的阻断。一些作者甚至主张在应用肝血管隔离术处理复杂的下腔静脉和肝静脉病变时，均需施行静脉血体外转流，以减少血流动力学紊乱。

儿童期的巨大肝肿瘤和侵犯下腔静脉的肿瘤（Wilm 瘤、肾上腺癌），分离下腔静脉可能有困难，Ein（1981）提出在体外循环、深低温、循环暂停下施行手术，用于 6 例儿童病人，随后亦有一些成功的报告，但此手术方法尚未见用于成年病人。

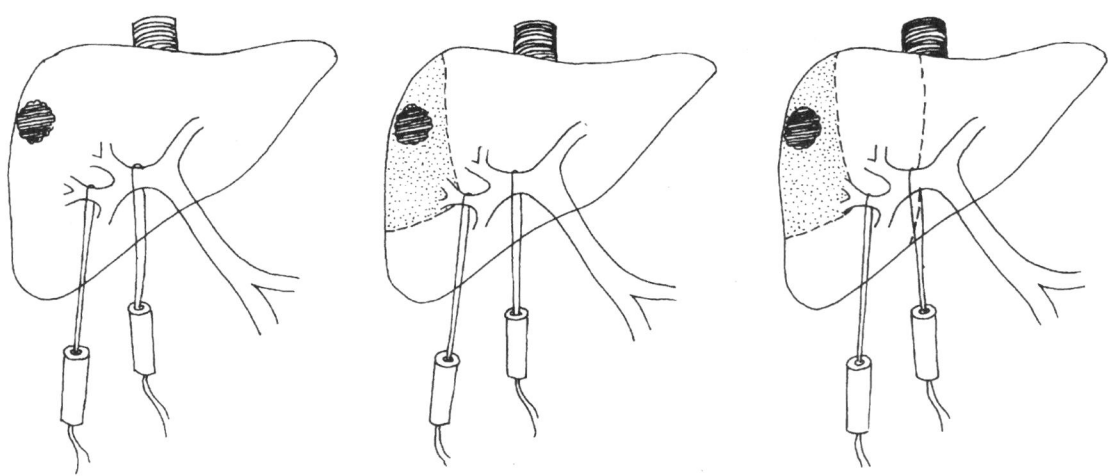

a. 右肝一级和三级肝门阻断带　　b. 三级肝门阻断后标出亚肝段的范围　　c. 阻断右肝门，并在右肝表
　　　　　　　　　　　　　　　　　　　　　　　　　　　　　　　　　　　　　面放置冰泥降温

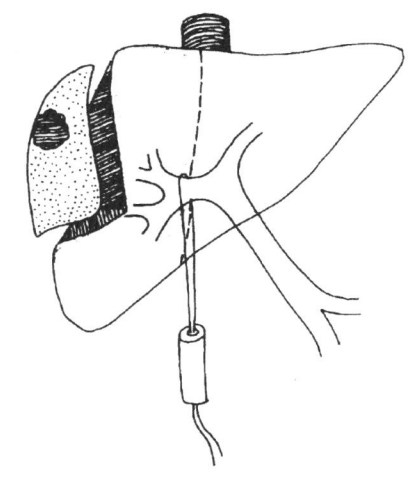

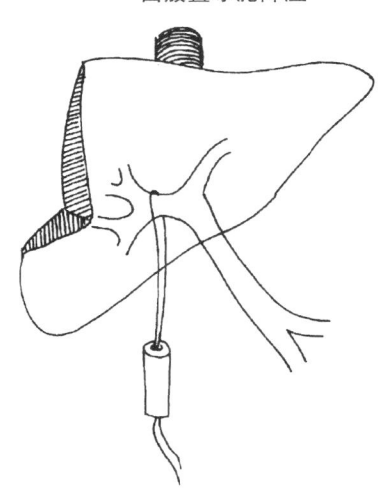

d. 切除亚肝段　　　　　　　　　　　　　　　　e. 恢复灌流及复温

图 41 - 75　局部降温半肝血流阻断

第八节　离体及半离体切肝术

　　肝脏血管隔离低温灌注切肝术是 1974 年由 Fortner 首先使用，但由于技术程序较复杂未得到广泛使用。近代移植外科的发展，使器官在离体的情况下施行各种外科处理得以实施。如体外肾脏手术以处理一些复杂的肾血管病变和肾脏肿瘤，特别是在单个肾脏时的肿瘤切除，已成为临床上的常规性手术。肝移植术的发展，使离体肝脏手术亦成为可能。德国汉诺威腹部及器官移植中心 Pichlmayr 于 1988 年施行首例离体肝切除术。

　　离体肝切除术是用于无法用常规方法（包括肝血流阻断）切除的肝脏肿瘤切除，在技术上与肝移植术相似，但有一定的改变：包括向膈肌腔静脉裂孔游离一定长度的肝上下腔静脉以便于再吻合；结扎和切断右肾上腺静脉；结扎切断腰静脉；根治性分离和清除肝十二指肠韧带上的神经、淋巴、脂肪组织；建立静脉-静脉转流（用结合有肝素的 Gott 管和生物泵转流）；体外循环的加温装置，以避免发生严重的低体温。体外肝切除时，首先是从需要保存的肝脏的结构开始，特别是对那些重要的肝动脉小分支和肝静脉分支，大的管道可以切除一段修复，段间隙可以沿肝静脉进行解剖，肝静脉壁上的许多小洞宜用血管针线缝闭。肝面可用纤维蛋白胶封闭。回植肝脏时吻合的顺序是肝上上腔静脉→肝下下腔静脉→肝动脉→门静脉，最后修复胆道。

　　Pichlmayr 在 1988—1989 年，曾有 131 例的常规性肝广泛切除、18 例肝移植、12 例非常规性肝切除（9 例体外肝切除、3 例体内低温灌流血管隔离肝切除）。肝脏灌注液是用心脏停跳灌注液 HTK-Bretschneider，它的钾的浓度较低（10 μmol/L），可以减少灌注过程中发生心搏骤停的危险。结果认为此手术方法对肝癌或肝转移癌无肝实质损害而所在部位难用常规手术方法切除者最好，但在 4 例肝门部胆管癌病人，术后 1 例经历极不平稳的过程，3 例虽然又做了紧急肝移植手术，然均告失败，故不宜使用此方法。

　　此后，体外肝切除术虽然有零星的报道，由于技术上尚欠成熟，未得到广泛的应用。1991 年 Hannoun 报道保留第一肝门结构完整，只切断肝上和肝下下腔静脉的半离体切术以简化手术操作，同样有利于贴近肝静脉和下腔静脉的肿瘤切除。Hannoun 认为当肝实质正常时，持续阻断肝血流达 90 min 是安全的，但如果肝脏手术复杂，血流阻断时间 >120 min 者，则宜用 UW（University of Wisconsin）肝保存液低温灌注。在 34 例肝切除术曾持续常温下阻断肝血流 > 60 min（60～127 min，平均 73.6 min）以上的病人，并无手术死亡。

　　Sauvanet（1994）提出一个简化的离体切肝的方法，对于无肝硬化位于肝静脉下腔静脉汇合部附近的肝脏肿瘤，采用切断肝上下腔静脉和肝下下腔静脉、体外静脉-静脉转流、肝脏经门静脉用 4 ℃ Euro-Collins 保养液灌注、肝动脉内注入肝素溶液、保存第一肝门的结构完整（图 41 - 76）。这样，肝静脉-下腔静脉可以移位至切口外便于手术，简化手术操作，缩短手术时间，3 例病人的肝脏缺血时间为 120～220 min，并未发生肝衰竭。

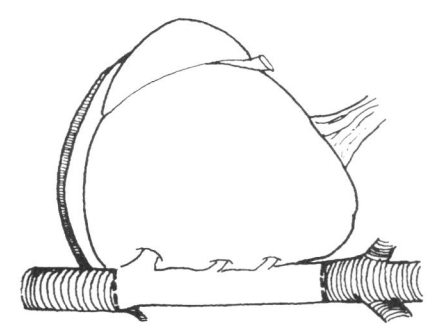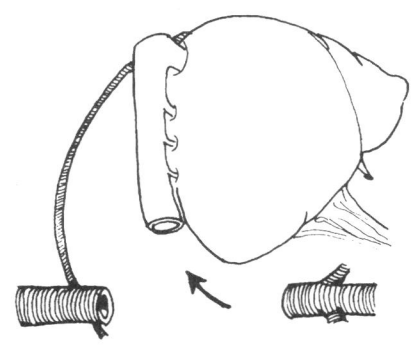

a. 切断肝下下腔静脉和肝上下腔静脉，肝十二　　　　b. 将肝脏连同肝后段下腔静脉转移至切口外进
　　指肠韧带尚留于原位　　　　　　　　　　　　　　　　行手术操作

图 41 - 76　离体在位肝切除术

　　以上的手术方法均是用于无肝硬化的病人，但我国的原发性肝癌绝大部分是发生在肝硬化的基础上。董家鸿、蔡景修等（1996）报道用全肝血液转流及冷灌注下半离体切肝术治疗 1 例位于下腔静脉和肝静脉交接处的原发性肝癌，病人有乙型病毒性肝炎后肝硬化，HBsAg 阳性，切断肝上下腔静脉，保持肝下下腔静脉和第一肝门结构完整，肝缺血历 2 小时 35 分钟，术后曾有暂时性肝功能障碍，病人康复出院。

　　肝循环阻断、半离体切肝在我国的原发性肝癌的应用前景尚有待探索。

〔黄志强　黄晓强整理〕

参考文献

［1］王成友，张宗耀，耿小平. 无血切肝术五十二例报告［J］. 中国实用外科杂志，1996，16：612.

［2］王秉成. 常温下病侧血流选择性阻断施行肝切除术治疗肝癌 23 例体会［J］. 腹部外科，1989，8：176.

［3］冯玉泉，刘永雄，黄志强，等. 微波技术在肝脏外科的应用［J］. 中华外科杂志，1992，30：610.

［4］严律南，袁朝新，张肇达，等. 应用半肝血流阻断行肝叶切除术 29 例报告［J］. 中华外科杂志，1994，32：35.

［5］ 韩明，吕新生. 常温下长时间阻断肝脏血供在非肝硬化肝切除手术中的应用［J］. 中华外科杂志，1992，30：329.

［6］ 黄洁夫，刘唐彬，李桂生，等. 改进的肝脏原位低温灌注无血切肝术［J］. 中华外科杂志，1994：32：28.

［7］ 郑光淇. 肝门区域血管阻断切除肝脏肿瘤 63 例报告［J］. 普外临床，1993，8：245.

［8］ 董家鸿，蔡景修，王曙光，等. 全肝血液转流及冷灌注下半离体肝脏切除术治疗肝门区肿瘤（附 1 例报告）［J］. 中国实用外科杂志，1996，16：459.

［9］ Schwartz S I. Right hepatic lobectomy［J］. Am J Surg，1984，148：668.

［10］ Bismuth H. Surgical anatomy and anatomical surgery of the liver［J］. World J Surg，1982，6：3.

［11］ Starzl T E，Koep L J，Weil R Ⅲ，et al. Right trisegmentectomy for hepatic neoplasms［J］. Surg Gynecol Obstet，1980，150：208.

［12］ Nakamura S，Tsuzuki T. Surgical anatomy of the hepatic veins and the inferior vena cava［J］. Surg Gynecol Obstet，1981，152：43.

［13］ Makuuchi M，Hasegawa H，Yamazaki S，et al. Four new hepatectomy procedures for resection of the right hepatic vein and preservation of the inferior hepatic vein［J］. Surg Gynecol Obstet，1987，164：69.

［14］ Huguet C，Stipa F，Gavellin A. Extended left hepatectomy with vascular exclusion［J］. J Am Coll Surg，1994，178：288.

［15］ Starzl T E，Iwatsuki S，Shaw B W Jr，et al. Left hepatic trisegmentectomy［J］. Surg Gynecol Obstet，1982，155：21.

［16］ Couinaud C M. A simplified method for controlled left hepatectomy［J］. Surgery，1985，97：358.

［17］ Takayama T，Nakatsuka T，Yamamoto J，et al. Reconstruction of a single remnant hepatic vein［J］. Br J Surg，1996，83：762.

［18］ Bismuth H，Castaing D，Garden J. Major hepatic resection under total vascular exclusion［J］. Ann Surg，1989，210：13.

［19］ Huguet C，Addario-Chieco P，Gaveili A，et al. Technique of hepatic vascular exclusion for extensiveiiver resection［J］. Am J Surg，1992，163：602.

［20］ Belghiti J，Noun R，Zante E，et al. Portal triad clamping or hepatic vasculalrexclusion for major liver resection［J］. Ann Surg，1996，224：155.

［21］ Bartlett D，Fong Y，Blumgart H. Complete resection of the caudate lobe of the liver：technique and results［J］. Br J Surg，1996，83：1076.

［22］ Takayama T，Tanaka T，Higaki T，et al. High dorsal resection of the liver［J］. J Am Coll Surg，1994，179：73.

［23］ Yamamoto J，Takayama T，Kosuge T，et al. An isolated caudate lobectomy by the transhepatic approach for hepato-cellular carcinoma in cirrhotic liver［J］. Surgery，1992，111：699.

［24］ Elias D，Lasser P H，Desruennes E，et al. Surgical approach to segment 1 for malignant tumors of the liver［J］. Surg Gynecol Obstet，1992，175：17.

［25］ Colonna J O，Shaked A，Gelabert H A，et al. Resection of the caudate lobe through "Bloody Guhch"［J］. Surg Gynecol Obstet，1993，176：401.

［26］ Lerut J，Gruwez J A，Blumgart L H. Resection of the caudate lobe of the liver［J］. Surg Gynecol Obstet，1993，177：160.

［27］ Takayama T，Makuuchi M，Takayasu K，et al. Resection after intraarterial chemotherapy of a hepatoblastoma originating in the caudate lobe［J］. Surgery，1990，107：231.

［28］ Yamanaka N，Furukaw K，Tanaka T，et al. Topical cooling-assisted hepatic segmentectomy for cirrhotic liver with hepatocellular carcinoma［J］. J Am Coll Surg，1997，184：290.

［29］ Kelly L，Emre S，Guy S R，et al. Resection of benign hepatic lesions with selective use of total vascular isolation［J］. J Am Coll Surg，1996，183：113.

［30］ Pietrabissa A，Giulianotti P，Campatell A，et al. Management and follow-up of 78 giant hemangiomas of the liver［J］. Br J Surg，1996，83：915.

［31］ Edwards M J，Bently F R. Major hepatic resection under total vascular exclusion with extracorporeal venovenous bypass［J］. Am Surg，1994，60：231.

[32] Goh D W，Gornall P，Roberts K D，et al．Hepatic tumour resection with profound hypothermia and circulatory arrest［J］．Br J surg，1989，76：548．

[33] Ran H G，Buttler E R，Baretton G，et al．Jet-cutting supported by high frequency current：new technique for hepatic surgery［J］．Wolld J Surg，1997，21：254．

[34] Nagasue N，Yukaya H，Ogawa Y，et al．Segmental and subsegmental resection of the cirrhotic liver under hepatic inflow and outflow occlusion［J］．Br J Surg，1985，72：565．

[35] Yanaga K，Matsumata T，Nishizaki T，et al．Alternate hemihepatic vascular control technique for hepatic resection ［J］．Am J Surg，1993，165：365．

[36] Kelly D，Emre S，Guy S R，et al．Resection of benign hepatic lesion with selective use of total vascular isolation．J Am Coll Surg，1996，183：113．

[37] Sauvanet A，Dousset B，Belghiti J．A simplified technique of ex situ hepatic surgical treatment［J］．J Am Coll Surg，1994，178：79．

[38] Hannoun L，Borie D，Delva E，et al．Liver resection with normothermic ischemia exceeding 1 h［J］．Br J Surg，1993，80：1161．

[39] Pichlmayr R，Grosse H，Hauss J，et al．Technique and preliminary results of extracorporeal liver surgery（bench procedure）and surgery on the in situ perfussed liver［J］．Br J Surg，1990，77：21

第四十二章　肝叶切除术

Hepatic Lobecfomy

第一节　肝脏的外科解剖概要

肝脏是人体最大的器官，成人肝脏重 1200～1500 g，儿童与成人相比，肝脏占的相对比例则更大些。肝脏位于右上腹部，并越过腹中线达左上腹部。尽管有肋骨和肋软骨的保护，仍然是容易受损伤的器官。由于其组织结构柔软而脆弱，使其容易破裂而不易愈合。肝脏血供极其丰富，手术切除时出血的控制成为肝外科重要的技术难点。特别是 80％～85％的肝癌同时合并有肝硬化及程度不同的门脉高压，因此，如何有效控制术中出血成为手术的关键环节。

肝脏呈楔形，右肝相当于楔底，左肝相当于楔尖。肝的上面由膈肌所构成，位于第 5 肋间，膈肌把肝脏与肺和胸膜分开，与膈肌相接触的部分为肝的膈面，通常在第 9 肋间以下穿刺肝脏可以避开肺和胸膜，肝脏的下缘通常锐利，刚好位于右肋缘下。肝上的钝缘与肝脏锐利的下缘之间为肝的前面。肝脏后面与下面彼此相互融合，提起肝脏前缘可以看到肝的脏面有一 H 型的沟，其中的横沟部分通常称为第一肝门，重要的管道系统包括门静脉、肝动脉、肝管以及淋巴管、神经等均经此出入肝脏。所有肝的这些结构均被包绕在致密的结缔组织中，也称为肝蒂。肝手术时为了有效控制肝实质出血，通常以拇指和示指控制肝蒂以阻断入肝血流，达到暂时止血的目的。肝蒂内的重要结构入肝时一般分成左右两支而分别进入左右半肝，在肝门处其相互关系为：肝总管及左右肝管位于前面，左右肝动脉居中，门静脉左右支在后面。肝蒂下缘即小网膜游离缘，作为网膜的前界，这是另一个重要的解剖标志，肝胆一些手术后，需要放置引流时，通常位于此处。

肝脏有 4 个韧带，分别为镰状韧带、冠状韧带及两侧的三角韧带，实际上这是四个腹膜皱襞，将肝脏悬挂在前腹壁和膈肌上。肝圆韧带并非是一个真正的韧带，而是由于左脐静脉闭锁而形成的条索状物。镰状韧带的两层组织分别达左右侧，作为前层或上层达到左右侧移行为冠状韧带。冠状韧带的前后两层相汇合移行为三角韧带。右侧冠状韧带两层移行分开，其间为肝脏的裸区，而左侧两层更多的是闭锁的。肝脏位置的维持是通过裸区的纤维固定的，并在很大程度上靠肝静脉附着在下腔静脉上。分开冠状韧带进入肝裸区可使肝脏部分游离，并从膈肌上分离出来，对于肝右叶的切除这一步是必需的。

肝段的划分是以肝裂、血管及胆管的分布而决定的。肝脏有 4 个裂，分别为：右肝裂、中裂、左裂及门脐裂。

右肝裂始于下腔静脉右缘，走行在肝右缘与胆囊窝之间。该裂含有右肝静脉，其前支到 V、Ⅷ段，后支到 Ⅵ、Ⅶ段。

中裂从胆囊窝到下腔静脉左缘，其内含有肝中静脉。

左裂下腔静脉左侧，肝左缘背侧 1/3 与腹侧 2/3 的交界点，下面到静脉韧带的起始部，其内含有肝左静脉。

门脐裂镰状韧带为其表面标志，包含下缘的肝圆韧带。

上述的肝裂及其血管将肝脏分为 8 个段，这些肝段可以单独也可以联合切除。

肝静脉：肝静脉分布到肝脏的大部分，重要的静脉有左、中、右三支大肝静脉和一些小的肝静脉分支，最终汇入下腔静脉。

右肝静脉是肝脏最大的静脉，位于右肝裂内，引流右肝大部分，包括 V、Ⅵ、Ⅶ 和Ⅷ段的一部分，重要的行程中有十余支小的静脉支加入到右肝静脉，在中、左肝静脉所形成的总干之上进入下腔静脉的右缘，在大多数情况下，在它入腔静脉前 1 cm 内无分支，使其容易在与腔静脉交界处结扎。

中肝静脉位于肝正中裂内，主要引流Ⅳ、Ⅴ、Ⅷ段，其肝表面的投影为肝中裂所代表，该静脉注入下腔静脉的左侧，通常它和肝左静脉一起形成一个总干，有时它单独进入下腔静脉（约 10％），在行右半肝或左半肝切除时，来自右或左侧的所有分支应该分别切断。

左肝静脉其走行由肝表面上的肝左裂所代表，它引流Ⅱ、Ⅲ段和Ⅳ段背侧部分，左肝静脉和中肝静脉通常汇合形成一个总干，进入下腔静脉左侧，显露这些静脉时最好从肝脏的后下面进行，但应注意门静脉和它的属支。

门静脉：门静脉收集内脏血液到肝脏，其长约 8 cm，无瓣膜，由肠系膜上静脉和脾静脉汇合而成。经门静脉入肝的血液约占肝脏供血的 75％，另 25％由肝动脉供血。门静脉周围的纤维组织将门静脉和肝组织分开，血管和肝蒂的其他成分周围的纤维包膜在肝门处特别厚以至形成肝门板，规则性肝叶切除时对门静脉分支较高者，在分离和处理左右门静脉分支时必须切开肝门板，处理门静脉时应十分小心，一旦损伤出血十分凶猛。

左门静脉约 4 cm 长，位于尾叶前方，自门静脉主干分出后，在横沟内向左行达门脐裂。左门静脉通常分为横部、角部、矢状部和终末部。门静脉左支通常分成 2 支，分别到左外叶（Ⅱ、Ⅲ段）和左内叶（Ⅳ段），其左内叶分支又分为升、降 2 支。

右门静脉支较左支短，长度为 0.5～1.0 cm，大多数的规则型右门静脉入肝后分为前、后 2 支，前支主要供应Ⅴ、Ⅷ段，后支向上方走行过程中分为升、降 2 支，分别供应肝Ⅶ和Ⅵ段。

肝脏的动脉供血肝动脉在进入肝实质之前通常分成左、右 2 支，进入肝脏后肝动脉与门静脉及胆管一道被包绕在结缔组织鞘内（格利森鞘），其肝动脉的分支遵循着肝蒂其他成分而走向，然而这些血管在肝外的起源具有相当大的变化，最常见的为肝左动脉来自胃左动脉，肝右动脉来自肠系膜上动脉。有时还可见到异位起始的肝中动脉。肝动脉的左、右分支分别供应左肝内外叶及右肝前后叶，同时供应尾状叶的左右两段。

第二节　右半肝切除术

【适应证】

1. 肝右叶巨大恶性肿瘤或右肝良性占位性病变，如血管瘤、肝包虫病等。

2. 严重的右肝损伤，无法修补者。

3. 全身营养状况较好，白蛋白>35 g/L，血清总胆红素<25.65μmol/L，凝血酶原时间<17 s，凝血酶原活动度>60％，ALT、AST 正常或仅有轻度升高，腹水征阴性。

【禁忌证】

1. 全身营养状况低下。

2. 低蛋白血症，经补充血清白蛋白后仍低于 30 g/L（3.0 g％）。

3. 伴有较重黄疸。

4. 腹水征阳性。

5. 肝硬化严重，Child 分级 C 级者估计右半肝切除后余肝难以代偿者。

6. 合并其他疾病，如心肺功能失代偿，不能控制的糖尿病等。

【麻醉与体位】全身麻醉，仰卧位，右侧垫高 15°～30°。

【手术步骤】根据肿瘤大小、位置，选择不同切口。通常取右侧肋缘下斜切口，拐向右侧腋后线第 11 肋间。如果肿瘤位于右肝顶部，而且瘤体巨大又靠近第二肝门时，也可采用上腹部"屋顶"形切口，即两侧第 11 肋间尖端的弧形切口，如果在手术过程中显露仍感困难，也可同时加右侧胸腹联合切口。如有框架式拉钩或多功能拉钩，则通常不需开胸均能较好地完成右半肝切除。

（一）探查

1. 需行全腹腔的全面探查以了解肝右叶病变以外的肝脏和腹腔有无转移病灶，门静脉内有无瘤栓，肝硬化程度，病变与肝门重要结构的关系，病变与下腔静脉及第二肝门的肝静脉的关系，以判断切除过程中可能遇到的技术难点。如果病变与门静脉或肝静脉关系密切，有可能在切除过程中涉及有关静脉时，应有血管器械的准备。

2. 首先解剖肝门部管道结构，寻找肝右动脉的途径有二，通常先扪摸肝固有动脉的搏动，顺肝固有动脉向肝门方向解剖，直至显露肝右动脉。有时肝右动脉从肝总管左侧在其后方通过进入右肝。在肝右动脉进入右肝之前切断，结扎。也可以先行胆囊三角的解剖，分别切断，结扎胆囊管及胆囊动脉后向上解剖，分开脂肪结缔组织后即可扪及肝右动脉的搏动，如果右肝管位于肝右动脉的前方，可以先切断，结扎右肝管再处理肝右动脉。

3. 分别切断、结扎肝右动脉、右肝管后，其深面的门静脉右支即可显露，门静脉右支短而粗，最好以小直角钳细心分离，从门静脉右支后方穿过，并引入粗线，分别在远、近端各结扎一道，然后在预切线的远近侧各上一把血管钳，在其间切断，再次缝扎。如果门静脉右干太短，不宜在肝外切断、缝扎时，或考虑两钳间距离太近，勉强钳夹、切断有可能导致出血时，不必强行肝外切断，仅结扎两道，暂不切断，待肝实质切开后在肝内切断结扎右门静脉支。

4. 右侧肝门的入肝血流阻断后，失去供血的右肝颜色变暗，与正常的左肝颜色有明显的分界线，这条线即为右肝的切除平面。

5. 肝脏的游离：依手术者的习惯不同可以先游离肝脏后再解剖第一肝门，也可以先解剖处理第一肝门的管道系统再游离肝脏。强调充分游离肝脏，使肝脏基本上前移至切口处，一旦在离断肝脏时发生出血，因显露良好处理起来可以得心应手。分别切断肝圆韧带及镰状韧带，右侧三角韧带，右侧冠状韧带。为更好使肝脏游离，最好左侧冠状韧带也予以切断，这样更有利于第二肝门的处理。然后向上托起肝右叶下缘，剪开肝肾之间的后腹膜，此时应注意保护右肾上腺组织，钝性向上分离，肝脏被逐渐托起，可显示下腔静脉与肝后之间的静脉分支，所有这些小分支均应先结扎后切断。右侧冠状韧带剪开后，右肝顶与膈肌间为疏松的结缔组织，术者以手指在膈肌与右肝之间轻轻钝性分离，如果膈肌上有活动性血管出血，应予以缝扎。上述的解剖分离完成后右肝已经游离，只在后面与下腔静脉相连，通常有3～5支肝短静脉，均应予以切断，在处理这些静脉时，应十分小心，因这些小血管一旦撕断，因其回缩，出血可以很猛并不易止血，因此，在处理肝短静脉时，必须先行穿过2根细丝线，在二结扎线之间切断，此处不宜直接使用血管钳钳夹。右肝静脉的处理是右半肝切除的重要技术环节。其处理方法有二：其一是在肝外以直角钳分离，然后穿过丝线结扎，暂不切断，待右肝大部分离断，到最后处理肝右静脉时在肝实质内切断，缝扎；其二是在肝外不予解剖分离肝右静脉，而是在肝右静脉出肝处，先用大针粗线缝扎肝组织，使肝右静脉包括在结扎线内，在离断右肝时，最后在该缝扎线的肝侧切断肝实质，实际上等于在实质内切断缝扎肝右静脉。

（二）肝脏的离断

沿右肝的分界线，先以电刀切开肝包膜，以手指挤捏或用刀柄钝性由浅入深分离肝实质，遇到管道系统则钳夹切断，并结扎或缝扎。如果使用微波刀切肝，则在左右肝分界线上连续置入长度合适的微波电极，在切除线上形成一条凝固带，在凝固带中央由浅入深切开肝实质，同样遇到粗的管道应钳夹切断并结扎，微波凝固最好根据肝脏不同部位的厚薄不同选择不同长度的微波电极，以及不同的功率及输出时间。较厚部位的肝组织选择功率 100 W，通电时间为 30 s，薄的组织可选择输出功率为 80 W，通电时间 20 s。有条件的医院也可使用超声吸引刀切肝。但有时肝硬化严重的病人使用超声吸引刀时，由于肝脏纤维化超声吸引刀切割困难，其切割速度较慢，且出血也多，不如微波刀理想，对右肝巨大血管瘤切除时由于病变以外的肝组织正常，超声刀切割更为理想。

（三）肝断面的处理

肝断面所有的已钳夹的管道均应一一结扎或缝扎，肝实质的渗血处应8字形缝合，其余的渗血断面可用电凝、氩气刀等止血。检查断面有无胆瘘，通常使用干净的纱垫压迫断面片刻，移除纱垫后检查有无胆汁染色，怀疑有胆瘘处均应 8 字形缝合，待确定断面已无活动出血及胆瘘后，选择合适的大网膜加盖在断面上，并在周边固定几针。检查膈肌创面上有无活动出血或渗血，所有的出血均应缝扎，电凝止血可暂时止血，但其止血效果有时不可靠，有可能发生术后创面渗血不止，故最好进行缝扎。也可用纤维蛋白凝胶涂在肝断面上。肿瘤切除后有的病人可以在术中放置门静脉化疗"泵"或肝动脉化疗"泵"。肝动脉置泵方法：扪清肝固有动脉走向，向下寻找并解剖胃十二指肠动脉，在胃十二指肠动脉远侧端以直角钳带过中丝线先结扎一道，近端先放置另一根结扎线，切开胃十二指肠动脉前壁，置入化疗泵导管，向上一直送至肝左动脉入口处，并注入亚甲蓝溶液以判断导管的位置是否合适，待确定位置无误后，将胃十二指肠动脉的近端结扎，并另加缝扎。泵体置于切口下缘皮下。门静脉置泵通常选择胃网膜右静脉，导管深度以导管尖端在左门静脉入口处为宜，插管方法与肝动脉插管相同。

（四）引流物的放置

右半肝切除后，右膈下留下一个空间，应常规在右膈下及右肝断面处放置乳胶引流管，引流管在切口下方另戳孔引出。

第三节　左半肝切除术

【适应证】

1. 局限在左半肝的良、恶性肿瘤。

2. 复杂的左肝外伤，难以修补者。

3. 肝内胆管结石主要累及左肝者。

4. 局限在左肝的先天性胆管囊肿。

5. 其他适应证与右半肝切除术相同。

【禁忌证】与右半肝切除术相同。

【手术步骤】

1. 全身麻醉，病人取仰卧位，右肋缘下斜切口，上端达左侧肋弓，如果肿瘤巨大，也可考虑采用"屋顶"形切口。

2. 显露肝脏：分别切断肝圆韧带，镰状韧带，左侧三角韧带及左冠状韧带的前后叶，为方便肝脏的游离，右侧冠状韧带也须部分剪开。钳夹肝圆韧带向下牵拉肝脏，以手指钝性分离疏松组织或以血管钳钳夹切断左肝与膈肌之间的联系，直至第二肝门，肝上下腔静脉及肝左静脉的前方。如果肝左静脉在肝外部分容易分离结扎，可以用直角钳从左肝静脉后方穿过，施行肝外双重结扎；如果肝左静脉过短，估计分离有可能导致出血，也可在肝左静脉与肝组织的交汇处的肝侧以大针粗线先行缝扎，使肝左静脉包括在缝扎线内，随后切断肝胃韧带，有时有来自胃左动脉的分支进入左肝，应同时切断结扎，至此左肝外叶已全部游离。

3. 随后进行第一肝门的处理：其方法有两种，其一是按规则性肝切除分别游离、结扎、切断通向左肝的管道（方法与右半肝切除相同）。其二是，不需常规解剖左肝门的入肝管道，而是预置肝门阻断带，可以阻断肝十二指肠韧带或仅阻断左侧肝门的入肝血流，前者操作较容易，但对有严重肝硬化者，最好采用左侧肝门阻断，其方法为切开左肝门前方之肝门板后，以手指扪摸左肝动脉的搏动，以直角钳在血管搏动之左缘小心分离，同时以放在肝十二指肠后方的左手指为引导，用直角钳在肝横沟的后缘通过，引出阻断带并结扎。在此过程中切忌暴力，尤应注意勿伤及门静脉左支。

4. 肝脏离断：当左肝门的入肝血流阻断后，左右肝的分界线即可清晰显示出来，此线即为左半肝的离断线。实际上相当于胆囊的左侧即正中裂的左缘。其切除的方法与右半肝切除术相同。可参照右半肝切除术的手术方法。当肝脏的大部分离断后，最后处理肝左静脉时，通常主张在肝实质内切断缝扎，这样做更安全。肝断面的处理与右半肝切除术相同。值得注意的是左半肝切除过程中，应十分注意保护肝中静脉，凡是肝中静脉的分支均应仔细结扎。瘤体较大与肝中静脉关系密切，确实无法保留肝中静脉时，也可考虑结扎肝中静脉。实践证明，结扎肝中静脉后，术后多无不良后果。肝断面的活动出血均应8字形缝扎，对渗血的创面可用氩气刀喷射，确认无活动出血后以大网膜覆盖断面。膈下及肝断面旁分别放置引流管。

5. 同样，左肝的恶性肿瘤切除后，为了手术后的进一步化学治疗，也可同时放置动脉及静脉的化疗泵，其具体操作方法与右肝切除术描述相同。泵体分别埋在切口旁的皮下，位置应当适中。

【术后处理】

1. 禁食、胃肠减压。

2. 持续吸氧 24～48 h。

3. 全静脉营养支持治疗（脂肪乳、氨基酸、糖及各种电解质、微量元素等）。

4. 护肝药物的应用。

5. 选择有效的抗生素。

6. 预防应激性溃疡发生，给予雷尼替丁 50 mg 静脉滴注，3 次/d。

7. 为减少机体的应激反应、术后最初 3 d 内，每天给予激素（地塞米松）5～10 mg。

8. 如有腹水发生，及时输入血浆或白蛋白，必要时应用利尿药。

9. 术后即应密切观察引流物有无血液，如有活动性出血应及时处理。

10. 右半肝切除后，有时发生反应性胸腔积液，注意观察呼吸情况及肺部听诊，胸腔积液较多影响呼吸时，及时行胸膜腔穿刺。

第四节　肝尾状叶切除术

1627 年 Spigel 首先对肝尾状叶（简称尾叶）进行了描述，因此肝尾叶又称 Spigel 叶，随后进一步对其研究而有现在的命名，即 Couinaud 肝段解剖的Ⅰ段。最新的研究表明，肝尾叶的形状和大小的变化是非常大的。原发于肝尾叶的肿瘤或肿瘤累及尾叶者，需行单独或联合的尾状叶切除。因其解剖结构的特点，其手术入路及完成切除一直被认为是难度高、风险大的操作。近年来随着肝外科技术的进步，国内外有关肝尾叶切除的报道逐年增加，但对其手术细节仍缺乏详细具体的描述，使人们对尾叶切除手术有一层神秘感。

【解剖】肝尾叶深藏于肝脏后面，位于肝门横沟的后方，紧贴于第一肝门和下腔静脉之间，为不规则方块形的独立肝叶。它具有独立的管道系统，与肝门及下腔静脉彼此均有管道相连，它有 6 个面，即脏面、背面和其余四周的 4 个面，其解剖界限前方为Ⅱ、Ⅲ、Ⅳ段与肝中静脉，后为下腔静脉。但在一半病例中，有腔后突，该腔后突是手术入路的一大障碍；左侧为小网膜及胃小弯，右侧为肝十二指肠韧带，其上方以背裂为界，下方与肝门横沟相邻。肝尾叶横跨左右两肝叶而分为尾状叶左段和右段，尾状叶右段和尾状突与右肝叶相连。

1. 肝尾叶的血液供应：肝尾叶的血供很丰富，因其紧靠肝门区血管和下腔静脉，静脉回流通过肝短静脉进入肝后下腔静脉，这种血管结构表明肝尾叶肿瘤易于发生肝内及肝外的早期转移。

2. 动脉：来源于肝左动脉的分支进入尾叶的左段，来自肝右动脉的分支进入尾叶右段，供应尾叶右段及尾状突，肝尾叶的动脉供应有时有变化，可分别来自右前叶或右后叶动脉，也有来自肝固有动脉的分叉部。

3. 门静脉：由门静脉左干横部与右干向背侧左右各发出 1～4 支门静脉小支，供应肝尾叶的左右段。

4. 肝尾叶静脉：又称 Spigel 静脉，源于肝背静脉系统，通常有 1～3 支或 3 支以上的肝短静脉注入下腔静脉，分别开口于下腔静脉的左前壁、右前壁或前方，多者可达 4～8 支，通称第三肝门，Spigel 静脉的解剖变异较大，可从 2～3 支到超过 9 支不等。有时上面的尾叶静脉可汇入到中肝或左肝静脉，偶尔也可能汇入到右下肝静脉。这种引流静脉在数目及位置上的变化有时很难预测。如果尾叶肿瘤存在，则血管直径可能变粗。鉴于这些血管位置深并且均很短，术中很难将其分离并显露。这些解剖特点无疑增加了尾叶切除时的难度及风险。

5. 尾叶肝管：左右尾叶肝管一般经相关的门静脉支的深面，少数经浅面汇入左右肝管或其汇合部及肝总管。文献中报道尾状叶的胆管引流最常见为 2 支，即左右侧各 1 支，也另有文献报道最常见为 3 支者。

【适应证】

1. 肝尾叶的良性肿瘤，产生压迫症状时。

2. 肝尾叶的肝细胞性肝癌。

3. 肝门部胆管癌侵犯肝尾叶者。

4. 肝胆管结石，特别是左肝内胆管结石合并尾叶胆管结石者。

5. 左、右侧肝癌累及尾叶，无主要肝静脉或下腔静脉受侵。

6. 肝硬化门脉高压合并尾叶肥大拟行分流手术时切除部分肥大尾叶有利手术操作者。

【禁忌证】

1. 肿瘤已经侵犯主要肝静脉或下腔静脉。

2. 肿瘤局限在尾叶，但已有肝内转移或远隔脏器转移。

3. 技术能力难以达到者。

【术前准备】术前术者应对肝尾叶切除的困难及危险性有充分的思想准备，并做好术中必要的技术及所需多种器械的准备，这是基于肝尾叶解剖关系的特殊性。肝尾叶前方紧邻第一肝门，其后方紧邻第三肝门，分离前方时容易伤及肝门结构，导致出血或胆管损伤，分离后面时容易损伤下腔静脉，造成难以控制的出血。

术前全面了解病人的全身情况，判断对手术的耐受程度，通过各种检查手段（Bus、CT、MRI，必要时血管造影）了解和判断病变范围及与周围毗邻关系，以判断手术切除的可能性。

全面了解心、肺、肝、肾功能，凝血机制及伴发病的状况，纠正可能存在的水电解质失衡，对影响手术安全的伴发病进行必要的纠正和治疗（如糖尿病、高血压等）。

【麻醉与体位】因手术有相当的难度和风险，麻醉应选择气管内插管，静脉复合麻醉。因为术中可能发生大出血，应建立至少 2 支输液通道，必要时安置中心静脉压检测装置。

【手术方法】

1. 切口：右侧肋缘下切口或"人"字形切口，通常不需要加开胸切口。也有人主张上腹正中切口。当手术探查发现异常时向下延长切口或加一个与原切口垂直的横切口，作者更推荐前述切口的选择。

2. 手术入路：根据肿瘤的部位不同，可选用不同的手术入路，通常有如下 3 种入路：

（1）左侧入路：适用于左侧肝尾叶切除术，即所谓的小网膜入路，通常不需切除左外叶或左半肝，但需首先充分游离左半肝，一般要切断圆韧带、镰状韧带、左侧冠状韧带及三角韧带，并切断肝胃韧带，使左半肝得以充分游离，游离结扎并切断进入尾叶的门静脉和肝动脉分支，在腔静脉前方及左侧细心分离并结扎，切断所有细小的肝短静脉。此时肝后下腔静脉得以充分显露。随即可行尾叶切除。

（2）右侧入路：用于右肝尾叶的切除，先将右肝的全部韧带游离切断，将其翻向左侧，显露肝后下腔静脉及右肾上腺，从腔静脉间隙分离，结扎或缝扎切断几支肝短静脉。在这个操作过程中应注意勿损伤下腔静脉，并保护好右肝静脉及中肝静脉。如果行单纯右尾叶切除，右肝本身无切除指征时，不必为显露尾叶而加做右肝切除。

（3）中间入路：如果肿瘤局限在尾叶的中心部位或肿瘤太大，或因肝门部胆管癌侵及尾叶。为充分显露尾叶，防止损伤第一肝门结构和下腔静脉，可采用一个经肝实质切开的中间入路，也有人称前入路，即切开肝正中裂，肝断面充分止血后，即可逐渐显露出肝中静脉，沿肝中静脉平面向深部分离至下腔静脉并达肝门，在此切面一般无主要胆管，仅有数根肝中静脉分支，所有这些分支均应小心切断并结扎。正中裂完全切开后，肝门结构即清晰可见，即可游离切断、结扎从肝门进入尾叶的门脉三联，使尾叶完全脱离肝门，在离断尾叶与Ⅷ段肝之间联系后，即可处理尾叶与下腔静脉之间的肝短静脉。当尾叶与第一肝门、下腔静脉完全分开后，即可行尾叶切除。

3. 肝尾叶切除的最好入路必须根据每个病人的具体情况而定，应考虑到肿瘤的位置（尾叶的左、中部，右侧），病变的范围及有无腔后突存在，在一些病例中选用右或左侧入路均是适宜的，选用中间入路，因其复杂性，相对应用较少。如果行双侧尾叶切除，可先将右尾叶从第一肝门Ⅵ段肝和下腔静脉分离开，更要从小网膜入路将左尾叶从肝门Ⅲ段肝和下腔静脉分离，最终完整切除整个尾叶。

4. 为了防止术中腔静脉发生难以控制的出血，有人主张采用常温下全肝血流阻断技术，即控制肝十二指肠韧带、肝上及肝下下腔静脉。在肿瘤较大与肝门血管及腔静脉关系十分密切时，估计术中有发生大出血可能者，可采用这种方法。通常的情况下多不采用全肝血流阻断而是单纯采用阻断入肝血流的方法（第一肝门），多在手术关键时阻断或分次阻断以逐步完成尾叶切除。

第五节　微波技术在肝切除术中的应用

肝切除术能否成功取决于两个重要因素：根治性切除的机会和肝功能的储备。然而最重要的是手术中如何有效控制肝实质的大量出血。肝脏含有极为丰富的血管且组织结构脆弱，当合并有肝硬化及门脉高压时，常常可能发生难以控制的大出血或肝断面的广泛渗血，有效控制术中出血就成为肝外科的最大技术难点。自从1888年Langenbuch报道第1例肝部分切除术以来，许多外科技术相继应用于肝外科手术，其中包括手指离断技术、肝钳、肝带以及低温或常温下肝血流阻断、肝断面褥式缝合等，但由于肝脏病变的复杂性，各种方法都有一定的局限性。随着现代工业和科学技术的不断发展，近10年来相继有一些新的技术引入肝外科领域，使切肝方法有了很多改进，如应用二氧化碳激光切肝、Nd-YAG激光（钕-钇钻石）切肝，超声装置（超声刀）切肝，水喷射器（高压水刀）切肝以及等离子刀切肝等，这些新技术的应用无疑使切肝时出血得以较好的控制，但这些新技术的应用离不开工艺复杂、造价高昂的医疗器械，就目前我国经济而言，这些技术尚难以在更广的范围内应用和普及。近年来微波凝固装置的研制成功和大量的临床应用，以其优良的止血效能及操作简便、价格低廉为其突出特点，使肝外科手术有了突破性进展。不仅可以完成不同部位的肝切除，而且还可以利用微波固化对已不能施行手术切除的病变进行固化治疗。微波技术在肝外科的使用，使绝大多数病例的肝切除术不需阻断入肝血流而达到控制出血的目的，大大减少了手术的难度和降低术后并发症。

微波是电磁波谱的一部分，由微波发生器发出的微波经同轴电缆传输到一单极电极（也称微波天线），该电极呈针型，将该电极沿切除线依次置入肝组织内形成多个凝固点，形成凝固带，切开凝固带时基本上可以不出血，因这种针型电极具有手术“刀”的功能，因此称其为“微波刀”。微波单极电极与组织接触后，电磁能被组织吸收而由电磁能转变为热能，从而产生切割和凝固止血的作用。其机制从组织学观察，除组织坏死外，还可因坏死组织周围小血管痉挛、血管壁肿胀使管腔狭窄、内皮细胞破坏等导致凝固性血栓形成，从而达到止血的目的。通过狗的实验表明，当微波电极置入肝组织后，从大体形态观察发现肝组织受微波影响的范围为半径2.63～7.0 mm不规整圆形凝固坏死区，中央部位肝细胞固缩、扁平，呈圆柱状聚集成囊，囊内有肺泡样不规整的腔隙，微波电极通过的部位中央有直径0.47～2.7 mm组织缺失；受影响的肝组织呈两层不同的变化：内层厚1.88～5.0 mm，其中有的区域肝细胞高度肿胀，细胞间分界不清，部分胞浆溶解，有的区域肝细胞萎缩，肝窦状隙扩张，形成肺泡样不规整的腔隙。外层厚0.85～3.25 mm，肝细胞高度肿胀，肝细胞之间的间隙增宽，肝细胞散在或单独存在，很多已溶解坏死，此范围以外的肝组织充血，肝细胞颗粒样变性，这些改变构成了三层同心圆样的组织变化。微波作用后3～4 d，上述影响范围内的肝细胞全部呈凝固坏死，有的肝窦内皮细胞尚存活，局部有轻度的炎性细胞浸润（中性粒细胞为主）及轻度出血，与存活肝组织交界处开始有结缔组织包绕，显示充血，局部有少量炎性细胞浸润，附近存活的肝组织有的肝细胞颗粒变性，有的见肝细胞灶性增生。微波作用后6～8 d，坏死组织中有严重的炎性细胞浸润及出血，与存活肝组织交界处结缔组织包膜形成，其中有较多的中性白细胞为主的炎性细胞浸润，且伴有充血及出血，附近存活的肝组织有的出现肝细胞颗粒变性，空泡变性。微波作用后5～9周，局部完全地瘢痕组织修复，动物实验研究表明，微波电极作用于肝组织，产生局部性病理改变，中央部位为凝固坏死区，外层为反应区，最外层为充血区，小血管血栓形成，但直径 3 mm 以上血管仍有出血。这表明对 3 mm 以上的血管，术中仍需配合钳夹止血。

微波凝固装置的设备组成包括：微波发生器、功率输出控制、时间控制系统及传输系统以及长短不同的可替换微波"天线"（电极）。微波单极电极的长度分别为 3 cm、4.5 cm、5.5 cm、6.0 cm、6.5 cm、7.0 cm。术中根据病变部位肝组织厚度不同分别选用不同的长度。

微波技术应用在肝外科虽历史不久，但微波组织凝固在医学上的应用有较长的历史。早在 1947 年美国医学会、生理医疗委员会首次批准微波透热装置应用于矫形外科之后，微波组织凝固技术相继进入医学的各个领域。1971 年 Kosugil 研制成新的微波电极，1972 年 Obsaka 利用研制成的微波凝固器凝固兔的肝组织，没有任何并发症。1977 年日本外科医师 Tabuse 利用他设计的微波单极电极为 26 只家兔做了 52 次肝切除术，证明了微波在肝切除过程中有良好的止血效能；随后在临床上对 60 例病人进行了肝脏肿瘤切除、肝段及肝叶切除，由于采用微波切肝，出血很少，所以常规不阻断肝门血流，因此降低了由于肝脏缺血所引起的术后肝衰竭及高钾血症的发生，在他所报道的 60 例肝切除病人中，无一例发生术后继发出血。解放军总医院自 1986 年开始与航天部 207 所共同研制微波刀，并在 1990 年应用于临床，在他们早期使用微波刀切肝的一组资料中，手术中每例平均出血量为 249 mL，平均输血量为 294 mL，手术的 70 例中有 30 例术中未输血，切口全部一期愈合，无手术死亡率，无肝断面继发出血及腹腔感染。近年来随着使用微波刀的技术不断改进和完善，肝切除出血量比使用初期更为减少，在国内许多医院使用微波刀切肝已成为常规的切肝方法。

目前国内多家医院使用微波刀切肝并进行报道。综合这些资料可以看出，虽然都在使用微波技术施行肝切除，但统计的每例平均失血量及输血量来看，差异较大，这其中除微波凝固器装置的技术性能及肿瘤的大小不同外，使用微波凝固技术的合理性及正确理解操作要领亦不容忽视。

【微波刀切肝手术方法】

1. 充分显露肝脏：充分游离肝脏后使整个肝脏基本移至切口，这样足以使肝脏各个部位的病变均能得心应手地实施微波凝固，只有沿预切割线进行完全的凝固，才能做到切割时不出血。通常选择足够大的肋缘下斜切口，对于第Ⅷ段的肿瘤或右后叶靠近膈顶部的病变，右侧垫高 30°左右，切口上端要达到对侧肋弓，下端要拐到第 11 肋间，一般不需加开胸切口，手术中应用可移动的框架式拉钩将右侧肋弓充分牵引，造成比普通拉钩更开阔的显露，对于靠近膈顶部的病变，应当切断肝脏的所有韧带之后在肝顶与膈之间置放多个大纱垫以使肝脏下移，加上以大弯钳向下牵拉肝圆韧带，肝脏一般都能移至切口，足以在充分的直视下完成不同部位的微波凝固治疗。

2. 正确进行微波凝固：在肿瘤周围 2 cm 处以电刀划出拟切割线，沿切割线每隔 1.0～1.5 cm 插入微波电极。正确地选择微波的输出功率和通电时间是非常重要的。通常根据病变所在部位的肝组织厚薄不同选择不同的输出功率和通电时间，从肝的周边部地肝的最厚部分，依次选择 60 W、80 W、100 W 的输出功率，通电时间可从 15 s、20 s、30 s 不等，一个良好的凝固点其直径应在 1.0～1.5 cm、呈黄白色略微内陷的圆形。两个凝固点之间的肝组织达到凝固，这样若干的凝固点组成了凝固带。只要操作者准确沿凝固带中央进行切割，通常可达到基本无血的效果。当然，微波凝固的深度要依据病变的大小和部位来选择适宜的微波凝固电极（从 3～9 cm 有各种不同的规格），一般的微波单极电极抵达对侧肝包膜以不穿出肝包膜为宜，争取一次完成肝的全厚凝固，尽量不做二次凝固。靠近肝静脉及邻近腔静脉的病变，微波凝固时要十分注意保护，切勿损伤。

3. 肝断面管道的处理：微波凝固可使肝实质和 3 mm 以下的管道凝固，而较粗的管道（肝动静脉、门静脉的主要分支）仍需要先钳夹。只要处理得当，肝切面可做到基本不出血，通常的做法是由浅入深切开肝实质，有如切割橡皮一样的硬韧感，切到一定深度估计按解剖走行可能有大的管道出现时，可用刀柄左右刮拨使管道显露出来，直视下钳夹，这时的钳夹止血都是在视野比较干净的环境下完成的，如果忽视了上述的操作要领，一旦切断动、静脉管道，再去钳夹止血就相对困难，而且术野也模糊。

4. 肝断面的处理：采用微波凝固的方法切肝，其肝断面比用普通手术刀按传统方法切肝时要干净得多，由于没有整个肝断面弥漫性渗血或出血，对仅有的少数可能存在的活动出血点，可以从容地处理，通常用 8 字形缝合，值得重视的是，要用干净的湿纱垫反复轻按肝断面，以检查有无胆汁污染，一旦发现有小的胆瘘，应予妥善的 8 字形缝合，个别部位由于凝固不全及活动出血点缝扎后，肝断面仍有些弥漫性渗血，可用氩气刀喷射凝固止血。

5. 肝门部肿瘤的微波凝固：不论是第一或第二肝门部肿瘤，切除时通常较其他部位更困难，这个部位的肿瘤不像其他部位的肿瘤那样可以沿肿瘤周围做环形凝固，为避免损伤门静脉和肝静脉，靠近第一、第二肝门部分的肝组织不能凝固，只完成肿瘤周边的部分凝固，在已完成的凝固带切开后，对靠近肝门部位的非凝固肝组织按传统的切断方法进行，即第一肝门的肿瘤向下翻，第二肝门的肿瘤向上翻，边钳夹边切割，对于邻近的门静脉或肝静脉可以直视下避开，靠近第三肝门的肿瘤通常瘤体较大，在进行微波凝固时微波电极一定不能损伤下腔静脉，最好在结扎所有肝后静脉后于腔静脉前放置单层纱垫保护，同时在凝固时术者应将左手放在肝的后方，可用手指触摸微波电极，以不穿出肝包膜为度。

6. 肝断面二次凝固：使用这项新技术的初期，由于微波单极电极的长度限制，对较大的肝肿瘤，有时不能达到全厚肝的凝固，致使在切割肝组织时，凡切开微波凝固到的部位基本不出血，而微波凝固不到的深层组织，在切割时有时有明显活动出血。经验表明，这类病人需要行二次凝固，即在切开凝固的肝实质后，未凝固的肝组织再次像开始那样逐点凝固，形成深层的凝固带后再行切开，这可以充分保证整个肝断面基本不出血，但这无疑增加了手术时间，随着微波电极长度的改变，更长的针形电极（如 9～10 cm）的制备，使在绝大多数的病例中可以一次完成全厚肝的凝固。手术中根据病变的部位、大小等选择适宜长度的微波电极是保证一次完成全厚肝凝固的关键。

7. 不需阻断肝门和开胸：我国肝癌病人 80% 以上合并有程度不同的肝硬化及门脉高压症，过去按传统的切肝方法，多数病人需在术中间断阻断入肝血流，这虽然在不同程度上满足了肝外科止血的要求，但它是以肝脏热缺血损害为代价的。术后病人黄疸、腹水的出现以及其他多种并发症的发生率为术后恢复带来麻烦。由于微波凝固技术的应用使以往那种肝切除时常见的大出血不复存在，因此切肝时不需要阻断入肝血流成为使用微波刀切肝所独具的特点；微波刀切肝不仅能完成规则或不规则的肝叶切除，也更有利于完成局部根治性切除及肝段切除，更能满足肝限量切除的要求。肝脏Ⅶ、Ⅷ段的大肿瘤，过去按传统方法切肝通常采用胸腹联合切口，这不仅增加手术难度和创伤，更使术后并发症增多，得益于框架式拉钩使肝脏充分显露，加上微波的优良止血效能，使现在的肝切除不管是任何部分的病变，一般均不需再开胸，这无疑使肝脏手术更趋简化。有时对特别巨大的肿瘤病变切除时，将微波技术与控制入肝血流（阻断肝门）的方法相结合，这使肝断面可能存在的出血更容易控制，有时也可以把微波切肝技术同时与传统切肝方法相结合，这样就使肝脏任何部位的肿瘤切除均成为可能。特别是靠近第二肝门的肿瘤，既能使出血减至最少又能保护肝静脉。当然，如果肿瘤病变已完全浸润并固定于第二肝门则另当别论。

本章所述的肝叶切除术均在传统的开腹路径下完成。近年随着新理论、新技术、新设备的快速发展，肝切除的手术方式已远不止前述的一种方法，因为一些具备条件的医院在合理选择手术适应证下，更多地采用微创技术，通过腹腔镜（3D）或机器人操控系统完成各种肝切除（肝叶、肝段等）。其显著的优势：更精准、创伤小、失血少、恢复快。

不论哪种手术模式，均需严格遵循肝切除手术的基本外科原则和技术要求。术中遇到复杂的技术困难，或出现难以控制的失血，要不失时机地果断开腹。

不论选择哪种手术模式（开腹、腔镜下、机器人操控系统）完成肝切除手术，病人的安全应始终是首要的考虑。

〔冯玉泉〕

第四十三章　肝段切除术

Hepatic Segmentectomy

　　按照 Couinaud 所述，肝脏分为 8 个段。肝脏这 8 个段如果病情需要均可以分别予以切除。

【手术方法】

　　（一）肝Ⅱ段切除术

　　肝第Ⅱ段，即肝左外叶上段，其与肝Ⅲ段之间无明显的界线标志，位于肝脏的最左侧。手术时先切断肝圆韧带，两断端分别予以结扎。长弯血管钳夹住肝侧的肝圆韧带断端轻轻下拉，充分显露肝镰状韧带，电刀切开肝镰状韧带至肝静脉根部，再沿左外叶近膈肌处切开左冠状韧带，并结扎、切断左三角韧带，使肝左外叶完全游离。于第一肝门横沟左端处，切开覆盖在表面的浆膜，钝性分离脂肪组织，就可显露出进入第Ⅱ段的血管、胆管蒂。将该血管阻断后，该段肝组织立刻变色，而第Ⅲ段肝组织色泽正常。根据肝组织变色的范围来确定第Ⅱ段的界线。然后切开肝包膜，在离断肝实质的过程中所遇到的管道，要一一钳夹、切断和结扎。最后切断该段的血管、胆管蒂，其保留端应作双重结扎。结扎时注意不要太靠近位于左纵沟内的门静脉左支矢状部，以免将其损伤。切至肝左静脉处要仔细分离，结扎、切断引流第Ⅱ段的肝左静脉分支，保留引流第Ⅲ段的肝左静脉分支。肝脏第Ⅱ段切除后，即用湿、热盐水纱布垫压敷肝断面 3～5 min。取出该纱布垫后，如发现肝断面仍有出血或胆汁外漏，即用细线做 U 形缝合结扎。肝断面可使用肝针做 U 形缝合，如无渗血也可缝合，还可以游离大网膜覆盖肝断面。检查无出血后，于肝断面处放置 1～2 根引流管引流，关腹。

　　（二）肝Ⅲ段切除术

　　肝第Ⅲ段，即通常所称的肝左外叶下段。其与第Ⅱ段之间在肝表面无明显的界线标志，与第Ⅳ段下部（即方叶）以脐静脉裂静脉为界。手术时先切断肝圆韧带，两断端分别予以结扎。用一把长弯血管钳夹住肝侧的圆韧带断端，轻轻往下拉，以充分地显露肝镰状韧带。靠近腹前壁剪开镰状韧带至第二肝门处。靠近肝上缘剪开左冠状韧带，结扎、切断左三角韧带，使第Ⅱ、Ⅲ段完全游离。于第一肝门横沟左端上方约 2 cm 处，切开覆盖在纵沟表面的肝圆韧带 2～2.5 cm。靠纵沟左侧钝性分离脂肪组织，就可显露出进入第Ⅲ段的血管、胆管蒂。将该血管阻断后，该段肝组织立刻变色，而第Ⅱ段肝组织色泽正常。因此，可根据肝组织变色的范围来确定第Ⅲ段的界线。然后切开肝包膜，钝性分离肝实质。在断离肝实质的过程中所遇到的管道，要一一钳夹、切断和结扎。最后切断该段的血管、胆管蒂，其保留端应作双重结扎。结扎时注意不要太靠近位于左纵沟内的门静脉左支矢状部，以免将其损伤。切至肝左静脉处要仔细分离，结扎、切断引流第Ⅲ段的肝左静脉分支，保留引流第Ⅱ段的肝左静脉分支。肝脏第Ⅲ段切除后，即用湿、热盐水纱布垫压敷肝断面 3～5 min。取出该纱布垫后，如发现肝断面仍有出血或胆汁外漏，即用细线做 U 形缝合结扎。肝断面处理同前文肝Ⅱ段切除术。检查无出血后，于肝断面处放置 1～2 根引流管引流，关腹。

　　（三）肝Ⅱ、Ⅲ段联合切除术

　　肝Ⅱ、Ⅲ段联合切除术，即传统的肝左外叶切除术。肝Ⅱ、Ⅲ段位于肝镰状韧带左侧，脏面以左纵沟为界。先切断肝圆韧带、镰状韧带、左冠状韧带及左三角韧带，使Ⅱ、Ⅲ段完全游离。切断上述各韧带的方法同肝Ⅲ段切除术。用一把长弯血管钳夹住肝侧的圆韧带残端，将其向上提，以充分显露左半肝的脏面。切开覆盖于左纵沟表面的肝圆韧带，切口下端至第一肝门横沟左端下缘的水平，切口长度 3～4 cm，靠纵沟左侧分离脂肪组织，显露出进入第Ⅱ段和第Ⅲ段的血管、胆管蒂，分别予以结扎。结扎后，Ⅱ、Ⅲ段肝组织立刻变色。预结扎这两根血管，胆管蒂也可不通过解剖左纵沟的方法进行。于第一肝门横沟左端上方约 2 cm 圆韧带的左侧，将长弯血管钳尖端刺入肝实质中，刺入深度约 1.5 cm。然后根据术者的手感，沿 Glisson 鞘外向下至横沟左端下缘，静脉韧带左缘将血管钳尖端穿出。用此血管钳夹住 8 号粗丝线，随血管钳退出而将该粗丝线引出，将进入Ⅱ、Ⅲ段的两根血管、胆管蒂一并予以结扎。在肝上下腔静脉左侧约 2 cm 处，于第Ⅱ段上缘作一深的缝扎，将肝左静脉及其浅支包括在内而不作更多的解剖。这样，肝Ⅱ、Ⅲ段的血流已被完全阻断。在镰状韧带左侧 0.5～1.0 cm 处切开肝包膜，钝性分离肝实质，遇血管、胆管逐一钳夹、切断和结扎。最后切断进入Ⅱ、Ⅲ段的血管、胆管蒂。

　　肝Ⅱ、Ⅲ段联合切除术也可不采用预先处理其相应的血管控制出血，而采用常温下选择性阻断左半肝入肝血流或阻断全肝入肝血流的方法控制切肝过程的出血。在断离肝实质的过程中，当沿左纵沟深处分离到门静脉左支矢状部时，用刀柄将肝组织轻轻向左侧推开，解剖出从矢状部发出的供应第Ⅱ、Ⅲ段的门静脉支，并予以钳夹、切断和双重结扎。与Ⅱ、Ⅲ段门静脉支相伴行的动脉支及胆管亦予以切断结扎。然后向肝后上方分离，找出肝左静脉，予以钳夹、切断，并作双重结扎，最后余下的第Ⅱ段上缘的部分肝组织，连同肝左静脉的分支（即肝线静脉）一并钳夹、切断和结扎，完全切除第Ⅱ、Ⅲ段。

　　肝断面完全止血后，可以不缝合，也可将镰状韧带向下翻转，覆盖肝断面，并用细丝线缝合固定。如镰状韧带宽度不够，亦可用肝胃韧带或大网膜覆盖肝断面。于左膈下肝断面旁放置引流管 1～2 根，关腹。

　　（四）肝Ⅳ段切除术

　　肝第Ⅳ段，即通常所称的肝左内叶（图 43-1）。其左侧以镰状韧带为界，右侧以正中裂为界。临床上一般只切除第Ⅳ段的下半部，相当于传统的肝方叶切除术。第Ⅳ段切除时，通常需先将胆囊切除。然后切断肝圆韧带，剪开镰状韧带至第二肝门处。必要时，可将左冠状韧带、左三角韧带切断，游离左半肝，以充分地显露第Ⅳ段。用一把长弯血管钳夹住肝侧的圆韧带残端，向上牵拉，显露左半肝的脏面。离断Ⅲ、Ⅳ段之间的桥状肝组织，顺着圆韧带右缘切开肝包膜，断离肝实质至纤维束样的圆韧带末端。在这过程中所遇到的管道是第Ⅳ段的血管、胆管蒂，其走向自左而右，应一一钳夹、切断和结扎。这是第Ⅳ段切除的第一步。第二步是沿正中裂切开肝包膜、断离肝实质。在此切面中可遇到肝中静脉或其Ⅳ段分支，应予以钳夹、切断、结扎。切开的范围膈面是从肝前下缘到肝膈面与肝右缘中点相平行处，脏面是从肝前下缘至第一肝门横沟右端上缘 0.5～1.0 cm。第三步是在第一肝门横沟上缘作一横切口，术者将右手示指伸入此切口中，根据手感，沿左半肝血管、胆管蒂上缘向第二肝门方向深入分离。此过程中，一般遇不到大的血管、胆管支，小的管道应予以结扎、切断。最后是在肝膈面相当于肝右缘中点平行处作横切口，连接左右两侧的纵切线，在横断肝实质的过程中，须结扎、切断几根肝中静脉的小分支。第Ⅳ段切除后，留下左、右、上、后 4 个肝断面，对每断面均应仔细观察有无活动的出血及胆汁外漏。肝断面处理同前文肝Ⅱ段切除术。经检查无出血后，于肝断面处放置引流管 1 根，关腹。

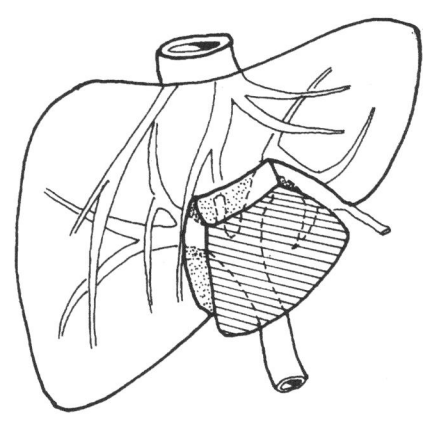

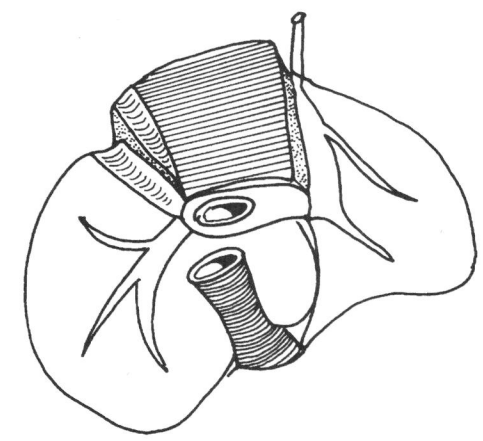

a. 膈面观　　　　　　　　　　　　　　　　　　　　　　b. 脏面观

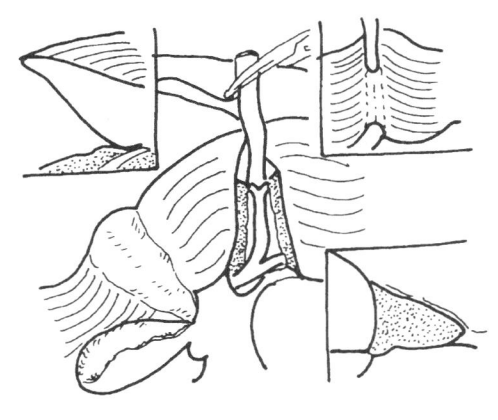 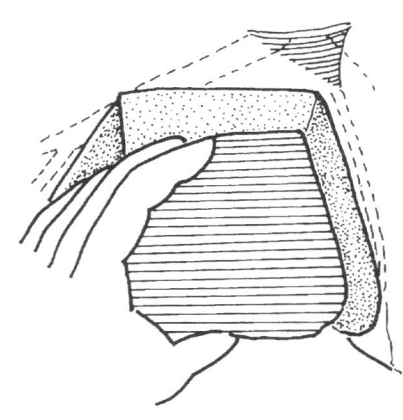

c. 切除之步骤　　　　　　　　　　　　d. 切除之肝方叶

图 43 - 1　Ⅳ肝段切除范围

（五）肝Ⅴ段切除

肝第Ⅴ段相当于右前叶下半部（图 43 - 2）。其左侧以正中裂为界，右侧以右叶间裂为界。右叶间裂在肝表面无明显的标志，通常取胆囊与肝右缘连线的中外 1/3 为一点，另一点在肝右静脉汇入下腔静脉处，此两点的连线即为右叶间裂的虚拟线。有时在肝脏右下缘有一切迹，距肝右缘约 2 cm，此切迹即为右叶间裂下端的起点。先切断肝圆韧带、镰状韧带、右三角韧带及右冠状韧带，以便充分地显露肝第Ⅴ段。必要时可同时切断肝结肠韧带及肝肾韧带，使右半肝完全游离。切肝之前，常规切除胆囊。切肝的第一步是，自肝前下缘至膈面相当于肝右缘中点水平沿正中裂表面切开肝包膜，断离肝实质，遇到肝中静脉向右侧的分支（即第Ⅴ段肝静脉支）——钳夹、切断、结扎。第二步是从右叶间裂进入，遇到肝右静脉向左侧的分支，应一一钳夹、切断、结扎。第三步是在肝的脏面，右纵沟右侧相当于与横沟上缘相平行的部位作一横切口，连通左右切肝线。第四步是在肝膈

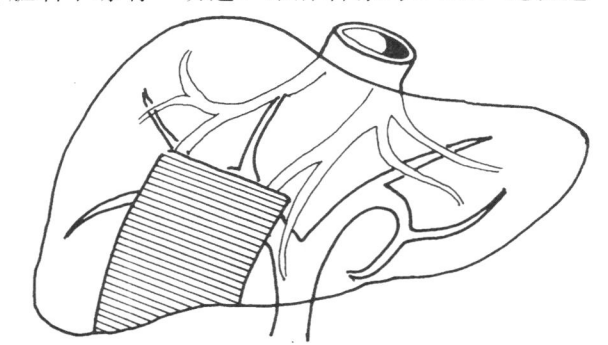

图 43 - 2　Ⅴ肝段切除范围

面相当于与肝右缘中点平行处作横切口，使左右切肝线连通，并向深方向断离肝实质，然后自第Ⅴ段上后方和下后方断离肝实质，在此过程中遇到的主要管道，即为第Ⅴ段的血管、胆管蒂，将其一并钳夹、切断、双重结扎，完整地将第Ⅴ段切除。肝断面处理同前文肝Ⅱ段切除术。经检查无出血后，于肝断面处放置引流管 1 根，关腹。

（六）肝Ⅵ段切除术

肝第Ⅵ段，即右后叶下段（图 43 - 3）。其左侧以右叶间裂为界，上界为右段间裂。右段间裂起自第一肝门横沟右端，向右行走达肝右缘中点。第一肝门右切迹可作为此裂的表面标志。切断右三角韧带、右冠状韧带、肝结肠韧带及肝肾韧带，以充分显露第Ⅵ段。沿右叶间裂切开肝包膜，切口上端达相当于肝右缘中点平行的水平。钝性断离肝实质。在断离Ⅵ段左侧上部肝实质时，注意显露出肝右静脉的Ⅵ段支，并将其钳夹、切断、结扎。恰好在肝右静脉Ⅵ段支的后下方，是进入Ⅵ段的血管、胆管蒂，可将其一并钳夹、切断、结扎。在处理Ⅵ段的血管、胆管蒂之前，应略作游离，防止损伤进入Ⅶ段的血管、胆管蒂。然后自肝右缘中点向左横行切开肝包膜，至与左侧的纵切口会合。钝性横断肝实质。此过程仅遇到一些小的肝静脉支，应予以结扎、切断。将肝第Ⅵ段完整地切除。肝断面经彻底止血后，用大网膜覆盖。肝断面处放置引流管 1 根，关腹。

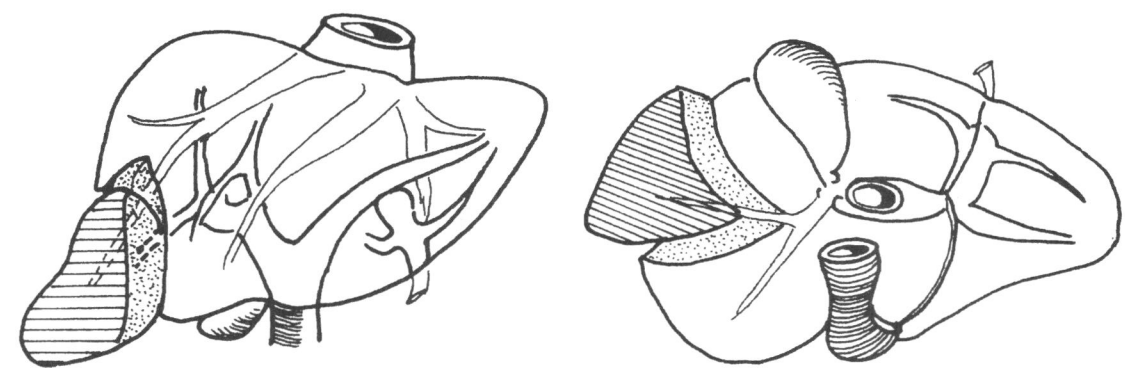

图 43 - 3　Ⅵ肝段切除范围

（七）肝Ⅶ段切除术

　　肝第Ⅶ段，即右后叶上段（图43-4）。其左侧界为右叶间裂，下界为右段间裂。第Ⅶ段位于肝脏的右后上部，需要将肝右三角韧带、右冠状韧带、肝结肠韧带、肝肾韧带完全切断，并分离肝裸区，使右半肝完全游离，才能将其充分显露。自肝上下腔静脉右缘沿右叶间裂向下切开肝包膜，断离肝实质。显露出肝右静脉后，可见其右侧壁有一支较粗的分支进入Ⅶ段，此即肝右静脉的Ⅶ段支，将其钳夹、切断、结扎。此外，尚有一些细小的肝静脉支进入Ⅶ段，应一一钳夹、切断、结扎。Ⅶ段肝静脉支起源的部位一般较高，如在断离Ⅶ段左侧下部肝实质时遇到较粗大的肝静脉支，其很可能是Ⅵ段的肝静脉支。证实后，应予以保护。自肝右缘中点向左横行切开肝包膜，至与左侧的纵切口会合。然后向深横断肝实质。此过程遇到的进入Ⅶ段的粗大管道，即为Ⅶ段的血管、胆管蒂，应一并钳夹、切断、结扎，完整地切除第Ⅶ段。肝断面彻底止血后，游离一带蒂的大网膜覆盖肝断面。于右膈下肝断面处放一根引流管引流。如创面较大，应再放置一根普通膈下引流管，以充分引流膈下，对防止术后膈下积液及继发感染均有帮助。

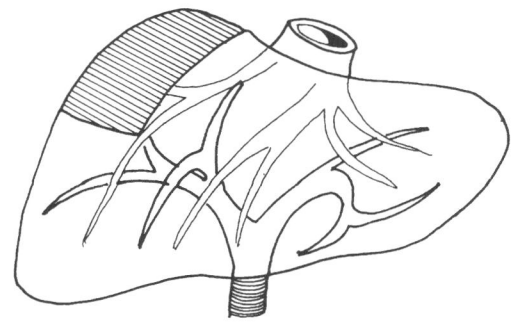

图 43 - 4　Ⅶ肝段切除范围

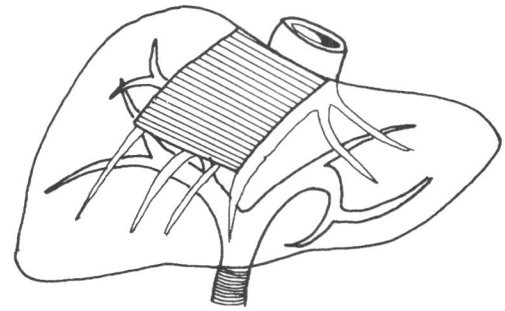

图 43 - 5　Ⅷ肝段切除范围

（八）肝Ⅷ段切除术

　　肝第Ⅷ段相当于肝右前叶的上部（图43-5），该段解剖部位特殊，介于肝右静脉、肝中静脉和下腔静脉之间，故手术较困难。切断肝圆韧带，剪开镰状韧带至第二肝门，并剪开右侧冠状韧带，显露第Ⅷ段。如第Ⅷ段显露不充分，应将右三角韧带、肝结肠韧带及肝肾韧带均剪开，并分离裸区，使右半肝完全游离，一方面有利于充分地显露第Ⅷ段，另一方面便于操作时控制肝脏。第一步自第二肝门沿正中裂切开肝包膜，切口下端至相当于肝右缘中点相平行的水平。断离肝实质，显露出肝中静脉。于肝中静脉右侧壁找出第一支Ⅷ段肝静脉，将其钳夹、切断、结扎。第二步是沿右叶间裂切开肝包膜，断离肝实质，显露出肝右静脉。于肝右静脉左侧壁显露出第二支Ⅷ段肝静脉，将其钳夹、切断、结扎。第三步是在两纵切线下端之间横行切开肝包膜，使其相互连通。沿横切口断离肝实质过程中遇到的较粗大的上行管道，即为Ⅷ段的血管、胆管蒂，将其一并钳夹、切断、结扎。第四步是在第二肝门前方两纵切口之间切开肝包膜，用手捏住该段肝组织并向上提，在下腔静脉前方断离其基底部，将整个Ⅷ段全部切除。切除的Ⅷ段外观呈锥体形状。肝断面彻底止血后，创面用带蒂大网膜填塞。也可不用大网膜填塞，而保持肝创面敞开。于膈下肝创面处放置引流管一根，关腹。

（九）肝Ⅳ、Ⅴ段联合切除术

首先游离、结扎、切断胆囊管及胆囊动脉，胆囊床不作分离，胆囊与Ⅳ、Ⅴ段肝组织一并整块切除。切肝的第一步同第Ⅵ段切除术，用一把长弯血管钳夹住肝侧的圆韧带残端，向上牵拉，离断Ⅲ、Ⅳ段之间的桥状肝组织。在肝圆韧带右侧切开肝包膜、断离肝实质，钳夹、切断、结扎进入Ⅵ段的血管、胆管。第二步是沿镰状韧带右侧进入，断离肝实质。第三步是在右叶间裂左侧约 1 cm 处，自肝前下缘至相当于与肝右缘中点平行处切开肝包膜、断离肝实质。此过程遇到的肝右静脉的Ⅴ段支应一一钳夹、切断、结扎。第四步是在第一肝门横沟上缘切开肝包膜，术者左手捏住Ⅳ、Ⅴ段肝组织，向上提，右手手指伸入此切口中，沿左半肝血管、胆管蒂上缘向第二肝门方向深入分离。然后沿右半肝血管、胆管蒂上缘向右、向第二肝门方向分离，显露出Ⅴ段的血管、胆管蒂，予以钳夹、切断、结扎。此步应注意保护Ⅷ段的血管、胆管蒂免受损伤。最后一步是在与肝右缘中点平行线上作横切口，断离肝实质，钳夹、切断、结扎肝中静脉。将Ⅳ、Ⅴ段与胆囊一并整块切除（图 43 - 6）。肝断面彻底止血后，用大网膜覆盖肝创面。在肝断面处放置引流管一根，关腹。

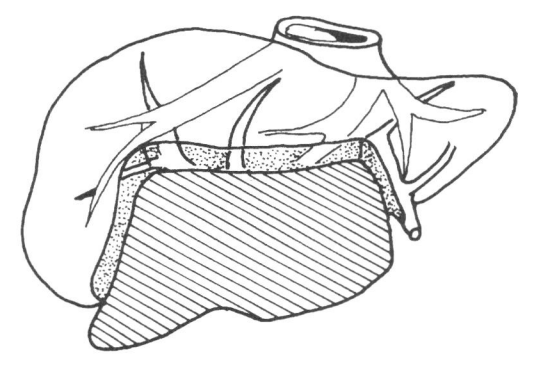 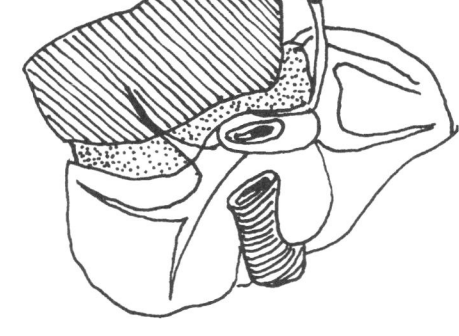

a. 前面观　　　　　　　　　　　　　　b. 脏面观

图 43 - 6　Ⅳ、Ⅴ肝段联合切除

（十）肝Ⅴ、Ⅵ段联合切除术

首先切除胆囊。切肝的第一步同Ⅴ段切除术。自肝前下缘至膈面相当于与肝右缘中点水平处，沿正中裂右侧 1 cm 切开肝包膜，断离肝实质，切断、结扎肝中静脉的Ⅴ段支。此切口在脏面向第一肝门方向斜切，断离肝实质过程中遇到的Ⅵ段血管、胆管蒂，应予以钳夹、切断、结扎。第二步是自肝右缘中点向左作横切口，至与左侧的纵切口连通。断离Ⅵ、Ⅶ段之间的肝实质时所遇到的进入Ⅵ段的血管支，为肝右静脉的Ⅵ段支，予以钳夹、切断、结扎。在离断Ⅴ段与Ⅷ段之间的肝组织过程中，对所遇到的管道应注意其行走方向，证明是进入Ⅴ段的管道，应予以钳夹、切断、结扎。否则，应予以保护，以免误伤Ⅷ段的血管、胆管蒂。将Ⅴ、Ⅵ段一并切除（图 43 - 7）。肝断面彻底止血后，用大网膜覆盖。肝断面处放置引流管 1 根，关腹。

（十一）肝Ⅳ、Ⅴ、Ⅵ段联合切除术

先游离、结扎、切断胆囊管及胆囊动脉，不分离胆囊床，胆囊留在原位。第一步同肝脏第Ⅳ段切除术，在肝圆韧带及镰状韧带右侧断离肝实质，处理Ⅳ段的血管、胆管蒂。第二步是自肝右缘中点向左作横切口，至与镰状韧带右侧的纵切口相连接，断离肝实质，对进入Ⅳ、Ⅴ、Ⅵ段的肝中静脉、肝右静脉分支一一钳夹、切断、结扎。第三步是在第一肝门横沟上缘横向切开肝包膜，术者左手捏住Ⅳ、Ⅴ段肝

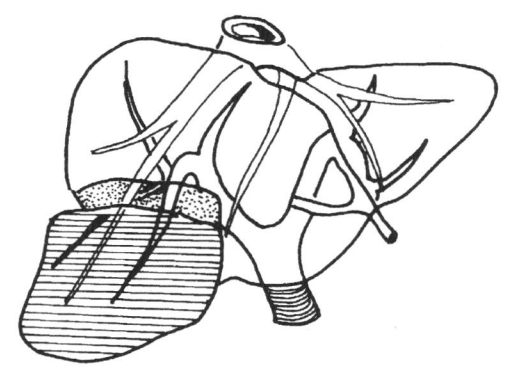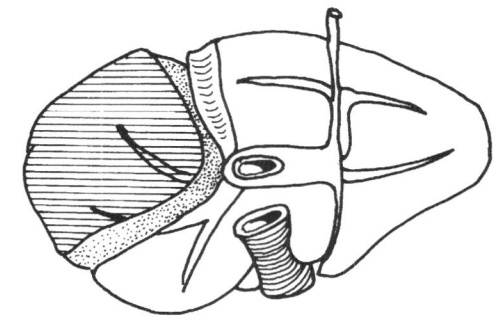

图 43-7 Ⅴ、Ⅵ肝段联合切除

组织，并向上提，右手手指伸入此横切口内，沿左半肝及右半肝的血管、胆管蒂上缘向第二肝门方向深入分离肝实质，显露出Ⅴ段和Ⅵ段的血管、胆管蒂，予以钳夹、切断和结扎，同时注意保护进入Ⅶ段和Ⅷ段的血管、胆管蒂，将肝第Ⅳ、Ⅴ、Ⅵ段 3 个段连同胆囊一并整块切除（图 43-8）。肝断面经彻底止血后，用大网膜覆盖。肝创面处放置引流管 1~2 根，以充分引流。

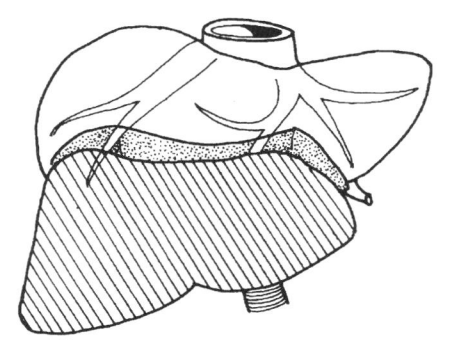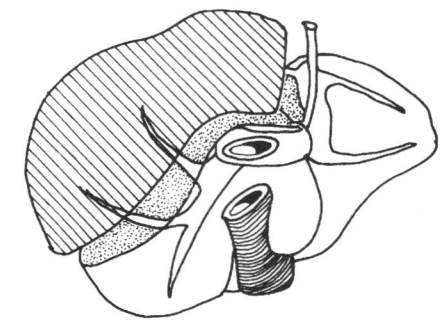

图 43-8 Ⅳ、Ⅴ、Ⅵ肝段联合切除

（十二）肝Ⅵ、Ⅶ段联合切除术

肝Ⅵ、Ⅶ段联合切除术，即传统的肝右后叶切除术。充分游离右半肝所有的韧带和肝裸区，直达下腔静脉，同时切断肝圆韧带和肝镰状韧带，使右半肝完全游离，便于术者掌握控制。在第一肝门右切迹外侧分开肝实质，显露出右后叶的门静脉支、胆管和动脉支，予以结扎。结扎后，肝第Ⅵ、Ⅶ段肝组织迅速变色，显示出其界线。然后沿肝组织变色界线的边缘切开肝包膜，断离肝实质，所遇到的进入Ⅵ、Ⅶ段的管道一一钳夹、切断、结扎，并注意保护肝右静脉主干。如果在第一肝门的右切迹外侧处理右后叶门静脉支、胆管及动脉支有困难，或结扎这些管道后肝组织变色界线不明显，可在第二肝门右侧切开肝包膜，分离肝实质，显露出肝右静脉主干。沿肝右静脉

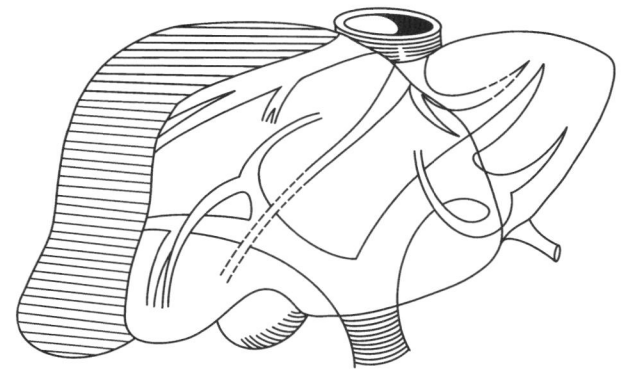

图 43-9 Ⅵ、Ⅶ肝段联合切除

主干向右下方向分离，结扎、切断自肝右静脉右壁发出的Ⅶ段支和Ⅵ段支。在肝实质内找到Ⅵ段和Ⅶ段的血管、胆管蒂，分别予以结扎、切断。沿下腔静脉右壁，将肝短静脉连同肝组织一并结扎、切断，切除Ⅵ、Ⅶ段（图 43-9）。肝断面处理同前文（五）。缝合肝圆韧带、镰状韧带两断端，固定残肝。右膈

下肝断面处放置 1～2 根引流管，以充分引流。

（十三）肝Ⅶ、Ⅷ段联合切除术

肝第Ⅶ、Ⅷ段联合切除时，必须结扎、切断肝右静脉主干。因此，在决定做此手术之前，需要证明病人有肝右后下静脉（IRHV）存在。术前及术中 B 超扫描对识别该静脉有帮助。据一些研究表明，20%～24% 正常人有肝右后下静脉，此静脉主要引流Ⅵ段及部分Ⅶ段，发育良好者还可引流Ⅴ段。在这些人结扎、切断肝右静脉后，不会发生Ⅶ、Ⅷ段下方的Ⅴ、Ⅵ段静脉回流障碍。先切断肝圆韧带、镰状韧带及右半肝周围所有的韧带，分离肝裸区，使后半肝完全游离。在第二肝门右侧切开肝包膜，断离肝实质，显露出肝右静脉主干，予以结扎、切断。在第二肝门前

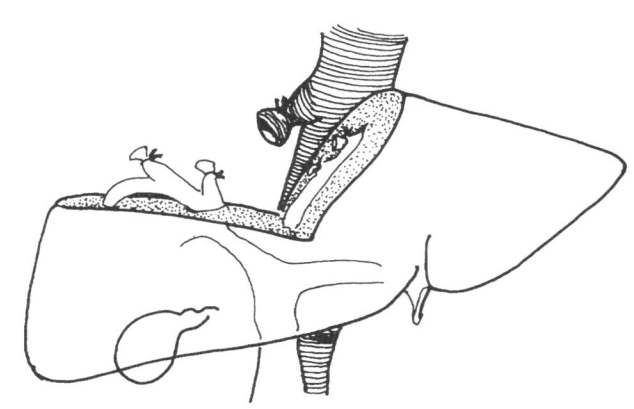

图 43 - 10　Ⅶ、Ⅷ肝段联合切除

方偏左侧纵向切开肝包膜，分离肝实质，显露出肝中静脉主干。在其右侧壁找出肝中静脉发出的Ⅷ段静脉支，予以钳夹、切断、结扎。然后自肝右缘中点向左平行横切肝脏，在横断肝实质过程中遇到的Ⅶ、Ⅷ段血管、胆管蒂，予以分别钳夹、切断、结扎。整块切除Ⅶ、Ⅷ段（图 43 - 10）。如肿瘤较大，而且紧靠第二肝门右侧，先处理肝右静脉有困难时，也可将其留作最后一步处理。先显露肝中静脉，处理肝中静脉的Ⅷ段支。肝断面经彻底止血后，用一片带蒂的大网膜覆盖，也可不覆盖而将其敞开。右膈下肝断面处放置引流管 1～2 根引流，关腹。

（十四）肝Ⅳ、Ⅴ、Ⅷ段联合切除术

肝Ⅳ、Ⅴ、Ⅷ段联合切除术，即传统的肝中叶切除术。肝脏外科解剖中并无肝中叶这一解剖单位，它是肝右前叶和左内叶的总称。切断肝圆韧带、镰状韧带及右半肝周围所有的韧带，分离肝裸区，使右半肝完全游离。游离、结扎、切断胆囊管及胆囊动脉，不分离胆囊床，胆囊留在原位。在第二肝门前方偏左侧沿肝中静脉走向分离肝实质，显露出肝中静脉主干，予以结扎，不切断，注意不要损伤与其相会合的肝左静脉主干。如肿瘤较大，操作不便时，也可在切肝的最后一步处理肝中静脉。沿肝脏镰状韧带及肝圆韧带右侧缘分离肝实质，显露出第Ⅳ段的血管、胆管蒂，予以钳夹、切断、结扎。在第一肝门右切迹处切开肝包膜，分离肝实质，显露出右前叶的血管、胆管蒂，确认无误后，予以结扎、切断，注意不要损伤肝右动脉、右肝管及门静脉右支。沿右叶间裂左侧 0.5～1 cm 纵向切开肝包膜、断离肝实质。肝右静脉的Ⅴ、Ⅷ段分支，予以一一结扎、切断。然后术者左手捏住Ⅳ、Ⅴ段肝组织，并向上提取，在第一肝门横沟上缘切开肝包膜、断离肝实质，将肝后下腔静脉前壁的肝短静脉连同肝组织一并钳夹、切断、结扎，注意不要损伤下腔静脉。最后切断肝中静脉，将Ⅳ、Ⅴ、Ⅷ段连同胆囊一并整块切除。肝断面彻底止血后，用一片游离的大网膜覆盖左、右侧两个肝断面及后方的下腔静脉，并用细丝线缝合固定。如左、右侧残肝能够对拢，也可将其靠拢缝合。彻底止血后，于小网膜孔处放置 1 根引流管，第一肝门前方肝断面处放置 1 根引流管，以充分引流。

（十五）肝Ⅰ段切除术

肝Ⅰ段切除术，即尾叶切除术。这是难度较大而有一定危险的手术。Ⅰ段位置深，直接与下腔静脉的左侧壁接触，有时部分Ⅰ段肝组织可绕至下腔静脉背面，并有肝短静脉与肝后下腔静脉相连。因此，在切除肿大的Ⅰ段时非常困难，并有撕裂下腔静脉的危险。手术时先切断肝圆韧带、剪开镰状韧带、左冠状韧带、左三角韧带、肝胃韧带，充分游离左半肝。在第二肝门右侧剪开右冠状韧带 3～4 cm，显露肝上下腔静脉，以便必要时用心耳钳钳夹阻断肝上下腔静脉。游离肾静脉上方的肝下下腔静脉，并绕一条带，备阻断肝下下腔静脉用。将左半肝向右上方牵拉，充分显露其脏面，向右牵开肝十二指肠韧带，以充分显露Ⅰ段。沿第一肝门横沟下缘切开肝包膜，沿左半肝血管、胆管蒂下方断离肝实质，结扎、切

断进入Ⅰ段的门静脉支、胆管支及动脉支。于肝下下腔静脉左侧切开Ⅰ段肝包膜，沿肝后下腔静脉左侧壁分离，连同部分肝组织一并钳夹、切断，结扎肝短静脉支。在此操作过程中，注意所遇到的管道的直径及走向，进入Ⅰ段的管道一般较细，向Ⅰ段肝组织内行走。约20％病人Ⅱ段的胆管行经Ⅰ段，需注意鉴别，并予以保护。在分离过程中万一撕破下腔静脉壁引起大出血，应立即依次阻断肝下下腔静脉和肝上下腔静脉，用无损伤针线修复裂口止血。切除Ⅰ段后，创面予以彻底止血，用1片游离的大网膜填入创面处，并作固定。于肝十二指肠韧带左后方放置引流管1根引流，关腹。

有些病人肝左外叶明显增大，显露Ⅰ段十分困难。对于这种情况，应先将Ⅱ、Ⅲ段切除，甚至需切除第Ⅳ段才有可能显露出Ⅰ段，实际上成为Ⅰ、Ⅱ、Ⅲ段联合切除或为扩大的左半肝切除术（因左半肝切除术通常不包括Ⅰ段在内）。

（十六）肝切除术一些问题的讨论

1. 肝切除术的临床意义：在我国及其他亚洲地区，可切除的原发性肝癌中85％以上病人合并不同程度的肝硬化。对肝硬化明显者，若切肝范围过大，就有可能导致术后肝衰竭甚或死亡。而在良性肝脏肿瘤中，如肝腺瘤、肝海绵状血管瘤等，切除病变的同时过多地切除邻近的正常肝组织并无必要。因此，小范围的切肝已成为当前肝外科中经常施行的手术。其方法包括非解剖性肝切除，如部分肝切除术和解剖性肝切除，如肝段切除术。做解剖性肝切除术的缺点是，切肝界线与保留肝实质内的血管、胆管关系必须明确。切肝量过少，病变可能切除不彻底；切肝量过多，可能会损伤保留肝组织的血供。因此，20世纪80年代初法国的Bismuth极力主张按Couinaud分段法施行肝切除，即肝段切除术。这一主张已在全球各国被广泛接受。从治疗效果来看，过去肝癌手术效果较差，近年来东方肝胆外科医院和武汉同济医院通过临床实践证明，部分大肝癌病人经手术切除治疗，1年生存率、3年生存率和5年生存率分别为71.2％、58.8％和38.7％，而小肝癌的5年生存率达到62.7％，甚至更高，手术效果有了明显提高。近30年来，我们共施行各类肝段切除术超过1万例，术后死亡率仅0.2％。死亡原因主要是肝硬化门静脉高压并发食管胃底曲张静脉破裂大出血，与手术无直接关系。仅2例术后出现轻度肝性脑病症状，均为原发性肝癌病人。其中1例为第Ⅴ段切除术，术前有慢性肝炎史10余年；另1例为Ⅶ、Ⅷ段联合切除术，术前曾作过5次肝动脉插管化疗栓塞（TACE），术中见肝脏明显硬变伴脂肪肝，肝组织极其脆弱而难以缝合。经药物治疗，此2例分别于术后第5天和第7天症状缓解、血氨值恢复正常。

2. 切肝界线的确定：确定切肝界线是肝段切除术极为重要的一步。我们知道，肝段的界线是根据肝内门静脉和肝静脉的分布及走向而确定的。正中裂内有肝中静脉行走，右叶间裂内有肝右静脉行走，肝左静脉主干行走于左段间裂的右上1/3。然而问题是，人的肝脏大小，形态及肝内血管解剖关系常存在个体差异，或由于肝硬化、肿瘤挤压或浸润而发生改变，以至于术者很难确切地把握切肝界线。若未能把握好切肝界线，在断离肝实质的过程中，就有可能损伤邻近保留肝段的营养血管和回流静脉，结果造成受损肝段的血液循环障碍，甚至发生肝坏死等严重后果。因此，对于准备施行肝段切除的病人，术前应做血管造影或术中做肝超声检查，了解病变与其所属肝段门静脉支、肝静脉支的方位及距离，并对邻近的肝段门静脉及肝静脉支予以定位，然后确定切肝界线及范围。

3. 肝段切除术中控制出血的方法：肝段切除过程中控制肝断面出血是极为必要的。控制出血的方法很多，可根据切除不同的肝段而采用不同的控制出血的方法。例如，Ⅱ、Ⅲ段联合切除术，可采用经肝直接结扎入肝和出肝血管方法（Makuuchi称其为陈氏方法）控制出血；Ⅶ段切除术及Ⅳ、Ⅴ、Ⅷ段联合切除术，可采用陈氏肝血流阻断法（即阻断第一肝门联合阻断肝下下腔静脉）控制出血。

4. 断离肝实质的方法：肝血流阻断后，开始断离肝实质。传统上采用手指捏断或刀柄分离法断离肝实质，但对于有明显肝硬化者，这两种方法均不适用，应采用钳夹法断离肝实质。方法是，用弯血管钳钳夹肝实质，肝实质因挤压而粉碎，而其中的细小管道尚未被夹断，用剪刀将其剪断，连同部分肝实质一并结扎残留端的管道。显露出相应肝段的血管、胆管蒂或肝静脉支后，予以钳夹、切断、结扎。用此方法直至完全切除肝段。近年来有许多新出切肝器械，如超声刀、CUSA、射频止血器等，断肝实质效果很好。

〔陈孝平　董汉华〕

参考文献

［1］Xin-Da Zhou，Zhao-You Tang，Bing-HuiYang，et al. Experience of 1000 Patients Who Underwent Hepatectomy for Small Hepatocellular Carcinoma ［J］. CANCER，2001．91（8）：1479－1486.

［2］张必翔，陈孝平. 大肝癌个体化外科综合治疗应重视的关键问题 ［J］. 外科理论与实践，2012，17（5）.

［3］Bin-hao Zhang，Bi-xiang Zhang，Zhi-wei Zhang，et al. 42573 cases of Hepatectomy in China：a multicenter retrospective investigation ［J］. Sci China Life Sci，2018，61（6）：660－670.

第四十四章　肝脏转移癌手术

Resection of Hepatic Metastasis

　　肝脏是体内最常发生转移性病变的器官之一，因肝脏接受门静脉血和肝动脉血的双重血液灌流，故可能是内脏器官恶性肿瘤的首发转移部位，或是远隔部位恶性肿瘤全身性转移时的一部分。从病理解剖材料看，因恶性肿瘤死亡的病人中，40%有肝脏转移，仅次于淋巴系统；其中以来自胃肠道的转移癌最为常见，更以结肠直肠癌肝转移不仅常见且可能施行手术切除以获得一定的治疗效果而备受重视。

　　据尸体解剖检查的资料，在因结肠及直肠癌死亡的病例中，约70%的病人肝脏中有转移灶，但由于肝外的侵犯和局部复发，大多数的肝转移未能得到进一步治疗；一些前瞻性资料表明，结肠及直肠癌手术切除后复发的病例，不到20%是首先有肝转移或单纯是肝转移而致手术治疗失败，此部分病人，是可以施行肝切除术的对象。考虑到结肠-直肠癌常见，故需行肝切除治疗肝脏转移癌者，数量上也颇可观。

　　一般的结肠及直肠癌经手术切除之后，自发现肝转移之日起，绝大多数病人均在3年之内死亡，一般中位生存时间为6~9个月，病人无例外地死于癌的扩散。肝脏转移癌多不合并肝硬化，故可以施行肝脏的广泛切除术而手术死亡率较低。在经过严格选择的病例，肝切除的手术死亡率可降低至3%~5%，术后五年生存率一般可达20%~25%。Starzl报道的90例结肠-直肠癌肝转移肝切除术，手术死亡率为0，术后1年及5年生存率分别为50.0%及35.8%，故能有效地改善治疗的结果。

　　在肝转移癌时，肝切除术的目的是要达到治愈性切除，由于不合并肝硬化，故肝切除范围往往可以较为广泛，这和当前用于治疗原发性肝细胞性肝癌的局限性切除者不同。例如Starzl报道的90例结肠直肠癌肝转移切除手术中，包括34例扩大的肝右叶和肝左叶切除术，44例行肝左及肝右叶切除。规则性的肝叶切除术亦更为常用。肝细胞癌常早期发生门静脉侵犯、静脉内癌栓、肝内转移，而在转移性肝癌时，此种现象则较少，这也是应用肝切除治疗结肠-直肠癌肝转移的基础，我们的病例中亦有不少病人经切除手术后得以长期生存。至于其他的肝转移癌，如胃癌手术之后，因为更常有局部和肝外转移，较少能用肝切除术以提高治疗的效果。

　　【定期】肝转移癌肝切除术治疗的结果，与癌块的大小、数目、侵犯与转移的情况有关，如单个的直径约2.0 cm的结节，切除后效果一般很好；但在大块的或分散的小结节，则切除效果不一定理想，有遗留病变致使术后复发的可能。术前宜对肝转移癌作出定期（staging），以兹对治疗结果做出比较。简单的定期标准只按癌在肝脏内所占体积的比率，即称为PHR系统（percent hepatic replacement by tumor，PHR system）。术前可根据CT影像划分，再加术中的发现确定。通常分为以下3期。

　　Ⅰ期：PHR<25%

　　Ⅱ期：PHR 25%~75%

　　Ⅲ期：PHR>75%

　　对于Ⅲ期的病人，因常有肝外转移，故虽能做广泛的肝切除术，但并不可取。

　　新的国际定期系统（international staging system）是在以上的PHR系统上再加肝外的病变（E）和病人的临床症状（S），通过分期可将肝转移癌的病情根据严重程度分级，以便于选择手术和对疗效的比较。

　　根据手术时的发现，Fortner将结肠-直肠癌肝转移的定期分成3期：

　　Ⅰ期癌局限于将要切除的部分肝脏，无肝内主要血管或胆管侵犯。

Ⅱ期癌局部扩展，如肿瘤穿破、直接侵犯至相邻器官，肝切缘上仍遗留有癌组织，或者直接侵犯至大血管及大胆管。此部分病人常需要施行扩大的肝切除手术。

Ⅲ期癌转移至淋巴结和有腹腔内及远处转移，此时肝脏手术不能达到治愈性切除。

小的肝内转移性结节在术前常不容易发现，故最好能配合术中超声检查。

【适应证】

1. 转移癌限于单一肝叶，无下腔静脉或门静脉侵犯，肝脏手术可以达到完全切除。

2. 无合并肝硬化。

3. 原发灶已经切除，无局部复发及远处转移。

4. 年龄及健康情况适合于手术。

手术时可能遇到三种不同的情况：

（1）结肠-直肠癌已得到很好的处理，无局部复发，肝脏一叶内有三个以下的转移性结节，可以做到较远隔癌边缘的肝切除，若手术时未发现他处转移，肝切除后的效果一般较好，估计约半数的病人能长期生存。

（2）大块肝转移癌贴近主要肝静脉、下腔静脉、对侧肝管或门静脉，但尚无肝外转移，此情况的预后较差；若手术切除能够得到一"干净"的切缘，在有适当的技术条件之下，亦可能考虑扩大的肝切除术，如扩大肝右叶和肝左叶切除，甚至切除部分的下腔静脉。

（3）有淋巴结转移，肝转移灶主瘤之外尚有卫星结节，但主瘤尚可以切除并能得到一正常的切缘，此种情况可以先考虑经肝动脉栓塞化学治疗，再选择适当时机以确定是否适宜行手术切除。

【手术步骤】

1. 根据肿瘤所在肝脏的位置、大小与主要血管（包括下腔静脉）的关系，可采用肋缘下斜切口、"屋脊"形切口甚至胸腹联合切口。

病人因无肝硬化，对较小的转移癌虽可行局部切除，但要有足够的正常肝组织边缘。较大的转移癌和伴有卫星结节者，宜行肝叶切除术。

2. 肝转移癌肝切除时的肝叶切除术一般是按规则性肝叶切除术的方法施行，即首先在肝门部分离通向该肝叶的胆管、肝动脉和门静脉分支，分别结扎切断后，根据肝脏表面色泽改变的界线，切除该肝叶。若肿瘤较大，预先处理肝静脉常有困难，可待最后处理（图44-1～图44-3）。

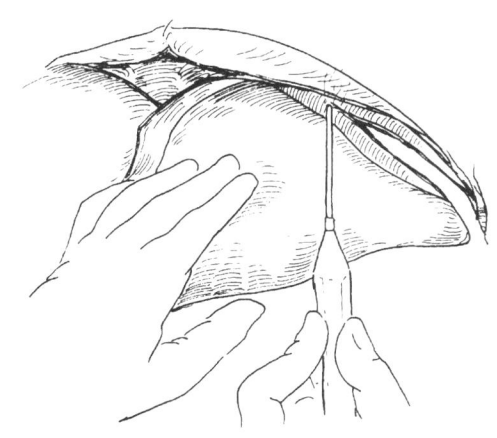

a. 切断左冠状韧带游离肝左叶

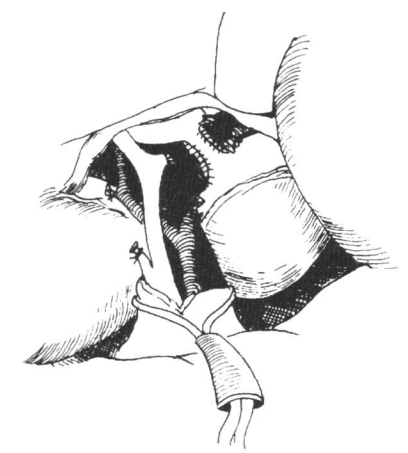

b. 切断左肝门结构：胆囊已经切除，肝十二指肠韧带放置肝门阻断带；左肝管已切断，断端结扎；左肝动脉已切断，断端结扎；门静脉左干已切断，断端缝闭

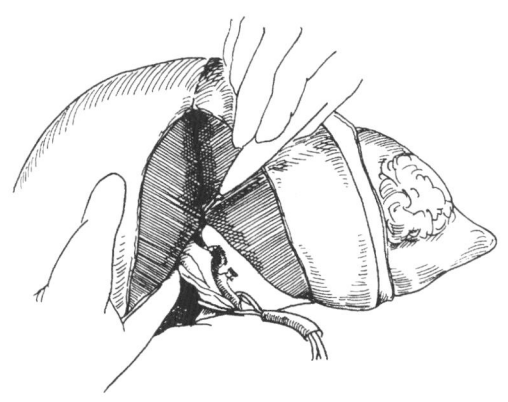

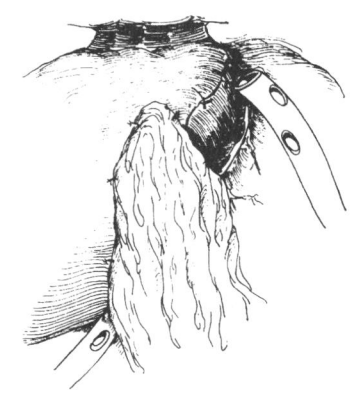

c. 沿肝中裂左侧分离肝实质：肝内管道系均应钳夹、切断、结扎或缝扎；断肝可用电刀、指捏、钳榨、超声刀、刀背钝分离、吸切器

d. 左肝切除肝断面处理：部分缝合对拢肝创面，大网膜缝合覆盖，膈下及断面处放置引流

图 44‑1 肝左叶切除

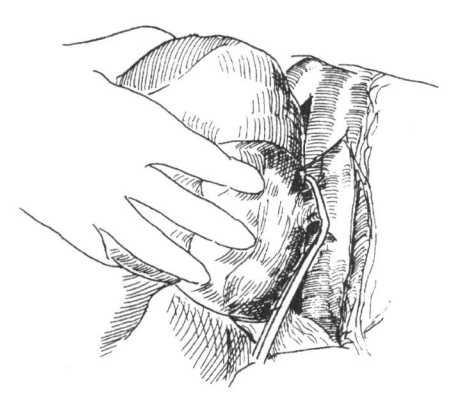

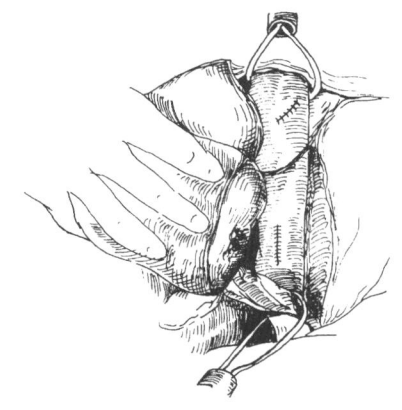

a. 游离肝左叶，左半肝向右翻转，无损伤血管钳控制尾状叶向下腔静脉回流血管，切断尾状叶静脉及止血

b. 肝上及肝下下腔静脉放置控制带；肝十二指肠韧带放置肝门止血带；切断缝闭肝左静脉端；在控制下切断缝闭尾叶静脉下腔静脉开口

图 44‑2 肝左叶及尾状叶联合切除术

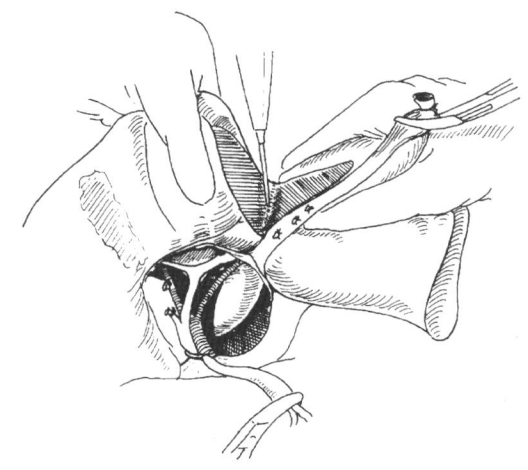

a. 胆囊切除，肝门置阻断带；镰状韧带右方切断肝实质至第二肝门，通向左内叶管道均切断结扎

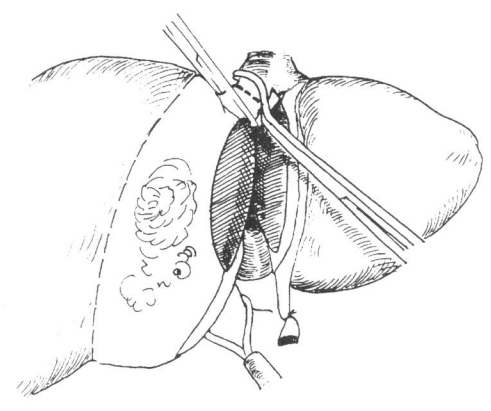

b. 切断肝中静脉，断端缝闭

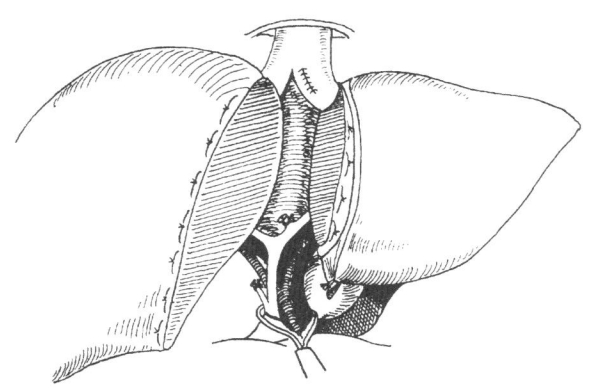

c. 切断结扎左内叶胆管，缝闭肝中静脉端；从右前叶断肝，切除肝组织，肝断面缝合止血，创面以大网膜覆盖

图 44 - 3　左内叶切除（Ⅳ肝段切除）

3. 较大的肿瘤切除时，虽然预先处理肝门结构，但在断离肝脏时，还可能有多量出血，故常需要在暂时阻断入肝血流下进行手术。

4. 肝切除的断面尽可能缝闭，并用网膜组织覆盖，以减少渗出及感染的机会。

5. 肝下区及肝断面放置引流，一般以 Penrose 引流和管状引流合并使用。

6. 与原发性肝细胞癌的肝切除术不同点是肝转移癌（结肠-直肠癌肝转移）肝切除时，因无肝硬化的限制，故更多地采用广泛的肝切除术，如肝的左、右叶切除，扩大的肝左、右叶切除（Ⅲ肝段切除，trisegmentectomy），以及有时尚需切除部分下腔静脉和重建，此时则需要在全肝血流隔离下施行手术，手术较复杂，术后并发症率和手术死亡率均较高，故需要有充分的技术上准备（图 44 - 4、图 44 - 5）。

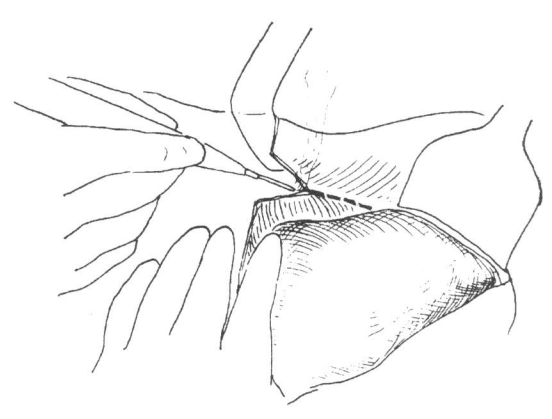

a. 切断右冠状韧带游离肝右叶

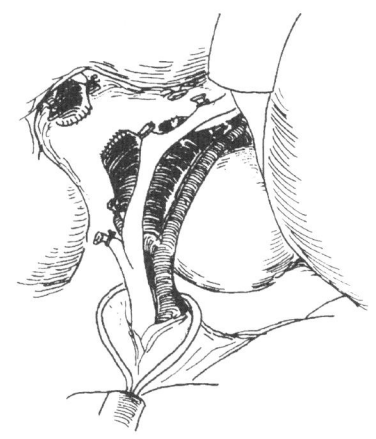

b. 扩大肝右叶切除：切断、结扎、缝闭右肝门管道；切断、结扎左内叶之血管、胆管

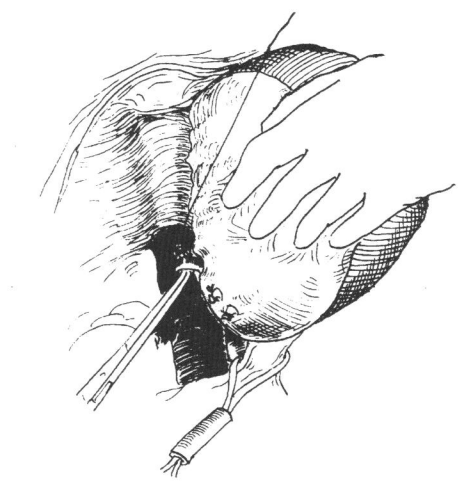

c. 右肝切除：翻转肝右叶，分离、结扎、切断，肝
　　短静脉避免钳夹

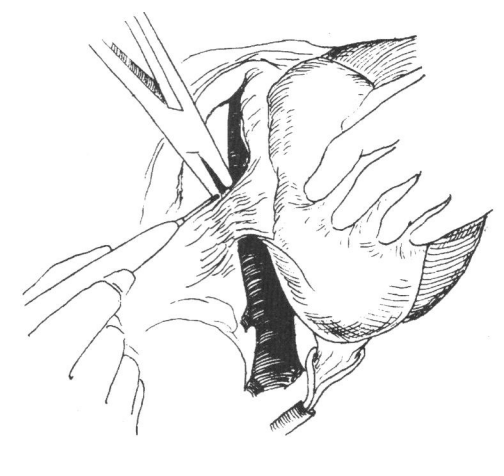

d. 分离切断下腔静脉韧带

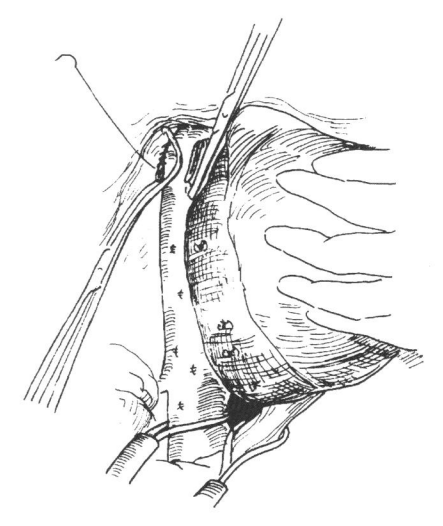

e. 肝实质外切断缝闭肝右静脉

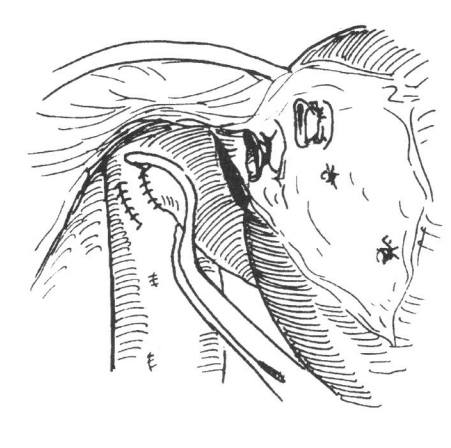

f. 切断缝闭肝中静脉端

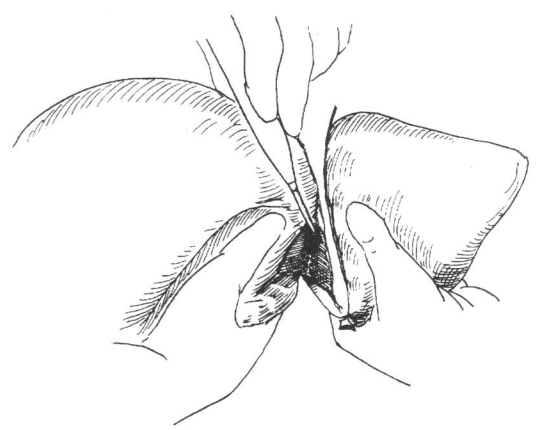

g. 镰状韧带右侧离断肝组织

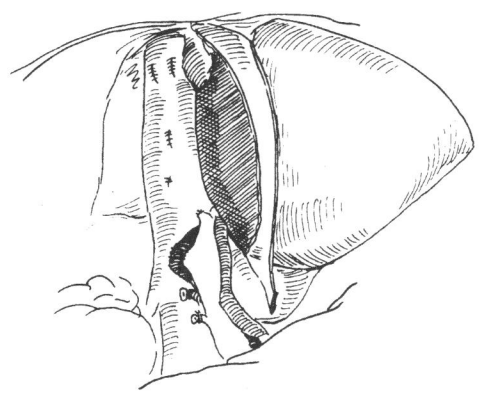

h. 扩大肝右叶切除之余肝

图 44 - 4　右肝和扩大右肝叶切除术

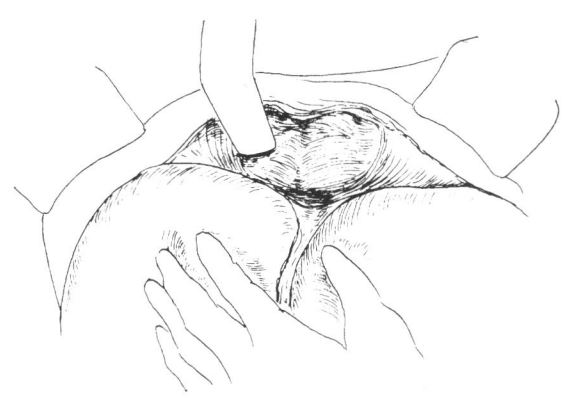

a. 切断镰状韧带，分离第二肝门前之疏松组织，显露肝上下腔静脉前壁

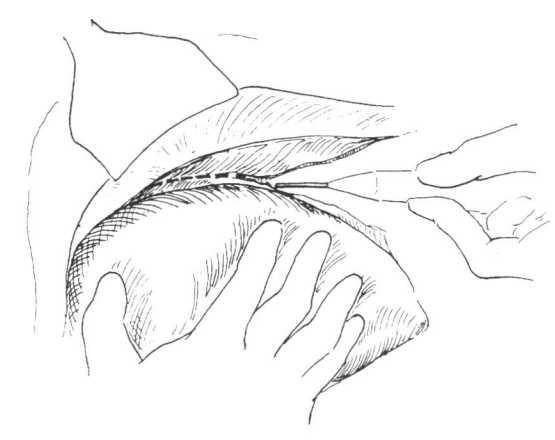

b. 切断冠状韧带，充分游离肝脏

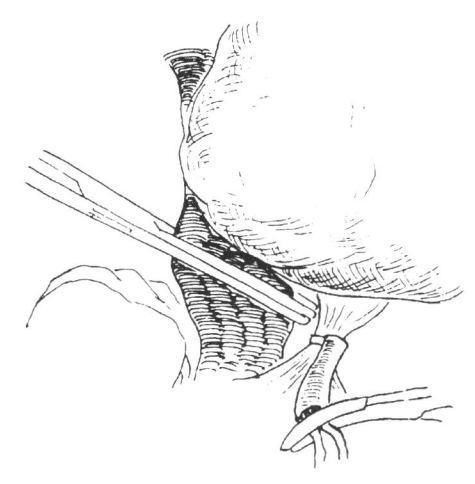

c. 阻断入肝血流及钳夹肾静脉开口上方之下腔静脉，阻断肝上下腔静脉

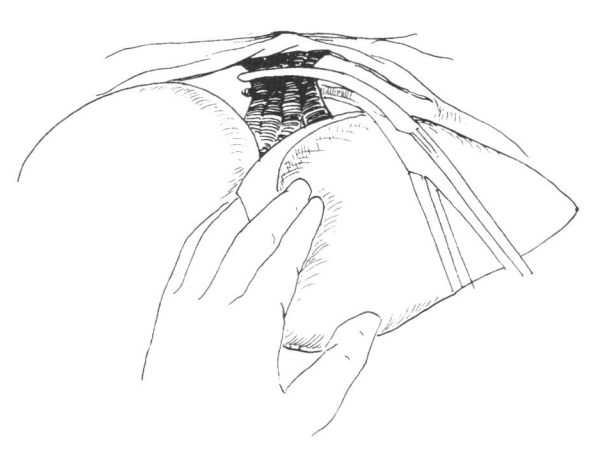

d. 全肝血流阻断下扩大右肝切除

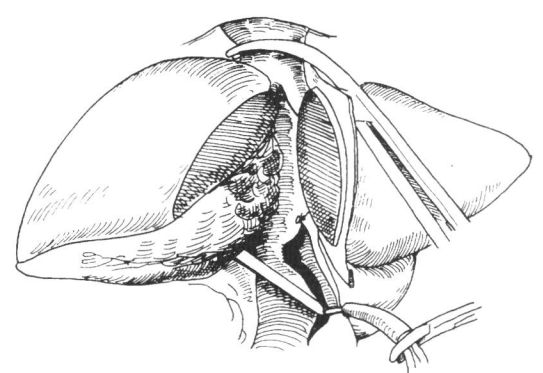

e. 全肝血流阻断下扩大肝右叶切除及肝后段下腔静脉切除

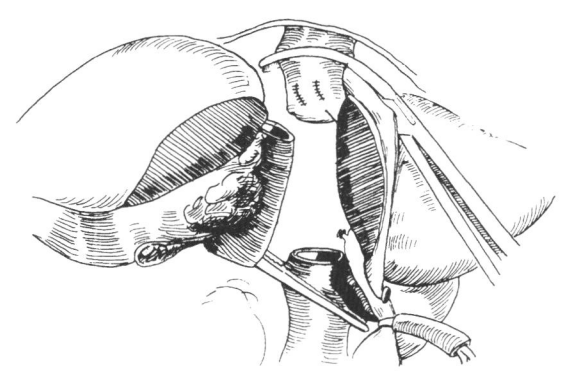

f. 全肝血流阻断下下腔静脉人造血管移植

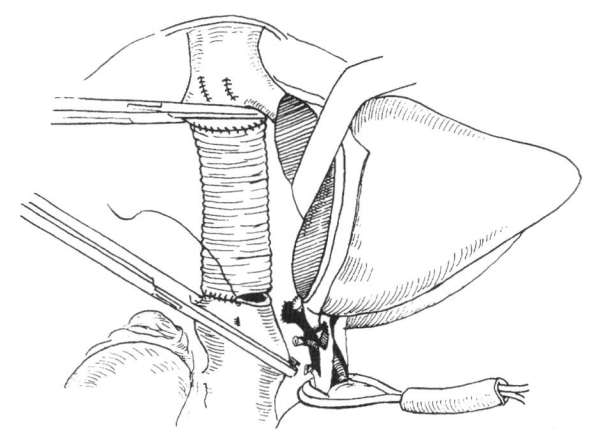

图 44-5　全肝血流阻断切肝术

【术后处理】同肝叶切除术。

〔黄志强　黄晓强整理〕

第四十五章　　中央型肝癌切除术

Resection of Centrally Located Hepatic Carcinoma

原发性肝癌是我国最常见的肝脏恶性肿瘤，位居恶性肿瘤发病率第 4 位，在肿瘤相关死亡率位居第二位。根据肝脏 Couinaud 分段，国际上通常将位于 I、IV、V、VIII 段的肝癌定义为中央型肝癌，国内专家学者亦建议凡是与肝静脉、门静脉、胆管系统等肝内主要脉管系统黏附或者距离 <1 cm 的肝癌也可以定义为中央型肝癌。

由于中央型肝癌位置特殊，邻近第一、第二、第三肝门及肝后下腔静脉，因此外科切除手术复杂，风险极高，且因其容易侵袭血管，发生肝内或者肝外转移，5 年生存率较其他类型的肝癌差。经过近二十年来肝脏手术技术以及各种辅助检查技术的不断创新和进步，中央型肝癌手术由传统的手术方式逐渐向精准化、微创化转变，中央型肝癌的手术成功率以及 5 年生存率亦得到了长足的改善。

【解剖生理概要】

1. I 段（尾状叶）：尾状叶由 Spigel 叶、尾状突和腔静脉旁部构成。Spigel 叶是尾状叶的左侧部分，打开肝胃韧带将左肝向上抬起即可充分显露。腔静脉旁部常呈半环形骑跨于肝后下腔静脉的前方，呈上尖下宽的三角形结构，其前方毗邻肝中静脉和肝右静脉。尾状突位于下腔静脉和门静脉右支之间。因尾状叶位于肝脏后方，紧邻肝后下腔静脉及其他大血管，术中暴露困难，肿瘤切除往往比较困难。

2. IV 段（左肝内叶）：左肝内叶可分为左内叶上段（IVa）和左内叶下段（IVb），其背侧为尾状叶，左侧为肝中静脉，右侧为肝镰状韧带，后者的深面有左叶间裂静脉和门静脉矢状部穿行而上，门静脉矢状部发出供应 IVa 和 IVb 的数个分支。位于该段的肝癌可以根据其左肝管和门脉左支的关系来决定手术方式，若无侵犯，则考虑行最大限度保留正常肝组织的肝段切除，如果已经侵犯左肝管或者门脉左支，则考虑行左半肝或者左三肝切除。

3. V 段（右肝前叶下段）：右肝前叶下段位于门静脉下方、胆囊床上方、肝右静脉在肝膈面投影的左侧，肝中静脉的右侧。位于此段的肝癌术中应注意避免损伤左侧的门静脉左支、左肝管及左肝动脉，尤其是在精准肝段切除的时候要仔细分辨右侧的门静脉右后上段分支及右肝管。

4. VIII 段（右肝前叶上段）：右肝前叶上段位于右肝膈顶部，且介于肝右静脉和肝中静脉的中间，门静脉的上方，其后方紧邻肝后下腔静脉。位于该段的肝癌经常向后方侵袭，推挤压迫肝后下腔静脉，第三肝门显露难度较大，手术往往难度最大，被誉为"肝癌手术皇冠上的明珠"。

近年来有学者认为由于门静脉右前支发出腹侧段（供应 V 和 VIII 段的一部分）和背侧段（供应 S8 段的一部分），不同于传统意义上 Couinaud 分段法将 V 和 VIII 段定义为单纯的上下毗邻关系，按照门静脉流域划分，右肝前叶分为腹侧部（S5＋S8v）和背侧部（S8d）似乎更加符合手术的实际需要。在解剖性 V 或 VIII 段肝切除术中，有一部分病人可以循肝中静脉右侧缘追索到一支段间静脉并以此作为 V/VIII 段的天然分界线，而 S8v（S8 腹侧段）和 S8d（S8 背侧段）之间尚有一支前裂静脉穿行，这是 S8 亚肝段切除的最为重要的解剖学标记（图 45-1、图 45-2）。

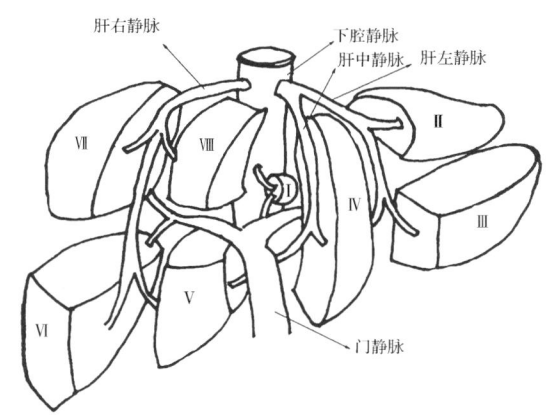

图 45-1　肝脏的 Couinaud 分段

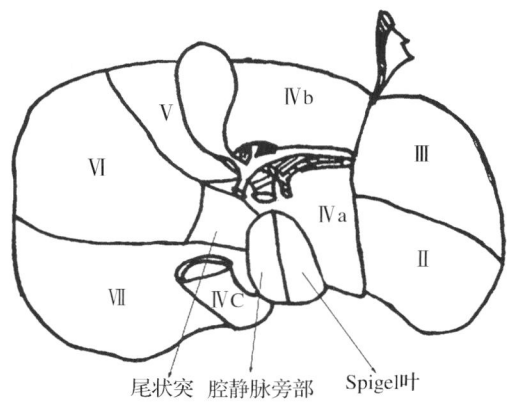

图 45-2　尾状叶的解剖位置

【适应证与手术方式】中央型肝癌的手术适应证与一般肝癌切除手术一致，术前需评估能否完整切除肿瘤并保护重要管道结构。

按照肿瘤所处的部位以及其与肝内主要管道的关系，中央型肝癌手术方式可分为如下 6 类：

1. 若肝癌仅位于 Ⅰ、Ⅳ、Ⅴ、Ⅷ段任意一个肝段以内且未侵犯相关血管的主干，可考虑行精准化肝段切除手术，目的在于最大限度地保留肝脏正常组织，手术要点在于避免损伤周围的相邻的肝脏主要管道。

2. 若肝癌位于 Ⅳ 段且侵犯左肝管或门脉左支，则考虑行半肝切除。

3. 若肿瘤位于 Ⅳ、Ⅴ、Ⅷ段，占据肝中叶，且瘤体较大，位置较深，或肿瘤仅限于左肝内叶/右肝前叶但预估肝切除平面需超越肝中静脉主干者，可考虑行解剖性肝中叶切除，必要时需联合尾状叶切除。

4. 若肿瘤位于 Ⅳ、Ⅴ、Ⅷ段，占据肝中叶，瘤体较大，贴近或侵犯门静脉左支/右支，或累及肝左/肝右静脉的，考虑行左三肝切除或右三肝切除，如预估剩余肝脏体积不足以代偿，可行二步肝切除术（ALPPS）或门静脉栓塞（PVE）法后再行肝脏切除手术。

5. 肿瘤位于尾状叶者，行单纯尾状叶切除或联合半肝的尾状叶切除术。

【禁忌证】与一般肝癌切除手术禁忌证相同。目前可以通过肝脏三维重建技术、虚拟现实（VR）以及吲哚菁绿（ICG）实验来进行行术前评估及手术规划，最大限度避免损伤，优化手术方式，减少手术并发症的发生。

【术前准备】与一般肝癌切除术前准备相同。

【麻醉与体位】一般采用全身麻醉或联合应用连续硬膜外阻滞。保持良好的肌松、合理的低中心静脉压是手术顺利进行的一个重要条件。

术中应持续进行心电监护和动脉压监测。因中央肝癌手术难度高、术中出血风险较大，应有充足的血液供应，并应提前准备好各类血管器械和血管缝线。术前应备好各类阻断带，以备阻断第一肝门、肝上下腔静脉和肝下下腔静脉。尤其是近年来肝区域选择性适时血流阻断技术（selective and dynamic region-specific vascular occlusion technique，SDRVO）的不断进步，要求在切肝过程中，分别将肝右叶、左内叶、左叶及尾叶 4 个区域进行肝血流阻断，根据肿瘤所累及的肝段，决定不同区域出、入肝血流的阻断，可以最大限度地减少术后肝脏血流再灌注损伤，乃至肝衰竭的风险。

不论是肝中叶肝癌还是尾状叶肝癌，一般采用头高足低平卧位，根据具体情况可适当调整为倾斜抬高位。

【手术步骤】在本章节中，主要介绍解剖性肝中叶（Ⅳ、Ⅴ、Ⅷ段）切除、全尾状叶切除、Ⅴ段切除和Ⅷ段切除 4 种术式。

（一）解剖性肝中叶（Ⅳ、Ⅴ、Ⅷ段）切除

1. 切口：开腹手术时，常采用的切口为反"L"型切口、右侧肋缘下切口或双侧肋缘下切口。

2. 进腹：探查有无游离腹水、肝脏质地以及有无远处转移病灶，必要时可借助术中 B 超探查有无术前未发现的微小转移灶、有无门静脉和肝静脉癌栓。此外，术中 B 超还可以帮助术者详细评估肿瘤和脉管的位置关系，并定位主肝静脉的走行，以电刀在其肝脏表面投影位置做好标记，避免术中损伤其他主要血管。同时可以使用吲哚菁绿荧光成像技术定位肿瘤位置、范围，最大限度保留正常肝脏组织。

3. 游离左肝内叶：切除胆囊，显露第一肝门。充分游离肝脏周围韧带，分别预置第一、第二肝门阻断带，沿 Glisson's 鞘充分暴露肝门横板直至肝门板及肝管分叉部完全显露。沿门静脉左支游离直至门静脉矢状部分支，手术切除平面由左侧开始，沿电刀标记线紧贴镰状韧带右侧由脏面向膈顶部逐步离断左肝实质，逐支结扎离断由门静脉矢状部发往左内叶的分支，继续向头侧游离直至显露肝中静脉和肝左静脉的根部。

4. 游离右肝前叶：左肝内叶被完全劈开并显露下腔静脉左前侧壁后，将其向右侧牵引，沿肝门板向第一肝门方向离断肝实质（注意保护左肝蒂），可顺利显露右前叶肝蒂。将其结扎离断后，右前叶和右后叶缺血界线清晰可见；沿缺血线自下而上劈离右肝并寻找肝右静脉主干，紧贴肝右静脉继续向膈顶部游离直至显露肝右静脉根部和下腔静脉前壁，至此左右两侧会师，并可顺利显露肝中静脉的根部。确认肝中静脉和干左静脉是否有共干关系后离断肝中静脉，即可完整切除肝中叶。

5. 解剖性肝中叶切除完成后，断面呈洼地状。在肝断面上应显露左肝内叶和右前叶 Glisson 蒂、下腔静脉前壁、肝左静脉根部和肝右静脉主干。创面妥善止血，肝静脉筛孔样破损处予 Prolene 线缝合或予止血纱填压直至止血满意。仔细检查创面有无胆漏并予可吸收缝线妥善缝合。

6. 摆放引流管，关闭切口（图 45 - 3～图 45 - 5）。

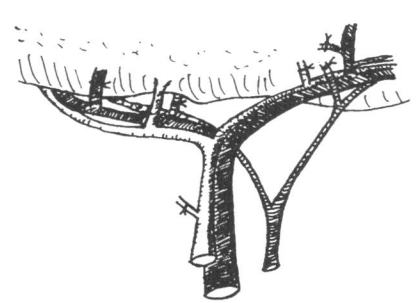

图 45 - 3 肝门部血管及胆管分支的处理

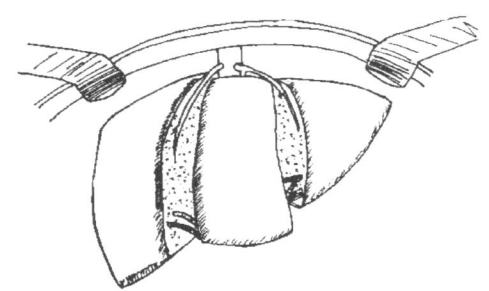

图 45 - 4 游离肝中叶

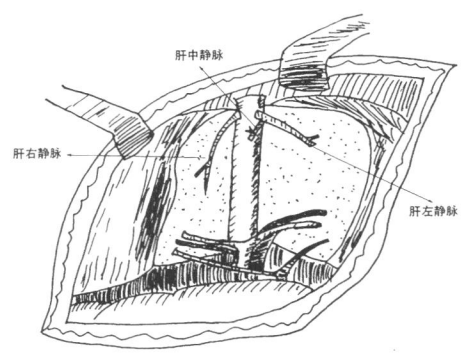

图 45 - 5 切除肝中叶后断面

（二）全尾状叶切除

1. 切口：开腹手术时，常采用的切口为反"L"型切口或"人"字形切口。

2. 进腹探查：可借助术中 B 超评估门脉三联和主肝静脉走行，这在尾状叶肿瘤较大且贴近肝内主要脉管时尤为重要。

3. 游离尾状叶：首先游离右半肝肝周韧带，自下而上逐支处理肝短静脉直至肝右静脉根部；打开小网膜囊充分显露 Spigel 叶，自足侧向头侧切断下腔静脉韧带，逐支处理左侧尾状叶肝短静脉直至尾叶尖端，以将肝后下腔静脉与尾状叶完全分离，至此肝中静脉、肝左静脉和肝右静脉的根部得以充分显露。

4. 切除尾状叶：分离出右肝后叶 Glisson 蒂并暂时阻断，缺血线即为右侧尾状叶切除线。沿右侧切除线离断肝实质，将肝后叶 Glisson 支发往尾状突的分支逐支离断并向头侧劈离，将尾状叶汇入肝右静脉的分支逐支结扎直至显露肝右静脉主干背侧和下腔静脉前壁。将 Spigel 叶向足侧牵拉，在肝门板背侧和门静脉横沟交汇处离断左半肝 Glisson 蒂发往 Spigel 叶的分支，同法处理右半肝 Glisson 蒂和门静脉分叉部发往尾状突和腔静脉旁部的分支，以将尾状叶与第一肝门完全分离。将左肝翻转，继续向头侧劈离，将肝左及肝中静脉的尾状叶分支逐支结扎，并继续向肝右静脉根部方向劈离直至左右会师，完整切除全尾状叶。

5. 尾状叶完整切除后，断面呈卵圆形，可见肝右静脉和肝中静脉的背侧、下腔静脉的腹侧以及肝门板的背侧。仔细检查肝静脉和下腔静脉有无筛孔样破口，仔细检查肝门板附近有无细小胆漏，如有发现应以血管缝线进行仔细缝合。

6. 摆放引流，关闭切口。

（三）Ⅴ段肝癌切除术

1. 切口：取右肋缘下弧形切口。

2. 进入腹腔，显露肿瘤：Ⅴ段肝癌大多暴露良好，不需要游离太多的肝脏周围韧带。但有时暴露欠佳时，可离断肝圆韧带和部分肝镰状韧带，向左下方牵拉肝圆韧带近侧残端，可满意暴露肿瘤。切除Ⅴ段肝癌时，一般无法保留胆囊，可先游离胆囊颈部，结扎、切断胆囊动脉和胆囊管，将胆囊与肿瘤一并切除；或先单独切除胆囊，再切除肿瘤。后者相对更安全，不易损伤右肝管。

3. 切除肿瘤：电刀切开肿瘤周围肝包膜，沿肿瘤左缘自下而上钝性分离，深部向下推移、剥离、显露门静脉右支和右肝管，逐一游离、结扎、切断进入肿瘤的分支管道，完整切除肿瘤。

4. 肝断面彻底止血后，对拢缝合。避免缝合过紧，影响右肝管通畅。冲洗、检查腹腔，右膈下置乳胶管引流，也可在胆囊床处置烟卷引流。关腹，术毕。

（四）Ⅷ段肝癌切除术

1. 切口：采用右侧肋缘下切口或双侧肋缘下切口。

2. 进入腹腔，游离韧带，显露第Ⅷ肝段：以床旁悬吊式肝拉钩拉起右侧胸壁，显露肝膈顶部，游离肝镰状韧带、肝结肠韧带、右三角韧带、右冠状韧带和肝裸区。主刀者左手插入右肝后方将右肝向下向前托出，或用大块纱布垫将右肝后方垫起，第Ⅷ肝段显露即相当满意。

3. 切除肿瘤：以电刀切开肿瘤周围肝包膜，切线距肿瘤边缘 1 cm 以上。乳胶管阻断第一肝门，从肿瘤右侧自下而上钝性分离，此时可遇见深部的肝右静脉及其分支，钳夹、切断肝右静脉分支。如肿瘤未侵犯肝右静脉主干，尽量予以保留。然后从肿瘤左侧自下而上、由浅入深钝性分离，此切口内可遇见肝中静脉及其右侧上、中、下分支，分别逐一钳夹、切断。如肿瘤侵犯肝中静脉主干，可在肝中静脉根部结扎、切断，否则也予以保留。将肿瘤向右前上方提起，显露深部左下方的下腔静脉，逐一钳夹、切断相连血管分支后，将瘤体从下腔静脉右前缘处剥出，切除肿瘤。

4. 肝断面处理：松解第一肝门后，结扎各管道残端，断面渗血点可予以缝扎。但切忌缝扎过深，以免缝闭主要血管。肝断面止血满意后对拢缝合。如肝硬化较严重，断面对拢缝合困难时，可用大网膜覆盖或大块明胶海绵填塞创腔，肝断面松松地拉拢缝合，切忌缝合过紧，以免影响肝脏的静脉回流。

5. 右膈下放置乳胶引流管，从原切口或另置切口引出。关腹，术毕。

【特殊情况下的手术处理】

1. 在进行解剖性肝中叶切除时，需要注意到，第一肝门处门静脉一级分支走行变异较多，因此在进行肝门板解剖、界定肝中叶切除范围时，有鞘外解剖（Glisson 蒂横断法）和肝外 Glisson 鞘内解剖之分，这需要在术前影像学评估中予以区分判定。对于典型规则门静脉分型和三叉型门静脉分型的病例，适合于Glisson蒂横断法切除，安全简便；而对于特殊类型尤其是门静脉右前支汇入左支的病例则不宜行横断法切除。

2. 当尾状叶肿瘤体积较大时，采用常规的左右联合入路方法难以完全显露尾状叶的背侧部分，且过度地翻转易造成第三肝门撕裂出血，此时可采用经正中裂前入路的办法。其方法为沿肝正中裂劈开，在肝中静脉右侧分离切断其发往右肝的分支，头侧段显露肝中静脉和肝右静脉的根部，足侧端直达左右肝蒂汇合部；劈离半肝距肿瘤腹侧1 cm后，围绕肿瘤（尽量达到1 cm切缘）断肝，并逐支处理尾状叶门脉三联，离断尾状叶各支肝短静脉，最后离断尾状突。若肿瘤累及侵犯下腔静脉，应先尾状叶与肝实质分离并离断门脉三联后，再将尾状叶和下腔静脉分离。在此过程中，常需同时阻断肝上/肝下下腔静脉和第一肝门，通过全肝血流阻断以减少术中出血，必要时还需行下腔静脉切除后修补（图45 - 6～图45 - 8）。

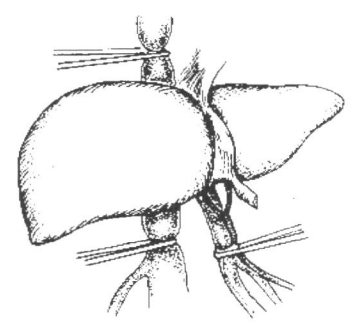

图 45 - 6　全肝血流阻断术

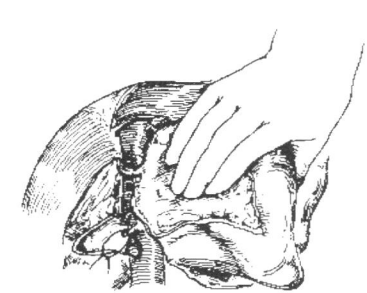

图 45 - 7　翻转肝右叶，结扎、切断肝短静脉

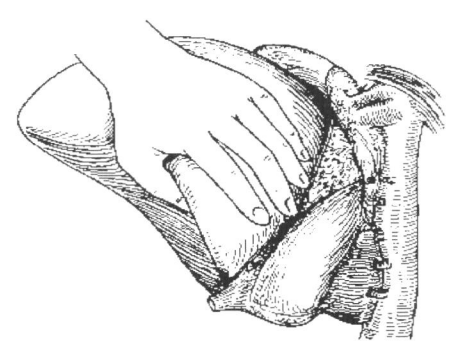

图 45 - 8　翻转肝左叶，结扎、切断尾状叶静脉

【术后处理】术后处理同一般肝癌切除术。由于体积较大的中央型肝癌往往与第一、第二肝门关系密切，肿瘤切除后需特别警惕术后出血和胆漏的风险。

【手术经验与有关问题讨论】

1. 解剖性肝切除的难点在于肿瘤所在肝段的标记定位以及断肝平面的选择。在传统开腹或者腹腔镜肝中叶肝癌切除手术中，断肝平面的选择常依靠阻断目标肝蒂后形成的缺血界线以及深入肝实质后主干静脉的指引。以往最为理想的方法是目标经门静脉穿刺注射亚甲蓝以标记相应肝段，但这种方法在临床实际应用中经常不能有效区分目标肝段。近年来新发展的吲哚菁绿（ICG）荧光显像技术日益受到重视，在腹腔镜切除中的应用逐渐普及。ICG引导的荧光显像能有效帮助术者识别肝脏深面的肿瘤定位和解剖性肝段/肝叶切除的平面。该染色方法分为正染法和负染法。当肿瘤位置深在且体积较小、所切除范围为单一肝段或亚肝段时推荐采用正染法，如进行S8段解剖性肝切除时，可在B超引导下进行S8肝蒂穿刺注射ICG后正染标记出S8段肝实质范围；当进行联合肝段切除时（如肝中叶S4、5、8段切除），将各肝段肝蒂分别穿刺染色（正染）较为困难，此时可采用负染法，即切断 S4 和右前叶肝蒂后经外周静脉注入 ICG，此时目标肝段以外的肝脏因 ICG 蓄积而呈绿荧光，术中可借由荧光分界线和肝静脉走行引导肝实质离断，以实现更为精确的解剖性肝切除。

2. 体积较大的中央型肝癌，当肿瘤侵犯一级 Glisson 蒂（如门静脉左支或右支）或主肝静脉（如肝左静脉、肝右静脉）时，需行联合扩大的半肝切除、左/右三肝切除或 ALPPS 术式。但当肿瘤与肝内重要管道分支仅为紧密粘连而非直接侵犯时，为追求肿瘤学根治（切缘≥1 cm）而行如此大范围的肝切除可能导致术后严重的肝衰竭，尤其对于合并乙型病毒性肝炎肝硬化的肝癌病人，在尽可能保留肝内主要管道的情况下完整切除肿瘤，尽管可能会面临手术切缘不足甚至零切缘的风险，但只要能做到切缘阴性，即便所采用的术式为不规则肝切除，由于手术安全性提高，仍然不失为一种合理的选择。

3. 中央型肝癌手术创面大，涉及的管道多，术中出血一直是手术中所面临的最大挑战，尤其对于合并乙型病毒性肝炎肝硬化的病人，过长时间的肝门阻断、过多的术中出血和输血，往往是导致病人术后严重并发症和不良预后的重要风险因素。现有的技术进步，包括术前三维可视化评估、术中 B 超和 ICG 荧光显像引导、断肝止血器械的改良更新和术中低中心静脉压的广泛应用，使得中央型肝癌的手术安全性较前大大提高。但不可忽视的是，最为传统的术中出血控制技术（如入肝血流阻断和出肝血流阻断预处置）依然是手术安全进行的最大保障。在腹腔镜和机器人外科蓬勃发展的今天，中央型肝癌切除实现"无血断肝"已不再是遥不可及的梦想，未来的发展将更为强调个体化切除，以让病人最大限度获益。

〔文　宇〕

参考文献

［1］中华人民共和国国家卫生健康委员会医政医管局. 原发性肝癌诊疗规范（2019 年版）［J］. 中国实用外科杂志，2020，40（2）：121 - 138.

［2］方驰华. 中央型肝癌三维可视化精准诊疗中国专家共识（2020 版）［J］. 中国实用外科杂志，2020，40（4）：361 -368.

［3］吴健雄. 中央型肝癌治疗理念的开拓与创新［J］. 肝胆胰外科杂志，2013，25（3）：177 - 181.

［4］范应方，蔡伟，方驰华. 肝脏分段解剖及其研究进展［J］. 中国实用外科杂志，2014，34（11）：1105 - 1108.

［5］Zhou X D. Bloodless hepatectomy and hepatic clamp in small hepatocellular carcinoma resection. In：Tang Z Y，ed. Subclinical Hepatocellular Carcinoma ［M］. Beijing：China Academic Publishers & Berlin：Springer-Verag，1985：85.

［6］余业勤. 肝门区肝癌的手术切除［J］. 中华外科杂志，1989，27：157.

［7］余业勤. 第Ⅷ肝段切除术 30 例体会［J］. 实用外科杂志，1991，11：259.

［8］Bismuth H. Surgical anatomy and anatomical surgery of the liver ［J］. Word J Surg，1982，6：3.

［9］周信达. 肝切除术中肝血流阻断方法的评价［J］. 肝胆外科杂志，1995，3：8.

［10］Forther J G. Major hepatic resection using isolation and hypothermic perfusion ［J］. Ann Surg，1974，180：644.

第四十六章　肝癌合并门静脉癌栓手术

Hepatic Resection and Removal of Portal Vein Tumor Thrombus for Hepatic Carcinoma

原发性肝癌是我国恶性肿瘤中发病率居第四位，致死率居第二位的恶性肿瘤，对我国人民的生命和健康造成严重的威胁。又因为肝脏特殊的解剖学特点和肝癌的生物学特性，造成了肝癌细胞极易侵犯门静脉系统形成门静脉癌栓（Portal Vein Tumor Thrombus，PVTT）的特点，近年来，国内外的文献报道其发生率在 $44.0\%\sim62.2\%$。目前国际上的巴塞罗那分期（BCLC）中将肝癌合并门静脉癌栓的病人划分为 BCLC C 期（进展期），认为此类病人已经失去了手术的指征，对此类病人仅仅推荐口服分子靶向药物作为唯一的一线治疗方法，然而其治疗效果较差，中位生存期仅延长 2.3～3 个月。

随着近年来肝癌合并门静脉癌栓新的循证医学证据的出现，我国及亚洲其他国家的学者认为，联合手术、肝动脉栓塞化学治疗（TACE）、靶向治疗等全身综合治疗手段可显著延长病人生存时间，改善病人生活质量。

【门静脉癌栓分型】目前基于影像学资料对门静脉癌栓侵犯的范围和程度进行分型，国际上公认分型标准有日本的 Vp 分型和我国的程树群教授提出的程氏分型（图 46 - 1、图 46 - 2）。

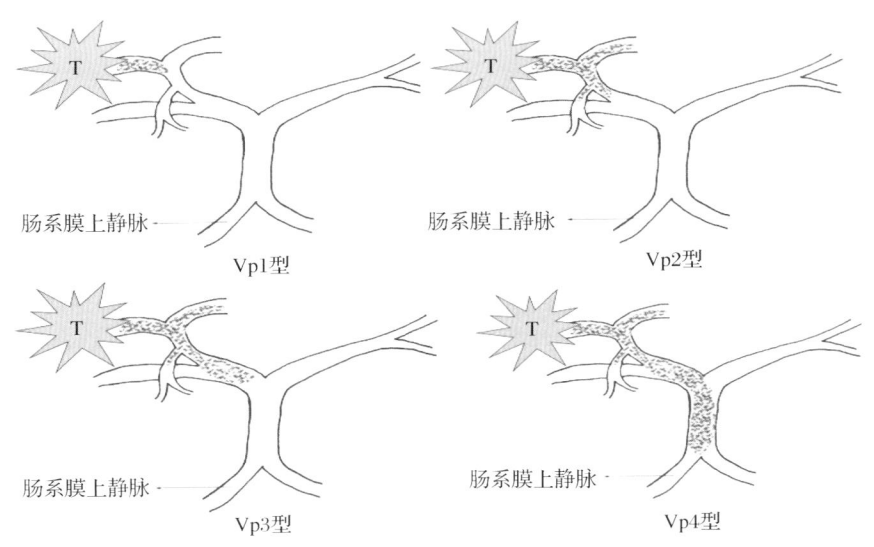

图 46 - 1　门静脉癌栓的日本 Vp 分型

日本 Vp 分型为：

1 型　癌栓侵犯门静脉二级分支的远端。

2 型　癌栓侵犯门静脉二级分支主干。

3 型　癌栓侵犯门静脉一级分支主干。

4 型　癌栓侵犯门静脉主干或同时侵犯门静脉左右支或肠系膜上静脉。

程氏分型较日本 Vp 分型更为详细：

I_0 型　微血管癌栓形成。

Ⅰ型 癌栓侵犯肝叶或者肝段门静脉分支。

Ⅱa型 癌栓侵犯门静脉的左支或者右支。

Ⅱb型 癌栓同时侵犯门静脉的左支和右支。

Ⅲ型 癌栓侵犯门静脉主干。

Ⅳ型 癌栓侵犯肠系膜上静脉。

程氏分型相较于日本 Vp 分型来说更适于临床医师对肝癌合并门静脉癌栓的病人进行评估及治疗手段的选择和预后的判断。

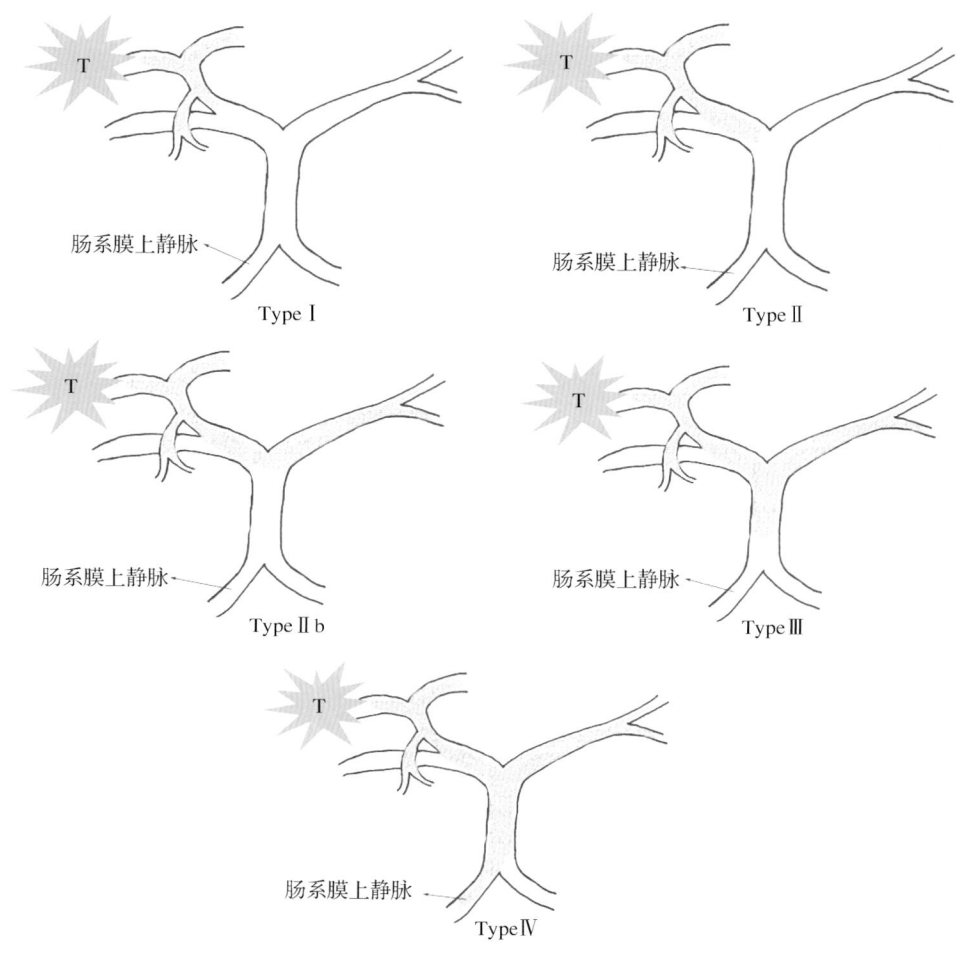

图 46 - 2 门静脉癌栓的程氏分型

【适应证与手术方式】

肝癌合并门静脉癌栓的手术适应证在一般肝癌手术适应证的基础上增加以下几点：原发病灶为可以切除的情况下，癌栓未累及门静脉主干，Vp 分型为 1~3 级或者程氏分型为Ⅰ、Ⅱ型；病人肝功能 Child-Pugh 分级为 A 级或者 B 级；ECOG 评分 0~1 分。程氏分型Ⅲ型的病人可根据情况选择手术或者放化疗降期后评估是否可以行手术切除。

根据肿瘤所处部位的不同，肝癌合并门静脉癌栓的手术方式可分为以下 3 种：

1. 肝癌合并门静脉癌栓程氏分型为Ⅰ型或者Ⅱ型（即 Vp 分型 1~3 型）的病人，肿瘤侵犯单个或者多个肝段，可考虑行肝段切除或半肝切除，同时连同癌栓累及的门静脉一同切除。联合术中 B 超定位累及的门静脉位置，尽量远离癌栓所累及的门静脉的同时保留足够的正常肝脏组织。如癌栓超越肝脏切除平面 2 cm 以上，可考虑行经肝断面门静脉取栓术。

2. 肝癌合并门静脉癌栓程氏分型为Ⅲ型的病人在肝癌原发病灶可以切除且病人具备良好肝功能储备的前提下，可考虑行半肝切除＋经肝断面门静脉取栓术或门静脉主干切开取栓术。

3. 肝癌合并门静脉癌栓同时侵犯门静脉左右分支及门静脉主干且难以取出，且病人可以耐受手术的情况下，可以考虑行肝脏切除＋门静脉切除重建术（图 46-3～图 46-5）。

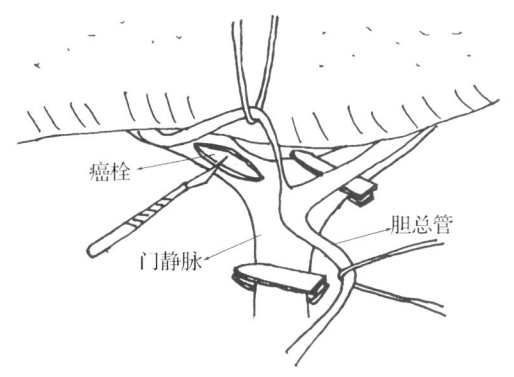

图 46-3　经门静脉主干切开取栓术

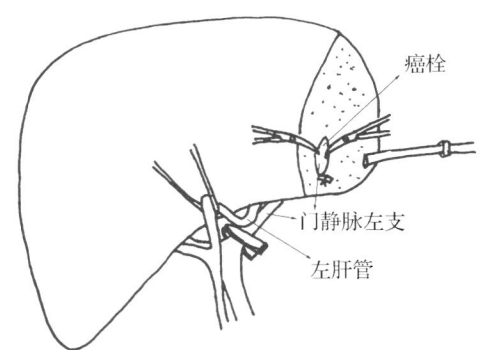

图 46-4　经肝断面门静脉取栓术

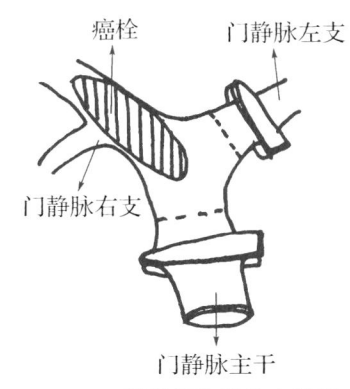

a. 游离门静脉并夹闭门静脉主干及门静脉左支

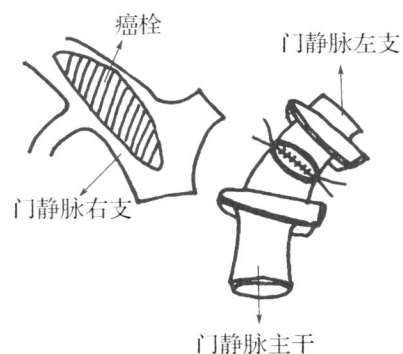

b. 切除癌栓累及的门静脉右支

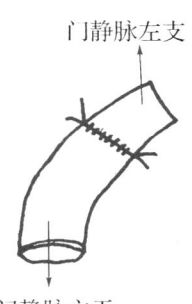

c. 门静脉重建

图 46-5　门静脉切除重建术

【禁忌证】

1. 心、肺、肾等重要脏器功能障碍，难以耐受探查手术者。

2. 严重肝硬化，肝功能差，或余肝小、估计术后肝功能难以代偿者。

3. 肿瘤巨大或有肝内广泛播散，难以手术切除。

4. 肿瘤远处转移。

5. 肝癌合并门静脉癌栓且程氏分型为Ⅳ型的病人。

【术前准备】

1. 三大常规、生化检查。

2. 吲哚菁绿实验、肝脏三维重建技术评估肝脏储备功能。

3. 肝脏 CTA 及 B 超联合定位门静脉癌栓位置、范围及肝癌肿瘤与其的关系。

4. 余同一般肝癌切除术。

【麻醉与体位】

通常采用复合麻醉，包括连续硬膜外阻滞和全身麻醉，保持良好肌肉松弛，以利于肝脏充分暴露，便于手术操作。术中监测包括心电监护、动脉压测定、保留导尿等，尤其门静脉开放取栓术时，注意维持血压稳定。

肝左叶肿瘤，取平卧位，上右侧床旁悬吊式肝拉钩；若左叶肿瘤巨大，可上左侧肝拉钩。肝右前叶肿瘤，取右侧抬高 30°～45°侧卧位；右后叶肿瘤，取右侧抬高 45°～60°侧卧位，均上右侧肝拉钩。

【手术步骤】现以肝左外叶肿瘤伴门静脉癌栓的手术为代表介绍本手术。

1. 切口：双侧肋缘下"人"字形切口或双侧肋缘下弧形切口＋向上正中直切口。

2. 进入腹腔，游离韧带：钳夹离断肝圆韧带，两侧断端以粗线结扎＋缝扎，上肝拉钩，离断肝镰状韧带、左冠状韧带、左三角韧带，必要时包括部分右冠状韧带前层。

3. 切除肝左外叶（包括肿瘤）：电刀在肝镰状韧带左侧 0.5 cm 处切开肝包膜，作切除线。乳胶管阻断第一肝门，肝内钳夹离断左叶各管道，包括肝左动、静脉，门静脉左支，左胆管及其分支，门静脉左支残端双重钳夹，切除肝左外叶。松解乳胶管，结扎各管道残端（不包括门静脉左支残端），肝断面彻底止血，渗血点可予 8 字缝扎。

4. 门静脉癌栓取除：松开门静脉左支残端远侧血管钳，钳夹血管壁，显露门静脉管腔。于十二指肠稍上方处，左手示、拇指轻轻捏住门静脉主干或肝十二指肠韧带，此时开放门静脉左支残端，因门静脉压力较高，癌栓即成条成块排出。如癌栓堵塞很紧，有时需钳夹或用吸引器头伸入血管腔内将其吸出，或用导尿管插入以生理盐水缓缓冲吸，或以小手指直接探查门静脉主干和右支。放松阻断门静脉主干的手指，见残端血流喷出成扇形，提示癌栓已全部清除；或用术中 B 超检测门静脉主干及分支，观察癌栓是否已完全清除。缝闭门静脉左支残端。

5. 对拢缝合肝断面，或用肝镰状韧带残端覆盖肝断面。

6. 冲洗、检查腹腔，放置左侧膈下或肝断面旁乳胶管引流，从原切口或另置切口引出。关腹，术毕。

有学者报道，当左叶肿瘤合并侵及右侧门静脉一级分支的癌栓时，可行远端门静脉主干和右侧门静脉二级分支之间的搭桥吻合术，但需要足够的吻合空间，搭桥血管可用髂外静脉；然后切除肿瘤和包含癌栓的门静脉段。若癌栓从右侧侵及左侧，可行远端门静脉主干和左侧门静脉脐部间的搭桥吻合术。当癌栓仅累及部分门静脉分叉处时，也可考虑行门静脉切除吻合术。但作者认为，由于上述二术式残端仍可能有癌栓残留，同时亦未必能彻底清除早就隐藏于肝内门静脉小分支内的微细癌栓和肝内隐匿转移灶，其远期疗效尚有待观察。

【特殊情况下的手术处理】半肝切除：若术前确定癌栓位于门静脉一级分支内，病人肝功能和全身情况允许，可行左半肝或右半肝切除，癌栓即同时清除。该手术应注意钳闭门静脉支叉不触及癌栓边缘，防止癌栓残留和播散（图 46－6）。

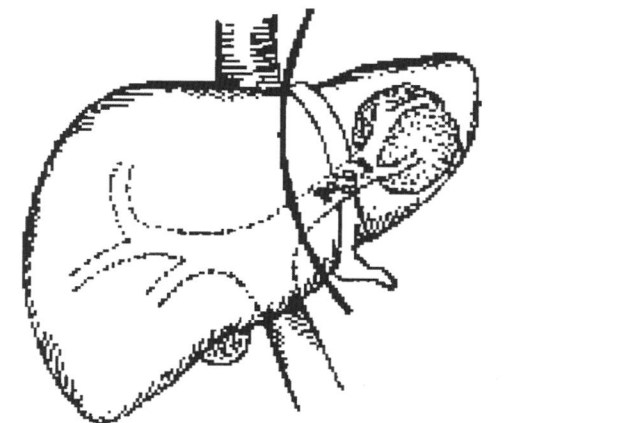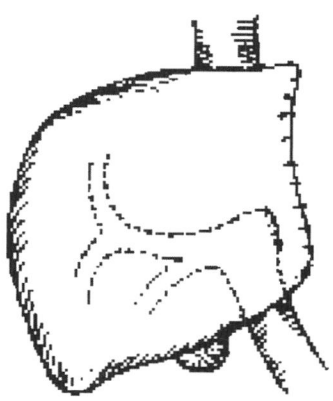

图 46－6　左半肝切除，切除左肝外叶肝癌和门静脉左支内癌栓

【术后处理】

1. 肝切除术创伤较大，术后应密切观察血压、脉搏、尿量等生命体征，随时调整静脉补液，防止

休克、急性肾衰竭等发生。

2. 术后第一天复查肝、肾功能、血电解质、血常规等，以后每周复查 2 次共 2 周，每周 1 次共 2 周。一般术后静脉补液 1 周左右，以高渗葡萄糖、维生素 C、其他保肝药物、抗生素和适量胰岛素等为主，以补充基本能量、保护肝脏、预防感染、维持水、电解质酸碱平衡。适当补充人体白蛋白、新鲜血浆等，以维持胶体渗透压，并有利于组织修复。

3. 间断吸氧 2～3 d，以增加肝脏氧供。持续胃肠减压。一般术后 24～48 h 拔除胃管，肠蠕动恢复后可进流质饮食。若行肝左外叶或左半肝切除术，可适当延长拔管时间，避免发生急性胃扩张。

4. 保持乳胶引流管通畅，密切观察引流量和引流液性质，观察有无出血或胆瘘。一般术后 3～5 d 拔管。如有胆瘘，则适当延长拔管时间。

【术后并发症、预防与处理】

1. 肝功能衰竭：多发生于术后 2 周内。一般肝切除术后肝功能损害于 3～5 d 达高峰，7～10 d 恢复正常。肝衰竭多见于合并严重肝硬化或切除肝脏范围较大者，术后病人出现严重黄疸、顽固性腹水、黄疸与肝酶分离或肝肾综合征，并出现精神症状，严重者可发生肝性昏迷。

手术时应尽量减少出血，缩短肝门阻断时间；术后加强保肝治疗，给予大量维生素 C、维生素 K_1、门冬氨酸钾镁等，注意水、电解质酸碱平衡；维持血容量、血压稳定，减少肝缺血；及早、足量补充人体白蛋白和新鲜血浆，以利肝脏修复。

对严重黄疸者，可短期、适量应用激素治疗。如有腹水，以加强支持治疗、利尿为主。出现肝肾综合征者，应以积极保肝治疗为主，同时按肾衰竭治疗。

2. 术后出血：由于止血不彻底或缝线断裂、脱落或肝组织坏死、凝血功能差等原因可导致继发性出血，因此术后应密切观察乳胶管引流情况。如估计腹腔内有活动性出血，应在输血、输液抗休克同时急诊探查，进行再止血。如引流液较红但量较少，病人生命体征平稳，可用凝血酶原复合物、立止血等药物保守治疗，大多不需要再次探查。

3. 术后胆瘘、感染等，同肝切除术后一般处理。

【手术经验与有关问题讨论】

1. 肝癌合并门静脉癌栓在我国应根据病人的具体情况制定符合我国国情的规范化治疗方法和指南，尤其是超巴塞罗那分期的手术治疗更应制定合理以及符合病人自身利益的方案。基于大量循证医学的证据，亚太地区的专家都更新了各自的肝癌合并门静脉癌栓的指南和专家共识，对于部分肝癌合并门静脉癌栓的病人，外科手术是其获得更长生存时间和提高生活质量的首选治疗方案，可以降低肿瘤的负荷，缓解肝脏门静脉高压及其并发症、促进肝功能恢复等。然而对于肝癌合并门静脉癌栓的病人而言，单纯的手术治疗对于改善预后的空间较小，全身综合治疗仍然是其延长生存期的一个重要治疗方案。术前放射治疗、术后门静脉 DDS 泵化学治疗、术后辅助性 TACE、肝动脉化学治疗（HAIC）、多种肝癌靶向治疗药物和肿瘤免疫治疗药物的更新，为肝癌合并门静脉癌栓的防治提供了更多的选择。

2. 对于失去手术机会的肝癌合并门静脉癌栓的病人可考虑肝动脉灌注化学治疗或者栓塞化学治疗、放射治疗、全身系统治疗、区域无水乙醇注射、射频消融、微波消融等区域性治疗。有部分病人可以通过治疗达到降期并获得再次手术切除机会的效果。同时我们提倡多学科综合治疗，通过多学科的联合协同诊疗，可以最大限度地发挥各个学科的优势，为病人制定更为理想的治疗方式，使其获益最大化。

3. 因为肝癌合并门静脉癌栓的术后并发症较多，复发率高，术后预后差，因此我们在选择手术治疗的同时应该对其手术方式的选择进行评估。通过术前肝脏三维重建、术前术中 B 超的定位、ICG 实验和术中荧光显像等技术，可以对门静脉癌栓进行全面评估，判断其是否可以切除，癌栓是否取尽，从而为术后最大限度降低并发症发生率和复发率提供全方位的保障。

〔文　宇〕

参考文献

［1］程树群. 肝癌合并门静脉癌栓的诊治进展［J］. 中国普外基础与临床杂志，2019，26（5）：513-518.

［2］中国医师协会肝癌专业委员会. 肝细胞癌合并门静脉癌栓多学科诊治中国专家共识（2018 版）［J］. 中华消化外科杂志，2019，18（1）：8-15.

［3］Chen W，Zheng R，Baade P D，et al. Cancer statistics in China，2015［J］. CA Cancer J Clin，2016，66（2）：115-132.

［4］Kudo M，Finn R S，Qin S，et al. Lenvatinib versus sorafenib in firstline treatment of patients with unresectable hepatocellularcarcinoma：a randomised phase 3 non-inferiority trial［J］. Lancet，2018，391（10126）：1163-1173.

［5］Pawlik T M，Poon R T，Abdalla E K，et al. Hepatectomy for hepatocellular carcinoma with major portal or hepatic veininvasion：results of a multicenter study［J］. Surgery，2005，137（4）：403-410.

［6］Zhang X B，Wang J H，Yan Z P，et al. Hepatocellular carcinoma withmain portal vein tumor thrombus：treatment with 3-dimensional conformal radiotherapy after portal vein stenting and transarterial chemoembolization［J］. Cancer，2009，115（6）：1245-1252.

［7］周信达. 努力提高肝癌外科的疗效（述评）［J］. 中华外科杂志，1991，29：82.

［8］Zhou X D. Current management of hepatocellular carcinoma［J］. Hepatogastroenterol，1991，38（Suppl 1）：46.

［9］Zhou X D. Advances in surgery for hepatocellular carcinoma［J］. Asian J Surg，1994. 17：34.

［10］Zhou X D. Results of liver resection for primary liver cancer［J］. J Hep Bil Pancr Surg，1994，2：118.

［11］余业勤. 肝癌切除连同门静脉癌栓取出术治疗肝癌（附 25 例报告）［J］. 中国实用外科杂志，1994，14：18.

［12］Yamada R. Hepatic artery embolization in 120 patients with unresectable hepatoma［J］. Radiology，1983，148：397.

［13］Kumada K. Hepatic resection for advanced hepatocellular carcinoma with removal of portal vein tumor thrombi［J］. Surgery，1990，108：821.

［14］Mei M H. Clinical significance of removal of tumor thrombi in the main portal vein in patients with hepatocellular carcinoma［J］. J Hep Bil Pancr Surg，1995，2：266.

［15］Yoshio Yamaoka，Kaoru Kumada，Keiichi Ino，et al. Liver resection for hepatocellular carcinoma（HCC）with direct removal of tumor thrombi in the main portal vein［J］. Word J Surg，1992，16：1172.

第四十七章　肝尾状叶切除术

Caudate Lobectomy

　　肝尾状叶（简称尾叶），紧夹于肝门结构和下腔静脉之间，其手术切除一直被认为难度高，风险大。国内外文献仅有零星报道。对于伴有肝硬化的原发性肝癌病人行尾叶切除，更是当代外科医师面临的严峻挑战。近两年来，作者连续进行 20 例肝尾叶切除术均获成功，其中 12 例为原发性肝癌病人。可见，临床上需要行尾叶切除者并不少，只是多数外科医师还不熟悉此手术而已。

　　【解剖生理概要】肝尾状叶，即肝段解剖的 I 段，具有独立的管道系统。其毗邻关系如下：前方是肝门 Glisson 系统；后方为下腔静脉；左侧为静脉韧带裂；右侧与右肝后叶相连，且两者之间没有明确分界线（图 47-1）。Kumon（1985）认为尾状叶包括固有尾叶、尾状突和下腔静脉旁三个部分。固有尾叶位于下腔静脉左前方，尾状突位于门静脉主干和右支与下腔静脉之间，下腔静脉旁部分位于下腔静脉前面，头侧达肝中静脉根部（第二肝门）（图 47-2）。Couinaud（1989）则把尾叶分为左、右两半。左半即固有尾叶，右半则包括尾状突和下腔静脉旁部分。尾叶的门脉三联发自左右肝蒂及其汇合部，共 1～5 支。尾叶的静脉直接回流入下腔静脉，有 1～5 支较大的肝短静脉和若干细小静脉（第三肝门）。

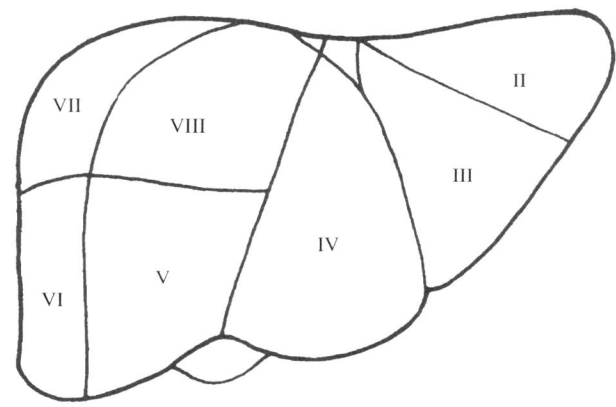

图 47-1　肝脏的分段（Couinaud）

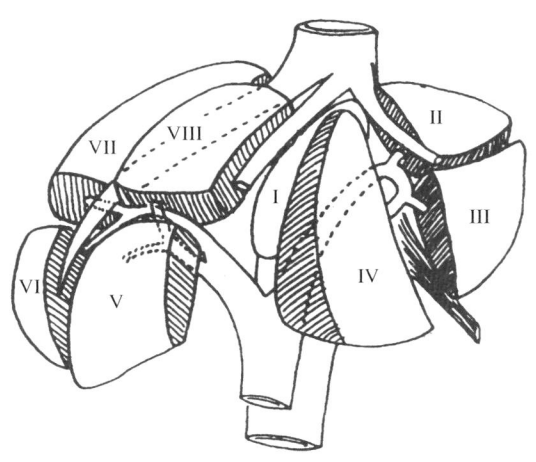

图 47-2　肝脏分段与门静脉及肝静脉分支的关系

尾叶前邻第一肝门，上近第二肝门，后方则是第三肝门和下腔静脉。这种特殊解剖关系使手术切除充满困难和危险。手术分离前面时容易伤及肝门结构，造成出血或胆管破损；分离后面则容易损伤下腔静脉，造成难以控制的大出血。手术的困难还在于手术野的深在，而且第一肝门是一个巨大的障碍，必须绕过它才能进行尾叶切除（图47-3）。

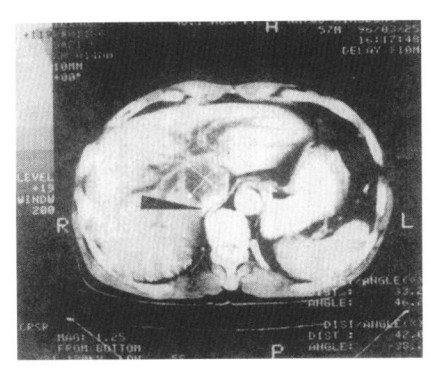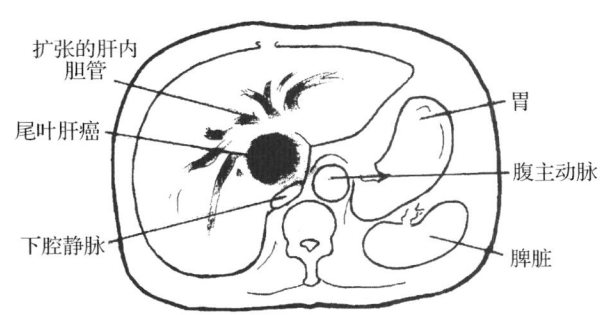

图 47-3　肝尾叶肝癌

尾状叶的腔旁部与肝脏右后叶之间并没有明确的分界线。

为了在实施单独尾状叶切除时能够有一条明确的切线，Asahara 等（1998；2000）采用术中 B 超引导下穿刺右肝后叶门静脉分支的方法来确定右肝后叶的界限。他们在定位穿刺后向右肝后叶的门脉分支内注射靛青绿，使得右肝后叶被染色，从而显示肝脏右后叶和尾状叶的界限。虽然此方法在理论上是合理的但在实际运用当中却不实用。

我们发现实际操作中，可以通过两点来确定尾状叶右侧的界限。①尾状叶的顶端，位于左肝静脉和下腔静脉的夹角处（图47-4、图47-5）。②尾状突与右肝相融合的部位。此两点之间的连线可以被看作是尾状叶的右侧边界和切线。

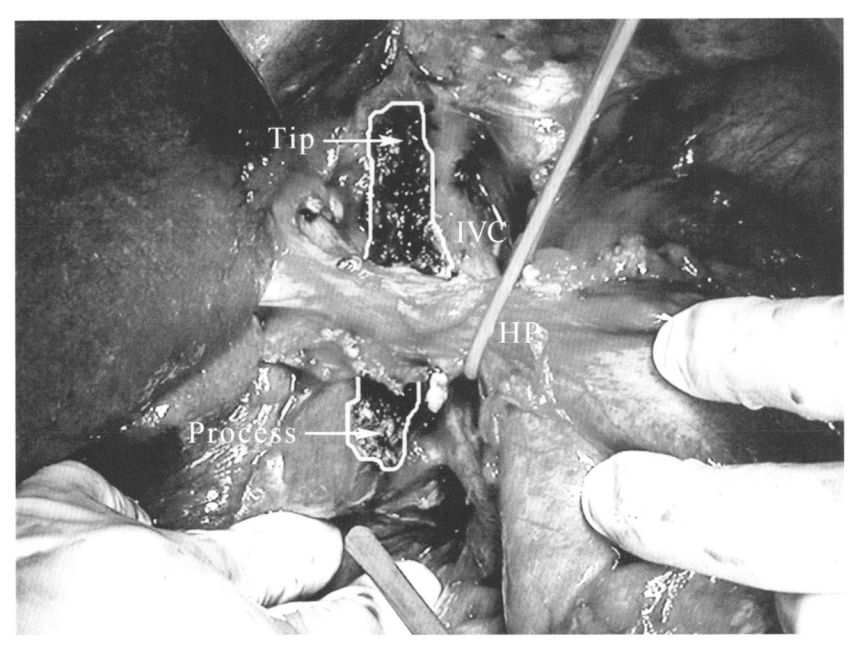

图 47-4　尾状叶的顶端和尾状突的右缘被认为是尾状叶的分界标志

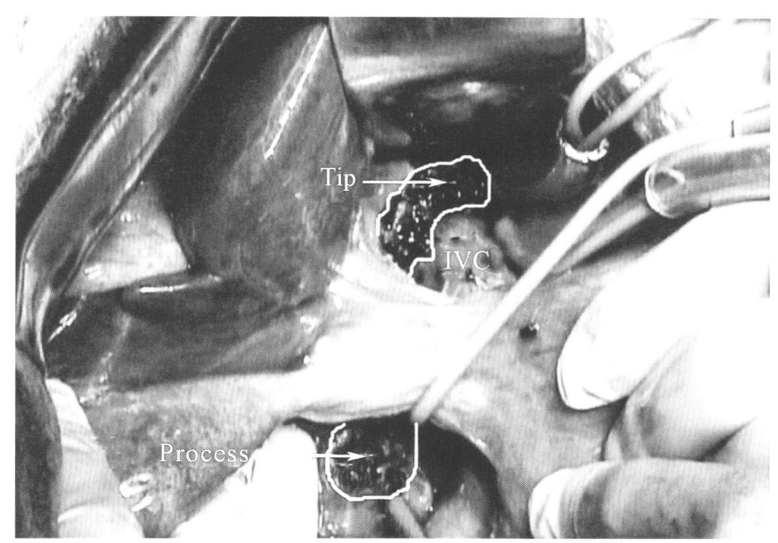

图 47 - 5　尾状叶的顶端和尾状突的右缘被认为是尾状叶的分界标志

我们把它称为彭氏切线（尾状叶顶端—尾状突切线）。

也就是说，这条切线位于尾状叶尖端和尾状突的右缘之间。这条切线是斜的，从肝左静脉的根部斜向右门静脉。通常在切断尾状叶的门脉三连管道之后，尾状叶的颜色会发生改变，使该切线更清楚(图47-6)。

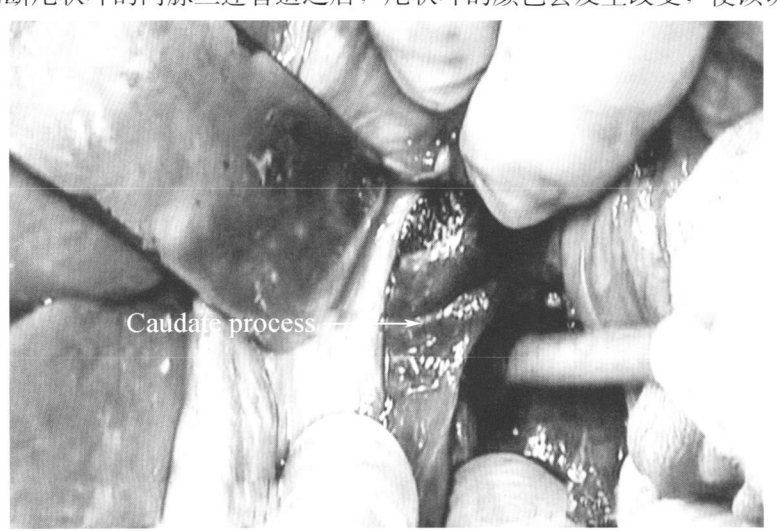

图 47 - 6　分离切断门脉三连管道后尾状叶的颜色发生变化

【适应证】

1. 原发性肝癌：包括发生于尾叶和其他部位侵及尾叶者。迄今，手术切除仍是肝癌的根治希望。因此，施行尾叶切除应当视为其首选的治疗方法。

2. 肝门部胆管癌侵及尾叶：据 Nimura 报道，肝管汇合部的癌肿 97％ 侵犯肝尾叶。因此，在切除侵及汇合部的胆管癌时，应同时切除肝尾叶。

3. 尾叶胆管结石症：常与左侧肝胆管结石症并存。在有手术切除指征时，仅作左肝切除还不够，应当同时切除充满结石的尾叶。

4. 尾叶良性肿瘤产生压迫症状。

5. 肝硬化、门静脉高压合并尾叶肥大致下腔静脉受压。切除肥大的尾叶可降低下腔静脉压，提高门腔分流术的疗效。

【禁忌证】

1. 严重肝功能障碍。

2. 癌肿远处转移。

3. 伴有心、肺、肾等脏器严重疾患或其他全身严重疾患，不能耐受手术。

【术前准备】

1. 检查心、肺、肝、肾等重要脏器功能。凝血酶原时间延长者给予维生素 K 治疗。伴中、重度营养不良者，应予适当的营养支持。

2. 做 B 超、CT 检查，明确肿瘤的部位、大小及其与肝门结构、肝静脉和下腔静脉的关系，要特别注意有无门静脉及下腔静脉癌栓。疑有下腔静脉侵犯者，进一步做下腔静脉造影、MRI 等检查，了解受累情况及侧支循环情况。

3. 肿瘤巨大或紧贴大血管估计难以切除者，先做介入治疗后行二期切除。有报道肝母细胞瘤可做静脉化学治疗，使肿瘤缩小后再手术切除。

4. 术前放置胃管、导尿管，并预防性使用抗生素。备足血源。

【麻醉与体位】 气管内插管全身麻醉。作颈内静脉穿刺置管，可用作快速输液、输血及 CVP 测定。此外，还要监测动脉血压、心率、尿量、血氧饱和度等。左侧卧 30°～40°。

【手术步骤】

1. 切口：可用右肋缘下切口或"人"字形切口。作者常用右肋缘下切口，上达剑突基底，下达右侧第 12 肋尖，无需开胸。

2. 探查：进腹后仔细探查盆腔、胃肠道、右肾及肾上腺、肝脏和胆管系统，初步决定有无切除指征，并排除胃肠道癌肿转移。

3. 游离肝脏：用 PMOD 电凝切断肝圆、镰状、三角、冠状韧带等肝周韧带，充分游离肝脏。

4. 预置肝脏血流阻断带：将 8 号导尿管绕过肝十二指肠韧带，备作入肝血流控制。再解剖、游离肝上和肝下下腔静脉，分别预置阻断带，备作全肝血流控制（图 47-7、图 47-8）。注意肝下的阻断带应位于肾静脉分支的近心端。

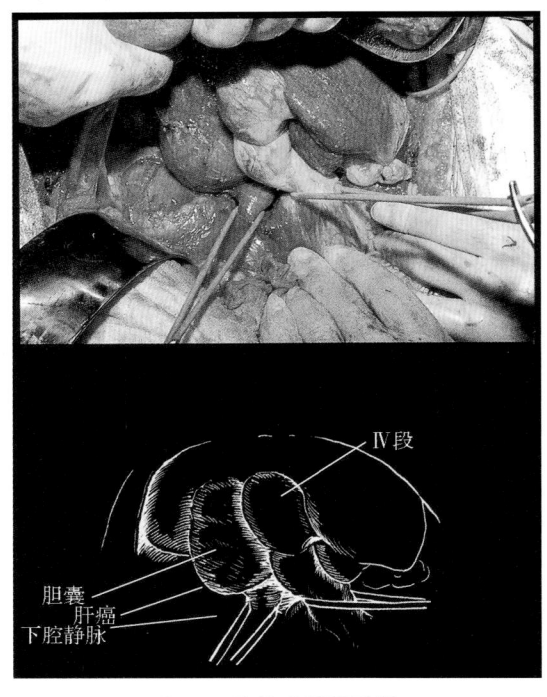

肝下下腔静脉预置吊带

图 47-7　肝尾叶切除术

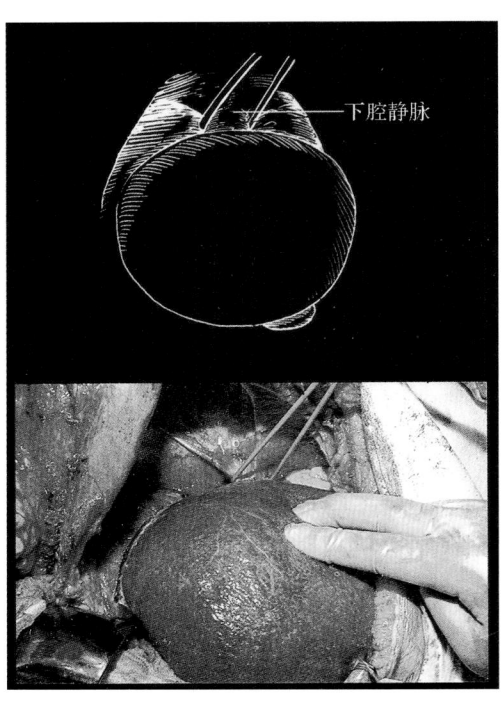

肝上下腔静脉预置吊带

图 47-8　肝尾叶切除术

　　5. 切除：如尾叶切除是作为肝段切除的一个组成部分，则先进行其他肝段分离，把尾叶的离断放到最后。

　　如单独切除尾叶，则先切开肝正中裂，充分显露第一肝门结构，左右肝蒂分别以 8 号导尿管环绕并牵引，然后分离切断结扎从第一肝门进入尾叶的门脉三联，使尾叶完全脱离第一肝门（图 47 - 9）。接着翻起尾叶，在它和下腔静脉之间进行解剖，显露肝短静脉，予以穿线结扎，然后再离断，以免其断端回缩，造成难以控制的大出血（图 47 - 10）。把尾叶和肝门及下腔静脉分开之后，即可将拟切除的尾叶从拟保留的部分切下（图 47 - 11～图 47 - 14）。

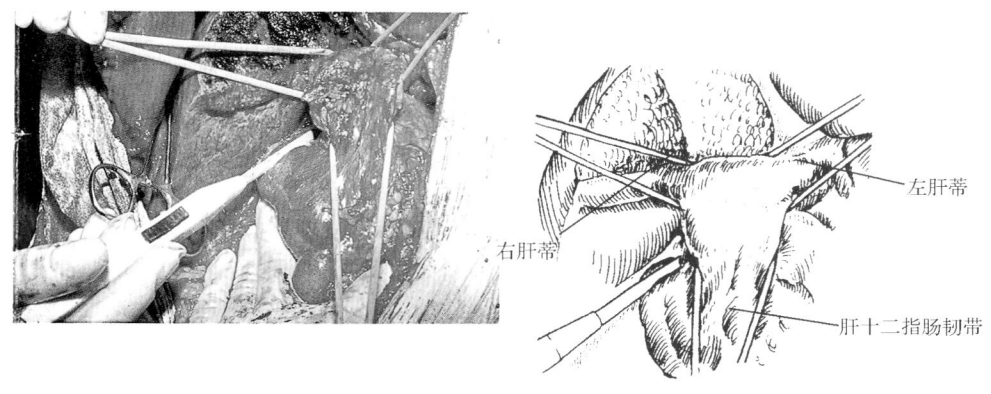

左、右肝管和肝总管分别以 8 号导尿管环绕并牵引

图 47 - 9　肝尾叶切除术

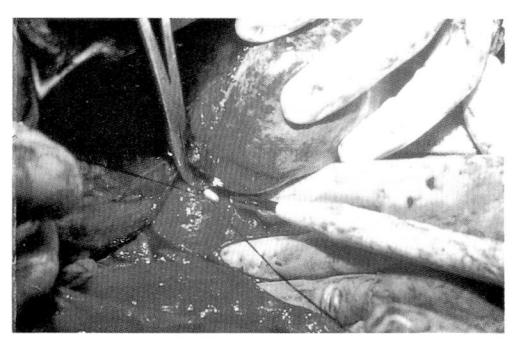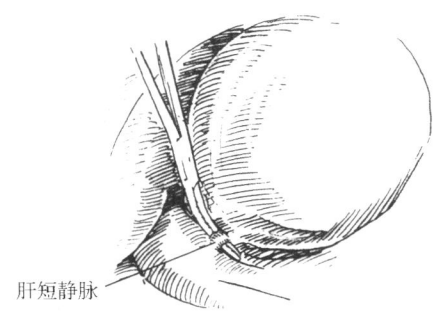

分离和结扎肝短静脉

图 47 - 10　肝尾叶切除术

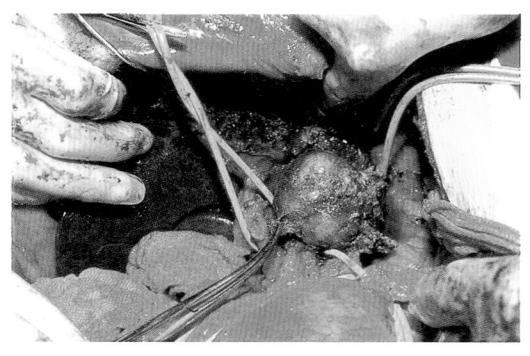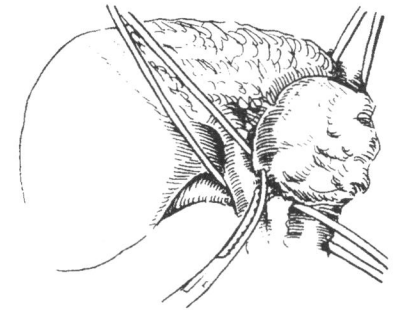

肝左叶移除后，完全显露尾叶肿瘤；图右侧导尿管为肝上和肝下下腔静脉预置带；图左侧导尿管牵拉右肝蒂血管钳夹住之管道为通往尾叶的门脉三联

图 47 - 11　肝尾叶切除术

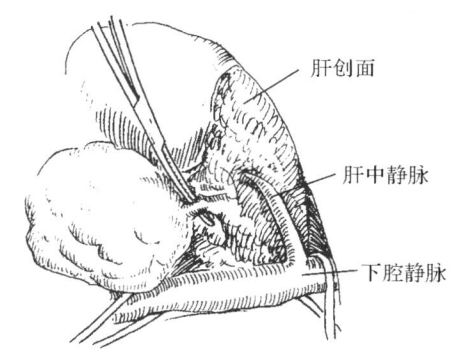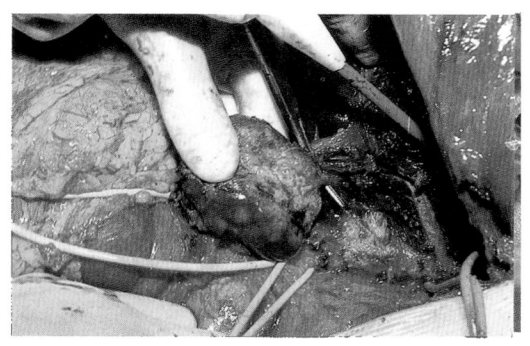

切断尾叶肿瘤与第Ⅵ段的联系，下腔静脉和肝中静脉清晰显露，二者形成的夹角处是尾叶上极所在

图 47 - 12　肝尾叶切除

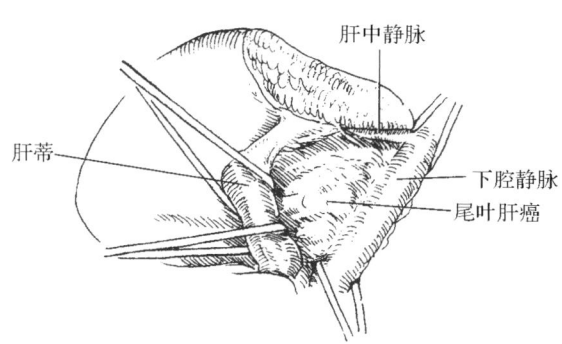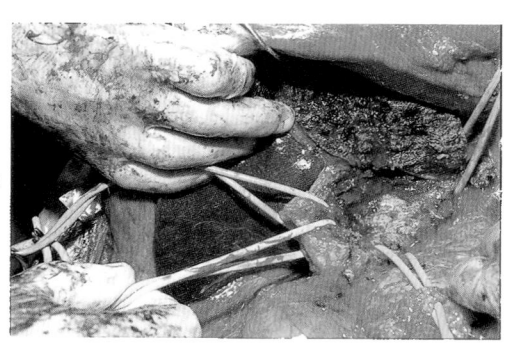

尾叶肿瘤完整切除后，尾叶窝周围结构清晰可见

图 47 - 13　肝尾叶切除

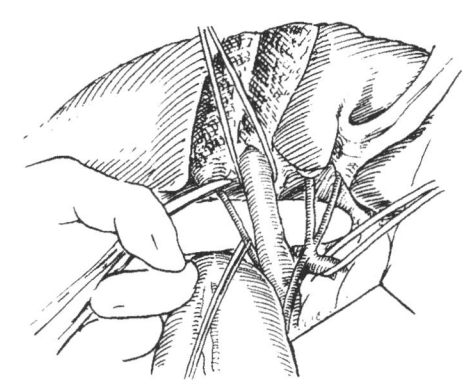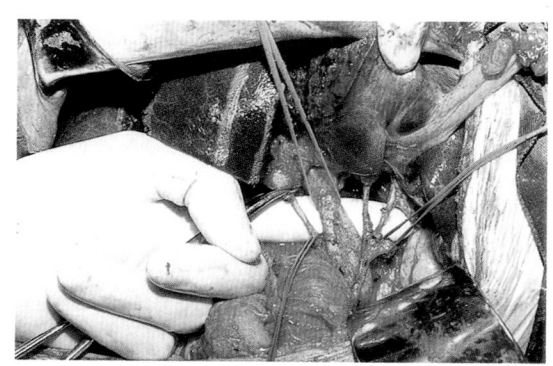

肝十二指肠韧带骨骼化清扫

图 47 - 14　肝尾叶切除术

　　6. 创面止血：以电凝彻底止血，必要时缝合出血点止血，不必作褥式缝合。

　　7. 附加手术：对恶性肿瘤病人，应同时作肝动脉和门静脉系统插管，连接皮下输药装置，以利于术后化学治疗。若为肝门部胆管癌侵及尾叶或术中疑有肝十二指肠韧带淋巴结转移时，尚须作区域淋巴结清扫（骨骼化清扫）（图 47 - 13）。

　　8. 引流：冲洗腹腔后分别于膈下及网膜孔各置一根引流管，妥加固定。

　　9. 关腹：按层次缝合关腹。

【特殊情况下的手术处理】

1. 若左、右肝的癌肿侵及尾叶，且癌肿巨大，影响尾叶暴露时，可先切下左或右肝的癌肿，再分离解剖并切除尾叶。

2. 若伴有门静脉癌栓，可在肿瘤切除时短时开放门静脉断端，使癌栓随血流冲出。亦可在选择性入肝血流阻断下直接切开门静脉主干取栓。

3. 若伴有下腔静脉癌栓或受累，可在改良式常温下全肝血流阻断下切开取栓或切除部分下腔静脉壁后修补。下腔静脉完全阻塞而侧支循环已建立者，可一并切除肝后段下腔静脉而不必重建。

【术后处理】 术后应将病人置 ICU 中监护，密切观察生命体征变化，准确记录进出量。根据血细胞压积等指标决定是否输血，并持续低流量吸氧，以防止术后肝细胞缺血、缺氧。有肝硬化者应控制钠盐入量，并用利尿药，以避免腹水出现。

术后加强支持治疗和护肝治疗，预防性使用雷尼替丁等药物预防应激性溃疡，短期应用止血药及抗生素。

各引流管应妥加固定并作标记，仔细观察引流物的色、量，并做好局部护理。

已置皮下输药装置（DDS）者，术后 1～2 周行化学治疗，以消灭术中脱落或残留的癌细胞，减少术后复发，改善预后。

【术后并发症、预防与处理】

1. 肝衰竭是术后较常见的并发症，为此作者强调每次入肝血流阻断不超过 10 min，间歇 2～3 min 后再次阻断；充分切开肝正中裂，避免为手术野的暴露而进行不必要的肝部分切除，尽可能保留有功能的肝组织。此外，手术前后加强支持及护肝治疗，控制感染，积极防治应激性溃疡等措施均不能忽略。

2. 胆瘘是肝脏手术后另一常见并发症。作者采用刮吸法切肝，所遇管道均在清晰可见下予以分别处理；手术结束时以白纱布按压创面，仔细检查有无胆汁染色，目前已极少发生胆瘘。偶有少量胆瘘，只要保证引流通畅，均能短期自愈。

【手术经验与有关问题讨论】

1. 关于尾叶切除的进路：根据肿瘤部位不同，尾叶切除有左、右、中 3 种途径。一般认为，左（小网膜）途径是充分游离左半肝，向右翻开，显露肝后下腔静脉，适用于左侧尾叶切除；右侧进路是充分游离右半肝，向左翻开，显露右肾上腺和肝后下腔静脉。然而切开肝正中裂的中央进路则较少采用，两侧尾叶切除也要将其分开后分别切除。究其原因可能是要切开既厚又深的肝组织有一定困难。作者以往使用钳折法切肝时也有同感。自从使用 PMOD 行刮吸法切肝，发现肝正中裂切面上没有重要的胆管，仅有数根肝中静脉分支，整个切面仅 2～3 处需要结扎。一旦完全切开正中裂，发自左右肝蒂及其汇合部的尾叶门脉三联很容易游离结扎。因此，作者常规进行肝正中裂切开，直达肝门。这是一条十分方便而重要的途径。

2. 肝切开和离断的方法：传统上，肝切开和离断多采用指折法或钳折法。这两种方法比较粗糙，影响了对第一肝门和第三肝门的精确解剖。作者使用彭氏多功能手术解剖器（PMOD）行刮吸法断肝，由于肝内大小管道均能一一显露并分别处理，不仅出血少、止血确切，并且在第一肝门和第三肝门的精细解剖中有独特作用。

3. 关于肝脏血流控制：有人主张全肝血流控制，作者常规使用间歇性入肝血流控制，阻断时间每次不超过 10 min，以确保肝脏功能不受影响。为防止术中损伤下腔静脉而造成致命性大出血，可先游离肝下和肝上下腔静脉，预置阻断带。万一下腔静脉撕裂，即可在全肝血流控制下进行修补，作者安置肝上、肝下下腔静脉预置带 40 余例，其中实际使用的只有 2 例。

〔彭淑牖　牟一平〕

参考文献

[1] Yanaga K，Matsumata T，Hayashi H，et al. Isolated hepatic caudate lobectomy [J]. Surgery，1994，115：757.

［2］ Kosuge T，Yamamoto J，Takayama T，et al. An isolated，complete resection of the caudate lobe，including the paracaval portion，for hepatocellular carcinoma ［J］. Arch Surg，1994，129：280.

［3］ Lerut J，Gruwez J A. Resection of the caudate lobe of the liver ［J］. Surg Gynecol Obstet，1990，171：160.

［4］ 彭淑牖，江献川，彭承宏，等. 肝尾叶单独或联合切除 ［J］. 实用肿瘤杂志，1995，10：143.

［5］ 何生，吴钧，周翔平. 肝尾叶切除 ［J］. 普外临床，1995，10：22.

［6］ 何振平，蔡景修，王敖川. 肝尾叶切除一例报告 ［J］. 中华外科杂志，1990，28：627.

［7］ 陈孝平，吴在德，谭修福，等. 肝段切除术 120 例 ［J］. 中华外科杂志，1990，28：599.

［8］ Yamomoto J，Takayama T，Kosuge T，et al. An isolated caudate lobectomy by the transhepatic approach for hepatocellular carcinoma in cirrhotic liver ［J］. Surgery，1992，111：699.

［9］ 陈孝平，吴在德，裘法祖. 有关肝段切除的几个问题 ［J］. 中国实用外科杂志，1994，14：153.

［10］ 李国辉. 肝尾叶肿瘤的处理 ［J］. 中国实用外科杂志，1995，15：312.

［11］ Mizumoto R，Suzuki H. Surgical anatomy of the hepatic hilum with special reference to the caudate lobe ［J］. World J Surg，1988，12：2.

［12］ Kumon M. Anatomy of the caudate lobe with special reference to portal vein and bile duct ［J］. Acta Hepatol JPH，1985，26：1193.

［13］ Couinaud C. Surgical anotomy of the liver revisited ［M］. Paris，France：Maugein，1989：123.

［14］ 夏振龙，刘绪田，戴允明，等. 第 I 与第 Ⅷ 肝段巨大型海绵状血管瘤的手术治疗 4 例 ［J］. 中国实用外科杂志，1994，14：25.

［15］ Donald T G. Caudate lobe resection to reduce inferior vena caval hypertention prior to porta-caval shurt ［J］. Surgerg，1980：593.

［16］ 彭淑牖，牟一平. 梗阻性黄疸病人营养支持的应用问题 ［J］. 《全国梗阻性黄疸学术研讨会》论文汇编（青岛），1995：10.

［17］ Takayama T，Makunchi M，Kosuge T，et al. A hepatoblastoma originating in the caudate lobe redically resected with the inferior vena cava ［J］. Surgery，1991，109：208.

［18］ Takayma T，Makunchi M，Takayasu K，et al. Resection after intraarterial chemotherapy of a hepatoblastoma originating in the caudate lobe ［J］. Surgery，1990，107：231.

［19］ 彭淑牖，江献川，冯懿正. 选择性入肝血流阻断法在肝切除术中的应用 ［J］. 实用外科杂志，1989，9：264.

［20］ 彭淑牖，蔡秀军，李君达，等. 不同肝脏功能状况下人肝热缺血时限研究 ［J］. 临床外科杂志，1993，1：20.

［21］ 彭淑牖，江献川，彭承宏，等. 肝尾叶切除之经验 ［J］. 中国临床医学，1995，2：38.

［22］ 彭淑牖，江献川，李君达. 刮吸法断肝术临床应用报告 ［J］. 实用外科杂志，1993，13：17.

［23］ Emre S，Schwartz M E，Katz S，et al. Liver resection under total vascular isolation ［J］. Variations on a theme. Ann Surg，1993，217：15.

［24］ Peng S Y. Peng's transection line Hepatic Caudate Lobe Resection ［M］. Germany：Springer-Verlag GmbH，2019：9.

第四十八章　肝门区域入肝血管阻断的肝段切除术

Hepatic Segmentectomy by Regional Vasular Occlusion of Hepatic Vessels

【适应证、评估与选择】在临床诊断过程中根据自然人因素、背景疾病因素如肝细胞癌相关的肝炎因素，肿瘤学因素、精准诊断手段因素，手术及其他疗法协同运用等对疗效的影响做出评估，供医患双向选择。

1. 肝细胞癌：占肝切除病人中的大多数。

（1）肝炎因素：肝细胞癌病人中乙型病毒性肝炎病毒的标记物的阳性率高达 $25\%\sim90\%$，此前，乙型病毒性肝炎病人的自然病程多是肝炎迁延—肝硬化—肝衰竭或肝癌。1992 年我国给新生儿注射乙型病毒性肝炎疫苗后，肝炎的发病率已大幅降低，但目前累积的肝炎病数仍然很大，是肝切除的第一大相关疾病。乙型病毒性肝炎肝癌切肝后的存活率虽然在各种疗法中最高，但其最大短板是复发率很高，依随诊时间长短，复发率为 $20\%\sim90\%$。多家机构研究发现切肝后的肝功能损害，残肝再生不良，复发早、频率高、存活期短都密切地与 HBVDNA 被激活相关。本院观察到在一组 214 例与乙型病毒性肝炎相关的肝癌切肝后 1 个月有 15 例肝炎再度活跃（占 7.0%）。单因素分析显示病人术前 HBVDNA（一）（ $P=0.023$ ）及 HBeAg（＋）（ $P=0.001$ ）与乙型病毒性肝炎活跃有关。多因素分析显示 HBVDNA（一）和 HBeAg（＋）（ $P<0.001$ ）是术后乙型病毒性肝炎再度活跃的独立危险因素。另一组报道在肝切除的肝细胞癌病人 953 例中 HBeAg（一）者（ $n=775.81.3\%$ ）和 HBeAg（＋）者（ $n=178.18.7\%$ ），用趋势配对分析和 Kaplan-Meier 法存活分析，危险因素用 Cox 比例危险模型确定。结果：HBeAg（＋）组的总生存率和无瘤生存率都低于 HBeAg（一）组。趋势模型确认 HBeAg（＋）会使无论处于何期的肝细胞癌的复发率升高和长期存活率降低，抗乙型病毒性肝炎治疗使 HBeAg 阴转对降低复发可能有利。目前很多学者都认同 HCC 病人伴 HBeAg（＋），HBSAg（＋）HBSAg（＋）或＋HBCAb（＋），HBVDNA＞1501 U/mL 都应同时进行抗乙型病毒性肝炎治疗，术前治疗时间长短应兼顾纠正肝功能失常，肝癌切除的迫切性即肿瘤发展快速或平稳，病人营养不良的纠正等因素，一般是 10 d 至 3 个月。主要药物是恩替卡韦 50 mg 每天一次，或富马酸替诺福韦二吡呋酯片 300 mg，每天一次和加免疫球蛋白。丙型病毒性肝炎相关肝癌术前用聚乙二醇干扰素 α 注射＋利巴韦林或 Sofosbuvir 或 Semiprevir＋利巴韦林 12～24 周治疗。术后治疗≥2 年半。虽然乙肝病毒完全阴转率仅约为 1%，但笔者 15～20 年前 2 例切肝病人近期发现 HBSAg 和 HBVDNA（＋），仍接受抗乙型病毒性肝炎治疗盼再延长生存期。

（2）肿瘤学因素：

1）瘤细胞类型：混合型肝癌（ $n=31$ ）是指既有肝细胞又有胆管细胞的肝癌，肝细胞易感 HBV，病人中 HBSAg（＋）23 例（74.2%），肝细胞癌的定性标志物，AFP≥20ng/L，13 例（41.9%），乙型病毒性肝炎已进展到肝硬化 18 例（58.1%），胆管细胞癌比肝细胞癌易发生肝外淋巴结转移，8 例（25.8%），切除混合型肝癌后的 1、3、5 年生存率分别为 61.3%、32.3% 和 12.9%，生存率和危险因素分析皆显示混合细胞性肝癌的肝内、肝外侵袭性都比肝细胞癌大，疗效比肝细胞癌切除差。RO 切除有望提高其长期生存率。

2）瘤细胞分化程度：我院 1 组符合米兰标准的 267 例肝细胞癌行肝切除后有 123 例术后肝癌复发，复发时间术后 2.7～75.1 个月，均数为 16.9±14.5 个月。死亡 51 例，存活时间 6.1～75.4 个月，均数为 27.5±16.4 个月，病人术后 1、3、5 年总生存率分别为 96.6%、82.5% 和 74.5%，无瘤生存率分别为 76.8%、56.3% 和 47.6%，多因素分析显示肿瘤细胞分化低，有微血管侵犯和多发肿瘤是复发的独立危险因素。而肿瘤分化程度，术前 HBV-DNA（＋）和中性粒细胞与淋巴细胞比值是影响其存活的独立危险因素。

另一组 721 例分为中度分化良好组（$n=442$，61.3%）和分化不良组（$n=279$，38.7%），用前瞻性、趋势积分配对法 Kaplan-Meier 法和 Cox 比例危险模型法进行分析后发现分化不良组的肿瘤体积更大，更晚期，AFP 更高，总生存率和无瘤生存率较低。HBeAg（＋）HBVDNA（＋），肿瘤大小，微血管侵犯，AFP＞400ng/mL，是预后不良的危险因素。

3）癌基因相关因素初探：RAS 是肝细胞肝癌相关的几个癌基因之一。研究者在 2007—2009 年用免疫组化法测定 79 例切肝后肝标本组织中的含有 IQ 模体的 RASGTP 酶活化蛋白（IQGAP1）在癌组织中的表达。IQGAPI 表达（＋）者 43 例（占 54.4%），其病理组织学检视发现癌细胞为低分化，并伴微血管侵犯，切肝后其 1、3、5 年的无瘤生存率分别为 67.4%、39.5% 和 23.3%，而 IQGAP1 表达（－）者分别为 100%、94.4% 和 83.3%（$P<0.001$），IQGAP1（＋）的 1、3、5 年总生存率分别为 97.7%、71.5% 和 53.3%，而 IQGAP1（－）者分别为 100%、97.2% 和 88.9%（$P<0.001$），很明显地显示 IQGAP1（＋）者的生存率低于 IQGAP1（－）者，提示基于 RAS 癌基因所导致的癌细胞的侵袭性生物学行为是其致死的机制之一。

4）肿瘤的大小、个数和部位：我院的研究者又对多发性肝癌在 Couinaud 肝的分段对切肝后疗效的影响做了对比研究，分为多癌灶同区组（$n=97$）和多瘤灶不同区组（$n=122$）。切肝后多瘤性同区组病人的 1、3、5 年的总生存率和无瘤生存率均明显高于多瘤灶不同区组病人（$P<0.05$）。亚组分析结果显示 2 个肿瘤分别切除组和整块切除组术后的总生存率和无瘤生存率后者更优于前者（$P<0.05$），后者的肿瘤复发率更低，长期存活更多。另一组研究者又对 374 例单个巨大肝细胞癌侵犯同一肝段（$n=171$ 例）和不同肝段（$n=203$）在切肝后的手术疗效进行对比，不同肝段组的术中失血量＞同一肝段组，术后合并症和术后 30 d，90 d 死亡率二组无显著差异，总生存率和无瘤生存率同一肝段组显著高于不同一肝段组，亚型分析无论肿瘤体积＞8 cm 或≤8 cm，其疗效皆优于不同肝段组。多变量分析显示年龄＜60 岁，合并门静脉高压症，AFP≥400 ng/mL，肿瘤侵犯不同肝段，镜下微血管侵犯，肿瘤细胞分化不良是其预后不良的危险预测因素，结论是位于同一肝段的单个巨大肝癌的复发率和长期疗效优于侵犯不同肝段的肝癌病人。

3）人体因素：一组 375 例病人中＜70 岁 318 例，≥70 岁 57 例，肝切除后高龄组的 3、5 年总生存率和无瘤生存率的差异无统计学意义（$P>0.05$）。单因素分析显示肝硬化、肝功能 Child 分级，TNM 肿瘤分期对手术疗效有影响（$P>0.05$），多因素分析显示 Child 分级是手术疗效的独立危险因素（$P=0.045$），研究认为适当的≥70 岁的肝细胞癌病人的手术疗效与较年轻者相同。另一组对 65 岁的 261 例肝癌肝切除者的营养危险指数研究显示术前较低的老年营养危险指数值预测术后合并症和肝衰竭的发生率升高（$P<0.001$），总生存率降低。我国＞80 岁的老年人逐年增加，他们中的 HCC 是否愿意接受切肝治疗值得探讨。近年又发现青少年人中肝细胞癌病人有所增加，切除肝标本的组织学检视有肝炎病理改变，但血清 HBSAg 和 HCAb 皆为阴性，惜未对 HAV、HDV 和 HEV 的标志物做进一步检查，此事暗示各种类型的肝炎都有可能和肝细胞癌发病相关。

我院的研究者又对体型肥胖的肝细胞癌病人对切肝的疗效有无影响做了研究，结果仍是肝炎和肿瘤因素对手术疗效相关，身材对疗效无直接影响，但对手术前后的代谢紊乱的纠正，呼吸道、伤口感染的防治，麻醉，苏醒的密切观察和及时处理仍需特别重视。

4）三维打印肝脏影像重建：术前评估切除巨大的或紧邻第一、第二或第三肝门的肝癌或泡型棘球蚴等病的手术难度，切肝后无病变残肝的体积是否有代偿性增生，其体积能否满足术后机体对代谢中心器官的功能需要，术前必须采用计算机三维打印重塑肝脏影像技术来解决诊断和评估更精准的问题。我院学者基于 CT 扫描数据，使用 IQQA 肝脏系统（EDDA Technology，Inc. USA）重建肝脏模型，测量并记录全肝和肿瘤的体积，采用英诺云医疗影像系统运用云计算和云存储方法将 CT 数据进行数字化重建，通过系统进行虚拟手术切除，记录相应切除肝脏体积和剩余肝脏体积、以确定最佳手术方案。一组泡型棘球蚴病 152 例切除≥4 个肝段者 80 例，切除≤3 个肝段 79 例，二组又分为三维重建和非三维重建组，对手术失血量、手术时间等进行对比，结论是计算机可视化重建系统有助减少≥4 个肝段切除的失血量，并缩短了手术时间。另 1 组肝癌病人按预定方案进行了精准的肝Ⅶ、Ⅷ、ⅣA 段切除并顺利出院。

　　5）不载瘤肝段的体积：我院学者又用吲哚菁绿排泄试验测定肝癌切除后剩余肝体积与术后肝功能不全的相关性，75 例肝切除后发生轻度肝代偿功能不全 60 例，中度代偿不全 12 例，重度 3 例。病人年龄，肝功能和凝血功能等指标轻度代偿不全组和中重度组的差异均无统计学意义。而吲哚菁绿15 min（ICG15）排泄试验二组的 K 值分别为 0.20 ± 0.04 和 0.17 ± 0.03，ICG15 值为 6 ± 4 和 9 ± 4，术后剩余肝体积分别为 545 ± 93 mL 和 398 ± 82 mL，二者的差异均有统计学意义（$P<0.05$），显示术前 ICG15 滞留值增加与术后剩余肝体积较小相关，从而与术后肝代偿功能不全相关。提示术前 ICG15 滞留值增高预测术后肝功能失代偿有一定价值。

　　术前无论因不载瘤肝段体积较小或 ICG15>10％而预测肝切除术后发生中重度肝功能失代偿的机会很大，而肝癌又处于进展期，手术切除有迫切性时，可采取二期肝癌切除，首次手术离断载瘤肝叶肝段，并结扎其门静脉、关腹。术后门静脉对不载瘤肝段的血供增加，促使此肝段的肝细胞增生，体积增大，此时的 CT 片多可证实。实验研究发现有肝细胞生长因子（HGF）肿瘤坏死因 α（TNF-α）、白细胞介素-6（IL-6）等细胞激活素参与诱导肝细胞增殖相关基因表达的上调是肝细胞增殖的动因。10 d 以后再次手术切除已离断的载瘤肝段，术后肝功能中重度失代偿的风险多可减轻。本院一组报道 15 例肝癌病人采用此疗法，14 例完整接受二期肝切除术，1 例首次手术后剩余的不载瘤肝段体积增长不达标而未行再次手术。术后平均肝增长体积为 205.5 cm^3（$7.92\sim270.6$ m^3）平均增长率为 56.5％（1.89％$\sim$134.74％），1 例围手术期死于肝衰竭，2 例 3～4 个月后肿瘤复发死亡，2 例带瘤生存，10 例存活无复发及转移。结论：二期肝切除有一定的安全性和实用价值，但要特别注意首次手术中对不载瘤肝段肝硬化程度的评估。

　　重度肝硬度和脂肪性变是肝细胞增殖不良的主因，笔者多次发现肝炎后肝硬变的严重程度左叶与右叶不一，表层与深层不一，重者要用刀切才能离断肝组织。有些载瘤肝段纤维性变较轻，肝炎未静止，肝细胞虽有功能，因肝炎反复活跃，肝细胞坏死又再生，再癌变，而不载瘤肝段却因既往反复肝炎活跃肝细胞坏死，肝细胞数量减少，反复纤维增生，假新小叶形成，门静脉微循环不畅，纤维组织收缩使门静脉受压，灌流大减，致体积缩小，质地坚硬，首期肝切除人为地想增加不载瘤肝段的血供，但血液却进不去已萎缩变硬的肝段，也不能使肝细胞增生而体积增大，但更重要的是与多种细胞激活素相关的肝细胞再生功能减退，这才是硬化肝脏体积缩小的主因，对这一问题的解决正在探索中。

　　根据以上资料总结起来看：肝炎的活跃度，肝硬化的严重度，肿瘤数量、体积大小，病变侵犯范围大小，邻接或侵犯大血管的程度，不载瘤肝脏体积的大小，肝脏三维打印重塑结论是术前评估和选择的依据，当然医院的技术也很重要。

　　（3）切肝方法创新和多科协同治疗：精准诊断和评估以后手术方法和减少术中失血是肝切除成功的关键，我院开放地采纳了多种切肝和减少失血的方法：

　　1）离断肝组织前阻断肝十二指肠韧带中的肝固有动脉，门静脉主干和肝总管，术中酌情可改行间隙阻断（Pringle 法）。

　　2）经肝实质隧道阻断半肝的肝动脉、门静脉，肝胆管的一级分支。

　　3）在第一肝门格里森鞘内游离载瘤肝叶，肝段的肝动脉和门静分支，切断结扎，在肝组织断面切断该段肝胆管。尾叶切除时在第三肝门切开后腹膜、解剖、游离、切断从尾叶汇入肝后下腔静脉前壁的左肝右肝的肝短静脉（2～5 支）或右后下肝静脉使术后尾叶和其分开，再在第一肝门后方解剖出从门静脉右后支或右干/左干后壁发出的尾叶分支（此法为笔者所创，称为肝门区域血管阻断）。

　　4）经格里森蒂入路：格里森纤维鞘包裹着伴行的肝动脉、门静脉和胆管，从肝门入肝逐级以肝叶、肝段、亚肝段到肝小叶分支，蒂是分级处的柄。所以此法是按手术需要在分支的蒂处阻断某一局部肝组织的入肝血管（肝动脉和门静脉），研究者用趋势积分配对法对 80 例腹腔镜格里森蒂入路切肝和 134 例开放格里森蒂入路切肝中的 67 对配对进行比较，除前者术后合并症较少，住院时间较短外，肿瘤和生存指标所代表的疗效二者相似。

5）第三肝门解剖法：凭手术技巧，不事先阻断血管成功切除肝尾叶 31 例。1 组 16 例肝癌切除的 1、3、5 年生存率分别为 84.6%、61.5% 和 39.2%，最长存活时间已达 8 年。

6）经肝圆韧带裂入路行各种肝切除 85 例，肝圆韧带裂又称第一肝门左纵沟，从裂中的门静脉左干矢状部向下解剖至第一肝门，处理肝动脉、门静脉及肝胆管分支后完成左外叶切除 19 例（含肝癌、肝管结石、胆管癌、转移癌），左半肝＋尾叶切除 5 例（含肝癌、胆管癌、肝管结石），左半肝切除 20 例，肝中叶切除 14 例（皆肝癌），肝三叶切除 27 例（皆肝癌，含肝左三叶切除 15 例，肝右三叶切除 12 例）。术后 1 个月无死亡。随诊 79 例（占 92.9%、79/85）。总生存率和无瘤生存率 1 年分别为 79.0% 和 65.0%，3 年分别为 56.0% 和 34.0%。结论是本法安全性和疗效较好。

7）前入路绕肝提拉法切除半肝 24 例（前入路组），切开肝后下腔静脉上、下端前壁的后腹膜，经肝后下腔静脉前壁中线与肝背面之间的隧道引入牵扯带子、绕肝拖拉。与传统路径半肝切除 24 例（传统路径组），对术中失血量、手术时间、术后肝功能、住院时间及并发症发生率等指标进行对比，结果两组均顺利完成手术，手术时间、并发症比较差异无统计学意义（$P > 0.05$）。前入路组术中失血量、血浆引流量、住院时间均少于传统路径组，术后 3 d、7 d 肝功能指标优于传统路径组，差异有统计学意义（$P > 0.05$）。结论是前入路绕肝提拉法切除半肝安全实用，更符合肿瘤手术的无瘤原则，较传统术式失血量少，术后肝功能恢复良好，保护了剩余肝的功能，值得推广应用。

8）胸腔镜在单肺通气下经胸腔和膈肌切除位于肝右前上肝亚段 1.3 cm 大的、与肝炎肝硬化相关的小肝癌，为了减少术中失血和癌细胞扩散辅以射频切除。手术费时 210 min，失血 50 mL。术后 4 d 拔出胸腔引流管，术后 8 d 出院。

我院对全肝血流阻断和半肝血流阻断时的缺氧和复流后再灌注的氧自由基损伤对肝切除的影响从术中失血量，手术时间，术后第 1、第 2、第 3、第 5、第 10 天的肝功能改变，术后并发症轻重，住院时间长短，费用高低，总生存率、无瘤生存率等方面对比研究发现除肝硬化组的术中失血量稍高，手术时间稍长外，其他观测指标的差异都无统计学意义，说明肝脏耐受缺氧和再灌注损伤的功能很强，认为各种方法都安全可行。

载瘤肝叶肝段的离断器械新品频出。愿景是离断肝脏时能实时止血或出血很少以完成手术，这也可能会使事先阻断入肝血管这一手术步骤逐渐淡出。目前的现实与愿景的距离并不遥远。我院现使用钳夹断肝，高能超声空腔谐振吸引器（CUSA），高能量钳子钳夹等器械使肝实质细胞被击碎或压碎，肝离断面上的各种细小管道便游离出来，其断端用结扎、双极电凝、钛夹等法处理后切断，或用术中射频使肝断面的肝实质发生凝固性坏死。然后无出血点的肝断面用大网膜或人造纤维膜覆盖固定，或用并拢缝合两侧无瘤肝脏断面消除裸露创面。

肝切除方法的发展趋势是微创化和机器人辅助、射频辅助等，评估后会首选腹腔镜切肝，医者应掌握开放切肝和内镜切肝两套手术技巧，更重要的是学习和运用统计学知识提升经验和研究以符合循证医学原则，使自己的创新成果有更高的可信度。

肝切除后的药物辅助治疗：我院学者对 82 例小肝癌切除后病人分别服用槐耳颗粒（51 例）和索拉菲尼（31 例），服药后对比二组在人体特征、肝功能、肿瘤学特点、总生存率、无瘤生存率、肿瘤复发转移率的差异均无统计学意义。只是服索拉菲尼后药物不良反应率＞服槐耳颗粒（35.5% 比 9.8%，$P = 0.026$）。从而认同术后服用槐耳颗粒比服用索拉菲尼安全，二者皆有一定疗效。

多学科协同治疗：我院 2009 年 1 月至 2015 年 9 月 296 例手术切除后病理确诊为肝细胞癌伴微血管癌栓的病例分为单纯手术切除组（$n = 159$）和切除后联合介入治疗组的总生存率和无瘤生存率均优于单纯手术切除组，分别为 18% 对 8%（$P = 0.001$）和 15% 对 8%（$P = 0.008$）。多因素分析显示合并慢性乙型病毒性肝炎感染，肿瘤大于 5 cm 及多个肿瘤是影响长期生存的不利因素。在 2013 年报告了 21 例原发性肝癌病人术前查出共 56 个瘤灶，对 21 个直径＞3 cm 的肝内瘤灶行外科手术切除，35 个直径＜3 cm 的用术中超声引导下射频消融治疗；以影像学检查判断瘤灶是否已被消融。结果：射频消融肿瘤的平均时间比手术切除的时间短，术后 1 个月肝脏三期 CT/MRI 复查显示 35 个瘤灶完全被消融。

在消融组中除治疗初期 5 个瘤灶出现针眼出血外，未见邻近组织损伤、胆漏等严重并发病，无治疗相关死亡，显示多科协同治疗效果良好。

术后精心治疗：早期注意神志及反射恢复，生命体征及每小时尿量监测，拔气管内插管和停用呼吸机。循坏稳定后及时使用含高支键氨基酸的 18 复合氨基酸的全静脉营养液，人体白蛋白液，促肝细胞再生等保肝药物和预防感染药物。其后对黄疸、腹水、胆痿、肺部感染、切口愈合、深静脉血栓形成及栓塞等症状和并发症给予及时处理和治疗。病人其后的生活中应注意不吃霉变的玉米、花生及其制品以预防黄曲霉毒素 B_1 中毒。少饮酒预防酒精中毒。继续抗乙型病毒性肝炎治疗和/或继续抗肿瘤介入治疗等。

2. 肝内胆管癌：多数患此病前曾有多年肝内胆管簇集性结石病史。组织类型多为腺癌，起自黏膜的腺癌常沿黏膜下层浸润生长，既向远端也向肝门端侵犯，肝门端胆管梗阻后常造成节段性肝胆管瘀胆扩张。腺癌也易早期转移至肝动脉旁淋巴结，造成肝动脉受压，重者可致肝动脉狭窄甚至闭塞，肝动脉供血减少后肝组织萎缩而使放射形的肝内扩张的节段肝胆管彼此靠近，近似平行的节段扩张肝胆管，此特征可在部分晚期病人 CT 片上出现而有助诊断。向肝门胆管侵犯的肝内胆管癌可引起梗阻黄疸及肝功能损害。由于肝外淋巴结和神经鞘下转移其手术治疗效果比肝细胞癌差。我院一组 64 例肝内胆管癌切除后无复发的 1、3、5 年生存率分别为 63％、32％和 27％。切缘阴性的肝内胆管癌的肝外淋巴结转移、神经鞘侵犯，肿瘤体积＞5 cm 是降低生存率的危险因素。肝是肿瘤术后复发最主要的组织。及早对肝内胆管簇集性结石施行取石，结石肝段切除可能减少肝内胆管癌的发生。

3. 肝门胆管癌：肝门胆管包括左肝管、右肝管、汇合部和肝总管。Bismuth-Corlett 将肝门胆管癌分为Ⅰ、Ⅱ、ⅢA、ⅢB、Ⅳ型，并建议各型的手术治疗方式，但常被突破。多数病人以无痛性黄疸起病，黄疸越久、黄疸越重，对治疗越不利，故诊断具有紧迫性。我院的彩色 B 超确诊率约为 83.8％，CT 约为 92.1％，MRCP 约为 96.7％。肿瘤转移方式多样，特点是神经鞘膜内蔓延，是根治失效的主因。我院一组 126 例报道中根治切除 33 例，姑息切除 22 例，胆道引流 46 例，未手术 25 例，5 年生存率 4 种疗法分别为 24.2％、9.1％、0、0。根治切除是唯一有效疗法。术前评估时除临床表现和化验分析外应注意肿瘤标记物 CA19-9 和 CEA 测定，CA19-9＞400 μg/L，CEA＞8 μg/L，提示根治切除可能性较小。2006 年前笔者经治的 13 例中除 3 例侵犯汇合部和右肝管，10 例皆侵犯第二级肝胆管。术式采用肝十二指肠韧带骨骼化切除，肝Ⅴ段、ⅣB 段和/或Ⅰ肝段局部切除，高位肝内 2～3 级胆管受累部分切除，8～9 支扩张的相邻肝内胆管断端并拢缝合重建肝门胆管，再和空肠远祥做抗反流 Y 形吻合。结果：13 例中生存 10 年 1 例、4 年 2 例、3 年 1 例、2 年 1 例、1 年 5 例，6～9 个月 2 例、1 例切除左半肝者术后死于肝衰竭。本组病变范围超过分型所建议的手术而取得以上疗效，说明手术方式可行。

4. 胆囊癌肝侵犯：胆囊癌可穿透胆囊床侵犯肝Ⅴ段，也可沿胆囊颈管侵犯肝门胆管甚至肝内胆管，向下侵犯胆总管、十二指肠、横结肠肝曲，并可能移至肝动脉旁淋巴结，肝十二指肠韧带后方淋巴结，胰头后方淋巴结等。以往的经验表明多例尚未穿透胆囊体部全层的胆囊癌在肝Ⅴ段＋ⅣB 段肝切除和上述多组淋巴结清除后 1 年多就复发死亡，让人失望，也促使学者们进一步研讨和改进。胆囊癌先有胆囊结石者占 90％以上，50 岁以上有症状的胆囊结石病人，特别是胆囊萎缩的充满型结石应及时切除胆囊，是合理的防癌措施。

5. 肝转移癌：按发生转移的频率原发癌可来自结直肠、胃、胰腺、乳腺、肾、骨骼、前列腺等器官。临床分二种类型，原发癌与转移肝癌同时存在，原发癌已切除后一段时间出现肝转移癌。现在治疗观点比较积极，原发器官癌和肝转移癌一期实施根治切除。转移性肝癌单个多个都切除。一组 7226 例结直肠癌肝转移切除后又发生第二个肝转移癌，给予切除仍能有效延长生命。本院一组 7 年肝转移癌 208 例切除组 116 例，其 1、3、5 年生存率分别为 74.7％、39.7％和 23.3％。非手术组生存率分别为 33.7％、2.2％和 0，也支持转移性肝癌应积极采用手术切除治疗。

6. 肝良性肿瘤如肝细胞腺瘤等，本院报道肝细胞腺瘤 30 例，术前诊断和术后病理诊断相符合率为 76.7％（23/30）。28 例行手术切除。2 例行射频消融治疗，皆痊愈。

7. 肝囊性腺瘤或囊性腺瘤癌变。

8. 肝血管瘤：组织学类型分为海绵状血管瘤、毛细血管瘤和蔓状血管瘤等。其实质是胚胎期血管发育畸形、血管不呈树枝状走行分支，而是扭曲成团，其中有不少动静脉直通血管，其中血液的氧分压很高，貌似静脉的血管可见搏动波，局部温度升高。肝血管瘤的彩色 B 超和 CT 诊断都有特征性图像。用肝门区域血管阻断法切除血管瘤，当阻断该血管瘤的肝动脉后，血管瘤稍有陷下，再阻断其门静脉支后血管瘤才完全塌陷缩小，若再阻断其肝静脉，陷下缩小的血管瘤又膨胀起来，说明门静脉与肝静脉也有直通血管联系。血管瘤对肝脏是占位性损伤，对肝功能无损。外科治疗应比较慎重，凡是与第一、第二、第三肝门大血管紧邻的不要冒然手术，以免发生大出血和死亡。血管瘤腹内破裂虽然少见，但需紧急手术，目标是止血救命，如有技术困难不要勉强切除。巨大肝血管瘤可以采用血管瘤剥离切除术，尽量保存肝组织。

9. 肝棘球蚴病：多发生在犬、羊、人混居的牧区。犬、狐、狼为最终宿主、牛、羊、猪、人是中间宿主。误食最终宿主或中间宿主粪便污染的食物后染病。本病分两型：①囊型，通称囊型肝包虫病；②泡型肝包虫病，感染者肝脏长出成片、成堆的淡黄色菜花样病变，既可深入肝组织，也可围绕挤压肝外门静脉、肝静脉等管道，而引发继发性门静脉高压和腹水等病变。囊性肝包虫病的外科治疗是包虫囊肿内囊摘除，包虫囊肿切除或附加部分肝切除。少数病人经 10～30 年缓慢长大，可因囊壁钙化，阻断来自人肝的营养供应致包虫头节死亡而自愈。少数病人包虫囊肿可破裂入腹腔、胆管、结肠、经穿破膈肌入心包腔、破入支气管，或囊肿继发感染等而需外科治疗。

泡型肝包虫病除用阿苯达唑或苯并咪唑药疗外，疗效更佳的手术切除异军突起。本院 2004 年 1 月至 2015 年 12 月对 144 例泡型肝包虫病人施行手术切除。84 例病变完全切院，60 例减量切除。完全切除组 5 年、10 年总生存率皆为 97.6%，5 年、10 年的疾病无进展生存率，皆为 97.9%。不完全切除组的 5 年、10 年总生存率分别为 89.7% 和 73.4%，疾病无进展的 5 年和 10 年生存率分别是 78.1% 和 69.5%。完全切除组的上述两种生存率皆优于不完全切除组，其 P 值分别为 0.018 和 0.001。二组的多变量分析显示门静脉侵犯是影响疾病无进展生存率的独立相关因素（$P=0.08$ 和 $P=0.006$）。完全切除组中 7 例因病变巨大怕残肝在术后不能负荷生存的代谢机能而采用二期切除，3 个月后残肝再生增大，成功进行了第二期切除。全部病人随诊＞1 年，无手术相关死亡和疾病复发。

本组另有 31 例也因病变复杂而行全肝切除自体肝移植，离体肝灌洗降温以保存肝细胞存活，1 例因门静脉被病变阻塞行经肝穿刺置管肝内门静脉分支进行降温。离体肝在切除病变后行自体肝移植。移植肝的中位重量为 636 g（360～1300 g），中位无肝期时间为 309 min（180～480 min），无离体肝热缺血时间，术中平均失血量 1800 mL（1200～6000 mL），中位手术时间 12.5 h（9.4～19.5 h），无术中死亡。住院期间发生并发症 13 例，其中 5 例归 Clavien-Dindo Ⅲ 级，1 例死于腹内出血，1 例死于脑出血。29 例随诊时间中位数为 14 个月（3～42 个月），无泡型包虫病复发。

为了进一步提高肝切除根治泡型肝包虫病的疗效，我们探讨了术后最常见的并发症——胆瘘发生的危险因素，152 例中有 22 例发生术后胆瘘。经多因素分析后认识到除提高切除病变和重建管道的手术技巧和多种支持治疗手段外，病变直径大小，术前直接胆红素，肝切除表面面积较大，术后 LDH 升高是导致术后发生胆瘘的重要因素。

另有 12 例终末期病人行同种异体肝移植，2 例术后 3～4 个月死亡，10 例术后完全康复。

10. 肝并殖吸虫病：并殖吸虫分两型，卫氏并殖吸虫和四川并殖吸虫。前者的囊蚴经生吃或半生吃溪蟹或蝲蛄而进入人的小肠，脱囊后移行至肺部、发育成熟并产卵，病变损害在肺部故又称肺吸虫病。四川并殖吸虫的囊蚴在小肠脱囊后一般不发育成成虫，而是蚴虫移行到多个器官，肝是其移行停留而发生组织损坏的器官之一，我院切除两例病变组织，1 例在肝右前和右后肝段，其表面积为 5.9 cm×3.7 cm，1 例在肝右前左内段，其表面积为 10.8 cm×6.3 cm。皆顺利恢复，术后 6 d 出院。

11. 肝外伤：分为开放性肝外伤（如火器穿通伤，弹片击入盲管伤，刀刺伤等）和闭合性肝外伤。闭合性肝外伤占和平时期肝外伤的 68.8%～90%，其中车祸、摔伤，直接撞击下胸部致伤者较多。暴力大常致复合伤。肝随所受直接暴力的大小而伤情轻重不同。轻者肝实质裂口浅、短、肝包膜未破、积血在肝包膜下，重者肝实质裂口深，甚至呈星形，病人出现失血性休克和胆汁性腹膜炎。症状最重者当疑第三肝门的肝后下腔静脉出血。病人入院经简短精准临床检查后进入绿色通道，根据病情选用腹部彩色 B 超、CT、MRI，肝动脉造影，三维打印肝影像重建等精准诊断手段弄清肝脏伤情，需要手术治疗者手术的目的是止血，处理胆漏和救命。先填塞压迫止血，再利用医者掌握第一、第二、第三肝门血管阻断技术的优势，酌情先用恰当的血管阻断，减少失血修补较大血管和胆管的破口，肝裂口创面上小的出血点用大网膜和可吸收止血膜贴附在肝裂口两侧的肝创面上，或加油纱布堵塞后把肝脏用筛网包裹拴紧加压。筛网的固着点在肝镰状韧带，其质地是可吸收的聚格素丁（polyglactin）。碎裂开的边缘肝组织在滴注丹参等药物后颜色无改变，质地变得很软，可以切除。Cogill 总结 6 个创伤中心 1335 例肝外伤的治疗，仅 36 例做了肝边缘切除（占 12.6％），50 例行肝切除加血管结扎，18 例做肝段切除（占 1.3％），仅 12 例行规则性肝叶切除（占 0.9％），在循环未完全稳定的情况下忌做大的肝切除以减轻休克、提高生存率。

12. 肝内胆管簇集性结石伴肝萎缩：是我国的常见难治疾病。发病原因如下：

（1）幼年时期患胆道蛔虫病，蛔虫钻入胆总管和/或肝内胆管，曾见一支肝段胆管中钻入多条蛔虫，也曾见过 6 个较大肝段的肝胆管中皆有蛔虫屍皮石和右尾状突胆管中的屍皮石。蛔虫屍皮导致胆管不全梗阻可诱发胆管逆行肠源性细菌感染，大肠埃希菌的葡萄糖醛酸酶使可溶于水的直接胆红素的葡萄糖醛酸解离变成不溶水的间接胆红素，间接胆红素逐渐沉着于蛔虫屍皮上，最终形成以蛔虫屍皮为核心的胆红素结石。肝内胆管的胆红素结石常诱发逆行性肝内化脓性肝胆管炎，炎症使肝胆管上皮细胞坏死、脱落，继以纤维修复溃疡面。反复的肝胆管逆行性化脓性炎症导致的管壁细胞坏死与纤维增生修复使肝胆管变厚，其后纤维组织收缩造成肝胆狭窄和肝胆汁滞留。肝胆管炎症波及胆管周围的肝细胞导致肝细胞坏死，久之，该肝段肝组织缩小，纤维性变，内含 1～2 支豆荚样变的串珠结石肝胆管。反复急性发作常伴发胆源性败血病（多肠道菌种）和弥散性肝脓肿。小脓肿可融合成大脓种。胆红素结石梗阻的肝胆管中高压的脓性胆汁也可穿破管壁形成肝脓肿，胆砂石也随之溃入脓腔中。若肝脓肿腐蚀肝静脉壁，胆砂石随高压脓液进入低压的肝静脉血中，再经下腔静脉回心进入肺动脉，胆砂石栓塞肺动脉，再形成肺脓肿，肺脓肿穿破入支气管，病人咳出的脓痰中可见褐色胆砂石（笔者曾经治疗过此种病人）。

（2）笔者报道胆源性肝脓肿的第二个原因是胆囊的混合结石排入胆总管长期不治，反复引发反流性化脓性胆管炎，造成肝内胆管狭窄，特别易发左肝管口狭窄和左肝胆管内胆红素结石，其后可继发上述胆源性败血病、肝脓肿，胆道出血和胆砂石肺动脉栓塞等严重继发病。

（3）来自胆囊或肝内胆管的细小结石对胆总管下端乏特壶腹的短暂不全梗阻可造成共同通道中的胆胰反流，少量胰蛋白酶原使胆汁中的胆盐激活卵磷酯酶原 A 成为溶蚀卵磷酯造成胰腺组织坏死，相继有胶原酶使胰蛋白酶原变成胰蛋白酶，胰酯酶，弹力蛋白酶和糜蛋白酶消化和损坏胰腺及胰腺周围的脂肪、纤维、血管等组织和胆囊胆总管、十二指肠，横结肠以及肺、肾、心、脑、肝、肠等器官而发生急性坏死性胰腺炎。

（4）先天性肝胆管汇合异常：在接受研究的人群中有约 20％的人右后支肝胆管异位汇入左肝管，二支肝胆管中的方向对冲的胆流形成涡流，这种旋涡状胆流导致右后支肝胆管中的胆流瘀滞，也可诱发肠源细菌逆行感染，最终形成右后支肝管簇集性结石。笔者曾对 1 例病人施行右后支肝管和左肝管侧侧吻合以减少对冲的角度，取尽结石，术后 4 个月复查发现右后支肝胆管中又填满结石，并伴发感染，其后果必是串珠样结石伴右后肝段萎缩。

综上可见，长期未经有效治疗的胆总管结石和肝内胆管结石可继发多种危险性很大的致死性疾病，而在上述疾病的缓解期中对胆总管结石行有效的取石或对肝内胆管串珠样结石伴肝萎缩行肝切除是根治疗法，疗效优良。以往对肝内多支间隔的肝胆管结石伴肝萎缩者需要多次切肝才能根治，而采用肝门区域入肝血管阻断切肝，可一次完成多个间隔性肝段切除而根治此病。笔者曾完成 9 例如肝左外段＋肝右后段切除，左肝内段，外段＋右后段切除，肝左外段＋右前肝段切除等。由于不是肿瘤疾病，不需距肿瘤边缘 2 cm 的切缘，在术中 B 超引导下保存肝静脉不受损的机会大增，手术安全性较好。远期疗效良好，有多例病人已无病生存数十年。

【外科解剖】

1. 肝脏大体解剖：肝脏是人体最大的实质器官，重约 1500 g，被左、右冠状韧带，左、右三角韧带和镰状韧带固定在双侧膈肌穹窿之下。

右肝后面有部分肝脏没有被脏层腹膜覆盖在腹膜后方称为右肝裸区。肝脏的下缘脏面在左、右叶交界处附着胆囊。从右肝脏面的右三角韧带向左依次有肝结肠韧带把结肠肝曲固定，肝肾韧带把右侧肾上脉和右肾上极隔于腹膜后，肝十二指肠韧带包裹着从第一肝门出肝的肝总管和其后方入肝的肝动脉和门静脉，肝胃韧带浅层中有来自固有肝动脉的胃右动脉，深层中有来自胃左动脉的副肝左动脉。右肝较厚，占据整个右膈肌下穹窿，左肝较薄，只占据左膈肌下穹窿的右前部分，其后方为腹段食管、胃贲门、胃底，再向左为脾脏上极。进入肝脏的肝动脉和门静脉的分支及出肝的肝总胆管从 H 型的第一肝门进出（图 48-1）。

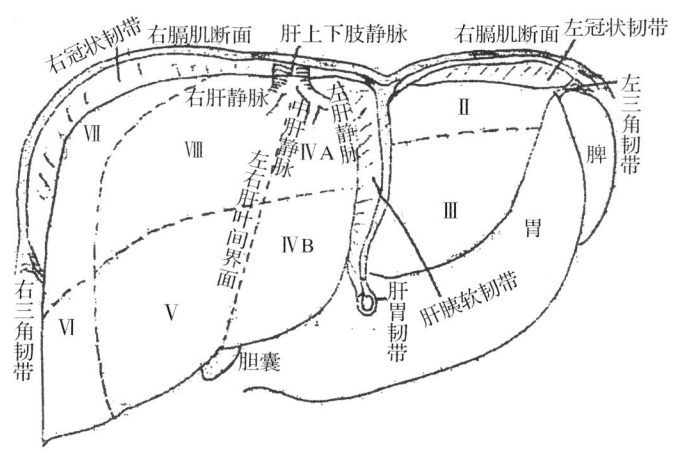

图 48-1　肝的膈面和第二肝门

（1）肝动脉：肝的动脉供血主要来自肝总动脉的固有肝动脉和从肝周各韧带中入肝的 28 支侧支小动脉。固有肝动脉是肝总动脉向右上前转弯处后壁分出胃十二指肠动脉后的延续，其前壁分出胃右动脉。是进出第一肝门诸管道中距第一肝门横沟最远分支的血管，它分为肝右动脉和肝左动脉，肝右动脉经肝总管后方向肝门横沟和右纵沟交汇处走行，在肝总管后方右缘分出胆囊动脉。肝左动脉在肝总管左侧分出肝中动脉，为肝门胆管和肝Ⅳ段供血，其延续段经肝门左纵沟向肝左外段供血（图 48-2）。

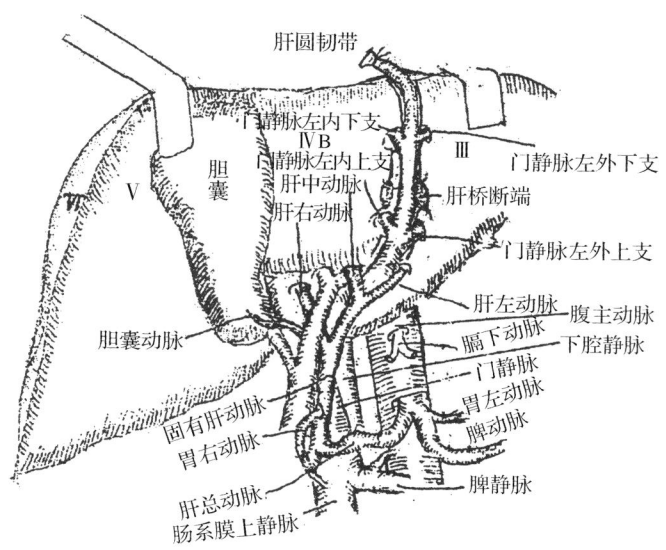

图 48-2　肝脏面第一肝门横裂和左纵沟的解剖

（2）门静脉：脾静脉在胰颈后方接纳胃冠状静脉汇入，再汇入肠系膜上静脉后称为门静脉主干，在固有肝动脉右后方，在肝总管左后方向第一肝门横沟走行，门静脉左干在横沟中以近90°角度向左转弯再向前转弯进入左纵沟（又称左矢状沟）门静脉左干的第一段称为横部，转弯处称为角部，第三段称为矢状部，续连肝圆韧带处管腔稍有扩大称囊部。门静脉右干几乎呈直线地延续门静脉主干，在横沟与右纵沟汇合的前交汇处分出门静脉右前支入肝，在后交汇处分出门静脉右后支入肝。

（3）肝静脉：肝的静脉血流回心没有主干静脉，肝右后段的静脉血经多支小静脉汇入肝右静脉右后壁，肝右前段的血液经诸小支汇入肝右静脉左前壁。肝中静脉走行于肝右前段和左内段之间，其右侧壁接纳肝右前段诸小静脉，其左侧壁接纳肝左内段的小静脉，部分人的肝中静脉直接汇入肝上下腔静脉前壁，另一部分人的肝中静脉在肝左静脉汇入肝上下腔静脉以远约2 cm处汇入肝左静脉。肝左静脉走行于肝左外段上、下亚段之间，也接纳左外、内段间支的汇入，再汇入肝上下腔静脉的左侧壁。在门静脉入肝的后方和肝后下腔静脉的前方之间有一片肝组织，其上方的一块肝组织称下腔静旁段或称右尾叶Ⅸ段，其静脉血经2～5支右侧肝短静脉汇入肝后下腔静脉的右前壁。下方的一块肝组织称肝尾状突或Ⅹ段，其静脉血经肝右后下静脉汇入肝下下腔静脉的右侧壁。左尾叶的静脉血经2～5支左肝短静脉汇入肝后下腔静脉的左侧前壁。

2. 肝的分叶分段：根据 Glisson 鞘包裹肝动脉分支、门静脉分支（二者皆为入肝血管）和肝内胆管分支（出肝管边），在肝内的分布法国 Couinand 等学者将肝脏分为右半肝、左半肝，肝右叶、肝左叶、肝尾叶、肝左外段、肝左内段、肝右前段、肝右后段，诸段又分为上、下两段。并分别以Ⅰ～Ⅹ段命名（图 48 - 3）。

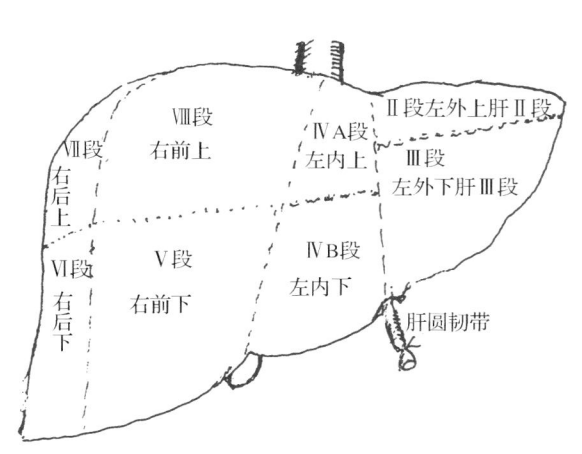
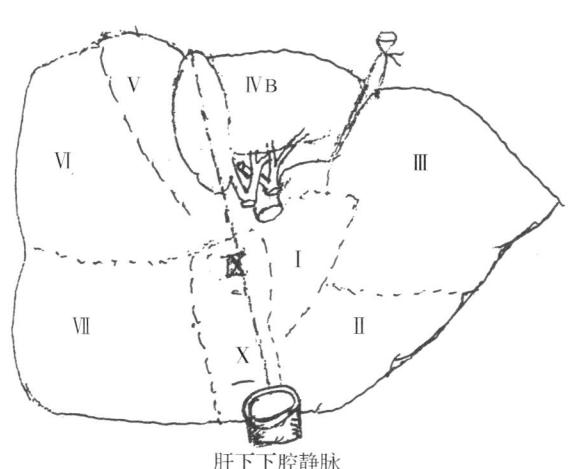

肝的膈面
右半肝含Ⅴ、Ⅵ、Ⅶ、Ⅷ、Ⅸ、Ⅹ肝段
肝右叶含Ⅴ、Ⅵ、Ⅶ、Ⅷ肝段
肝中叶含ⅣA、ⅣB、Ⅴ、Ⅷ肝段

肝的脏面
左半肝含Ⅱ、Ⅲ、ⅣA、ⅣB、Ⅰ肝段
肝左叶含Ⅱ、Ⅲ、ⅣA、ⅣB
肝尾叶含Ⅰ、Ⅸ、Ⅹ肝段

图 48 - 3　肝的分叶和分段

各肝段的管道：见表 48 - 1
表 48 - 1

肝段名	肝动脉	门静脉	胆　　管
Ⅰ段（左尾叶）	肝中动脉分支	左内上支分支	左尾叶肝胆管
Ⅱ段（左外上亚段）	肝左上支、副肝左动脉	左外上支	左外上肝胆管
Ⅲ段（左外下亚段）	肝左动脉、肝左下支	左外下支	左外下肝胆管

续表

肝 段 名	肝动脉	门静脉	胆　管
ⅣA段（左内上亚段）	肝中动脉分支	左内上支	左内上肝胆管
ⅣB段（左内下亚段）	肝中动脉分支	左内下支	左内下支
Ⅴ段（右前下亚段）	肝右前动脉分支	右前下支	右前下支
Ⅵ段（右后下亚段）	肝右后动脉分支	右后下支	右后下支
Ⅶ段（右后上亚段）	肝右后动脉分支	右后上支	右后上支
Ⅷ段（右前上亚段）	肝右前动脉分支	右前上支	右前上支
Ⅸ段（下腔静脉旁部、右尾叶）	肝右后动脉分支	门静脉右干或右后支后壁分支	右尾叶支汇入右后支、左尾叶支或右尾状突支
Ⅹ段（右尾状突）	肝右后动脉分支	门静脉右干或右后支后壁分支	右尾状突支，或接纳右尾叶支

3. 肝门区各管道常见解剖变异：是精准肝切除的基础。

（1）肝动脉：肝动脉的解剖变异最多，本文所述肝动脉的分支及走行约占总变异数的 50%。第一肝门区常见的有肝右动脉来自肠系膜上动脉。副肝左动脉来自胃左动脉。肝总动脉来自肠系膜上动脉等。肝动脉分支远端走行分布的变异更多，是引起切肝出血的原因之一，所幸出血量较少，对肝细胞造成的缺血性损害范围较局限。

（2）门静脉：门静脉在第一肝门分支变异较常见的是三支分叉型（即右后、右前、左支）。另一种是门静脉发育畸形，门静脉海绵样变，分多支扭曲入肝。根据流体力学原理，闭合管道直径减少一半，流量减少至 1/16，从而引起肝前型门静脉高压症，肝门区有很多曲张静脉，迫使放弃切肝。所幸现有诊断方法能事先筛选。另一种是内脏静脉汇入门静脉的变异如：胆囊静脉汇入门静脉右干、胰十二指肠后上静脉汇入门静脉主干，空肠多支静脉汇入门静脉主干，都有可能引起异常失血。

（3）肝胆管：第一肝门肝胆管汇合处位置最高，手术显露较难。由左、右肝管汇合成肝总管占大多数，由右后、右前、左肝管呈三叉汇合约有 12%。右前肝管汇入左肝管约占 2%，右后肝管汇入左肝管约占 20%，这二种异位汇合在切除左肝叶时有可能使右前、右后肝段的胆管梗阻或受损而造成严重后果。另一种异位汇合是左肝Ⅳ段、Ⅲ段肝胆管汇入肝右后胆管（约占 3%），汇入右前肝胆管约占 1%，切右肝叶时可使左Ⅳ段、Ⅲ段肝胆管发生梗阻或损伤。肝尾叶胆管多数是右尾叶胆管汇入右尾状突胆管再汇入右肝管或右后支肝胆管的后壁，左尾叶肝胆管汇入左肝管后壁。笔者有 1 例右半肝切除后断面一支细胞管置管引流，术后逆行胆管造形发现造形剂经右尾叶肝胆管进入左肝管，证实右尾叶肝胆管异位汇入左尾叶肝胆管。术后 2 个月拔管，胆瘘愈合。

与切肝前处理入肝的肝动脉和门静脉不同，肝内胆管在断离肝组织的过程中游离，纵形切开会流出少许胆汁，再用探针探入残肝内部肝胆管直到进入肝总管，证实残肝内胆管与肝外胆管是通畅的才缝闭残肝断面的胆管断端，如有疑问应置管引流或行术中逆行造形后酌情处理不留后患。

【禁忌证】

1. 合并严重失代偿的心、肺、肾、脑疾病。

2. 年龄超过 80 岁伴有难控制的高血压、冠心痛、糖尿病或伴有心、肺、肾、脑功能障碍者。

3. 肝硬化肝功能失代偿、临床表现出现顽固性腹水、黄疸，或合并肝门胆管梗阻性黄疸时间超过 1 个月者。

4. 有门静脉高压大出血史或已行门奇静脉断流术、肝功能中度损害不能耐受需要在肝静脉根部切断一支肝静脉者。

5. 没有具备适当手术器械、监护设备、血源、手术技巧和肝外科基本理论知识的医院。

【国内肝癌切除治疗的概况与常用术式】 目前对小肝癌病人采用射频、微波、冷冻、局部注射药物或同位素柱子、高选择性肝动脉插管化疗和栓塞，放射线治疗等多种手段，并有一些已取得较好的疗效，只是在病变相似的病人其长期疗效尚差于手术切除病人。

肝癌手术切除的术式经数十年的积累，公认的术式有肝单个亚段或肝段切除、邻接多亚段或多肝段切除、跳跃间隔法多亚段或肝段切除、右肝叶（Ⅴ、Ⅵ、Ⅶ、Ⅷ肝段）或左肝叶（Ⅱ、Ⅲ、ⅣA、ⅣB肝段）切除、右半肝切除（Ⅴ、Ⅵ、Ⅶ、Ⅷ、Ⅸ、Ⅹ肝段）和左半肝切除（Ⅰ、Ⅱ、Ⅲ、ⅣA、ⅣB肝段）、右侧三段肝切除（Ⅴ、Ⅵ、Ⅶ、Ⅷ、ⅣA、ⅣB肝段）和左侧三段肝切除（Ⅱ、Ⅲ、ⅣA、ⅣB、Ⅴ、Ⅷ肝段）等。

【手术者的追求与考验】 广大手术者多会选择手术安全第一，长期疗效第二。把影响疗效的不利因素考虑够，从最难处准备，争取最好结果。选择肝切除的病人多是中晚期的大肝癌，以其病因、病理解剖、病情分期、术式选择、预后估判等方面对手术者进行考验，我们应如何掌控呢？笔者建议参考前述评估和选择。首先根据肿瘤因素掌握不能切除的底线，肿瘤巨块型还是多结节型，对肝内门静脉、肝静脉，肝内胆管的分枝和主干是挤压还是侵蚀，有无腔内癌栓，对邻接脏器和组织如结肠肝曲胃、十二指肠膈肌等是炎性粘连、血管性粘连还是脏器本身被侵蚀。其次对作为肝细胞癌病因的乙肝 HBeAg（＋）和 HBsAg（＋）、HBcAb（＋）、HBVDHN＞150 μ/mL 者术前至少 2 周应给予抗乙肝药物治疗，直到术后 2 年半。其三判断肝硬化程度影响肝细胞的再生功能，硬化程度重者肝细胞再生减少，由于硬化程度在不同病人不同肝叶肝段不均一，一些病人不载瘤肝段有代偿性再生性肥大，而另一些病人的无瘤肝叶肝段却没有明显的代偿性，此类病人将面临切肝后发生肝衰竭的风险，从而影响治疗方法和术式的选择。其四是肝硬化是否已引起门静脉高压症，充血性脾大和脾功能亢进而出现凝血功能障碍，白细胞和血小板减少。这些病人切除肝脏时只能损伤一支肝静脉，就这样也会造成从肝回心的血流拥堵，更由于肝炎肝硬化的肝本身的窦性，窦后梗阻造成门静脉压力升高进一步影响肝细胞功能和肝细胞再生。若切肝同时切除巨脾加门奇静脉断流或称食管胃底周围曲张静脉离断术，由于切断脾动脉和胃左动脉，使回流门静脉的血液来源减少，短期的从肝回心的血流拥堵可以减轻，此后由于肝硬化的纤维收缩加重窦后梗阻仍难逃门静脉高压大出血和肝衰竭的风险。本组 2 例术前门静脉高压大呕血者切除左内段、左肝叶后，后期仍死于大呕血。其五，切除大肝癌术前如何预测要残留多少有再生功能的肝组织才能保护病人不发生肝衰竭或小肝综合征？目前广泛开展三维打印肝脏影像重建，可显示肿瘤侵犯肝脏的详情，模拟手术切除并算出残余不载瘤肝的体积，术前和术后两次肝影像重建对比可以显示无瘤肝的再生功能的状态。其次术前吲哚菁绿 15 分钟滞留率（ICG15）对预测术后肝代偿功能有参考价值，滞留率低预示术后肝代偿功能较好。其六，参考活体肝移植预测移植多少供体的肝组织才能维持移植后受体的肝功能正常的方法对肝切除肿瘤前掌控保留多少正常残肝也有帮助。活体肝移植时供肝的重量应为接受肝移植者体重的 0.8%，或受者标准肝体积的 40%。活体肝移植时能选供肝的质地优良，而肝细胞癌切除病人多合并乙型病毒性肝炎，有程度不等的肝硬化，肝细胞再生功能较差，所以笔者认为应该多留一点，并建议病人体重＜40 kg 者应保留占体重 1.3% 的无瘤肝组织，体重≥40 kg 者保肝重量应占体重的 1.2%，体重≥50 kg 者按 1.1% 保留肝，≥60 kg 者按 1.0% 保留。目前研究预测肝切除后肝功能恢复正常的课题应扩大眼界，本着手术安全性和长期疗效并重的原则，谨慎选择中晚期肝癌的治疗方法。

【术前保肝与营养支持治疗】 肝细胞功能受损后，需要在肝细胞降解苯环的芳香族氨基酸如酪氨酸、苯丙氨酸在血中浓度升高是肝性脑病的诱因之一。而在肌肉细胞中降解的支链氨基酸如亮氨酸、异亮氨酸和缬氨酸大量降解，其在血中的浓度降低，造成血浆氨基酸谱失衡。因此营养治疗时要输注含支链氨基酸高的 18 复合氨基酸液。术后病人的新陈代谢率升高，每天每千克体重应该补充热量 30～35 kcal。为了使含氮的蛋白质在生命运转耗能中不被利用燃烧而节省下来供作修补术后受损组织的原料，促进病人康复，营养物应按非蛋白质（由脂肪和葡萄糖提供）150 kcal：氮 1 g 的比例配制。脂肪用易燃烧的中长链脂乳，葡萄糖用量较大，为防止高血糖可按每 4～6 g 葡萄糖加 1 U 普通胰岛素注输，每天应查血糖和血电解质。营养液中还应包括 K^+、Na^+、Ca^{2+}、PO_4^{3-}、Mg^{2+}、Zn^{2+}、Fe^{2+} 等以及微量元素、脂溶性纤维元素和水溶性维生素。摄入途径可经肠道或浅静脉插管输注，后者较易保证全量输入。经数天治疗后如血清白蛋白升高，反映肝细胞合成白蛋白功能尚可。如血清白蛋白仍低可输注 20%白蛋白 50 mL，每周 2～3 次。输注白蛋白后循环血容量要增加，一次输注不能过快、过多，以免诱发心力衰竭。肝功损害伴凝血功能障碍者应适量输注新鲜冰冻血浆。血小板明显降低者可输注浓缩血小板混悬液 1～3 袋。ALT、AST 升高者可口服联苯双酯滴丸。为抗乙肝可输注抗乙肝免疫球蛋白等，以减轻病毒对肝细胞的损害。

【术前准备】

1. 病人入院后经详细收集病史、体格检查、生命体征监测，血、尿、粪常规检查，全套肝功能（含 RGT 碱性磷酸酶等）、血清蛋白电泳、肾功能、血糖、血脂、心肌酶学、凝血功能、血清乙肝标志物、HBV-DNA 定量、两肝抗体、血浆、肿瘤标志物检测。做心电图、影像学检查、胸 CT、腹部彩色超声波检查、肝 CT、MRI 或加肝动脉造影。对肝癌邻接第一、第二、第三肝门者，不载瘤肝段代偿性增生不明显者或预测切肝后正常肝体积处于临界水平时可做三维打印肝影重建检查弄清肿瘤侵犯情况，模拟手术切除和计算残留的正常肝体积，或术前作 ICG15 滞留测定来估计切肝后肝的代偿功能。

2. 对并发乙型病毒性肝炎者进一步对肝硬化程度、门静脉高压程度和脾功能亢进症状做相应检查。

3. 医疗组专家就收集的资料做出综合临床诊断，主要诊断包括肝癌的细胞类别、病理类型、定位、分期等，次要诊断包括伴发病如乙型病毒性肝炎的后续病和并发病如高血压、糖尿病等。在组内专家确定治疗方式和手术方式后在病区晨会交流时精简介绍病情和宣告预定手术日期，使值班医师对病人的术后处理有所准备。对疑难病例由医疗组专家提交科主任主持的周会上研讨，集思广益，检查术前准备情况，决定最合适的治疗方法、术式，并对术前、术中、术后应注意事项给予提醒。

4. 位于肝 Ⅴ、Ⅵ段的大肝癌因邻近横结肠肝曲术前两天应做肠道准备。

5. 根据手术风险大小配血 2～10 U。

6. 术前 6 h 预防性注射抗生素，手术时间超过 6 h 再用一剂。

7. 术前一天进软食、备皮、灌肠。

8. 术晨安插胃管、尿管。

9. 准备抗生素，复方丹参注射液 60 mL，抗癌药，动脉或静脉植入或药物注射装置、CT 或 MRI 片等带入手术室。

【麻醉与体位】

1. 在气管内插管的静脉复合麻醉下施术。切忌气道内压力过高，致肝静脉回流受阻、术中失血增加、术中术后发生失代偿的呼吸性酸中毒。此种麻醉处理失当可导致术后发生一系列合并症。

2. 右侧的肝段切除时病人应固定于 45°～75°左侧卧位，右上肢固定在头架上。从右侧颈外静脉穿刺插入大号留置导管输液、输血。

3. 左侧的肝切除时视肝门旋转情况取平卧位（左外叶切除），左上腰部垫薄枕。左半肝切除时 15°～20°右侧卧位，左侧上腰部垫薄枕。

4. 估计失血量较大的肝段切除应做左桡动脉穿刺插管，右无名静脉穿刺插管。

5. 常规监测心率、ECG、血压、平均动脉压、血氧饱和度和尿量。

6. 大量输血者应做好各种血液凝集紊乱试验，准备 6-氨基己酸、冻干纤维蛋白原等。

7. 应将病人牢固固定，以便同时施行右侧和左侧肝段切除时改变病人体位。

【手术步骤】

（一）右前肝段切除

1. 作右肋缘下切口，内起剑突根部、远端弯向第 10 肋间，深约 3 cm。用右侧肋弓悬吊拉钩向外上方拉开肋弓，显露肝脏（图 48-4）。

2. 切开肝右冠状韧带、右三角韧带、肝结肠韧带。从后方解剖胆囊颈管和胆囊动静脉，游离，结扎切断胆囊管和胆囊血管，使胆囊与肝总管分离。在肝总管右后方打得右肝动脉的位置，切开其表面纤维组织，在鞘内游离右肝动脉，向右后上方游离出肝右前动脉，结扎切断，拉开。在肝门横沟和肝右纵沟交汇处的上角，切开表面脏层腹膜，显露门静脉右干分为右前、右后支的起始部，把门静脉右前支前面及其两侧腹膜切开，鞘内掏通其后壁，绕线套住门静脉右前支。

3. 沿主肝管向上解剖，显露右后支和右前支肝胆管，切开右前支肝胆管用探子探通肝外胆管及确认右前支肝胆管无异位汇合后，切断结扎右前支肝胆管。

4. 切断门静脉右前支后肝右前段的组织颜色变为紫色。用术中 B 超探清肝右静脉的部位及走向，用双极电凝、高能肝钳或 CUSA 等器具沿右肝静脉左缘离断肝右前段和肝右后段之间的肝组织，保留右肝静脉主干，结扎切断汇入右肝静脉左侧壁的分支并修补破口。

5. 用术中超声探清在肝右前段和左内段之间走行的肝中静脉，沿肝中静脉右缘离断肝组织尽量结扎切断汇入肝中静脉右壁的分支静脉，保护肝中静脉主干不受损，特别是这二支静脉的近心端。

6. 右后方的肝断面应在肝右后段（Ⅵ段）后和肝右前段之间开始向上后方离断肝组织，在上后方应保留右尾叶（Ⅸ段）。切断并移去第二肝门处的肝右前段肝组织后，其右侧肝段面上应有肝右静脉，其左侧断面上应有肝中静脉。裸露的肝断面应为Ⅸ、Ⅹ段的前面，可用带蒂大网膜或人造纤维膜多点缝合固定覆盖。

（二）右肝后段切除术

75°左侧卧位。右肋缘下切口入腹。在肝总管的右后方游离肝右动脉，鞘内解剖游离其后支，并切断，牵开。在肝门横沟和右纵沟汇合处的下角，切开脏层腹膜，显露门静脉右干分为右前、右后支的分支处，切开右后支的前面及两侧的腹膜，在鞘内剥离，掏通绕过其后壁，套线并切断门静脉右后支（图48－5），此后肝右后段肝组织变为紫色。用术中超声探清肝右静脉部位和走向，沿肝右静脉的右侧壁向上离断肝右后段组织。后方断面从右肝尾状突与肝右后段组织之间离断，后上方应保留右尾叶（Ⅸ段）的肝组织。移去肝右后端组织后，裸露断面用带蒂大网膜覆盖。

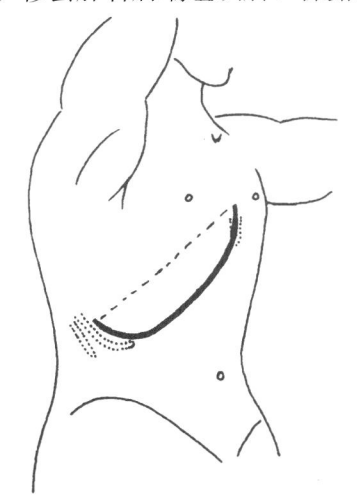

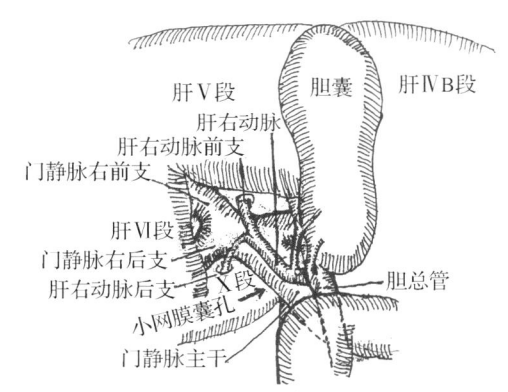

图 48 － 4　右半肝或右后叶切除的切口　　　　图 48 － 5　第一肝内横沟与右纵沟汇合处的解剖
（75°左侧卧位）

（三）右肝前下亚段切除术

1. 45°左侧卧位，经右肋缘下切口切除剑突软骨，其远端至腋前线至腋中线之间。

2. 用艾利斯钳夹住胆囊哈氏袋，解剖游离、切断胆囊动静脉和胆囊管，沿肝总管右缘分离切开胆囊颈、体、底的左侧腹膜直到胆囊底附着于右肝前下亚段的前游离缘。

3. 提起胆囊动静脉断端向上解剖游离肝右动脉直到分出肝右动脉前支、套线、牵开。在肝门横沟和右纵沟汇合处的上角（图48－6），切开脏层腹膜及纤维组织，显出白色反光的门静脉壁，扩大腹膜切口确认门静脉右干与左干横部交角处，向右纵沟上角方向沿门静脉右前支剥离，使其前壁、左侧壁、右侧壁和后壁游离、贯通，将其套线。

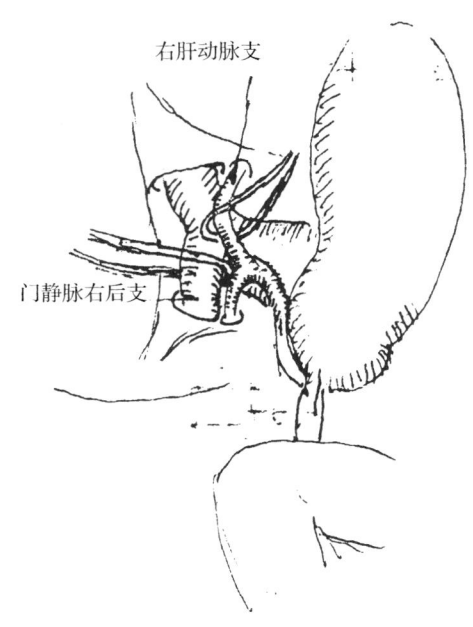

图 48-6　门静脉右上支和右下支分别在肝门横沟和右纵沟的交汇处
前上角和后下角入肝

4. 阻断肝右动脉前支和门静脉右前支，肝右前段的颜色变紫，在胆囊底中点处的肝右前缘变紫的肝组织内沿红色的肝左内段切开，用术中彩超确定肝中静脉的部位和走向，沿 75°右前下向左后上的断面用 CUSA 等切剖器离断肝组织，结扎切断汇入肝中静脉右侧壁的静脉分支，把肝中静脉完好地保留在肝左内段的断面上。

5. 沿肝右后段与肝右前段之间的界面，按上法切断汇入左壁的静脉分支保留肝右静脉主干的远段中段于肝右后段的肝断面上。

6. 在肝总管汇合处切开腹膜，解剖游离出右肝管和右前上、右前下分支处。为减少解剖出血可先游离肝总管和汇合部左侧的肝中动脉，套线阻断。切开右前下肝胆管。用探子探通右前上、右后肝胆管与肝外胆管通畅后切断，结扎肝右前下胆管。在此处相对的肝隔面是将肝右前下亚段和肝左内下亚段间的左侧离断面和肝前下亚段与肝右后下亚段之间的右侧离断面左右横行切开之处。把离断的肝右前下亚段向下向前翻转，再离断右前下和右前上亚段这个上方右断面后，将肝右前下亚段与后方的肝右尾状突间的组织离断并切断进入右前下亚段的门静脉右前下的分支，即在离断形成后方断面的过程中切断结扎右前下门静脉的分支。仔细检查右前上右后肝胆管及肝右后段组织并取去二个血管套线止血，然后移去带有胆囊的肝右前下亚段组织。

（四）肝右前上亚段切除术

1. 体位、切口同上述。

2. 在肝总管右后方如上述解剖、游离、套住肝右动脉前支和门静脉右前支。

3. 切开第二肝门肝上下腔静脉前方和右侧的后腹膜，显露肝顶裸区，游离显露肝右静脉根部左缘和肝中静脉根部右缘。在肝后下腔静脉右前壁附着有肝右尾叶（即Ⅸ肝段），它以 2～5 支肝短静脉直接汇入肝后下腔静脉右侧前壁和后腹膜覆盖，而使这块肝组织没有移动性。右肝尾叶由门静脉右后支供血，阻断门静脉右前支后作为底部断面它仍呈红色，而肝前上亚段的组织变为紫色，所以应在变紫的组织中离断以形成底部断面。在此过程中切断进入肝右前上亚段的门静脉右前上分支。

4. 按上述方法离断肝右前上亚段和肝右后上亚段间的肝组织以形成右侧断面和肝右前上亚段和左内上亚段之间的左侧断面。

5. 在第一肝门前方解剖出肝胆管右前后分叉处，以此点作为连通肝右前上亚段左、右侧两个断面之间的下方断面的高度。下方断面完成后移去右肝前上亚段，放松两血管套线，仔细止血。

（五）肝右叶切除术

肝右叶含肝右前段和肝右后段（即Ⅴ、Ⅵ、Ⅶ、Ⅷ段）。首先游离右肝周围各韧带；从肝总管的右后方解剖切断胆囊动静脉和胆囊管，把胆囊和肝总管一直分离到右前、右后肝胆管汇合处，确认右后右前肝胆管无异位汇合，肝外胆管通畅后切断结扎右后右前肝胆管。再解剖剥离出肝右动脉主干，切断牵开。切开肝门横沟与右纵沟汇合处的腹膜显露门静脉右干，切开门静脉右干外膜，剥离右干一周，如其后壁不易掏通常反映其壁有到右尾叶或右尾状突的分支，故不宜用锐解剖使其全周游离，可改用从肝门管道分叉处的肝组织隧道中引入橡皮管行半肝出入肝管道阻断，也可用小号 Satinsky 无创钳或狗头镊全径夹住阻断门静脉右干血流。对门静脉主干有癌栓者，其门静脉壁因炎症而变脆，鞘内剥离容易穿破门静脉壁引起大出血，宜改用上述其他门静脉右干阻断法。阻断门静脉右干用术中超声检查确定肝中静脉具体部位和走向，从胆囊底附着右肝的中点，沿左右肝分界面以 75° 向肝后下腔静脉前壁中线这一平面离断肝组织，尽量保护肝中静脉主干不受损害。再从肝右后段与肝右尾叶和右尾状突交界处向上离断肝组织。再切开第二肝门右前方腹膜，显露裸区，使右肝顶部下移，解剖出肝右静脉根部，将肝右后段与肝尾叶间的组织离断，将肝右静脉连同附着的肝组织用大号组织钳夹住，切断，缝合肝右静脉残端。再从左右肝断面继续向上离断，保留肝中静脉根部不被缝闭。离断肝右叶，移去。给左肝断面、右尾叶和右尾状突前方断面止血后用带蒂大网膜覆盖。

（六）右半肝切除术

右半肝包括肝右叶、右尾叶和右尾状突（即Ⅴ、Ⅵ、Ⅶ、Ⅷ、Ⅸ、Ⅹ段）。右半肝切除术中包含肝右叶切除、第一肝门的胆囊切除、右肝管切断、门静脉右干切断和肝右动脉切断，第二肝门切断肝右静脉的血管和右前及左内段间组织断离的程序和方法已如前述。右半肝切除术增加了把右肝尾叶和尾状突与第三肝门的肝后下腔静脉之间的静脉血液回流离断的方法。

离断右肝周各韧带后把肝向上方托起，显露右肝尾状突的下面和肝下下腔静脉前壁，向上切开肝下下腔静脉前壁和右侧壁的后腹膜，使后腹膜固定不能稍有移动的下腔静脉的右侧壁和前壁稍可移动，便于游离，切断，结扎汇入肝后下腔静脉右、前壁的肝右后下静脉和右侧 2～5 支肝短静脉（图 48-7）。沿被切开的肝下下腔静脉前面右侧面的后腹膜裂口继续向上切开、扩大，首先游离肝右后下静脉一周，该静脉短而粗大，从肝尾状突汇入下腔静脉右侧壁，切断后下腔静端的断端用连续缝合法缝闭断端口，再用 8 字形缝扎结扎一次，正反、正反、平结 4 重，尾线留 3 mm 长。肝断端连同肝组织连续缝合断端口，4 重打结，尾线留 3 mm 长。轻轻向左上方牵拉肝脏使来自右尾叶的 5 支肝短静脉从下腔静脉前壁上向前拉伸，然后由下向上逐一游离，用小号弯钳将距下腔静脉壁 3 mm 的一端夹住，另一把钳子连同肝组织一起夹住肝端，助手轻持钳子，在两钳之间切断一支肝短静脉。先连同肝组织缝闭肝端肝短静脉，取去肝端钳子，剪线。下腔静脉端用 8 字形贯穿缝扎一次，4 重打结。取去钳子，如有出血在肝短静脉根部再夹一个小弯钳，再在此钳底结扎一次，让肝短静脉有 2.5～3 mm 长一段断端从下腔静脉前壁跷起。按

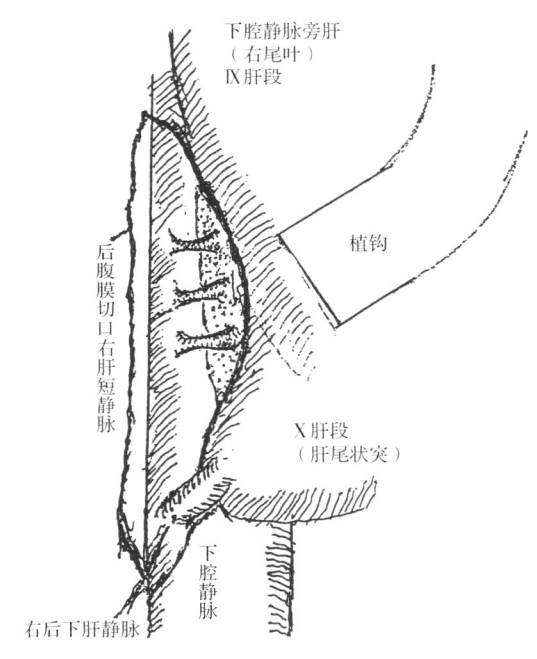

图 48-7　右侧第三肝门

上法向上逐一切断结扎肝短静脉。此时右肝尾叶的后面已和肝后下腔静脉完全分离。移去右半肝、肝左内段的断面，用大网膜覆盖。

如有肝短静脉下腔静脉端的弯钳滑脱，此肝短静脉的断端马上回缩，在下腔静脉前壁形成一个2 mm直径的小圆孔，下腔静脉前壁因吸气胸腔负压增大而向后壁陷塌，从圆孔中不断涌出血液，此时术者用左示指轻压圆孔，右手持无创艾利斯钳夹住圆孔左右侧壁，使下腔静腔前壁与后壁分开，再用Satinsky钳子在艾利斯钳底部的有孔洞的下腔静脉前壁上纵向夹住。此时出血停止，吸净术野血液并加速输血后使病情平稳下来。这时用稳准手法缝闭圆孔度过一次意外风险。

7. 切除载癌肝段后行残肝肝动脉或门静脉植入式插管：切除载癌肝段后，为治疗潜在的肝内转移和/或防止大肝癌切除后复发，可加做肝动脉或门静脉插管，以便术后行残肝的局部化学治疗，其注药端埋于切口下缘的皮下。

（七）左侧肝段切除

1. 切口：视肿瘤的部位和大小选用右肋缘下切口或"人"字形切口酌情切除剑突（图48-8、图48-9）。

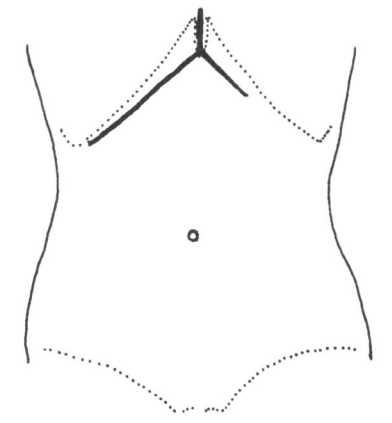

图48-8　左半肝或左外叶切除的切口，应充分显露肝的断面

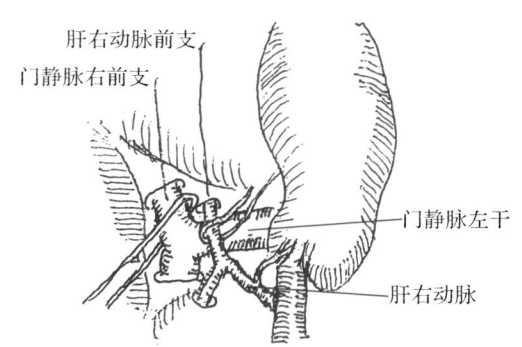

图48-9　肝门横沟与右纵沟交汇处（75°左侧卧位）肝中叶切除，门静脉右前支和肝动脉右前支被套住

2. 第Ⅰ肝段（尾叶）切除：

（1）切断Ⅰ、Ⅲ肝段（左外）周围各韧带，将其向右翻转，如不易翻转可阻断左肝动脉使其变软缩小。

（2）游离从门静脉左干后壁发出至Ⅰ段的分支、切断结扎。再游离切断从左肝管后壁至Ⅰ段的尾叶胆管和动脉分支，使其和前方的第一肝门左侧诸管道和肝组织完全分开。

（3）切开Ⅰ段左侧表面的后腹膜，游离切断结扎汇入肝后下腔静脉左侧前壁的2～5支左肝短静脉，移去Ⅰ段肝组织。

（4）放松左肝动脉套线，将Ⅱ、Ⅲ段复原，缝合左冠状韧带两断端数针以固定之。

3. 肝左外上亚段（Ⅱ段）切除术：切断肝左外段周围诸韧带，将肝左外段向右上方翻转。在切断肝胃韧带深层后可能出现副肝左动脉，它从胃左动脉分支，从腹膜后进入肝Ⅱ亚段给组织供血，可先将其切断、结扎。在翻转的肝左外段的脏面的左纵沟中在肝圆韧带及其下方连续的门静脉左干矢状部将肝左外段与肝左内段隔开，在左纵沟下段接近肝门横沟处将覆盖门静脉矢状部左侧缘的脏层腹膜切开，切断其后方的纤维，剥离显露门静脉左干矢状部发白反光的前壁，在外侧缘向后剥离，游离出从外侧缘向肝Ⅱ亚段发出的肝左外上支门静脉，予以切断结扎，此后肝左外上亚段的颜色即变为紫色。切开变紫的肝组织，剥离切断左外上支肝胆管，用术中超声定位肝左静脉走向，切断汇入肝左静脉上缘的分支，尽量保护肝左静脉管壁不受损伤。在肝左静脉根部的上方离断肝左外上亚肝组织。

4. 肝左外下亚段（Ⅲ段）切除术：切断肝左外段周围的左冠状韧带、左三角韧带、镰状韧带、肝圆韧带。提起肝圆韧带肝段，向右上方翻转肝左外段，显露脏面的肝左纵沟，切开肝圆韧带下方外侧缘的脏层腹膜，剥离显露门静脉左干矢状部下段外侧壁发出的 1～2 支门静脉左外下分支，分别切断结扎，肝左外下亚段颜色变紫。在第一肝门左侧解剖游离出已分出肝中动脉的肝左动脉，套线阻断无副肝左动脉时或结扎切断，沿变紫的肝左外下段组织离断，确认并切断左外下肝胆管，结扎其断端。用术中超声定位位于肝左外上、下亚段之间的肝左静脉，沿其下缘切断肝组织及汇入其下缘的分支，保留肝左静脉主干及根部，离断肝左外下亚段肝组织。

5. 肝左内段切除术（含ⅣA、ⅣB段）：切断肝左叶周围诸韧带，提起肝圆韧带肝断端，翻转显露左肝的脏面，切开肝圆韧带下段接近左纵沟处的内侧缘的腹膜及纤维组织，显露门静脉左干矢状部的内侧缘，从下向上分别解剖出门静脉左内下支和左内上支根部，游离，结扎，切断，此后肝左内段的颜色变紫。并在变紫线内离断左内段肝组织。在第一节肝门肝总管和左、右肝管汇合部的左前方解剖出肝中动脉，切断，结扎。在肝左内段和肝胆管汇合部之间向上解剖，确认并游离出左内肝胆管，确定肝内外胆。管通畅后切断左内肝管。从肝总管右侧切开腹膜将胆囊颈、体、底部与左肝内段脏面分开。从肝右前段边缘胆囊底中点处切开脏层腹膜，沿左右肝叶之间的分界面（即前自胆囊底中点向左后方肝后下腔静脉中线的假想平面）的变紫一侧肝组织开始离断，同时用术中彩超确定肝中静脉的位置和走行方向，指引肝的断离，仔细切断结扎汇入肝中静脉左侧壁的分支，尽量保存肝右前段离断面上的肝中静脉的主干，特别是使其近心端不受损。最后离断后方断面，注意防备右尾叶，右尾状肝胆管汇入右肝管或右后支肝胆管后壁的受损。左侧后方断面应是完整的肝左尾叶。

6. 肝左内上亚段和肝左内下亚段切除（肝ⅣA、ⅣB段）：肝左内上、肝左内下亚段切除术常用于病灶较小的肝癌或较早期的肝门胆管癌。切除肝脏的体积虽小，但手术要求的精准性高，技术难度大。肝左内上、肝左内下亚段切除时只需切断一支相应门静脉分支，手术便捷。但因肝中动脉要供应肝总管，汇合部和左、右肝管，肝左内上、肝左内下亚段的血供，不能切断，只能阻断，从而影响肝左内上、肝左内下支肝胆管的解剖和显露，常需切开肝总管用腔内探条指引才能弄清肝左内上、下支的部位，左尾叶肝胆管、右尾状突、右尾叶、右后支肝胆管有无异位汇合，以避免误伤，出现术后合并症，所以选用时应谨慎。

7. 肝左叶切除术（肝Ⅱ、Ⅲ、ⅣA、ⅣB段切除）：①离断肝左叶周围各韧带，将肝左叶向右上方翻转，显露脏面第一肝门及肝十二指肠韧带，切开腹膜，解剖游离切断肝左、肝中动脉。②切开其后方纤维组织显露门静脉左干横部，鞘内解剖游离套住门静脉横部。③切开肝总管前面腹膜将右侧胆囊颈、体、底部与肝分开。④沿肝总管向上解剖显露左肝管直到左内左外肝胆管分叉处，确定有无异位汇合。⑤切开第二肝门左侧，前方腹膜，将肝顶的裸区与下腔静脉分开，显露肝左，或前方肝中静脉根部，并保留一小块肝组织附着于左、中肝静脉上。⑥用术中彩超确定肝中静脉走向和肝左右叶之间的界面，结扎并切断门静脉横部，从胆囊底中点处开始离断肝组织，尽可能保存肝中静脉在右肝的断面上。⑦将已游离的肝左叶向右上方托起，从肝左尾叶顶部与肝左叶之间上三把大号组织钳将肝左、肝中静脉根部夹住切断，在肝静脉断端的每一把钳子的游离端上用多针连续缝合缝闭，共 2 次。移去已切除的肝左叶。

8. 左半肝切除术（肝Ⅰ、Ⅱ、Ⅲ、ⅣA、ⅣB段切除术）：肝左叶切除的前 6 个步骤同样用于左半肝切除，第 7 步是向右上方翻转左肝，显露肝左尾时，切开左尾叶与肝后下腔静脉表面 8 cm 长的后腹膜，把下腔静脉左侧缘和前壁游离、松动、解剖出汇入其左前壁的 2～5 支肝短静脉，在其距下腔静脉前壁 3 mm 处用小弯血管钳夹住并托起钳子，第二把小弯钳连同肝组织和肝短静脉这端一并夹住，二钳之间相距 1.5 mm，在此处切断肝短静脉，托住双钳，先连续缝扎肝断端，后贯穿 8 字形缝合肝短静脉一次，再在钳子近下腔静脉端结扎一次，正、反、正、反打结 4 次。取钳、结扎尾线留 3 mm。切断全部肝短静脉后，左尾叶顶部与肝左叶相连的腹膜和组织不要切断，切断左尾叶表面及四周的脏层腹膜，使左尾叶游离，最后切断缝闭肝左静脉断端和肝中静脉应保留在右肝Ⅷ、Ⅴ段的断面上，移去左半肝。

9. 肝中叶切除：肝中叶包括肝右前段和肝左内段，要在 45°左侧卧位下在肝右纵沟和肝门横沟相汇的上角解剖游离切断右前支门静脉和肝右动脉前支，再改变为左侧稍高的平卧位，在左纵沟右侧缘切开腹膜分别游离切断由门静脉左干矢状部右侧分出的肝左内下亚段和肝左内上亚段的分支（图48-10），此后肝右前段和肝左内段颜色变紫。再切断胆囊动静脉和胆囊管，将肝总管与其分开。在肝总管左侧解剖游离切断肝中动脉。从右肝前缘向上离断肝右前段，注意保护肝右前后段之间的肝右静脉主干。再从变紫的肝左内段前缘向上切开与肝左外段分开。在肝门胆管区解剖，确认无肝胆管异位汇合后切断肝右前支胆管和肝左内支胆管。底部断面离断时注意勿伤及右尾叶和右尾状突肝胆管汇入右后支肝胆管后壁，左尾叶肝胆管汇入左肝胆管后壁。切除肝组织中含有肝中静脉全段，在接近肝中静脉根部处尽可能多保留一点肝组织，最后切断肝中静脉。移去肝中叶组织。新引证的临床病例的 CT 片图，手术示意见图48-11～图48-15。

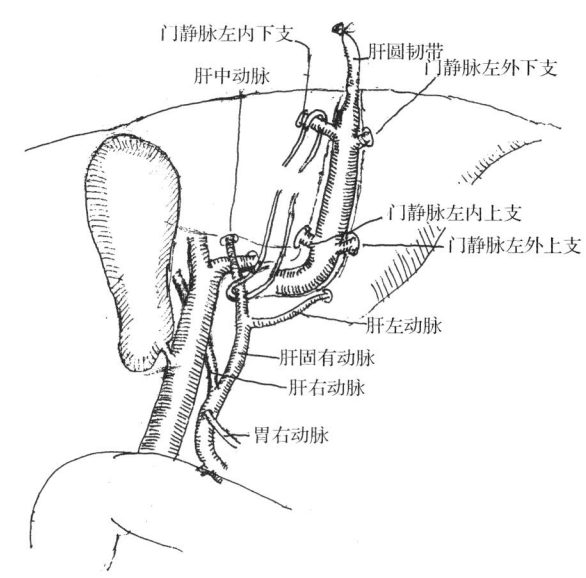

图 48-10　肝脏面肝门横沟和左纵沟

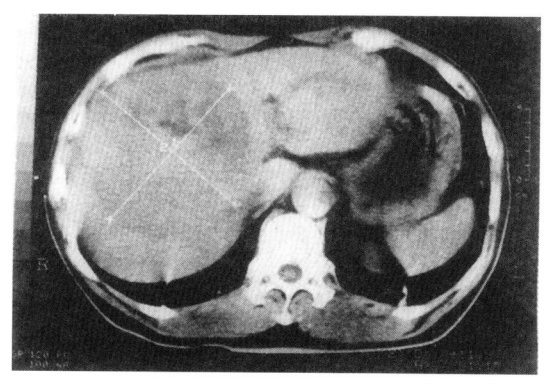

图 48-11　肝Ⅳ、Ⅴ、Ⅷ段巨大肝癌的 CT 图像

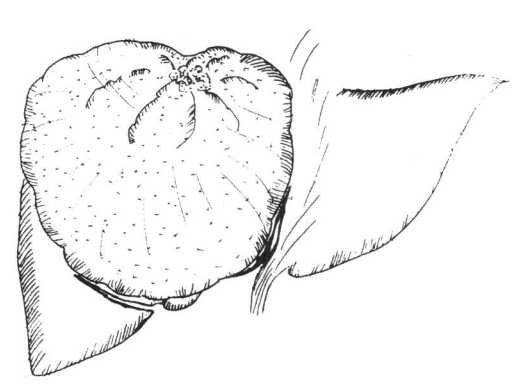

图 48-12　阻断右肝动脉和门静脉右前支后在右肝前、后段中间离断肝组织（膈面观）

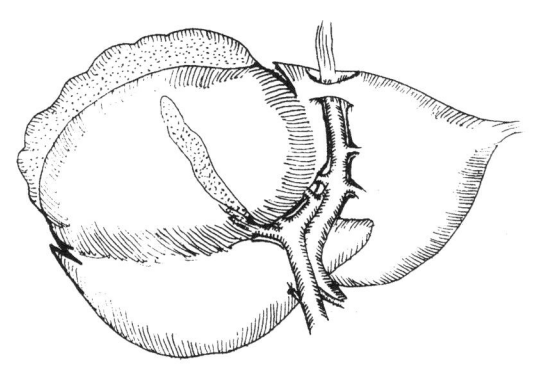

图 48-13　阻断肝中动脉和门静脉左内上、左内下支后，把左内肝段离断（脏面观）

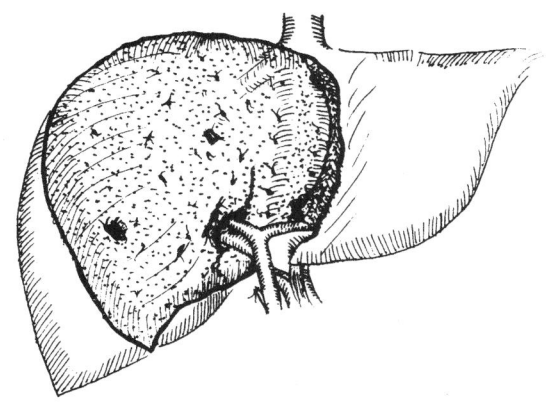

图 48-14　阻断右肝动脉和门静脉右前支、后再右前、后肝段中间离断肝组织（隔面观）

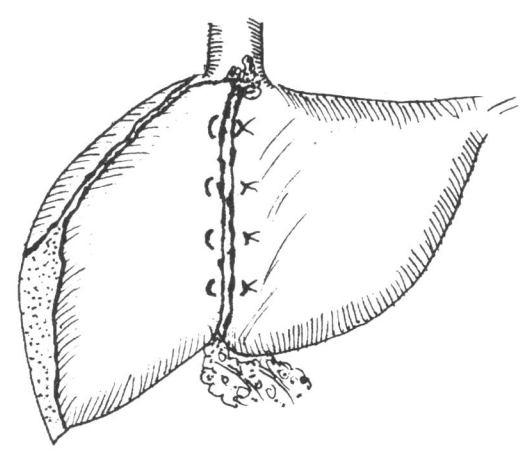

图 48 - 15　将右后叶和左外叶并拢，其间固定一片带蒂大网膜

10. 左、右肝三肝段切除术：右肝三肝段切除术所切除的肝段包括ⅣA、ⅣB、Ⅴ、Ⅵ、Ⅶ、Ⅷ肝段，保留的残肝只有肝Ⅰ、Ⅱ、Ⅲ、Ⅸ、Ⅹ段。左肝三肝段切除包括Ⅱ、Ⅲ、ⅣA、ⅣB、Ⅴ、Ⅷ肝段，残留肝Ⅰ、Ⅵ、Ⅶ、Ⅸ、Ⅹ段。

从受癌侵犯的肝组织体积看已超过射频、微波、冷冻、同位素粒、化学药物和肝移植的适应标准。从残肝体积来看也确有极少数病人的肝功能和残肝体积在术后可承受的标准之内。从肝门区域入肝血管阻断肝段切除术的技术上看完整切除是可能的。右侧肝三段切除可按前述方法切除肝右叶加肝左内段。左肝三段切除可按上述方法切除肝左叶加肝右前段。笔者认为残肝体积的大小和再生肝功能至关重要，术前用三维打印肝影像重建预测残肝体积应＞800 mL，选择无乙肝、无肝硬化、肝功能正常和无癌肝体积有代偿性增大者，手术成功的机会可能较高。

【手术经历与评估】52 年来作者施行过 350 多例肝切除术，切肝方法曾采用过肝十二指肠韧带阻断法（Pringle 法），Pringle 法加肝上、肝下下腔静脉阻断法，肝钳局部阻挡法，微波法，切肝法，冷冻切肝法等，1980 年后期开始探索局部进出肝血管阻断切肝，后又改进为肝门区域入肝血管阻断切除肝段。多年的手术实践让笔者体会到本法使不载癌肝组织遭受阻断时缺血损伤的范围降到最低限度，阻断时间延长到 2 h，加上精准手术解剖使一些难度大的巨大肝癌得以切除。

如切除紧贴肝静脉根部肝癌 9 例，环绕第二肝门多肝段切除 32 例，从侧方紧贴肝后下腔静脉侧壁的多肝段切除 34 例，同时摘除门静脉癌栓 15 例，肝右静脉和下腔静脉癌栓 1 例，切除部分肝后下腔静脉壁 2 例。又使一些原来认为不能手术治疗的疾病如胆囊癌肝转移和侵犯肝门胆管，肝内胆管癌侵犯肝门胆管，肝外胆管癌侵犯肝门胆管和肝组织，左、右侧肝胆管各有一、二支结石不能一期切除等都能手术切除治疗。又在术中滴注复方丹参注射液预防肝细胞缺血后再灌注损伤和促进肝细胞再生。

这些手术技术的进步和扩展，改善了病人的生活质量，延长了生存时间，效果良好。术者却经历了不少担惊受怕的不眠之夜并付出健康代价。到 1993 年总结经验后得到原卫生部和四川省政府的科技进步奖才算得到国家的认可。由于符合精准肝切除原则，设计科学，手术技术精细、可行，术中正常肝无缺氧或很少缺氧，术后肝功能损害轻、安全性好，值得推广，并以此向祖国的科技创新加砖添瓦。

〔郑光琪〕

参考文献

［1］Schwatz S I. Hepatic Resection［J］. Ann Surg，1990，211：1.

［2］Delva E. Vascular occlusion for liver resection［J］. Anm Surg，1989，209：211.

［3］Machunchi M. Safety of hemihepatic vascular occlusion during liver resection［J］. Surg Gynecol Obstet，1987,

164：155.

［4］黄家驷，黄家驷外科学［M］.北京：人民卫生出版社，1979：777.

［5］黄志强.外科手术学［M］.北京：人民卫生出版社，1986：780.

［6］Tang Z Y. Advanices in Liver Cancer and Hepatic Research［M］. Shanghai：Shanghai Medical University Press，1991.

［7］杨秉辉.全国肝癌诊治进展学术讨论会纪要［J］.中华消化杂志，1991，11：39.

［8］郑光琪.切除肋弓软骨改善肝和膈下食管的手术显露［J］.四川医学，1980，1：83.

［9］郑光琪.切除肋弓软骨改善原位肝移植的手术显露［J］.中华器官移植杂志，1980，1：32.

［10］郑光琪.提高大肝癌切除安全性的途径［J］.实用外科杂志，1989，9（11）：595.

［11］郑光琪.肝胆管结石的肝叶肝段切除［J］.实用外科杂志，1991，11：213.

［12］郑光琪.肝门阻断进出病变肝段血管的肝段切除术［J］.四川医学，1992，13：6.

［13］郑光琪.肝门区域阻断的肝段切除术98侧报告［J］.实用外科杂志，1992，12：648.

［14］郑光琪. Ⅳ期肝癌的诊断和治疗［J］.华西医学，1992，7：334.

［15］郑光琪.肝门区域血管阻断切除肝脏肿瘤63例报告［J］.华西医大学报，1992，23：424.

［16］文天夫.糖耐量和胰岛案分泌实验对预测肝癌手术风险的价值［J］.中华外科杂志，1989，27（10）：597.

［17］郑光琪，刘续宝.肝血管瘤的外科治疗（附100例报告）［J］.腹部外科杂志，1994.

［18］郑光琪，文天夫，胡伟民，等.肝门区域血管阻断的肝段切除术133例报告［J］.肝胆外科杂志，1995，3（3）：162.

［19］郑光琪.高位切除治疗肝门胆管癌疗效分析［J］.中国实用外科杂志，2006，26（3）：184-185.

［20］郑光琪.肝门区域血管阻断的肝段切除335例报告［J］.中国实用外科杂志，2007，27（10）：811-863.

［21］郑光琪.肝门区域血管阻断下肝段切除术的要点、扩展和评估［J］.中华肝胆外科杂志，2010，16（10）：721-724.

第四十九章　全肝血流隔离的肝切除术

Total Hepatic Vascular Exclusion for Liver Resection

　　肝切除术最大的危险是术中出血，近40余年来围绕着如何控制术中出血的问题进行了大量的研究，取得了显著的进步。如何控制肝切除术中的出血问题，改进肝脏血流控制技术，在相当大的程度上反映了肝脏外科发展。新的技术保证了切肝过程中出血量减少、病人的血流动力学相对稳定、术中视野清晰、最小限度的术中肝功能损害，提高了肝肿瘤的外科切除率，增加了安全性。

　　回顾肝外科的历史，肝血流隔离肝切除术的形成与发展经历了几个不同的阶段，每个阶段都有其代表性的方法，各种方法又是在前一种方法基础上的不断完善与改进。最早为人们采用的是第一肝门解剖、病侧半肝血流阻断法，即规则性半肝切除术。其基本要点是在第一肝门处分别游离出肝动脉、门静脉和胆总管及其近肝门的相应肝动脉、门静脉和胆管分支，从而可以看到左右半肝的清晰分界线。然后，结扎相应的病侧肝静脉，按解剖平面切肝。此法的优点是局部解剖清楚，血管的处理不受时间限制。由于健侧半肝的肝血流不受干扰，对术后肝功能的恢复有利。缺点是技术相对要求较高，术者要十分熟悉肝门区解剖关系，如果肿瘤波及第一肝门，肝门解剖关系不清楚则不能采用此法。第二种方法称为第一肝门阻断法，即 Pringle 法，系指在第一肝门处用一血管束带或一宽大的 Satinsky 钳阻断肝十二指肠韧带内的全部入肝血流（肝动脉和门静脉），在一种"半无血"状态下切除肝脏病变。这种方法操作简易、省时，对位于第 Ⅱ、Ⅲ、Ⅳ 和 Ⅷ段的周围型肝肿瘤的切除十分实用。但在常温下入肝血流的全阻断，一般认为不宜超过 30 min，否则肝细胞受到严重的缺血缺氧损害，术后可发生肝衰竭而危及病人生命。如果 30 min 不足以完成切肝手术，则可以采取间歇性阻断，开放肝血流 5 min，断面止血，再行第二次阻断完成手术。如果病人同时伴有严重肝硬化时，入肝血流阻断的时间还应缩短。在此之后的第三种方法是选择性第一肝门阻断法，该种方法实际上是第一肝门解剖的规则性切肝技术与 Pringle 法相结合的改良术式。它在第一肝门处只游离解剖肝动脉及其分支，结扎切断病侧半肝的肝动脉及分支，然后行肝门阻断时将肝固有动脉拉向左侧，不予阻断，保留健侧半肝固有动脉的血供，使得常温下肝可以耐受单纯门静脉血流阻断长达 1～2 h。但本法的缺点是，只能适用于半肝切除，不适用于肝段的切除。此外，必须注意肝动脉的变异情况。

　　上述三种肝血流控制技术为减少出血起到了一定的作用，但是三种方法存在的一个共同弱点，就是对位于第二、第三肝门的巨大肿瘤或中央型的肝肿瘤切除时，来自肝后下腔静脉和肝静脉的出血和空气栓塞问题无法解决。为此，Heaney 于 1966 年首创常温下全肝血流阻断切肝术，并在 1973 年再度报告在心包内控制肝上下腔静脉同时阻断腹主动脉的全肝血流隔离技术，主要用来处理生长在第一、第二肝门区或紧贴下腔静脉的"中央型肝肿瘤"。阻断的顺序是腹主动脉→第一肝门→肝下下腔静脉→肝上下腔静脉。阻断时间可长达 30 min。其最大优点是不需特殊设备，而在全肝血流控制的无血状态下，切除用常规切肝方法无法切除的肝肿瘤，这是肝外科技术的一大进步。但 Heaney 法最大的弱点是术中血流动力学变化甚大，阻断腹主动脉会导致下肢和腹内脏器缺血、缺氧，致酸性代谢产物和肠道内毒素产生。肝复流后，这些物质进入循环会造成机体损害，况且对复杂性肝切除术，常温下 30 min 阻断时间难以完成手术，尤其是那些修复肝血管的切肝术。为了能延长肝血流的阻断时间，减轻肝细胞的缺血损害，在原位肝移植技术发展的启发下，Fortner 于 1971 年推出了全肝血流隔离、低温灌注下无血切肝术。其技术大致与 Heaney 法相同，但在全肝血流阻断之前，分别自肝动脉分支和门静脉主干作切口插管，用 4 ℃平衡液灌注，自肝下方的下腔静脉作切口使灌注液流出，使肝处于无血、低温状态下手术。因肝脏温度下降，肝细胞代谢率降低，大大延长全肝血流阻断的安全时限（可达 2 h），使复杂性的病变可以从容不迫地妥善处理和重建或修复需保留的重要肝脏血管。其缺点是手术操作复杂，低温灌注后，术中会出现病人体温下降、低钾、酸碱平衡紊乱和凝血功能不全等并发症。由于全肝血流阻断实际上阻断了下半身血液回流到心脏，过长时间的阻断会导致全身血流动力学显著的变化和损害，也无法完成更复杂的血管重建手术。Pichlmayr 于 1990 年进一步提出"体外肝切除自体余肝原位再植术"，其手术的要点基本上与原位肝移植技术相同，包括在体外静脉转流技术下，将全肝与肿瘤完整切除，残肝主要血管再行修复重建及原位植入。但由于本法技术十分复杂，病例选择需十分慎重，只适用于肝静脉和下腔静脉需要重建的复杂情况。

中山大学附属医院从 1988 年始对全肝血流隔离的肝切除技术进行了实验和临床的研究和实践，根据我国肝外科处理的病人情况，针对全肝血流控制技术中所存在的问题，在动物实验的基础上作了一些探索，对 Heaney 常温下全肝血流阻断切肝术和 Fortner 全肝血流隔离、低温灌注下无血切肝术，在切口的选择、肝脏的显露、阻断的方式与时间、灌注的途径及复流程序等都作了一些必要的改进，使之简单、安全、实用。经反复地动物实验到多次临床实践，证实这些改进可以提高肝肿瘤切除手术的安全性和手术切除率。我们还将此技术应用于肝静脉和肝后下腔静脉致命性损伤的肝外伤处理，取得了初步成功。尽管这些技术仍有一定的复杂性，但随之不断地改进，一定会有良好的应用前景，为此我们就此手术及相关问题作一介绍。

【解剖生理概要】与全肝血流隔离肝切除术关系密切的解剖学知识，主要是肝脏血流的输入与输出部位，即第一、第二和第三肝门的解剖以及肝上、肝后、肝下下腔静脉的解剖。

1. 在第一肝门处，出入肝门横沟的肝管、门静脉及肝动脉称为肝蒂。其三者的前后位置关系，一般是左、右肝管在前，肝左、右动脉居中，门静脉左、右支在后。左右肝管的汇合点最高，紧贴肝门横沟，而门静脉分为左、右主支的分叉点稍低于左、右肝管的汇合点，因此在肝门横沟中左、右肝管与门静脉左、右主支甚为靠近，尤以左侧更为明显。肝固有动脉分为肝左、右动脉的分叉点最低，距肝门横沟较远，一般是在肝十二指肠韧带内。由于这种解剖特点，肝门阻断时可保留肝动脉的血供，仅阻断门静脉的血流。此外，肝蒂三种管道在肝门的分支也时有变异，尤其是肝动脉，半数以上有肝中动脉的存在，可发自肝左、右动脉或肝固有动脉，大部分是供给肝左内叶及左内叶下半。因此，在右半肝切除时，如发现肝中动脉起源于肝右动脉者，应在其起点侧结扎肝右动脉，以免左半肝某部发生缺血或坏死的可能。而左半肝切除时，如发现肝中动脉起自肝右动脉或肝固有动脉，不但要结扎肝左动脉，同时亦应当结扎肝中动脉。

2. 第二肝门位于肝膈面顶部下腔静脉窝上端，有左、中、右肝静脉进入下腔静脉（图 49-1）。第二肝门通常被肝脏的冠状韧带前层遮盖，它的外标志是从镰状韧带向上后方作一延长线，此线正对着左肝静脉或左、中肝静脉合干后进入下腔静脉处。因此，当手术需要显露第二肝门时，可按此标志进行寻找。三条肝静脉进入下腔静脉处，不是在一个水平上，左肝静脉略高，右肝静脉略低，中肝静脉居中。肝左、中、右静脉分别进入下腔静脉占 56.3%，肝左与肝中静脉汇合后进入下腔静脉占 40.6%，同时有 4 个开口于下腔静脉者占 3.1%，其中一个开口是左后上缘静脉。在下腔静脉窝下段，还接受来自右半肝脏面的静脉，及尾状叶的一些肝小静脉，统称为肝短静脉，此处即第三肝门（图 49-2）。肝短静脉中的右副肝静脉有时较粗大，其口径最大者可达 12 cm，一般在 5～8 cm。因此行右半肝切除术时，还应注意给第三肝门的肝短静脉以妥善处理，否则将引起不易控制的出血。

与全肝血流阻断关系密切的另一解剖部位是下腔静脉的肝上、肝后和肝下段。位于肝脏后面的下腔静脉有 7～9 cm 与肝相连，在其最上方紧贴横膈处为三支主要肝静脉入口处，将肝脏轻轻下拉，可得到 1～2 cm 的膈下肝上下腔静脉用于阻断。最下方为右后肝静脉的入口处，在其附近还有 1 支来自尾状突的小静脉，开口于下腔静脉前壁，一般而言，肝下下腔静脉在肾静脉分支以上有足够长度用于阻断。下腔静脉肝后段位于肝脏后面的腔静脉沟内，它和肝静脉同是固定肝脏的重要结构，此段静脉最多见为左弯型（75%）和直斜向左上方的左斜型（17%），而纵向处于垂直的下腔静脉沟内的只占少数。下腔静脉肝后段部分地被腔静脉管所围抱者的情况不多见，约 7%。

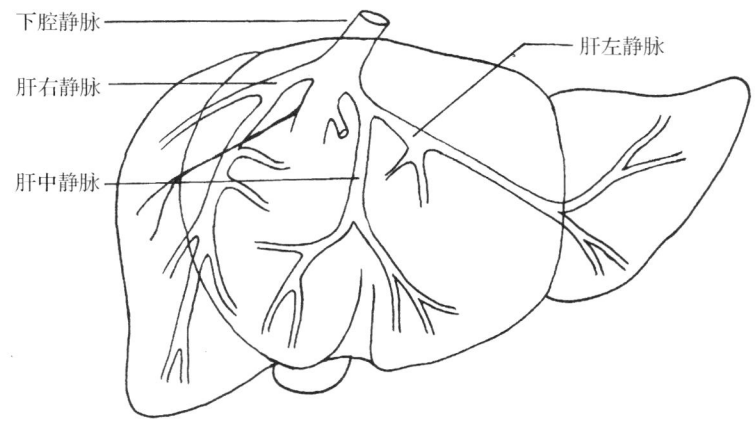

图 49-1　第二肝门

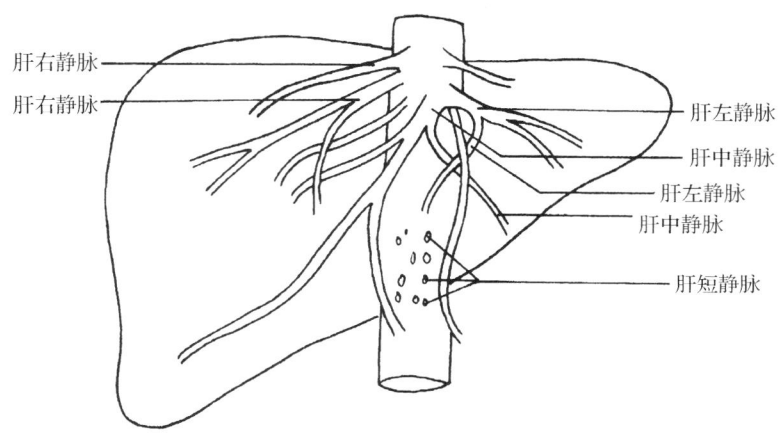

图 49-2　第三肝门

【适应证】 全肝血流隔离肝切除术可以提高肝癌手术切除率，使一些按常规方法不能切除的肝门区或邻近下腔静脉的肝癌得以手术治疗。其主要适应证包括：

1. 中央型肝肿瘤。

2. 靠近第二、第三肝门或侵犯肝门区及下腔静脉之肝肿瘤。

3. 巨大肝肿瘤，须行右半肝、中肝或右三叶切除者。

4. 门静脉或腔静脉癌栓。

5. 邻近腔静脉和肝静脉根部的血运丰富的肝脏大血管瘤。

6. 累及第二肝门肝静脉或肝后下腔静脉的肝外伤。

但是应根据不同的适应证采用不同的肝血流隔离技术，可以不用全肝血流隔离时，应尽量避免使用该种较复杂的技术，如规则性第一肝门半肝血流阻断法，适用于规则性半肝切除，Pringle 第一肝门阻断法主要适用于第 Ⅱ、Ⅲ、Ⅳ 和 Ⅷ 段的周围型肝肿瘤的切除；选择性第一肝门阻断法适用于术时略长的半肝切除，不适于肝段的切除；Heaney 常温下全肝血流阻断切肝术主要用来处理生长在第一、第二肝门区或紧贴下腔静脉的"中央型肝肿瘤"，如肿瘤波及下腔静脉亦可切除部分下腔静脉壁，并做静脉壁修补，无大出血或空气栓塞之虑；但是对某些肿瘤的切除，造成腔静脉壁较大缺损或需要与保留的肝脏主要血管重建吻合，而常温下肝热缺血的 30 min 安全时限尚不足以完成手术者，宜采用 Fortner 全肝血流隔离、低温灌注下无血切肝术；对中晚期第二、第三肝门巨大肿瘤，Klatskin 瘤、巨大累及肝后下腔静脉的良性肿瘤、肝尾状叶的肿瘤宜采用 Pichlmayr 体外肝切除自体余肝原位再植术。因此，应根据病变的部位、范围的大小以及肝切除的类型选用不同的肝血流阻断方式。

【禁忌证】 由于采用全肝血流阻断的肝切除术是一种较复杂的大手术，手术将给机体带来严重的创伤，同时引起血流动力学，水、电解质、酸碱平衡，生化代谢及凝血功能等多方面的改变。凡有下列情况应列为手术禁忌证：

1. 年龄较大（60 岁以上），一般情况不佳，合并有重要脏器的病变，尤其是高血压、心脏病、动脉硬化或慢性肾功能不全、糖尿病等，病人已无法耐受复杂的肝切除手术。

2. 肝脏储备功能严重受损，Child B、C 类的病人都不适用于该种手术，病人有低蛋白血症、血胆红素或转氨酶显著增高、B 超等提示合并有中度以上的肝硬化、糖耐量或其他检测证实肝功能严重受损。

3. 肝脏本身的病变已属晚期，已有远处转移，同时有明显的合并症出现，如门静脉压力显著升高引起的脾大脾亢，食管胃底静脉曲张或大量腹水以及肝肾综合征等。

4. 对于肿瘤较局限，无大血管侵犯和癌栓的病人采用常规的肝切除术能切除者，应尽可能不用全肝血流阻断法，以免引起机体的血循环及代谢紊乱及其相应的并发症。

【术前准备】 如同一般广泛性肝切除手术，所有病人术前都必须给予系统的检查，了解病人的一般状况，能否耐受切肝手术的创伤；肝脏病变的范围，有无彻底切除病灶的可能；并要了解心、肺、肾功能，有无合并症或继发肝病的损害；由于全肝血流阻断对循环系统的显著影响，因此应特别注意机体血流动力学及凝血机制有无异常。为了对病人术前状况有充分的估价，检查应包括肝功能系列、乙肝两对半、血常规、凝血机制以及血尿素氮和肌酐的定量；肝脏的 CT、B 超及选择性腹腔动脉造影或门静脉造影，以了解肝脏病变切除的可能性和有关血管的解剖和变异，对肝癌病例还应同时做胸部和骨骼系统的扫描，以排除肿瘤的转移。如果病人的肝病是由既往结肠或直肠癌术后的肝转移，还必须再次行结肠镜检或盆腔检查。对机体血流动力学和心血管状态的检查应包括常规心电图、外周动脉血压、脉搏、心输出量、心指数和心功能级别以及中心静脉压或门静脉压。并且通过动脉血气分析了解血 pH 值、动脉血氧分压、氧饱和度、CO_2 分压、CO_2 总量等。

经过以上系统的术前检查后，随之就必须进行积极的术前准备，由于全肝血流阻断进行的肝切除术是一种较复杂的大手术，充分的术前准备是保证手术成功和并发症减少的前提。重点在对受损肝功能的纠正，营养不良的改善，水、电解质紊乱的恢复平衡，心、肺、肾功能的改善，以及肝脏病变并发症的治疗，以保证病人能更好地耐受手术。如少量多次地输血纠正贫血、给予白蛋白或血浆处理低蛋白血症，有明显肝功能损害者应给予能量合剂、多种维生素，尤其是合并有黄疸的病人应注意维生素 K 的补充，纠正凝血的异常。必要时需通过中心静脉插管给予静脉高营养制剂。

【麻醉与术中监护】

1. 全肝血流阻断肝切除术有不同的麻醉方式，国内多采用气管内全身麻醉，我们认为气管内全身麻醉再复合硬膜外阻滞麻醉，则更为理想，一则全身麻醉药的用量减少，二则麻醉更趋稳定安全，三则硬膜外留管可以进行术后镇痛治疗，有利于术后迅速恢复。麻醉效果要求的总原则是适度麻醉、足够的肌肉松弛以及足够深度的镇痛。

2. 麻醉前必须落实好以下措施，以备麻醉及术中的监测：

（1）针对阻断或开放肝血流后的血液动力学变化，桡动脉置管持续测动脉血压，右锁骨下静脉插管测中心静脉压，同时连接心电图示波器和留置导尿测每小时尿量。

（2）建立好静脉补液通道，双上肢或颈部大针头穿刺，以保证术中的快速输血与补液，因术中需阻断下腔静脉，故不宜采用下肢静脉输液。

（3）由于术中可能发生水、电解质及酸碱紊乱以及凝血和肝功能的改变，因此应定时抽血作相应的生化及血气分析。

3. 术中的监测内容分无创伤性监测和有创伤性监测。

（1）无创伤性监测：

1）心电图（EKG）监测应同时显示 I、V5 导联，其主要观察心率变化以及 T 波变化情况。

2）动脉血氧饱和度（SPO_2）监测，是术中缺氧敏感直观的指标。

3）体温监测，主要测中心体温，温度探头可放置在咽喉或食管上段，但不应过深，否则由于手术操作冷却的供肝会影响温度测量结果。如有可能可同时行肛温测试。

4）尿量的监测：尿量是较为准确反映容量是否充足、微循环灌注是否理想的一项客观指标。

5）呼吸功能及麻醉气体监测，其中以呼气末二氧化碳浓度的监测（ET CO_2）与肺顺应性（CL）、呼吸道峰压（Peak）观察的结果为依据，及时调节麻醉机的呼吸参数，同时动态地了解病人术中的肺部功能的变化情况。

（2）有创伤性监测：

1）直接动脉压监测：由于术中病人循环可能会急剧变化，及时准确了解血压的变化是必要的。

2）中心静脉压（CVP）：是反映右心房及大静脉充盈压的客观指标，在术中可及时了解循环血容量的状况。

3）心排血量监测：根据病人发育状况放置合适的 Swan-Ganz 漂浮导管，及时了解术中不同主要阶段的循环参数，包括心输出量（CO）、心排血指数（CI）、肺动脉压（PAP）、肺毛细血管嵌压（PCWP）、体、肺循环血管阻力（SVR、PVR）等参数的变化。

4）动脉血气分析：在术前和术中不同的主要阶段及时了解血液的酸碱平衡以及电解质的变化情况。

5）红细胞压积、微量血糖监测：指导术中输液的量和种类。

6）全血激活凝血时间（ACT 监测）：及时了解术中循环中肝素活性状态。

7）凝血弹性试验（thromboelastograph，TEG）：此试验对 PT 凝血酶原时间延长、血小板计数等异常时有意义，它是测定凝血全过程中的纤维溶解，以及作为其他血液产品补充的指标，当 TEG＞12 min时，应补充凝血物质。

【手术步骤】在此我们重点介绍 Heaney 常温下全肝血流阻断切肝术，Fortner 全肝血流隔离、低温灌注下无血切肝术以及 Pichlmayr 体外肝切除自体余肝原位再植术的基本手术步骤以及笔者对上述术式的改进方法。

1．切口的选择：各家选法不一。Heaney 早年多采用右侧肋缘下切口；Huguet 主张上腹部横行切口，有时须延长到胸部；Fortner 及多数学者采用经第 7 肋的胸腹联合切口；也有人采用上腹正中切口；笔者所在单位中山大学根据肝移植和肝切除的临床体会认为采用双侧肋缘下"八"字形切口，用上腹部可调框架式自动牵开器改善术野暴露，也可以良好地显露肝脏和肝脏有关大血管的游离，且可以避免胸腹联合切口带来的创伤。

2．常温下全肝血流阻断切肝术：

（1）Heaney 法（1966）（图 49－3）：

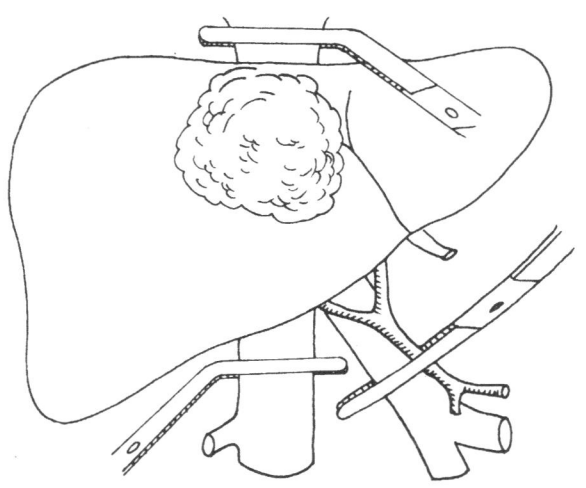

图 49－3　全肝血流阻断（Heaney）

　　1）采用右侧肋缘下切口或胸腹联合切口，进腹后探查，根据肝脏病变的大小、范围和部位，游离、切断和结扎病侧半肝附着的韧带，通过圆韧带向下牵拉肝脏与三角韧带，在视野下将肝裸区从前下方向后上方解剖，直至肝脏圆顶。

　　2）肝血管游离：游离第一肝门，从门静脉、肝动脉后方绕过血管吊带；在肾静脉水平以上，游离肝下下腔静脉，套过血管吊带；在膈肌下方充分游离冠状韧带及向两侧的三角形延伸部分，下腔静脉的后缘必须与膈肌充分分离，必要时可切开膈肌从心包内游离下腔静脉；最后由膈肌以下、腹腔动脉干以上平面游离腹主动脉。

　　3）全肝流入与流出道阻断：①横钳膈下腹主动脉，以阻断流向下部躯干及下肢的血流，并可防止回心血量骤减时的血压下降；②在第一肝门处将门静脉、肝动脉和胆总管一并用血管吊带缩紧或以 Satinsky 钳分别阻断；③同法将位于肝下与肾静脉之间的肝下下腔静脉阻断；④在婴儿控制肝上与膈下之间的肝上下腔静脉，在成人有困难者可经心包内阻断之。

　　4）在完全不出血状态下，行肝脏肿瘤的切除，如果肿瘤紧贴下腔静脉甚或已侵犯下腔静脉形成静脉内癌栓，则应由下至上，由浅至深逐渐切断肝脏与腔静脉之间的血管和粘连，切除肿瘤，消除癌栓，修补血管。

　　5）完成肝脏病灶切除之后，应按与阻断全肝流入与流出道之相反顺序撤去阻断。

　　（2）改良式常温下选择性全肝血流阻断切肝术（图 49 - 4）：中山大学附属医院肝胆外科针对 Heaney 常温下无血切肝术存在的问题，自 1988 年开始，经过动物实验对 Heaney 方法进行了改进，主要有以下几点：

　　1）取双侧肋缘下"∧"形切口，用上腹部可调式自动牵开器改善术野暴露，免行胸腹联合切口；游离、切断肝脏各韧带，在肝顶和膈肌下方游离肝上下腔静脉。

　　2）全肝血流阻断时不阻断腹主动脉，以减少全身血流动力学紊乱。

　　3）肝上、肝下下腔静脉和第一肝门预置血管吊带，暂不阻断。根据切除肝肿瘤过程中具体情况，选择性合理地运用规则性切肝、Pringle 法、微波刀切肝技术和全肝血流阻断法。全肝血流阻断仅用于手术的关键时刻，即肿瘤波及大血管部位的处理、清除癌栓、修补大血管破损时。

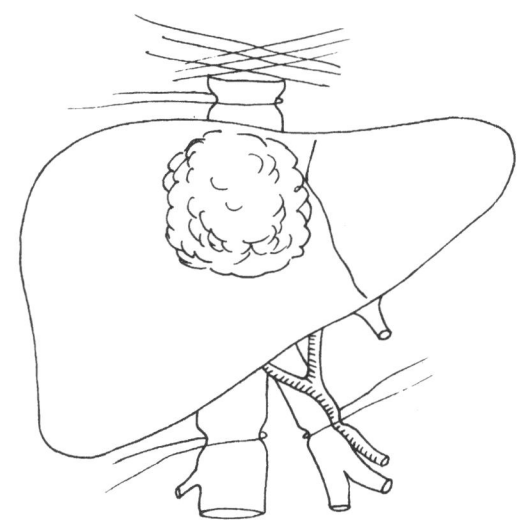

图 49 - 4　改良全肝血流阻断

　　4）全肝血流阻断时间尽量在 20 min 内，复杂性肝广泛切除术可延长至 30 min，以减少肝脏的缺血损害。

　　3. 全肝血流隔离、低温灌注下的无血切肝术：

　　（1）Fortner 法（1971）（图 49 - 5）：

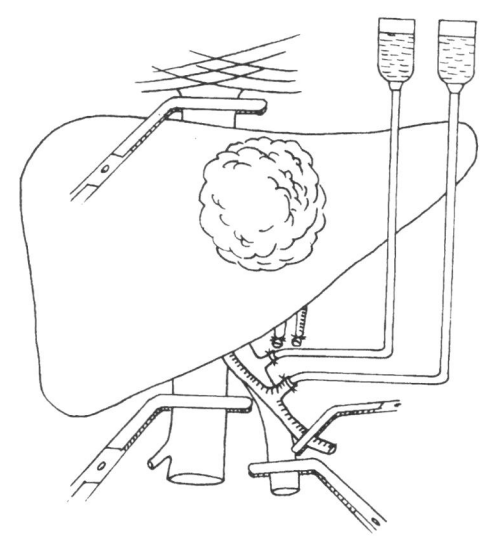

图 49-5　全肝血流隔离、低温灌注

1）游离肝脏：先在右肋缘下作一小切口探查腹腔，如肿瘤可切除，经右第 7 肋间的胸腹联合切口，朝下腔静脉方向切开膈肌。切断附着于肝脏上的所有韧带，游离肝脏。切断肝圆韧带、镰状韧带，将肝脏向左上方牵拉，切开右肝叶后的腹膜，结扎切断右侧肾上腺静脉。同时结扎切断 1～2 根椎静脉，去掉牵拉，右肝叶放回原位。切断左叶三角韧带，分离肝胃韧带及肝十二指肠韧带，切开覆盖在腔静脉前方的腹膜反折。

2）肝门部血管解剖：将肝脏向上牵拉，解剖肝门。解剖出肝动脉、门静脉和胆总管，分别切断病侧肝动脉和门静脉支，经肝动脉支残端（或胃十二指肠动脉）、门静脉支残端（或门静脉切开处）插入内径 11 mm、外径 15mm 硅橡胶管，插向健侧肝脏，并在接近插管处用无损伤血管钳分别钳夹肝总动脉近心侧、门静脉肠侧。

3）肝脏血管隔离与低温灌注：肝上、肝下的下腔静脉分别用无损伤血管钳阻断，在肝下缘与其下方的血管钳之间的下腔静脉作一个小切口，放置一根 32 号 French 管以引流灌注液。然后开始经门静脉和肝动脉灌注 4 ℃乳酸林格液（每 1000 mL 含肝素 5 mg，普鲁卡因 10 mg）。

4）无血下切肝及恢复肝血循环：当肝实质达到足够冷却时，开始行病变肝脏切除，切肝完成后，应首先拔除下腔静脉管，缝合下腔静脉缺口，先后去除肝上和肝下方的腔静脉阻断钳，拔除门静脉和肝动脉插管，结扎残端后开放阻断钳，此时肝血流完全恢复，残肝组织迅速复温，色泽变红润。

（2）改进的肝脏原位低温灌注下无血切肝术（图 49-6）：我们对 Fortner 法手术操作作了如下改进：

1）游离第一肝门，将胆管、肝动脉和门静脉"脉络化"后，先按第一肝门解剖，规则性病侧半肝血流阻断法，结扎、切断患侧肝的血管、胆管。

2）肝脏原位低温灌注仅通过门静脉作单源性灌注，而灌注液流出则经过要切除的病侧肝肝静脉根部插管至肝上下腔静脉，以此作为流出道。

3）灌注停止后，先恢复肝动脉再灌注，使肝脏复温，残留在健侧肝内的灌注液溢出，再修补通过肝静脉根部的出口，开放肝上下腔静脉以结束全肝血流阻断期，缩短肝缺血时间。

4. 体外肝切除自体余肝原位再植术：

此法为德国 Pichlmayr 于 1990 年创先使用，是将原位肝移植技术用于肝外科的一革新，主要用来处理中、晚期累及第二、第三肝门的巨大肿瘤，波及和侵犯第一肝门重要血管的 Klatskin 瘤、肝尾状叶巨大肿瘤。其手术要点基本上同原位肝移植术，包括全肝与肿瘤的完整切除、肝脏体外的低温灌注、要保留的残肝主要血管修复与重建、自体残肝原位植入。手术一般分如下几步：

（1）游离肝脏及相关血管：进腹后探查证实病肝无体外手术禁忌，可依次切断结扎肝周围诸韧带，

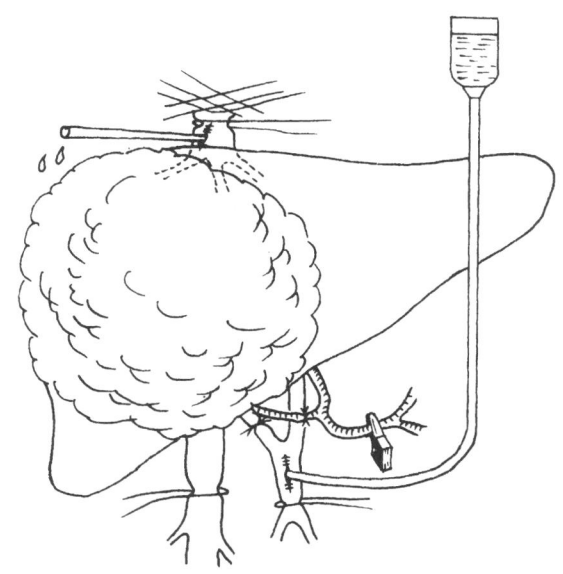

图 49 - 6　改进的原位低温灌注

如肝镰状、冠状、左右三角韧带，以及肝胃、肝肾韧带等。肝上下腔静脉的解剖游离必须小心，如果手术需要切断并再吻合下腔静脉，应在肝上将下腔静脉与膈肌分离，甚或需经心包内游离以保证一定的长度以利吻合。结扎切断局部的属支如右肾上腺静脉。游离肝蒂三组分，切除肝门部可能存在的淋巴结，对 Klatskin 瘤胆总管需游离到十二指肠上缘。

（2）建立静脉-静脉转流：由股静脉和门静脉插管，将两管以 Y 型连接管连接至 Delphin Ⅱ 型分流泵，其输出管与左侧腋静脉插管连接。转流装置预充 400 mL 常温乳酸林格液，并加入 0.5 mg/kg 肝素，使血液在转流中不发生凝固。转流量 0.4～0.8 L/min，可使血液回流 40%～60%，调转流装置的加温器达 37 ℃，维持体温在 35 ℃～36 ℃。

（3）肝脏的低温灌注与切除：肝脏离体前建立静脉分流（图 49 - 7）。分流建立后立即由门静脉和肝动脉近肝端置入灌注导管，在肝下和肝下下腔静脉钳夹阻断后切除，立即开始用乳酸林格液灌注，随即切断胆总管，病肝离体置入 4 ℃水内开始体外肝手术，开始的灌注量门静脉 6 L，肝动脉 0.5 L，随后每小时灌注 1 次，门静脉 1 L，肝动脉 0.2 L。

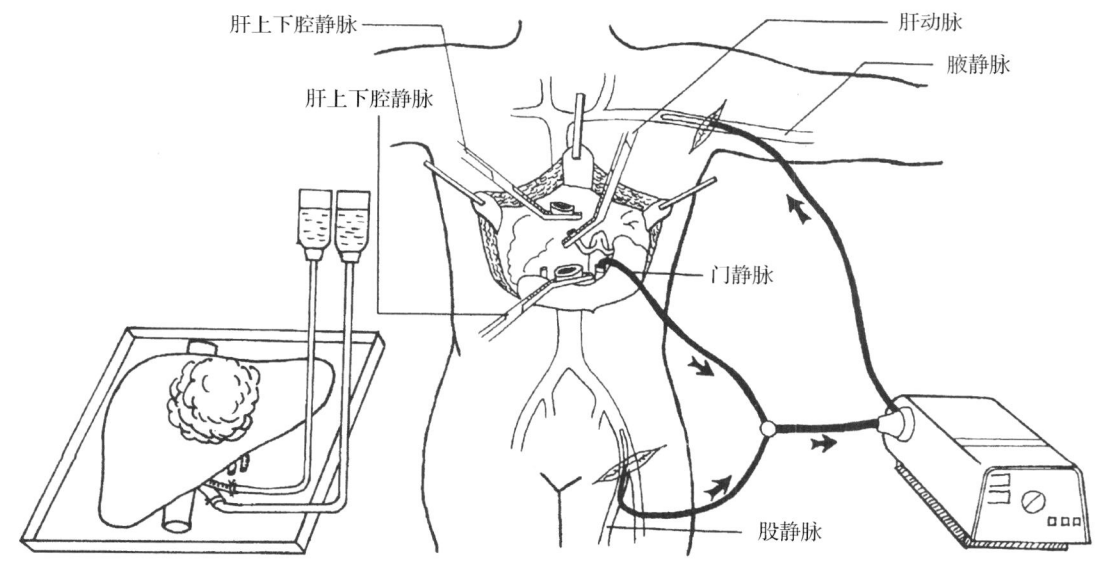

图 49 - 7　体外肝低温灌注

（4）体外肝手术：根据病变的范围因人而异。但必须遵循以下原则：

1）体外肝手术需首先处理的是常规手术易于损伤而又必须保留的血管结构。

2）应保留肝上下腔静脉和肝静脉足够的长度以利吻合。

3）保留肝脏组织的血管应尽可能减少干扰，即使很小的动脉也不要轻易剪断，以免影响血供。

4）体外肝手术最有利之处是可较精确地按分叶分段切肝，如沿肝脏某一主要静脉行走方向定切面，肝断面的管道仔细结扎，并可从肝门部的主要管道注液观察断面有无渗漏而结扎之。

（5）自体残肝原位植入：血管吻合的顺序是肝上下腔静脉、肝下下腔静脉（留一插管引流灌注液，待肝门部血管吻合完毕后再拔出关闭），然后吻合肝动脉和门静脉，胆管的重建可采用胆管-胆管吻合或胆肠内引流。

【特殊情况下的手术处理】全肝血流隔离的肝切除术有常温下和低温灌注下的全肝血流阻断方法，每种方法有特定的适应证及操作程序，但临床上时常会遇见一些特殊情况，按常规的术式无法处理或处理后预后不佳，对这些特殊情况在手术处理上应有相应的改进措施，现就有关问题介绍如下：

1. 异常的肝循环血供：肝脏第一肝门，肝上、肝下下腔静脉阻断后，有时并不能获得真正的"无血术野"，必须完全切断患侧肝脏的韧带，下腔静脉后缘必须与膈肌完全分开，肝后下腔静脉可从双侧膈下静脉、右侧肾上腺静脉及其他不寻常的静脉回收血液。全肝血流阻断前，必须先游离、结扎这些血管，才能在阻断后得到"无血术野"，便于看清管道，修补血管。晚期癌肿向膈肌或腹壁浸润，肝动脉栓塞术（TAE）后炎症反应都可以使肿瘤与周围形成粘连及侧支循环血管生长，全肝血流阻断后这种侧支循环也可引起严重的出血。因此，必须彻底分离肝肿瘤与周围组织的粘连后再行全肝血流阻断。

2. 肝上下腔静脉的解剖异常：正常情况下在充分的术野显露和肝脏诸韧带的松解、下拉肝脏后在肝脏与膈肌之间可解剖游离出一定距离的肝上下腔静脉，足以置血管吊带或 Satinsky 钳阻断，但在少数情况下膈肌与肝脏紧贴，无法游离肝上下腔静脉，此时必须切开膈肌和心包，由心包内游离阻断肝上下腔静脉。

3. 合并有肝硬化病人应严格限制肝缺血时间：常温下全肝血流阻断 30 min，低温灌注下阻断 1 h，体外肝手术 2～5 h，是肝血流阻断的安全时限。但对于合并有明显肝硬化的病例，肝功能不佳，肝脏可耐受的缺血时间也必须缩短，此时就应尽量减少肝阻断时间或给予相应的保护措施，否则术后将有导致肝衰竭的可能，我们认为有中度肝硬化的病例不宜采用低温灌注的全肝血流隔离切肝技术。

【术后处理】同一般肝切除手术一样，术后的处理应包括给予一定量的抗生素预防感染；输血补液维持水、电解质平衡；高蛋白、高糖、高维生素维护肝功能；通畅的腹腔引流以防膈下积液继发感染，同时应予止血药及防止其他并发症的发生。由于全肝血流隔离的肝切除术在手术期间肝脏有一个缺血过程，并且机体的血循环系统受到一定程度的干扰，因此术后更应注意其相关的问题，在处理上注意以下几点。

1. 两周内动态观察肝功能的变化并给予护肝处理：尤其是术前肝功能已有一定程度降低，合并有肝硬化或者术中血流阻断时间较长，应间隔 2～3 d 检查肝功能 1 次，注意转氨酶的升高与恢复时间，黄疸指数及升高胆红素的类型，并且临床有无黄疸的出现，一旦发现问题应予及时处理，我们认为即使肝功能检测正常，也不能忽视护肝的治疗。

2. 凝血功能的检测与治疗：肝功能异常的一个明显临床表现是出血倾向，主要原因是肝脏减少了多种凝血因子的合成，并且全肝血流阻断术有些需应用肝素抗凝，术中大量地输入低血小板库血，这也是术后出血的原因之一。因此，术后应注意常规进行凝血机制检查，结合临床看其有无出血倾向的存在，同时给予一定的防治出血的措施。

3. 血流动力学的术后观察：即使有文献报道全肝血流阻断经妥善处理可以维持机体的血流动力学处于稳定状态，但事实证明这种稳定只是相对的，尤其对那些年龄偏大、心血管系统有潜在病变者，常可导致心肌缺血、脑缺血、肺水肿和不可逆休克，虽然经药物及相应的处理，病人可能安全度过手术，但术后有时其并发症会引起明显的临床表现。因此，术后应密切观察机体的血流动力学改变，定时地测定血压、脉搏、呼吸、神志以及必要的心电图与血气分析，出现问题及时处理。我们建议：凡采用全肝血流隔离技术切肝的病人，术后应置入 ICU 病房 1~2 d，待生命体征稳定后才转回普通病房为宜。

【术后常见并发症的防治】 全肝血流隔离肝切除术后的并发症多数与肝脏的本身病变及肝切除术有关。主要有：①暂时性轻度胆汁漏；②需再次手术止血的肝断面动脉性渗血；③伴有肝硬化者术后食管胃底静脉曲张出血；④膈下积液合并感染；⑤术后肝衰竭等。全肝血流阻断由于术中影响了肝脏的血液供应，可能会促使上述并发症的发生。并且由于手术干扰了全身的血液循环、切开膈肌或打开心包以及肝门阻断、插管灌洗等，也会引起一些相应的并发症，如胸腔感染、心包积液、血管栓塞及循环、水、电解质和酸碱平衡紊乱等。这些并发症的防治关键在于预防，要求术前准备充分并严格掌握适应证，术中精细的手术操作，术后严密观察，一旦发现问题应予及时处理。

【手术经验与有关问题讨论】

1. 全肝血流阻断技术的临床应用：我院自 1988 年开始对全肝血流阻断肝切除术的基础及临床应用进行系统的探讨。针对其不同方法所存在的问题，在动物实验的基础上进行了必要的完善与改进，先后应用常温下全肝血流隔离行肝癌肝切除 28 例，肝外伤合并下腔静脉破裂急诊手术 3 例，肝脏巨大海绵状血管瘤切除 5 例；应用肝脏原位灌注下无血切肝技术为 3 例肝肿瘤行肝切除。临床实践证实，改进的全肝血流隔离肝切除术与原始的方法相比，简化了手术操作，缩短了肝缺血时间，降低了手术的创伤，并减少了术后并发症的发生。因此，对有条件的医院应积极开展此项手术，并在实践中进一步完善与改进，以推广此项手术的应用。

2. 手术方法的改进：根据原位肝移植经验，可以在膈下吻合供、受体肝上下腔静脉，我们采用于肝顶和膈下的下腔静脉间隙绕过血管束带的方法来控制肝血流流出道，避免开胸打开心包途径，减少了手术创伤和术后的胸部并发症。临床上普遍接受的肝血流阻断的安全时限为 15~20 min，中山大学附属医院临床应用的多例均超过 30 min，未见不良后果。故对复杂的肝切除术，肝血流阻断时间可控制在 30 min 左右。我们赞同余业勤提出处理Ⅷ段肿瘤的经验，全肝血流阻断的安全时限应用于手术中关键时刻。我们认为，为了缩短肝缺血时间，临床上不要拘泥于一种切肝方法，可将全肝血流阻断技术与规则性切肝、Pringle 法、微波刀技术合理地联合应用，将肝血流阻断时限用于处理肿瘤与大血管的粘连、清除血管内癌栓、修补血管。

3. 全肝血流阻断技术在肝外伤中的应用：全肝血流阻断用于肝外伤合并下腔静脉或肝静脉损伤的处理文献报道不多。中山大学附属医院近年成功地完成了肝外伤手术 3 例。实践证明，对此类病人应灵活应用肝血流阻断技术。凡遇肝外伤需手术处理的病人，宜先运用 Pringle 法，如不能有效地控制出血，则应考虑有肝静脉和肝后下腔静脉损伤的可能。宜迅速压迫暂时止血，从肝上下腔静脉和肝下下腔静脉后方绕过血管束带，快速从颈静脉径路输注晶体和全血，使中心静脉压超过正常值少许，再作全肝血流阻断，在肝脏无血状态下，将肝脏脏面向上翻起，显露肝后血管，必要时可从左右门静脉分支上方沿正中裂切开肝脏，直至显露肝后下腔静脉和肝静脉主干，在直视下修补裂口。

4. 体外肝手术的评价：体外肝手术是原位肝移植技术在肝外科中革新性的应用，该种方法的主要目的在于：①提高晚期肝癌的切除率；②改善肝癌根治手术的彻底性；③避免异体肝移植手术的不良及排斥反应；④从理论上讲，它也是体外手术在肿瘤外科的一种尝试。根据 Pichlimayr 等的实践经验证实，体外肝手术特别适用于肝细胞癌或肝脏转移性癌而病人的肝功能并没有严重受损。就手术的方式选择，病人是采用体外肝手术还是原位低温灌注全肝血流阻断，主要看其是否需要在肝静脉或肝后下腔静脉处行血管手术，如果需要则以体外肝手术为妥，并且体外肝手术从技术上也适用于 Klatskin 瘤或其他肝门肿瘤。

〔黄洁夫　汪　谦〕

参考文献

[1] Heaney J P, Stanton W K, Halbert D S, et al. An improved technic for vascular isolation of the liver: experimental

study and case reports [J]. Ann Surg，1966，163 (2)：237 - 241.

[2] Huguet C，Nordlinger B，Galopin J J，et al. Normothermic hepatic vascular exclusion for extensive hepatectomy [J]. Surg Gynecol Obstet，1978，147 (5)：689 - 693.

[3] Fortner J G，Shiu M H，Kinne D W，et al. Major hepatic resection using vascular isolation and hypothermic perfusion [J]. Ann Surg，1974，180 (4)：644 - 652.

[4] Pichlmayr R，Grosse H，Hauss J，et al. Technique and preliminary results of extracorporeal liver surgery (bench procedure) and of surgery on the in situ perfused liver [J]. Br J Surg，1990，77 (1)：21 - 26.

[5] Huang J F，Li G S，Chen B X. An improved technique for bloodless hepatic resection on in situ cold perfused liver [J]. Chin Med J (Engl)，1993，106 (5)：385 - 389.

[6] Jiefu H，Guisheng L，Bingxue C，et al. The technique of the normothermic and hypothermic total hepatic vascular exclusion for resection of the liver tumors [J]. Chinese Journal of Cancer Research，1994，6 (1)：37 - 44.

[7] 曹绣虎，黄洁夫，夏金堂，等. 常温与低温灌注下狗全肝血流阻断比较实验 [J]. 中山医科大学学报，1990 (02)：49 - 52.

[8] 黄洁夫，曹绣虎，甄宇洋，等. 改良式常温下无血切肝术的实验与临床研究 [J]. 中华外科杂志，1991 (10)：643 - 645.

[9] 黄洁夫，吕明德，谢晓燕，等. 全肝血流阻断下肝正中裂剖开修补肝后下腔静脉损伤 1 例报告 [J]. 中山医科大学学报，1991 (04)：316 - 317.

[10] Azoulay D，Eshkenazy R，Andreani P，et al. In situ hypothermic perfusion of the liver versus standard total vascular exclusion for complex liver resection [J]. Ann Surg，2005，241 (2)：277 - 285.

[11] Jeon J，Watkins A，Wagener G，et al. Complex hepatectomy under total vascular exclusion of the liver：impact of ischemic preconditioning on clinical outcomes [J]. World J Surg，2013，37 (4)：838 - 846.

[12] MacKenzie S，Dixon E，Bathe O，et al. Intermittent hepatic vein-total vascular exclusion during liver resection：anatomic and clinical studies [J]. Journal of gastrointestinal surgery：official journal of the Society for Surgery of the Alimentary Tract，2005，9 (5)：658 - 666.

[13] Navez J，Cauchy F，Dokmak S，et al. Complex liver resection under hepatic vascular exclusion and hypothermic perfusion with versus without veno-venous bypass：a comparative study [J]. HPB：the official journal of the International Hepato Pancreato Biliary Association，2019，21 (9)：1131 - 1138.

[14] Yoon Y I，Lee S G，Moon D B，et al. Hypothermic perfusion hepatectomy for unresectable liver cancer：A single-center experience [J]. Journal of hepato-biliary-pancreatic sciences，2020，27 (5)：254 - 264.

[15] 刘允怡，赖俊雄，刘晓欣. 肝血流阻断技术在肝切除中的应用 [J]. 中国实用外科杂志，2010 (08)：625 - 626.

[16] 吴超，陈孝平，喻晶晶，等. 肝下下腔静脉阻断与选择性肝静脉阻断在肝切除术中的应用比较 [J]. 中华肝脏外科手术学电子杂志，2016 (04)：244 - 248.

[17] 孙宇，刘连新. 肝切除术中控制出血技术研究进展 [J]. 中国实用外科杂志，2015 (05)：567 - 569.

[18] 杨广超，刘连新. 肝癌肝切除术中血流控制方式选择和评价 [J]. 中国实用外科杂志，2018 (04)：383 - 387.

[19] 汪谦，陈俊任，梁力建，等. 全肝血流阻断在临床中的应用 [J]. 肝胆外科杂志，2004 (05)：338 - 340.

[20] 黄志勇，刘杨安，陈孝平. 肝切除术血流阻断技术及其应用 [J]. 中华外科杂志，2012 (06)：485 - 487.

第五十章　全肝血液转流及冷灌注下的肝切除术

Hepatectomy on the Hypothermic Perfused Liver With Extracorporeal Venovenous Bypass

【手术原理】 位于第一、第二和第三肝门区的肝脏肿瘤，由于瘤体紧邻、压迫或已侵犯主要出入肝脏的大血管或肝后段下腔静脉，采用常规方法切除非常困难，手术危险性极大。这也是进一步提高肝脏肿瘤切除率和外科治疗效果的重要限制性因素之一。肝肿瘤手术切除的主要困难来自于难以控制的大出血，有效控制出血是完整切除肝脏肿瘤的基本前提。

肝脏结构复杂，血流丰富，是内脏循环与体循环交汇的枢纽，手术时有流入道和流出道两套血管需要处理。肝脏血液流入道容易阻断，可采用 Pringle 手法阻断全部入肝血流，也可在第一肝门处切断或阻断病侧入肝血流。但是，作为流出道的肝静脉常常难以控制。

Heaney 等（1966）首先提出肝脏血管隔离（hepatic vascular exclusion，HVE）的概念，即在阻断入肝血流的同时，阻断出肝及下腔静脉血流，使肝脏及肝后段下腔静脉血流排除于全身循环之外而使肝脏达到真正的无血状态。Huguet 和 Bismuth 将肝脏血管隔离技术应用于困难的肝切除，减少了因肝静脉及肝后下腔静脉撕裂所致大出血和空气栓塞的危险，可使部分用单纯入肝血流阻断方法难以切除的肝肿瘤得以安全切除。

然而，肝脏血管隔离的主要缺点是造成了下腔静脉和门静脉内血液淤滞，并带来一系列全身性病理生理问题，包括回心血量骤减导致心输出量下降和心律失常等。肝脏复流后淤滞的门静脉血再循环可引起肝脏的缺血-再灌流损害，这种损害对于已有病变的肝脏实质更为严重，因而其术后肝衰竭的危险性大为增加；应用肝脏血管隔离技术的硬化肝脏切除术的死亡率高达 75%。可是，绝大多数肝脏恶性肿瘤病人均伴有慢性肝炎、肝硬化、脂肪肝或淤胆等弥漫性肝实质病变，在我国 80% 以上的肝癌合并有程度不同的肝硬化。因此，这一技术在复杂肝肿瘤切除术中的应用受到了很大的限制。

虽然同种异体肝移植治疗肝脏恶性肿瘤的疗效仍不满意，但在肝移植中常规使用的体外静脉-静脉转流技术对复杂的肝脏肿瘤切除手术很有帮助。在肝脏血管隔离时，采用生物泵来转流门静脉及下腔静脉的血液，可避免内脏及躯干下部的血液淤滞，从而保证全身循环稳定，并减轻门静脉淤血后的肝脏再灌流损害。这种全肝血液转流技术显著提高了肝脏对全肝血流阻断的耐受性。我们在动物模型上证明：正常大鼠肝脏在全肝血液转流下可安全耐受 90 min 的热缺血，而在单纯阻断入肝血流时所能耐受的热缺血时间却不到 30 min。Yamaoka 等发现，在全肝血液转流下，肝脏储备功能良好病人的硬化肝脏也可耐受长达 60 min 的常温缺血。全肝血液转流有效地延长了肝脏耐受血流阻断的安全时限，并能维持肝脏血管隔离期间的机体生理稳定，为在肝脏无血状态下安全施行各种复杂的肝切除术创造了有利条件。

然而，肝脏耐受热缺血的时间是有限的。虽然正常及各类病变肝脏对热缺血的安全耐受时限至今尚未明确，但是已有的临床和实验研究资料提示，正常肝脏耐受热缺血的安全时限不超过 90 min，硬化肝脏则不超过 60 min。尽管肝脏血液转流能够提高肝脏对全肝血流阻断的耐受性，但对于必须做门静脉、肝静脉或肝后下腔静脉部分切除和重建等复杂的肝切除术时，在肝脏所能安全耐受的热缺血时限内仍难以完成。为了延长肝脏耐受缺血的时间，Fortner（1971）将肝脏低温灌注技术引入到了困难的肝切除手术中。即在肝脏血管隔离的同时，分别经肝固有动脉和门静脉主干插管，灌注 4 ℃ 平衡液，自肝脏下方的下腔静脉切口流出。这一方法可使正常肝脏耐受缺血的安全时限延长至 2h。近年来，在肝移植术中常规应用的肝脏低温保存技术也取得了很大的进展，采用 Euro Collins 液、Bretschneider-HTK 液或 UW 液，均可安全保护离体肝脏达 24 h 以上。若将全肝血液转流与肝脏低温灌注保存技术联合应用，借助前者保证肝脏血管隔离期间全身循环和生理稳态，以后者充分延长全肝血流阻断后肝脏耐受缺血的时间，则可以使术者更从容地在原位、半离体或离体后完成各种复杂而又需长时间阻断全肝血流的无血肝切除术。

基于全肝血液转流、肝脏低温保存及同种异体肝移植的技术和经验，Pichlmayr 提出了体外肝脏手术（extracorporeal liver surgery）这一概念，并在 1988 年为 1 例胃平滑肌肉瘤肝脏巨灶转移的病人进行了全球首例体外肝切除自体余肝原位移植术。这一手术是在全肝血液转流及冷灌注条件下，切除肝脏及肝后下腔静脉，在体外进行肝脏病灶的切除及有关血管的修复重建，最后将自体余肝原位植入。这一手术具有肝切除和肝移植两大技术特征，能够对隐匿于肝脏背侧、侵犯肝后下腔静脉而采用各种常规方法不能切除的肝脏肿瘤进行精确的切除，同时对受累的大血管进行部分切除、修复和重建，从而可有效地提高对病变肝脏切除的安全性、准确性和根治性。这种肝脏切除技术为常规方法不能切除的肝肿瘤的手术切除提供了新的途径。随后，Hannoun 和 Sauvanet 对体外肝切除术进行了简化，术中保留第一肝门结构完整，切断肝上和肝下下腔静脉，或者切断主肝静脉和肝短静脉，将肝脏翻出切口外后切除肝脏深部癌灶，也取得了满意效果。我们经过体外肝切除及半离体肝切除术动物实验，进一步简化了离体肝切除的手术方法，术中只切断肝上下腔静脉，同样能将肝脏翻出切口外而充分显露肝脏背侧病灶及受累的肝后下腔静脉，使之易于手术处理。上述半离体肝切除术缩短了离体肝切除术的手术时程，并避免了切断和重建第一肝门结构可能发生的并发症。

【适应证】全肝血液转流及冷灌注下的肝切除术排除了肝脏血管隔离对机体的生理干扰，不同程度地延长了肝脏耐受全肝血流阻断及缺血的安全时限，因而允许术者更从容地在原位、半离体或离体后进行复杂的肝脏切除术。至今，此类手术已用于位于肝门区、侵犯主肝静脉汇入下腔静脉处、侵犯肝后下腔静脉或门静脉的肝癌、转移性肝癌和肝门部胆管癌。经验表明，全肝血液转流及冷灌注下的肝切除术特别适用于无严重肝功能障碍和淤胆的肝癌或肝脏转移癌的切除。

应当指出，此类手术对肝脏有一定的侵袭性，特别是伴有弥漫性肝实质病变的肝脏容易发生术后肝衰竭而导致手术失败。在 Pichlmayr 等报道的 9 例体外肝切除术病例中，4 例伴有阻塞性黄疸的肝胆恶性肿瘤病人术后均出现肝衰竭，其中 3 例死亡，1 例再次手术行肝移植后存活。因此，对于伴有弥漫性肝实质病变的肝脏恶性肿瘤病人，在选择全肝血液转流及冷灌注下的肝脏切除术时应相当慎重。

但是，弥漫性肝实质病变并不是此类手术的绝对禁忌证。Yamaoka 等的资料表明，在体外静脉转流条件下，肝功能储备良好病人的硬化肝脏可耐受的热缺血时间显著延长，甚至在肝脏切除术中经历长达 60 min 的热缺血之后，硬化肝脏功能仍可早期恢复。他们比较了 8 例肝硬化与 12 例无肝硬化的病人接受全肝血液转流下肝切除术的结果，显示两组病人的病程、肝切除范围、术中肝脏缺血时间及失血量均相似，两组病人手术后的肝脏功能改变及并发症发生率无显著差异；因而认为在肝脏缺血 60 min 时限内行全肝血液转流下硬化肝脏切除术是安全可行的。我们曾对 1 例肝硬化但肝功能为 Child A 级的肝门区巨大肝癌病人做全肝血液转流及冷灌注下的半离体肝切除术，术中肝脏缺血时间长达 2 小时 35 分钟，术后仍获得较满意的恢复。因此，有理由相信，肝脏储备功能良好的硬化肝脏在全肝血液转流及冷灌注条件下能够耐受相当长时间的缺血。对于有选择的肝硬化病例，仍可应用全肝血液转流及冷灌注下的肝切除术。

综上所述，目前认为全肝血液转流及冷灌注下的肝脏切除术主要适用于常规手术方法难以完整切除而无严重弥漫性肝实质病变的肝脏恶性肿瘤，包括：

1. 侵犯肝静脉根部、肝后下腔静脉或门静脉主干的肝脏肿瘤，需同时作受累血管部分切除和修复重建。

2. 癌肿侵犯肝门或肝十二指肠韧带，需同时切除肝十二指肠韧带及肝门内的结构。

3. 伴近心端肝静脉（门静脉、主肝静脉及肝后下腔静脉）损伤的严重肝外伤，需阻断全肝血流以控制出血和修补损伤血管。

【禁忌证】 下述情况不宜采用全肝血液转流及冷灌注下的肝脏切除术：

1. 伴有弥漫性肝实质病变及肝脏储备功能低下。慢性肝炎、肝硬化、脂肪肝和阻塞性黄疸是手术后诱发肝衰竭的危险因素，在选择全肝血流转流及冷灌注下的肝切除术时应慎重考虑。对于临床表现及肝功能指标显示肝功能失代偿、肝功能分级为 Child B 或 C 级的病人，应避免采用此类手术。对于显著脂肪肝或肝硬化，估计荷瘤肝叶切除后残余肝脏难以代偿者，也应避免采用此类手术。

2. 肝脏肿瘤已属晚期，采用此项技术也无法获得治愈性切除者。

3. 未侵犯主要出入肝脏的大血管，无需作特殊的血管切除和吻合重建，而采用常规方法可以完整切除的肝脏肿瘤。应当指出，对于巨大的肝脏良性肿瘤，瘤体虽可紧邻、压迫和推移出入肝脏的大血管，但通常不会直接侵犯血管壁，瘤体与血管之间常有一个可以解剖分离的间隙，采用常规方法切除的困难和风险多不大，对此也应避免采用全肝血液转流及冷灌注下的肝切除术。

4. 合并有重要肝外器官病变或年迈体弱的病人，已不能耐受复杂肝切除术者。

【术式选择】 对全肝血流转流及冷灌注下肝切除术的具体术式的选择，主要取决于以下两个因素：①手术复杂程度及预计所需全肝血流阻断的时程；②肿瘤以外的肝实质病变严重程度及对缺血的耐受性。

1. 原则上应尽可能选择相对简化而安全的肝脏切除技术，若预计单纯常温下全肝血流阻断 30 min 内能从容完成肝肿瘤切除，且对全肝血流阻断能良好耐受者，则不必选择全肝血液转流下的肝切除术。

2. 对部分侵犯肝静脉根部、肝后下腔静脉或门静脉主干的肝脏肿瘤，完整切除癌肿后可能造成腔静脉大块缺损或需要作余肝的主要血管吻合重建，而在常温下单纯全肝血流阻断的安全时限内尚不足以完成手术者，宜采用全肝血液转流下的肝切除及血管修复重建术。

3. 对于预计需更长时间阻断全肝血流者，则应根据肝实质有无病变及其严重程度估计拟保留的肝脏对热缺血的耐受性，考虑在全肝血液转流的同时是否联合应用肝脏低温灌注技术。

4. 肝脏离体或半离体切除术必须在全肝血液转流及冷灌注条件下进行，这两种术式适合于位于肝脏深部、严重压迫和侵犯肝静脉汇入下腔静脉处及肝后下腔静脉的肿瘤。在这种情况下，由于病变限制了肝脏从下腔静脉上的分离和移动，在原位进行手术时难以充分显露和处理肝脏背侧的肿瘤及受累的肝后下腔静脉，即使采用全肝血液转流也不能解决这一困难。

【手术方法与技术要点】

（一）全肝血液转流下的原位肝切除术

1. 手术切口：采用双侧肋缘下弧形切口，沿中线向上延长至剑突下，可以良好地显露肝脏及出入肝脏的大血管（图 50-1）。也可采用补加经右第 7 肋间的胸腹联合切口，但其手术创伤较大，适用于肿瘤侵犯肝上下腔静脉或膈肌而必须从膈上心包内阻断肝上下腔静脉者（图 50-2）。

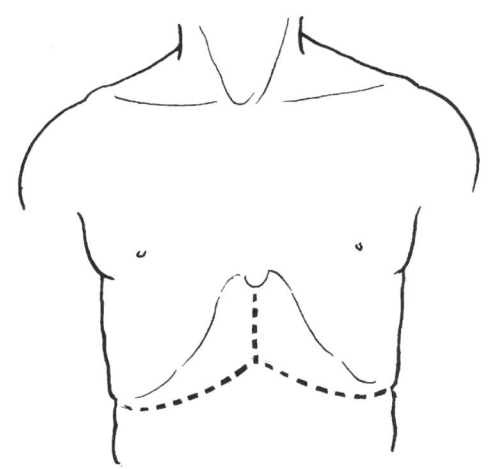

图 50-1 肝切除术的常用切口

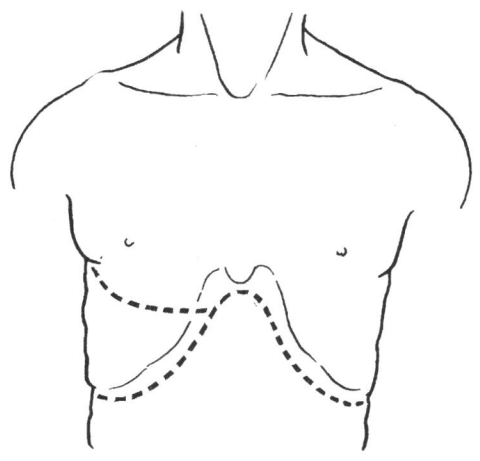

图 50-2 肝切除术胸腹联合切口

2. 游离肝脏及肝后下腔静脉：切断肝周韧带，充分游离肝脏，在膈肌下方解剖肝上下腔静脉，使之与膈肌充分分离。经腹游离阻断肝上下腔静脉困难者，可切开膈肌及心包，从心包内游离阻断下腔静脉（图50-3）。在肾静脉上方游离肝下下腔静脉，细致分离、结扎和切断右肾上腺静脉等肝后下腔静脉的属支，使肝后下腔静脉与膈肌和后腹壁完全分离。

3. 解剖第一肝门：第一肝门的处理依据拟定的肝叶切除方式（解剖性或不规则切除）以及癌肿与肝门部大血管和胆管的解剖关系。通常情况，若不作规则性肝叶或肝段切除，无需解剖第一肝门部结构；若癌肿紧邻或压迫第一肝门，则先行解剖出拟保留的重要血管和胆管，以策安全。若拟行解剖性肝叶或肝段切除，则可先解剖切断通向病侧肝叶或肝段的血管和胆管。对肝门部胆管癌则先行肝外胆管及肝十二指肠韧带的骨骼化切除。

4. 建立体外静脉-静脉转流通道：按肝移植时的技术方法，建立使下腔静脉及门静脉转流至上腔静脉的一条动力通道。下腔静脉转流管常由切开的左侧大隐静脉、经股静脉插至髂总静脉。门静脉转流管可经脾静脉或肠系膜下静脉插入，也可经门静脉主干向其肠侧逆行插入。两条静脉转流管以 Y 型接头连接至转流泵，其输出管与左侧腋静脉插管相连接，形成一条可同时转流下腔静脉和门静脉血流至上腔静脉的闭式回路（图50-4）。

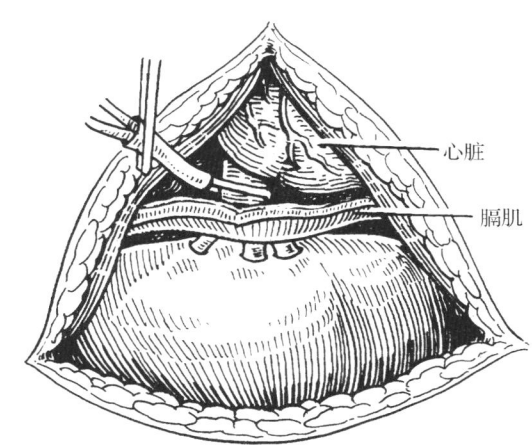

图50-3　经心包内游离阻断肝上下腔静脉

（Ozawa 还设计了一种下腔静脉至腋静脉的单静脉转流（I 襻法），这种方法与同时转流下腔静脉和门静脉血流至上腔静脉的双静脉转流（Y 襻法）不同，它保留了余肝的肝静脉流出道和入肝血流（图50-5c）。方法是直接游离出肝静脉流出道以下的肝后下腔静脉并安置血管阻断钳，也可以切断结扎病侧肝静脉，在健侧肝静脉开口的下方阻断肝后下腔静脉，同时阻断病侧肝脏的入肝血流（图50-6）。如此，拟切除的病侧肝脏及肝后下腔静脉的血流被阻断，而健侧肝脏血流不受影响，没有热缺血时间。

在术中为缩短肝脏热缺血时间，可根据手术进程不失时机地将 Y 襻式转流向 I 襻式转换。方法是先用 Y 襻法作下腔静脉及门静脉双静脉转流，在肝脏无血状态下切断结扎病侧肝静脉，继而在健侧肝静脉开口下方安置血管钳阻断肝后段下腔静脉，撤除原来在膈下夹闭肝上下腔静脉的血管钳使健侧的肝静脉流出道开放，并开放肝门处血管恢复入肝血流，此时健侧肝脏的血液循环得到恢复，从而完成由 Y 襻向 I 襻的转换。在 I 襻转流下继续施行肿瘤及受累下腔静脉的切除（图50-7）。

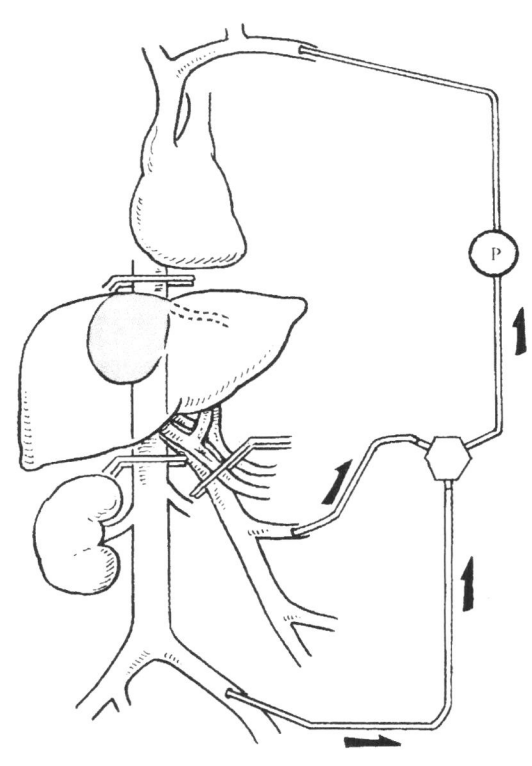

图50-4　体外双静脉转流

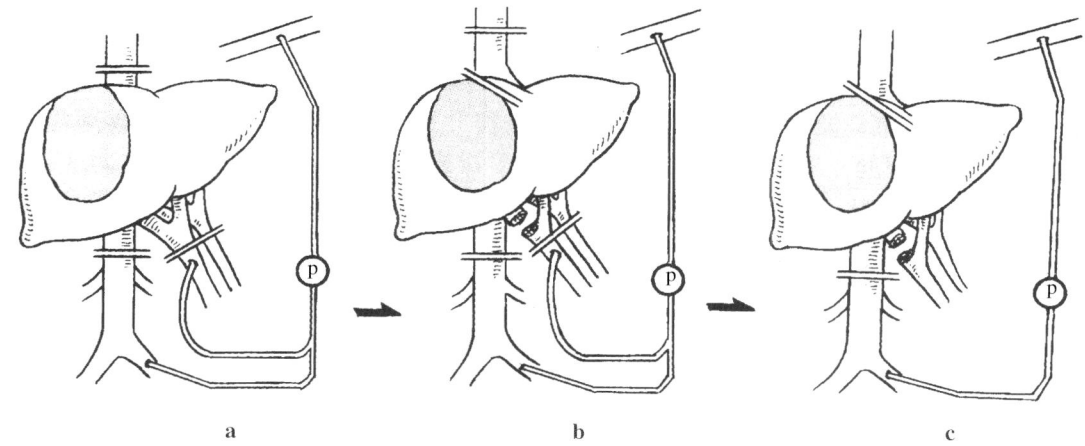

图 50 - 5 由 Y 襻式转流向 I 襻式转流变换

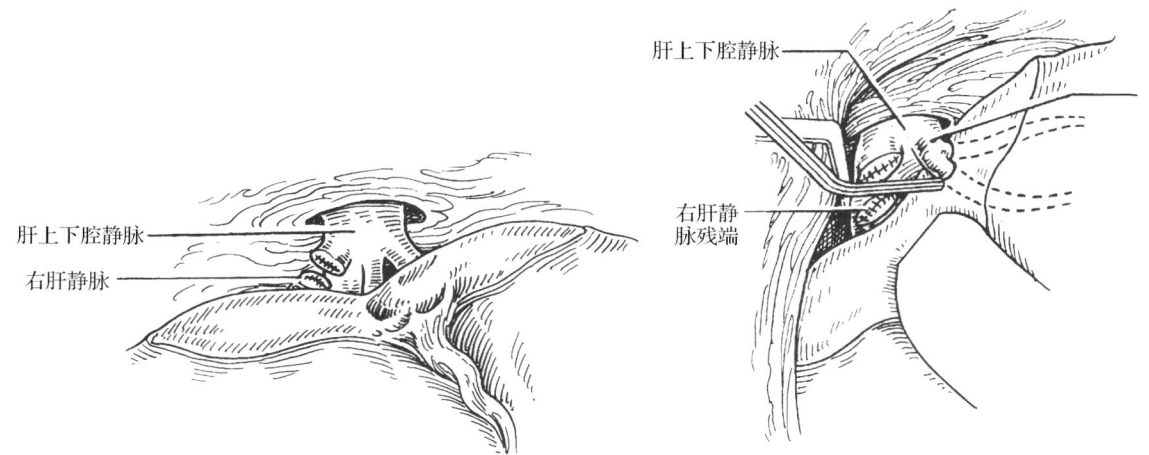

a. 切断病侧肝静脉   b. 在健侧肝静脉开口的下方阻断肝上下腔静脉

图 50 - 6 肝静脉处理与肝后下腔静脉阻断

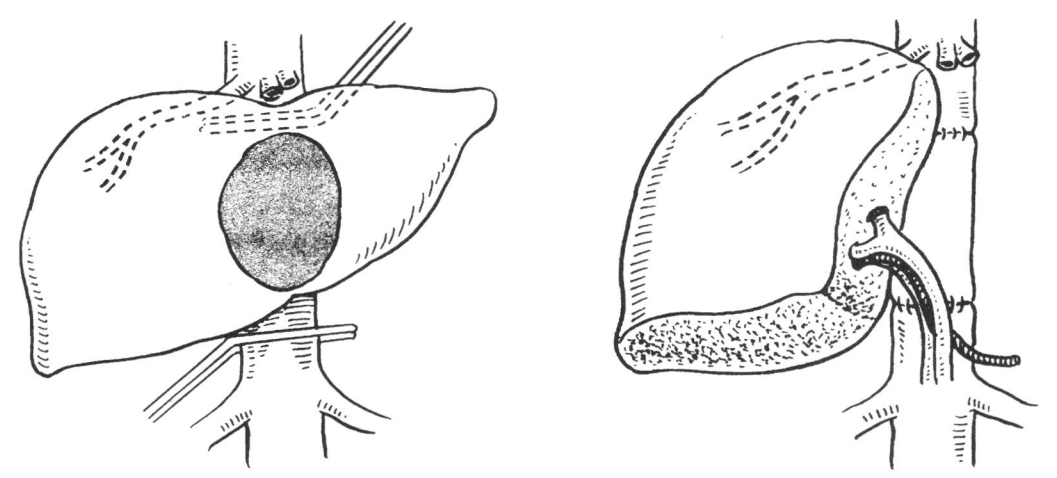

a. 在下腔静脉至腋静脉的单静脉转流下   b. 作侵犯下腔静脉的肿瘤切除

图 50 - 7 单静脉转流下肝肿瘤切除

转流泵以选用离心式生物泵（Biopump）为佳，也可用体外循环机上的蠕动泵替代。门静脉插管常采用 23F 静脉插管，脾静脉、肠系膜下静脉、腋静脉和股静脉插管可采用 16F 静脉插管。转流管内预充肝素含量为 500 U/L 的肝素生理盐水。

5. 肝脏血管隔离及全肝血液转流：静脉内注射肝素 50 U/kg 体重，使 ACT 控制在 150～250 s，启动生物泵建立满意的转流后，依序用血管钳或束带阻断肝下下腔静脉、肝十二指肠韧带及肝上下腔静脉。若采用管腔内面结合有肝素的转流管及转流泵头，则无需全身肝素化。调节转流速度，达到门静脉与肠管无淤血、血压和中心静脉压稳定。此时即完成了全肝血液转流，而肝脏已处于无血状态。

6. 肝脏部分切除：在肝脏无血状态下，行病变肝脏切除，并对受累的出入肝脏的大血管进行处理。

7. 肝脏复流：在完成肝脏肿瘤切除、并确认受累血管已得到妥善修复后，按与肝脏血管隔离的相反顺序，开放肝脏的流出与流入道，恢复肝脏血液循环。中止门静脉及下腔静脉转流，拔除门静脉、下腔静脉和腋静脉转流管，修补门静脉、脾静脉和腋静脉切口，结扎左侧大隐静脉，进一步处理肝断面渗血。由于肝素的半衰期短，停止转流后一般不需要用鱼精蛋白来拮抗。

（二）全肝血液转流及冷灌注下的原位肝切除术

此种手术是在全肝血液转流的基础上增加肝脏低温灌流。除此之外，手术方法与前者相同。在肝脏血管隔离及启动体外静脉转流前，解剖出肝动脉、门静脉和胆管，分别向门静脉或肝动脉内插入灌注导管，导管可分别选择内径为 2.5～3.0 mm 和 1.5 mm 的硅胶管。肝动脉插管途径可选择经胃十二指肠动脉插入肝固有动脉或经切断的病侧肝动脉插向健侧肝动脉。门静脉插管可经门静脉主干切口或切断的病侧门静脉残端插向健侧门静脉主支。在置管部位的远端阻断肝动脉和门静脉。肝脏血管隔离及全肝血液转流后立即经预置的门静脉和/或肝动脉导管单一或双通路灌注 4 ℃平衡液（每升含肝素 500 U）。在肝下下腔静脉阻断钳的近肝侧腔静脉壁上或拟切除的病侧肝静脉根部作小切口引出灌注液。用粗针头穿刺胆囊作胆道灌洗。肝脏灌注液也可以采用 4 ℃ Euro-Collins 液、HTK-Bretschneider 液或 UW 液，但在肝脏复流前必须用 200 mL 4 ℃平衡液灌洗去除肝内残留的含高钾的灌流液。

当肝实质充分降温后，切除肝脏病灶及受累大血管，妥善处理肝脏断面，并修复重建大血管。可通过门静脉和肝动脉灌注液检查确认肝断面及大血管有无出血。缝合肝下下腔静脉切口；拔除肝动脉和门静脉导管，结扎肝动脉残端；门静脉切口或残端用 5 - 0 或 6 - 0 Prolene 线缝合关闭。开放肝脏血液流入道和流出道，恢复余肝血流。

（三）全肝血液转流及冷灌注下的半离体肝切除术

1. 建立全肝血液转流及冷灌注：需要长时间阻断全肝血流的半离体肝脏切除术必须在全肝血液转流及冷灌注条件下进行。因此，手术程序也是从建立全肝血液转流及冷灌注开始的，其具体方法步骤如前述。由于手术需切断并吻合重建肝上和肝下下腔静脉或肝静脉与下腔静脉汇合部，必须充分解剖肝上和/或肝下下腔静脉使之游离出 2～3 cm 长度以供吻合重建。肝下下腔静脉的游离较容易，肝上下腔静脉的解剖则较为困难。采用解剖膈肌腔静脉孔的方法能够游离出 3 cm 长的肝上下腔静脉（图 50 - 8）；也可切开膈肌和心包，经心包内阻断肝上下腔静脉以便留出足够长的游离段腔静脉以便切断后吻合重建。汇入肝上下腔静脉的左右两支膈静脉必须在其根部切断和结扎。行肝脏血管隔离时，放置的肝上和肝下下腔静脉阻断钳应尽量远离肝脏，以保证有足够长度的下腔静脉游离段以利吻合重建。

2. 半离体肝脏切除：建立全肝血液转流及冷灌注后，离断肝静脉，肝脏以肝十二指肠韧带与机体相连，但能够移出于切口外，使得位于肝脏背侧的病灶及受累的肝后下腔静脉得到充分的显露而便于手术处理。离断肝静脉蒂的方法有多种：

（1）在肝静脉根部切断肝静脉，开放其在下腔静脉的入口，结扎切断所有肝短静脉（图 50 - 9）。此法操作复杂费时，容易发生肝静脉、肝短静脉和下腔静脉大出血。

（2）同时切断肝上和肝下下腔静脉，此法操作相对简便，发生大出血的危险性较小。

（3）只切断肝上下腔静脉或肝下下腔静脉（图 50 - 10），此种更为简便的方法也能将肝脏旋转移出于切口外，达到充分显露肝脏背部及便于手术处理的要求。具体采用何种离断肝蒂的方法，应根据病灶的部位、大小，与肝静脉和肝后下腔静脉的解剖关系以及肝切除的范围来选择，原则上应避繁就简。

在肝脏半离体状态下，对肝脏深部病灶及受累的肝静脉、肝后下腔静脉进行精确的切除和修复。

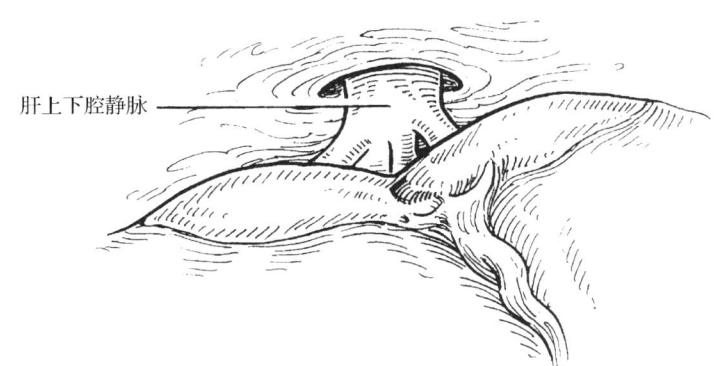

图 50-8　解剖膈肌腔静脉孔，游离出肝上下腔静脉

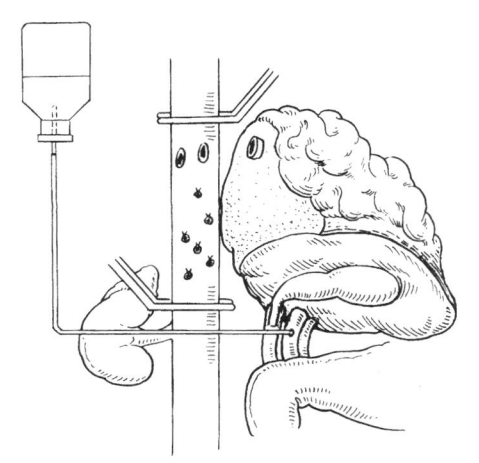

图 50-9　切断肝静脉及肝短静脉后，肝脏以肝十二指肠韧带与机体相连

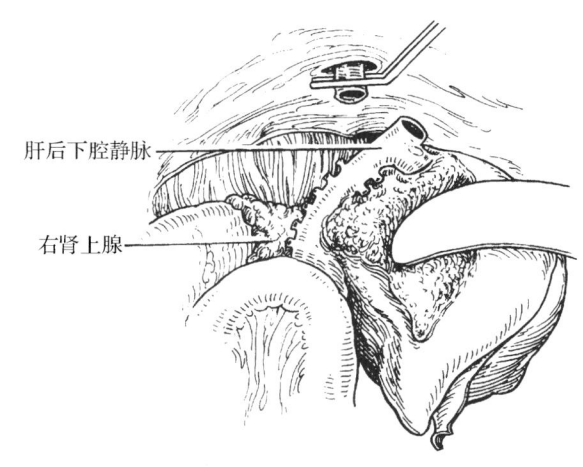

图 50-10　切断肝上下腔静脉，将肝脏翻转出切口外

　　3. 重建余肝血液流出通道：肝部分切除完成后，将肝脏复位，据肝静脉的离断方式，作肝静脉与下腔静脉、肝上或肝下下腔静脉吻合重建。在作肝静脉与下腔静脉吻合时，可将肝静脉吻合于原下腔静脉上的相应肝静脉入口；如吻合困难则可关闭原入口，在下腔静脉上另作切口与肝静脉相吻合。作静脉吻合时，采用 4-0 或 5-0 Prolene 线作连续缝合。若使用含高钾的肝脏灌注液，吻合口缝合完毕时，暂不作结扎，插入一引流管作灌注液流出道，将灌注液改换成 4℃平衡液以冲洗出残存于肝内的含钾高的灌流液，再结扎吻合口缝线，然后恢复肝脏血流。

　　（四）全肝血液转流及冷灌注下的体外肝切除自体余肝再植术

　　该手术由全肝血液转流及冷灌注、全肝切除、体外肝脏手术及自体余肝原位再植 4 个步骤组成。

　　1. 建立全肝血液转流及冷灌注：具体方法及技术要点同前述半离体肝切除术（图 50-4）。

　　2. 肝切除：肝脏血管隔离及全肝血液转流后，立即进行原位肝脏冷灌注。在血管阻断钳近肝侧切断肝上下腔静脉、肝下下腔静脉、门静脉、肝动脉及胆总管，迅速将肝脏及相连的肝后下腔静脉移出腹腔，置于冰水浴中（图 50-11）。

　　3. 体外肝脏病灶及受累大血管切除和修复：在体外持续或间断冷灌注下做肝脏切除术。手术切除的程序方法依病变的性质、部位、大小和血管受累情况而变更，其技术要点如下（图 50-12）：

（1）解剖分离应从必须保留的肝脏结构开始，亦可先解剖常规切除可能会受到损伤的结构。

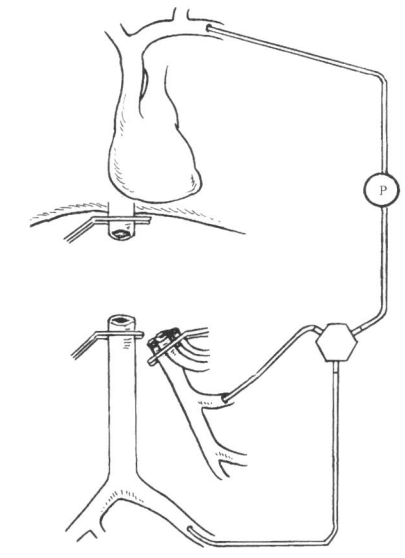
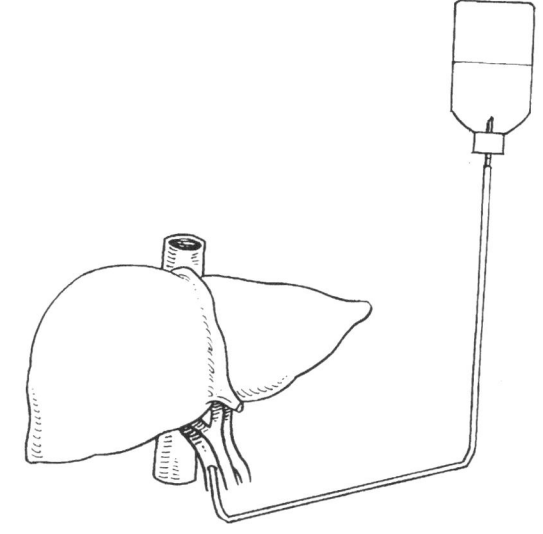

图 50‑11　在全肝血流转流下作全肝切除　　　　图 50‑12　在全肝血流转流及冷灌注下将肝脏移出
　　　　　　　　　　　　　　　　　　　　　　　　　　　　　体外切除

（2）按肝脏叶、段的解剖进行精确的切除，确保余肝及其流入道和流出道血管的完整性，防止离断余肝血管而造成余肝缺血坏死。有时即使是细小的肝内动脉支也显得甚为重要，不可轻易切断，以免影响余肝血供。

（3）受累的肝静脉、肝后下腔静脉可作血管壁的部分或一段血管切除，血管缺损用自体或人造移植物进行修复重建。肝脏再植前必须细致检查，确认余肝断面血管已妥善结扎、作部分切除的近肝大血管已得到完善的修复。可通过门静脉、肝动脉及胆道各自的主要管道进行灌注，以进一步确定漏血或开放的血管和胆管并予处理。需特别注意的是来自肝静脉壁上细小裂孔的渗漏可成为余肝再植后大出血的来源，需仔细处理，可用 5‑0 Prolene 线缝补。

（4）手术应遵循肝移植的原则。例如，胆管不宜过度骨骼化，以免影响其再植后血供而发生胆道并发症。

（5）尽可能缩短肝脏体外手术时间，以减轻肝损害。低温灌注对缺血肝脏的保护作用也有一定限度。

4. 自体余肝原位再植：其程序和方法与同种异体肝移植相同。吻合重建的顺序是肝上下腔静脉、肝动脉或门静脉、肝下下腔静脉、胆总管（图 50‑13）。胆道重建多采用胆总管端端吻合，如端端吻合困难也可采用胆总管空肠 Roux-en-Y 式吻合。肝上下腔静脉、肝动脉或门静脉吻合后，即可开放入肝血流。在余肝再植时，为防止肝脏复温，应继续冷灌注直至肝脏血供复流。

体外肝脏切除术的手术方法与同种异体原位移植基本相同，但其技术难度较前者更大。前者可在供肝切取和受体全肝切除中留取较长的血管，以方便肝脏植入时的血管吻合重建；而体外肝切除自体余肝原位再植术则无法得到长的血管供吻合。因此，必须十分重视根据病人自身血管条件，仔细地解剖游离出足够长的血管供再吻合。

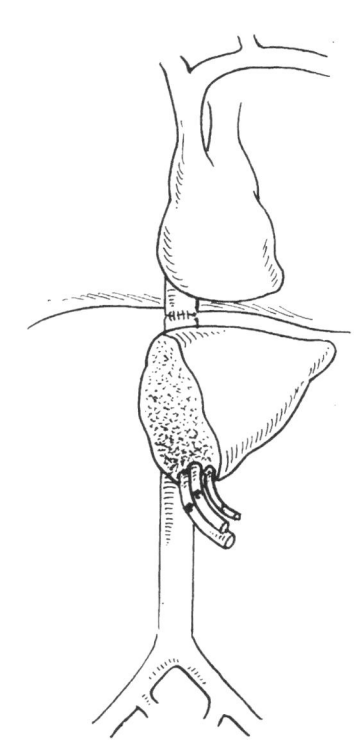

图 50‑13　自体余肝原位再植

该术式操作繁复，手术费时，无肝期持续时程较同种异体肝移植更长，平均时间 6 h。因此，术中有效的体外静脉转流及监护十分重要。

【围手术期处理】

（一）术前准备

全肝血液转流及冷灌注下的肝切除术是一类侵袭性较大的手术。术前需对病人进行全面系统的检查和评价，其重点是：①明确肿瘤治愈性切除的可能性和复杂性；②评估病人的肝功能储备及可允许的肝切除量；③评价病人心、肺、肾、凝血等重要器官系统的功能以及对手术的耐受性。

1. 肿瘤治愈性切除可能性及复杂性的判断：肿瘤局限于肝脏一段、一叶或可以整块切除的区域，且无肺、骨或其他远处转移者，即有治愈性切除的可能性。肿瘤与肝脏管道及肝后下腔静脉间的病理解剖关系，决定肝脏切除所需要采用的方式。影像学检查方法包括 B 超及术中 B 超、CT、MRI 和基于CT 扫描的肝脏和肝周血管三维重建对判明肿瘤与近肝大血管和肝内外胆管的关系以及估计肝脏切除手术的难度是必不可少的，同时也可精准判断残肝体积，预防术后肝功能不全的发生。对拟行体外肝切除自体余肝再植术的病人，血管三维重建还可以准确了解肝脏血管的解剖及变异情况。

2. 肝储备功能和手术风险的评估：肝癌手术切除的危险性，主要取决于残余肝实质病变的严重度和肝功能代偿的程度。因为全肝血液转流及冷灌注下的肝脏切除术除了必须切除部分具有功能的肝组织外，术中肝脏缺血-再灌注损伤对余肝功能也有一定的影响，所以术前应对肝脏的功能储备作出充分的评估。

慢性肝炎、肝硬化、阻塞性黄疸、脂肪肝、近期内作过肝动脉栓塞化学治疗和口服靶向药物等均会导致弥漫性肝实质损害而使肝储备功能减低。临床上沿用的常规肝功能检查不能灵敏地检测出肝实质损害和反映肝脏储备功能，但是肝功能属 Child B 和 C 级者提示肝脏储备功能严重损害和失代偿，是全肝血液转流和冷灌注下肝脏切除术的禁忌证。血清转氨酶活性升高、病毒性肝炎活动期以及 CT 显示显著肝硬化和肝萎缩，均是手术的危险因素和此类手术的禁忌证。

当前，用于临床的检测肝功能的方法有：ICG 排泄试验、动脉血酮体比值、葡萄糖耐量试验、氨基酸清除率和血清胆碱酯酶含量测定等，有助于较准确地评估肝脏储备功能而预测手术的风险，对于肝脏手术方式的选择具有重要参考价值。

3. 可允许肝切除量的估计：决定肝脏切除术安全性的最重要因素是功能性肝组织的保留量及其功能代偿状态。常规的肝功能检查，并不能预测病人可能承受的肝切除限量。前述检测肝储备功能的方法有助于较准确评估肝脏细胞群的总体功能，但也不能反映特定区域手术可保存的肝组织的代偿潜能。手术前根据 CT 三维重建测算肝体积和肝实质切除率，可能有助于肝切除限量的估计及肝切除范围的选择，同时可以利用计算机虚拟手术进一步明确手术规划，提高手术安全性。

伴有弥漫性肝实质病变的病人，其肝脏储备功能和肝再生能力减低，而全肝血液转流及冷灌注下的肝脏切除术将导致剩余肝实质不同程度的损害。因此，对于此类病人应尽量控制肝切除量。

病人的术前准备视其肝功能及全身状况而定，全身情况好、肝功能储备良好的病人无需特殊术前处理。对于慢性肝病的并发症、营养不良和电解质紊乱等，应给予针对性处理，以改善病人对手术的耐受性。

（二）麻醉及术中监护

1. 全肝血液转流及冷灌注下的肝切除术采用全身麻醉：多选用对肝脏影响轻微或无损害的吸入性麻醉药，其用量应保持在最低限度，以免影响肝脏血流量，而肝血流量减少是麻醉影响肝脏功能的主要因素。

病人仰卧于 37 ℃恒温的温毯上，可防止术中低体温，双上肢放置 12 号以上的静脉套管针，以保证术中快速补充大量血液。通过右颈内静脉或锁骨下静脉建立中心静脉通路，用于术中快速输液和监测中心静脉压。

全肝血液转流及冷灌注下的肝切除术，特别是体外肝切除自体余肝原位再植术中的生理变化非常大，因而必须对病人许多生理参数进行常规监测。没有监护技术的应用，如此规模的大手术是很难成功的。术中监护的重点与同种异体肝移植手术是相似的，主要针对下列情况：

（1）全肝血液转流期间及肝脏血液复流后的全身血流动力及肝功能状态。

（2）全肝血液转流期间凝血功能改变及肝素化程度。

（3）全肝血液转流期间及肝脏复流后可能发生的电解质和酸碱平衡紊乱。

（4）术中心、肺、肾等重要器官功能状态。

2. 术中主要监测内容：

（1）心血管系统：连续监测心电图、直接动脉压、中心静脉压。必要时放置肺动脉导管监测心输出量和肺动脉压。

（2）呼吸系统：连续监测呼气末 CO_2 水平，并定时作动脉血气分析。

（3）体温：将热敏探头放置在喉咽或食管上段，术中每 15 分钟测定一次中心体温。

（4）生化：通常自麻醉诱导后每小时、肝脏血流阻断及肝脏复流后即刻、肝脏复流后每小时采血，作血气分析、电解质、血糖和血钙测定。

（5）血液：手术开始时及术中依失血速度间断采血测定血红蛋白、血小板、白细胞和凝血指标（凝血酶原时间、部分凝血活酶时间），在体外静脉-静脉转流期间测定全血和激活凝血时间。

（6）体液平衡：根据准确统计的失血量、尿量和采取血标本量以及输入血液、血制品和晶体液量，每小时计算评估液体出入平衡情况。

（7）肝脏功能：手术开始时、全肝血液转流期间和肝脏复流后，分别采血测定转氨酶、胆碱酯酶和ICG 滞留率。

（三）术后处理

病人术后立即转送到 ICU 病房，监护至生命体征平稳后转回普通病房。至少每小时监测和记录一次循环、呼吸、尿量和腹腔引流量；每天监测各项肝功能参数、血生化、血气和血常规；每天床旁BUS 探测膈下及胸腔有无积液，必要时摄胸片了解胸肺情况，直至病情稳定。

除应遵循一般肝切除术后处理的原则外，全肝血液转流及冷灌注下的肝切除术后应更加重视肝脏功能的保护和支持。目前尚缺乏对肝损害有确切防治作用的药物或措施，故应避免大量使用对肝脏无明确保护或治疗功效而有可能加重肝脏代谢负荷的药物。重点应放在去除和控制可能诱发加重肝损害的病理因素，为肝脏功能的恢复和残肝再生提供良好的内环境，如维持循环稳定、调整电解质和酸碱平衡。有低蛋白血症、凝血因子减少及明显出血倾向或肝创面渗出量较大时，可酌情分别予以补充人血白蛋白、新鲜冰冻血浆或凝血因子，但不宜常规大量输注白蛋白和新鲜冰冻血浆。

术后立即选择性使用机械辅助呼吸是治疗方案中的重要内容。至少术后当天应持续给予呼吸机辅助呼吸，此后根据病人全身情况、心肺及肝功能决定呼吸支持的时程。有实验及临床研究显示，对肝叶切除术后的重症监护病例，术后立即使用机械辅助呼吸可减低机体氧耗量和余肝的代谢负荷。

术后代谢支持是极为重要的。手术结束后即可开始给予胃肠外营养；此等病人需要热量一般为125.5～167.4 kJ/（kg·d）［30～40 kcal/（kg·d）］，蛋白质需要量为 1.5～2.0 g/（kg·d），热氮比为 100∶1。主要热量来源应采用葡萄糖和脂肪乳剂，以中长链脂肪乳剂为佳。根据肠道功能恢复情况，尽早开始并过渡到完全胃肠内营养。术后早期肠内营养可经术中放置的空肠营养管或鼻肠管进行。

【临床应用】全肝血液转流及冷灌注下的肝切除术是肝脏外科领域的较为复杂的术式，其技术难度较大。

经过近二十年来的发展，此类手术已用于常规方法不能切除的肝细胞癌、肝内胆管细胞癌、肝门部胆管癌、转移性肝癌的切除以及严重肝外伤的处理，取得了较好的疗效。

1. 全肝血液转流下的肝切除术：Ozawa 等采用全肝血液转流下的肝叶切除术治疗过去认为已不能手术的进展期肝癌，取得了较好的疗效。病人平均年龄［58±2.2（36～72）］岁，31 例中肝细胞癌 21例、肝转移癌 10 例（其中原发癌为结肠癌 5 例、肾上腺癌 2 例、胃癌 1 例、胃泌素瘤 1 例、乳癌 1

例)，13 例伴有肝硬化。25 例采用了下腔静脉和门静脉的双静脉转流，另 6 例仅采用了下腔静脉到腋静脉的单静脉转流。全部 31 例均作了巨量肝切除，同时从门静脉主干及分支中取出癌栓 12 例，由肝静脉和/或下腔静脉中取出癌栓 5 例；行肝后下腔静脉部分切除重建的 9 例中，5 例切除了一段下腔静脉并用多聚四氟乙烯（PTFE）人造血管替代重建，3 例作了下腔静脉壁部分切除后直接缝合切口，1 例下腔静脉壁部分切除后用 PTFE 补片对缺损部分进行了修补（图 50-14）。31 例的平均术中失血量为（5746±393）mL，部分病例因游离肝脏时遇到异常的侧支循环而发生大出血。平均体外静脉转流时间为 ［58.6±8.5（20～118）］ min，25 例双静脉转流病例的肝脏平均热缺血时间为 ［35.5±6.6（7～70）］ min。转流期间无一例发生低血压及凝血障碍。仅有 3 例病人术后血清总胆红素水平高于85.5 μmol/L，4 例术后发生胃肠道出血，15 例胸腔中等量积液。只有 1 例病人手术死亡，原因是术后肝衰竭，此例病人伴有肝硬化，且术中肝脏热缺血时间长达 70 min。其余 30 例耐受手术。出院后已死亡 21 例，术后平均存活期为 ［11.7±10.0（1～36）］ 个月；9 例仍存活，术后已平均存活了（25.3±15.3）个月，存活期最长者已达个 44 个月。

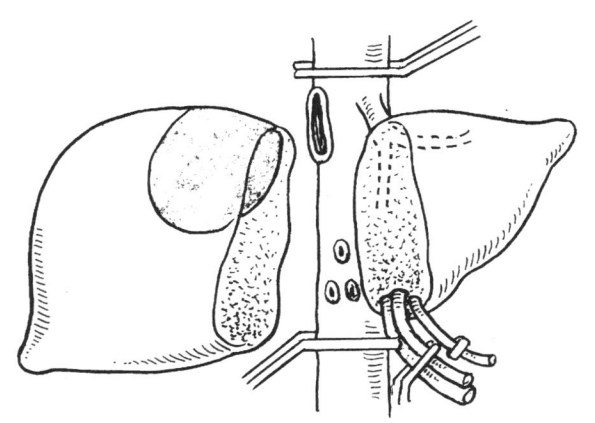
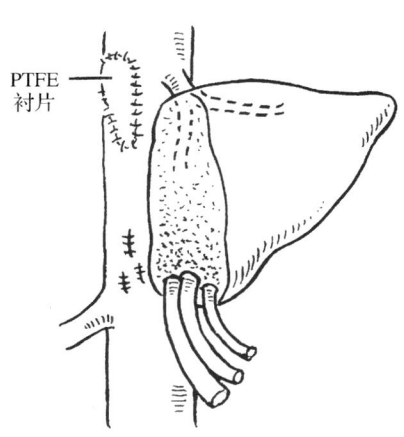

a. 对受累的下腔静脉壁作部分切除   b. 用 PTFE 补片对缺损部分作修补

图 50-14   PTFE 补片修补受损下腔静脉壁

Takano 报道了 7 例全肝血液转流下的肝切除术，其中肝细胞癌 4 例、转移性肝癌 1 例、巨大肝血管瘤 1 例和严重肝外伤 1 例。平均年龄 ［47.4±9.8（28～58）］ 岁。手术方式：超右半肝切除 3 例，右半肝切除 3 例以及肝中叶切除后缝合修补肝后下腔静脉 1 例。体外静脉转流时间为 ［62.3±34.6（35～117）］ min。术中出血量较大，平均为 ［3018±2044（1562～7555）］ mL。严重肝外伤病例术中虽安全地修补了损伤的肝后下腔静脉，但因术前大量出血诱发了肾衰竭于术后 56 d 死亡。存活的 6 例中，3 例术后并发腹水或下肢浮肿。术后均出现血清转氨酶和胆红素水平升高，但都在 1 周内降至正常水平。

2. 全肝血流转流及冷灌注下的原位肝切除术：Pichlmayr 等对 2 例来自结肠癌的转移性肝癌做了全肝血液转流及冷灌注下的肝切除术。病人年龄分别为 55 岁和 46 岁。其中 1 例浸润下腔静脉，作Ⅰ、Ⅶ、Ⅷ段和右肝静脉切除，肝缺血时间为 120 min，术后经过平稳，2 周后出院。另 1 例为体外肝切除术（已切除Ⅴ、Ⅵ、Ⅶ段）后 3 个月肝脏肿瘤复发，侵犯Ⅷ段和右肝静脉，作Ⅷ段部分切除及右肝静脉重建，肝脏缺血时间为 168 min，术后经过平稳，10 d 后出院。

Hamazaki 等对 3 例紧邻或侵犯主肝静脉汇入下腔静脉处的肝肿瘤实施了全肝血液转流及冷灌注下的原位肝切除术，其中 2 例为肝细胞癌、1 例为结肠癌切除术后转移性肝癌。病人年龄分别为 61岁、63 岁和 64 岁。肝切除范围分别为超右半肝及尾状叶切除、左半肝切除和右三叶切除，2 例同时作下腔静脉部分切除和修复。肝脏冷缺血时间分别为 90 min、120 min 和 80 min。由门静脉单途径行肝脏冷灌注。3 例肝脏复流后均发生大出血，原因分别是全身肝素化所致凝血障碍和肝断面弥漫性渗血、中肝静脉根部切除致肝脏Ⅴ段流出道梗阻、肾上腺静脉和腰静脉未结扎。术后过程不平稳，1例伴有脂肪肝的病人死于术后肝衰竭，2例术后发生胆管狭窄，分别作内镜下鼻胆管引流和再手术肝管空肠吻合。

Hannoun等报道采用此法治疗3例来自结直肠癌的转移性肝癌和1例肝细胞癌，病人年龄52～70岁。手术方式分别为：右三叶肝切除2例，超左半肝切除1例，Ⅰ、Ⅱ、Ⅲ、Ⅷ段切除及肝后腔静脉重建1例，转流时间95～205 min。3例术后过程较平稳，1例术后发生肝功能不全，均恢复出院。

3. 全肝血液转流及冷灌注下的半离体肝切除术：Hannoun等首先开展半离体肝切除术治疗了肝细胞癌、转移性肝癌和肝血管瘤各1例，病人年龄分别为53岁、56岁和58岁。术中经门静脉行肝脏低温灌注，切断主肝静脉及肝短静脉后将肝脏移出切口外，置于热交换板（4 ℃）上作肝脏部分切除。肝脏缺血时间为205～230 min。术后经过平稳，仅有轻度肝功能不全，术后18～28 d出院。3例已分别存活了3～11个月，无肿瘤复发征象。

Sauvanet等报道了另一种半离体肝切除术式，即在术中同时切断肝上和肝下下腔静脉后将肝脏移出于切口外。采用这一术式对2例巨大肝脏转移癌进行了左三叶切除并修补右肝静脉；对2例肝脏胆管细胞癌行左或右三叶切除并行血管重建（1例右肝静脉与下腔静脉端侧吻合，另1例下腔静脉部分切除修复）；对1例下腔静脉平滑肌肉瘤行尾状叶及肝后段腔静脉切除，并以人造血管替代下腔静脉，将3条主肝静脉与之吻合再植。无肝期持续120～220 min，无一例发生术后肝衰竭。

国内原第三军医大学西南医院对1例用常规手术方法不能切除的肝门区巨大肝癌进行了半离体肝切除术。病人为男性，41岁；癌肿大小为8.6 cm×9.0 cm×6.9 cm，主病灶位于肝Ⅷ段，侵犯Ⅴ和Ⅰ段，侵犯右肝静脉、中肝静脉与下腔静脉汇合部及肝后段腔静脉；合并有肝炎性肝硬化，但肝功能为Child A级。术中肝脏血管隔离和全肝血液转流后经门静脉向肝脏灌注4 ℃ Euro-Collins液，只切断肝上下腔静脉，将肝脏移出切口外后对肿瘤及荷瘤肝段（Ⅷ、Ⅶ、Ⅵ以及部分Ⅴ和Ⅰ段）进行了完整的切除，同时对受累的下腔静脉壁进行了部分切除和修复。手术历时11小时35分，肝脏缺血时间达2小时35分。术后经过不平稳，出现转氨酶升高和持续瘀胆，术后21 d转入肝功能恢复期，术后住院2个月，恢复良好，出院后能继续工作，术后9个月死于上消化道大出血。

4. 全肝血液转流及冷灌注下的体外肝切除自体余肝原位再植术：Pichlmayr首先应用体外肝切除自体余肝原位再植术治疗4例来自胃肠道的肝转移癌、4例肝门部胆管癌和1例肝脏巨大增生结节。其中有4例病人术前发现下腔静脉、肝静脉和门静脉主支受侵或受压。病人年龄为 ［49.7±9.8（30～62）］岁。肝脏切除范围：超右半肝切除3例，超左半肝切除2例，联合规则性肝段切除3例，其中6例同时作了肝后下腔静脉、门静脉或肝动脉部分切除和重建。手术历时 ［13.7±2.6（11～18）］ h；无肝期持续 ［5.7±1.7（4～9）］ h。5例术后经过平稳，但均有不同程度的肝功能损害，表现为血清转氨酶升高和肝细胞性胆汁淤滞，后痊愈出院。其中2例术后近期死于肝内或肝外肿瘤复发，3例仍存活的病人中最长存活时间已达10个月。另4例因肝脏血液灌注延迟或灌注不良而发生术后严重肝功能不全，尽管其中3例行急诊肝移植，但最终均死于脓毒症、肝衰竭和多器官功能衰竭。

Yanaga等报道了用体外肝切除自体余肝原位再植术治疗2例结直肠癌肝转移病人的经验。其中1例为49岁的女性，Ⅱ期直肠癌切除术后5年发现肝转移；癌灶位于Ⅳ、Ⅶ、Ⅷ段，侵犯肝中静脉根部，伴有轻度脂肪肝。另1例为49岁的男性，Ⅰ期乙状结肠癌切除术后4年发现肝转移；肿瘤几乎占据左外叶以外的全部肝脏，并包绕肝后下腔静脉。肝脏切除范围分别为Ⅳ、Ⅶ、Ⅷ段和Ⅰ、Ⅳ、Ⅴ、Ⅵ、Ⅶ、Ⅷ段（图50-15），整个手术时间分别为12小时23分和16小时53分，无肝期为2小时34分和5小时10分，余肝缺血时间为2小时32分（热缺血为5 min）和5小时5分（热缺血3 min）。术后经过平稳，肝脏功能恢复较快，分别于术后25 d和31 d出院。1例术后6个月肝内肿瘤复发；1例随访10个月以来肿瘤无复发且肝功能正常。

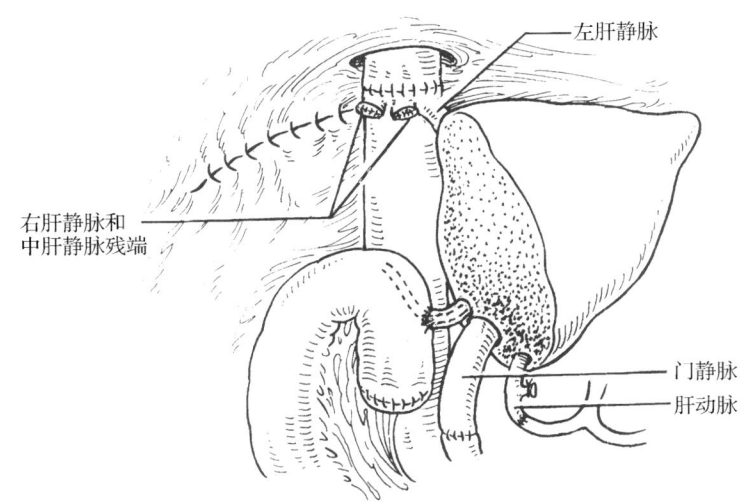

图 50-15　在体外切除肝脏Ⅰ、Ⅳ、Ⅴ、Ⅵ、Ⅶ、Ⅷ段，将带蒂的Ⅱ、Ⅲ段原位植入

　　Yagyu 报道了 1 例在体外进行肝脏及肝后下腔静脉切除的成功经验。病人 50 岁，女性，癌肿侵犯整个右半肝、左内叶、尾状叶，并包绕侵犯肝后下腔静脉和肝静脉的汇合部，门静脉右支及右肝管也受肿瘤侵犯而梗阻。在体外采用 4 ℃ UW 液经门静脉和肝动脉灌注肝脏。整个手术时间为 15 小时 58 分，体外肝脏手术时间约 4 h，无肝期 5 小时 28 分。切除了肝脏Ⅰ、Ⅳ、Ⅴ、Ⅵ、Ⅶ、Ⅷ段和肝后下腔静脉，将带蒂的Ⅱ和Ⅲ肝段原位植入，以人造血管替代肝后下腔静脉与左肝静脉进行端侧吻合，将门静脉左支、右肝动脉、左肝管分别与门静脉干、肝固有动脉和胆总管吻合重建（图 53-16）。术后经过不平稳，血清转氨酶在术后 2 d 升高至 409 U，总胆红素在术后 11 d 达到 131 μmol/L，随后转氨酶和胆红素水平逐渐降低至正常水平，术后 7 周出院。随访 8 个月肿瘤无复发，左肝静脉通畅。

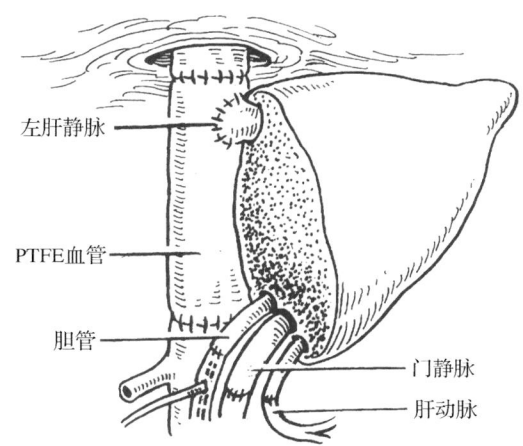

图 50-16　在体外切除Ⅰ、Ⅳ～Ⅷ段及肝后段腔静脉，将带蒂的
Ⅱ、Ⅲ段原位植入，以人造血管替代肝后下腔静脉

　　目前，全肝血液转流及冷灌注下的肝切除术已经在手术技术和围手术期管理等方面积累了一定的经验。如何判断伴有各种弥漫性肝实质病变的肝脏在全肝血液转流下安全耐受热缺血和/或冷缺血的时限以及对各种术式的耐受性、怎样进一步预防和减轻手术过程中的肝脏功能损害等，仍有待于通过临床和动物实验研究来阐明和解决。

〔李成刚〕

参考文献

［1］ 黄志强. 肝切除术［J］//黄志强. 肝脏外科. 北京：人民卫生出版社，1981：346.

［2］ 黄志强. 肝切除术［J］//黄志强. 现代腹部外科学. 长沙：湖南科学技术出版社，1994：261.

［3］ Heaney J P，Stanton W K，Halbert D S，et al. An improved technique for vascular isolation of the liver［J］. Ann Surg，1966，163：237.

［4］ Huguet C，Nordlinger B，Galopin J J. et al. Normothermic hepatic vascular exclusion for extensive hepatectomy［J］. Surg Gynecol Obstet，1978，147：689.

［5］ Bismuth H，Castaing O，Garden D J. Major hepatic resection under total vascular exclusion［J］. Ann Surg，1989，210：13.

［6］ Delva E，Barberouse J P，Nordlinger B，et al. Hemodynamic and biochemical monitoring during liver resection with use of hepatic vascular exclusion［J］. Surgery，1994，95：309.

［7］ Shaw B W Jr，Martin D J，Marquez JM，et al. Venous bypass in clinical liver transplantation［J］. Ann Surg，1984，200：524.

［8］ Yamaoka Y，Ozawa K，Kumada K，et al. Total vascular exclusion for hepatic resection in cirrhotic patients：application of venovenous bypass［J］. Arch Surg，1992，127：276.

［9］ Hannoun L，Borie D，Delva E，et al. Liver resection with normothermic ischemia exceeding 1h［J］. Br J Surg，1993，80：1161.

［10］ Huguet C，Gavelli A，Chieco A，et al. Liver ischemia for hepatic resection：where is the limit？［J］. Surgery，1992，111：251.

［11］ Fortner J G，Shiu M H，Kinne D W，et al. Major hepatic resection using vascular isolation and hypothermic perfusion［J］. Ann Surg，1974，180：644.

［12］ Hannoun L，Delriviere L，Gibbsp，et al. Major extended hepatic resections in diseased livers using hypothermic protec-tion：preliminary results from the first 12 patients treated with this new technique［J］. J Am Coll Surg，1996，183：597.

［13］ Pichlmayr R，Rosse H，Hauss J，et al. Technique and preliminary results of extracorporeal liver surgery（bench pro-cedure）and of surgery on the in situ perfused liver［J］. Br J Surg，1990，77：21.

［14］ 董家鸿，蔡景修，段恒春，等. 全肝血液转流及冷灌注下的离体肝切除术：动物实验和病例报告［J］. 肝胆外科杂志，1997，5：209.

［15］ Ozawa K，Nonconventional approaches to advanced liver cancer，Ozawa K. et al. Liver Surgery Approached Through the Mitochondria：The Redox Theory in Evolution［M］. Tokyo：Medical Tribune Inc，1992：117.

［16］ Hamazaki K，Yagi T，Inagaki M，et al. Hepatectomy under extracorporeal circulation［J］. Surgery，1995，118：98.

［17］ 高野靖悟，高桥知秀，大石均，ほが. Bio-Pumpを使用しだ hepatic vascular exclusion 法による为肝切除法［J］. 手，1995，49：1095.

［18］ Delriviere L，Hannoun L. In situ and ex situ in vivo procedures for complex major liver resections requiring prolonged hepatic vascular exclusion in normal and diseased livers［J］. J Am Coll Surg，1995，181：272.

［19］ Hannoun L，Panis Y，Balldur P，et al. Ex-situ in-vivo liver surgery［J］. Lancet，1991，337：1616.

［20］ Sauvanet A，Dousset B，Belghiti J. A simplified technique of ex-situ hepatic surgical treatment［J］. J Am Coll Surg，1994，178：79.

［21］ 董家鸿，蔡景修，王曙光，等. 全肝血液转流及冷灌注下的半离体肝切除术治疗肝门区肝癌［J］. 中国实用外科杂志，1996，16：469.

［22］ Yanaga K，Kishikawa K，Shimadea M，et al. Extracorporeal hepatic resection for previously unrsectale hepatoplasms［J］. Surgery，1993，113：637.

［23］ Yagyu T，Shiwizu R，NishidaM，et al. Reconstruction of the hepatic vein to the prosthetic inferior vena cava in right extended hemihepatectomy with ex situ procedure［J］. Surgery，1994，115：740.

［24］Grosse H，Pichlmayr R，Hausen B，et al. Anaesthetic problems in ex situ resection for the liver ［J］. Anaesthesia，1990，45：72625.

［25］Ravaioli M，Serenari M，Cescon M，et al. Liver and Vena Cava En Bloc Resection for an Invasive Leiomyosarcoma Causing Budd-Chiari Syndrome，Under Veno-Venous Bypass and Liver Hypothermic Perfusion ：Liver Hypothermic Perfusion and Veno-Venous Bypass for Inferior Vena Cava Leiomyosarcoma ［J］. Ann Surg Oncol，2017，24：556.

第五十一章 肝包虫囊肿手术

Operation of Hepatic Hydatid Cyst

肝包虫病（hepatic echinococciasis）现称肝棘球蚴病（hepatic echinococcosis），是棘球属和泡球属绦虫的蚴虫寄生在肝脏所致的一种人、畜、兽可共患的寄生虫病。肝包虫有两种类型，一种是由细粒棘球蚴引起的单房性包虫病（echinococcosis unilocularis），简称肝包虫病或肝包虫囊肿（hydatid cyst）和肝囊型包虫病（hepatic cystic echinococcosis）；另一种是由多房性或泡状棘球蚴感染所致的泡状棘球蚴病（alveolaris echinococcosis），又称滤泡型包虫病、多房型棘球蚴病（alveolar hydatid disease）和肝泡型包虫病（hepatic alveolar echinococcosis）。

1695 年 Hartmann 发现狗肠内寄生有绦虫成虫。1782 年，Goeze 证明人体包虫病与细粒棘球绦虫有关。1863 年 Naunyn 和 Krabbe 等相继用感染人的原头蚴（头节）喂狗，也可见狗的肠内有其成虫。Thomas（1885）又在不同地区分别将人体包虫内的原头蚴喂狗，均可在狗肠内生长出棘球绦虫，从而进一步证明人体包虫病的病因与传染源。1871 年 Lindeman 报告采用袋形缝合术的方法来治疗肝包虫病。我国的包虫病是在 1905 年由 Uthemann 在青岛发现的。

随着医学科学研究的不断深入，医疗仪器设备的不断改进，穿刺技术的不断提高，Ogero（1976）报道经支气管穿刺吸引治疗肺包虫 17 例，获得成功，且未发生过敏反应等问题。1984 年，阿拉伯的 Scott 又报告在透视下经皮穿刺吸引肺包虫病 3 例获得成功。1985 年，Deter 报道经皮穿刺复发的肝包虫囊肿，并用 8.3F 猪尾巴导管引流，取得了满意的效果。1986 年 Ben 等在 16 只羊身上作了有关腹腔包虫囊肿穿刺抽吸后注入高渗盐水及药物的动物试验，结果见有明显的效果。1988 年 Patrice 总结了在 B 超、CT 引导下对肝包虫囊肿穿刺抽吸与引流的经验，并肯定了此法是可行的。Khuroo（1991）报道 21 例肝包虫在穿刺抽吸后用 20% 盐水灌洗，其中 1 例在术后 4 周破入胆道，后经内镜行 Oddi 括约肌切开后治愈。1993 年，王校智报道在 B 超引导下经皮穿刺引流与刮吸的方法治疗了 204 例肝包虫合并感染者，亦取得了较为满意的效果。1993 年，我国谭家忠报道用电视腹腔镜作肝包虫囊肿摘除术 10 例获得成功，为肝包虫病的治疗开辟了一条新的途径。

但是，对肝泡状棘球蚴病的治疗则困难较大。这种病虽然发病率较低，因其病变呈浸润性外生芽性生长，极易被误认为肝癌。有学者称其为"恶性包虫病"。为缓解病人痛苦，大多仅做姑息性手术，辅以吡喹酮和苯并咪唑类药物治疗。中药骆驼蓬子（*Peganum Harmale* L）治疗肝包虫已见有成功的报道。

【病理生理】 在 WHO 的分类学中，棘球属和泡球属中有下列 4 个虫种：细粒棘球绦虫（echinococcus granulosus）、多房棘球绦虫（echinococcus multilocularis）、少节棘球绦虫（echinococcus oligarthrus）和伏氏棘球绦虫（echinococcus vogeli rausch）。

细粒棘球绦虫是带虫纲中最小的绦虫，体长 2~7 mm，由 1 个头节和 3 个体节组成。头节中部有 4 个吸盘。体节由幼节、成节和孕节构成。成节有雌雄生殖器官。成虫有自体和异体间交配功能。子宫内含虫卵 200~800 个。虫卵在镜下呈圆形，似桑葚状，大小在 20 μm 左右。胚膜为棕黄色，层厚并有放射状条纹。卵内有 6 个纤细小钩，称为六钩蚴（oncosphere）。虫卵从孕节生殖孔排出或孕节脱落，均可随寄主粪便排出污染环境。若被人、牛或羊吞食后，由胃进入十二指肠，经消化液的作用，六钩蚴脱壳逸出，借其小钩先吸附于肠黏膜，再经肠壁进入肠系膜小静脉而到达门静脉系统。

六钩蚴自脱壳逸出到达肝脏一般需 6~12 h。到达肝脏的六钩蚴，其周围有大单核细胞及嗜酸性粒细胞浸润，未被肝脏破坏者则于第 4 天变成为 40 μm 的蚴虫，可在第三周末转变为囊状体，即棘球蚴或称包虫囊肿。多为圆形且大小不等。感染后 5 个月，其直径仅 1 cm。多数蚴虫在 5 年左右死亡。存活者则可继续生长，20～40 年后才形成巨大囊肿，直径可达 30 cm 左右，容积可从数百毫升至数万毫升不等。肝包虫囊肿的直径每年增长 1～5 cm。

包虫囊肿分为内囊（endocyst）和外囊两囊（ectocyst）。内囊系虫体本身，并分为两层。外层呈乳白色为角皮层或板状层，其纹理清晰，稍具有韧性，厚 0.5～4.0 mm，极似粉皮。该层无细胞成分，由生发层分泌物组成，其有保护生发层及具有渗透作用，是多糖蛋白复合物，故其质易脆裂。内层由单层细胞构成的半透明膜构成，称生发层或胚层，厚约 5 μm（图 51-1）。

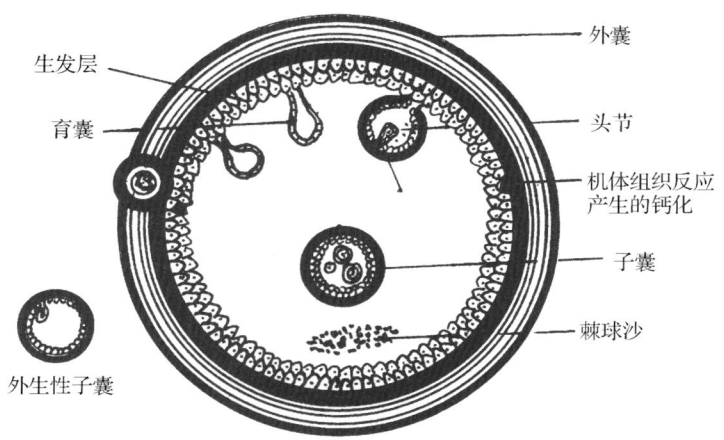

图 51-1 肝包虫囊肿的结构

生发层柔软而具有弹性，有细胞核，实系虫体。它向囊腔芽生出成群的细胞，形成许多带小蒂的育囊（brood capsule）、子囊（daughter cyst）、孙囊（granddaughter cyst）和原头蚴（protoscolex）。游离于囊液中的育囊、子囊、孙囊和原头蚴，统称为棘球蚴砂（hydatid sand）。在体检时可以发现，由于有数百个子囊、孙囊相互碰撞而使囊壁发生震动而产生棘球蚴震颤（hydatid fremitus）。原头蚴有多种形态，多为椭圆形或圆形。若顶突与吸盘凹入，为凹陷型原头蚴。若顶突与吸盘向外翻出，则为翻型原头蚴。

囊液（hydatid fluid）清澈如水，无色无臭。其主要成分为氯化物、卵磷脂、蛋白质、葡萄糖、钠、钙、磷和非蛋白氮等，以滋养自胚膜中生出的无数头节。每毫升囊液中可含子囊和头节 40 多万个。

囊液中含有毒素，多系毒性蛋白（toxalbumin）。它具有抗原性，人体机体吸收少量囊液，就可使机体致敏并产生抗体，而对包虫囊液反应性增强。但当囊肿破裂而大量囊液流入腹膜腔时，则可发生过敏性休克，严重者可致死。棘球蚴寄生定位于肝脏后，由于人体的免疫功能及肝脏的屏障作用，在包虫周围的肝组织，首先发生异物反应，炎性细胞包括嗜酸性粒细胞、浆细胞及多核巨细胞浸润渗出，由新生的成纤维细胞形成无细胞核的纤维结缔组织包膜，包裹在包虫的周围，称为外囊。这种以纤维性组织为主的外囊，与所寄生的肝脏组织无明显的分界，一般很难分开。因肝包虫的外囊壁包含肝组织的小血管及小胆管，肺包虫的外囊壁包含肺组织的小血管及小支气管，这是所以能产生胆瘘或支气管瘘合并症的解剖原因。

外囊不是包虫体的组成部分，而只是宿主生成的屏壁。

外囊紧密包裹着内囊，内外相接，既约束内囊，又起保护内囊的功能。由于内囊充满囊液，使外囊有张力而膨胀如球。内外囊之间有的有血管联系，并有少许絮状纤维附着，甚易分离。内囊主要靠外囊的渗透作用，供给内囊营养及排出代谢产物。外囊壁的纤维组织致密而厚韧，能隔离囊中有毒蛋白的吸收。因此，一个完整的包虫囊肿包括：内囊的角质层与生发层，囊液及其中的育囊及原头蚴，子囊及孙囊。在临床上，有 1/3～2/3 的包虫无子囊，无原头蚴或两者均无，属不育的包虫。

外囊的厚度与硬度视病期长短及寄生脏器而不同。肝包虫生长缓慢，病程较久，外囊壁较厚，一般在 0.2～0.6 cm，触之韧硬。若合并感染，由于炎症浸润，外囊壁可厚达 1 cm 以上。

有些病程较长的包虫，外囊常见沉积着钙盐，使外囊内面发生颗粒状或絮状钙化结节，甚至可完全钙化如蛋壳状，其壁厚达 1～2 cm，硬如骨，限制了包虫的生长，渗透作用逐渐消失，代谢交换过程隔绝，久之必致包虫在囊内衰退、死亡。

肝泡型包虫病是在 1863 年首先由 Leuckart 报道。徐明谦（1983）报道肝泡型包虫病 49 例。其大体标本外观大多呈浅黄色或灰白色，质地较坚硬，由无数小囊泡集合而成。每个小囊泡 1～3 mm。切面呈实体或海绵状结构。在病理变化的进程中，囊泡不断向外芽生性增殖，极似癌肿浸润状发展。形状不规则，并可侵及到整个肝脏。其周围无包膜，与正常肝组织无明显界限，极易误认为肝癌。后期因营养障碍，中心变性退化坏死，常发生液化而呈胶冻状囊腔。若合并感染则可形成脓腔。

镜下可见三五成群的小囊泡簇集在一起，囊泡由两层组织构成。外层为均匀淡红色的角质层，内层为细胞排列疏松的生发层，偶尔可见原头蚴。其增殖方式有两种：一种为"分隔"性增殖，即泡蚴的生发层从一处或多处向中心突入，收缩断离，将一个泡球蚴分隔成两个或多个泡球蚴。另为外生性芽泡增殖，泡蚴产生小芽泡，然后脱落分离。"分隔"增殖（即隔膜增殖）较少见，生发层先增生形成隔膜，将泡蚴分成二房或多房，隔膜两层都有生发细胞被子覆，隔膜中间产生角质层并逐渐增厚，最后角质层纵裂分离。周围肝组织表现为间质性炎症，有大量淋巴细胞及少数嗜酸性粒细胞浸润。附近肝组织有水泡样变、萎缩、增生及坏死。少数病例在毛细血管内可见有胆栓。

肝泡型包虫病的基本病变为泡蚴肉芽肿。典型的肉芽肿有 3 层结构：即中央泡蚴及坏死区，其外包围以单核细胞，最外层为浆细胞嗜酸性粒细胞及淋巴细胞混合浸润。泡蚴广泛接触机体，是一种持续性的抗原刺激，引起机体内有相应的抗体形成，皮内试验及间接血凝集试验阳性率甚高。泡球蚴囊液漏出或囊泡破裂，易引起过敏反应。

肝泡型包虫病除通过直接浸润扩散到邻近脏器外，尚可发生淋巴转移，种植转移。多数病人在手术才发现病变已累及肝脏大部，有的已侵及肝门压迫胆管而发生黄疸。晚期常出现肝功能损害、门静脉高压症、脾大、腹水、恶病质，预后较差。

肝泡型包虫病病人早期症状不明显，后期多有肝区胀痛，检查有肝大和上腹部包块。肝泡型包虫病易向脑部转移。陈文庆（1979）报道肝泡型包虫病 60 例，其中脑转移 3 例（5%）。Possett 等报道欧洲肝泡型包虫病 600 例，其中脑转移 31 例（5.15%）。肝包虫病的潜伏期可长达 5～30 年，约 70% 的肝泡型包虫病病人在 5 年内死亡，10 年内死亡率高达 94%。

【影像学分型】影像学检查不仅可检测包虫寄生的部位、类型、大小及性状，并能显示出各种并发症病理形态改变。1981 年，南美 Charbi 对肝包虫病以 B 超为基础分为 6 型。1997 年在里斯本召开的第 18 届包虫病国际大会推荐 WHO/IWGE 包虫病分型。囊型包虫病的 B 超分为 5 型：CE1（单囊型），CE2（多子囊型），CE3（内囊塌陷型），CE4（实变型），CE5（钙化型）。徐明谦（2002）根据对 2039 例肝包虫影像学检查分为以下 7 型。①单发型：1625 例，占 79.70%；②多发型：414 例，占 0.30%；③子囊型：1114 例，占 54.63%；④钙化型：186 例，占 9.12%；⑤实变型：28 例，占 1.37%；⑥感染型：391 例，占 19.8%；⑦破裂型：298 例，占 14.6%。肝泡型包虫病是由许多的小泡球蚴聚集凝结成结节状，周边的泡球蚴外向性无限制地向肝组织侵蚀增生，伸延扩展形成巨块状。内部缺血纤维化，沉积钙盐。病变组织坏死、液化，形成潴留空腔。基于泡球蚴的病理形态，可归纳为以下 4 型。①病灶浸润型：（41 例，89.1%）；②纤维化型：38 例，（82.6%）；③钙化型：39 例，（84.8%）；④液化空洞型：37 例，（80.4%）。这 4 种病理演变是相继发生或同时并存。结合临床可分为 3 期：早期，病变限于两个肝段以内；中期，病变超过两个肝段；晚期，有梗阻性黄疸、门静脉高压症、腹水、肺、脑转移衰竭等并发症。

【适应证】肝包虫病一旦确立诊断，宜尽早施行手术治疗，以防病情迁延及并发症的发生。

【禁忌证】

1. 患有心血管、肺、肾、脑等严重疾病者。

2. 过敏体质，且有过敏性休克史者。

3. 65 岁以上的体弱多病者。

【围手术期处理】黎介寿（1989）指出，围手术期（perioperative period）是指从确定进行手术治疗时起，至与这次手术有关的治疗基本结束为止的一段时间。要体现加速康复外科（enhanced recovery after surgery）理念。术前充分准备，术中术式正确、操作认真、配合默契，术后治疗合理，护理精心，是保证手术成功的关键。

1. 常规检查：①体温、脉搏、呼吸、血压；②血液检查：血常规、出血时间、凝血时间、血小板计数、凝血酶原时间、血型，必要时备血；③尿液检查：尿常规、尿糖；④粪便检查；⑤心电图；⑥腹部 B 超、CT、MRI 检查；⑦肝功能及肝脏储备功能；⑧肾功能；⑨电解质。

2. 特种检查：①Casoni 试验；②肝炎系列；③肿瘤指标：甲胎蛋白、癌胚抗原、高尔基体蛋白 73、糖抗原 19－9、糖抗原 72－4；④CT、MRI、医学图像三维可视化系统检查（MI－3DVS）。

3. 术前具体准备：要尽其所能使病人在手术之前处于生理平衡状态。消除手术顾虑，增强治病信心；加强营养；锻炼呼吸功能；术后要早进食、早下床活动。

4. 给予抗包虫病药物：酌情服用甲苯咪唑（Mebendazole）、阿苯达唑（Albendazole）、阿苯达唑乳剂（Albendazole oralemulsion）、吡喹酮（Praziquntel）等抗包虫病药物。

【麻醉与体位】一般采用平卧位即可完成手术。肝包虫若位于右侧肝顶部，则右侧宜垫高 30°，以便于操作。麻醉一般常选用全麻，较为安全。整个麻醉过程中，应认真监测心率、血压、心电图、尿量。必要时还要监测中心静脉压、动脉血气分析等。由于少数病人在术中可因囊液外漏而致过敏性休克，严重者可引起心搏骤停。因此，术前应用抗过敏药物并充分准备好抗休克的急救药物以及心脏复苏的必备用品。

【手术要点】肝包虫的治疗，目前仍以手术治疗为主，药物治疗为辅。手术的原则是灭活头节，消除内囊，严防囊液外溢，消灭外囊残腔。在术时还应注意以下几个问题：

1. 对切口的选择：一般采用右侧经腹直肌切口或右侧肋缘下斜切口。但对于肝顶部之包虫，则要注意膈肌的变化。若胸片显示膈肌呈半球状凸入胸腔者，则宜采用右经胸外侧切口（图 51－2）。

2. 对组织的保护：对于肝包虫囊肿的手术，要在术野铺以浸有 20% 氯化钠溶液的纱布，以防术时囊液外漏而污染，妥善保护术野邻近的组织。

3. 对胆漏的检查：切开外囊吸净囊内之囊泡、头节、碎片后要认真检查有无胆漏，不要满足于明显的胆漏的处理。因为有些胆管是开放的容易发现，而还有一些胆管是隐匿的，术中可无胆汁流出，极易忽略。因此，对于隐匿的胆漏要经胆囊管或胆总管进行造影或注入稀释的亚甲蓝（Methylenum Coerlenum）溶液后进行认真的检查才能发现。

4. 对手术方法的选择：应根据肝包虫囊肿的部位、大小，有无感染坏死、胆瘘，囊壁钙化等情况而定。采取个体化的治疗。

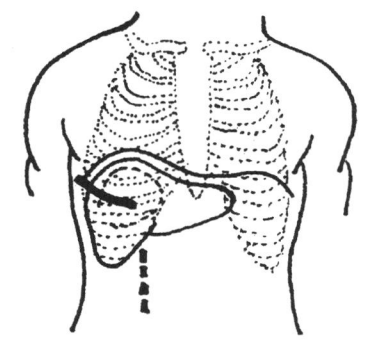 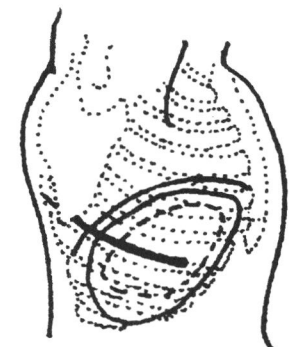

a. 肝顶部包虫的切口宜采用经胸外侧切口   b. 经胸外侧切口的侧面观

图 51－2　肝顶部包虫切口的选择

【手术方式】肝包虫病的手术治疗应根据每个病人的具体情况，有无并发症而选用不同的手术方式。常用的手术方式有下列几种。

1. 内囊摘除术：

（1）内囊完整摘除术：该术式适用于突出肝脏表面、体积较小，直径<3 cm，且无感染的小包虫囊肿。先在包虫外囊壁较薄处之周围，用纱布妥善保护邻近的脏器，并按"无瘤手术"操作原则进行操作。作两针牵引线，提拉起后把外囊切开一个小口，即可见向外鼓出的内囊，根据内囊的大小可适当延长切口，并轻轻压迫肝脏，使内囊能在不会破损的情况下缓慢地脱出。这样就可以完整地摘除内囊。

（2）内囊摘除外囊缝合术：是最常用的手术方法，适用于无感染的包虫囊肿。手术时将病变部位显露后，周围以纱布妥善保护，严防囊液及头节污染腹腔。为便于操作，还可在纱布上再铺上一层黑色纱布，这就可更好地发现有无囊内的内容物污染。选定好穿刺点后抽除囊液和向囊内注射药物，先缝两针牵引线，用连接三通接头之穿刺针，抽除囊液（图 51－3a），并观察有无黄色胆汁，确定无胆瘘存在，则可注入 20％氯化钠溶液（图 51－3b），等待 10 min 后则可将囊内的头节杀死。

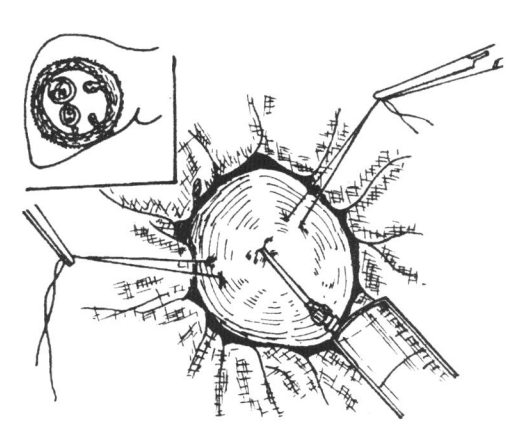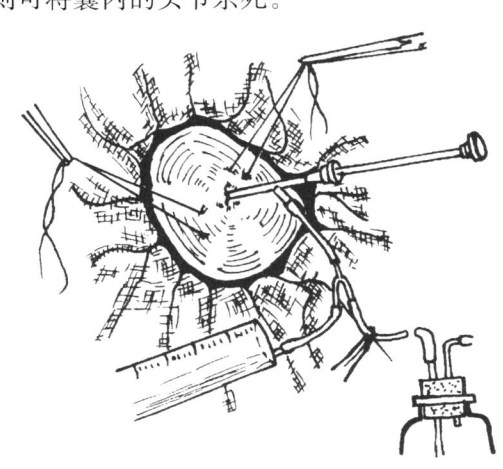

a. 用连接三通接头之穿刺针抽除囊液　　　　**b. 向囊内注入药物**

图 51－3　抽除囊液和向囊内注射药物

过去常用 4％～10％的福尔马林溶液来杀灭头节，因其毒性较大，对有支气管、胆管相通的囊肿，一旦福尔马林溶液流入支气管、胆管，则对其有严重的腐蚀损伤作用。即使无支气管瘘或胆瘘存在，应用后已有发生病人突然死亡的报告。故已弃用。吸出注入囊内的 20％氯化钠溶液后，扩大切口，即可见内囊塌陷萎瘪。此时，内囊已与外囊分离。便可将内囊顺利摘除（图 51－4a）。然后再用浸有 20％氯化钠溶液的纱布涂擦外囊内壁，以杀灭可能残留的头节（图 51－4b）。

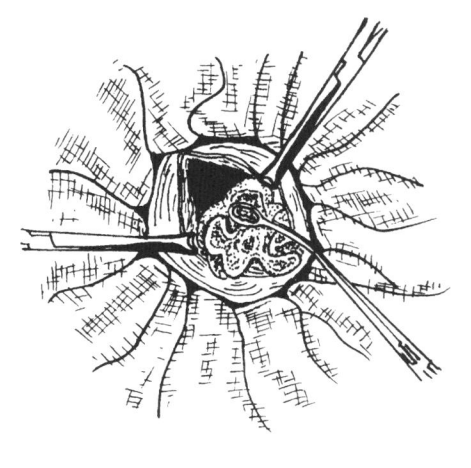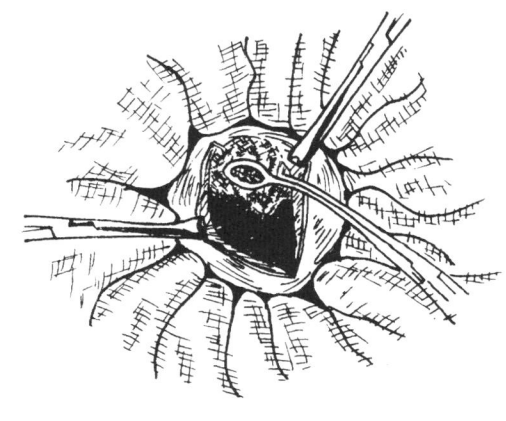

a　　　　　　　　　　　　　　　　**b**

图 51－4　摘除内囊和涂擦外囊内侧

若确定无胆瘘，则可将外囊作多次内翻缝合，以消灭残腔（图 51-5）。

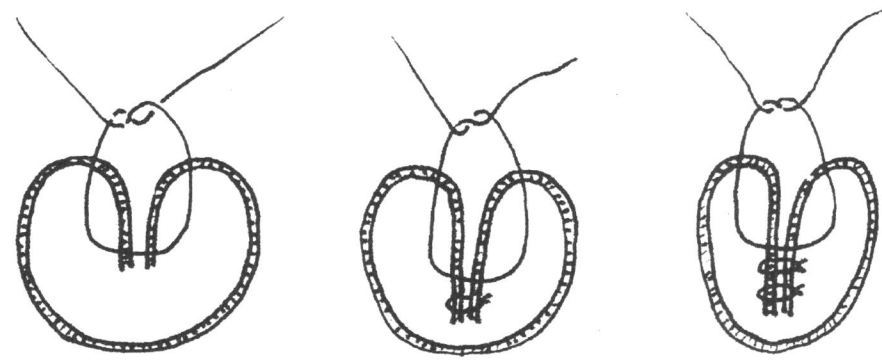

图 51-5　将外囊作多次内翻缝合

（3）内囊摘除外囊缝合引流术：适用于有感染或有胆瘘的较小的肝包虫囊肿。因其外囊壁可因感染而变得较厚，不易塌陷，从而残腔容易积液。在缝合外囊壁时，可在残腔内置入多孔胶管，并作负压吸引。此管既可冲洗，又可防止逆行感染（图 51-6）。放置腹腔引流管，若引流液量少，则一般可在2～3 d 先给予拔除。

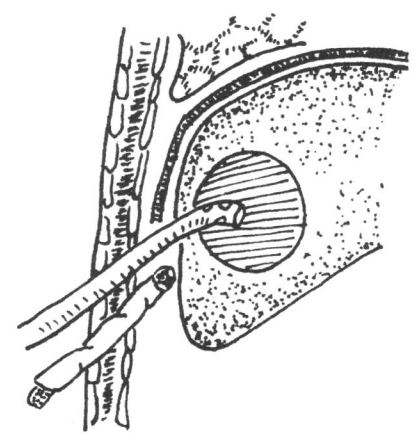

图 51-6　残腔内置多孔胶管引流

（4）内囊摘除大网膜填塞术：适用于有感染或有胆瘘的较大的肝包虫。即在清除坏死组织和摘除内囊后常因残腔较大，其外囊壁厚而韧，不易塌陷，难以使其理想地缝合，残腔常因有感染而积液。为消除残腔，避免积液，则可用一片带蒂的大网膜铺覆外囊内壁，起填充残腔的作用。由于大网膜具有丰富的吞噬细胞和血管网，并有充分的移动性，称之为"有理性的器官"。大网膜与缺血炎症受伤的组织粘连后，能迅速地发生再血管化，48～72 h 便可见其有肉芽组织生长，同时有广泛的静脉和淋巴管的沟通。大网膜本身能产生抗体，故它能有很强的吸收和抗感染的能力。带蒂大网膜铺覆必在确保大网膜血供良好的前提下，进行适当的裁剪，一般有 3 种方法：①从横结肠分离大网膜，通常可延长12 cm左右；②切断胃网膜左动脉，通常可延长 30～50 cm；胃网膜右动脉较长，直径粗，易于延长。临床上以切断胃左动脉保留胃网膜右动脉供血为首选；③切断胃网膜左动脉，并与胃游离，在第 5 与第 6 网膜动脉之间切断，呈 L 形裁剪（图 51-7a），裁剪后大网膜延长距离可达90 cm。这样，就可把血供良好的大网膜很快地、自然地覆盖到所需要铺覆的部位上去（图 51-7b）。

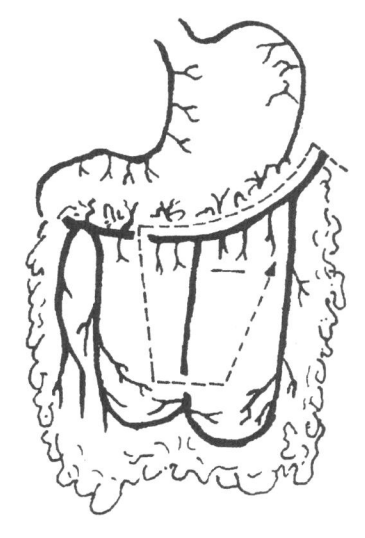
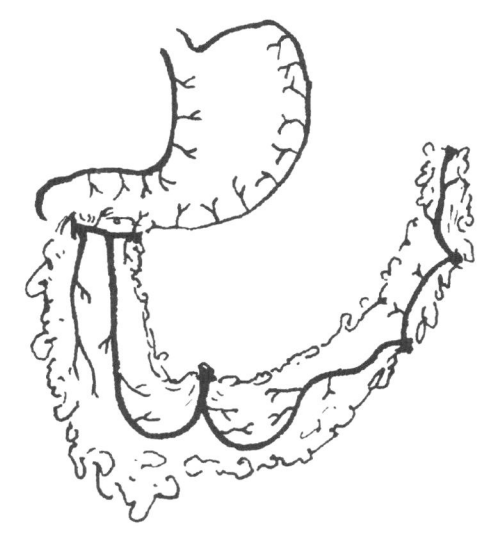

a. 在第 5 与第 6 网膜动脉之间切断，呈 L 形裁剪　　　　　b. 把血供良好的大网膜覆盖到所需要铺覆的部位上去

图 51-7　大网膜裁剪法示意图

2. 袋形缝合术：对于较小的已有继发感染的肝包虫囊肿，在彻底清除内囊和囊腔内容物后，可将外囊囊壁全层缝合于切口周围腹壁，使成袋状暴露于腹壁外，腔内用纱布填塞引流。但对于较大的已感染的肝包虫囊肿，因囊腔较大，短期内不易愈合，常形成感染窦道，经久不愈，现已被闭式引流法所代替。

3. 外囊切除术（ectocystectomy）：Belli（1983）报道 42 例 87 个肝包虫囊肿施行了囊周切除术（pericyctectomy），取得了较好的效果。Elhamel（1990）报告 23 例肝包虫 45 个囊肿也采用囊周切除术，效果满意。Conzales（1991）对 410 例肝包虫 561 个囊肿进行了手术术式的研究，把病人分为 2 组，1974—1984 年的 322 例（443 个囊肿）为 A 组，1985—1989 年的 88 例（118 个囊肿）为 B 组。其中 360 例（A 组 209 例，B 组 51 例）施行整个囊肿周围切除术（total cystopericystectomy）。手术死亡率 A 组 1.4%，而 B 组则为 0。从手术并发症、囊肿复发等来看，其手术效果是比较满意的。

外囊切除术是近几年做得比较多的手术。常分以下 3 种。①外囊完整切除术：又分闭合性外囊完整切除和开放性外囊完整切除。闭合性外囊切除术即不打开肝包虫的外囊，沿外囊壁又不损及外囊壁的情况下如同滚球或削苹果似的进行外囊切除。凡遇血管和胆管均要认真结扎和处理。而开放性外囊切除术则是在切开外囊后，摘除内囊的情况下再把外囊逐步切除。②外囊大部切除术。③外囊部分切除术：在施行外囊切除术时，要注意在外囊与肝脏组织之间并无明显的界限，若勉强进行钝性分离，则可能对肝脏的损伤较大，并常损及小血管和小胆管而致出血和漏胆，使视野不清。

木再帕尔·木合塔江（2017）报道，在 2015—2017 年间治疗肝包虫 100 例。多发囊肿者 51 例，单发囊肿 49 例；合并胆汁漏 51 例、囊内感染 55 例、囊壁钙化 35 例、复发性包虫 32 例；囊肿直径 3～27 cm，平均为（16.2±0.2）cm。手术分为两组，其中外囊切除组 67 例，内囊摘除组 33 例。内囊摘除组行内囊摘除，将残腔内翻并减容，闭合后置入引流管。并根据病情酌情放置腹腔引流管。在外囊切除组中，术式包括开放式肝包虫外囊次全切除术、开放式肝包虫外囊完整切除术、闭合式肝包虫外囊完整切除术。闭合式肝包虫外囊切除术主要在术时要在肝脏和外囊之间，紧贴外囊外侧以削苹果方式逐渐削离并切除。凡遇有血管和胆管均需认真结扎或缝扎。开放性肝包虫外囊切除术主要包括肝包虫内囊摘除术，以及在外囊完整切除术中因外囊破裂或因手术操作困难而改为开放性手术。开放性外囊大部切除术主要包括包虫内囊摘除以及外囊大部切除，使残腔成为碗状敞开。术中均用亚甲蓝稀释液做胆道造影检查，若有胆漏则妥善处理，并酌情决定是否放置引流。两组相比，外囊切除组平均住院时间为（12.0±0.2）d，引流时间（4.0±0.2）d，且术后无胆漏、残腔感染积液和复发病例；内囊摘除组平均住院时间为（23.2±1.1）d，引流时间（9.1±1.1）d，术后发生胆漏 5 例（15.2）、残腔感染积液 4

例（12.1%）、复发 4 例（12.1%）。研究结果表明，外囊切除组的平均住院时间、引流时间相比内囊摘除组要短，数据差异明显（$P<0.05$），有统计学意义。此外，外囊切除组术后均无并发症及复发病例。研究表明，对肝包虫病人实施外囊切除术，术后并发症少，住院时间短，效果好。

4. 外囊空肠 Roux-en-Y 吻合术：在内囊摘除术后，在距 Treitz 韧带 15～20 cm 之空肠处，置 2 把 Kocker 钳，切断空肠及其系膜直至根部。切断处应在形成第 1 动脉弓的两动脉之间，这样既能保证两断端的血液循环，又能在空肠上提时不致影响肠襻的血液供应。在结肠中动脉右侧无血管区剪开横结肠系膜，将空肠远侧断端经此系膜切口向上牵拉，缝闭空肠口后与外囊壁作侧侧吻合。在横结肠下方距外囊与空肠吻合口 30～50 cm，作空肠近端与空肠远端的端侧吻合，并使其成 Y 形（图 51 - 8）。近端空肠系膜的游离缘与远端空肠的系膜缝合，关闭孔隙，以防内疝。肝下近吻合处放置引流。有学者认为，于摘除内囊后立即将外囊腔与空肠作 Roux-en-Y 者效果多不满意，若经过一段时间的橡胶管引流后，对于不能闭合的外囊进行空肠 Roux-en-Y 侧侧吻合，则效果较前为佳。前一方法效果不满意的主要原因，在于摘除内囊后外囊腔内压力突然消失，外囊壁突然皱缩，容积减小，皱褶相互靠拢，形成阻塞或呈"活瓣"机制，严重影响吻合口引流的通畅。因此，若先选择外囊壁较硬的病例，则可能会克服这个问题。

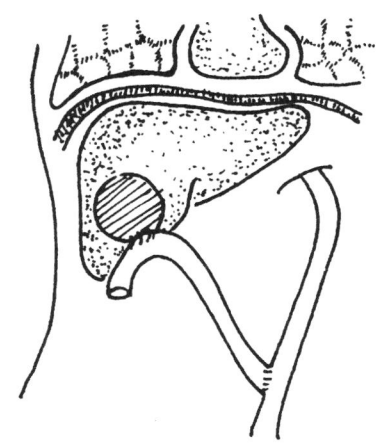

图 51 - 8　外囊与空肠作 Roux-en-Y 吻合

5. 胆囊架桥外囊十二指肠内引流术：对于合并有感染、胆瘘、坏死的肝包虫囊肿，用外囊空肠作 Roux-en-Y 吻合后，发现囊内更容易并发感染。曾有不少学者在吻合技术上做了一些改进，但仍难以完全避免上述并发症。后有学者报道借助胆囊架桥施行外囊-胆囊-十二指肠内引流术（图 51 - 9）。这种手术前要明确胆道通畅，无结石等可能引起阻塞等病变，术时需把胆囊管结扎。这种手术方法，操作并不复杂，有取得较为满意的报告。但尚需进一步研究，积累更多的经验。

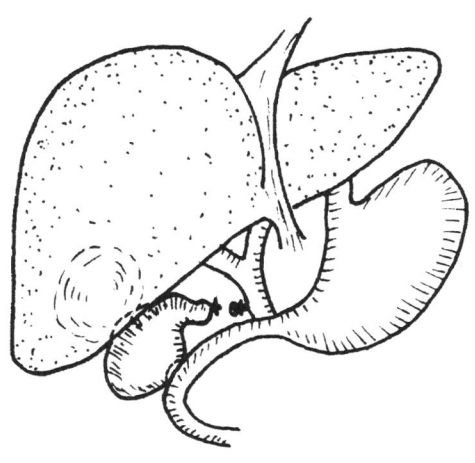

图 51 - 9　胆囊架桥，外囊十二指肠内引流

6. 肝部分切除术：对有下列情况者，行肝叶或肝部分切除术可取得较好的效果。①包虫囊肿局限于左外叶或右肝后叶，体积较大，囊壁较厚或有钙化不易塌陷，病变侧肝组织已萎缩；②局限于肝一叶的多发性肝包虫囊肿；③外囊腔引流后形成瘘管经久不愈；④囊肿感染后形成厚壁慢性脓肿而多年不能吸收者。对局限的肝泡球蚴病，若肿块局限于左半肝或右半肝，与邻近器官无粘连，无转移的病例，包括小部分肝组织在内，作根治性半肝切除可取得较好的效果。

在徐明谦早期报道的 49 例中，做规则性和不规则性半肝切除术 5 例，随访 4～17 年，效果良好。张昀昊（2016）为探讨肝泡型包虫病根治性切除的疗效，回顾性分析 2013—2015 年间 163 例施行根治性切除肝泡型包虫病病人的临床资料。根治性手术平均时间：（3.1±1.2）h；术中出血量：（763±498）mL；术后带腹腔引流管中位时间 6 d，有 11 例携带 T 型管者均在术后 1 个月拔除；术后平均肛门排气时间：（2.1±0.8）d，经口进食时间：（2.7±1.1）d，住院时间：（7.9±3.4）d，8 例出现术后并发症，其中胆瘘 5 例，感染 1 例，腹水 2 例。研究表明，肝泡型包虫病根治性切除术的疗效明显好于姑息性手术。根治性肝切除术是目前治疗泡型肝包虫病的首选方法。切除范围应超过病灶边缘 1～2 cm 的肝组织，以消除泡型肝包虫病灶活跃生长带；病灶姑息性切除＋外引流术，对于难以切除的晚期泡型肝包虫病，姑息切除的主要目的是减少或预防梗阻性黄疸、坏死液化等严重并发症对机体的损害，减轻痛苦，延长生命，提高生活质量。姑息性手术可为以后肝移植争取时间。目前常用的方法包括病灶姑息性切除＋外引流术，单纯性外引流术以及肝内血管或胆道内支架置入引流，术后需要长期服用抗包虫病药物。

7. 肝移植术：肝泡型包虫病的生长方式类似恶性肿瘤，具有浸润性和转移性的特点。早期常因病情隐匿而易被忽视，确诊时往往病程已是中晚期。病灶多呈巨块状，并侵及大部分肝脏以及重要的血管和胆管。这给治疗带来了巨大的挑战和风险。手术治疗主要分根治性治疗和姑息性治疗。根治性肝切除术是首选，姑息性手术主要用于缓解病情，减轻痛苦。近几年，自体肝移植术在肝泡型包虫病的治疗中发挥了积极作用。它克服了异体肝移植后发生排异反应的重大问题，已成为终末期常规手术无法根治的肝泡型包虫病主要有效治疗手段。

青海大学附属医院 2009 年 3 月 16 日为一名 38 岁藏族女性病人，施行了全肝及肝后下腔静脉第一肝门联合切除全离体肝移植术治疗巨大肝泡型包虫病。此手术是将病人的肝脏及肝后下腔静脉完整切取后，移至体外，在冷保状态下将病变肝脏及受累血管、胆管结构切除、修复，再将剩余肝脏植入病人体内的一种新的术式。它包括全肝血流阻断，全肝切取，肝脏体外灌注，肝脏病变切除，受累下腔静脉切除，肝门部受累胆管、血管切除，肝脏修整，人造血管替代下腔静脉重建，矢状部门静脉成形与门静脉左支吻合，术中下腔静脉血转流技术及自体肝脏再造等步骤。截至 18 日 17 时，病人各项指标正常，生命体征平稳，神志清醒。该手术的成功，是多学科协作团队努力的成果，是肝移植术、肝切除术与血管外科的融合。

董家鸿团队（2016）为一位终末期肝包虫病病人成功施行了体外肝切除及自体余肝原位再移植术。病人系藏族同胞，58 岁，患泡型肝包虫病 23 年，先后经历 2 次右半肝的手术。但仍然复发并严重侵蚀剩余的肝脏与血管。由于多次手术腹腔器官严重广泛粘连，病灶已经大范围侵犯肝脏，并累及重要的脉管系统，肝脏功能严重受损。手术历时 14 个多小时，术中出血不到 500 mL。术后生命体征平稳，肾脏及心脏功能良好。再植肝脏已分泌胆汁。手术全过程进行全球直播。有专家称赞该手术为"肝胆外科宝塔上的明珠"。

马海林（2017）报道新疆医科大学第一附属医院 2011—2016 年间完成 30 例离体肝切除自体肝移植术治疗终末期肝泡型包虫病。30 例受者平均手术时间为（15.3±2.6）h（7.9～22.3 h）；术中平均红细胞输注量为（11±6）U（0～32 U）；术中平均尿量为（4020±1299）mL（450±11750 mL）；术中平均出血量为（2498±2160）mL（400～15000 mL）；无肝期中位时间为 330 min（104～879 min）；无肝期平均尿量为（1397±480）mL（450～3200 mL）；术后中位住院时间为 33d（3～183 d）；术后中位住院费用为 22 万元（9 万～84 万元）。术后并发症发生 18 例。单因素分析显示：年龄、术中出血量、手术时间及无肝期时间与受者术后生存时间有关（P 均 0.05）。Cox 比例风险模型分析结果表明，术中出血量是影响受者术后生存时间的独立危险因素（P＜0.05）该研究表明，离体肝切除自体肝移植术治疗终末期肝泡型包虫病具有良好的经济效益和社会效益，是目前治疗终末期肝泡型包虫病的理想手术方式。

8. 腹腔镜肝包虫囊肿摘除术：谭家忠（1993）在国内首先报道用腹腔镜做肝包虫手术 10 例获得成功。共有肝包虫囊肿 16 个。囊肿直径 4～12 cm。其中单囊型包虫 10 个，多子囊型 6 个。单纯性包虫 8 个，合并坏死钙化 8 例。肝脏多发包虫 4 例，并存胆囊结石一并切除 2 例。有肝包虫手术史者 2 例。按包虫手术的无瘤操作原则和步骤进行操作。用长纱布条经 Trocar 塞入腹腔，保护手术野。穿孔针进入内囊后抽尽囊液，注入包虫灭活剂杀死头节、子囊。切除肝外部分囊壁，用吸引器吸尽外囊残腔内的残余物，彻底清理残腔。外囊残腔予以敞开。经侧腹 Trocar 置入引流管。无中转开腹。术后不需使用止痛药。当天可下床活动和进流食。体温均在 37 ℃左右。平均住院 5.3 d。全组手术效果满意。用腹腔镜做肝包虫内囊摘除术，基本操作步骤与常规手术相似。惟在囊肿内注入 20％氯化钠溶液后，在与囊肿邻近的腹壁另戳孔。置入一弧形的吸管，其直径 1～1.5 cm，插入囊内，将囊内之内容物吸尽，子囊在吸引时可见其一一破裂而被吸出，然后用牵引钳夹提外囊，检查残腔，并用电凝止血及把残腔内壁电凝。把内囊装入专用袋中拉出。囊肿残腔可用大网膜填塞或任其敞开。对已有感染坏死的病例，可在残囊内放置胶管引流。认为肝内型包虫和肝包虫合并严重细菌性感染、肝包虫破裂及上腹部多次手术者不宜采用本式。

1994 年 Bickel 报道用电视腹腔镜做肝包虫手术 7 例，共有 11 个囊肿，其中 6 例 10 个囊肿完成腹腔镜手术。囊肿处理方法有三：3 个囊肿的囊腔用大网膜填塞，6 个囊肿的囊腔敞开引流，1 个囊肿因有感染而放置引流管。另 1 例的囊肿有 8 cm 大小，因穿刺未能抽出液体而中转开腹。全组随访 8～18 个月，无囊肿复发。

1995 年，Guibert 率先开展了腹腔镜下肝包虫囊肿完整切除术。并与传统手术相比该方法具有微创、住院时间短和术后恢复快的优点。并发现外囊切除组的术后残腔并发症的发生率和原位复发率均低于保留外囊术组。研究表明，外囊切除能较好解决肝包虫术后复发率较高的问题。邹海波（2016）报道 22 例肝囊型包虫病行腹腔镜肝包虫外囊切除术，取得了满意的效果。术前要进行充分的评估。先静滴 100 mg 氢化可的松注射液，以防止过敏。术时要谨慎小心地沿着肝组织与囊肿间纤维组织切除肝包虫外囊，并要妥善结扎血管和胆管。要严防囊液外溢。标本装袋取出。用高渗盐水浸泡术野以防复发及播散种植。术后给予抗寄生虫药物。全组 22 例手术均获成功，成功率 100％。无一例中转开腹，无围手术期死亡病例。2 例术中囊肿破裂，妥善处理后无过敏反应发生。手术时间平均 50～230 min，（115±63）min；出血量平均 50～600 mL（230±155）mL；住院平均 5～16 d（7.2±2.6）d。1 例术后出现胆漏，经治疗 1 周后痊愈。随访 2～35 个月，未见肝脏及腹腔包虫复发。研究表明，对囊肿位置表浅，腹腔镜下易于暴露，直径小于 10 cm 的囊型包虫病，在有腹腔镜肝切除技术基础，有囊型包虫病处理经验，施行腹腔镜下肝包虫外囊切除术是安全、可行的，可作为首先术式。

胆漏是肝包虫病术后常见且不易处理的一种并发症。有学者研究，一些包虫囊肿的囊壁常与胆道相通，其隐匿胆漏的发生率高达 80％～90％。一旦在腹压增高或受外力作用时，则易发生包虫囊-胆管瘘。腹腔镜有时对位置深在、肝后，以及较为复杂的肝包虫残腔的胆漏也难以发现。冯鹏才（2018）报道腹腔镜联合胆道镜手术治疗肝包虫病的研究，在 104 例肝包虫病人中，52 例行腹腔镜下内囊摘除术，另 52 例经腹腔镜联合胆道镜内囊摘除术。所有病人均自术前 7 d 开始接受阿苯达唑 400 mg 顿服，1 次/d，直至术后 6 个月。在内囊摘除后再用胆道镜对残腔进行检查。两组结果比较显示，腹腔镜联合胆道镜手术病人胆漏检出率为 80.8％，明显高于腹腔镜组的 63.5％（P＜0.05）；术中出血量为（33.2±20.8）mL，明显少于腹腔镜组的 ［（82.1±45.3）mL，P＜0.05］；胆漏发生率、拔管时间、肠腔排气时间、住院日分别为 9.6％、（11.5±4.6）d、（1.8±0.7）d、（10.5±5.3）d，明显优于腹腔镜组的 ［34.6％、（24.3±7.8）d、（3.3±0.6）d、（17.1±7.8）d，P＜0.05］d。研究表明，腹腔镜联合胆道镜手术治疗肝包虫病效果确切，不良反应少，与传统单用腹腔镜手术相比，胆漏的检出率高，具有疗效好、创伤小、恢复快等优点。

9. 经皮穿刺引流与刮吸术：Mueller（1985）对肝包虫囊肿首次通过B超导向进行囊肿穿刺，抽液后用20%氯化钠盐水反复冲洗囊腔，并称其为PAIR法（Percutaneous Aspiration and Drainage）。认为此法仅适用于不能耐受开腹手术的单囊包虫病例。对于多子囊包虫囊肿的病例，因其不能彻底抽吸出包虫囊内的子囊、头节和碎屑，故穿刺治疗无论是用20%氯化钠盐水还是无水乙醇均不能有效破坏子囊壁。因此，用这种方法穿刺治疗的病人，原位复发率高达40%。

王校智（1993）报道在B超引导下经皮穿刺引流与刮吸术（percutaneous puncture drainage and curettage，PPDC）治疗肝包虫合并感染204例，取得了较为满意的效果。

穿刺前准备：基本同PTC与PTCD术。对较大腹腔包虫囊肿，穿刺前可口服甲硝唑3 d，以防穿刺时误伤肠管而引起感染。所有病人在穿刺前服用甲苯咪唑或丙硫咪唑3 d，以减少原头蚴外漏穿刺道而种植。穿刺前肌内注射苯巴比妥0.1 g或哌替啶50～75 mg及异丙嗪25 mg。建立静脉通道，静滴酚磺乙胺1～2 g，地塞米松10 mg。②穿刺方法：复查B超，确定穿刺部位，术野消毒。准备穿刺器械，连接囊液吸引管、囊液收集瓶或吸引器。检查穿刺针及碎囊器是否完好。单房型直径小于7 cm的小囊肿，常采用14～16号针，内径1.1～1.3 mm，外径1.4～1.6 mm，长20 cm的穿刺针和碎囊器。对多子囊型及巨大有并发症的包虫囊肿及需有二期穿刺的包虫囊肿，采用扩张型多功能套管针，其外径6～10 mm，内径4～8 mm，长30 cm。穿刺前应检查气囊是否有损坏漏气，外套管有无破损，吸引装置是否接好。穿刺成功后，抽出囊液，注入10%氯化钠溶液，并反复冲洗、吸尽后再注入无水乙醇5～20 mL，10～15 min后拔针。扩张型多功能套管针穿刺者，气囊充气后，轻轻固定于腹壁，一方面可止血，引流囊腔，另一方面可防止导管脱落或留作囊腔及胆瘘的后期处理。③穿刺后处理：注意有无出血和腹痛，可给予适量止血药；穿刺部位多者或粗针穿刺后可禁食、补液。在204例病人中，抽出包虫囊液最多者达6540 mL。半数已观察20个月以上，最长者达5年余。B超复查90%的囊肿已完全消失。穿刺后6个月，囊肿缩小者达95%，症状消失率达98%。仅有1例在穿刺后出现过敏反应，经处理后症状消失。无出血、死亡等严重并发症。这种手术方法，结合局部及全身用药治疗包虫囊肿，达到了与剖腹手术相同的治疗效果。且操作简单，容易掌握，创伤轻，疗效好，易被病人所接受。

【特殊情况下的手术处理】一般的肝包虫囊肿处理并不困难，效果也较好。但当包虫囊肿产生并发症，则有时在处理上较为困难，应予重视。

1. 包虫囊肿破裂：

（1）肝包虫囊肿破入胆道：在肝脏内包虫囊肿呈膨胀性生长，并刺激周围的肝组织。在逐渐形成肝包虫纤维外囊的过程中，常可有部分胆管被包入其中，随着囊肿的不断增大，囊壁的不断增厚，这些被包裹的脆弱的小胆管可因长期受压而逐渐变形、扭曲、形成薄膜样盲端并可发生缺血坏死。有些内囊的薄弱部分可因囊内压力增高而突出于胆管内，并在胆汁的作用下发生破溃。由于内囊和胆管之间存在较大的压力差，当内囊破裂时囊内的囊液、子囊、头节、包虫碎片等涌入胆道形成胆瘘。

肝包虫囊肿合并急性感染，由于炎症刺激，囊液急骤增加，囊内压力逐渐升高，囊肿明显增大因而可在其纤维囊薄弱处发生破裂，破入邻近的脏器组织。这时由于囊内压力和生化条件的突变母囊和子囊大量死亡。如囊肿破入空腔脏器，可形成内瘘，使感染加重。包虫囊肿的感染和破裂互为因果，形成恶性循环。肝包虫囊肿破入胆道，有类似重症急性胆管炎的病理改变及临床表现，主要表现为右上腹或上腹部疼痛不适、黄疸、肝区触痛或叩击痛等。破入胆道者以破入左、右肝管及胆总管为最重。常可引起不同的胆道梗阻而出现胆绞痛、黄疸、荨麻疹三联征。严重者可发生急性梗阻性化脓性胆管炎，引起全身中毒症状或休克，应尽早手术处理。要切除胆囊，切开胆总管减压，进行认真的探查。彻底清除脓液和包虫内容物，放置T型管进行引流。对有些感染较重并有胆瘘者，应酌情采用适宜的内引流术。

Vignote（1990）报道肝包虫囊肿破入胆道10例，均经施行内镜括约肌切开术而治愈。乳头切开方向应与乳头口侧隆起相一致，自乳头开口切至胆总管末端。乳头括约肌长度为10～30 mm，平均为

15 mm。切开的长度要以能充分引流为目的，切开后要彻底清除胆总管内的包虫囊肿内容物、子囊和碎屑，这样才能充分引流。

（2）肝包虫囊肿破入腹膜腔：破入腹膜腔可导致突发急性弥漫性腹膜炎、过敏性休克，严重者甚至可发生心搏骤停。临床表现为急性腹膜炎体征，出现腹痛、包块消失、荨麻疹三联征。腹部有移动性浊音及不同程度的变态反应。肝包虫囊肿破入腹膜腔后，应尽快抗休克和急诊外科手术处理。手术方式主要是施行肝包虫内囊摘除术、肝部分切除术和腹腔灌洗术。在腹膜腔充分灌洗后，可用 20％氯化钠溶液浸泡整个腹膜腔 20 min，这样可有效防止包虫在腹膜腔内种植。

（3）肝包虫囊肿破入胸腔：肝顶部之包虫长期压迫膈肌，使之逐渐变薄，发生粘连。当外力或腹压升高时，包虫可穿破膈肌而进入胸腔。此外，在肝顶部包虫囊肿继发感染后，囊壁刺激胸膈膜可使胸膜腔内发生少量的积液和粘连。长时间的炎症刺激可使肝顶部、膈肌、胸膈膜和肺之间产生紧密粘连。炎症逐渐浸润穿破以及肝包虫囊肿感染后较高的压力，长时间压迫膈肌引起局部缺血性坏死，可致包虫囊肿破入胸腔内。临床症状以胸部为主，如刺激性剧烈咳嗽、胸痛、发热等。可表现为肝包虫囊-膈-胸膜腔瘘、肝包虫囊-支气管瘘、胆管-肝包虫囊-支气管瘘或胸腔继发播散种植。肝包虫囊肿破入胸腔者，应立即行胸腔闭式引流，引出包虫囊内液；对于支气管瘘的病人，要保持呼吸道通畅，以免窒息，酌情气管内插管或气管切开吸痰。要开胸手术，摘除内囊和清洗胸腔。

（4）肝包虫囊肿破入消化道：肝包虫囊肿破入消化道比较少见。多发生于病程长且并发严重感染的包虫囊肿，常和邻近的胃、十二指肠、横结肠严重粘连并发生囊肿和消化道之间的瘘。若原患有胃、十二指肠溃疡者，则更易发生瘘。临床表现为腹痛、腹泻，其粪便中可有子囊或内囊排出。破入消化道主要由于囊肿与消化道之间有瘘道存在。此时囊肿和消化道之间常有严重而紧密的粘连，难以分离。故在摘除内囊后，可在残腔内缝合瘘口，并填塞大网膜予以引流。

（5）肝包虫囊肿破入其他部位：均较少见。但其中以破入泌尿系统多见。表现为病人尿量突然增加，尿液中可见包虫子囊、碎片或内囊组织等。肝包虫囊肿肾盂瘘，治疗以肝包虫内囊摘除、瘘修补为主。肝包虫囊肿膀胱瘘，多需留置导尿管，以利于瘘口的愈合。

2. 右肺包虫囊肿与肝膈面顶部包虫囊肿：和人体其他部位的包虫囊肿一样，在早期常表现为隐匿性，多无明显的症状。一旦右肝膈面顶部包虫囊肿合并感染，常可破入胸腔，并形成胆汁性脓胸、支气管胸膜瘘及膈下脓肿。因此，早期诊断及治疗就显得十分重要。手术治疗右肺及肝顶部包虫囊肿可采用一期手术。先做肺包虫囊肿摘除，后再切开膈肌清除肝膈面包虫囊肿。对于肝包虫穿破膈肌破入右肺，形成包虫囊肿者，须采用经胸手术，并切除膈与肺间的窦道，缝合支气管瘘。然后切开膈肌处理肝包虫。虽然经右胸一期处理右肺包虫及肝膈面包虫有暴露清楚、操作方便，并可避免重要血管损伤和二次手术。但为了避免胸腔的污染和肺部感染，以及开胸引起的心肺功能紊乱，对有经验的术者来说，膈面下肝顶部包虫囊肿均可通过腹部切口来完成手术。切口选择右肋缘下斜切口为宜。术中可见肝顶部包虫囊肿呈半球状突出肝表面，呈乳白色；肝顶部与膈面粘连处，常是包虫囊肿表面最薄弱处。这时用套管针直接穿刺于包虫囊腔内，吸净囊液后用两把长血管钳夹起穿刺部位两侧，切开包虫外囊，取出内囊及所有内容物后，再用 20％氯化钠溶液杀灭头节。擦拭残腔后间断内翻缝合残腔，尽可能地把残腔妥善缝闭，消灭死腔。若有胆汁瘘，则放置乳胶管引流。

3. 胆囊包虫病：较为罕见。首先由青海省人民医院报道 2 例，均为原发。1 例为单囊，另 1 例为多囊。多囊者并有继发感染和退行性变。胆囊包虫无纤维囊，而是以胆囊及其内膜替代纤维囊，这点与肝包虫囊肿不同，其病理演变比较特殊。胆囊包虫的治疗作胆囊切除即可。

4. 腹膜包虫病：有原发性腹膜包虫病和继发性腹膜包虫病两种。原发性腹膜包虫病极为罕见，而继发性腹膜包虫病可由肝包虫手术时污染种植所致，有时在腹膜腔内可见数百个甚至上千个大小不一的包虫囊肿。手术时应格外小心谨慎，因腹膜包虫囊肿可与肠道、膀胱等脏器发生粘连，分离时则有损伤肠管而发生瘘的危险。

5. 脾包虫病：陈文庆（1996）复习国内文献仅有 25 例脾包虫病报告。肝包虫者需注意有无脾包虫。较大的脾包虫可向左膈肌突出，或向腹部突出。当有感染时则更易与左肝叶、胃、膈、结肠等发生粘连。术时要小心，避免损伤。脾包虫囊肿可行脾切除术。有经验者可做脾部分切除术治疗。

【术后处理】

1. 术后要严密观察病情变化，发现问题要分析原因，及时处理。

2. 引流管要妥善固定，以防向外脱落或向内滑入腹腔。在放置多根引流管时，应牢记其数量和方位，并作好标记。

3. 引流管必须保持通畅，注意引流液的色泽、性质和量的变化。

4. 应用抗包虫药物，如阿苯达唑、吡喹酮、阿苯达唑脂质体或吡喹酮等，以预防肝包虫的复发。

【手术并发症、预防与处理】 手术并发症，重在积极预防，贵在正确处理。

1. 胆瘘：Gawson（1988）报道肝包虫病 48 例，对于囊壁上的胆瘘不予缝合，仅将大网膜片疏松地填入残腔，其旁放置引流。在 26 例行大网膜填塞中，21 例无术后并发症，5 例发生如下并发症：2 例发生胆瘘，经处理后治愈；1 例术后窦道造影导致残腔感染约 1 年愈合；1 例因术中损伤膈肌行修补术后而愈；另 1 例术后第 19 d 发生心肌梗死而死亡。我国研制的 ZT 粘涂胶是 α-氰基丙烯酸酯，在遇到组织液、血液时，其单体急速聚合而快速固化。因此，用浸透粘涂胶的明胶海绵可黏堵胆瘘，一般在 1 min 内即可见效。有人报告用 ZT 粘涂胶治疗肝包虫病并发的胆瘘 22 例，其中 21 例胆瘘完全黏堵（95％），1 例获基本黏堵，随访均见效果满意。

2. 原头蚴扩散种植：一般来说，小的包虫囊肿含原头蚴较多，因其发育较好，故活性也强；相反，大的包虫囊肿含原头蚴相对地较少，发育也较差，故活性也弱。如一个容量 2000 mL 的包虫囊肿，即使有较多的原囊头蚴可见，但有活性者不足 50％。有人研究，人体包虫囊液原头蚴在包虫原液中抗沉降率 10 min 为 113.4 mm，而 15 min 为 156.5 mm。因此，当病人平卧 15 min 后，包虫囊肿上 1/2 则几乎不含原头蚴。了解这些对我们作穿刺抽吸及注射药物有重要意义。为了在术中能有效地预防原头蚴的污染而引起种植，可采用双囊 ZT 粘涂胶黏合法。具体方法是：备 ZT 粘涂胶和直径约 10 cm 的囊球形乳胶囊或医用手套，进腹后将突出于肝表面的囊肿表面渗液擦干，用胶滴于乳胶囊外底，并迅速将其粘贴于包虫囊肿最薄之顶部，两囊即可粘贴在一起。从乳胶囊内底部与包虫囊肿粘连之顶部处穿刺，抽吸包虫囊内液。这样，即使在穿刺针旁有囊液外漏，也能使其局限于乳胶囊内（图 51-10）。注入 20％ 氯化钠溶液以杀灭头节和子囊，吸净囊腔内液，钳夹囊底两囊黏合处后再逐层切开，摘除内囊清洗残腔。将乳胶囊从包虫外壁上撕下，再用 20％氯化钠溶液纱布擦拭残腔，以杀灭残余头节和子囊。最后用生理盐水纱布擦拭干净。因整个手术过程均在乳胶囊中进行，故能有效地防止囊内液向外溢漏。

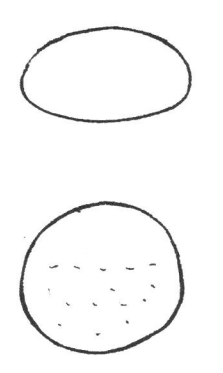 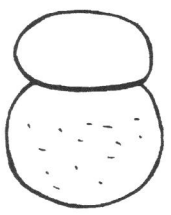 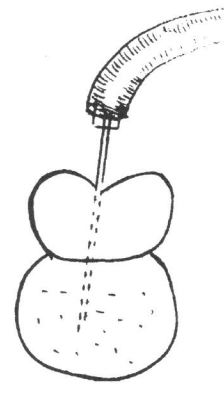

a. 上方为乳胶囊，下为包虫囊肿　　b. 乳胶囊上涂以 ZT 胶后与　　c. 经乳胶囊进行穿刺
　　　　　　　　　　　　　　　　　包虫囊肿外囊紧密粘贴

图 51-10　经乳胶囊进行穿刺

【手术经验与有关问题讨论】

1. 感染的防治：肝包虫合并感染的发病率较高，据文献报道为 12%～15%。肝包虫囊肿可因穿刺、外伤及其他感受染性疾病而引起感染。此外，肝包虫囊肿的感染还有以下几个特点：

（1）85%～90% 的肝包虫囊肿常与毛细胆管相通，或包虫囊肿与胆管之间常存在裂隙。后者极易形成胆瘘。一旦形成胆瘘，则胆汁内的细菌通过瘘道进入包虫囊腔内而造成感染。49% 的囊内为胆汁样液体，28.5% 的囊内为脓性胆汁，说明感染是在胆瘘的基础上发生的。

（2）肝右叶是肝包虫囊肿的好发部位，亦易继发感染。肠道内的病原菌可经门静脉而容易进入肝右叶，导致该叶包虫囊肿感染。此外，肝右叶包虫囊肿破入胆道时，包虫碎屑先阻塞右肝管，包虫囊肿便可在胆道梗阻的基础上继发感染。

（3）体积较大的肝包虫囊肿压迫肝脏，使肝内的动脉、静脉受压，血液循环受到影响，造成肝脏的病理改变，降低其防御功能。包虫囊液又是细菌的良好培养基，病原菌可经血流或胆道途径造成包虫囊肿的感染。体积较小的肝包虫囊肿一般不易发生感染。

（4）位于左肝内叶及肝门区的包虫，易压迫肝内与肝外胆管，造成胆道梗阻，门静脉血回流受阻，肝脏缺氧。如胆汁逆流到包虫囊腔内，即可能合并感染。在胆道完全梗阻的情况下，胆管内细菌种繁殖，胆管内压力不断增高，胆管壁的黏膜屏障功能损害，亦为包虫囊肿继发细菌感染的重要因素。

（5）约 15% 的包虫囊肿腔内有咖啡样液体或血性样液。出血的原因可能包虫囊肿的滋养血管破裂，包虫囊肿在囊内出血的基础上可能会发生感染。

（6）病原菌多为大肠埃希菌、葡萄球菌和链球菌。其中 15%～20% 为厌氧菌。因此，在术前、术中和术后均应给予抗生素。在术中应严防污染，并合理地放置引流。

（7）术中杀灭肝包虫头节的药物较多，较常用的有下列几种：① 无水乙醇（Ethyl alcohol absolute）；② 2%～3% 过氧化氢溶液（Hydrogenperoxide）；③ 3%～20% 氯化钠溶液（Sodium chlorid）；④ 西托溴铵（Cimetropium bromide）；⑤ 聚乙烯吡咯酮碘（Polyvinyl pyrrolidone iodine）等。其中采用 20% 氯化钠溶液的较多。

2. 肝包虫囊肿破裂：多见于流行地区中青年男性，位于肝右叶，囊肿直径 >1.0 cm 者。王瑞涛（2017）对肝包虫囊肿破裂的相关因素进行了研究。复习了国内外关于肝包虫囊肿破裂文献共 2511 例。其中发生肝包虫囊肿破裂 731 例（29%）。肝包虫囊肿破裂的常见原因如下。①外伤性破裂：最为常见。囊肿受外力挤压、撞击等后，囊内压骤然增高而发生破裂。②自发生破裂：肝包虫在生长过程中受到周围组织、血管、包膜等限制，使囊内压不断增高。随着囊肿的不断增大，外囊壁在压力作用下逐渐变薄而最终破裂。③医源性破裂：医务人员在检查、治疗过程中，如挤压或碰击到囊肿而导致囊肿破裂。④腹内压增高：排便、打喷嚏、剧烈咳嗽或呕吐等腹压增高时，也可导致肝包虫囊肿压力突然增高而破裂。

3. 过敏性休克的预测及防治：肝包虫囊肿破裂后囊液与机体体液中的抗体结合后，即释放出大量组胺（histamine）、白三烯（leukotrienes）等血管活性物质，导致过敏反应。轻者可反复出现皮肤潮红、水肿、荨麻疹等；重者可立即出现面色苍白、出冷汗、血压下降等过敏性休克症状，甚至危及生命。肺包虫囊肿破裂后，囊液可通过小支气管瘘，扩散至支气管树等部位，除有过敏反应外，还可出现高热和肺水肿等症状，应予注意。通常未受到外界因素影响的包虫，因抗原多被包于纤维囊内，处于与体内环境相对隔绝状态，一旦由于外伤、穿刺、手术等因素，导致囊液外漏，则很容易产生过敏反应。但反应程度个体间差异很大，这种差异可能与感染虫株不同或其他因素有关。为防止穿刺而发生过敏反应，在穿刺前应先做 Casoni 皮试，同时了解有无其他过敏史。对有过敏性体质者，则更应小心。要充分准备好抗过敏、抗休克的药物，并在穿刺前就先给予异丙嗪（promethazine）或地塞米松（dexamethasone）等药物，以确保安全。

4. 肝包虫囊肿术后复发的防治：应用阿苯达唑、吡喹酮或阿苯达唑脂质体以防止肝包虫病的复发。冯运灵（2011）报道用超声随访复查阿苯达唑治疗肝包虫病 638 例的疗效情况，采用前瞻性队列研究方法，对比分析肝包虫病病人采用阿苯达唑治疗一年前后的超声影像变化。结果阿苯达唑对肝包虫病治疗总有效率为 83.70% （534/638）；其中对囊型包虫病治疗的有效率为 83.9% （516/615）；对泡型肝包虫病治疗有效率为 78.26% （18/23）；两者间疗效无差异（$\chi^2 = 0.186$，$P > 0.05$）。阿苯达唑片剂治疗有效率为 78.67% （273/347），阿苯达唑乳剂治疗有效率为 89.69% （261/291）。乳剂疗效好于片剂（$\chi^2 = 14.08$，$P < 0.05$）。阿苯达唑对黄疸、腹水改善较明显（$\chi^2 = 8.08$，$P < 0.05$）。

咸芸芸（2014）报道 2009—2012 年间收治的 100 例肝包虫病，其中 80 例使用阿苯达唑乳剂治疗，结果使用阿苯达唑乳剂治疗的效果较好（$P < 0.05$）。近期治疗的治愈率为 74.3%，有效率为 99.2%，无效率为 0.8%；远期治疗的治愈率为 82.9%，有效率为 88.7%，无效率为 0.5%，复发率为 10.8%。研究表明，使用阿苯达唑乳剂治疗肝包虫病效果较为显著，可以和外科治疗的方式有机结合起来，组合出最佳的治疗方案。

为研究手术联合阿苯达唑脂质体（Albendazole liposomes）治疗晚期泡型肝包虫的效果及临床价值，赵顺云等（2015）回顾分析 2002 年 1 月至 2013 年 11 月 71 例晚期泡型肝包虫病人资料。根据手术方式的不同及是否联合阿苯达唑脂质体治疗将病人分为 4 组进行研究。术后随访时间最短 5 个月，最长 44 个月。研究表明：①单纯减体手术治疗组病死率为 82.3% （14/17）；②减体手术＋阿苯达唑脂质体治疗组病死率为 52.3% （11/21）；③单纯手术治疗组病死率为 28.5% （4/14）；④根治手术＋阿苯达唑脂质体治疗组病死率为 21.1% （4/19）。根治手术＋阿苯达唑脂质体治疗组病死率与根治手术组及减体手术＋阿苯达唑脂质体治疗组比较其差异有统计学意义（$P < 0.05$）。单纯根治手术组病死率与减体手术＋阿苯达唑脂质体治疗组比较其差异无统计学意义（$P > 0.05$）。单纯减体手术治疗组病死率与减体手术＋阿苯达唑脂质体治疗组及单纯根治手术组与根治手术组比较其差异有统计学意义（$P < 0.05$）。研究结果表明，手术联合阿苯达唑脂质体治疗晚期泡型肝包虫病可降低或减少术后复发的可能，提高病人生活质量和延长生命。

吡喹酮是治疗包虫病的主要药物之一。对包虫病的治疗主要可引起以下作用：①使包虫虫体肌肉发生强烈性收缩而产生痉挛性麻痹。虫体的肌肉收缩可能与吡喹酮增加虫体细胞膜的通透性，使细胞内钙离子丧失有关；②吡喹酮对虫体皮层有迅速而明显的损伤作用，引起合胞体外皮肿胀，出现空泡，形成大泡，突出体表，最终表皮糜烂溃破，分泌体几乎全部消失，环状肌与纵肌亦先后溶解。③在宿主体内，服药后 15 min 即可见虫体外皮空泡变性。皮层破坏后，影响虫体的吸收与排泄功能，更重要的是使虫体抗原暴露，从而易遭受宿主的免疫反应，大量嗜酸性粒细胞附着皮损处并侵入，促使虫体死亡。④吡喹酮还能引起继发性变化，使虫体表膜去极化，皮层碱性磷酸酶明显降低，致使葡萄糖的摄取受抑制，内源性糖原耗竭。⑤吡喹酮还可抑制虫体核酸与蛋白质的合成。

肝包虫病是一种流行于畜牧区常见的人畜共患疾病。有呈全球化分布的趋势，现已成为世界性公共卫生密切关注的问题。对于肝包虫病的治疗，目前尚无特效药物，仍以手术为主。手术方式有多种，应认真选择。早诊断、早治疗可取得满意的效果。加强中西医结合治疗的研究，则对于术后并发症的防治，以及预防复发，提高医疗质量，促进患者康复更具有十分重要的意义。

〔顾树南〕

参考文献

[1] 顾树南. 门静脉高压症 [M]. 兰州：甘肃科学技术出版社，1987：50-72.

[2] 顾树南，李清潭. 胆道外科学 [M]. 兰州：甘肃科学技术出版社，1994：400-416.

[3] 顾树南，蔡珍福，姚全梅. 外科临床手册 [M]. 上海：复旦大学出版社，2002：93-94.

[4] 顾树南. 肝包虫病 159 例术式的研究 [J]. 临床肝胆病杂志，1988，4（3）：50.

[5] 顾树南. 大网膜在胸腹结合部外科疾病的应用 [M] //陈文庆. 现代胸腹结合部外科学. 北京：人民军医出版社，1996：550-555.

［6］顾树南. 现代胆道外科学［M］. 上海：复旦大学出版社，2017：421-431.

［7］万维喜，顾树南，吴钢，等. 经腹腔镜行肝包虫囊肿内囊摘除术 4 例［J］. 世界华人消化杂志，1999，7：813.

［8］陈文庆，柴福录，顾树南. 肝包虫病外科治疗经验［J］. 中华外科杂志，1994，32：166-168.

［9］陈文庆. 现代胸腹结合部外科学. 北京：人民军医出版社，1996：191-219.

［10］黎介寿，吴孟超，黄志强. 手术全集普通外科［M］. 2 版. 北京：人民卫生出版社，2002：582-585.

［11］王瑞涛，李庆，梁欢，等. 肝包虫囊肿破裂的相关因素分析及疗效评价［J］. 中华肝脏外科手术学电子杂志，2017，6（6）：484-488.

［12］严俊，李汛，周文策，等. 甘肃省肝包虫病流行区基层医院肝包虫病外科治疗水平现状调查［J］. 兰州大学学报（医学版），2015，41（3）：49-52.

［13］冯鹏才，杨金煜，唐明杰，等. 腹腔镜联合胆道镜手术治疗肝包虫病病人初步疗效研究［J］. 实用肝脏病杂志，2018，21（1）：135-136.

［14］彭心宇. 肝包虫病的外科治疗新观点［J］. 中国实用外科杂志，2003，23（11）：651-653.

［15］马海林，范晓棠，石绣江，等. 离体肝切除自体肝移植术治疗终末期肝泡型包虫病临床研究［J］. 中华移植杂志（电子版），2017，1：1-4.

［16］赵顺云，郭亚民，李冰. 手术联合阿苯达唑脂质体治疗晚期泡型肝包虫［J］. 中华肝胆外科杂志，2015，21：321-323.

［17］岳平，孟文勃，白冰，等. 内镜逆行胰胆管造影在肝包虫病胆道并发症治疗中的应用［J］. 中国内镜杂志，2017，23（11）：1-4.

［18］徐明谦，哈德尔·库尔班，孔长青，等. 肝包虫病的影像学诊断与分型［J］. 世界华人消化杂志，2002，10（9）：1110-1111.

［19］严利燕. 肝叶切除治疗肝包虫病的研究进展［J］. 世界最新医学文摘，2016，16（103）：43-44.

［20］买买提瓦司力，吐尔干艾力阿吉. 肝包虫病的治疗进展［J］. 临床肝胆病杂志，2018，34（3）：645-648.

［21］唐群科，张瑛，王校智，等. 1518 例细粒棘球蚴综合治疗效果观察［J］. 中国寄生虫学与寄生虫病杂志，2001，19（3）：186-187.

［22］木再帕尔·木合塔江. 探讨肝包虫外囊切除术的临床应用价值. 中国保健营养，2017，10（下）：80.

［23］王刚. 肝包虫囊肿外囊切除的应用价值探讨. 世界最新医学信息文摘：连续型电子期刊，2014（23）：83.

［24］赵海军. 肝包虫外囊切除术的临床应用价值探讨. 中华医学研究，2014（11）：119-120.

［25］任宾，邓勇，樊海宁，等. 肝包虫囊肿外囊切除的价值及术式选择. 临床外科杂志，2015（2）：143-144.

［26］Ellnakeeb A，Salam A，Elsorogy M，et al. Cystobiliary communication in hepatic hydatid cyst：Predictors and outcome［J］. Turk J Gastroenterol，2017，28（2）：125-130.

［27］Borahma M，Afifi R，Benelbarhdadi I，et al. Endocsopicretrograde cholangiopancreatography in ruptured liver hydatid cyst［J］. Indian J Gstroenterol，2015，34（4）：330-334.

［28］Mihmanli M，Idiz U O，Kaya C，et al. Current status of diagnosis and treatment of hepatic echinococcosis［J］. World J Hepatol，2016，8（28）：1169-1181.

［29］Deplazes P，Rinaldi L，Alvares R C A，et al. Global distribution of alveolar and cystic echinococcosis［J］. Adv Parasitol，2017，95：315-493.

［30］Du C，Liu Z，Yang X，et al. Hepatectomy for patients with alveolar echinococcosis long-term follow-up of 144 cases［J］. Int J Surg，2016，35：147-152.

［31］Surmelioglu A，Ozer I，Reyhan E，et al. Risk factor for development of biliary complication aftersurrgery for solitary liver hydatid［J］. Ann Surg，2017，83（1）：30-35.

［32］Mouaqit O，Hibatallah A，Oussaden A，et al. Asymptomatic intraperitoneal ruoture of hydatid cyst of the liver case report［J］. BMC Res Notes，2014（7）：114.

［33］Ayifuhan A，Tuerganaili A，Tun C，et al. Surgical treatment for hepatic alveolar echinococcosis：report of 50 cases［J］. Hepatogastroenterology，2012，59（115）：790-793.

［34］Lorenz A，Nebiker C A. Hepatic enchinococcosis［J］. J Gastrointest Surg，2017，21（8）：1361-1362.

［35］Wen H，Dong J H，Zhang J H，et al. Exvivoliver resection and autotransplantation for end-stage alveolar echinococcosis：a case series［J］. Am J Transplant，2016，16（2）：615-624.

［36］ Gonzalez E M，Selas P R，Martinez B. Results of surgical treatment of hepatic hydatidosis：Current therapeutic modifications ［J］. Word J Surg，1991，15：254.

［37］ Mueller P R，Dawson SL，Ferrucci J T，et al. Hepatic echinococcal cyst：Successful percutaneous Drainage ［J］. Radiology，1985，155：627.

［38］ Little J M，Hollands M J，Ekberg H. Recurrence of hydatid disease ［J］. World J Surg，1988，12：700.

［39］ Bret P M，Fond A，Bretagnolle M. Percutaneous aspiration and drainage of hydatid cysts in the liver ［J］. Radiolog，1988，168：617.

［40］ Khuroo M S，Zargar S A，Mahajan R. Echinococcus granulosus cysts in the liver：Management with percutaneous drainage ［J］. Radiology，1991，180：141.

第五篇　脾脏外科手术

第五十二章　脾脏切除术

Splenectomy

脾脏位于左上腹部，质地脆弱，易于因胸、腹部伤而致破裂，发生腹腔内大量出血，是腹部外科中常需手术处理的问题；另外，不同原因的门静脉高压症的充血性脾大、腹内脏器肿瘤（胃、胰腺、结肠、左肾、腹膜后）根治性切除术时为了手术的彻底性、血液病（原发性血小板减少性紫癜、先天性溶血性贫血、再生障碍性贫血、原发性全血细胞减少症等）、脾脏的原发性和继发性肿瘤、脾脏的良性病变（囊肿、寄生虫性囊肿、脓肿、游走脾等）均需要做脾切除术。故脾切除术是普通外科医师所较为熟悉的手术。

从外观上，脾脏是一浑然一体的实质性器官，故传统的脾切除术是全脾切除术；后来认识到脾脏是一分段性的器官，同时亦是重要的免疫器官，儿童期全脾切除术后，全身抵抗力降低，容易发生暴发性细菌感染，病死率高。儿童期全脾切除术后凶险感染（overwhelming post-splenectomy infection，OPSI）最常发生于 5 岁以下，特别是 2 岁以内行全脾切除术的患儿，50％以上的致病菌为肺炎球菌。成年人脾切除术后 OPSI 并不是那样肯定，但一般表现有细菌感染率升高。由于注意到脾脏在机体防卫机制中的重要位置，故兴起了脾部分切除术和保脾手术，虽然其效果在成年病人中仍有待证实。

脾脏是体内最大的类淋巴器官，对机体免疫系统发生、成熟和免疫调节上有重要作用，产生促吞噬肽（tuftsin）是其独特功能。

脾动脉分支到脾脏内属于终末性血管。从脾动脉内注入高分子化合物经腐蚀处理后的观察，约84％的脾动脉在脾门处分成上、下两支脾叶动脉，约 16％的例子分成 3 支，这是脾动脉的第一级分支；第二级分支供应脾段，称为脾段动脉（segmental artery），第三级分支则为亚段动脉（subsegmental artery）。在脾段之间，相邻的段间吻合支较少，而在脾叶之间，吻合动脉支则更少，几乎是成为“无血管”区。从这些解剖学事实出发，在脾脏上施行脾段切除的较保守性的手术是可行的，临床实践中亦证明部分脾切除术的可行性。

脾脏外科当前已不单是脾切除术，较多的注意力是放在保存脾脏上。外伤性脾破裂时的单一的手术治疗和手术方式仅有脾切除的治疗方法有一定的改变。在当前影像诊断技术发展的情况下，手术前可以大致判定脾脏损伤的程度和其特点，当血流动力学稳定的情况下，采取保守性治疗，已有不少的成功报告。就算是施行手术探查，亦可以用保存脾脏或部分脾切除术以代替传统的全脾切除术，这在儿童病人更属重要。在成年人的脾外伤性破裂情况下，到底是应“保脾”还是“切脾”，在尚未得到一致意见的情况下，重要的是以病人的安全为前提，防止因为追求“保脾”手术而增加并发症甚至危及生命，因为成年人外伤性脾切除术后发生 OPSI 的危险性是很小的。

另外的一种趋向是将脾脏或其残余部分作为门-体或门-肺静脉血流间的沟通渠道而移置胸腔内或皮下，这是一项人为的造成加强的门静脉血分流的途径。但是此手术方法因缺乏大系列病例的应用和前瞻性临床观察，其结果尚难与传统的治疗方法做出比较。

脾切除术可以是一简单的常规性手术，如在原发性血小板减少性紫癜等血液病时的脾切除，脾脏周围并没有更多的粘连，容易游离；但脾切除术亦可能是极其困难和富于危险性的手术，以往不少作者把脾切除比喻为外科医师的“绊脚石”并非言过其实。脾切除术的困难可发生在巨脾症病人的手术，特别是当巨脾而兼有紧密粘连和丰富的腹膜后侧支循环时。晚期血吸虫性肝硬化及巨脾，屡发生的脾梗死和脾周围炎并生成广泛的脾周粘连和侧支血管网；急性胰腺炎及假性胰腺囊肿时所致的脾静脉栓塞和左侧的门静脉高压症；肿瘤性脾肿大等，可造成极困难的手术处境。脾脏的血管性粘连多发生在脾上极和脾脏的背面处，因此难以制止的术中出血多是发生在游离脾脏和挽出脾脏之时；其次是在胰腺上缘分离、结扎脾动脉时发生脾静脉破裂出血。有时年老病人，脾动脉扩张、弯曲，血管壁严重钙化，在分离及结扎时便可发生脾动脉断裂，造成险境。

在外科手术学教材和本书有关脾脏手术的章节中，均强调脾切除术时预防手术出血的各项细节与步骤，这都是需要特别注意的。但是，手术情况常因病人而异，最重要的问题是每进行一个步骤时，手术者要有假如遇到意外出血时对策的考虑。

巨脾切除术的难点是在分离脾上极和其后方，在腹部切口进行手术时，难于做到在直视下进行处理。左侧胸腹联合切开对处理脾脏上极甚为有利，可以在直视下应付各种困难的情况，因而尚有其使用价值。我们对少数的估计手术困难的巨脾症病人，一开始时便经胸腹联合切口进行而不是待腹部切口有困难时才加用胸腹联合切开，这样反而能缩短手术时间和减少创伤。

首先结扎脾动脉，可使脾脏缩小、变软，减少游离脾脏时的出血，但结扎脾动脉亦常是脾切除术时的难点之一。结扎脾动脉不能过于靠近脾门，因该处脾动脉多已分支，且与脾静脉分支甚贴近，故易出血而结扎不完全。一般是在胰腺上缘结扎脾动脉，以手指触得该动脉搏动，切开胰腺上缘之后腹膜和动脉外膜后进行分离，鞘外分离常是导致损伤脾静脉支和出血的原因。有时，如果过于靠近胰头部，有可能将肝总动脉误认为是脾动脉，故在结扎之前试行阻断，观察脾门部动脉搏动是否消失。有时脾动脉的位置深在胰腺背部，不能在胰腺上缘显露，需要将胰腺上缘翻开。在此种情况下，我们一般是不单独结扎脾动脉而是切开胰腺下缘腹膜后，游离胰后间隙，穿过一细橡胶导尿管或弹性索带，以便于万一发生出血时用以阻断脾蒂。经胸腹联合切开手术，由于手术野显露清楚，可以在直视下进行脾脏分离，故亦常不需预先结扎脾动脉（图 52-1～图 52-4）。

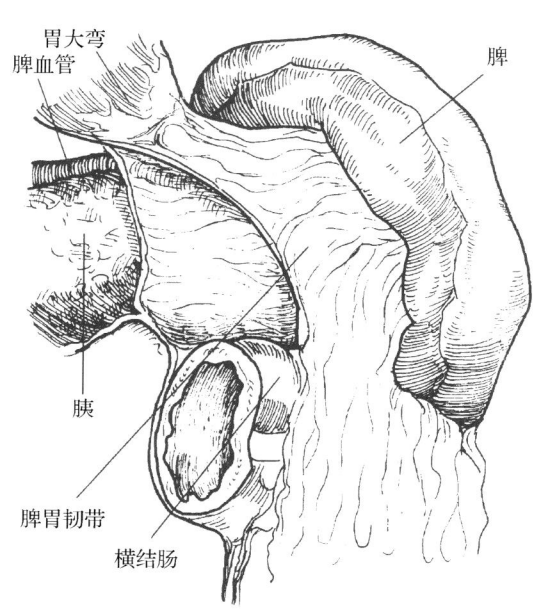

图 52-1　脾脏与腹膜内脏器的关系

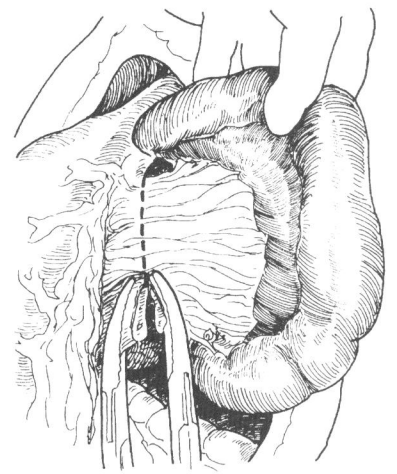

a. 切断脾胃韧带

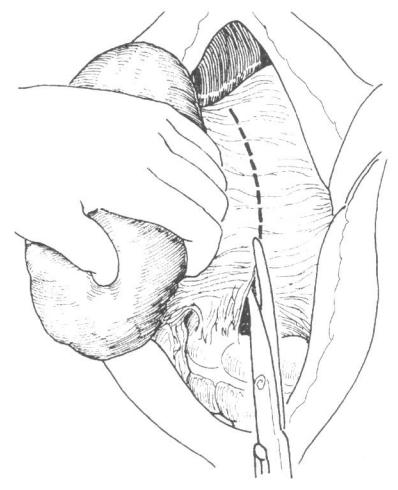

b. 向右翻转脾脏，剪开脾肾韧带

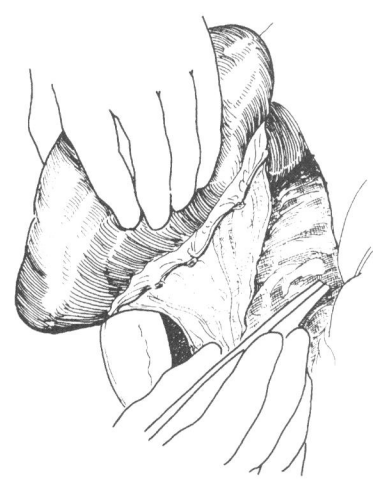

c. 脾脏游离，脾窝填以纱布垫

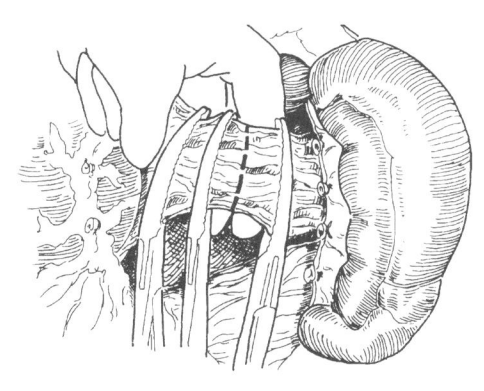

d. 三钳法切断脾蒂，近端脾蒂结扎及贯穿结扎

图 52 - 2　经腹脾切除术

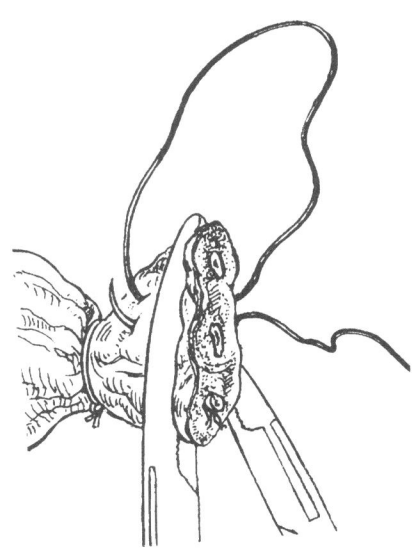

图 52 - 3　脾蒂处理：先结扎，后缝扎（亦可分别结扎血管）

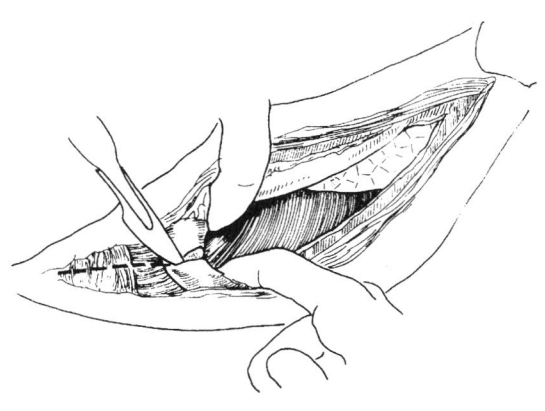

a. 经肋间或切除肋骨，切断肋缘软骨，经膈肌切开入腹

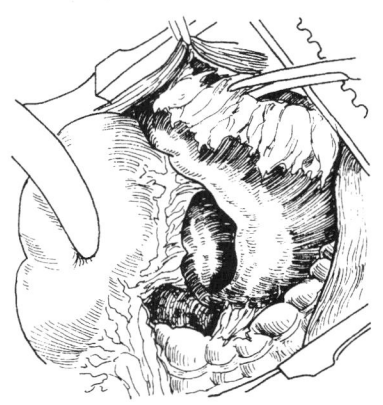

b. 直视下切开脾上极与膈肌粘连

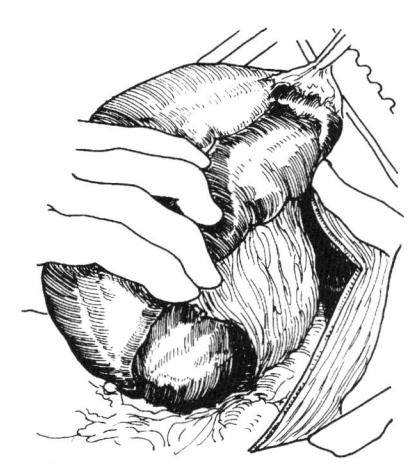

c. 游离脾脏，翻转脾脏，处理脾蒂后方

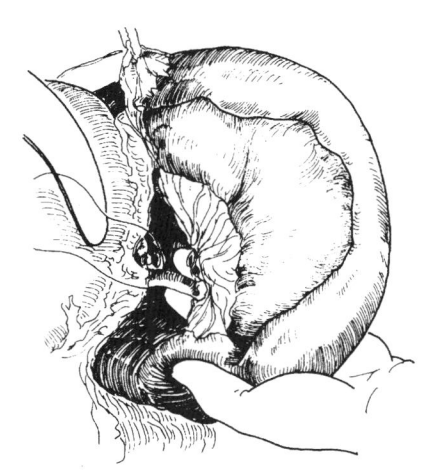

d. 切断脾蒂血管

图 52 - 4　左胸腹联合切口脾切除

　　巨脾切除术在当前虽已少见，但减少脾切除术后并发症仍然是极重要的。有肝硬化门静脉高压时手术后并发症较多，主要的有术后出血、脾热、膈下感染和较少见的肠系膜上静脉栓塞。脾切除术后脾静脉和门静脉血栓形成不少见，但多属慢性过程。肝硬化脾切除术后切口和膈下感染是个重要问题，有时因感染而导致肝性脑病。感染原因可能与病人原来的免疫能力低下有关而不一定是切除了脾脏的影响，我们亦曾遇到脾切除后 48 h 发生严重的感染性休克的病例。左膈下放置引流物是能引起感染或能减少膈下积液与后期感染的问题仍有争议，不过这需要根据具体情况个别对待，总的是当手术范围广泛而有渗血的可能时，应以引流为好，但在没有禁忌的情况下，应在 48 h 内拔除引流物。术中彻底止血，缝合遮盖脾床处的组织粗糙面，是预防膈下感染的重要措施。当胰尾部损伤时，引流是必需的。

〔黄志强　黄晓强整理〕

第五十三章　脾损伤的手术

Operation of SplenicInjuries

第一节　脾外伤手术的发展

脾损伤是常见的急腹症，脾脏损伤的发生率在各种腹部创伤中高达 40%～50%。交通事故造成的脾破裂居首位（占 50%～60%）。在腹部开放性损伤中，脾破裂约占 10%，在腹部闭合性损伤中，脾破裂占 20%～40%，脾脏破裂病情比较凶险，又因常合并其他脏器的损伤，临床表现复杂，若未得到及时和正确的处理，可危及生命。随着对脾功能的认识进一步加深，以往认为脾脏是人体的"无用器官"的观念已经被摈弃。过去抗休克和抗感染措施比较落后，采用非手术疗法治疗脾损伤的死亡率极高，而及时手术摘除损伤脾脏有较多存活的机会，所以近百余年来，不管脾损伤的程度如何，原则上均行全脾切除术。尽管 Morris 等于 1919 年曾报道过切脾者临床上易感性增加；Mankey 和 Perla 等在 1917—1930 年间曾分别做过家兔和大鼠的保脾手术获得成功，但在当时均未能引起同道们的重视。自从 1952 年 King 等报道 5 例儿童切脾后并发凶险性感染（overwhelming post spleneclomy infection，OPSI），其中 2 例救治无效死亡。其后的研究表明了脾切除者 OPSI 的发生率大于正常人的 50～200 倍，死亡率高达 50% 以上。为此人们才重视了脾功能的深入研究，近 40 多年来，国内外学者们对脾损伤的保脾手术也进行了广泛的应用研究。

近年来采用非手术疗法保留损伤脾的病例有逐渐增多的趋向。1985 年 Touloukian 综合 5 个医院报道儿童脾损伤采用非手术疗法成功病例近 200 例，故有人认为儿童脾损伤有 70% 的病例能保守治愈；Tom 等报道成人脾破裂采用非手术疗法 9 例，占脾损伤病例 36%，中转手术 2 例。国内同期有人报道脾损伤采用非手术疗法治愈率高达 50% 以上。中南大学湘雅医院在脾损伤病人中采用部分脾切除手术积累有较多经验。由于脾内血小板含量占全身血小板的 1/3，脾血自凝能力很强，所以单纯性脾损伤经过相应的处理后，血流动力学较为稳定，经评估伤情较轻，属脾裂伤表浅者，可考虑先行非手术治疗。将伤者置于监护病房内进行必要的处理，动态观察病情变化，做好随时中转手术的准备，以免因有迟发性大出血造成不良后果。

一、脾的解剖生理概要

脾脏是人体较大的储血器官，质地脆软，尽管脾的周边有多个韧带将其位置固定在左季肋部后外侧，受肋骨保护，但在外力作用下，易受损破裂，造成腹内大出血。脾动脉主干在到达脾门分叉前，绝大多数位于胰腺上缘（92%），少数位于胰尾后方（8%），后者在寻找和结扎脾动脉时较困难。脾的血管供应十分丰富，除脾动脉外还有侧支循环，因此靠近脾门处结扎脾动脉主干后，一般不会造成脾脏缺血坏死。脾脏按照血管供应的范围分成脾叶和脾段，临床上按脾叶或脾段手术称为规则性脾部分切除或节段性脾切除（segmental splenectomy）。脾叶动脉是终末动脉，若结扎或栓塞后，常形成供血区域脾组织的缺血或梗死，为临床上开展脾栓塞术和部分脾切除术提供了解剖基础。

脾脏是人体最大的淋巴器官，也是较大的免疫器官之一，脾是血循环中重要的过滤器，能清除血液中的异物、病菌以及衰老死亡的细胞，特殊的脾组织结构具有储血、造血、毁血和滤血功能；脾脏能制造免疫球蛋白、补体等免疫物质，发挥免疫作用，脾内的功能细胞及其产物具有广泛的抗感染和抗肿瘤的功能。因此脾损伤时，保留脾脏生理功能的手术有必要逐步完善和普遍用于临床。

二、脾损伤的分型分级与术式的选择

临床上将脾损伤分为闭合性和开放性两大类；传统上按脾损伤部位和程度分为 3 种，即脾中央损伤、脾包膜下损伤和脾完全性损伤。上述分类方法无助于手术方式的选择。自 20 世纪 80 年代起，为适应保脾手术的开展，Schackford 和 Feliciano 等将脾损伤分为 5 级，并提出了各种分级的手术指征。1、2 级指脾包膜撕裂、撕脱和轻度脾实质伤，应用局部止血剂或缝合修补术能获成功。3 级指脾实质严重损伤或穿透伤、刺伤，采用脾修补或脾部分切除术；4 级指脾实质星状伤或横断或脾门伤，采用脾部分切除或全脾切除术；5 级指脾粉碎伤或脾多处伤，行全脾切除术。日本学者前川等将脾损伤分为 5 型，Ⅰ 型为脾包膜下血肿，Ⅱ 型为包膜及脾实质浅表伤，Ⅲ 型为脾实质伤，Ⅳ 型为脾粉碎伤，Ⅴ 型则为伴有脾门血管伤。作者主张 Ⅱ、Ⅲ 型脾损伤行脾修补或部分切除术；行全脾切除的病例可考虑做自体脾移植术。由于保脾技术的不断改进，保脾方法的应用逐渐增多，手术保脾的适应证也在不断地变化改进中，目前保脾手术的病例在逐年增多。

在选择脾损伤术式时，应当掌握的基本原则是"生命第一，功能第二"，在安全前提下尽可能保留器官的功能。

脾损伤的手术方式分为保脾和切脾两种。保脾手术又有脾动脉结扎或栓塞术、脾裂伤黏合术、缝合术、网套法或捆绑式修复术、脾部分切除术；这些保脾术式到目前为止尚未完全定型，但近年来随着腔镜技术和脾精准解剖技术的发展，部分脾切除手术应用愈来愈广泛。脾切除包括全脾切除、全脾切除加自体脾移植和同种异体脾移植术等。

三、脾损伤手术的术前准备

【术前准备】

1. 全面了解伤情：不仅要确诊为脾损伤，而且要明确其损伤程度，有否活动性出血，同时还要确定有无腹内外严重的合并伤。

2. 维持病人的有效血循环量：做好大出血的抗休克治疗措施，吸氧、多管快速输液，必要时行静脉切开、静脉内插管测中心静脉压，交叉合血，备代血浆、冷沉淀等，并使用升压药和止血药等。

3. 动态观察腹内积血量的变化：若判定仍有活动性出血时，除加快输血输液外，应立即直送病人到手术室进行紧急手术和抢救。

4. 正确判断病人重要脏器的功能：确定剖腹检查之前，应对病人的肝、肾、心、肺、脑重要脏器的功能作出评价。尤其对年老体弱多病的病人和小儿特别重要；对有多脏器损伤的病人，应多科会诊共同处理；凡有危及生命的脏器损伤或疾病，应作出正确的相应处理。

5. 及时应用有效抗生素：尤其对开放伤的病人，预防术后常见的感染性并发症。

6. 进手术室时应置胃管和尿管。

7. 有条件者做好自体血回收输血准备。

【麻醉与体位】 无论采用何种保脾手术，麻醉的选择取决于病人的伤情严重程度和年龄大小：伤情较轻和生命体征平稳的青壮年人，可采用硬膜外阻滞；伤情较重，生命体征不稳定的老人和儿童病人，多采用气管内插管行静脉复合全身麻醉；紧急情况下极少的病例也有采用局部麻醉联合静脉镇痛行脾手术者。随着全身麻醉技术的综合水平提高和减少病人体位变动，目前大部分采用气管插管全身麻醉方式。

手术体位除极少行胸腹联合切口需采用侧卧位外，麻醉后均采用平仰卧位，必要时垫高左腰背部，以利术中暴露脾脏。

行腹腔镜手术者，则采用仰卧位，术中根据实际情况适当改变体位。

【切口选择】切口部位依伤员的体型、脾脏大小、估计脾周粘连程度和腹内有否合并伤而定，原则上切口大小和部位应以充分显露脾脏，便于手术探查和操作为前提。正常脾损伤时一般采用左上腹直肌切口或左上正中旁切口。近20余年来，选择上腹正中切口的病例增多，尤宜于瘦长体型、从剑突到脐的距离较长的成年人，能达到进腹快、失血少、便于探查上腹诸多脏器的目的。对肥胖的病人或巨脾破裂者，也可采用左肋缘下斜切口，必要时行胸腹联合切口。

腹腔镜手术，一般脐下做观察孔，选择右中下腹做主操作孔，左中腹做辅助操作孔。原则是在目标器官对侧，利于术者操作（图53-1）。

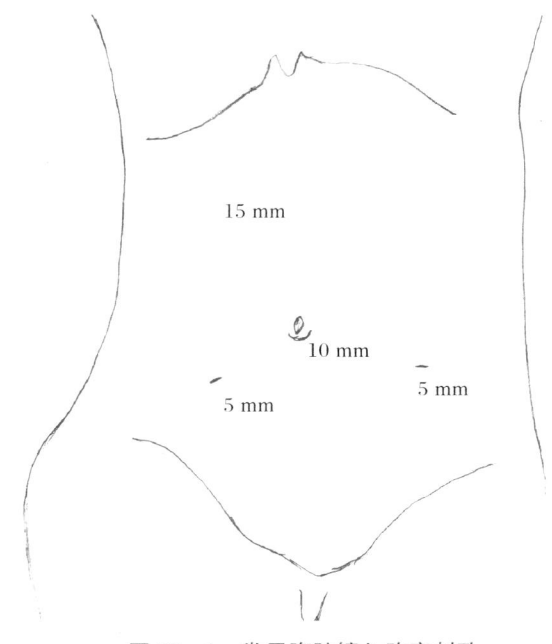

图53-1　常用腹腔镜入路穿刺孔

第二节　几种常用的脾手术方法

脾损伤的常见部位是远离脾门的肋膈面和上极或下极，为原位保脾提供了有利条件。

一、脾动脉结扎术

脾动脉主干结扎术有永久性和暂时性两种，若脾脏的侧支循环良好，多采用前者；如脾脏侧支循环欠佳，则采用后者。术者在术中应恰当地选择应用。

【适应证】

1. 脾损伤创面有活动性动脉出血，采用压迫或缝合止血无效者。

2. 脾包膜或包膜下广泛挫伤无法修补者。

3. 脾门附近裂伤无法修补，结扎脾动脉主干能控制出血者。

4. 脾包膜下张力大的血肿，为防止血肿破裂者。

5. 脾损伤后脾的创面已被血凝块填堵，大网膜已包裹粘连，无需分离止血，防止再出血者。

6. 脾动脉结扎可与脾修补或脾部分切除或全脾切除同时应用。

【禁忌证】

1. 脾脏侧支血循环欠佳或已游离结扎者。

2. 单纯脾动脉主干结扎达不到止血保脾的要求者。

3. 腹内多脏器伤，腹腔污染严重和伤情不稳定者。

4. 位于胰尾后面不易寻找的脾动脉，手术时易损伤胰尾者。

【手术步骤】

1. 寻找脾动脉：进腹后先吸尽腹腔内积血并清除血块，然后沿胃大弯侧分离脾胃韧带，在脾的脏面胰尾上缘距脾门 5 cm 内寻找脾动脉主干，正常脾动脉的走向是由内向外到脾门，脾动脉的绝大多数位于胰尾上缘，极少数位于胰尾后面或下方。脾静脉位于脾动脉的后下方，若暴露良好，能看到并能触及脾动脉的搏动。

2. 游离脾动脉：将胰尾上缘充分显露后，在脾动脉的表面切开后腹膜 1.5～2 cm，用直角钳将脾动脉周围组织上下推开后，剪开脾动脉外鞘，用直角钳沿脾动脉内外鞘之间通过后壁，轻轻打开直角钳，以扩张后壁间隙（图 53 - 2）。

3. 结扎脾动脉：将两根 4 号或 7 号丝线送到张开的直角钳内，钳夹后取出带线的直角钳，分别结扎两端，先打外科结结扎近心端，力量适中，后结扎远心端，仍打外科结，力量可加大（图 53 - 3）；暂时性结扎可打活结，需保留牵引线；永久性结扎则剪断牵引线；然后关闭切开的后腹膜。

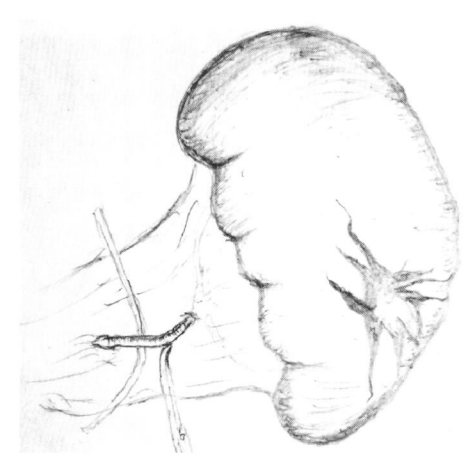

图 53 - 2　游离脾动脉

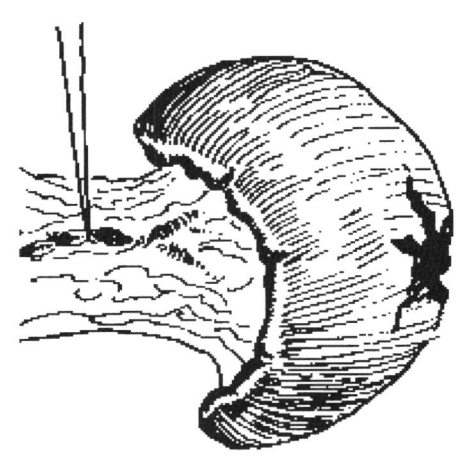

图 53 - 3　结扎脾动脉主干

【特殊情况下的手术处理】

1. 对异常脾动脉的处理：少数病例脾动脉分支早或为双脾动脉，若发现脾动脉细小，应寻找主干或双脾动脉，分别结扎。若遇脾动脉走向位于胰尾后下方时，应游离胰尾下缘，将胰尾向上翻转，暴露和结扎脾动脉。

2. 脾血管破裂大出血的处理：术者应用左手示指和中指分别压在血管出血部位，待吸尽血液后，将两指逐渐向两侧移动，找出血管损伤处，钳夹缝扎止血。若出血的血管部位已形成血肿，寻找困难时，术者可选用长圆针带 7 号丝线，在估计损伤部位的血管远近端各贯穿缝合 1 针，快速打结后多能控制住大出血。

二、脾修补术

脾修复或修补的方法有两种，采用黏合剂黏合裂伤脾组织的称为脾黏合术；采用丝线或无损伤线缝合脾损伤创面的称为脾缝合术（splenorrhaphy）。临床上开展该术式时，应遵循先简单后复杂的原则，逐步地扩大脾修复或修补的手术范围。

【适应证】

1. 确诊脾损伤为 1、2、3 级，裂伤表浅或深而局限，远离脾门部，裂伤 1～3 处，总长度不超过 10 cm者。

2. 腹膜腔内污染不严重的开放伤，或有不危及生命的合并伤，脾裂伤可修补者。

3. 生命体征平稳，或经过抗休克治疗血流动力学稳定者。

【禁忌证】

1. 脾损伤超过 72 h，因脾裂伤部位充血水肿明显，挫裂部位广泛，不易修补者。

2. 严重的开放伤和合并伤，腹膜腔内污染严重，腹膜炎表现明显者。

3. 原因不明不能排除恶性肿瘤的脾破裂者。

4. 有危及生命的脏器疾病或损伤者。

【手术步骤】

1. 回收腹腔积血和紧急止血：进腹前应备好回收血的装置，进腹后立即回收腹内积血，待确定为单纯脾损伤，腹内积血未污染时才能应用。在清除积血及血块过程中，应密切观察生命体征变化。若有活动性出血时，术者应用手指立即控制脾蒂，或用大纱垫压迫脾裂伤创面，待有效止血后再作腹内诸多脏器的探查。

2. 控制脾动脉主干：按上述方法寻找和显露脾动脉，用 10 号丝线或者 8～10 号硅胶管暂时控制脾动脉的供血。

3. 探查脾裂伤状况：尽可能在不游离脾脏的情况下将脾显露，仔细检查脾损伤的部位、裂伤形式、数目、长度和深度，结合病人的全身情况，决定采用的手术方式。

4. 脾黏合修复术：先行脾裂伤面清创止血，清除失活的脾组织，然后用特制注射器将纤维蛋白黏合剂注入裂伤基底部（图 53 - 4），待创面盛满后，用手捏对合处 3～5 min，裂伤表面再涂胶原纤维网，脾裂伤即可修复（图 53 - 5）。Scheele 等采用此方法治疗脾损伤 108 例，有效止血 100 例。

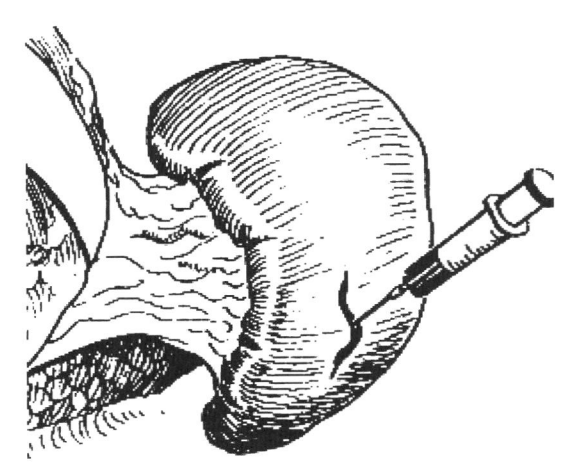

图 53 - 4 将黏合剂注入脾裂伤基底部

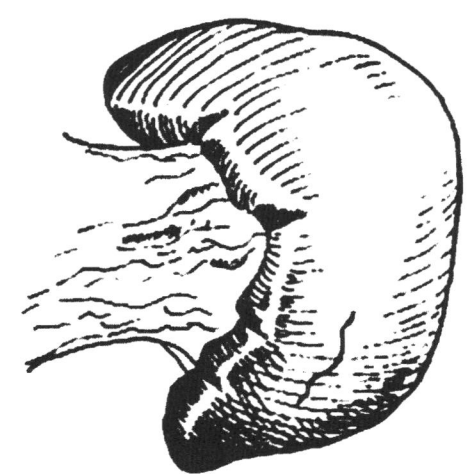

图 53 - 5 脾裂伤已黏合修复

5. 脾缝合修补术应准确判断脾裂伤的深浅度（图 53 - 6），深部裂伤应先用 4 号丝线（或者 3 - 0 无损伤血管缝线）作垂直褥式缝合，继以平行褥式缝合，以消灭脾实质内的死腔，脾表面以间断缝合法对合两侧包膜（图 53 - 7）为防止撕裂伤，间断缝合结扎时其间可覆盖大网膜或明胶海绵（图 53 - 8）。Wetzig 等 1986 年对 24 例脾损伤采用脾缝合术获得成功。湘雅医院肝胆肠中心自 1995 年起曾采用脾缝合修补法施行保脾手术 30 余例，疗效满意。

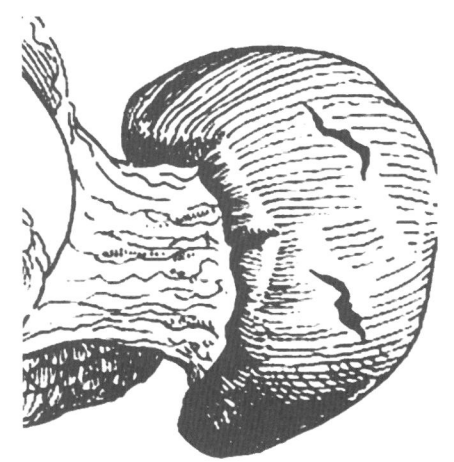

图 53-6　脾肋膈面两处裂伤

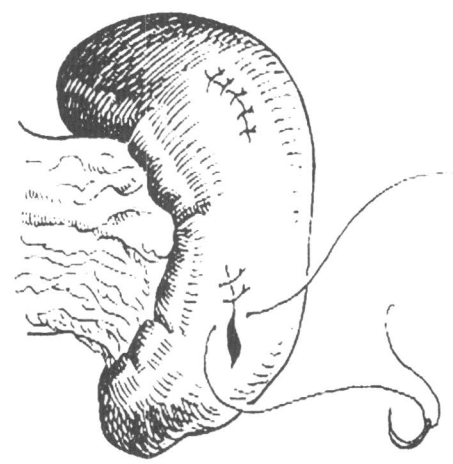

图 53-7　脾表浅裂伤，间断缝合修补

　　6. 脾床置引流管：为了观察该术式术后是否再出血和引出腹腔内的残余积血，可常规在脾窝处置多孔乳胶管或者多孔硅胶套管引出体外，目的是防止感染性并发症的发生。

【特殊情况下的手术处理】

　　1. 当缝合修补脾裂伤后，发现腹腔内仍有活动性出血时，应仔细检查脾门附近和脾膈韧带的脾组织，因该部位的裂伤易被遗漏；也可能是其他腹内脏器裂伤所致，需作出正确判断，切勿轻率决定切除修补好的脾脏。

　　2. 若发现脾缝合修补后脾的血循环障碍，如出现脾脏缩小、颜色变紫、张力减退等现象，说明脾动脉供血受阻；或见脾脏充血增大、颜色暗红、张力增加等，则表明脾静脉回流受阻。上述情况的出现，有可能是在脾缝合修补时结扎了脾动脉或脾静脉的主干，或因脾的侧支循环欠佳，此时即使脾脏已修补完好，也应果断决定做全脾切除术，补救的办法是行网膜内自体脾块移植术。若发现仅是脾的部分血循环障碍，也可采用脾部分切除术。

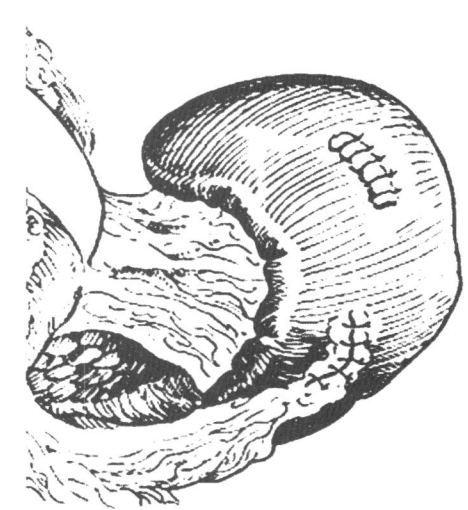

图 53-8　脾裂伤表面覆盖大网膜或明胶海绵

三、脾部分切除术

　　脾部分切除分规则性和非规则性两种，前者是按脾的叶段切除，后者是按损伤范围大小切除局部脾组织，采用该术式的技术要求高、难度大，应在熟练掌握脾修补术的基础上进行。

【适应证】

　　1. 脾损伤程度为 3 级或 4 级，裂伤位于脾上极或下极，且局部呈粉碎伤或星状挫裂伤，无法行修补术者。

　　2. 脾的上极或下极，或脾的两极均有血循环障碍，或已有梗死者。

　　3. 经脾修补或脾动脉结扎术后，脾的部分区域血循环障碍者。

　　4. 生命体征平稳，估计行脾部分切除能成功耐受者。

【禁忌证】

　　1. 损伤位于脾门附近的脾组织，行部分切除缝合时，有可能损伤脾动、静脉主干者。

　　2. 脾损伤部位可行部分切除修补术，但全身情况不允许做保脾手术者。

3. 其余同脾修补的手术禁忌证。

【手术步骤】

1. 同脾修补手术的 1～3 操作步骤。

2. 脾上极部分切除术：当脾上极粉碎伤时（图 53 - 9），将脾搬出切口外，术者用手指控制脾蒂，或用纱布垫压迫脾裂伤创面暂时止血，然后暴露、钳夹、切断和结扎胃短血管，胃大弯侧胃壁上的血管断端应行缝扎止血，防止术后胃膨胀时造成结扎线脱落。待游离完脾胃韧带结扎脾上极血管后，钳夹切断位于脏面的脾叶血管即上终末支，近端血管双重结扎。此时脾上极动脉供血已完全终止，上极脾组织血色变暗，界限分明，出血停止，在分界限上做规则性脾上极切除术（图 53 - 10、图 53 - 11）。

3. 脾下极部分切除术：当脾下极粉碎伤时（图 53 - 12），将脾托到切口外后，首先控制脾损伤创面出血，然后游离和结扎脾结肠韧带内的血管和脾下极血管，在脾的脏面找到脾下终末支血管，钳夹、切断、结扎，近端血管仍作双重结扎，终止脾下极动脉供血后，脾下极表面血色变暗，界限分明，可行脾下极规则性切除术（图 53 - 13）。

4. 不规则性脾部分切除术：脾损伤局限于脾门以外的任何部位，如脾上极、下极或肋膈面，裂伤深而长，部分脾组织已失活，无论伤到脾的任何叶或段（图 53 - 14），均应将较大块的失活脾组织切除，尽量保留较多的血循环良好的脾组织，然后做脾缝合修补术（图 53 - 15）。若切除脾的总体积或总重量为正常脾的 1/2，则称为半脾切除术。

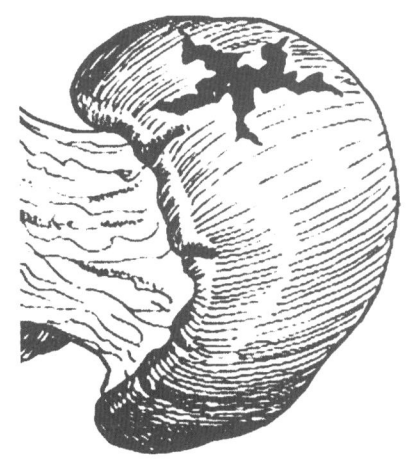

图 53 - 9　脾上极星状粉碎伤

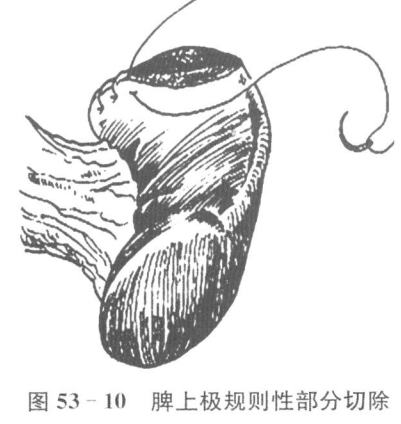

图 53 - 10　脾上极规则性部分切除

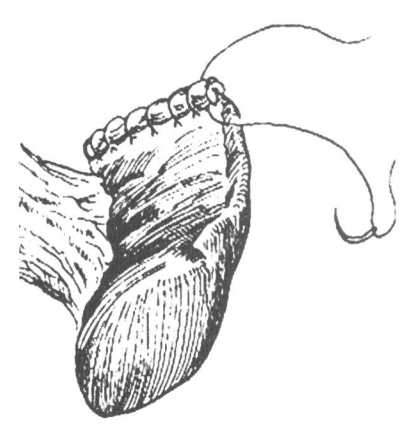

图 53 - 11　脾断面被膜对合后覆盖明胶海绵

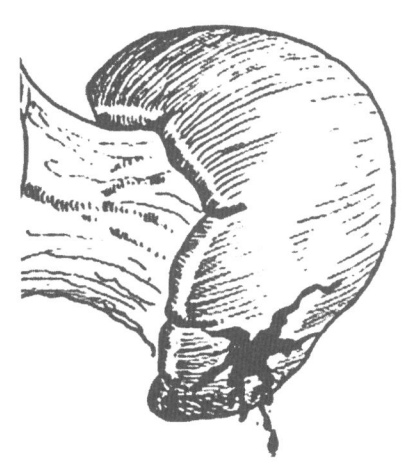

图 53 - 12　脾下极粉碎伤

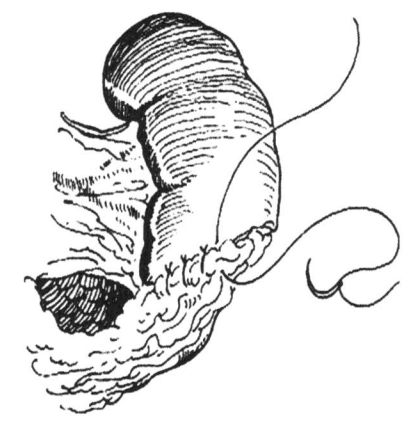

图 53－13　脾下极切除，网膜覆盖脾断面

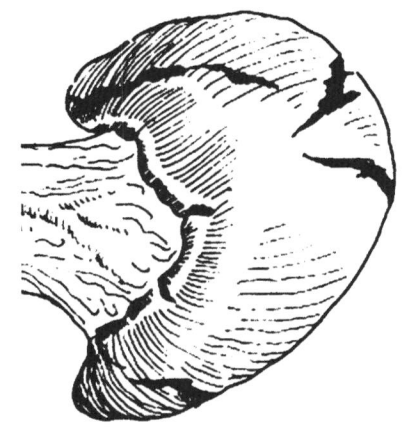

图 53－14　脾多个叶段损伤

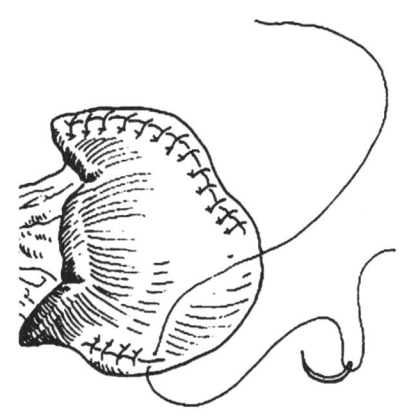

图 53－15　不规则性脾部分切除

5. 脾部分切除术的操作要点：无论是规则或不规则的脾部分切除术，均应首先控制脾蒂，减少创面出血，然后清除脾的失活组织；脾断面可采用双极电凝止血；在清创或部分切脾时，应多保留脾门的脾组织，在脾包膜上作鱼口状切口，多保留脾的包膜组织，便于缝合时两侧脾包膜相对合；若遇残脾断面粗大血管出血时，钳夹后应行缝扎止血；缝合残脾创面应自内向外采用垂直和平行。

褥式缝合法，脾实质内不留死腔；为防止间断缝合脾包膜时撕裂脾组织，必要时可将带蒂大网膜或明胶海绵覆盖在创面表层，然后结扎缝线，打结时力度要适宜，过紧易撕裂，过松易出血。待仔细检查确无出血时，将残脾固定在原脾窝后，置管引流后关腹。

【特殊情况下的手术处理】

1. 残脾保留过少的处理：若在脾部分切除术中，发现残脾不足正常脾的 1/4 或 1/3 时（图 53－16），术者应附加网膜内自体脾块移植术，因为残脾过少时，术后脾的功能常显示不足。既往的动物实验和临床应用结果表明，附加游离小脾片植入网膜袋内（图 53－17），移植物能够成活并拥有功能。

2. 正确判断残脾的血循环状况：有时在行脾部分切除术前，估计残脾血循环良好，但经手术后发现残脾血循环欠佳，应考虑是否是脾血管受压、扭曲或缝扎了脾血管主干，待查明并解除了上述原因后再作决定。有人用静脉滴注 0.5 mg 肾上腺素稀释液的方法，观察残脾的血循环状况，若残脾收缩，表面呈现皱褶，则证明残脾血循环良好。在未确诊残脾血循环障碍前，不应草率作出切脾的决定，若已确诊则应果断作出决定。

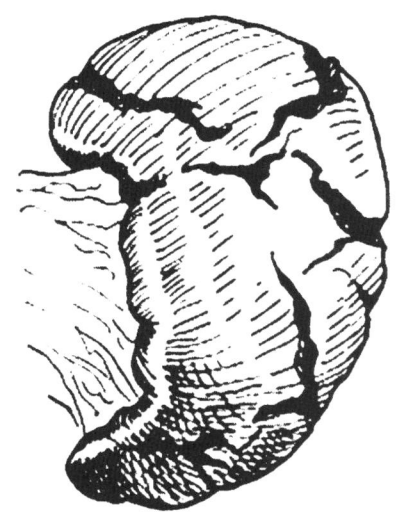

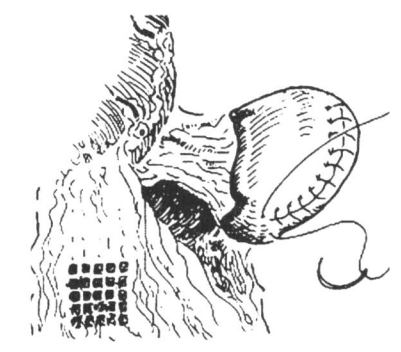

图 53 - 16　严重脾损伤，能保留脾组织不足 1/4 时　　　　图 53 - 17　脾大部切除加自体脾块移植

四、全脾切除和自体脾移植术

由于对脾损伤临床上已开展了多种保脾技术，因而全脾切除的病例有逐年减少的趋向，全脾切除的手术指征也相对地从严掌握；即使做了全脾切除术，在条件许可的情况下还可以做自体脾移植术。

【适应证】

1. 全脾切除不做自体脾移植术：

（1）脾损伤合并腹内多脏器伤，腹腔内污染严重或已形成腹膜炎者。

（2）脾破裂延迟性大出血，有重度失血性休克，生命体征不稳定者。

（3）脾蒂扭转造成脾脏严重缺血或梗死者。

（4）年老病人有多脏器功能不全，伤情危重者。

（5）脾损伤病人大网膜发育不良或因手术切除无法行网膜内小脾块移植术者。

（6）确诊患腹内恶性肿瘤的脾损伤者。

2. 全脾切除加网膜内自体小脾块移植术：

（1）脾损伤为 4、5 级或为 Ⅳ、Ⅴ 型的粉碎伤者。

（2）脾门部血肿或无法判断有否脾脏大血管损伤者。

（3）脾蒂及胰尾部损伤形成血肿者。

（4）脾损伤超过 72 h 脾裂伤创面肿胀、不宜行修补或部分切除者。

【禁忌证】

1. 脾损伤伴随多器官功能衰竭，生命垂危，已失去手术时机者。

2. 脾损伤的伤情不严重，采用非手术疗法能够治愈者。

【手术步骤】

1. 游离脾脏：进腹后先吸尽腹腔积血和控制出血，然后按常规切脾法先游离脾结肠韧带，双重结扎脾下极供应的血管；再将脾搬向内侧，寻找和游离脾肾和肾膈韧带，若未发现粗大的血管，术者可用手指钝性分离。将脾托出脾窝到切口外，同时将大纱布垫数块放进脾窝内，防止脾脏滑入腹腔内。然后游离脾胃韧带，分别结扎多根胃短血管，将胰尾与脾门血管仔细分开。

2. 切除脾脏：尽量将脾蒂内的脾动静脉分开，若分离困难时，也可不必分开，然后用 3 把血管钳紧靠脾门处，分别钳夹脾动、静脉或脾蒂（图 53 - 18），在近脾侧两把血管钳间分别切断脾动静脉和脾蒂，取出损伤的脾脏。脾动静脉或脾蒂分别用 7 号丝线双重结扎，贯穿缝合加固（图 53-19），然后将脾蒂裹埋在后腹膜内。

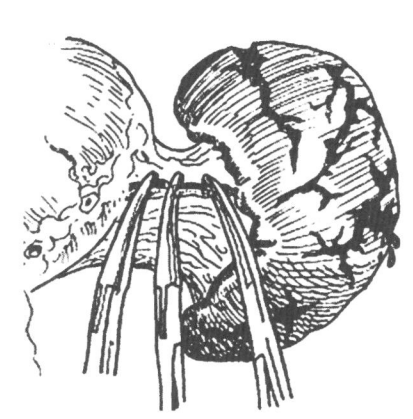 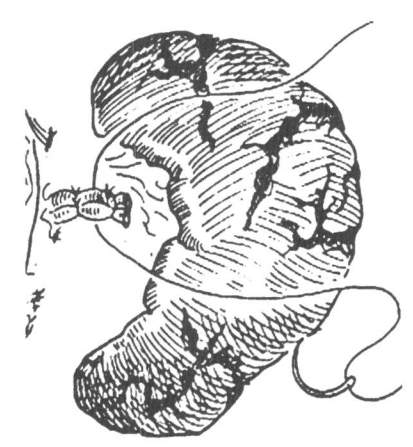

图 53-18　脾粉碎伤行全脾切除　　　　　　图 53-19　脾动静脉双重结扎贯穿缝合

3. 处理脾窝：将大纱布垫从脾窝取出后，仔细检查和处理脾床粗糙面上的出血点和渗血创面，尤其是脾肾和脾膈韧带的断面，应在缝扎止血的同时将后腹膜对合关闭、消灭所有的粗糙面。再次仔细检查脾蒂、胰尾部、胃大弯和后腹膜处，并行腹腔冲洗，直至冲洗液清亮后置多孔橡皮管于脾窝处，并引出体外，若无需保脾，即可关腹。

4. 制作脾块：需作网膜内自体小脾块移植的病例，术者或助手先将切除的损伤脾放在盛有注射用生理盐水的无菌弯盘中，多次洗净后，除去脾的被膜和创面上的碎片，选择较健全的脾髓质，用刀片切成 1 cm×1 cm×0.5 cm 等大的脾块，置于生理盐水中备用。

5. 移植脾块：在病人生命体征平稳的前提下，将大网膜平铺在腹壁上，从网膜中动脉与右动脉之间剪开并结扎止血，右侧小部分网膜留作覆盖手术切口部，左侧大部分网膜用以移植脾块。为使大网膜拉向脾窝处时无张力，可将左侧网膜从横结肠向左游离 8～10 cm（图 53-20），展开大网膜，在网膜的中央植入 25 个小脾块，用网膜包裹的，称为单层法脾移植（图 53-21）；在网膜左右两处各植入 25 个小脾块（图 53-22），将网膜远端翻转覆盖在脾块上（图 53-23），左右两处脾块相互重叠，共植入 50 块，称为双层法；若在两层之间再加 25 块脾组织，共植入 75 块，称为三层法（图 53-24、图 53-25）。植入的小脾块间距为 0.3 cm，保持网膜及其小血管与脾块表面积最广泛的接触，小脾块移植在存活过程中的中心坏死量也最少。将包裹和固定完整的移植脾放在原脾窝处，用 4 号丝线固定于侧腹壁，以防网膜血管蒂扭转和移植脾块落入腹腔中（图 53-26）。我们按此方法作脾块移植 90 例，疗效满意。

6. 缝合切口：关腹前清点纱布、器械对数后，将右侧小部分大网膜盖在切口下，逐层关腹。

【特殊情况下的手术处理】

1. 腹部以外全身多发伤中脾损伤的处理：脾损伤合并颅脑损伤，胸部损伤和脊柱四肢伤的病人约占脾损伤总例数的 50%，尤其是胸腹联合伤者较常见。遇此情况时，术者应依据伤情的轻重缓急作出决定，首先处理威胁病人生命最大的受伤部位，也可以同时处理脾脏。如同时行胸腔闭式引流和剖腹手术，此时若生命体征平稳，脾损伤不严重，也可采用脾动脉结扎、脾修补或脾部分切除术，也可做全脾切除加网膜内脾移植术。但若伤情危重，失血性休克严重，应尽快行全脾切除，绝不可为保脾而影响病人的安全。

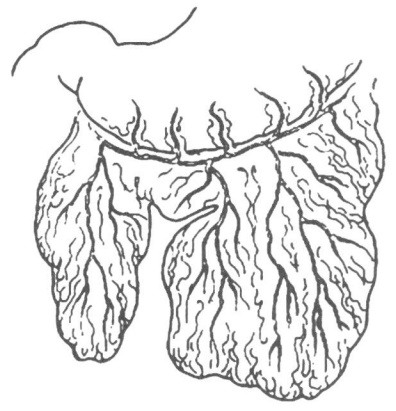

图 53 - 20　将网膜分成左大右小两部分

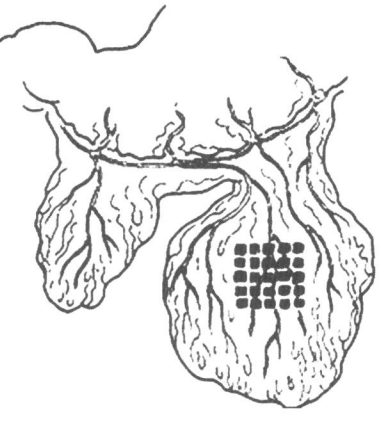

图 53 - 21　单层法网膜内脾块移植

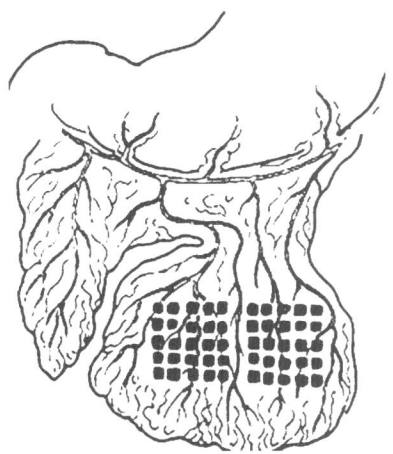

图 53 - 22　双层法网膜内脾块移植

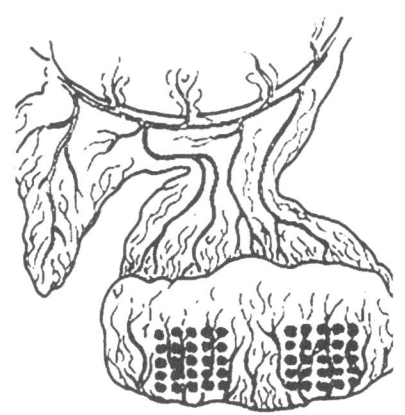

图 53 - 23　将远端网膜翻转覆盖脾块上

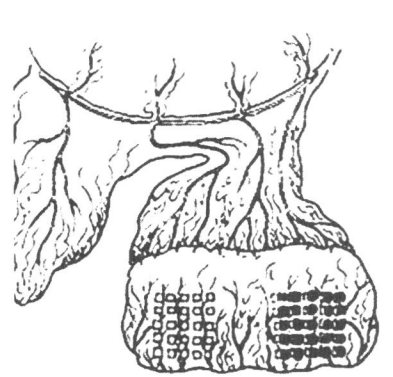

图 53 - 24　三层法网膜内脾块移植

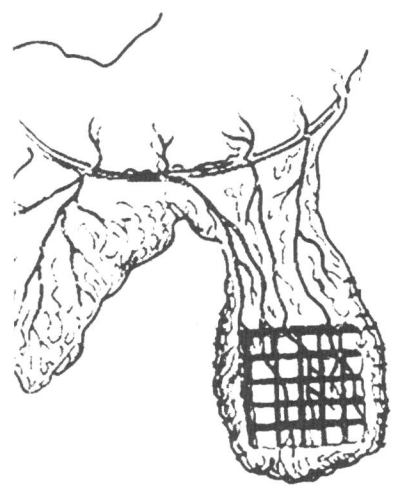

图 53 - 25　将左侧网膜重叠形成三层脾块移植

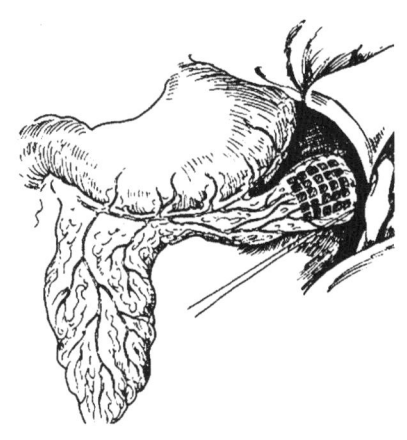

图 53－26　将移植脾块固定原脾窝处

2. 腹腔内多脏器损伤中脾损伤的处理：这种情况最常见的是肝脾同时损伤，往往在术中经过探查后能够确诊。若以脾损伤为主，术者应先用手控制脾裂伤的出血部位，同时用纱布垫压在肝裂伤出血创面上；若伤情稳定，生命体征平稳，脾损伤属 1、2、3 级者，也可采用脾动脉结扎、脾修补或部分切除术。若无保脾指征或伤情不稳定时，应尽快结扎脾蒂，切除脾脏，达到快速止血的目的，然后再处理肝损伤。若以肝损伤为主，应先处理肝脏，脾损伤处暂用纱布垫填压止血，稍后再行处理。

脾损伤合并腹内空腔脏器损伤也较常见。遇此情况时，要看腹腔内污染的程度和受伤到手术的时间长短而定，若污染不严重，时间在伤后 8 h 以内，生命体征平稳，也可考虑行保脾手术；反之，则需要做全脾切除术。

3. 良性病脾损伤时的处理：良性病脾如脾囊肿、脾血管瘤、脾大脾亢和某些血液病遇外力后更容易损伤，在处理上是否需要保脾，目前尚有争论。我们主张在有条件作冷冻切片能明确诊断除外恶性病变时，在病人生命体征平稳前提下，有保脾经验的术者仍可以采用脾部分切除或行全脾切除加自体脾移植术，但不做病脾修补术；对先天性多发性脾囊肿和弥漫性脾血管瘤的病例，不可做脾部分切除术，以免遗留病变，日后引起不良后果。

4. 联合应用多种保脾手术：脾损伤的部位除脾蒂及脾门部损伤需要行全脾切除术外，只要病人血流动力学稳定，原则上均应采取保脾手术。有人对粉碎性脾损伤采用可吸收肠线编制的网套，将损伤脾的四周套住，靠脾的自凝能力起止血和修复作用。也有人用游离的自体肝圆韧带，将损伤脾捆绑起来，达到止血和创面对合以保留脾脏。若有活动性出血，同时行脾动脉结扎术；也可同时行脾部分切除或小裂伤缝合修补术；即使作了全脾切除，也可行网膜内小脾块移植术。总之，联合应用多种保脾手术，应在能熟练掌握各种保脾手术的基础上进行，既能灵活运用，又能预防和避免术中及术后各种各样的并发症。

【术后处理】

1. 麻醉清醒后取半坐位，密切观察生命体征的变化，若有改变应及时作出正确的判断和相应的处理。

2. 禁食和胃肠减压 2～3 d，以免因胃扩张造成胃短血管结扎线脱落引起出血和对保脾手术的影响；同时应补充必要的热量，保持水与电解质的平衡。多数病人术后第 4 天开始进食。

3. 保持腹腔引流管通畅，观察和记录引流量及其颜色，如色红、量多，应及时输新鲜血；若色淡量少，一般术后 48 h 引出血性液体约 100 mL，即可拔管，防止引流时间过长造成的感染。

4. 适当应用止血药和抗生素 3～5 d，防止渗血过多和感染性并发症。

5. 留置尿管的病人待排尿功能恢复后，应尽早拔管，防止尿路感染。

6. 预防血栓形成，因全脾切除后或行脾块移植术后早期血小板计数升高，凝血能力增强，除及时停用止血药外，必要时应用乙酰水杨酸或低分子肝素钠等。还应对脾切除者鼓励早期下床活动，但对脾修补或脾部分切除者，下床活动时间应推后。

7. 对即将出院和出院后的采取保脾手术的病人，应定期随访。做 B 超、核素锝肝脾扫描、血液学和免疫学的有关检查，观察脾裂伤愈合和脾功能恢复状况。

【术后并发症、预防与处理】

脾损伤手术后常见的并发症有腹腔内出血、邻近脏器损伤和局部或全身性感染等。

1. 腹腔内出血：多在术后 12 h 前后发现。

（1）原因：全脾切除术后脾蒂结扎不牢固、脾周韧带内血管结扎线滑脱、脾床粗糙面止血不彻底和广泛渗血；也可能是保脾手术时脾创面渗血不止，造成脾实质血肿形成；也有因凝血机制障碍所致。

（2）预防措施：术中应做到有效的止血，尤其是脾蒂或其分支血管要结扎牢固，将脾蒂包埋在腹膜后；分离脾周韧带时少用或不用钝性手指分离，尽可能做到先钳夹后切断结扎或缝扎止血；腹膜后的脾床粗糙面一定要完全腹膜化，这是防止脾床渗血的关键。对保脾手术的开展，要求术者技术熟练，尤其在缝合脾组织时，对脾实质内粗大血管要缝扎牢，防止脾内血肿形成。若发现大出血是凝血机制紊乱所致，应及时作出相应的处理。

（3）处理：术后出血的处理应根据出血量的多少、快慢和有否休克表现而定。小量出血，多能保守治愈；若为较大量出血，估计仍有活动性出血时，应果断地施行二次止血手术。

2. 邻近脏器损伤：常见的损伤部位是胰尾、胃大弯和横结肠脾曲部位。

（1）原因：是胰尾与脾门紧密相连，尤其是局部有血肿时，往往辨别不清楚，钳夹脾蒂时将胰尾损伤。胃短血管有时很短，分离时易损伤胃大弯侧浆肌层。横结肠脾曲有时与脾下极粘连，致脾结肠韧带缩短，分离时造成结肠损伤。

（2）预防措施：术者应对脾脏及其邻近脏器的解剖关系和病变情况有充分的了解，特别在紧急情况下不能"手忙脚乱"，以免损伤脾脏的邻近脏器。

（3）处理：若在术中已发现胰尾损伤，应用丝线作褥式缝合修补，或作胰尾切除，主胰管应结扎牢固，避免术后形成胰瘘或膈下感染。若发现胃大弯或结肠脾曲损伤，亦应及时做修补术。

3. 局部或全身性感染：脾损伤术后常见的感染性并发症是胸部和膈下感染，偶有发现败血症的病例。

（1）原因：

1）胸部感染中较常见的是左侧基底胸膜炎和胸腔积液，原因除与外伤有关外，和左膈下手术、切断脾膈韧带、缝合膈肌创面造成的创伤反应有关。胸腔积液量多时可行穿刺抽液；形成脓胸时，除抽出脓液注射抗生素外，也可行胸腔闭式引流术。肺炎和肺不张在脾手术后也常发生，尤其是全身麻醉插管者发生率较高。预防措施是术后鼓励病人排痰，早发现早治疗。

2）膈下感染的常见原因是脾周广泛粘连分离后，创面渗血不止，术后脾窝内积血和血凝块是细菌生长的良好场所；胰尾和胃肠道损伤修补术后也极易合并膈下感染；所谓脾切除术后的"脾热"，部分病例也与膈下感染有关。

（2）预防措施：除严格无菌操作外，消除造成感染的多种因素，预防性应用抗生素等。处理上膈下感染若处在炎症充血水肿期，应以抗生素治疗为主；若已形成脓肿，可先在 B 超定位下多次抽脓冲洗；若脓肿张力大，中毒症状严重，为防止脓肿穿破膈肌形成脓胸，可做脓肿切开引流术。

（3）处理：全身性感染在脾切除术后近期多为局部感染播散到全身造成的败血症。主要原因是切脾后机体免疫功能低下，抵抗力下降；或因感染细菌对抗生素不敏感；或因细菌的繁殖力过盛。预防和治疗措施是加强营养支持和随时调换有效的抗生素，彻底清除体内的感染灶。全脾切除术后远期的全身性严重感染（OPSI）可以在术后数周至数年内发生，病程进展快，血涂片能找到细菌，死亡率极高。预防措施是脾损伤时尽可能采取保脾技术，尤其是婴幼儿，定期注射球蛋白，轻微的感染应及时就医，预防性应用抗生素等。

五、腹腔镜下脾修补或部分切除术

腹腔镜手术是近 20 年发展起来并已经日趋成熟的技术，在大部分腹部手术中已经替代传统开腹手术。

【要求】实施腹腔镜手术必须具备丰富的经验，对于创伤性手术，强调具备熟练的开腹手术经验，以应对各种意外情况。

【适应证】

1. 确诊脾损伤为 1、2、3 级，裂伤表浅或深而局限，远离脾门部，裂伤 1～3 处，总长度不超过 10 cm 者。

2. 生命体征平稳，或经过抗休克治疗血流动力学稳定无开放性损伤者。

3. 具备腹腔镜手术开展的条件。

【禁忌证】

1. 脾损伤超过 72 h，因脾裂伤部位充血水肿明显，挫裂部位广泛，不易修补者。

2. 严重的开放伤和合并伤，腹膜腔内污染严重，腹膜炎表现明显者。

3. 原因不明不能排除恶性肿瘤的病脾破裂者。

4. 有危及生命的脏器疾病或损伤者。

5. 不具备腹腔手术开展的条件，包括麻醉、设备、术者经验等。

【手术步骤】

1. 回收腹腔积血和紧急止血：手术前应备好回收血的装置，并连接好两套腹腔镜下抽吸冲洗装置，快速入腹后立即回收腹内积血，逐步探查、显露术野，待确定为单纯脾损伤，腹内积血未污染时才能应用。在清除积血及血块过程中，应密切观察生命体征变化。同时迅速显露脾蒂，过带（可选用 6～10 号硅胶管），若有活动性出血时，术者应收紧扎带立即控制脾蒂，并用腔镜下专用纱条压迫脾裂伤创面，待有效止血后再作腹内诸多脏器的探查。

2. 控制脾动脉主干：按上述方法寻找和解剖显露脾动脉，用 10 号丝线或者 8～10 号硅胶管暂时控制脾动脉的供血。

3. 探查脾裂伤状况：尽可能在不游离脾脏的情况下将脾显露，仔细检查脾损伤的部位、裂伤形式、数目、长度和深度，结合病人的全身情况，决定采用的手术方式。

4. 脾黏合修复术：先行脾裂伤面清创止血，清除失活的脾组织，然后用特制注射器将纤维蛋白黏合剂注入裂伤基底部，待创面盛满后，用钝头分离钳夹腔镜纱压迫对合处 3～5 min，裂伤表面再涂胶原纤维网，脾裂伤即可修复（可参考常规剖腹手术）。

5. 脾缝合修补术应准确判断脾裂伤的深浅度，深部裂伤应先用 4 号丝线（或者 3−0 无损伤血管缝线）作垂直褥式缝合，继以平行褥式缝合，以消灭脾实质内的死腔，脾表面以间断缝合法对合两侧包膜为防止撕裂伤，间断缝合结扎时可适当填塞大网膜或明胶海绵，以增加张力。

6. 脾床置引流管：为了观察该术式术后是否再出血和引出腹腔内的残余积血，可常规在脾窝处置多孔乳胶管或者多孔硅胶套管引出体外，目的是防止积血积液等造成感染性并发症的发生。

【特殊情况下的手术处理】

1. 脾损伤程度为 3 级或 4 级，裂伤位于脾上极或下极，且局部呈粉碎伤或星状挫裂伤，无法行修补术者，实施部分脾切除术。

2. 脾的上极或下极，或脾的两极均有血循环障碍，或已有梗死者，实施部分脾切除术。

3. 生命体征平稳，估计行脾部分切除能成功耐受者。

4. 经脾修补或脾动脉结扎术后，若发现脾缝合修补后脾的血循环障碍，如出现脾脏缩小、颜色变紫、张力减退等现象，说明脾动脉供血受阻；或见脾脏充血增大、颜色暗红、张力增加等，则表明脾静脉回流受阻。上述情况的出现，有可能是在脾缝合修补时结扎了脾动脉或脾静脉的主干，或因脾的侧支循环欠佳，此时即使脾脏已修补完好，也应果断决定做全脾切除术，补救的办法是行网膜内自体脾块移植术。若发现仅是脾的部分血循环障碍，也可采用脾部分切除术。

5. 脾部分切除术的操作要点：无论是规则或不规则的脾部分切除术，均应首先控制脾蒂，减少创面出血，然后清除脾的失活组织；脾断面可采用双极电凝止血；在清创或部分切脾时，应多保留脾门的脾组织，缝合残脾创面应自内向外采用垂直和平行。

6. 如果不能安全实施脾修补或部分脾切除时，应果断作出腹腔镜下全脾切除的决定。

7. 实施腹腔镜手术，术者要充分权衡病人条件、设施条件，尤其是术者经验等，如实施腔镜手术条件不成熟或者术中遇特殊不可控因素，要果断决定中转开腹手术，以确保手术顺利进行。

第三节　手术经验与有关问题讨论

一、对脾损伤采用保脾技术的评价

由于人们对脾的超微结构及脾功能的深入研究，脾损伤时采用保脾技术保留脾功能的必要性和可行性已得到了临床的验证。目前临床上采用的保脾方法众多，通过临床检测血液内痘痕红细胞、血清 Tuftsin 浓度和核素锝扫描等手段已证实，非手术疗法保留的损伤脾和脾破裂修补术，只要处理得当，能在短期内完全恢复脾的正常功能。脾部分切除存在着保留残脾大小和多少问题，目前公认若能保留正常脾的 1/4～1/3 的脾组织，就能恢复全部脾功能；但若残脾小于正常脾的 1/4 时，中南大学湘雅医院和陆军军医大学西南医院的经验是同时加做网膜内自体脾小块移植，移植物通过动物实验和临床应用证明能够成活。有争议的是自体脾移植能否恢复正常脾功能的问题。对其移植方法、移植数量、移植部位和移植物的成活及生长等也有争议。多数学者认为在无法保留损伤脾的情况下，采用自体脾移植术对病人是有益无害的，只要移植技术得当，实践证明能够恢复脾的大部分功能。目前许多单位继续对自体脾移植进行实验和临床研究，改进移植方法，长期随访观察疗效。

二、自体脾移植方法、疗效和理论依据

目前公认为网膜内脾块移植的成活率较高，移植脾的血流入门静脉内，符合生理状态。华中科技大学同济医学院附属同济医院将脾片植入大网膜两层之间，悬吊在腹腔内；也有人将脾切成大片状卷裹在大网膜内；一般采取的方法是将脾去包膜后，取脾红髓部位切成 $1\,cm \times 1\,cm \times 0.5\,cm$ 等大的小脾块 $25 \sim 75$ 块，放置在展平的大网膜上，每个脾块间距 $3\,mm$，纵横各放 5 块，在约 $6\,cm \times 6\,cm$ 面积上放置 25 块，也可植入 50 块或 75 块，然后将折叠网膜覆盖在脾块上，四周用 $3-0$ 滑线（无损伤尼龙线）固定。植入的脾块中心脾组织通常都要经过变性、坏死和被结缔组织所取代，只有脾块周边脾组织才能成活。我们设计的小脾块每块与网膜接触的表面积为 $4\,cm^2$，故单层、双层和三层法与网膜接触的总表面积分别为 $100\,cm^2$、$200\,cm^2$ 和 $300\,cm^2$。脾块与网膜接触面愈广泛，脾块的存活率就愈高。马宏敏等有研究报道，在脾块移植网膜内早期，其周边脾组织靠组织液内的养分维持细胞的存活，1 周后来自网膜的微小血管逐渐地向脾块的表面长入约 $2\,mm$，按我们植入的小脾块而言，则只有 $1\,mm$ 的脾组织中心坏死，故采用小脾块网膜内移植的数量多，中心坏死少，脾组织的成活率最多。植入脾块的大小和多少关系到恢复脾功能的程度，若采用大脾块植入，数量虽多，但其中心坏死亦多，反而脾组织成活少。目前存在的问题是如何增多移植小脾块的数量，寻找更适宜生长的符合生理要求的移植部位。对大网膜发育不良或已作切除的病例，能否植入小网膜、小网膜囊内和肠系膜内，尚需要临床实践和进一步研究。通常情况下自体脾组织移植后 3 个月作核素锝扫描，移植脾块能够显像，据文献报道和我们的临床观察结果表明，移植脾块不仅能够成活，而且具有生长增大现象，成人增长可达 2 年之久，儿童在生长发育期增长的时间更长。支持自体脾组织移植能恢复脾功能的另一个现象是自然的脾种植（splenosis），既然因脾破裂留在腹膜腔内的脾碎片和脾细胞能够自然地成活、生长并有脾功能，那么人为地行自体脾

组织移植，应该不存在问题。理想的自体脾组织移植应当是：①移植的方法简单易行，容易推广应用；②移植部位符合生理要求，移植脾的脾血应回流入门静脉；③植入脾块的大小适宜，要求脾块中心坏死少，周边脾组织成活率高；④植入和成活的脾组织总重量和总体积均应超过正常脾的1/3；⑤能完全恢复脾脏的生理功能。为达到上述诸项要求，尚需进行临床上的深入研究。

〔龚连生　王渊璟〕

参考文献

［1］黄志强. 现代腹部外科学［M］. 长沙：湖南科学技术出版社，1994：375.

［2］夏穗生. 现代脾脏外科学［M］. 南京：江苏科学技术出版社，1990：21.

［3］许廷贵. 脾脏研究进展［M］. 乌鲁木齐：新疆人民出版社，1987：30.

［4］Touloukian R J. Splenic preservation on children［J］. World J Surg，1985，9：214.

［5］Mishalany H G. Radioisotope spleen scan in patients with splenic injury［J］. Arch Surg，1984，117：1147.

［6］Zucker K. Nonoperatlive management of splenic trauma. Conservative or radical treatment？［J］. Arch Surg，1984，119：400.

［7］前川. 脾損傷手術たよけろ術式の選擇［J］. 消化器外科，1985，8（12）：1749.

［8］安田和弘. 外傷性脾損傷の檢討［J］. 日本臨牀外科醫學會雜誌，1983，44（4）：44.

［9］Mozes W F. Partial splenic embolization an alternative to splenectomy：Results of a prospective randomizedstudy［J］. Surgery，1984，96（4）：694.

［10］Jonasson O. Partial splenic embolization：Experience in 136 patients［J］. World J Surg，1985，9：461.

［11］Hirik B. Splenic artery ligation in splenic injuries［J］. Injury，1983，15（1）：1.

［12］Schwalke M A. Splenic artery ligation for splenic salvage. Clinical experimence and immune function［J］. J Trauma，1991，31（3）：385.

［13］Kram H B. Techniques of splenic preservation using fibrin glue［J］. J Trauma，1990，30：97.

［14］Scheele J. Splenic repair by fibrin tissue adhesive and collagen fleece［J］. Surgery，1984，95（1）：6.

［15］Wetzig N R. Splenorrhaphy in the management of splenic injury［J］. Aust N ZJ Surg，1986，9：214.

［16］Wilson R H. Management of splenic trauma［J］. Injury，1992，23（1）：5.

［17］Barrett J. Splenic preservation in adults after blunt and penetrating trauma［J］. Am J Surg，1983，145：313.

［18］Flancbaum L. Splenic conservation after multiple trauma in adults［J］. Surg Gynecol Obstet，1986，162（5）：469.

［19］Solheim K. Changing trends in the diagnosis and management of rupture of the spleen［J］. Injury，1985，16（4）：221.

［20］Millikan J S. Alternative to splenectomy in adults after trauma. Repair，partial resection and reimplantation of splenic tissue［J］. Am J Surg 1982，144：711.

［21］Kusminsky R E. An omental implantation technique for salvage of the spleen［J］. Surg Gynecol Obstet，1982，155（9）：407.

［22］Livingston C D. Site of auto transplantation affects protection from sepsis［J］. Am J Surg，1983，146（6）：734.

［23］Christenson J T. Regeneration and function of auto transplantation of splenic tissuc after splenectomy［J］. World J Surg，1986，10（5）：860.

［24］Linuma H. Optimal site and amount of tissue for autotransplantation［J］. J Surg Res，1992，53：109.

［25］Massey M D. Residual spleen found on denatured red blood cell scan following ncgative colloid scans［J］. JNM，1991，32（12）：2286.

［26］Pohlsen E C. Heat-damaged red cell scan for intraperative localization of the accessory spleen［J］. JPede Surg，1994，29（5）：604.

［27］马宏敏. 保留脾脏或脾组织的实验研究和临床应用［J］. 实用外科杂志，1983，3（4）：191.

［28］马宏敏. 脾损伤切脾后自体脾组织移植的动物实验和临床应用［J］. 中华外科杂志，1985，23（3）：160.

［29］马宏敏. 保脾技术用于脾损伤和脾脏疾病的基础研究和临床应用［J］. 普外临床，1989，4（5）：303.

［30］黄建钊，马宏敏. 交通事故所致脾破裂的分析［J］. 腹部外科杂志，1994，7（4）：193.

第五十四章　良性病脾的手术

Operation of Benign Splenopathy

　　良性病脾是指非恶性疾病所致的脾占位性病变、某些血液病脾和充血性脾肿大伴脾功能亢进（简称脾亢），脾的大体、组织学或功能上有病理改变。按照既往的常规，这些病脾应做全脾切除术。但近十多年来的实验室和临床研究，认为保脾手术对病人有益无害。陆军军医大学西南医院自 1983 年起，在动物实验基础上采用保脾手术共 188 例，取得了良好效果。中南大学湘雅医院自 1995 年起，针对脾良性病变采取部分脾切除手术，近年来采取腹腔镜下脾切除术，取得较为突出成效。但是对此类病例行保脾手术是否有必要，仍有争议；有的主张采用非手术疗法如脾栓塞术保留部分脾组织，也有采用脾区放射疗法，收到一定疗效。手术保脾方法中，对脾占位性病变多行脾部分切除或自体脾移植术；对原发性血小板减少性紫癜和溶血性贫血，均采用全脾切除加网膜内自体脾块移植术；对于脾脉管瘤、血管瘤、囊肿等，采用脾部分切除术；对脾大脾亢者多采用脾大部分切除术，少数病例采用全脾切除加自体脾移植术。下面针对巨脾症的解剖特点和脾大部分切除术作简要介绍。

一、巨脾症的解剖生理概要

　　良性巨脾的绝大多数是充血性脾大伴有脾功能亢进，脾动、静脉的主干均有增粗、壁薄、弯曲和走向变异，大多数脾动脉在胰尾上缘由内上走向外下方，寻找和结扎脾动脉时，应注意上述特点。脾的主要血循环是脾动、静脉，巨脾症时来自脾周韧带内的侧支血液供应也十分丰富；脾叶动脉通常是终末支，脾叶段间交通支甚少，但在病脾时脾内也常有交通支，故作规则性脾叶段切除时，仍有较粗大的血管需要缝扎止血。脾肿大时脾内的纤维结缔组织增多，质地较硬，行脾大部切除后残脾断面修补时较外伤脾更易缝合。

二、脾大部分切除术

　　脾大部分切除术（subtotal splenectomy）是指当脾的体积和重量超过正常脾的 1 倍以上，伴有脾亢症状而切除大部分脾组织。在巨脾症时则需切除脾的绝大部分，仅保留稍小于正常脾的脾组织，故亦称脾次全切除术（subtotal splenectomy）。脾大部切除的术式较多，如将残脾经膈肌推向胸腔，使残脾与肺底部形成血管性粘连，建立脾肺分流；也有将残脾置于腹膜后以建立门、体侧支循环，达到降低门静脉压的目的。一般采取的方法是将残脾固定在左上腹腔内。

【适应证】

　　1. 良性充血性脾大伴继发性脾功能亢进，肝功能属 A、B 级，有手术指征者。

　　2. 班替（Banti）综合征所致肝外门静脉高压及脾大者。

　　3. 良性脾占位性病变，位于可切除部位者。

【禁忌证】

　　1. 脾脏原发或转移性恶性肿瘤。

　　2. 脾纤维化，有功能的脾细胞甚少者。

　　3. 有重要脏器功能不全或功能衰竭者。

【术前准备】

　　1. 行脾大部分切除术原则上应属择期手术，以确保手术安全。

　　2. 常规检查全血常规：若发现白细胞和血小板计数过于减少，除应用升白细胞及升血小板药物外，必要时给予成分输血，有条件者术前输注单采血小板，术中备用一个治疗量血小板；若有严重贫血，应输浓缩红细胞；如果凝血酶原时间延长，应注射维生素 K；若有凝血机制紊乱，应作相应处理，务使达到术前要求。

3. 多次检查肝功能：若发现白蛋白过低，白、球蛋白比例倒置时，应输人体白蛋白，同时适量应用护肝药物；若发现各类肝转氨酶（如谷丙转氨酶、谷氨酰转肽酶等）偏高，应在采用护肝等保守治疗至少 3 个月后，待病情稳定时才能考虑手术治疗。

4. 正确判断重要脏器功能：特别对年老体弱多病者，应仔细检查心肺功能、肾功能和中枢神经系统，并作相应处理。

5. 预防术中大出血的措施：术前交叉合血浓缩红细胞不少于 6 U，备用冷沉淀 5 U 以上，以备术中急用；术前先行双管输液及中心静脉置管以确保能达到快速输血输液的要求，有条件者实施动脉压监测。

6. 预防性应用抗生素：尤其是对年老体弱和血液病病人，术前一天或手术当天术前应注射有效抗生素，以防止术后感染性并发症。

7. 留置胃管和尿管：若有食管静脉曲张者，选置细软的硅胶胃管或者十二指肠营养管，防止因置管引起的大出血。

【麻醉与体位】巨脾病人大多数采用持续硬膜外阻滞能顺利完成手术；但对术前估计脾周围有广泛粘连或特大巨脾者，也可选用静脉复合加气管内插管全身麻醉。目前随着麻醉技术的成熟和快速康复理念的推广，绝大部分有条件的医院均采用气管内插管全身麻醉，并在术后辅以镇痛，以减轻术后疼痛等。

体位多为平仰卧位，左腰背部稍垫高，便于脾脏的暴露；少数采用胸腹联合切口者，可采用 45°右侧卧位，或 90°侧卧位，以便经胸手术。

巨脾手术的最大危险为失血性休克，术中均应严密监测。

【手术步骤】

1. 切口的选择：若脾大为Ⅱ级，脾下缘不超过平脐的水平线，而剑突到脐的距离较长者，可采取上腹正中切口，我们的病例中约 70% 采用此切口；也有采用左上腹直肌切口或左上正中旁切口。若病人体型肥胖，呈桶状胸者，脾上缘位置较高时，常采用左肋缘下斜切口，较少采用胸腹联合切口行脾手术（图 54-1）。

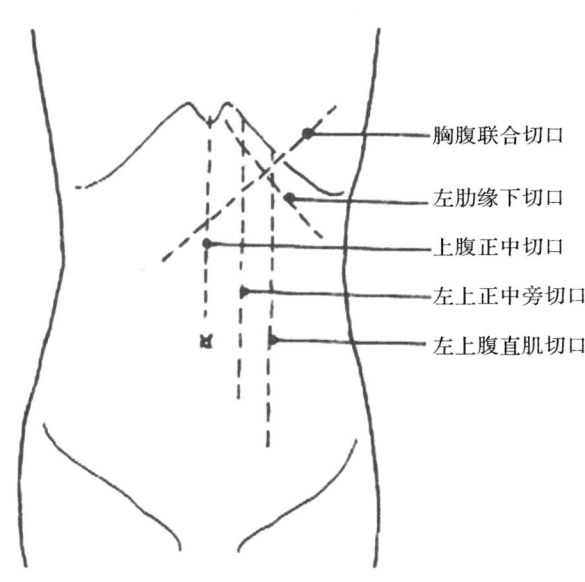

左侧标注（自上而下）：胸腹联合切口、左肋缘下切口、上腹正中切口、左上正中旁切口、左上腹直肌切口

图 54-1 巨脾手术的常用切口

2. 测自由门静脉压力：行腹内脏器探查后，向胃网膜右静脉插入粗细合适、80 cm 长的硅胶管，管内先灌满肝素溶液，迅速将其推进到门静脉内，然后检测自由门静脉压力（图 54 - 2）。为了比较切脾前后门静脉压力的变化，将该管充满肝素液后，用细丝线暂时结扎，置手术切口旁备用。

3. 寻找和结扎脾动脉：巨脾手术搬脾时撕脱脾蒂最为危险，因此在游离脾周韧带前，尽可能先行脾动脉主干结扎。结扎后，脾的张力缩小，左上腹腔间隙增大，便于术者暴露和游离脾脏。寻找脾动脉时应剪开脾胃韧带（图 54 - 3），尽可能向后上方游离到接近胃短血管处，在胰尾上缘距脾门 5 cm 内寻找和结扎脾动脉。方法和步骤同脾损伤时采用的脾动脉结扎术。

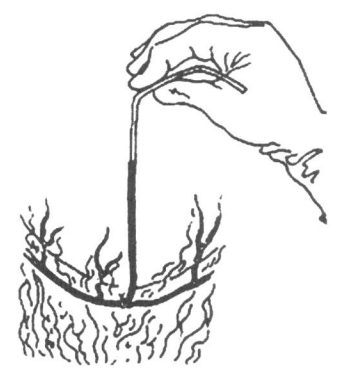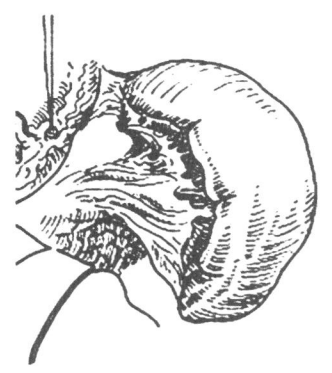

图 54 - 2　测门静脉压力　　　　　　　　　图 54 - 3　游离和结扎脾胃韧带

4. 确定保留和切除脾脏的部位：保留的残脾通常有 3 个部位：其一是保留脾上极，条件是门静脉压力不高，无食管下端、胃底和胃冠状静脉曲张者；其二是保留脾下极，适于有门脉高压需加做门奇静脉断流术者；其三是保留脾门部或肋膈面的脾组织，切除脾的上、下极，适于特大巨脾伴门静脉高压，需要做断流术者。3 个保脾部位均要保留脾门附近脾组织，并保持脾静脉回流通畅。

5. 保留脾上极的脾大部分切除术：通常情况下脾动脉分为上、中、下 3 个终末支脾叶动脉，若确定保留上极时，应保留上终末支及中终末支、脾上极血管和胃短血管，切断并结扎下终末支及脾下极血管。此时，将脾动脉主干结扎后，依据脾的大小、脾周围松动情况，可在搬脾前或搬脾后按顺序切断结扎脾结肠、脾肾和脾膈韧带（图 54 - 4～图 54 - 7），结扎止血后，术者用右手将脾从脾窝托出腹腔，与此同时助手用大纱垫数块填在脾窝内，起压迫止血和防止脾脏下滑的作用。仔细解剖脾门部，暴露、钳夹、切断和结扎脾下终末支血管（图 54 - 8）。当近心端动脉双重贯穿结扎片刻后，脾表面暗红与鲜红色的分界线即可分清，术者用左手控制脾蒂后，沿分界线从脾的肋膈面楔形切除脾大部分组织（图 54 - 9）；残脾断面血管缝扎止血，然后采用垂直或平行褥式加间断法，用丝线或者 3 - 0 滑线（尼龙无损伤线）缝合脾实质及其被膜，必要时脾创面内覆盖带血管蒂大网膜或明胶海绵，然后将缝合修补好的残脾固定在原脾窝处，防止脾蒂扭转。

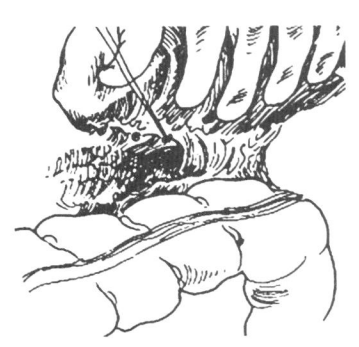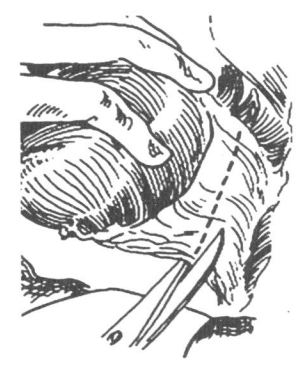

图 54 - 4　游离和结扎脾结肠韧带　　　　　图 54 - 5　游离和结扎脾肾韧带

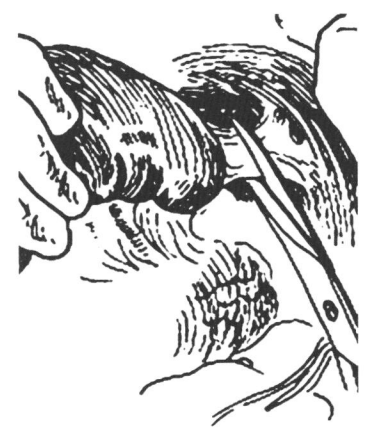

图 54 - 6 游离和结扎脾膈韧带

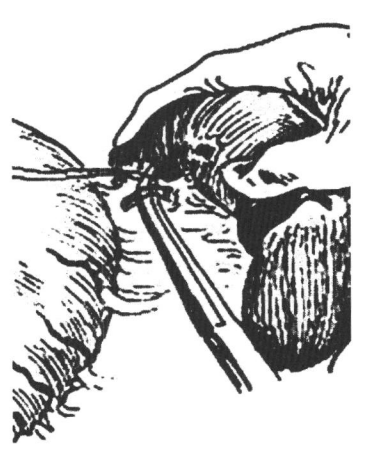

图 54 - 7 钳夹和结扎胃短血管

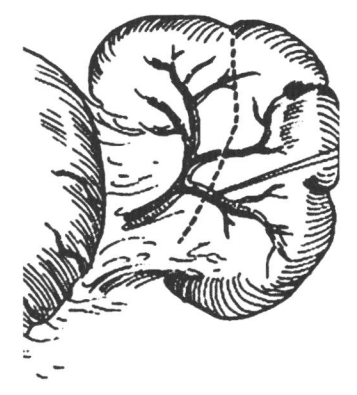

图 54 - 8 结扎和切断脾下终末支血管

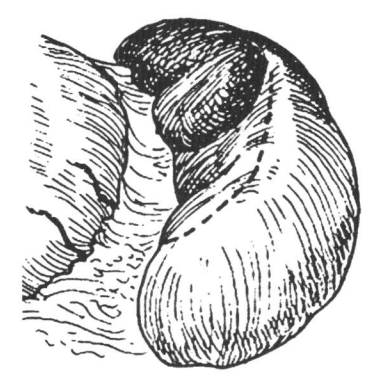

图 54 - 9 保留脾上极的脾肋膈面切口

6. 保留脾下极的脾大部分切除术：我们的大多数手术病人是肝硬化门静脉高压伴充血性脾大，80％以上采用了保留脾下极的术式。结扎脾动脉主干后，保留脾结肠韧带及脾下终末支和脾下极动脉；先游离脾肾和脾膈韧带，若无粗大血管可采用手指钝性分离、纱布垫压迫止血；若有血管性粘连应分别钳夹、止血。然后将脾托出腹腔，分别切断和结扎数条胃短血管，胃大弯侧血管断端应行缝扎止血；暴露、钳夹、切断和结扎脾上终末支血管（图 54 - 10），近心端血管行双重结扎，贯穿缝合，待脾表面界限分明后，切除脾上极及肋膈面脾组织（图 54 - 11），脾的中终末支有时缺如，有时不易寻找也可以不作结扎。其余操作同保留脾上极的步骤。

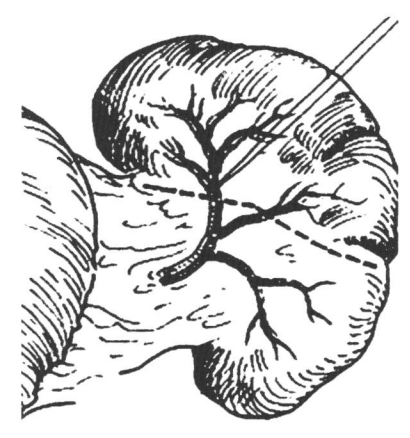

图 54 - 10 结扎和切断脾上终末支血管

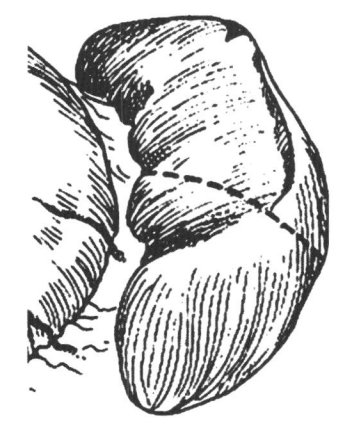

图 54 - 11 保留脾下极的脾肋膈面切口

7. 保留脾门部或肋膈面的脾大部分切除术：特大巨脾要求残脾相当于正常脾的大小，需要切除较多的脾组织。将脾托出腹腔后，按上述方法先后切除脾的上下极脾组织，保留脾的中终末支血管；如果残脾仍然大于正常脾的体积和重量时，也可将脾的肋膈面切除（图 54 - 12），切脾时应保留脾的脏面较多的被膜，切口呈鱼口状，便于残脾创面对合（图 54 - 13、图 54 - 14），彻底止血后，将残脾的碟形创面覆盖，以带蒂大网膜后分层缝合，脾中心不留死腔。待彻底止血冲洗后，仍需将残脾固定在脾窝处。

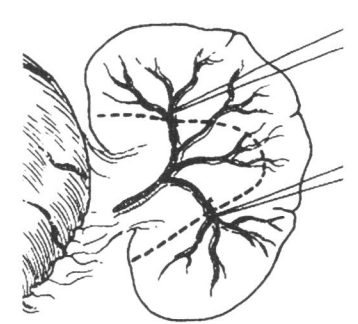

图 54 - 12　结扎和切断脾上、下终末支血管

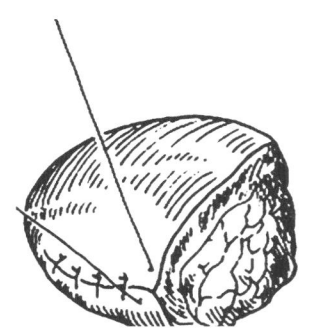

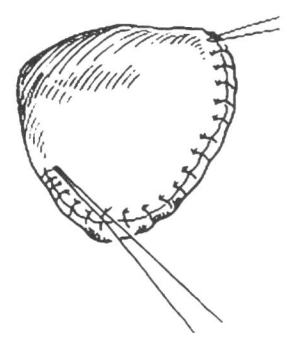

图 54 - 13　缝合缝补鱼口状残脾组织　　　　　　图 54 - 14　残脾缝合完毕，两端缝合线用于固定

8. 脾床创面的处理：完成以上手术后应将填塞在脾窝内的纱布垫如数取出，吸尽腹腔内的血性液体，寻找明显的出血点，分别钳夹止血。若为广泛渗血应用温热纱布垫压迫，或用电凝法止血；缝合止血最可靠，关闭脾床的创面后，对合后腹膜，使其完全腹膜化（图 54 - 15、图 54 - 16）。缝合时应从膈顶部最深处悬吊 1 针线，向下牵引膈肌，便于采用间断或连续法缝合粗糙面。在处理脾床时还应仔细检查有否损伤脾脏的邻近脏器。钳夹胃大弯的胃短血管时容易损伤胃壁，必要时将该处胃壁浆肌层内翻缝合；结肠脾区亦应仔细检查，但损伤机会较少。由于该手术均保留脾门部脾组织，故分离胰尾的机会很少，脾部分切除时术者用手指压迫和控制脾蒂，能避免损伤胰腺，但若发现难免的损伤时，应即作相应处理。

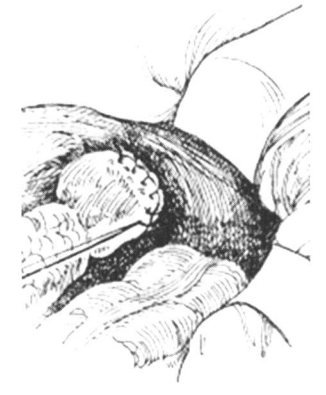

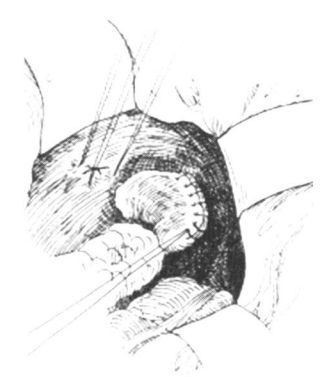

图 54 - 15　将残脾固定在脾窝的肋膈肌上　　　　　图 54 - 16　缝合后腹膜的粗糙面

9. 附加的腹腔内手术：完成脾大部分切除术后，若病人生命体征平稳，可做腹腔内附加手术。原则上附加的应是Ⅰ类切口手术。有门静脉高压的病人需要附加门奇静脉断流或肠腔静脉分流术。有十二指肠溃疡的病人，也可同时加做高选择性迷走神经切断术。

10. 门静脉压力的变化：有门静脉高压的病例，除进腹后测得的自由门静脉压外，行脾次全切除术后，将插入门静脉内的硅胶管，松开结扎线，用肝素盐水冲洗管腔后，第二次测门静脉压力，依据我们的资料门静脉压平均能下降 0.5 kPa（51 mm H_2O）。第三次测门静脉压力是在门奇静脉断流或分流术后。

11. 脾床置管引流：脾手术后是否需要放置引流尚有争议，不主张引流者的理由是预防逆行感染。Cerise 等指出腹腔引流管在 72h 后便发现管内有细菌生长。我们主张放置引流管，但在引流管的长度和引流时间上作了改进：采用 40 cm 长的多孔硅胶引流套管放置脾窝处（图 54-17），引出体外后接在无菌抗反流袋内，绝大多数病人在 48 h 拔管时，引流的血性液体平均在 100 mL。血性液体排出后能降低术后发热概率和缩短其持续的时间；如果引流的量多而且颜色鲜红，表明有腹腔内活动性出血，提示需作相应处理。

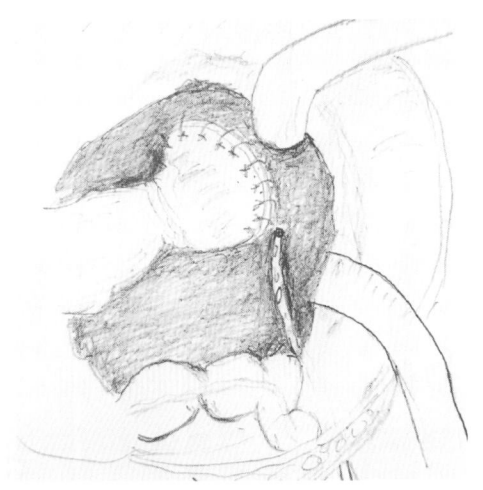

图 54-17 留置橡胶引流管于脾窝处

12. 肝脾活体组织检查：有肝硬化者应取肝活检，病脾组织亦应送检。

【腹腔镜下脾部分切除术】腔镜手术是 20 世纪 80 年代末期开展起来的技术，首先在腹部外科、泌尿外科实施，现今已经发展日趋成熟，涉及各个专科领域，并替代了约 80% 的传统手术方式，近几年已经发展到机器人手术。

（一）适应证

1. 良性充血性脾大伴继发性脾功能亢进，肝功能属 A、B 级，有手术指征者。

2. 班替（Banti）综合征所致肝外门静脉高压及脾大者。

3. 良性脾占位性病变，如脉管瘤、巨大多发囊肿、血管瘤等，位于可切除部位者。

（二）禁忌证

1. 脾脏原发或转移性恶性肿瘤。

2. 脾纤维化，有功能的脾细胞甚少者。

3. 有重要脏器功能不全或功能衰竭者。

4. 不具备腔镜手术条件和经验者。

5. 对有严重粘连性肠梗阻、明显出血倾向的疾病或状态、腹部大手术史致腹腔严重粘连者为相对禁忌证。

（三）手术要点

手术步骤与开腹类似，但腔镜入路选择较为灵活。

1. 体位一般采用仰卧位或右侧卧位。

2. 一般常用 Trocar 位置：观察孔 10 mm 选脐下；主操作孔：剑突下 5 mm 操作孔、平脐左腋前线 12 cm 操作孔（利于置入切割闭合器）；平脐左腋后线 5 mm 操作孔（侧卧位），也可选择在左腋前线位置。

3. 手术入路：

（1）前入路：脾胃韧带—脾结肠韧带—脾肾韧带—脾膈韧带—脾蒂

（2）后外侧入路：脾肾韧带—脾结肠韧带—脾胃韧带—脾膈韧带—脾蒂

4. 脾蒂处理：①脾血管主干离断，常用缝扎后，切割缝合器离断；优点是操作简单，缺点是切割缝合器费用较高，钉仓选择不合适导致出血，易损伤胰尾，需采用 3 - 0 无损伤血管线补充缝合。②精确分离、离断脾叶血管，常用 Hemo-lock、钛夹等逐一夹闭离断；优点是避免了大块集束结扎，不仅有效地防止了胰尾损伤，减少了术后胰漏和脾热的发生率，还避免了对器械的依赖，减少了手术费用，缺点是操作复杂，对术者技巧要求高，需精准解剖（称之为解剖性切除），同时游离分支血管时，易导致出血。

5. 采用标本取物袋取出脾脏：适当扩大切口完整取出，适用于脾肿瘤；切碎标本分次取出，适用于外伤、脾功能亢进等。

6. 注意：解剖性切除脾脏时，注意分段夹闭血管，待明显界限出现后，分离组织，创面注意止血，可采用双极电凝止血，手术结束时一定注意观察创面，必要时采用 3 - 0 血管缝线间断缝合创面（图 54 - 18）。

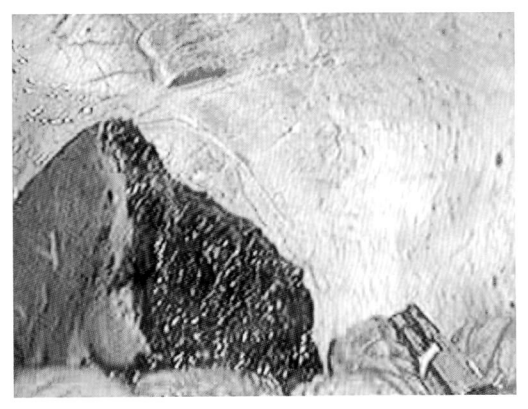

图 54 - 18　腹腔镜下部分脾切除残端

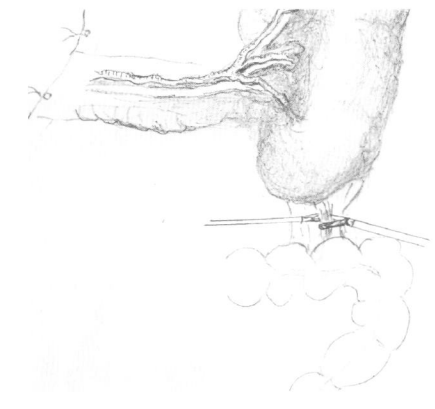

图 54 - 19　腔镜下超声刀游离脾蒂及脾结肠韧带

7. 采用标本取物袋取出脾脏：适当扩大切口完整取出，适用于脾肿瘤；切碎标本分次取出，适用于外伤、脾功能亢进等。

8. 术毕，于脾窝留置多孔套管式硅胶管引流管，利于术后观察与引流。

（四）注意事项

1. 实施腔镜手术时遵循"由外周向脾门，自下而上，先易后难"的顺序进行，离断脾脏周围韧带时应避免损伤胃、结肠和膈肌等周围器官。如脾膈韧带较短，分离所有的脾周韧带困难，可在分离脾结肠和脾肾韧带后先处理脾蒂，再分离余下的脾周韧带（图 54 - 19）。术中切忌暴力牵拉脾脏，造成被膜出血而影响术野。

2. 处理脾蒂要"稳、准、柔"。按先动脉后静脉顺序结扎，避免先结扎静脉造成脾充血肿大而增加手术难度。游离脾胃韧带时避免损伤到胃等器官（图 54 - 20）。对于巨脾，在处理脾蒂前先在胰腺上缘游离脾动脉，将其结扎或夹闭。这样可使脾脏内血液自体回输，脾脏缩小，降低出血风险。血管结扎可丝线结扎处理、Hemo-lock、可吸收生物夹及腔镜下直线切割吻合器等（图 54 - 21），在使用吻合器时，要根据脾蒂组织厚度选择合适的钉仓，一般选择白钉仓（钉高适用钉合血管）。

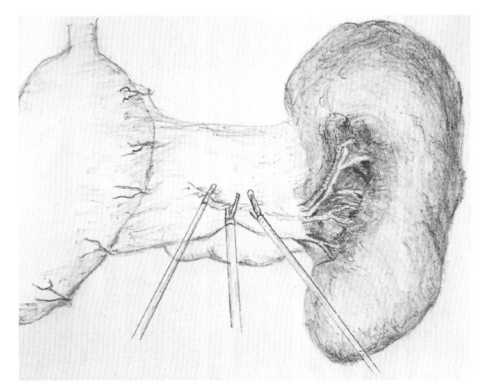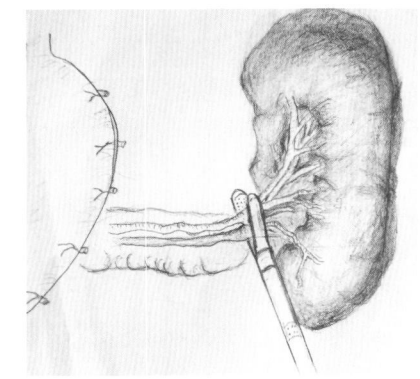

图 54 - 20　腹腔镜下超声刀游离脾胃韧带　　　　　图 54 - 21　腹腔镜下直线切割闭合器切断脾蒂

3. 术中出现血管或者脾实质撕破出血，一定要镇定，根据不同情况作出不同的处理。

（1）若为微小血管出血，经多次处理无效可以暂时以小纱布压迫后处理其他部位。

（2）若为较粗血管出血，应立即以组织钳夹住出血点或以纱布压迫控制出血后，助手以吸引器吸净积血，看清出血点后施以钛夹或使用血管止血夹，精细分离周围组织后做血管的进一步结扎止血。

（3）如遇脾静脉管径较粗或撕裂组织较严重，出血汹涌，不能清晰判断情况，则不可强行镜下止血，应果断中转开腹，以免贻误最佳抢救时机。

4. 随着 3D 打印技术的成熟，中南大学湘雅医院将 3D 打印技术应用于脾良性肿瘤的建模、术前评估、模拟解剖情况及手术路径规划等，可以清晰地规划预切除部分的范围及预判解剖性切除的效果（图 54 - 22～图 54 - 24）。

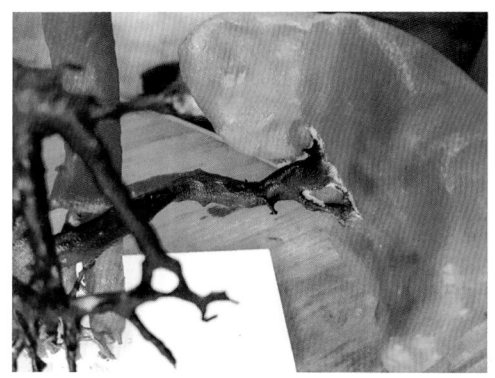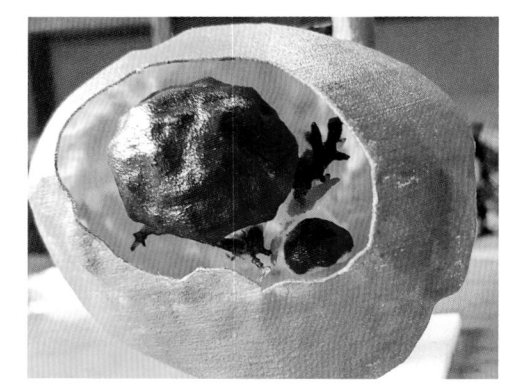

图 54 - 22　3D 重建打印脾及血管结构　　　　　图 54 - 23　3D 重建打印脾及肿瘤组织

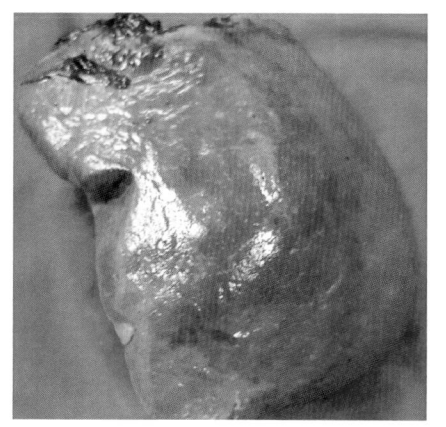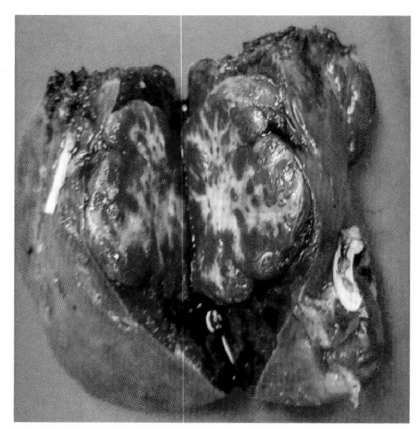

图 54 - 24　腹腔镜下部分脾切除标本（与前图 3D 打印相符）

（五）腹腔镜手术的优势

1. 腔镜下术野放大使操作清晰明了，能最大限度地避免损伤胰腺尾部、胃和结肠脾曲。

2. 腹腔镜可抵达脾周狭小空间，放大局部视野，处理脾结肠韧带、脾胃韧带、脾膈韧带和脾肾韧带更是较开腹手术简单易行，加上脾脏切除仅需处理进出脾门的动静脉血管就可顺利完成，使其操作较开腹手术具有明显的优势。

3. 术后快速康复理念的推行，腔镜手术后疼痛轻，利于早期活动，加速术后胃肠功能恢复，从而可以更早拔出胃管（部分病人甚至可不预先留置胃管），开始胃肠饮食，从而减少肠粘连、肠梗阻的发生率。

4. 利于深呼吸和促排痰，最大限度减少肺不张及肺部感染的发生率，尤其适用于高龄体弱病人。

【特殊情况下的手术处理】

（一）脾脏周围广泛粘连的处理

术前判断脾周有否广泛粘连，可据病人有否脾周炎、上腹手术史和脾区疼痛的症状；血吸虫病性巨脾较肝炎所致的脾大脾周粘连的机会增多，而且前者多有脾梗死存在，手术难度大，技术要求高。脾周粘连除有局限和广泛性之分外，还有三种类型，即疏松型、紧密型和血管密集型，处理的难度依次增加。

处理脾周广泛粘连首先是尽可能先结扎脾动脉主干，然后充分显露脾脏，切勿盲目分离粘连，以免造成大出血的恶果。疏松型广泛粘连可以在直视下，用手指或推钳行钝性分离，一般情况下不致有大出血；若遇有怒张的血管，应钳夹或先缝扎，然后切断和结扎止血，渗血面用温热盐水纱布填压止血，也可用电凝止血。

紧密型广泛粘连多因脾周慢性炎症所致，粘连可以形成瘢痕，甚至钙化，采用钝性分离极易损伤脾实质及其周围组织，故应用剪刀或电刀由浅及深地仔细分离；当粘连非常牢固确实无法分离时，在结扎脾动脉后能控制脾蒂的情况下，可采用包膜下脾切除的方法，术者快速从包膜下将脾实质以手指分离，将无包膜的脾脏搬到手术切口处，与此同时用温热盐水大纱垫快速填塞脾床，起压迫止血作用。此时若病人血流动力学稳定，仍可采用脾大部分切除术；否则快速切除脾脏，达到止血的目的。脾床的渗血面经过纱布垫压迫后，大多数病例能起到止血作用；残留在膈肌上的脾脏包膜和脾组织无需剪除，可用缝扎法止血。行包膜下脾切除的关键是宁可损伤脾脏，也不能撕破膈肌，因为大面积膈肌撕裂伤引起的不断渗血很难控制。

血管密集型广泛粘连的病人多伴有门静脉高压，此时粘连实质上是脾脏与膈肌和后腹膜间建立的侧支循环，若将其完全切断结扎，不仅费时费事，操作非常困难，易造成术中大出血，而且必然导致门静脉压力升高，对病人不利。若遇到这种少见的粘连，以放弃作全脾或脾大部分切除，改为脾动脉结扎术为妥。

（二）急性大出血的处理

术中大出血的常见原因是脾蒂血管撕破或血管结扎线滑脱，搬脾时脾实质撕裂和脾周粘连分离时撕破膈肌等。经验丰富、操作熟练和完全掌握脾手术要领的术者，常能预防和避免术中急性大出血的发生。若在处理脾动、静脉或脾的上、下极终末支时引起大出血，术者应用手指迅速控制住脾蒂，待吸尽手术野积血后，仔细检查出血部位，看准血管破裂口或回缩的血管断端后，再用钳夹缝扎止血或血管修补，可采用 3 - 0 无损伤血管缝线缝合；紧急情况下应尽快切除脾脏，以利达到彻底止血的目的。切不可在大出血时盲目地钳夹大片组织，以免损伤邻近脾脏的胃大弯、结肠脾曲和胰腺组织。

巨大的脾脏若能从脾窝顺利地搬到手术切口处，有利于随后的操作。但在搬脾过程中，往往因为没有掌握要领，撕破脾脏、撕破脾周围组织和脏器，甚至脾蒂撕脱，将脾脏搬落在地的情况亦偶有发生。为了避免发生意外，在搬脾前术者一定要完全松解脾周韧带和粘连；但对脾门处血管周围的组织和粘连，不要游离过甚，以致在搬脾时因为没有周围组织保护，容易撕破脾的血管。胃短血管在搬脾前大多数不易分离结扎，可在搬脾后处理。搬脾时术者用右手从脾肋膈间隙进到左膈顶部，紧握脾上极顶部，先将脾脏上下松动数次，确认脾周无牵拉力后，以脊柱为圆心，缓慢地向病人的前内下方旋转地将脾脏托出腹腔，放在手术切口处，与此同时置数块温热大纱垫于脾床处。搬脾时用力不要过猛，力量大小以能搬出脾脏为限。搬脾时损伤脾脏的另一个原因是麻醉平面不够，肌肉不松弛和手术切口过小，不易将巨大的脾脏搬出切口外，故应及时地作出相应的处理。因为术中急性大出血的后果非常严重，术者应具有预防和正确处理的应急能力，以免造成威胁生命的后果。

（三）脾血的回收和合理应用

尽管巨脾病人体内有效血循环量正常，但由于巨脾的脾内积血量有时可高达数千毫升，甚至等于或超过病人的正常血循环量，所以这类病人体内的血液总量是超常的。当在手术中作了脾动脉主干结扎后，脾内压力下降，脾脏缩小，脾内血液沿脾静脉不断地回流到门静脉，再到体循环中，这就等于给病人作了自体输血，无形中已经增加了病人的有效循环量；结扎脾动脉后，血压有不断升高的趋向。故有人主张巨脾病人术中若无明显大出血，不但不给输血，反而应当放血数百毫升，留待术后回输，以免增加病人的心脏负担。巨脾病人回输过多的脾血后，有可能引起凝血机制紊乱，造成手术创面的广泛渗血，处理上更加困难，因此以不用或少用回收的脾血为好。但若病人血压下降急需输血时，可予浓缩红细胞及冷沉淀交叉应用，回输自体血量原则上不超过 1000 mL，发生并发症的可能性会明显减少。

【术后处理】巨脾病人行脾大部分切除术是腹部重大手术，术后及时正确地处理非常重要。除同脾损伤行保脾术后诸项要求外，应该强调以下几点：

1. 手术当天应精确计算出入量，包括结扎脾动脉后，脾静脉回流入体循环的脾血估计量。输液量的多少应以病人尿量多少或中心静脉压高低而定，过多偏少对病人均不利。

2. 对有门脉高压食管下端静脉曲张的病人，鼻胃管留置时间不宜过长，以免因压迫过久引起血管破裂大出血，应在术后胃肠蠕动功能恢复时尽早拔除胃管，近年来，作者实施大部分腔镜手术，已经常规不留置胃管。

3. 若病人血红蛋白低于 100 g/L，术后应输浓缩红细胞以提高血红蛋白水平。

4. 有营养不良伴有腹水和低蛋白血症者，术后应及时补充人体白蛋白。

5. 巨脾病人术后抗感染能力进一步下降，术后应预防性应用广谱抗生素，待手术热和"脾热"得到控制后，逐渐减量和停药。用药时间长短常因人而异。

6. 目前不主张使用止血药，因为脾大部分切除术后，血小板升高很快，多数病人术后 1 周已升到正常范围，术后 2 周达高峰，若未及时停止血药有促进血栓形成的危险。

7. 腹腔引流管留置时间的长短取决于引流物的颜色和引流量的多少，若引流量多，颜色较红，表明腹腔内渗血偏多，引流时间应适当延长；若有腹水时，引流物量多而色淡，则应较早拔管。能在 72 h 内拔管者，术后引起逆行性感染的机会明显减少；随着腔镜技术的应用、双套硅胶管和抗反流袋的使用，逆行感染率几无发生。

【术后并发症、预防与处理】

（一）上消化道大出血（常见于门静脉高压病人）

【原因】脾大部分切除术后虽能降低部分门静脉压力，但破坏了脾周的部分侧支循环，相对地使门奇静脉局部血流量通过增加；加上食管中下端及胃底静脉曲张表面的黏膜，由于禁食过久胃酸反流和胃管压迫所致的损害，往往在术后近期即可并发大出血。

【预防措施】行脾大部分切除时，对有肝硬化伴门静脉高压者，应同时做门-奇静脉断流或肠-腔静脉分流术；肝硬化无门静脉高压及食管和胃底静脉无曲张者，也应做预防性胃冠状静脉结扎术；对长期禁食的病人，应口服或静脉应用抑酸药，力争尽快恢复胃肠蠕动功能，尽早拔除胃管。

【处理】原则是术后早期出血、出血量不大时应尽可能采取非手术疗法。方法有输血补液，输血量应与出血量保持平衡，宜给浓缩红细胞和冷沉淀；应用垂体加压素，舌下含服硝酸甘油片能提高加压素的止血效果；也可应用普萘洛尔，能增加心排出量，降低门静脉压力；还可应用其他如凝血酶原、巴曲酶和维生素 K 等止血药。若遇食管下端静脉曲张破裂大出血时，采用三腔管压迫止血是行之有效的：

从鼻腔放进胃内后，胃囊充气约 250 mL，食管囊充气约 120 mL，充气量以能达到压迫止血为限，外用牵引重物约 250 g，置滑轮中，达到压迫胃底出血的目的。护理上应严密观察，防止气囊上滑造成病人窒息；气囊每 8 h 排气 1 次，停压 10 min 后再充气，一般在 48 h 内能起到有效止血作用；排气后观察 12 h，确实证明无出血后即可拔管。小量的不间断的出血，还可以采用硬化疗法：在内镜观察下，将 5% 鱼肝油酸钠等硬化剂注入出血的曲张静脉内，每次注入点和注入量不宜过多，可多次注入。用静脉套扎法，将曲张静脉的出血点套扎止血，亦可收到明显疗效；也有采用介入下血管栓塞术。采用以上多种非手术疗法在 48 h 仍未能达到止血目的，而且出血量较大时，应该果断地作出手术止血的决定，术式应据病情而定。因急症分流术死亡率高，原则上应做彻底的断流术为好。

（二）肝衰竭

对肝硬化有脾大脾亢的病例行脾大部分切除术后，同样有并发肝性脑病的危险。

【原因】　常见的病因是手术指征选择不够严格，术前对病人的肝功能评价虽偏好，但术中发现肝萎缩明显，质地坚硬，无肝左叶代偿性增大；加上麻醉手术与创伤、出血甚至休克、术后严重感染性并发症，以及应用损害肝脏的药物等，均可诱发和加重肝功能的损害，导致不同程度的肝性脑病并发症。

【预防措施】　首先是正确掌握脾手术的适应证，对肝功能属 C 级者手术应从严掌握；要多次检查肝功能，同时应结合临床表现，对病情作出正确判断。如疑为肝炎活动期，至少应积极护肝治疗 3 个月以上才能考虑手术治疗；对有消化道出血伴脾大者，原则上不做脾部分切除术，如因脾大部分切除术后并发出血者，应及时作出相应的处理；对有肝功能严重损害的病例，术后应禁用如吗啡之类损害肝脏的药物。

【治疗】　应首先消除引起肝性脑病的诸多因素，如及时控制术后的大出血，治疗全身和局部的感染，清除胃肠道的积血和粪便，适量使用抗菌药物；对有肝性脑病先兆的病人应禁食高蛋白、可进食高糖低盐食物，必要时给输人体白蛋白，以维持病人的营养需要。还应注意保持水与电解质的平衡。对肝性脑病症状明显的病人，应及时应用降低血氨的药物，如谷氨酸钠、谷氨酸钾或谷氨酸钙，也可应用盐酸精氨酸、γ-氨酪酸等。采取了以上综合治疗，多能收到疗效。

（三）血栓形成

巨脾病人全脾切除或脾次全切除后均可引起血小板计数升高，均有引起血栓形成的可能性。

【原因】　血栓形成原因是血液内凝血机制紊乱，一般认为血小板升高是血栓形成的物质基础。但在血小板计数不高的病人，也有发生血栓形成的并发症，故可能尚有其他因素，包括血管基础性病变、高血压、糖尿病等，因此应进一步检测凝血酶原等多种凝血因素的变化，并动态观察 D-二聚体、凝血指标和临床症状体征。

【预防措施】　脾大部分切除术因保留了与正常脾相近的残脾，故可能起到调节血凝功能。通常情况下脾大部分切除术后 2 周，血小板计数可升高到 500×10^9/L 左右，虽较全脾切除术后升高的程度偏低，仍有血栓形成的可能性。全脾切除因结扎了脾静脉主干，脾静脉的残端最易形成血栓，然后向门静脉扩展，甚至发生肠系膜上静脉栓塞。而脾大部分切除术后的残脾因仍有脾血回流，故造成门静脉和肠系膜上静脉栓塞的机会明显减少，发生血栓形成的机会少。对术后血小板计数超过 500×10^9/L 的病例，我们常规应用低分子右旋糖酐、乙酰水杨酸肠溶片或者低分子肝素钠，能减少血小板的聚集，起到预防血栓形成的作用。同时使用气压治疗等物理手段，预防和减少血栓发生。

【处理】　一旦疑有血栓形成，可通过超声或血管造影确定栓塞部位。最严重的是门静脉和肠系膜上静脉栓塞，病人可以出现腹部绞痛和血性腹泻，腹膜炎和休克；紧急时应在进行抗休克的同时立即行剖腹手术。若栓塞位于四肢或腹部，进展缓慢，除上述预防性应用抗凝药物外，加用抗生素，增加营养物质。如能顺利度过急性期，栓塞的血管可以再通，也可建立侧支循环，临床症状能逐渐消失；对于部分血栓可以在放射介入下放置滤网或者溶栓取栓。

【手术经验与有关问题讨论】　对良性病脾保留脾功能的临床意义方面，1952 年 King 等首先报道血液病全脾切除术后的患儿并发严重感染（OPSI）而致死的病例，表明了丧失正常脾功能后，可发生难以控制的感染。为了预防这种并发症，理应在良性病脾中想方设法保留正常脾的功能，但当前保脾技术多行于脾损伤时，故很有必要将保脾技术更多地用于良性病脾。

脾大和功能亢进在临床上最常见，一些血液病的脾脏病理改变亦属此类。因此，我们在临床上对原发性或继发性脾大脾亢和某些血液病，以及良性脾占位性病变，采用了脾大部分切除或全脾切除加自体脾块网膜内移植术，意图达到保留和恢复这些病例的正常脾功能，通过多年的临床实践和随访观察，收到了明显的疗效。

在脾大脾亢的病例中，脾脏的体积和重量差别甚大，质地软硬程度也不相同，因此在确定保留残脾的体积和重量上也应有差异。推荐掌握的原则是脾质地较软，弹力较好，脾脏不甚大的病例，保留残脾的体积约小于正常脾的大小，重量估计为 120 g（将切除的脾组织取与残脾同等的体积，称前者重量，即为估计残脾的重量）。若遇脾质地较硬，弹性较差的巨脾，保留残脾的体积和重量可以偏多，但不应超过正常脾的大小和重量（150～180 g），因为保脾过多达不到纠正脾亢的目的。若保脾过少则对恢复正常脾功能有影响。

在实验性大鼠肝硬化模型上，将切除脾脏和保存脾脏者进行分组比较：周围血白介素和肿瘤坏死因子、纤维结合蛋白和层粘连蛋白、胰高糖素和胃泌素在前者均明显升高，表明病脾能促进肝硬化形成。但是，病脾多有纤维化，免疫功能降低，因此是否有必要保留部分脾组织？通常认为药物所致的动物模型与临床上常见的肝炎所致肝硬化是不同的。对处于肝炎稳定期的脾大脾亢病例作脾动脉结扎后，保留部分残脾，既能降低门脉压，又能保留正常脾功能。有学者曾对 12 例脾次全切除病人手术前后检测过血清胰高糖素和胃泌素，结果术后近期和远期均恢复到正常水平。对脾次全切除 1 年以上的病例，也作过残脾穿刺活检，由于脾压下降，脾内纤维组织明显减少。因此对充血性脾大脾亢，脾质地柔软者，行脾大部分切除术是合理的；但对少数无功能且纤维化的病脾，则应当做全脾切除术。

良性病脾行保脾术后较长时间的随访观察，并与全脾切除术的病例进行过比较，保脾术后临床症状得到改善，未发现有脾大脾亢复发者；红、白细胞和血小板计数均恢复到正常范围，血液中痘痕红细胞和 Howell Jolly 小体计数与全脾切除相比明显减少，接近和达到正常范围；影像学检查显示残脾的形态接近正常脾的大小，并具有吞噬热变性红细胞的功能；血清吞噬作用激素（tuftsin）和免疫球蛋白基本上保持正常。此外我们还对全脾切除与保脾手术的病例的红细胞表面积和体积、红细胞 C_3b 受体、红细胞的变形性以及血液流变学等项指标进行了对比研究；结果均表明用不同的保脾手术时，对病人是有益无害的。我们的结论是：对良性病脾选择有手术指征的病人逐步地开展保脾手术是很有必要的。

〔龚连生　王渊璟〕

参考文献

[1] 黄志强. 现代腹部外科学［M］. 长沙：湖南科学技术出版社，1994：375.

[2] 夏穗生. 现代脾脏外科学［M］. 南京：江苏科学技术出版社，1990：44.

[3] Pascy D L. Overwhelming postsplenectomy sepsis in childhood［J］. Am J Surg，1983，145：318.

[4] Scher K S. Methods of splenic preservation and their effect on clearance of pneumococal bacteremia［J］. Ann Surg，1985，202（5）：595.

[5] Chu D Z. Effects of tuftsin on post splenectomy sepsis［J］. Surgery，1985，97（6）：701.

[6] Malangomi M A. Splenic phagocytic function after partial splenectomy and splenic autotransplantation［J］. Arch Surg，1985，120（3）：275.

[7] Toy F K. Experimental splenic preservation employing microwave surgical techniques：A preliminary report［J］. Surgery，1984，96（1）：117.

[8] Schwartz S I. Splenectomy for thrombocytopenia［J］. World J Surg，1985，9（3）：416.

[9] Malmaens J. Early postoperative course following clective splenectomy in hacmatological diseases［J］. Br J Surg，1986，73（9）：720.

［10］Guzzetta P C. Operative technique and results of subtotal splencctomy for Gaucherdisease ［J］. Surg，Gynecol Obstet，1984，164：359.

［11］Ellison E C. Complication of Sslenectomy：Etionlgy，prevention，and management ［J］. Surg Clin North Am，1983，63（6）：1313.

［12］Calstedt A. Infectious complications after splenectomy ［J］. Acta Chirug，Scand，1984，150：607.

［13］Pate J W. Pastsplenectomy complication ［J］. Ann Surg，1985，51（8）：437.

［14］Coon，W W. The spleen and splenectomy ［J］. Surg Gynecol Obstet，1991，173：407.

［15］Havlik R J. Partial spleneclomy for symptomatic splenic hamartoma ［J］. J Pedia Surg，1990，25（12）：1273.

［16］Urantis S. Partial splenic resection using the TA-stapler ［J］. Am J Surg，1994，168：49.

［17］李厚祥. 脾次全切除治疗肝硬化门脉高压脾功能亢进 ［J］. 江苏医学，1985，11（6）：20.

［18］陈积圣. 脾保留外科的兴起与脾功能现代概念 ［J］. 肝胆胰脾外科临床，1994，3（1）：10.

［19］马宏敏. 保脾技术用于脾损伤和脾脏疾病的基础研究和临床应用 ［J］. 普外临床，1989，4（5）：303.

［20］李晓阳，马宏敏. 脾次全切除治疗肝硬化充血性脾肿大伴脾亢保留脾功能的临床研究 ［J］. 腹部外科杂志，1991，4（4）：153.

［21］蔡志民，马宏敏. 脾次全切除加断流或分流术治疗肝炎后肝硬化脾肿大的体会 ［J］. 第三军医大学学报，1991，13（5）：504.

［22］马宏敏. 脾部分切除术应用于脾损伤和脾脏良性疾病 ［J］. 实用外科杂志，1992，12（10）：555.

［23］马宏敏. 良性病脾保留脾功能的临床探讨 ［J］. 肝胆胰脾外科临床，1994，3（1）：5.

［24］马宏敏. 保脾技术方法及其指征的合理选择 ［J］. 临床外科杂志，1996，4（2）：60.

第六篇　门静脉与肝静脉系统外科手术

第五十五章　门静脉系统与肝脏循环
Port Vein and Hepatic Circulation

门静脉曾形象地被比喻为一棵大树的树干，其根分布在内脏器官，而树冠和树枝则为肝脏和肝内的门静脉分支。习惯上认为脾静脉与肠系膜上静脉是门静脉系统的两支主要属支，由其汇合成门静脉主干，汇合点一般相当于第 2 腰椎平面胰颈之后；门静脉复于肝门处分成左、右两支入肝。门静脉的解剖关系比较恒定，然而亦有很多较次要的解剖学变异很难预见，重要的是在一些隐蔽的部位（如胰腺之后），可能会遇到不典型的分支汇合，手术时应注意勿造成损伤。

一、门静脉

正常成年人门静脉的管径为 1.2～1.7 cm，主干长度约为 7 cm。通常将最高的一个分支至门静脉分叉间的长度称为门静脉的外科长度，外科长度 2～7 cm，平均为 4 cm，是施行各种门-体静脉分流术的部位。

在肝门区，肝动脉、胆管、门静脉和淋巴、神经等结构被包裹在一纤维鞘内，称为肝蒂，门静脉位于前两者后方，从左侧向上、右斜行至肝门。但是，当有来自肠系膜上动脉的异位起始肝右动脉时（为 8%～12%），肝右动脉则走行于胰头后方，斜行至门静脉后方，在胆总管的右后侧经胆囊三角进入肝横沟的右端，成为门静脉手术时值得注意的解剖学变异。

二、脾静脉

脾静脉收集来自脾脏和胰腺体尾部的血流，管腔大，血流量多。脾静脉的粗细随脾脏的体积和血流量而有改变，正常时脾静脉远端的直径为 0.5～1.0 cm。在接近脾门处，脾静脉尚接受引流胃底的静脉、胃短静脉、左胃网膜静脉。脾静脉紧贴在胰腺的背面，外有纤维鞘包绕，接受多数的、短小的胰腺静脉，在汇入肠系膜上静脉之前，时常接纳肠系膜下静脉。肠系膜下静脉与脾静脉的关系并不恒定，有多种分支类型。脾静脉的长度为 10～12 cm。靠近胰尾部的脾静脉壁薄分支多，分离时极易撕破出血；脾静脉根部较粗大，壁较韧，分支亦较少，故较易于解剖分离。脾静脉因紧贴胰腺背面，故在胰腺的疾病如肿瘤、慢性胰腺炎、胰腺囊肿等情况下，脾静脉可能因受侵犯、压迫、栓塞而发生梗阻；胰腺癌的瘤栓有时在进入脾静脉后向门静脉方向发展而致门静脉阻塞。单独的脾静脉血栓形成（isolated splenic vein thrombosis）可致其引流的胃脾区静脉高压。

三、肠系膜上静脉

肠系膜上静脉沿小肠系膜的右缘，跨越十二指肠第三段的前方，在胰腺颈部背面与脾静脉汇合后，成为门静脉。紧靠着胰腺下缘，是右结肠静脉与胃网膜右静脉的混合干；在此之下直至回结肠静脉分支的一段距离，称为肠系膜上静脉的外科干，是用以进行分流吻合手术的部位。肠系膜上静脉干的长度不一，平均为 3.4 cm，此段长度受到多种解剖学因素影响，如：①肠系膜上静脉很早便分出粗大的小肠静脉，使上静脉的管腔变细；②右结肠动脉横跨于上静脉的前方；③肠系膜上静脉的分支过高；④肠系膜上动脉掩盖在静脉的前方；⑤有时肠系膜上静脉是由多根小静脉汇合而成，没有真正的外科干。约有 83% 的例子，肠系膜上静脉外科干适宜于施行分流和血管吻合手术。

四、门静脉循环的生理分隔

门静脉系统的两大属支，脾静脉及肠系膜上静脉分别接受其伴行的同名动脉的血流，故实质上门静脉循环可以区分为两个流域，即脾胃血流区域（spleno-gastric compartment）和肠系膜血流区域（mes-enteric compartment）。生理情况下，各区域的血流均流向门静脉；当有门静脉阻塞时，血流均趋向与奇静脉系统形成侧支，而不是跨越各自的流域，故自然的门-体静脉分流是单向的（unidirectional）。脾胃区血流和肠系膜区血流虽然并非决然分开，但是存在一定的门静脉分区现象，胰腺是处于这两个血流区的交错部，沟通肠系膜区与脾胃区的血流。Warren 提出的选择性分流手术即是根据门静脉血流的分区现象，以期选择性地分流脾胃区血液来治疗门静脉高压时的食管、胃底静脉曲张出血。

五、肝脏微循环与门静脉高压

肝脏是一血流极其丰富的器官，它接受心输出量的 25%，或每分钟的肝血流量达 1000～1800 mL，其中 20%～30% 的份额来自肝动脉，70%～80% 为门静脉血。而肝血流又是一低压流灌系统，门静脉与肝静脉间的血流压力差<0.7 kPa（5 mmHg）。为了保持肝窦的低压流灌，高压的肝动脉血流入肝之后，压力需经过大幅度的降低，门静脉的压力也要逐步降低。肝静脉的楔入压相当于肝窦压，亦相当于门静脉压，门静脉压的波动较大，正常时为 0.981～1.471 kPa（100～150 mmH$_2$O），若>2.452 kPa（250 mmH$_2$O）或高出于腔静脉压 1.471 kPa（150 mmH$_2$O）时，便成为门静脉高压。

肝脏血流受控于全身性因素、内脏血流和肝循环的内在性调节。肝动脉、门静脉和肝静脉之间的互相作用，控制肝窦血管床血流，其中门静脉—肝动脉和肝静脉—肝动脉之间的调控作用，是维持肝窦灌流所必需。肝脏不能直接控制门静脉血流，门静脉血流量是由内脏循环调节，肝血流自动调节仅靠肝动脉。当血压升高时，动脉收缩，血流量减少；阻断门静脉后，肝窦压降低，肝动脉阻力下降，血流量增加。肝窦内压力升高时，刺激窦前微动脉的肌源性收缩，减少进入肝窦内的血流。肝脏血流调节总是按总肝血流量来进行调节，以保持肝内环境的稳定，但肝动脉不能大幅度地代偿门静脉血流的减少，故在肝硬化等门静脉阻塞病变时，结果仍然是肝总血流量的减少。影响肝窦内压力的主要是肝静脉压，中央静脉压增高时，肝窦压升高，大量渗出，产生腹水。

各类型的肝硬化是引起门静脉高压症的最主要原因，国内以肝炎后肝硬化最常见，引起门静脉高压的机制有两种解释：①前向性机制（forward mechanism），肝硬化时可伴有巨脾症、脾动脉血流量增加、肝内肝动脉-门静脉交通支开放、内脏循环动-静脉交通开放，使门静脉血流量增加。门静脉的动静脉瘘可造成门静脉高压和大量腹水；②背向性机制（back-ward mechanism），这是门静脉高压的经典学说，主要是门静脉血流出道障碍所致的压力升高。肝硬化的病人常有循环高动能状态的临床表现，故此两种机制可能同时在起作用。

门静脉高压是由于肝内微循环系统损坏后失衡的结果，肝脏的低压灌流机制受到破坏。以颜色不同的塑料分别灌注正常和硬化肝脏的肝动脉、门静脉、肝静脉，将标本腐蚀后观察，可见正常肝脏的血液流出道肝静脉系统与肝血液流入道肝动脉和门静脉间保持平衡、分布均匀，而肝硬化有腹水者，则流入道代偿性增加，流出道绝对减少。Carter 根据肝流入道和流出道灌注物的重量而推算其容积，结果发现肝硬化时肝内血管系统呈明显减少，肝静脉与肝动脉、门静脉系统间正常的均匀的关系和插指样排列受到很大程度破坏；正常肝脏的血管容量为 213 g，在肝硬化时平均下降达 36%，肝静脉容量减少最为明显，平均丧失 51% 门静脉的血管容量亦降低，而肝动脉容量却有显著的、绝对的增高，使流入道和流出道容量间的明显不平衡，流出道容量减少更为显著。这是肝硬化门静脉高压症的解剖生理学基础，一切分流性手术均是针对这个不均衡状态而设计的，目的是减少流量、降低压力，以求得新的平衡，但必然又会引起新的不平衡的病理生理改变。

〔黄志强　黄晓强整理〕

第五十六章 门静脉高压上消化道出血外科医师的作用与手术选择

Role of Surgenons in Portal Hypertensiv G. L Bleeding and the Selection of Operation

　　肝硬化门静脉高压病人表现复杂的临床问题，包括晚期的肝脏功能失代偿和门静脉高压所致的上消化道出血。肝衰竭、大量腹水、食管静脉曲张出血是其中三个主要方面。当前在有多种强有力的利尿药可供使用的情况下，腹水治疗只有很少数的病人需要手术，慢性肝衰竭的最佳治疗是原位肝移植术，此手术既解决肝衰竭亦消除了门静脉高压，这是一个根治性的手术，但是面对器官移植术在当前的诸多问题，在我国尚难有普遍意义，消化道出血能直接威胁病人性命和导致肝衰竭，历来都是门静脉高压外科治疗的重点，然而半个多世纪以来，随着时代的步伐和对肝硬化的了解加深，手术方法种类繁多，不少手术方法几经盛衰，加以治疗观念上的转变，有时使外科医师无所适从，时至今日，对肝硬化门静脉高压消化道出血的外科治疗，仍然处于探索之中。

第一节 食管静脉曲张出血手术治疗方法的发展

　　食管静脉曲张出血的手术治疗，一般目的是：

1. 控制出血。
2. 预防再出血或第一次出血。
3. 减少肝性脑病。
4. 提高生存质量。

　　遗憾的是在当前的诸多手术方法中（可能除外原位肝移植术），却没有能完全满足以上要求者。门静脉高压出血外科治疗的各种方法见表 56-1 和表 56-2。从这些手术看，大概可以分为两种类型：一是分流性手术，即是门静脉和体静脉的"旁路"（shunt）；二是非旁路性的手术。这些手术的发展，大概可以分成 3～4 个阶段，但亦非是绝对的，有很大的地域性，不同单位、国家和不同的病人群体间的区别。由于治疗的病人群体不同，社会环境的区别，肝硬化门静脉高压消化道出血的国外的外科治疗模式不一定能适用于我国，反之也一样，这是在考虑手术方式选择时应该密切注意的。例如我国的肝硬化多是肝炎后性，而欧美的病人则多属于酒精性的；又如现时普遍使用的内镜注射硬化剂治疗食管静脉曲张出血，需要有特殊的设备和有经验的内镜医师，这在我国尚难普遍达到。在我国和日本，更多的是采用非分流性（断流）手术，而在欧美则趋向更多应用"选择性"的分流手术（Warren 手术），一般认为慢性期的肝炎后性肝硬化的非分流性手术效果优于酒精性肝硬化者。在不同的医疗机构，由于受其原有的经验、技术条件等的影响，手术方法的选择常有一定的趋向性，对结果分析时应注意这些特点。

表 56-1　　　　　　　　　门静脉高压出血立即止血手术

作　者	时间（年）	术　式	作　者	时间（年）	术　式
Waiters	1929	结扎胃冠状静脉	Sugiura	1973	断流术
Cole	1948	结扎脾动脉	Copperman	1980	食管横断，管状吻合器吻合
Rienhoff	1951	结扎肝、脾动脉	刘效恭	1984	TH 胶胃冠状静脉栓塞
Boerna	1949	经胸食管静脉曲张结扎	黄凤瑞	1988	部分脾切除、脾-肺-网膜固定
Tanner	1951	胃底横断	Phemeister	1947	食管、贲门切除
Linton	1953	经腹食管胃底静脉曲张结扎	Colley	1954	食管、胃切除
Walker	1960	食管横断	Koop	1959	食管、胃切除，间位结肠移植
Hassab	1970	断流术	Womack	1966	脾切除，食管胃贲门切除
裘法祖	1972	食管、贲门血管离断术	Habif	1969	食管、胃切除，间位空肠移植

表 56 - 2   门静脉高压分流性手术

作　者	时间（年）	术　式
Talma-Morison	1898	大网膜固定术（治疗腹水）
Holman	1933	脾动脉结扎，脾移植至腹壁皮下
Eck	1877	门-腔静脉瘘
Vidal	1903	门-腔静脉吻合
Rosenstein	1913	侧侧门-腔静脉吻合
Whipple	1945	门-腔静脉吻合
Blakemore	1946	门-腔、脾-肾静脉吻合（用钛合金管）
Blalock	1945	脾-肾静脉吻合（缝合法）
Linton	1948	肠系膜上静脉-下腔静脉（肠-腔）端侧吻合
Linton	1948	近端脾-肾端侧吻合
Rousselot	1952	脾-肾静脉吻合自体静脉架桥
黄萃庭	1953	脾-肾静脉吻合
兰锡纯	1953	脾-肾静脉吻合
Clatworthy，Marion	1953—1955	肠-腔静脉侧端吻合
孙衍庆	1966	限制性门-腔侧分流
黄志强	1966	脾-腔静脉吻合
黄志强	1966	肠系膜上静脉-下腔静脉侧侧吻合
Drapanas	1975	肠-腔静脉吻合 Dacron 管架桥
Warren	1967	远端脾-肾静脉吻合
Inokuchi	1975	冠-腔静脉分流
Orloff	1980	急症门-腔静脉分流
Sarfeh	1983	小口径门-腔静脉 H 形架桥
蔡景修	1986	远端脾-腔分流
王　宇	1990	"限制环"门-腔侧侧分流
Richter	1989	金属支架经颈静脉肝内门-体静脉分流（TIPS）

第二节　手术方法的选择

　　百余年来，各种治疗肝硬化门静脉高压上消化道出血的手术方法种类繁多，说明对此病症尚无一种理想的方法。从诸多的手术方法中，可分为分流性和非分流性两种类型以及二者的结合。但在不同国家、不同条件的医疗单位对各种手术的取舍上，也存在差别，包括在时间上和观念上的差别。因而对手术方法的选择上并不能强求一致，但应该了解某种式式的优点和缺点、治疗效果和与其他手术的比较。门静脉高压出血是一个很复杂的问题，对治疗结果需要有较长时间的观察，特别是需要前瞻的、随机的研究分组，但这是在临床外科上很难于做到的，因而外科治疗中尚存在许多问题和争论，长久得不到解决。

一、非分流性手术

　　门静脉高压症的非分流性手术均是直接止血的手术。止血手术可以通过两个途径进行，即是脾切除术和胃冠状血管结扎术。此手术可以一定程度降低门静脉压力并常可能达到立即止血的效果。1950 年以前，脾切除和胃冠状血管结扎术是我们最常用的手术，特别是用于出血兼有巨脾和脾功能亢进的病人，然而术后早期和晚期的再出血率较高。我国南方的血吸虫病流行地区，20 世纪 50 年代期间曾广泛使用于血吸虫性肝病合并脾大的病人，术后不同时期的上消化道出血发生率为 2%～10%；然而，在酒精性肝硬化门静脉高压出血病人，单纯脾切除术治疗后，再出血率可高达 50%。

　　1950 年 Crile 报道经胸腔食管切开直接缝扎出血的曲张静脉，可以收到立即止血效果。Crile 所报道的病例是一 23 岁的肝外门静脉血栓形成的肝外门静脉高压，自 16 岁开始便进行过脾切除术、胃血管离断、胃横断术和 60 次注射硬化剂治疗，共住院 60 次而出血得不到有效的控制。自经胸直接缝扎食管静脉曲张后，出血得到制止并随访了 12 年。这是一个成功的例子。后来的报告经腹切开胃前壁缝扎胃底和食管下端的曲张静脉，也可以收到立即止血的效果。因而在 20 世纪 50 年代期间，经腹胃前壁切开缝扎胃底曲张静脉以治疗急性静脉曲张出血成为我们最常用的手术方法，特别是对那些肝功能代偿和一般状况较差的病人。但是，在实践过程中发现两个主要问题：①手术并非想象中那样的简单，技术上要求高，结扎不容易彻底；②术后复发出血率高，故不能作为确定性的治疗手术。同时，至 50 年代后期，注意力转移到分流手术的应用上。经胃底静脉曲张缝扎只用于气囊双腔管压迫止血失败的情况下，并且由于切开胃壁，术后的并发症率较高，故进而采用胃底贲门血管离断术（Hassab 手术）。

我国的肝硬化门静脉高压食管曲张静脉出血多是发生在肝炎的基础上，肝脏的损害广泛、肝功能较差，病人身体一般状况亦多不佳，故并发症率和病死率均较高。20 世纪 70 年代初期，裘法祖教授便倡导食管贲门周围血管离断术或合并胃底横断术以治疗门静脉高压出血，此手术方式已在国内得到广泛使用并证明其有确切的止血和预防再出血的效果。当前，非分流性手术（常简称为断流术）已成为在我国治疗门静脉高压出血的主流。

分流性手术使肝脏的门静脉血液灌流量减少，致使肝功能减退和晚期的肝性昏迷，这是门静脉高压外科治疗从分流术转向非分流手术的主要原因。日本 Inokuchi 将分流性手术分为降压性手术（decompression surgery）和非降压性手术（nondecompression surgery），后者包括所谓选择性分流（selective shunts），如 Warren 手术和 Inokuchi 提倡的胃冠状静脉-下腔静脉分流。事实上，"选择性"分流并非完全是选择性的和非降压性的。到了后期，由于门静脉血流分布的调整，选择性分流的病理生理效应和完全性分流近似。在日本，门静脉高压出血的外科治疗中，已很少用降压性分流手术。1985 年 Inokuchi 报道日本门静脉高压症研究学会对 59 所医院从 1967 年至 1982 年的 3588 例非减压性手术的调查结果，在 3082 例择期性手术中，手术死亡率为 5.6％，再出血率为 6.1％，5 年和 10 年生存率分别为 67.7％和 58.4％，后期肝性脑病为 4.8％，故达到较好的效果；然而在 506 例急症手术中，手术死亡率达 24.8％，似乎太高。日本所用的断流手术包括广泛的食管和胃血管离断，脾切除、食管或胃底横断或贲门切除，手术常经胸或胸腹联合切开进行，即通常所谓 Suguira 术式，广泛的手术操作可能与手术死亡率高有关。Suguira 术式在欧美的外科医师手中始终由于手术死亡率过高而未得到推广使用。

国内亦广泛使用胃底贲门血管离断术，一般均通过腹部切口进行，且其手术范围不如 Suguira 手术那样广泛。在国内尚未有全国性的调查资料以供分析。

二、分流性手术

门静脉系统内没有静脉瓣，故门静脉的压力是均匀分布的，如测量脾髓内压力便能反映门静脉的压力；同时，若降低门静脉某一属支的压力亦可对门静脉系统起减压作用，这是所有门静脉高压分流手术设计的基本点。肝硬化门静脉高压时，肝内门静脉血流阻力增加，减压性分流手术后，门静脉压力降低，使门静脉血液不能经肝窦灌流，有时门静脉反而成为肝血的流出道，因而肝功能进一步恶化，后期肝性脑病的发生率高，结果分流手术并不能有效地延长病人的生存时间。这是用分流手术治疗门静脉高压出血时争论焦点的所在。

1945 年 Whipple 完成首例门-腔静脉分流术后，在降低门静脉压力以治疗食管静脉曲张出血的思想指导下，各种形式的分流手术相继出现。门-腔静脉吻合可以有端侧吻合的完全性分流和侧侧吻合的部分性分流。然而，大口径的侧侧吻合亦属于完全性的分流。周围型的血管吻合如脾-肾、肠-腔静脉吻合的性质亦相当于侧侧部分性分流手术。

端侧门-腔静脉吻合是最先使用和用得最多、研究得最彻底的手术，自从 20 世纪 50 年代开始，几度盛衰，但经过长时间的观察，端侧门-腔静脉吻合有极好的治疗和预防出血的作用，但晚期的肝性脑病发生率很高，可达 30％或更高，而总的延长生命时间与内科治疗比较并不显著，所以自 70 年代以后，更由于食管静脉曲张出血硬化治疗的应用，使曾经是经典手术的门-腔静脉端侧吻合术的应用日益减少。

　　和我国的情况不同，欧美国家的肝硬化门静脉高压多是由乙醇引起，欧美国家所用的分流手术多是端侧门-腔静脉吻合术。至 70～80 年代期间，有几组前瞻性研究报告，对比门-腔分流手术与内科治疗的远期结果，证明手术对延长总的病人生存时限上，并无明显的效果，特别是那些做了预防性分流术（门静脉高压病人无出血病史，但做了预防性分流手术以避免出血）者，因为此等病人不一定会发生出血或何时出血，而在当前情况下，首次出血并不一定有过大的危险性。以上的结果，使外科医师对门-腔静脉端侧吻合和大口径的分流手术失去信心而寻求其他的解决办法。

　　脾-肾静脉分流、肠系膜上静脉-下腔静脉分流是属于周围性分流，来自胰腺、胃等处的血液携带肝营养因子仍可流经肝窦，有可能减轻肝功能损害和降低肝性脑病发生率，此两种分流手术方法在我国使用得较多。然而，吻合口径的大小和吻合口两侧的压力梯度，常决定吻合口能否长期保持通畅。因此，周围的吻合、较小的吻合口可以减少肝性脑病并发症而冒着高吻合口栓塞率的风险，如 Mehigan（1980）的一组资料（表 56-3）所显示的，脾-肾静脉分流有最高的后期吻合口栓塞率。

表 56-3　不同分流术吻合口的栓塞率

手术方式	栓塞率
门-腔静脉吻合（端侧）	7%
门-腔静脉吻合（侧侧）	2%
间置肠-腔吻合	10%
近端脾肾静脉吻合	18%

　　吻合口的后期栓塞率高，自然常伴有较高的晚期再出血率。黄萃庭对 131 例脾-肾静脉分流术的病人作长时间的随访，平均随诊时间为 9.5 年。术前有出血病史者，术后再出血率为 45.5%；术前无出血病史者，预防性分流术后的出血率为 12.2%。用单纯脾切除术来治疗门静脉高压症出血时，术后再出血率可高达 50%。黄跃权报道 58 例肝硬化门静脉高压出血行脾切除术的病人，31% 术后再出血；孟成伟观察 10 年前因血吸虫性肝病行脾切除术的 1781 例病人，曾有消化道出血的 295 人中，术后再出血率为 20%，而术前无出血的 1486 人中，术后出血率为 3.8%。因此，脾-肾静脉吻合术的预防后期消化道再出血的效果并不明显优于单纯脾切除术，其原因可能主要是吻合口栓塞。

　　脾静脉与下腔静脉吻合有助于降低吻合口栓塞的机会，脾-腔静脉吻合术在手术技术上并不比脾-肾静脉吻合术更复杂。解放军总医院 1966—1979 年用脾-腔静脉分流治疗门静脉高压症 60 例，手术后半年至 13 年的观察结果，手术死亡率 3.3%，再出血率 5%，肝性脑病发生率 5%。国内的其他两组病例报告的结果亦相接近。因而可以认为由于局部的技术条件改善，脾-腔静脉分流术的结果优于脾-肾分流术。

　　肠系膜上静脉-下腔静脉吻合（M-C 分流）是另一部分性分流的途径，解放军总医院自 1966 年以来所施行的 M-C 侧侧分流 24 例中，4 例（16.7%）于术后第 4～7 年时发生肝性脑病，其中 1 例曾再次手术缩窄原 M-C 侧侧吻合口径，术后精神状态有明显改善；6 例（25%）于术后再发生出血，其再出血率高于同时期的脾-腔静脉吻合术。肠系膜上静脉、下腔静脉、颈内静脉 H 形架桥亦属于侧侧吻合分流的范畴，Stipa 经过 13 年来用于 114 例的观察，并与同期门-腔静脉吻合术 167 例做比较，结果在 109 例择期性 M-CH 分流术者，手术死亡率为 7%，肝性脑病发生率为 43%，再出血率 9%（经证实为来自静脉曲张）；而门-腔静脉分流术者则分别为 7.5%、38%、4%。蔡景修等分析 47 例 M-C 侧侧分流和 H 形分流的远期疗效，平均随访 6 年 11 个月，M-C 侧侧分流 30 例，再出血 6 例（占 20.0%），肝性脑病发生率 20.3%；H 形分流 14 例，再出血 2 例（14.2%），肝性脑病发生率 28.8%。术后肝性脑病均发生于分流吻合口>1.5 cm 的病人。

　　肠系膜上静脉分流手术部位更接近于门静脉，故 M-C 分流术的效应亦更接近于门-腔静脉分流术，临床观察两者间无显著差别。

　　西方国家的肝硬化以酒精性者常见，酒精性肝硬化不同于亚洲常见的肝炎后性肝硬化者。是在不禁酒的情况下，肝损害不断发展，情况恶化。降压性分流手术后，降低门脉循环的压力，更是加重肝脏损害的原因；相反的，若保持一定的门脉循环高压，有可能维持一部分向肝血流而预防发生肝性脑病。在国内，孙衍庆（1966）提出"限制性"门-腔静脉侧侧吻合术，根据门静脉压力的高低，设计吻合口的长径为 1.2～0.8 cm；随后，王宇设计吻合口的"控制环"，以防止在后期吻合口逐步扩大而失去其"限制性"的作用。Sarfeh（1984）则采用小口径（1.0 cm）的聚四氟乙烯（PTFE）人造血管作门-腔静脉间的 H 形架桥，同时做贲门周围广泛的血管离断术，可保存肠系膜静脉一定的高压状态和向肝血流。Landreneau 从动物实验证明保持肠系膜静脉高压时，可增加肝动脉的代偿性血流和减少肠道氨吸收，可能是维护分流术后肝脏功能的一个原因。小口径的门-腔静脉分流术的使用正在增多。

三、选择性分流手术

基于门静脉循环的生理性分隔概念和危险的门静脉高压出血主要发生于食管胃底的曲张静脉的事实，1967 年 Warren 提出选择性分流术的概念，即通过切断的脾静脉远侧端与肾静脉行端侧吻合术，以有目的地引流脾-胃区而保持肠系膜上静脉区域的门静脉高压以及向肝血流，此手术属于区域性的门-体分流，称为远端脾-肾静脉分流或 Warren 分流。此手术在理论上颇有吸引性，故曾得到较多支持，随着经验的积累，亦暴露一些问题，特别是一些前瞻性的研究报告，指出晚期时失去其选择性分流的特点（图 56 - 1）。Warren 分流手术存在的问题是技术上较为复杂、早期的分流效果欠佳、吻合口栓塞率高、晚期失去其选择性分流的作用。在国内，Warren 手术只在少数医院使用。陆军军医大学蔡景修采用胰-脾静脉离断（spleno-pancreatic disconection）和远端脾-腔静脉分流（distal spleno-caval shunt）方法以克服其中一些缺点。胰-脾静脉离断可能是使 Warren 手术更具选择性的一改良措施。胰腺横跨上腹部，围绕着胰腺头部是连结肠系膜与门静脉的静脉网，携带高压门静脉血流；胰腺体尾部有多数的短小的胰腺静脉，直接汇至低压的脾静脉，故在远端脾-肾静脉吻合术后，胰腺的静脉网扩张，成为肠系膜区通向低压的脾静脉的"桥梁"，从而破坏了 Warren 分流手术的"选择性"，使其循环动力效应近似于门-腔分流术。

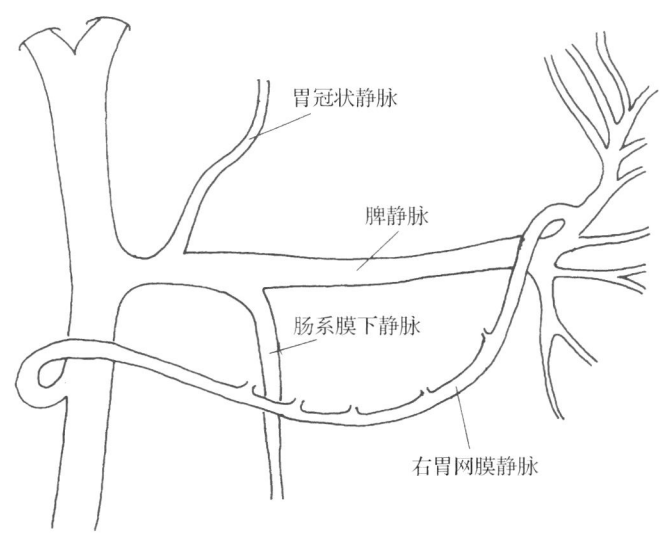

图 56 - 1　可能用于选择性分流的门静脉属支

胰-脾静脉断流增加了 Warren 手术的复杂性和具有一定的难度，手术时宜将胰腺下缘的腹膜全程剪开，以数根缝线将胰腺下缘向前上方向翻起，在首先控制脾动脉血流下，将未切断的脾静脉远端逐渐向脾门处分离，注意在二结扎线间切断细小的胰腺静脉，一般可以安全地达到将脾静脉与胰腺完全分离的目的。用此方法施行的远端脾-肾静脉分流者只有少数报告，尚难于确定其在何种程度上提高手术效果。日本 Katoh（1989）报道用此手术 33 例，术后 5 年累积生存率 88%。

另外一种引流食管贲门区的区域性分流是由日本 Inokuchi（1967）提出的胃左静脉-下腔静脉分流（left gastric vein caval shunt，LGCS），国内一般称为冠-腔分流术。此手术能直接引流胃底贲门区，不影响门静脉的向肝血流，故晚期发生肝性脑病者较少。Inokuchi（1984）总结其 231 例的治疗结果：手术死亡率 2.2％，5 年和 10 年生存率分别为 69.8％和 55.3％；5 年和 10 年的累计出血率分别为 8％及 10％；无肝性脑病发生。然而，这个优良的结果并未能被国外的报告证实，在国内亦很少采用此手术。国外一些作者推测结果上差别的原因认为可能与病人的群体不同有关：欧美多为酒精性肝硬化门静脉高压而日本的病人多为肝炎后性肝硬化；又如 Sugiura 手术在日本有很好的效果，而在欧美等国家则始终因手术死亡率太高而未能被接受。Inokuchi 手术的另一问题是胃左静脉距下腔静脉较远，需要用静脉移植架桥，通过吻合的血流量少（特别是做了脾切除术者），吻合口栓塞的机会较大，一般很难重复 Inokuchi 所报告的结果。

目前已有多组前瞻性研究比较 Warren 分流与典型的门-腔静脉分流术，其结果比较接近：Warren 手术后晚期，59％～70％的病人已经很少或无向肝血流；60％～70％的手术晚期已不再具有选择性；长期存活率不优于门-腔静脉分流术；是否肝性脑病较少有待证实，但总的说来肝性脑病的程度较轻。

远端脾-肾静脉吻合术亦曾与食管静脉曲张硬化治疗比较的控制性观察，总的结果是硬化治疗的再出血率高于选择性分流，但肝功能损害程度轻些、生存期要长些；约有 1/3 的硬化治疗病人因再出血需接受分流术治疗。

然而，Warren 本人于 1982 年的报告中再次肯定远端脾-肾静脉分流术的价值，在 348 例手术病人早期吻合通畅率为 93％，而晚期的吻合口栓塞率只为 1％；在有关维持肝脏门脉血液灌流上，Warren 认为术后可以保持很长的时间，14 例随机手术病人中，11 例同意做术后血管造影检查（平均为手术后 7.4 年），9 例（81％）仍然维持肝脏血流灌注；分流术后早期可能有消化道出血，特别是急症手术病人，但这尚不能摒除胃炎的原因。术后早期会存在一定的肾静脉高压。Zeppa（与 Warren 一起报道远端脾-肾静脉分流）1987 年总结其 206 例脾-肾静脉吻合选择性分流的 5～15 年的结果，其结论是此手术是安全的（手术死亡率 4％），可改善脾功能亢进症和食管静脉曲张。此外，非酒精性肝硬化门静脉高压症病人生存期明显长于酒精性肝硬化门静脉高压病人。

远端脾-肾静脉吻合术需要同时结扎门静脉的侧支，如胃冠状静脉、脐静脉、脾静脉近端，因而门静脉的血流迟缓，容易发生门静脉血栓形成，有的甚至可使门静脉完全阻塞或引起死亡。Henderson 观察两组 Warren 手术病人各 50 例，结果为只结扎胃冠状静脉和缝合关闭脾静脉近端者，4％发生闭塞性（occlusive）门静脉血栓形成，14％为非闭塞性（nonocclusive）；而从根部结扎胃冠状静脉、脐静脉、单纯结扎脾静脉近端者，6％发生闭塞性门静脉血栓形成，22％为非闭塞性，门静脉血流仍可以通过。门静脉血栓形成常来源于脾静脉的近端断端，单纯结扎可形成一盲端，有利于血栓形成及发展。在有血栓形成的病人，因有门静脉阻塞，刺激更早形成门静脉的侧支循环，分流门静脉血液；非闭塞性的门静脉血栓形成在 6 个月左右可逐渐消除而没有明显的临床症状。

Warren 手术虽然已广泛地被接受，但尚无肯定的证据说明它确是优于其他类型的手术或非手术治疗方法，加上手术较为复杂，在当前有多种治疗方法可供选择的情况下，尚难于成为肝硬化门静脉高压手术治疗的首先选择。选择性分流术在国内仍只局限于少数的医疗单位。

第三节　肝移植时代的门静脉高压出血治疗的选择

在酒精性肝硬化门静脉高压出血的病人中，比较多种治疗方法的效果时，常会发现某种方法虽然对止血或预防再出血有效，但是最后却均未能有效地延长病人的生存时间，其主要原因是进行性的肝损害。终末期肝硬化的最有效治疗手段是原位肝移植术。当前应该注意到各种治疗方法的选择和配合应用。

一、药物控制

药物控制门静脉高压病人的首次食管静脉曲张出血和作为手术止血后的辅助性措施是有一定效果

的。Lebrec（1980）使用普萘洛尔治疗、预防门静脉高压出血病人的再出血，剂量为用药使心率下降25％，为 40～360 mg/d，治疗组 38 例，有 6 例再出血，但对照组 36 例中，23 例再出血，故有极显著差别；同时，治疗组在 2 年中 3 例死亡，而对照组有 8 例死亡，故亦有很显著的差别。其他的观察亦提出普萘洛尔有预防再出血的作用，但未能延长病人的生存时间。在预防门静脉高压病人发生第一次出血方面，Conn（1991）在一次以双盲法随机观察普萘洛尔对预防门静脉高压及大的食管静脉曲张病人第 1 次消化道出血的效果，102 例病人分三个治疗中心进行，结果在 16.3 个月的随访观察期中，普萘洛尔治疗组的出血率为 4％，而在对照组的出血率为 22％，差别极其显著，说明普萘洛尔在预防出血上是有效的，然而在观察期间两组病人的死亡率间并无显著差别。在另外一份多中心前瞻性研究报告，比较普萘洛尔、硬化治疗与硬化治疗＋普萘洛尔对没有出血病史的肝硬化食管静脉曲张病人的作用，在平均为 15 个月的观察期中，三组治疗的病人与对照组在出血率和死亡率方面均无明显差别。故普萘洛尔对门静脉高压症出血的治疗并无真正的效果，并且在普萘洛尔治疗下发生出血时可导致严重的低血压。

二、食管静脉曲张硬化治疗

硬化治疗是门静脉高压出血最常用的第一线治疗，此疗法止血效果确实，不需要施行手术。经内镜注射硬化剂治疗食管静脉曲张始于 1936 年，Grafoord、Frenckner 于 1939 年报道其使用经验，但由于器械和技术上原因，未得到普遍应用。20 世纪 70 年代至 80 年代期间，由于纤维内镜和使用技术的发展，在有条件的医院已普遍作为食管静脉曲张的第一线治疗。在此治疗下，不影响肝功能，故可以用于肝功能较差不适宜手术的病人，可以重复注射，直至食管静脉曲张消失。硬化治疗时最主要的问题是再发出血，估计再出血率可高达 30％～60％，虽然再出血时仍然可再经注射硬化剂止血，但最后硬化治疗失败者估计约为 30％，这些病人仍然需要手术治疗。与选择性分流术治疗结果相比较，硬化剂有更高的再出血率，但病人的生存时间要长一些。如果硬化治疗已经失败，进一步治疗的考虑是：如果病人的一般条件较好，可施行选择性分流手术；如果病人情况差，国外则多考虑原位肝移植术，国内则可能用断流术治疗。Takase（1990）通过硬化治疗前后经皮肝穿刺门静脉造影方法来研究再出血的原因，发现硬化治疗可达到两种结果，一是曲张静脉和其供血静脉均已完全栓塞，另一种是其供血静脉的不完全栓塞。前者共 16 例，经 2 年观察，只 1 例（6.7％）再发生出血；后者 10 例，2 年内 7 例（70％）复发出血。故注射时的技术因素是硬化治疗后复发出血的原因。硬化剂注射治疗不影响随后施行原位肝移植术。

三、经颈静脉肝内门-体分流术

经颈静脉肝内门-体分流（transjugular intrahepatic portosystemic shunt，TIPSS）是新近发展起来的经皮穿刺颈静脉和建立肝静脉和门静脉之间分流的方法，因其不需要行手术，一度曾广被使用以治疗肝硬化门静脉高压出血。TIPSS 的发展至今已有长久的历史。1969 年 Rosh 首先报道在实验犬经皮穿刺颈静脉后将穿刺针推进至肝静脉经肝实质至一门静脉支的可行性；到 1971 年时，作者用一硅橡管或一镀硅的金属螺旋管以维持肝实质内通道，但通道闭塞是一个问题，最长的只能维持 12 d。随后，血管球囊扩张术的发展，已能做成一条更粗的通道，但通道狭窄仍然是未解决的问题。1982 年 Colapino 报告 TIPSS 用于首例肝硬化食管静脉曲张出血的临床病人；1985 年，Palmaz 等研究球囊-可扩张金属支架（balloon-expandable metalic stents）用于 TIPSS，而 Richter 等首次将金属支架用于 TIPSS（1989）；1992 年 Ring 等报道用 Wallstents 以施行 TIPSS，用于 13 例因顽固性出血等候行肝移植的病人，证明此方法可以在一些重危病人中使用。此后，此项技术便得到迅速的发展和普及。在我国，TIPSS 临床应用始于 1993 年。TIPSS 能够立即降低门静脉压力，控制出血，可用于重危病人并且其成功率较高。然而，随着经验的积累，TIPSS 不足之处也很快暴露出来，其中最主要的是分流通道闭塞。1995 年的一篇综合性报道中，Kerlan 等指出 TIPSS 的成功率为 95％～100％，控制出血的短期效果为 81％～

94%，减轻腹水为 50%～83%；与 TIPSS 直接有关的并发症为腹腔内出血、肝动脉损伤、心力衰竭；肝功能损伤加重，肝性昏迷约发生于 25% 的病人；晚期的胃肠道再出血发生于 18%～31% 的病人中，估计均是由分流通道堵塞所致，因而重新放置支架或疏通处理，可望改善其结果。关于 TIPSS 的长期通畅率的报告结果很不一致，但在一篇前瞻性观察报告中，TIPSS 的一年通畅率只为 25%，故是 TIPSS 使用上的一项限制性因素。从放置 TIPSS 后肝移植术时行全肝切除术的肝脏标本的病理学观察，TIPSS 后 4 d 时，可见通道的不规则的表面和肝组织从支架的网眼中突出（多用 Wallstent）并有小片状的内皮细胞衬里；3 周之后，金属网便为假内膜层覆盖和一层连续的内皮细胞；在发生狭窄的通道，主要是由于假内膜层增生引起，假内膜层厚度可由 0.5 mm 至 5.0 mm，在有肝内胆管损伤者，胆汁溢出可能是刺激假内膜增生的原因。

自从 TIPSS 广泛使用后，对这种新型的治疗临床上有两种态度：介入性治疗的医师对其抱有乐观、积极的态度，而临床医师则持有一定的怀疑，主要是考虑其疗效的持久性的问题。美国的 Miller-Catchpole（1995）分析有 54 名由腹部外科、消化内科、放射科医师组成的对 1995 年 1 月以前发表的有关 TIPS 的调研意见，得出的结论是：①TIPSS 的安全性在急症控制经硬化治疗失败的食管静脉曲张出血是肯定的；②对长期控制食管静脉曲张出血是有前途的；③在晚期肝病和重度食管静脉曲张等待肝移植病人的治疗是肯定的。TIPSS 在治疗急性和长期静脉曲张出血在肝移植术前的门静脉减压是有前途的或肯定的技术，此项技术的成功率约为 95%，并能显著地降低门静脉压力梯度，手术操作的时间短，病人住院的天数是其本身的疾病决定并非 TIPSS 技术的关系，明显的疗效是出血停止和腹水减少，但生存期没有延长；狭窄和阻塞发生约为 24%；TIPSS 并不是完全安全的操作，有手术死亡、产生或加重肝性脑病的危险大约为 20%。总的说来，只有完成 TIPSS 对比硬化治疗和外科分流术的随机对照检验之后，才能确定其对门静脉高压的治疗作用。

在一篇首次对比 TIPSS 和小口径门-腔静脉人造血管 H 形架桥对肝硬化门静脉高压上消化道出血的治疗报告，Rosemurgy 等（1996）对各为 35 例病人的前瞻随机性观察，TIPSS 是用内径为 8 mm 的 Wallstent 支架，经右颈内静脉插至肝右静脉和门静脉右干，意欲造成肝静脉与门静脉间压力梯度为 1.1～1.6 kPa（8～12 mmHg），分流血液流速为 100 cm/s，如果超过此压力差或不及此流速时，则再次插管将支架扩张至 10 mm 直径和清理分流通道；小口径门-腔静脉分流是用直径为 8 mm 的聚四氟乙烯管。结果，TIPSS 有 11% 的病人再发生出血而架桥分流者为 0；TIPSS 放置后 30d 内 6 例（17%）堵塞，经再次插管取栓，4 例 30 d 以后堵塞，占 14%，而手术架桥者只有 1 例，占 3%；分流失效者在 TIPSS 为 57%，在小口径分流术者为 26%。从以上的近期对比观察结果，TIPSS 在门静脉减压和临床疗效上，明显不如用 8 mm 直径的聚四氟乙烯的门-腔静脉 H 形架桥，并且若观察的时间延长，则其间差别更为明显。然而最后的结论仍有待验证。

在肝移植时代，门静脉高压出血的治疗最好是不妨碍随后原位肝移植的施行，TIPSS 和硬化剂注射治疗均有不增加随后肝移植的困难的优点，故在治疗方法的选择上，需要考虑病情的特点和后续治疗的要求。在我国情况下，对肝硬化门静脉高压出血，硬化治疗、门-奇静脉断流、门-体静脉分流术仍然未丧失其重要位置。TIPSS 技术在我国开展得较晚，早期的临床效果是令人鼓舞的，如原南京军区总医院报道 103 例门静脉高压出血用 TIPSS 治疗，术后出血立即停止，门静脉压力平均下降（1.36±0.02）kPa，胃冠状静脉和食管静脉曲张消失，脾脏缩小，腹水消退，经 1～22 个月随访，复发出血率 6%，分流道狭窄 10%，肝性脑病（较轻）10%。我国的肝硬化多属肝炎后性，与西方国家的酒精性者不同，故需要有更长时间的随诊观察。

〔黄志强　黄晓强整理〕

参考文献

［1］孙衍庆. 限制性门腔侧侧分流术［J］. 中华医学杂志，1996，52：531.

［2］孙衍庆. 限制性门腔静脉侧侧分流术的理论与实践 ［M］//黄志强，顾倬云. 肝胆胰外科进展. 北京：人民军医出版社，1989：106.

［3］刘效恭. 直视下胃冠状静脉栓塞术、脾切除术治疗门静脉高压 ［J］. 中华外科杂志，1986，24：649.

［4］孟宪民. 贲门周围血管离断术及胃底血流阻断术治疗门静脉高压症 ［J］. 中华外科杂志，1987，25：26.

［5］戴植本. 关于门-奇断流术 ［J］. 普外临床，1987，2：112.

［6］吴光汉. 脾肾静脉分流术治疗门静脉高压症的长期疗效观察 ［J］. 中华外科杂志，1988，26：385.

［7］黄萃庭. 门脉高压合并上消化道出血的处理 ［M］//黄志强，顾倬云. 肝胆胰外科进展. 北京：人民军医出版社，1989：119.

［8］蔡景修，黄志强. 肠系膜上静脉下腔静脉侧侧分流治疗门静脉高压症 ［J］. 中华外科杂志，1981，19：157.

［9］蔡景修，黄志强. 脾腔静脉分流术治疗门静脉高压症 60 例分析 ［J］. 中华外科杂志，1981，19：199.

［10］蔡景修. 肠腔侧侧分流和 H 型分流的远期疗效 ［J］. 中华外科杂志，1989，27：735.

［11］张挽华. 肠腔侧侧分流治疗门静脉高压症 ［J］. 中华外科杂志，1983，21：193.

［12］黄志强. 门静脉高压症出血的手术治疗 ［J］. 中华外科杂志，1982，20：536.

［13］黄志强，蔡景修. 肠系膜上静脉下腔静脉侧侧分流 ［J］. 第三军医大学学报，1983，5：171.

［14］黄志强. 胰源性门静脉高压症并发消化道出血 ［J］. 普外临床，1988，3：331.

［15］蔡景修. 远端脾腔分流术血液动力学变化的观察 ［J］. 中华外科杂志，1991，29：426.

［16］黄志强，黎鳌，张肇祥. 外科手术学 ［M］. 北京：人民卫生出版社，1975.

［17］Terblanche J. Sclerotherapy foremergency variceal bleeding ［J］. World J Surg，1984，8：653.

［18］Westby D. Injection sclerotherapy for the long-term management of variceal bleeding ［J］. World J Surg，1984，8：667.

［19］Terblanche J. The surgeon's role in the management of portal hypertension ［J］. Ann Surg，1989，209：8.

［20］Warren W D. Control of variceal bleeding. Reassessment of rationale ［J］. Am J Surg，1983，145：381.

［21］Warren W D. Selective trans-splenic decompression of gastroesophageal varices by distal spleno-renal shunt ［J］. Ann Surg，1967，166：437.

［22］Inokuchi K. A selective portocaval shunt ［J］. Lancet，1968，6：51.

［23］Sugiura M，Fugatawa S. A new technique for treating esophageal varices ［J］. J Thoracic Cardiovasc Surg，1973，66：677.

［24］Sun Yan Qing. Limited side-to-side porta-caval shunt：over twenty years clinical experience ［J］. Chinese Med J，1984，91：13.

［25］Sarfeh I J. A systemic appraisal of portacaval H grafts. Clinical and hemodynamic perspectives ［J］. Ann Surg，1986，204：356.

［26］Stipa S，Ziparo V，Anza M，et al. A randomized controlled trial of mesentericocaval shunt with autologous jugular vein ［J］. Surg Gynecol Obstet，1981，153：353.

［27］Henderson J M，Millikan W J，Chipponi J，et al. The incidence and natural history of thrombus in the portal vein following distal splenorenal shunt ［J］. Ann Surg，1982，196：1.

［28］Henderson M J，Gilmore G T，Hooks M A，et al. Selective shunt in the management of variceal bleeding in the era of liver transplantation ［J］. Ann Surg，1993，216：248.

［29］Katoh H，Shimozawa E，Kojima T，et al. Modified splenorenal shunt with splenopancreatic disconnection ［J］. Surgery，1989，106：920.

［30］Kerian R K，LaBerge J M，Gordon R L，et al. Transjugular intrahepatic portosystemic shunts：current status ［J］. AJR，1995，164：1059.

［31］Azoulay D，Castaing D，Dennisson A，et al. Transjugular intrahepatic portosystemic shunt worsens the hyperdyamic circulartory state of the cirrhotic patient：preliminary report of a prospective study ［J］. Hepatology，1994，19：129.

［32］Patch D，Dodge G，McCormick P A，et al. TIPS（transjugular intrahepatic portasystemic shunt）for the surgeon ［J］. Br J Surg，1997，84：33.

第五十七章　贲门周围血管离断术

Pericardial Devascularization

贲门周围血管离断术是在长期的临床实践中发展和完善起来的一种术式，是目前国内治疗门静脉高压并发上消化道大出血最常用、疗效最佳的术式。

各种分流术，包括限制性、选择性分流术均面临一个共同的问题，即降低肝脏的门脉血供，肝脏因缺乏肝营养因子而发生功能障碍，术后肝性脑病发生率高。加之手术操作复杂，分流口易合并血栓，故不适于肝炎后肝硬化病人和急诊手术。因而断流术逐渐受到重视。

减少或阻断门奇静脉之间反常血流的手术统称为断流术。其合理性在于控制出血的同时，能维持门静脉血的向肝灌注，从而有利于肝细胞的再生和其功能的改善，可用于肝功能较差的病人及急性出血期。

断流术的方式很多。早年行食管或胃切开曲张静脉缝扎术，止血效果不理想。进而行食管下段横断术和胃底横断术，两者阻断门奇静脉间的反常血流不够完全，也不够确切，再出血率同样较高。而食管下端胃底切除术，手术范围大，创伤大，并发症多，术后死亡率较高。以医用胶行胃冠状注射栓塞术，有发生异位栓塞的危险，如门脉栓塞、肺栓塞、脑栓塞等。经胸及经腹进行广泛的食管及胃周围血管离断术（Sugiura，1967 年），虽范围广泛，但手术创伤大，手术死亡率过高，故不能被广泛接受。

大量临床实践表明，断流术中以"贲门周围血管离断术"为最佳术式。手术范围不大，创伤较小，止血作用确切，远期疗效较满意。我院自 1972 年 5 月至 1992 年 12 月采用该术式治疗各种类型门静脉高压 328 例，近期止血率为 98.4%，手术总死亡率为 3.6%，术后近期再出血率为 3.6%，近期肝性脑病发生率 3.6%，90 例随访 1～12 年，积累出血率为 13.3%，远期肝性脑病发生率 2.2%。

在施行贲门周围血管离断术时，要求做到"彻底"和"完全"的断流，即应结扎切断门奇静脉间的全部反常侧支静脉，其中高位食管支的结扎切断是关键所在。遗漏高位食管支或异位高位食管支，可导致术后再出血。因胃黏膜下仍有反常血流存在，以及可能合并门静脉高压性胃黏膜病变，故贲门周围血管离断术后有部分病人发生再出血。如何降低再出血率以及再出血的处理有待研究解决。

【解剖生理概要】胃底贲门区的解剖主要包括以下 4 个方面（图 57 - 1～图 57 - 3）：

1. 胃冠状静脉：是门静脉系统重要属支，亦即胃左、右静脉，收集来自胃底贲门部、胃小弯的血流。门静脉高压时胃冠状静脉扩张，成为门静脉与奇静脉间交通的主要通道。胃右静脉与胃右动脉伴行，汇入门静脉；胃左静脉与胃左动脉伴行，在贲门部分成胃支和食管支、高位食管支，进入食管下端及胃小弯侧的黏膜下静脉网，与食管下端的静脉系统相交通。高位食管支起源于冠状静脉主干，有时直

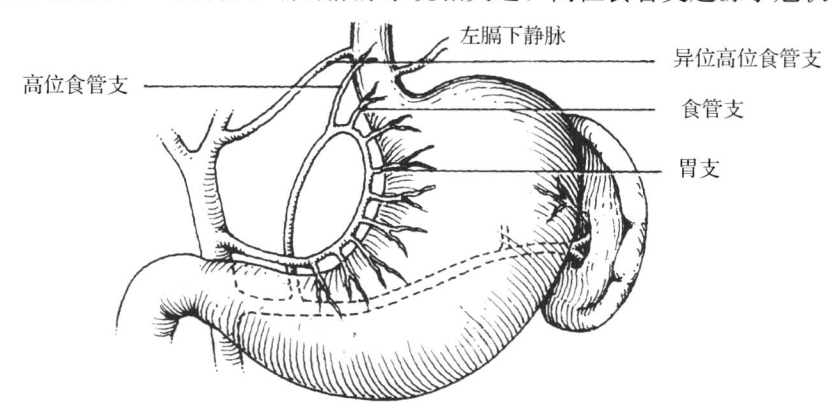

图 57 - 1　食管下段、胃底贲门区奇静脉交通支的局部解剖

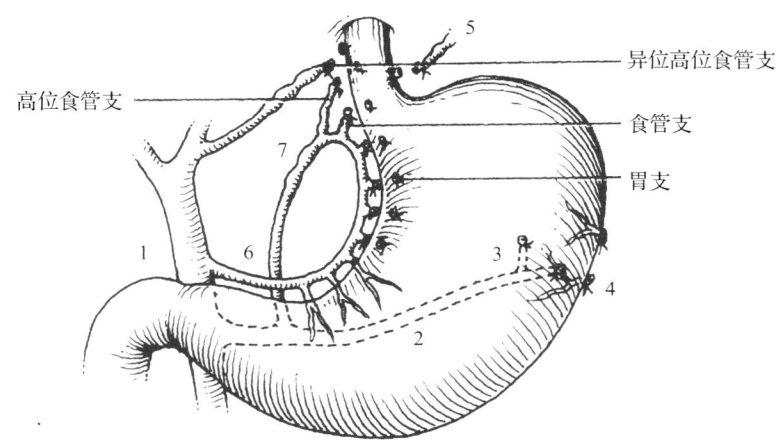

1. 门静脉；2. 脾静脉；3. 胃后静脉；4. 胃短静脉；5. 左膈下静脉；6. 胃右静脉；7. 胃冠状静脉

图 57-2　贲门周围血管离断术示意图

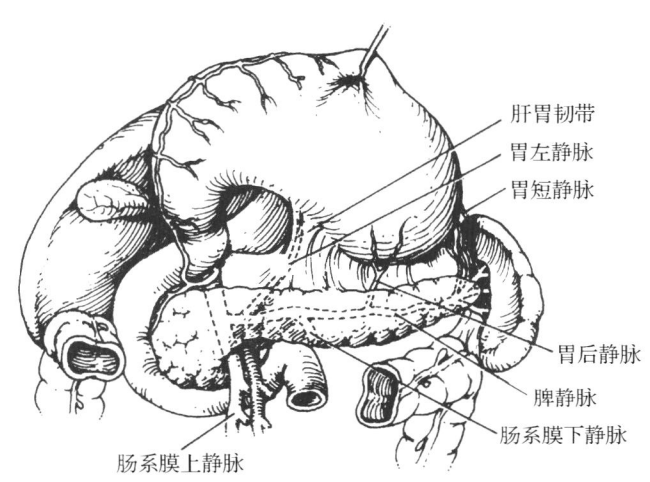

图 57-3　胃左静脉和胃后静脉的局部解剖

接起源于门静脉左干，距贲门右侧更远，在贲门以上 5 cm 或更高处进入食管肌层。

2. 胃后静脉：位于贲门后方膈胃韧带网膜囊后壁，一般起始于胃底后壁，偏小弯侧，多注入脾静脉。胃后静脉是构成胃底黏膜下静脉曲张的侧支之一。将胃向上翻起显露胃底后壁，就可找到胃后静脉。

3. 胃短静脉：位于脾胃韧带内，有 2～6 支，收纳胃底大弯侧的静脉，回流汇入脾静脉上、中属支。

4. 左膈下静脉：起自膈肌，可单支或分支进入胃底或食管下段左侧肌层，管径为 3～5 mm。

【适应证】

门静脉高压合并食管胃底曲张静脉破裂出血病人，肝功能分级为Ⅰ、Ⅱ级（中华医学会分级）或 Child A、B 级。

1. 门静脉高压症类型：①肝内型门静脉高压：主要适用于血吸虫病性、门脉性、坏死后性、胆汁性、酒精性肝硬化合并门静脉高压症；②成人肝外型门静脉高压及区域性（胰源性或节段性）门静脉高压。

2. 急诊手术：应严格规定急诊手术适应证，如发生上消化道大出血 48～72h，肝功能属Ⅰ、Ⅱ级，年龄在 50 岁以下，经积极的内科治疗仍不能控制出血者。

3. 亚急诊手术：发生上消化道大出血 3～7 d，内科治疗控制出血后短期内可能会复发出血，无明显黄疸、严重腹水及肝性脑病先兆者。

4. 择期手术：肝功能分级属Ⅰ、Ⅱ级病人出血停止后 2 周左右，原属Ⅲ级病人出血停止后 3～4 周，且肝功能改善至Ⅰ、Ⅱ级。

【禁忌证】

1. 肝功能分级Ⅲ级或 Child 肝功能分级 C 级，即有黄疸、腹水、凝血机制障碍和肝性脑病等。

2. 门静脉主干及脾静脉、肠系膜上静脉广泛血栓形成。

3. 急诊手术病人年龄大于 50 岁，择期手术病人年龄大于 65 岁。

4. 合并严重的胃黏膜病变或异位静脉曲张（ectopic varices）。

5. 合并慢性活动性肝炎及其他肝病等。

6. 合并肝占位性病变，中晚期肝癌。

7. 再次手术病人上腹腔有广泛、严重粘连。

8. 8 岁以内的儿童。

【术前准备】

1. 加强监护：血流动力学监护、尿量、动脉血气分析、心电图、肝肾功能、血电解质、血液凝血机制和乙型病毒性肝炎、丙型病毒性肝炎抗原和抗体等检查。

2. 明确诊断：行急诊内镜检查。

3. 补充血容量，纠正水、电解质、酸碱平衡紊乱，尽快纠正休克。抗休克时可用平衡液、新鲜冻干血浆、不含钠的白蛋白。红细胞压积低于 30% 时输新鲜全血，休克纠正后应适当控制输液量，钠盐每天补入量不超过 30～40 mmol。一旦病人尿量正常，尽快补充钾，使血清钾浓度维持在 4～5 mmol/L。

4. 有腹水者适当应用利尿药，螺内酯 100～400 mg/d，呋塞米 20～40 mg/d，以每天体重减轻 0.5 kg 为适宜，并应补钾。

5. 纠正凝血机制障碍：静脉滴注维生素 K_1 150 mg/d，紧急情况下可输入适当的新鲜全血、血浆、纤维蛋白原和凝血酶原复合物。

6. 改善病人营养：服用高热量、高维生素饮食。输入白蛋白 20 g/d，纠正 A/G 比值。合理应用静脉高营养，补充一定数量和适当比例的糖和胰岛素，中长链脂肪乳剂 250 mL，支链氨基酸（或六合氨基酸）250～500 mL，门冬氨酸钾镁 40 mL，静脉滴注，1 次/d。

7. 预防肝性脑病：术前服用硫酸镁溶液 20～40 mL，口服乳果糖溶液 40 mL，生理盐水清洁灌肠，甲硝唑 0.2 g，3 次/d，术前服用 3～5 d。

8. 预防用抗生素：术前 1～4 h 静脉注射氨苄青霉素或头孢类青霉素等广谱抗生素 2 g。

9. 评估肝功能分级：行肝穿刺活检、B 型超声或彩色多谱勒超声检查和肝 CT、MRI，全肝血管造影，肝静脉造影及测肝静脉压和肝静脉楔压。

10. 减少胃酸分泌、保护胃黏膜：服用 H_2 受体阻滞药等。

【麻醉、体位与术中注意事项】

1. 麻醉：气管内插管，吸入和静脉复合麻醉。凝血功能障碍时，硬膜外麻醉可能在硬膜外腔引起血肿，并压迫脊髓，多不宜采用。

2. 体位：卧位，左肩背垫高 30°左右，以利巨脾切除。

3. 术中注意事项：

（1）正确选用镇静药和麻醉药，避免使用损害肝、肾功能的药物，如吗啡、巴比妥类。

（2）加强心血管功能的监护：测定中心静脉压（CVP）、肺毛细血管楔压（PCWP）、动脉血气分析，精确计算失血量并指导输液。

（3）尽量避免血流动力学紊乱，以免影响入肝血流量。应警惕麻醉药可导致肝脏血流量减少及内脏血管阻力增加。术中应操作轻柔，避免不必要的机械损伤和牵拉反应。尽量避免术中大出血、低血压、缺氧和高碳酸血症。

（4）备用新鲜血液，在行脾切除前即应输血。建立可靠的输液通路。

（5）要求腹肌松弛，术野显露充分，灯光照明良好。手术室应备用电凝止血装置、检查吸引器，常规储存明胶海绵等局部止血药、随时提供热盐水等。术中应持续胃肠减压，使胃呈空虚状态，以利操作。

【手术步骤】（图 57-4～图 57-7）

1. 左肋缘下切口最常用，从剑突至腋前线距肋弓约 2 cm，可充分显露胃底贲门及冠状静脉的高位食管支。逐层进腹后，左侧胸廓用创钩轻拉后即可抬高，便于处理脾脏的粘连、脾胃韧带。若脾脏巨大，可用左上腹 L 形切口，以利脾下极显露和易挽出脾脏至切口外。也有主张左侧旁正中或经腹直肌切口，其损伤小，切断腹壁的侧支循环也少。

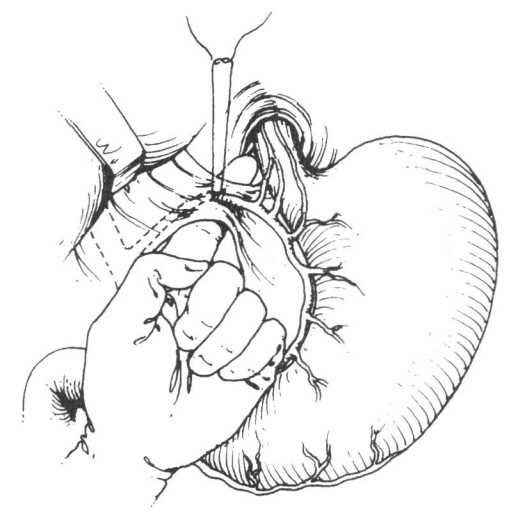

图 57-4　结扎胃左静脉主干

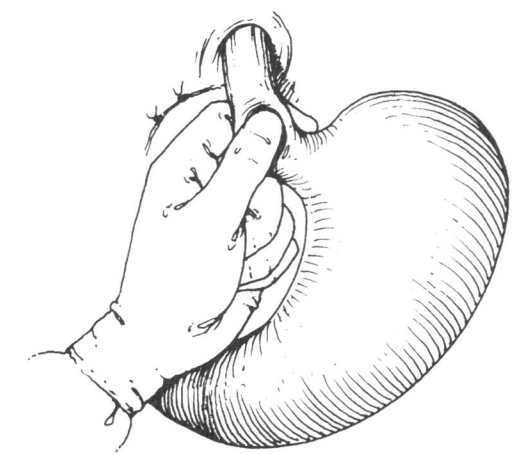

图 57-5　用手指钝性分离食管下段 5～10 cm 范围，紧靠食管切断高位食管支和异常高位食管支

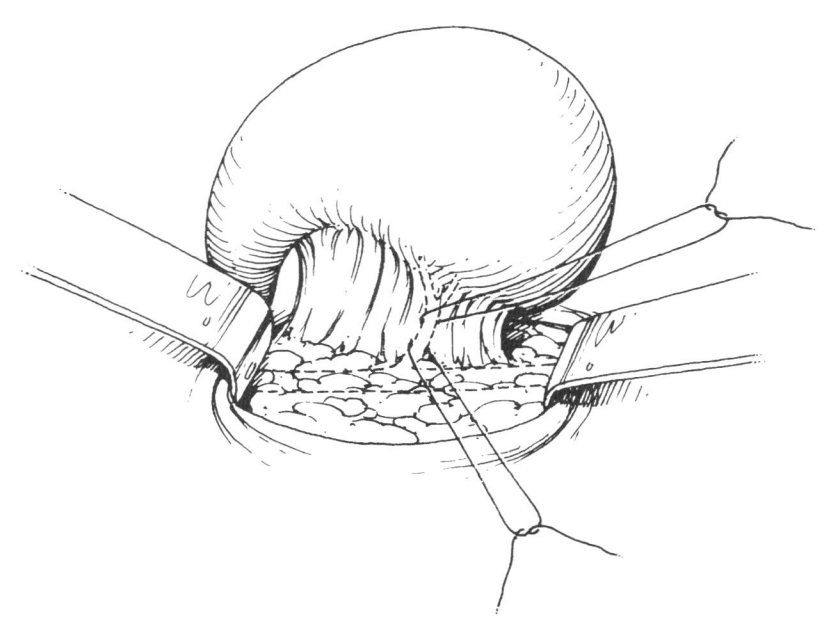

图 57-6　结扎离断胃后静脉：将胃体向右上牵引和翻转，显露胃后壁，紧靠胃小弯侧分离开胰腺上缘的脂肪组织，即可找到胃后静脉

2. 断流术前测压：进入腹腔后暂不作探查，体循环稳定后以水压表测压。经胃网膜右静脉插管至门静脉，测自由门静脉压（FPP）、肝侧门静脉阻断压（HOPP）、脏侧门静脉阻断压（SOPP）。并测定胃冠静脉压和胃壁静脉压。

3. 脾切除术：按常规方法切除脾脏，可减少门脉血源的 20%～40%，同时离断胃短静脉的反常血流，这是断流术的重要组成部分。部分病人脾上极紧靠胃壁，挽出脾脏时注意勿撕破脾脏，用长弯血管钳分离脾胃韧带时勿钳夹胃壁，以免造成损伤，术后可造成胃漏。

4. 结扎切断胃冠状静脉：

（1）脾切除后，沿胃大弯上半的脾胃韧带几乎全部离断，网膜囊的前壁已敞开。术者置右手拇指在胃前壁，另四指伸入网膜囊内，以示指尖从胃后壁顶向胃小弯，紧靠胃小弯的垂直部将小网膜戳孔伸出示指尖。用一条纱布带

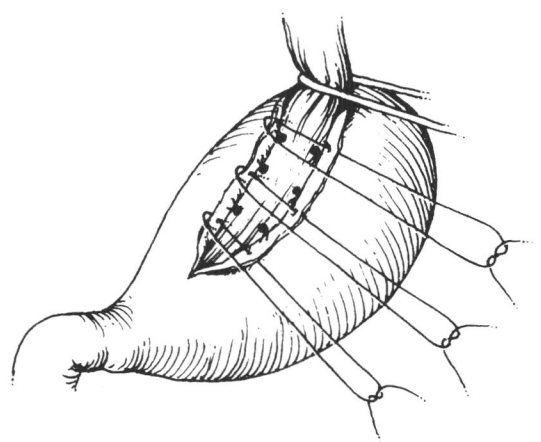

图 57-7 以细丝线间断缝合胃大、小弯前后壁的浆膜，使胃大、小弯浆膜化

经戳孔绕胃体一周并收紧纱带，助手持纱布带将胃体向左下方牵拉，使小网膜紧张，便于离断胃小弯的反常血流。

（2）结扎离断胃冠状静脉的胃支：从小网膜戳孔处离断胃冠状静脉，小网膜夹层内有脂肪组织，门静脉高压时小网膜明显增厚，内含众多曲张的血管，故切不可用血管钳直接穿透小网膜全层去处理血管，以避免损伤血管、造成术中大出血，大块组织结扎亦易使结扎线滑脱。在戳孔处用长弯血管钳自夹层间的疏松结缔组织进钳，先分离结扎、切断小网膜前层，即可显露扩张的胃冠状静脉的胃支（5～6支），逐一结扎切断，随后将小网膜后层剪断、结扎。

（3）结扎离断胃冠状静脉的食管支：沿胃小弯逐步向上分离，反常血流的血管渐增多、增粗，有的呈蔓状静脉丛，逐一结扎切断。应避免大块组织结扎，近端最好缝扎，以免线结滑脱。离断至胃贲门与食管连接处，有一条略粗的静脉，在肝左外叶下方，斜向上至贲门处进入食管肌层，直径 0.5～0.7 cm，即为食管支，予以结扎切断。

（4）结扎离断胃冠状静脉的高位食管支：剪开膈下食管前浆膜，分离出贲门，用细纱条或导尿管将贲门向左下方牵拉，以手指钝性分离食管下段 5～10 cm 范围。保留迷走神经前干的肝支及胃窦支。高位食管支一般在肝外侧叶脏面水平向前、向上行走，并在贲门上 4～6 cm 或更高处进入食管肌层，常有 0.5～0.8 cm 的直径或更粗，有时还有异位高位食管支存在。紧靠食管将其结扎切断。操作时钳夹不宜过深，以防损伤食管肌层和黏膜，引起食管穿孔。

5. 结扎离断胃后静脉：以纱条将胃体向右上牵引和翻转，显露胃后壁，在紧靠胃小弯侧分离开胰腺上缘的脂肪组织，即可找到胃后静脉。胃后静脉短而粗，有时不止一支，予以结扎切断。两端均应双重结扎或缝扎，以免线结滑脱而发生大出血。因胃后静脉短，手术视野小，一旦线结滑脱难以找到退缩的血管断端。我们习惯以直角钳夹住胃后静脉近端，连同其周围的组织用粗丝线再多扎一次。

6. 结扎离断左膈下静脉：将胃体向下牵位，显露胃膈韧带。以右手示指从胃大弯向胃底钝性分离胃膈韧带中的疏松脂肪组织，结扎切断其浆膜层，即可找到左膈下静脉，并不太粗，予以结扎切断，并结扎切断胃膈韧带的后浆膜层。顺势分离切断贲门食管交界处的前壁浆膜层，显露食管下端，然后继续向上分离。操作可在食管的四周往复进行，直至剥到食管下段 5～10 cm。至此，食管下段、贲门和上半胃已完全游离。

需要提及的是分离和离断胃冠状静脉、胃后静脉和左膈下静脉时可根据术中具体情况交替、配合进行，先处理易于显露的血管。在胃底贲门区的逐步游离过程中，手术视野亦随之增大，有利于寻找胃后静脉和胃冠状静脉的高位食管支，一旦发生出血，亦易发现出血点。还要强调，离断上述静脉时也离断其伴随的动脉，即胃左、胃网膜左、胃后和左膈下动脉，仅保留胃右及胃网膜右动脉。

7. 胃大、小弯浆膜化：以细线间断缝合胃大小弯前后壁的浆膜，如有肌层损伤应修补创面，线结不牢的应加固。创面的浆膜化可预防出血，避免胃和食管漏，并可阻止胃底贲门区侧支循环形成。贲门胃底浆膜化时，可将食管下段部分包埋在其中，这样在一定程度上可阻碍胃黏膜下的反常血流进入食管下段，还可适当减少胃内容物反流食管的机会。

8. 按上述方法再次测压，取肝组织做病理检查，左膈下置橡皮管引流。再次检查脾窝、脾蒂、血管离断处有无明显出血及食管胃游离区的色泽和血液循环。逐层关腹。

【术后处理】

1. 加强术后监护：密切监测生命指征。记录 CVP、PCWP、动脉血气分析、肝肾功能、血尿电解质和凝血机制检查。计 24 小时出入量。观察膈下引流管引流物的性质和量。间歇吸氧。持续胃肠减压 2～3 d。

2. 补充血容量和纠正水、电解质、酸碱平衡紊乱：判断有无循环血量不足十分重要。若一时不易判断，应先行扩容治疗，以防循环血量急骤减少。肝硬化病人多有水潴留，应仔细计算输液量。为提高胶体渗透压和恢复有效血容量，还应输入新鲜冻干血浆，5％不含钠的白蛋白，失血或红细胞压积低于 30％时，应输新鲜血。一旦术后病人尿量正常，应尽快补充钾。

3. 预防感染：术后常规作痰、尿、咽拭子培养，根据药敏选用合适的抗生素。多用广谱抗生素、并对肝肾功能无损害的抗菌药物。肝硬化病人术后切口易感染，应缝合紧密以防切口血肿，并用含抗生素的溶液冲洗切口。应鼓励病人作深呼吸和咳嗽，拍击肺底或用雾化吸入，预防肺部感染和左下肺不张。

4. 能量补充：在口服进食前应继续用静脉高营养：高渗葡萄糖、高支链氨基酸、适量中长链脂肪乳剂，并补充微量元素和维生素 K、维生素 B、维生素 C、维生素 A、维生素 D 等，为预防血糖过高和非酮性高渗性昏迷，应酌情补给胰岛素（葡萄糖与胰岛素为 4 g∶1 U）。争取早期口服进食，食物以高糖、易消化吸收的食物为主。蛋白质量逐渐增加。严格限制钠盐的摄入量，不超过 2.5 g/d。

【术后并发症、预防与处理】

1. 腹腔内出血：大多发生于手术当天和第一天，多为手术创面的广泛渗血。腹腔引流管流出淡红色血性腹水。手术结束前应采用电灼、缝扎和明胶海绵压迫等方法彻底止血，可输注止血药、并输入新鲜全血、纤维蛋白原等，大多可止血。引流液可逐渐变清淡、量减少。应警惕有无明显的活动性出血，如有则多为脾蒂和创面线结滑脱。此时引流管流出量多、类似全血的液体，病人有出血性休克症状。应尽快补充血容量，及时施行剖腹探查术并止血。

2. 上消化道出血：断流术后 1～2 d 内往往有轻度上消化道出血，出血量不大，持续时间亦不长，多为术中操作时刺激胃黏膜所致。可用止血药和西咪替丁等胃黏膜保护药。若为活动性大出血，则应行急诊内镜检查，查明出血原因，并采取积极的治疗措施。治疗应以非手术疗法为主，大多可止血。若怀疑漏扎高位食管支，酌情行剖腹探查术。

3. 术后感染：因营养不良、免疫球蛋白缺乏、肝网状内皮系统功能障碍及肠道细菌移位等原因，术后易发生败血症和内毒素血症。尤以肺部感染及腹水继发感染多见。脾切除术后常并发左下肺不张、左胸腔积液、左膈下积液并合并感染和积脓。胰尾损伤时亦可合并积液和感染。术后应常规做痰、尿、咽拭子培养。疑有原发性腹膜炎，应做诊断性腹腔穿刺。疑胸腔积液和膈下脓肿时应做 B 超检查，摄胸片，并及时抽吸。根据药敏结果选用抗菌药物，多采用广谱抗生素，并配合抗厌氧菌药物。

4. 门静脉系统血栓：这是断流术后常见并发症之一。脾切除术后可并发脾静脉血栓，是导致术后长期发热的原因之一。若波及门静脉，则造成门静脉的肝外阻塞，使入肝血流减少。如发生门静脉急性血栓形成，影响肠系膜上静脉回流，可能导致广泛的肠梗死，会出现腹痛、血便、弥漫性腹膜炎和中毒性休克，死亡率很高。多发生于手术后 2～3 d，此时腹腔引流管突然引流液增多，逐渐从清淡转变为混浊血性液体。术中应避免损伤脾静脉，残端应用细线连续缝合，以减少内膜损伤。术后应密切观察凝血机制变化，警惕血小板计数和白细胞计数升高。若无明显出血倾向，术后第一天起停用或慎用各种止血剂。疑有高凝状态时，应用适量的双嘧达莫（潘生丁）、低分子右旋糖酐和肝素，鼓励病人早期下床活动。一旦怀疑有肠梗死，应及早剖腹探查，可行门静脉取血栓，切除坏死肠襻及其系膜，并积极行抗休克治疗。因有时需行全小肠切除，可导致短肠综合征，故应预防为主并及早处理。

5. 肝衰竭：多发生于肝功能差、急诊手术病人。门静脉血栓形成、麻醉及手术创伤等可使入肝血流减少，导致急性弥漫性肝细胞变性和坏死。术中大量抽放腹水使腹内压下降，内脏易瘀血。休克未及时纠正，或术后继续出血的病人易并发肝衰竭。轻者术后 10～14 d 恢复正常，重者拖延数周而死亡。另有部分病人术后肝功能迅速恶化，称为暴发性肝衰竭，常合并全身出血倾向、肾功能不全和呼吸抑制，死亡率极高。此类病人应置于 ICU 病房，给予呼吸及营养支持，采取抗昏迷措施，控制感染，纠正电解质紊乱。多次间歇输注新鲜血液、血浆、白蛋白、凝血酶原复合物。静脉滴注胰高糖素 1 mg 和适量的胰岛素，病情严重者可试行交叉换血、输注肝细胞生长因子及使用人工肝辅助装置。预防肝衰竭发生十分重要，故应严格掌握手术适应证和手术时机，积极抗休克。

6. 肝肾综合征：肝衰竭多合并肾功能不全。出血性休克、手术和麻醉的创伤及急骤的循环血量缩减可诱发肝肾综合征，如血容量补充不够、强烈的利尿、治疗性腹腔穿刺等，表现为尿少、无尿、氮质血症、高钾及稀释性低钠等。肾脏本身多不具备明显的病理变化。应以预防为主，加强护肝治疗，及时补充血容量，尽快纠正休克。慎用利尿药，强烈利尿可导致肾前性氮质血症、电解质紊乱。切忌大量抽放腹水，避免进一步缩减有效循环血量，并及时发现和控制感染。少尿期应严格控制输入液体量，纠正酸中毒和高钾血症，使用利尿药和行人工肾血液透析。禁用对肾功能有损害的药物，凡经肾脏排泄的药物和抗生素应减量。

7. 肝性脑病：断流术后肝性脑病发生率很低。当发生肝衰竭、肝肾综合征和严重休克时可出现意识障碍。低钾性碱中毒能诱发肝性脑病，应及时纠正，并慎用利尿药。清除肠道内积血和毒性物质，口服乳果糖 30 mL 或用 5%～10% 乳果糖溶液灌肠。限制蛋白摄入。口服非吸收性抗生素，新霉素 1.0 g，4 次/d；甲硝唑 0.2 g，3 次/d。直接降血氨的药物有谷氨酸钠（钾）、精氨酸等、纠正假性神经递质可用左旋多巴、溴隐亭等。输以支链氨基酸，提高血浆支链氨基酸与芳香族氨基酸的比值。严重者可行部分结肠切除术。

8. 术后腹水：断流术后未解除肝窦高压是腹水形成的基本原因之一。腹壁切口腹水漏出，可丢失大量蛋白质及继发腹膜炎。术后应限制钠盐的摄入，适量输入血浆以提高血清胶体渗透压，并合理使用利尿药。重度腹水可慎行腹腔穿刺，能迅速减轻腹胀、缓解呼吸困难、预防腹部切口崩裂。乳糜腹水治疗困难，应限制脂肪摄入。顽固性腹水可行腹腔颈静脉转流术。

9. 消化性溃疡和胃黏膜病变：肝硬化病人易合并消化性溃疡，溃疡合并出血，可迅速导致肝性脑病和死亡，应术后常规服 H_2 受体阻滞药和抗酸药，尤其是既往有消化性溃疡病史者。手术创伤及合并休克可继发应激性溃疡。断流术后胃壁的静脉回流被阻断，以及门静脉高压未解除，可加重胃黏膜淤血和胃黏膜病变。术后应服用 β 受体阻滞药（普萘洛尔）。

10. 消化道漏或狭窄：是一种少见的、严重的并发症，多因离断血管时误伤了食管或胃壁，导致食管或胃壁坏死、穿孔。缺血性损伤继发组织挛缩，并与周围组织粘连，严重时可引起食管狭窄，导致进食困难。术中应注意：①分离胃大小弯及食管时，避免直接损伤胃壁和食管，一旦有损伤应及时修补；②胃大小弯剥离面及胃底应间断缝合浆膜化；③术后保持胃肠减压通畅，防止胃胀气导致血供障碍。

一旦发生胃壁局部缺血、坏死和穿孔，应及时胃肠减压，腹腔内放置橡皮管引流，加强支持治疗，大多可愈合。食管胃狭窄亦以保守治疗为主。必要时考虑手术探查。

【特殊情况下的手术处理】已做脾切除或各种分流、断流术又复发出血而行本手术者，其胃大小弯及食管下段贲门区有严重的粘连，有密集、丰富的侧支循环，周围组织显著增厚，其中的曲张静脉呈丛状扩大。应细致耐心地将其充分剥除，才能达到止血目的。因剥离面广，出血量多，可改由左胸入路，经膈肌进腹，必要时尚须做胸腹联合切口。应力争离断食管下段、贲门和胃小弯侧的侧支血管，包括寻找和切断漏扎的或新生的高位和异位高位食管支。

【手术经验与有关问题的讨论】

1. 防止术中及术后腹腔出血：贲门周围血管离断术最大危险是术中和术后腹腔出血。常采取以下措施：

（1）充分游离脾脏周围韧带后，将脾脏托出腹腔外，避免撕裂脾蒂血管和后腹膜粗大侧支血管而发生大出血。在腹腔外结扎脾动脉，避免在腹腔内分离脾动脉，以免造成大出血。

（2）胃短血管紧贴脾脏时，避免撕裂血管，应缝扎后切断。

（3）应分层次逐一结扎切断血管，避免大块分离和结扎，以防线结滑脱。尤其是离断胃左静脉时应格外小心。此处血管呈丛状曲张，血管脆而薄，伴组织水肿，极易受损。因与门静脉直接相连，压力亦很高，使止血更困难。应以细丝线仔细、耐心地结扎或缝扎。

（4）将剥离的上半胃大小弯侧间断缝合浆膜化，防止因胃胀气使线结滑脱出血。

（5）凝血机制障碍时创面有广泛渗血及水肿，术中应尽量采用缝合，以减少创面的渗血，以热盐水纱布压迫创面和使用局部止血药，并配合静脉输注止血药等。

术后应严密观察生命指征和膈下引流管引流情况。若短时期流出大量鲜血，伴休克症状，经内科治疗无效时应及时剖腹探查。可从原切口进腹，逐一检查脾蒂、胃大小弯、后腹膜创面等。采用上述措施彻底止血。

2. 彻底离断门奇静脉间的反常血流：这是断流术成功的关键。①胃短血管（脾切除术后即离断了此血管）；②胃后动静脉；③胃左动静脉主干及所属支，尤其是高位食管支和异位食管支，后者易漏扎；④左膈下动静脉。

结扎切断上述的静脉支，同时也结扎切断与静脉伴行的同名动脉，才能使食管下段 6～10 cm 及上半胃完全分离出来，方可消除脾胃区的高血流状态，并又解除了食管和胃的淤血状态。当胃壁静脉压仍高时，则需附加缝扎胃网膜右动静脉，进一步减少胃壁的动静脉短路开放和胃壁的静脉淤血。

3. 防止腹腔积液和继发感染：这是术后长期发热的原因之一。应避免胰尾损伤和脓肿、膈下积脓和脓肿、切口化脓等并发症，术中应做到：

（1）从脾门中钝性分离胰尾，靠脾门处理脾蒂，勿损伤胰尾，避免大块结扎脾蒂，脾动静脉应分别游离和结扎，并用后腹膜及周围组织缝合包埋胰尾，可避免局限性胰腺炎、胰瘘和胰尾脓肿。

（2）脾窝及后腹膜创面应彻底止血，应仔细缝扎创面出血点和渗血处，用热敷、电灼和局部止血药，左膈下放置引流管。术后 3～5d 常规做胸部 X 线检查和 B 超检查，左胸腔或左膈下有积液时，可在 B 超引导下穿刺抽液，并注入抗生素。抽出液做细菌培养和药物敏感试验。

（3）切口要仔细止血和严密缝合，防止渗血和血肿形成。剑突下腹壁多有曲张的腹壁静脉，若缝合不紧可引起出血，数小时内可达几百毫升。术后应观察伤口渗出情况，如有出血应缝合止血。

4. 术后上消化道复发出血：断流术可即刻止血。再出血多以便血为主，出血量不大。

对这类病人，首先要详细了解过去的手术方式和手术情况，其次是行急诊纤维胃镜检查。

（1）出血性胃黏膜糜烂（应激性溃疡）引起。

（2）遗漏高位食管支或异位高位食管支，易引起食管胃底曲张静脉破裂。对于这种情况要争取早期手术。我们的经验是剪开膈下食管前浆膜，分离出贲门，用细纱带或导尿管将贲门向左下牵拉，以手指钝性分离食管下段 5～10 cm 范围，即可显露并处理遗漏的高位食管支或异位高位食管支。在我们的临床工作中，已有不少再出血病例在再次手术时发现高位食管支或异位高位食管支的存在，结扎切断后达到即刻止血。

（3）合并消化性溃疡。行贲门周围血管离断术后能否行远端胃大部切除术？从理论上分析，离断胃所有的血管可能会引起胃缺血坏死，故应谨慎行事。但在我院的病例中亦有个别行断流术后又做远端胃大部切除术，或先前已行远端胃大部切除术又做贲门周围血管离断术，均未发生胃缺血、坏死。这可能是因为侧支循环已重建，恢复了胃的血液供应。

5. 手术时机的选择：合理掌握贲门周围血管离断术的时机是减少术后并发症和死亡率的重要措施。

692 黄志强腹部外科手术学

原则上我们不赞成做急诊断流术，特别是当病人继续出血，血容量未能补足，仍处于休克状态时。我院急诊手术 64 例，手术死亡率为 12.5％（8/64），择期手术仅为 1.82％（6/328），故应严格规定急诊手术适应证。尽可能采用非手术疗法控制出血，纠正失血性休克，待凝血机制紊乱、低蛋白血症和贫血明显改善，肝功能恢复到Ⅰ、Ⅱ级时，行择期手术。但不宜拖延时间太长，以 2 周左右为宜，以免复发出血或病人对手术产生犹豫不决。有些病人经严格的内科治疗仍止血不满意，肝功能分级尽管为Ⅲ级，但无明显黄疸、凝血机制障碍和昏迷，少数病人亦可在抗休克的同时行急诊断流术，以免反复出血导致肝肾衰竭而失去抢救机会。手术适应证较广是本术式的优点之一。

6. 对预防性贲门周围血管离断术的评价：大多数学者不赞成预防性分流术，因为只有 20％食管曲张静脉有出血的可能，所以没有必要给 80％本来不需要手术的病人施行手术，而且分流术后可引起肝功能障碍和肝性脑病。这一原则同样适用于断流术。但是断流术一般不会引起肝功能障碍和肝性脑病。所以我们认为，各项检查（内镜、B 超等）预示病人可能会发生上消化道大出血时，亦可施行预防性断流术。门静脉高压症合并上消化道第一次大出血死亡率即可高达 40％～50％，预防性断流术确能预防出血，可挽救这一部分病人的生命。若合并脾大、脾功能亢进，有脾切除适应证，应充分做好术前准备，肝功能分级应为Ⅰ、Ⅱ级，以确保手术的安全性。术中同样要做到"完全"和"彻底"的断流，以避免断流术后出血。

〔杨　镇〕

参考文献

［1］裴法祖. 再论断流术治疗门脉高压症并发上消化道大出血 ［J］. 实用外科杂志，1990，10（4）：195.

［2］裴法祖. 处理门脉高压症并发食管胃底曲张静脉破裂大出血行分流术 ［J］，还是行断流术. 实用外科杂志，1984，4：57.

［3］杨镇，徐泽. 门静脉高压症术后并发症的防治 ［J］. 普外临床，1990，5：226.

［4］戴植本，杨镇. 贲门周围血管离断术临床 10 年回顾 ［J］. 实用外科杂志，1990，10（4）：199.

［5］裴法祖，戴植本，刘飞龙，等. 贲门周围血管断流术的评价 ［J］. 中华外科杂志，1983，21：275.

［6］戴植本，刘飞龙，裴法祖，等. 贲门周围血管离断术治疗食管胃底曲张静脉破裂大出血 ［J］. 中华外科杂志，1981，19：210.

［7］戴植本，杨镇. 门静脉高压症的围手术期处理 ［J］. 普外临床，1990，5：1.

［8］杨镇，夏穗生. 肝脏在多器官功能衰竭中的意义 ［J］. 临床医学杂志，1989，5（5）：225.

［9］杨镇，吴在德. 门静脉系统血栓（综述）［J］. 国外医学外科分册，1984，2：65.

［10］杨镇，戴植本. 门静脉高压症术后并发症的再次手术治疗 ［J］. 腹部外科杂志，1990，3：84.

［11］刘飞龙，杨镇，裴法祖，等. 贲门周围血管离断术治疗门脉高压症的近远期疗效 ［J］. 肝胆外科杂志，1994，2（3）：148.

第五十八章　直视下选择性胃冠状静脉栓塞术

Selective Coronary Vein Embolism under Direct Vision

食管下端胃底静脉曲张出血（esophageal and gastric variceal bleeding，EGVB）是肝硬化门脉高压致命性并发症，死亡率高达 $60\%\sim80\%$，传统治疗门脉高压所致的 EGVB 的外科主要方法为分流术和断流术。由于分流术后发生肝性脑病的可能性较高（$12\%\sim25\%$），严重影响生活质量，加之分流术技术要求高，手术创伤大和失败率高等因素，自 1978 年第九届全国外科学术会议以来，断流术的比率明显增高。1993 年统计表明，断流术达 56%。1984 年原西安医科大学提出了一种新的断流方法，即"胃冠状静脉栓塞术"，但可发生异位栓塞（门脉栓塞、肺栓塞、脑栓塞）致命性并发症。自 1985 年华中科技大学同济医院在裘法祖教授和夏穗生教授的支持下，戴植本、叶启发等门脉高压协作组开展了"选择性胃冠状静脉栓塞术"治疗 EGVB，避免了上述并发症。

【栓塞术的理论基础】基于分流术弊端，自 20 世纪 70 年代至 90 年代，多数外科专家侧重于断流术，多施行华中科技大学同济医院门脉高压协作组裘法祖、戴植本教授提出的贲门周围血管离断术术式，胃冠状静脉栓塞术与选择性胃冠状静脉（selective coronary vein embolism under direct vision）栓塞术正是基于此术式的解剖基础。在门脉高压症时，胃冠状静脉是最主要的反常血流径路，其反常血流沿食管支、高位食管支抵达食管下端周围静脉丛，而胃冠状静脉的胃支进入胃后，与胃短静脉、胃壁远端静脉以及胃后静脉相互吻合形成胃底静脉丛。胃底静脉丛向上在贲门平面与食管黏膜下静脉直接相通。基于内镜发现，大多数 EGVB 来源于食管壁。Stelzner，F. W. Llerse 发现，在胃底穿行的静脉多数被黏膜覆盖，不像位于贲门上食管静脉曲张容易破裂，而食管静脉曲张仅部分由扁平上皮（又称鳞状上皮）覆盖。门静脉高压进一步结果是高压性胃病。显微性结构表现为黏膜毛细血管扩张、小动静脉分流、大约 15% 食管静脉曲张病人，同时伴有胃底静脉曲张。相反，高压性胃病黏膜出血较罕见，一旦出血处理很困难。而更多出血来源于 9/10 的食管静脉曲张病人，其淤滞的消化管壁内的曲张静脉为出血原因。由此可见，门静脉高压时，反常血流是沿着胃食管壁内、外两个轴流方向最后流入食管黏膜下静脉丛的。胃食管壁外的曲张血管破裂出血临床上罕见，而食管与胃底的曲张血管多由局部炎性或溃烂致曲张血管裸露或微生物与炎性腐蚀，在硬性食物或高压下发生溃破出血。

贲门周围血管离断术是一种消化管外的门-奇断流术，而栓塞术是应用一种快速作用的液体医用黏合剂（即 γ-octyl-cyanoacrylat-α-氰基丙烯酸正辛酯，西安化工研究所生产，简称 TH 胶），注入血管后 $10\sim15$ s 即能聚合，使消化管壁内、外血管发生永久性堵塞，从而达到止血作用。因此，冠状静脉栓塞术实际上是一种消化管壁内、外的门-奇静脉断流术。

西安交通大学医学院（原西安医科大学）提出的胃冠状静脉栓塞术强调完全阻断反常（即结扎胃冠状静脉、胃短静脉、胃右静脉、胃后静脉、钳夹阻断胃壁远端静脉）是防止异位栓塞的关键。而华中科技大学同济医院提出的选择性胃冠状静脉栓塞术则是强调在贲门上、下 $3\sim5$ cm 消化管上钳，使栓塞剂集中在该局限区域消化管道的壁内、外曲张血管内，即可达到止血，亦可防止各种异位栓塞。

【手术步骤】采用硬膜外麻醉或全身麻醉，个别危急病人亦可施行局部麻醉。首次手术可行左侧经腹直肌切口或肋缘下斜切口，探查腹腔，测门静脉压，常规方法切除脾脏，或仅行脾动脉结扎或脾动脉栓塞。已行脾切除术者可经上腹正中切口入腹。自胃小弯无血管区分离解剖肝胃韧带，小网膜近、远断端结扎在胃角切迹上缘，用直角钳分离结扎或缝扎胃右动、静脉；切开胃结肠韧带，分离胃、胰间疏松的结缔组织及粘连，显露胰腺上缘，如有胃后静脉，予以结扎或缝扎。将胃向头侧端提起，可见胃胰襞（胃胰腹膜反折），紧靠胰腺上缘切开胃胰襞，分离显露胃冠状静脉主干，靠近根部予以结扎。胃冠状静脉栓塞术强调用胃钳钳夹近胃端 1/3 区；而选择性胃冠状静脉栓塞术需进一步切断左肝三角韧带，切开膈肌食管裂孔并切断膈食管韧带。膈食管韧带松弛地附着于裂孔以下食管腹段前壁，将膈食管韧带下叶横向切开，以示指沿韧带与食管壁之间钝性分离，很易抵达贲门上 3～5cm，前后壁情况均如此。在栓塞前于贲门上、下 3～5 cm 上钳（贲门下用胃钳，贲门上可用盆腔肠钳）。因为贲门上食管静脉支可与膈静脉、肋间静脉交通，并直接与椎前静脉丛、椎内静脉丛沟通，钳夹后可防止肝、肺、脑异位栓塞。也有学者提出了"密闭"栓塞区，就是在注入栓塞剂之前，用无损伤钳分别阻断贲门区的上、下两端，左、右两侧和后方，使其和周围完全隔绝而变成一"密闭"区来防止异位栓塞。

值得指出的是，不管是胃冠状静脉栓塞术，或是选择胃冠状静脉栓塞术，在操作时应防止刺破胃冠状静脉，保证其胃支、食管支及高位食管的完整，否则栓塞剂溢出影响应栓塞的范围而再发出血。注射栓塞剂可在胃冠状静脉结扎线头侧端或小弯侧胃支插管或直接穿刺注入，注射时要快速不停顿，用力均匀。栓塞剂的用量应根据胃冠状静脉和胃壁静脉曲张程度而定。选择性胃冠状静脉栓塞术一般用量为 6～8 mL，而栓塞用量最多可达 8～16 mL。

判断栓塞满意与否的检查方法：一是栓塞后立即用手法触摸胃小弯、贲门上下及胃底和胃后。如沿血管分布有条索感，说明栓塞范围满意；二是在栓塞前后的测压对比，如反常的血流彻底阻断，近肝端测压与栓塞前相比应增高。作者一组 22 例病人测压表明，栓塞前、后门脉压为（26±3）：（34±3）（$P<0.01$）。如果栓塞前、后压力梯度不明显，应找出其原因。术后在内镜下以细针直接穿刺测压，或者以测压器置于曲张静脉壁间接测压。间接测压法是将测压器置于大的曲张静脉表面测定精准。同时测定食管腔内压，通过曲张静脉测压，可进而了解曲张静脉腔内压力差。这些方法对栓塞确切与否的判断很有价值；三是通过静脉造影法，即在手术结束前在胃右静脉或网膜右静脉插管行门静脉造影，如贲门上食管静脉不显影，表明栓塞确切可靠。术后 3～6 个月可行食管吞钡或胃镜跟踪观察，如食管静脉曲张程度显著改善，亦为栓塞疗效满意之标准。

【栓塞术的疗效评价】门脉高压症并发 OVB 时一般情况都很差，对手术的要求应具备以下几点：①手术创伤小，对肝功能影响小，手术死亡率低；②即刻止血效果确切；③远期效果满意；④手术操作简单利于推广。贲门周围血管离断术具备上述优点。因此，掌握了贲门周围血管离断术，对完成直视下胃冠状静脉栓塞术和选择性胃冠状静脉栓塞术一般并不困难。

在栓塞术问世的 80 年代，裘法祖教授就对本手术给予了充分的肯定：①门-奇静脉间断流的范围较完全；②栓塞了的血管不易再腔化，止血疗效持久；③操作简单，对病人的损伤小，手术适应证也较宽，即使对肝功能Ⅲ级的病人也可施行。笔者统计了国内 222 例门脉高压症食管静脉曲张采用栓塞治疗的病例，预防性栓塞术占 8%，急诊栓塞术占 52%，择期栓塞术占 40%。116 例急诊行栓塞治疗，大出血均停止，急诊止血疗效肯定，且不受肝功能分级限制。西安医科大学 185 例栓塞术表明：手术死亡率为 2.16%，住院死亡率为 4.32%。笔者统计一组病例，急诊手术死亡率占 1.4%。

笔者统计了 1988 年以前 20 家医院共施行的 492 例栓塞术表明：栓塞后 1～2 周胃黏膜缺血，坏死出血占 7.11%，一般经胃管应用云南白药、白及胶、凝血酶、去甲肾上腺素等，以及静脉滴注垂体后叶素、特利加压素、生长抑素、西咪替丁等出血均停止；发生肝性脑病占 2.64%；异位栓塞（包括肺栓塞、门静脉栓塞、脑栓塞）占 2.64%；而栓塞后发生胸骨后不适，剑突下及上腹疼痛、吞咽不适及梗塞感占 15.85%，一般不需特殊处理，1～2 周症状改善。值得指出的是，异位栓塞并发症一般与栓塞剂用量过大（12～16 mL）及手术操作不当有关。近年来经过手术改进（选择性胃冠状静脉栓塞术及钳夹"密闭"栓塞区方法）以及调整栓塞剂用量后，进一步提高了栓塞的准确性，并减少了并发症。

西安交通大学医学院出院的 177 例病人随访表明，术后 1、3、5 年存活率分别达 97.3%、88.4% 和 80.8%。平均随访 48.5 个月，再出血率为 14.4%，远期疗效不亚于 Hassab 手术和门体分流术。作者 1985 年一组选择性胃冠状静脉栓塞术出院 38 例，随访达 10 年，有半数病例复现食管静脉曲张，但无再出血，生活质量好。长期随访表明，栓塞术有持久的断流作用和止血效果。这种断流方法在操作上较为简便，阻断门-奇静脉间反常血流也较完全，为门静脉高压食管静脉曲张出血治疗又开辟了一种外科治疗途径，但需有效地防止异位栓塞，改进国产栓塞剂的性能，进一步规范和完善胃冠状静脉栓塞术技术流程手术操作，使之成为 EGVB 常规的断流方法。

〔叶启发〕

第五十九章　门-腔静脉分流术

Porto-Caval Shunt

经典的门-腔静脉分流（包括端侧和侧侧分流术）是属于完全性的门-体分流，侧侧型的门-腔静脉分流术虽然意欲保存部分向肝血流，但因为其吻合口大，故不单纯分流全部的门静脉血流，并且门静脉成为肝脏血液的流出道，引流肝脏血液。侧侧门腔静脉分流可用于治疗肝静脉阻塞综合征（Budd-Chiari syndrome）时的门静脉高压和大量腹水，以提供肝脏血液的流出渠道。我国的门静脉高压病人，以肝炎后性肝硬化者居多数，经典的门-腔静脉分流术因术后肝性脑病的发生率过高，故一直未被广泛使用。

第一节　端侧门-腔静脉吻合术

端侧型门-腔静脉分流术全部分流门静脉血液，对肝硬化门静脉高压出血的即时止血效果最好，术后复发出血者最少，手术较为简单易行，故 20 世纪 50 年代以来，在国外为最常采用的手术；但因其术后肝性脑病发生率高，约发生于 1/3 的手术后病人中，随之在 70 年代以来重新广被采用的静脉曲张硬化剂注射止血的非手术疗法，使端侧型门-腔静脉吻合术的使用已大为减少，加之选择性分流手术的普及，因此，门-腔静脉端侧吻合术已不再是门静脉高压出血的首选手术方式。急症门-腔静脉吻合的手术后死亡率过高，虽然近年来改善手术的选择和围手术期处理，死亡率较前有所降低，但此手术在国外仍然只限于很少数的医院中使用。

【适应证与禁忌证】

1. 端侧门-腔静脉分流术有一定的危险性，手术死亡率为 5.0%～15.0%，中位数死亡率约为 10%，故应严格手术病人的选择。

2. 适用于食管静脉曲张硬化治疗失败，选择性分流、断流手术后再出血。

3. 病人年龄<55 岁，一般情况应达到以下要求：①血清白蛋白>30 g/L；②凝血酶原活动度>正常的 60%；③45 分钟 BSP 潴留量<30%；④血清胆红素<34 μmol/L（2.0 mg/dL）；⑤无肝性脑病病史；⑥肝炎病人应已有较长时间稳定；⑦肝功能应属 Child A 和 B 级。

对曾施行远端脾-肾静脉分流术后再出血的病人，可能有吻合口堵塞和脾静脉血栓形成，应注意区分再出血原因是否由于脾胃区高压，此时治疗方法应是脾切除术，而门-腔静脉吻合术并不能有效地控制出血。

【术前准备】同脾-肾静脉吻合术。

【麻醉与体位】全身麻醉。病人取左侧斜卧位，右侧抬高约 30°（图 59-1）。

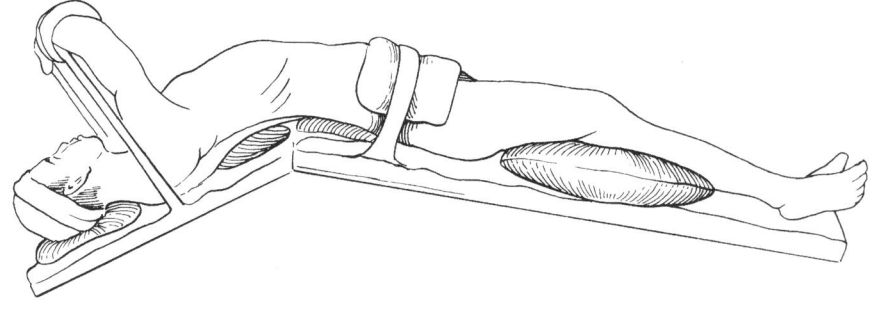

图 59-1　经腹门-腔静脉吻合术所取的左侧斜卧位

【手术步骤】（图 59 - 2～图 59 - 5）

1. 右侧肋缘下斜切口，后端至右侧腋中线，前端延伸至左侧，切断肝圆韧带和镰状韧带，在固定于手术台上的大的肋缘牵开器帮助下，整个肝门区可得到良好显露。

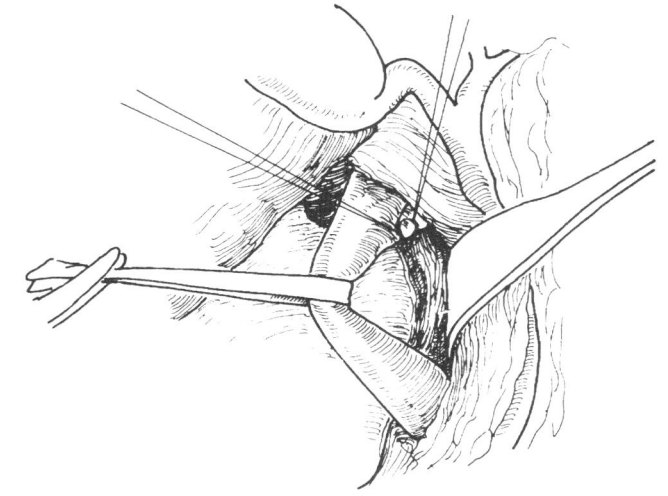

图 59 - 2　游离门静脉并结扎其小分支

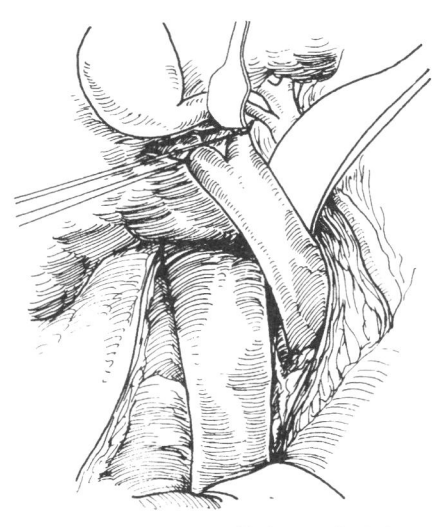

图 59 - 3　结扎门静脉左、右分支

2. 以大型弧形拉钩向上牵开肝脏和胆囊，助手以左手向下施压于十二指肠球部，便可以得到良好显露。剪开肝十二指肠韧带外侧缘腹膜和十二指肠侧壁腹膜，将胆总管从门静脉前面分开，牵向内侧；游离十二指肠第二段向前翻开，使能显露肝下下腔静脉至右肾静脉汇入以上。

正常的胆总管管径较细，有时直径只有 3 mm，故在将胆管从门静脉前面分开时，应注意勿损伤胆总管。有少数的肝外胆管狭窄的病人是由于行门-腔静脉吻合术时受损伤所致。可以两缝线于肝十二指肠韧带外侧缘牵开胆管。左侧斜卧位及右肋缘下斜切口均有利于从前-外侧分离胆总管与门静脉间的间隙。

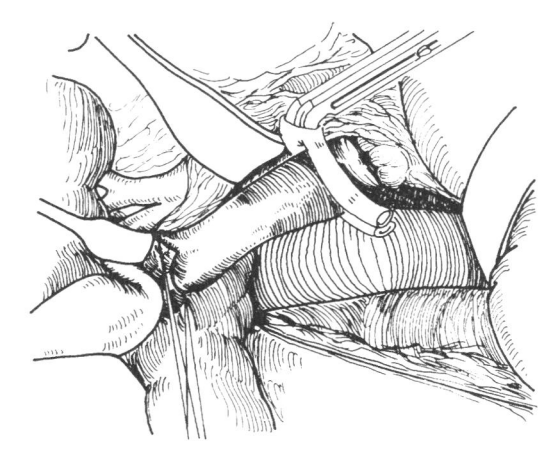

图 59 - 4　准备切断门静脉

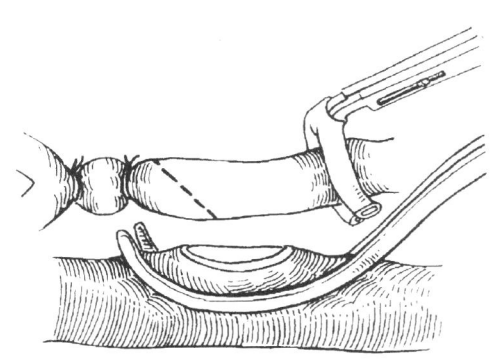

a. 虚线为门静脉切断线

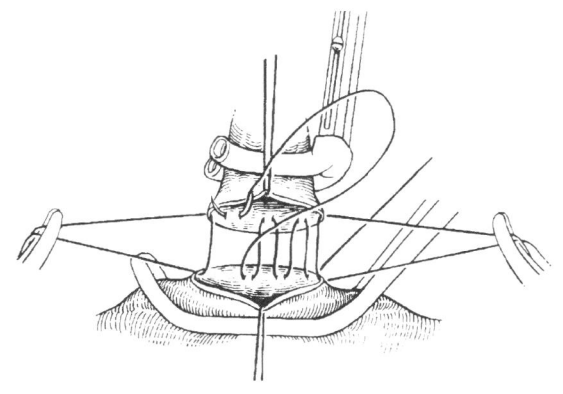

b. 连续外翻缝合后层

图 59 - 5　门静脉断端与下腔静脉端侧吻合

3. 游离门静脉：在纤维鞘内分离门静脉一般较为容易，可首先将门静脉绕以一条薄橡皮片作为牵引，以帮助显露门静脉的内侧壁。门静脉外科干长约 4 cm，一般无其他静脉支，但有时可有一小静脉支从内侧汇入或胃冠状静脉汇入至门静脉，此时必须直视下小心结扎后剪断，否则一旦破损出血，在门静脉高压情况下，出血甚难控制。门静脉可在分叉之上结扎左、右干或在分叉之下结扎主干，断端再缝合结扎，远端则以一 L 形钳控制门脉血流。

4. 分离下腔静脉：游离十二指肠第一、第二段并向内侧翻转后，便可以显露肝下下腔静脉，剪开下腔静脉外鞘膜，分离下腔静脉周径约 2/3，长 4～5 cm，便足够吻合之用。此步骤一般不困难，但是偶尔遇到后腹膜明显增厚及布满侧支血管，使分离时出血甚多，故在手术开始时应做全面探查。

5. 吻合：以下腔静脉钳夹着部分下腔静脉壁，剪除一小片下腔静脉壁使成长径约 1.5 cm 的椭圆形缺口；切断门静脉，将门静脉断端与下腔静开口对齐，两角缝以 2 固定牵引线，以 5-0 线连续缝合后壁，冲出管腔内血凝块后，再将门静脉夹紧，连续缝合吻合口前壁。先开放下腔静脉钳，再开放门静脉上血管夹。彻底止血。

吻合完成后，可在下腔静脉壁上触及连续的血流震颤。腹膜腔内不放置引流。

【术后处理】

1. 门静脉高压症行门-腔静脉分流术病人，术前已有一定的肝功能损害，术后肝功能障碍状况会加重，如发生出血倾向、凝血异常、大量腹水、低蛋白血症、肝性脑病等。术中及术后 3～5 d 给予小剂量皮质激素（地塞米松 10 mg/d），可减轻手术应激反应和肝脏的负担，术后经过比较平稳。

2. 术后大量腹水需输入浓缩人体白蛋白溶液和呋塞米利尿。

3. 注意维持水与电解质及酸碱平衡。

4. H_2 受体拮抗药预防应激性溃疡出血。

5. 辅助性静脉内营养补充，可用支链氨基酸强化的肝病营养液。

6. 全身应用抗生素。注意切口感染和腹腔内感染时可诱发肝性脑病。

7. 从低蛋白质饮食开始逐渐增加，避免一次摄入大量的蛋白质。

8. 应注意肝脏病变的发展，定期病情随访。

第二节　侧侧门-腔静脉吻合术

非限制性侧侧门-腔静脉吻合术是指吻合口径约 2 cm 或更大，限制性的门-腔静脉吻合的口径则为 1.0 cm。大口径门-腔静脉侧侧分流是完全性分流，并且能引流肝脏血液，故适用于 Budd-Chiari 综合征的分流。因后期肝性脑病的发生率更高于端侧型门-腔静脉吻合，故很少采用。

【适应证与禁忌证】适用于肝静脉阻塞综合征时的分流手术。加用限制性人造血管 H 形架桥，人造血管口径<1.5 cm 时，亦可用于肝硬化门静脉高压，但此时已成为限制性门-腔分流术，详见本书第六十五章。

肝硬化门静脉高压所致的肝十二指肠韧带水肿、增厚、缩短，有时更有肝尾状叶增大，使门静脉与下腔静脉间的距离增宽，亦使门-腔静脉侧侧吻合发生困难。

【术前准备】同端侧型门-腔静脉吻合术。

【手术步骤】（图 59-6、图 59-7）

1. 手术切开、分离门静脉和肝下下腔静脉均相同于端侧型门-腔静脉吻合术。

2. 若遇肝尾状叶较大或位置较低，妨碍门静脉与下腔静脉无张力地对拢时，可在下腔静脉前方将尾状叶肝组织劈开或 V 形切除一部分。若肝十二指肠韧带缩短，门静脉的顺应性较差，则需要增加游离十二指肠第一、第二段，增加十二指肠的活动度，使门静脉松弛。若经过努力，仍未能达到要求，则应放弃门-腔静脉直接侧侧吻合，改用 H 形人造血管架桥，手术便比较简单，并可根据分流术的目的，选用粗细不同的人造血管。

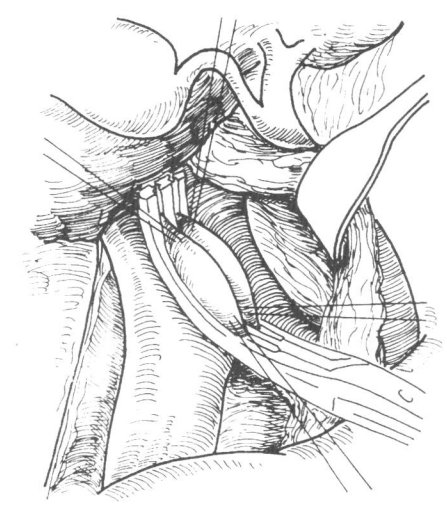

以三翼钳在预定切开线外钳夹门静脉和下腔静脉相应部分

图 59 - 6　门-腔静脉侧侧吻合术

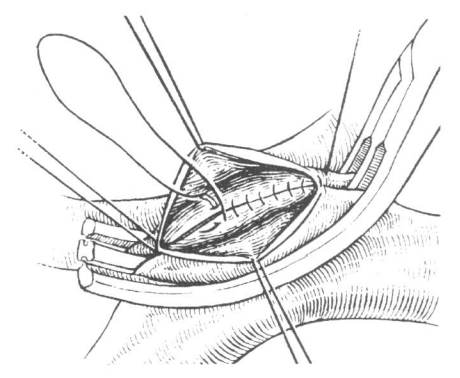

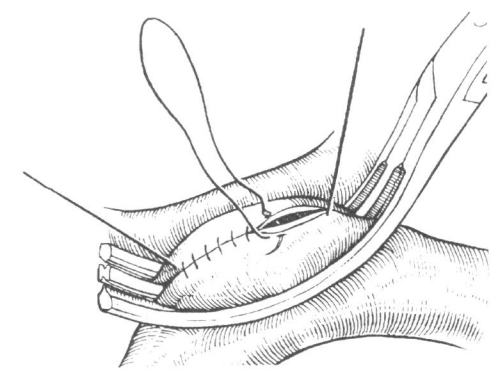

a. 虚线为门静脉切断线　　　　　　　　　　　b. 连续外翻缝合后层

图 59 - 7　门静脉断端与下腔静脉端侧吻合

　　3. 吻合：当门静脉与下腔静脉均已准备妥当后，在门静脉与下腔静脉的相对应部位，按照拟定吻合口径的大小，在两静脉壁上各缝以 2 固定牵引线。提起该牵引线后，分别以三翼钳的两翼部分夹持两血管壁使其在相贴近位置。按照预定吻合口大小，分别在两血管壁上（两牵引线中间）剪一椭圆形缺口供吻合。

　　大口径的门-腔静脉侧侧吻合术一般甚少发生吻合口栓塞，其吻合口较大，故可采用连续缝合法以简化操作，但亦可以用外翻连续缝合法。吻合后，吻合处应无张力。吻合完毕后，先开放下腔静脉侧的血管钳，观察有无漏血，然后再开放门静脉侧血管钳。吻合口通畅时，可在对应吻合口的下腔静脉壁上扪到连续性轻震颤。

　　4. 腹腔内不置引流。

　　【术后处理】同端侧门-腔静脉吻合。

　　【问题讨论】侧侧型门-腔静脉吻合术在使用三翼钳对拢门静脉和腔静脉时，手术操作比较方便，主要的问题是游离门静脉，使其能离开肝十二指肠韧带上的门静脉床，才能使吻合口松弛；有时因门静脉较短，使侧侧吻合有困难，肝尾状叶增大，下缘过低，肝十二指肠韧带上组织水肿显著时，亦影响吻合实施。采用人造血管 H 形架桥往往是解决困难的方法。用 1.0～1.5 cm 直径的人造血管 H 形架桥可起到一定的控制性分流的作用，早期止血的效果仍较满意。

　　肝硬化门静脉高压时肝十二指肠韧带常有明显水肿、增厚，门静脉周围有扩张的淋巴管，在分离门静脉时，这些淋巴管若要切断或有破损，应妥为结扎，以防手术后发生淋巴漏。门-腔静脉分流后腹水，特别是在端侧型分流手术时，估计约有 5% 的病人术后出现顽固性腹水，腹水的蛋白含量高，故很可能是肝淋巴瘘。

Sarfeh 采用人造血管门-腔静脉间 H 形架桥，合并贲门周围广泛的血管离断术，当分流的血管口径为 12～14 mm 时，发现仅有 9% 的病人仍有向肝血流，若人工血管口径限制在 10 mm 时，则有 50% 的病人仍保存向肝血流；有向肝血流的 9 例中，仅 1 例发生脑病，而无向肝血流的 18 例中，9 例发生肝性脑病。此项观测结果与我国孙衍庆的研究相符合，详细情况见本书第六十五章限制性门-腔静脉侧侧分流术。

〔黄志强　黄晓强整理〕

第六十章　近端脾肾分流术

Proximal Splenorenal Shunt

【概述】近端脾肾分流术属于完全性门体分流手术，简称脾肾分流术，区别于远端脾肾分流术（Warren 手术）这种选择性门体分流手术。门静脉高压症对病人的主要危害是食管胃底静脉曲张破裂出血，而减少这种致命性出血的有效方法之一就是降低门静脉压力。完全门体分流是其中一种降压方法，主要包括门腔分流、近端脾肾分流和肠腔分流。肠腔分流手术分流量小，吻合口易堵塞，故较少应用于临床。门腔主干的分流手术往往因为向肝血流阻力大，分流后门静脉通过吻合口流入下腔静脉的血流量逐渐增多，吻合口逐渐扩大，导致门静脉向肝血流减少甚至最终消失，病人极易出现肝性脑病和肝衰竭。历史上有很多医师试图限制门腔分流的吻合口口径，包括使用金属固定环限制吻合口，以及用限定口径的人工血管行门腔静脉搭桥手术代替直接侧侧吻合等，但都无法根本解决吻合口变大以及吻合口血栓等问题，从而导致分流量不稳定，分流效果不确切。另外一部分病人由于门静脉纤维化或者海绵样变性而无法实施门腔分流；而且实施了门腔分流术以后，也为病人后期可能行根治性肝移植手术带来了极大困难。因此，自 1947 年 Linton 开展了切除脾脏的脾静脉远端与左肾静脉的端侧吻合分流术以来，近端脾肾分流术得到广泛应用。

Palmer 对比术后食管曲张静脉的改变情况时发现，脾肾分流术后虽仍有近 80％ 的病人存在曲张静脉而门腔分流术后仅有 23％，但两种手术后病人曲张静脉破裂出血率没有太大区别，而脾肾分流术后肝性脑病发生率明显低于门腔分流术。这说明，脾肾分流将左上腹高压区的内脏血流集中分流至下腔静脉，有效降低了该部位门静脉属支的静脉压力，既降低胃底食管曲张静脉破裂出血风险，又最大程度保证了门静脉向肝血流，减少肝性脑病的发生率。

可以用同位素锝[99]心脏/肝脏比值测定自发门体分流量，从而推算出门静脉压力；也可用肝静脉楔压直接测定窦后型肝硬化的门静脉压力；术中可以经大网膜血管穿刺测定门静脉压力。对于门静脉压力过高的病人，分流手术的止血效果明显好于断流手术。

脾肾分流术难度相对较大，需在脾门切除脾脏，保留足够长度的脾静脉，并绕过胰腺尾部与左肾静脉行端侧吻合，吻合操作技术难度较高，若吻合不当极易导致脾静脉成角，并且由于脾肾静脉端侧吻合口及分流量均较小，吻合口血栓发生率高于门腔分流术，吻合口直径小于 1 cm 的病人血栓发生率可达 25％。另一方面，脾脏与膈肌、侧腹膜及后腹膜业已建立了侧支循环通路，切脾时不仅切断上述自发分流通路增加门静脉压力，还会引起血小板上升，两者共同作用，极易形成门静脉血栓，难以维持门静脉持续有效的降压，更增加实施根治性肝移植手术难度（表 60-1）。

表 60-1　　　　　　　　　　北京大学分流手术主要类型比较（1990）

手术类型	例数	手术死亡（％）	术后脑病（％）
脾肾分流	325	14（4.3）	26（8.0）
门腔小口径侧侧分流＋脾切除	77	4（5.2）	8（10.4）
肠腔分流	63	4（6.4）	3（4.8）

【适应证与禁忌证】

1. 适应证：对于门静脉压力高，有食管胃底静脉曲张破裂出血病史或者胃镜提示存在"红色征"等高出血风险因素，同时肝脏功能可以耐受手术（Child A 级）的病人，建议择期手术治疗。对于急性食管胃底静脉曲张破裂出血，且积极的非手术治疗无效时，若病人肝功能可耐受手术，可以做简单的胃底贲门周围血管离断＋脾肾分流手术。

2. 禁忌证：对于既往无食管胃底静脉曲张破裂出血病史，且出血风险低的病人，不推荐行预防性脾肾分流术。病人肝脏储备功能差及脾静脉或肾静脉血管条件不适宜的病人，也不宜施行脾肾分流术。

【手术步骤】

1. 切口：常采用左侧肋缘下切口，外至腋中线，内至剑突，如脾脏很大，或病人肋弓较窄，内侧也可斜行越过中线。切开腹膜时注意有无腹水并大致估计腹水量（图 60-1）。

2. 测压及探查：进入腹腔后先进行门静脉测压，选择一较粗的胃网膜静脉分支或胃网膜静脉弓，向门静脉方向穿刺插入测压管进行测压。探查脾脏大小及周围粘连情况。

3. 切除脾脏并游离脾静脉：优先结扎脾动脉，便于游离脾脏并减少出血。打开胃结肠韧带网膜无血管区进入网膜囊，显露胰腺体尾部，在其上缘切开后腹膜或胰腺被膜显露脾动脉，并用 7 号丝线双重结扎。随后从脾下极开始游离脾脏，先后离断脾结肠韧带、脾肾韧带、脾膈韧带及脾胃韧带，勿损伤结肠系膜血管及胃壁。在近脾门的脾静脉分支处分离 1~2 cm 的脾静脉主干，同时于脾静脉上方剥离出脾动脉，分别钳夹切断，随后分离脾脏与胰尾（必要时可切除胰尾远端并确保胰腺断端缝扎牢靠，防止胰漏），将脾脏完整切除，此时再次测量门静脉压力（图 60-2~图 60-8）。

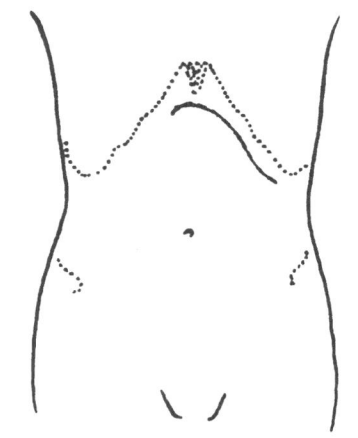

图 60-1　脾肾分流手术常用手术切口

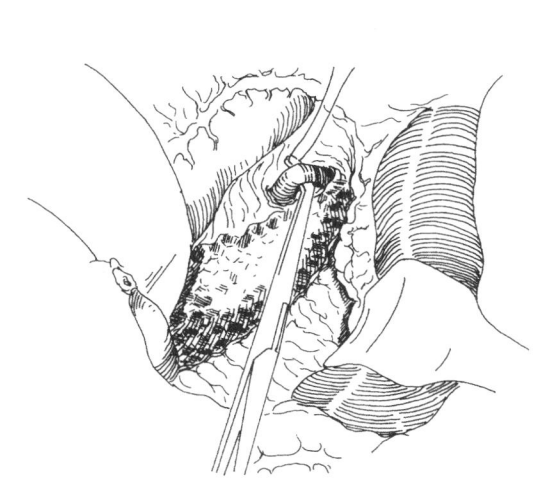

图 60-2　分离结扎脾动脉

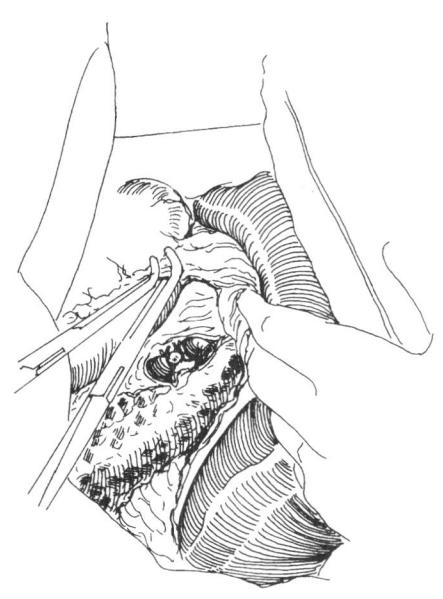

图 60-3　切断脾胃韧带

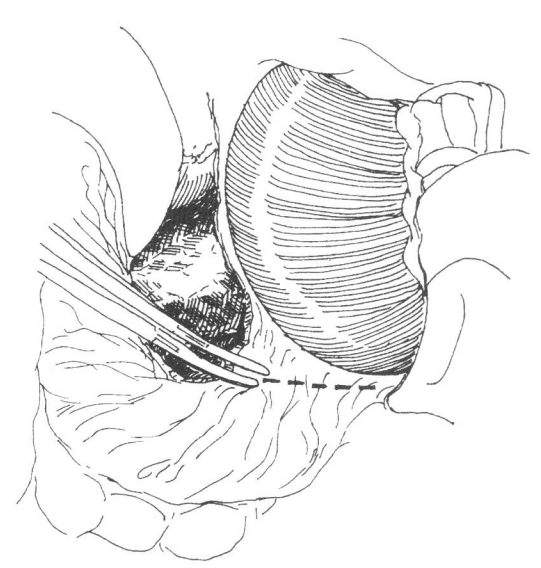

图 60 - 4　切断脾结肠韧带

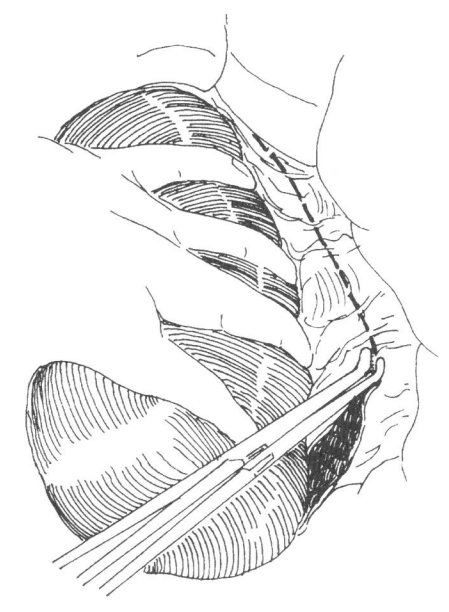

图 60 - 5　切开脾肾韧带游离脾脏

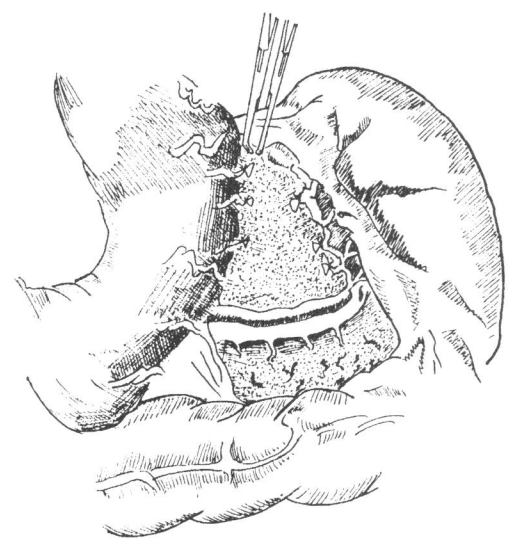

图 60 - 6　切断胃短血管

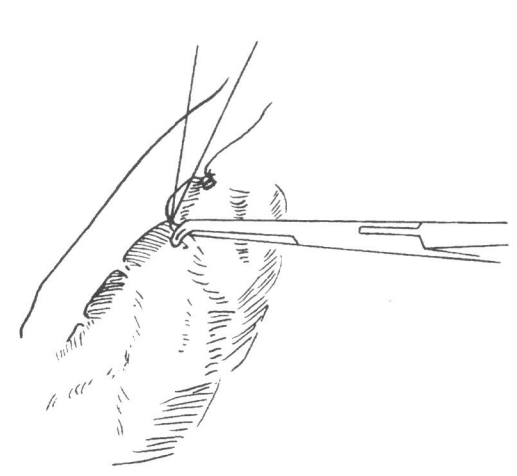

图 60 - 7　从胰腺游离脾静脉

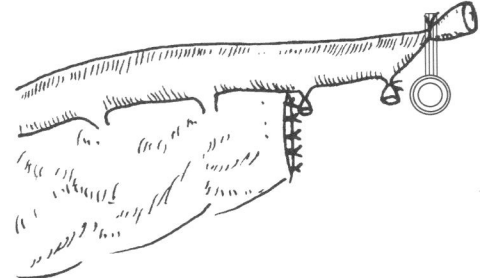

图 60 - 8　需要时切除部分胰尾

　　4. 游离肾静脉：在脾蒂深面触及腹膜后的左侧肾脏，于肾门处找到肾动脉搏动处，横行切开后腹膜 4～5 cm，分离肾周脂肪囊找到肾静脉，注意保留左侧肾上腺静脉及精索静脉（女性为卵巢静脉）。

5. 脾肾静脉端侧吻合：用三翼钳分别阻断左肾静脉前上臂及脾静脉残端，用水平剪刀剪除 1 mm×2 mm 的肾静脉前壁，修剪脾静脉残端，用 5－0 Prolene 线连续外翻缝合后壁，再将前壁连续缝合，关闭吻合口前先开放阻断的左肾静脉，排出血管腔内气体及血块，随后放开脾静脉阻断，检查吻合口有无漏血。调整吻合口，使血流通畅。此时进行第三次门静脉测压（图 60－9）。

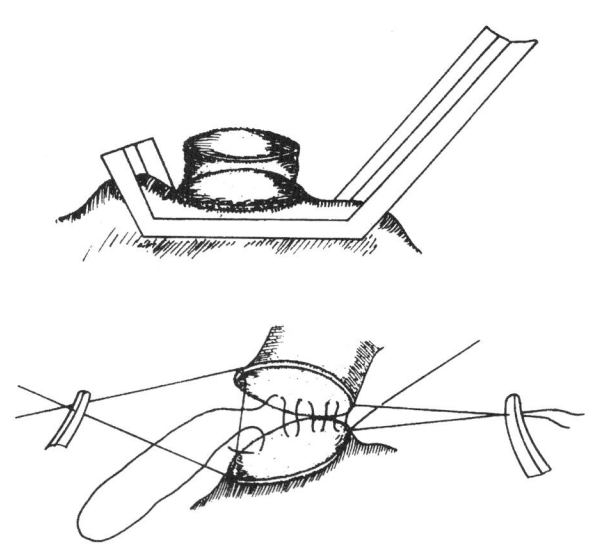

图 60－9　脾、肾静脉端侧吻合

6. 关腹：放置腹腔引流管，逐层关腹（图 60－10）。

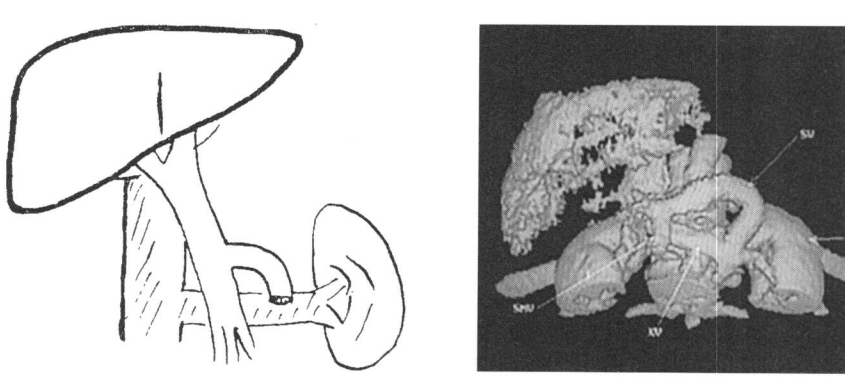

图 60－10　脾肾分流术（左为示意图，右为术后增强 CT 血管重建图）

【保留脾脏的近端脾肾分流】 经典的脾肾分流术需要切除脾脏，不仅会破坏脾脏与膈肌、侧腹膜及后腹膜业已建立的侧支循环通路而增加门静脉压力，还会引起血小板上升，易形成门静脉血栓，难以维持门静脉持续有效的降压。为克服上述的问题，也可以对经典脾肾分流术进行改进，实施保留脾脏的脾肾静脉侧侧吻合分流术和保留脾脏的脾肾静脉人工血管搭桥分流术。

（一）保留脾脏的脾肾静脉侧侧吻合分流术

1. 优点：保留脾脏及周围自发形成的侧支循环通路的完整，并避免术后血小板骤升所致门静脉血栓形成。

2. 缺点：若病人脾静脉与左肾静脉解剖距离较远，则无法行该术式。

3. 手术步骤：

（1）切口：左上腹 L 形切口或者左肋缘下切口，切开皮肤及腹壁各层。

（2）测压及探查经胃网膜右静脉测量门静脉压力。测压完成后探查腹腔内脏器官及门静脉分支情况。

（3）游离脾静脉：向头侧牵拉横结肠，切开胰体下缘后腹膜，显露并解剖出一段长度约 4 cm 的脾静脉主干，一般不需游离血管整个周长，只需解剖出下侧壁 1/2 至 2/3 周即可。

（4）游离肾静脉：切开左肾门表面的腹膜后纤维脂肪组织，向深部分离显露左肾静脉。切开血管鞘，锐性分离肾静脉前壁和上下缘，仔细解剖出一段长度 3～4 cm 的左肾静脉。

（5）脾肾静脉侧侧吻合：如果左肾静脉与脾静脉距离相近，可行侧侧吻合。使用三翼钳分别阻断脾静脉前下壁和左肾静脉前上壁，切开左肾静脉长约 1 cm，剪开脾静脉管壁形成长径约 1 cm 的椭圆形开口。使用 5 - 0 Prolene 线分别行后壁和前壁连续缝合，关闭吻合口前先开放阻断的左肾静脉排出腔内气体和血凝块，而后放开脾静脉阻断，检查吻合口有无漏血。

（6）关腹（图 60 - 11）。

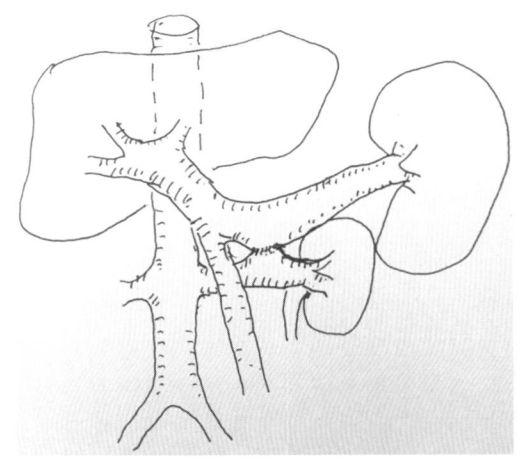

图 60 - 11　保留脾脏的脾肾静脉侧侧吻合分流手术示意图

（二）保留脾脏的脾肾静脉人工血管搭桥分流术

1. 优点：具有保留脾脏所拥有的优点之外，对于脾静脉与左肾静脉解剖距离较远的病人也可应用该术式。

2. 缺点：人工血管内容易形成血栓。

3. 手术步骤：

（1）切口：左上腹 L 形切口或者左肋缘下切口，切开皮肤及腹壁各层。

（2）测压及探查：经胃网膜右静脉测量门静脉压力。测压完成后探查腹腔内脏器官及门静脉分支情况。

（3）游离脾静脉：向头侧牵拉横结肠，切开胰体下缘后腹膜，显露并解剖出一段长度约 4 cm 的脾静脉，一般不需游离脾血管整个周长，只需解剖出下侧壁 1/2 周即可。

（4）游离左肾静脉：切开左肾门表面的腹膜后纤维脂肪组织，向深部分离显露左肾静脉。切开血管鞘，锐性分离肾静脉前壁和上下缘，仔细解剖出一段长度 3～4 cm 的左肾静脉。

（5）脾静脉-人工血管-肾静脉吻合：根据左肾静脉与脾静脉间的距离，选取合适长度的（内径 8～10 mm）人造血管。用 Satinsky 钳钳夹脾静脉前下壁，于脾静脉下侧壁剪开一与人造血管口径相当的吻合口，用 5 - 0 Prolene 线连续外翻缝合后壁，再将前壁连续缝合，两缝合线会合后打结完成人造血管与脾静脉端侧吻合。同法完成人造血管与左肾静脉前壁端侧吻合，关闭吻合口前在人造血管内注入并充满肝素溶液。先后松开左肾静脉和脾静脉阻断钳，检查吻合口，如有明显漏血可使用 6 - 0 Prolene 线缝合止血。分流完成后测门静脉压力（图 60 - 12）。

（6）关腹。

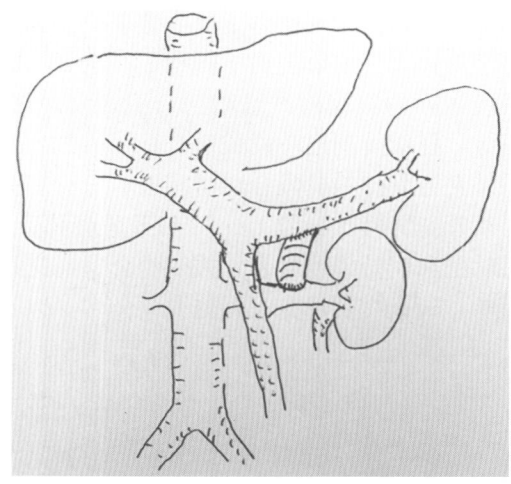

图 60-12　保留脾脏的脾肾静脉人工血管搭桥分流术示意图

〔朱继业　倪彦彬〕

参考文献

［1］卫生和计划生育委员会卫生公益性行业科研专项专家组. 门静脉高压症食管胃曲张静脉破裂出血治疗技术规范专家共识（2013 版）［J］. 中华消化外科杂志，2014，13（6）：401-404.

［2］黄萃庭，杜如昱，王京生，等. 脾肾静脉分流术治疗门脉高压症 140 例远期疗效观察［J］. 北京大学学报（医学版），1978，16（3）：262-265.

［3］杜如昱，冷希圣. 门静脉高压症外科治疗问题. 普外临床，1987，2：97.

［4］高杰，朱继业，冷希圣，等. 用放射性核素显像方法测定分流和断流术前后门静脉压力及其临床价值［J］. 中华普通外科杂志，2002，17（1）：41-42.

［5］朱继业，冷希圣，杜如昱，等. 门腔静脉架桥分流术与侧侧分流术疗效比较［J］. 中国实用外科杂志，1997，17（8）：471.

［6］Lewis W D，Sanchez H，Jonkins R I. Indication and technique for the use of the portal-renal shunts in the treatment of variceal hemorrhage［J］. Am J Surg，1993，165：336.

［7］Nussbaum M S，Schoettker P J，Fischer J E. Comparison of distal and proximal splenorenal shunts：a ten-year experience［J］. Surgery，1993，114：659.